U0929224

解放军总医院临床路径汇编

小儿内科临床路径

Clinical Pathways of Pediatrics

主　编　邹丽萍

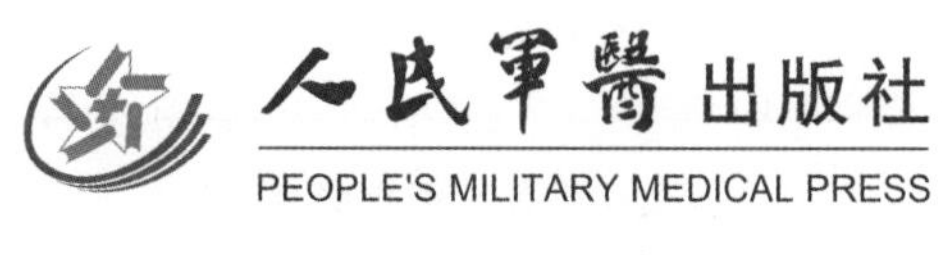

北　京

图书在版编目(CIP)数据

小儿内科临床路径/邹丽萍主编．—北京：人民军医出版社，2018.1
(解放军总医院临床路径汇编)
ISBN 978-7-5091-9265-8

Ⅰ.①小… Ⅱ.①邹… Ⅲ.①小儿疾病—内科—诊疗 Ⅳ.①R725

中国版本图书馆 CIP 数据核字(2017)第 223169 号

策划编辑:张 田 **文字编辑**:王月红 陈 鹏 **责任审读**:黄栩兵
出版发行:人民军医出版社 **经销**:新华书店
通信地址:北京市 100036 信箱 188 分箱 **邮编**:100036
质量反馈电话:(010)51927290;(010)51927283
邮购电话:(010)51927252
策划编辑电话:(010)51927300—8225
网址:www.pmmp.com.cn

印、装:京南印刷厂
开本:787mm×1092mm 1/16
印张:44.75 **字数**:1140 千字
版、印次:2018 年 1 月第 1 版第 1 次印刷
定价:360.00 元

版权所有 侵权必究
购买本社图书,凡有缺、倒、脱页者,本社负责调换

内容提要

本书为《解放军总医院临床路径汇编》第六分册，主要为儿科常见病、多发病的诊疗路径，共包含 114 条。本分册路径汇编是由解放军总医院小儿内科医务人员共同努力完成的。参加本书的编写人员长期在医疗教学科研第一线工作，有着丰富的临床实践经验，编写过程中既紧跟国内、国际儿科前沿和新动态，又结合自己的临床资料、工作经验和研究成果，使本书既能处于本学科的前沿水平又具有中国特色。

本书的重点放在儿科疾病的诊断和治疗上，涵盖儿童呼吸系统疾病、神经系统疾病、新生儿疾病、血液疾病、感染性疾病、自身免疫性疾病、消化系统疾病、内分泌系统疾病、泌尿系统疾病及心血管系统疾病，旨在指导儿科日常临床工作，不断改进医疗质量，使更多的患儿受益。

《解放军总医院临床路径汇编》编委会名单

主 任 委 员　任国荃　卢世璧　陈香美

副主任委员　韩　进　何昆仑　陈景元　郑秋甫　顾倬云

专家委员会　（以姓氏笔画为序）

于　力　于生元　于启林　马　良　王　冬　王　昆　王　岩

王茂强　邓昭阳　卢实春　令狐恩强　母义明　曲宝林　刘　阳

刘　荣　刘月辉　刘代红　刘运喜　刘克新　刘丽华　刘洪臣

关　兵　关　玲　许百男　李　昕　李承新　李浩宇　李朝辉

杨云生　杨仕明　杨全胜　杨明会　肖苍松　吴佳佳　余新光

邹丽萍　初向阳　张　旭　张　良　张　勇　张文一　张江林

张思兵　张莉彩　陈　凛　陈良安　陈香美　陈韵岱　国家喜

郑　琳　孟元光　赵　炜　胡　毅　钟光林　姚　远　贺　涛

袁　方　贾子善　贾宝庆　夏　蕾　顾　瑛　高长青　郭　伟

郭　斌　唐佩福　黄　烽　曹秀堂　梁　萍　韩　岩　焦顺昌

解立新　窦永起　蔡广研　戴广海

编著者名单

主　编　邹丽萍

副主编　杨　光　石秀玉

编　者　（以姓氏笔画为序）

于　芳　王　芳　王　静　王建文　仇佳晶　龙　卉

冯　晨　刘　英　衣京梅　孟　岩　唐锁勤

序

医院要发展，关键在创新。创新是医院发展的生命。

创新的同时也要善于总结。我们欣喜地看到，解放军总医院一直走在创新的前列，从创建研究型医院的管理实践，到持续开展的标准化建设，再到临床路径管理的系统梳理，创新的因子无处不在，总结的果实惠及民生。这正是一所医院不断发展壮大的强大动力与推力。

临床路径是应用循证医学证据，针对某种疾病，按照时间顺序，对入院检查、诊断、治疗、护理、饮食指导、宣教、出院计划等形成的疾病服务计划。它出现在 20 世纪 80 年代中期的美国，经过几十年的完善发展，已经成为一种行之有效的医疗管理手段。国内外实践证明，实施临床路径，对医院规范诊疗服务行为、提高工作效率、控制医疗费用、改进医疗质量、确保医疗安全、增加患者满意度都发挥着重要的作用。同时，大力推行临床路径管理是公立医院改革的重要任务之一，直接关系到部队官兵和人民群众好看病、看好病的问题，关系到能否让部队官兵和人民群众切身感受到医改带来健康实惠的问题，具有显著的政治效益、军事效益、社会效益和经济效益。

医疗质量是医院建设的永恒主题。质量决定医院的生存和发展，直接关系到患者的身心健康和生命安全。长期以来，解放军总医院在医疗质量管理方面进行着积极的探索，早在 2002 年就开始着手临床路径相关研究，逐渐摸索建立了一整套具有自身特色的临床路径管理体系。医院学科分类齐全，医学人才荟萃，技术手段多样，诊治疾病涉及 DRGs 达 700 多组，为研究制定临床路径提供了良好的基础，积累了宝贵的经验。《解放军总医院临床路径汇编》收录了解放军总医院多年来研究制定的 28 个专业 1225 条临床路径。路径融入了解放军总医院医疗质量管理标准化的丰富内容和要求，具有很强的医院管理特色。

该书的主要编审人员集成了院内众多知名医疗、护理以及管理专家的智慧结晶和实践经验，对全国、全军各级各类医院制定和应用临床路径，对各级医护人员改善临床思维，对医院管理人员了解诊疗重点都具有重要的参考和借鉴意义。

习主席指出，没有全民健康就没有全面小康。医院的质量建设无终极，我们的奋斗目标就无止境。质量没有一成不变的答案，只有永远的问题和追求目标。《解放军总医院临床路径汇编》为全军医院开了一个好头，希望大家继续群策群力、献计献策，不断补充、完善和丰富临床路径管理，更好地造福于广大军民，为实现伟大的中国梦提供强有力的健康支撑。

中央军委后勤保障部副部长 李昌亨

前言

推进医院质量建设，坚持以病人为中心，促进医患和谐，为群众提供安全、有效、方便、廉价的医疗卫生服务，是医药卫生体制改革的出发点和立足点。临床路径作为一种既可以改进医疗质量，又能有效控制医疗成本的管理工具，得到了国家管理部门和医疗机构越来越广泛的重视和应用。

2015 年，国家卫计委下发的《进一步改善医疗服务行动计划》中提出，到 2017 年底，所有三级医院的 50％出院患者和 80％二级医院的 70％出院患者要按照临床路径管理。截至今年 9 月，国家卫计委先后发布了共 1212 条临床路径，涵盖了 30 多个临床专业。近日，国家卫计委又发布了《医疗机构临床路径管理指导原则》，对医疗机构实施临床路径管理进行了进一步规范。

解放军总医院早在 2002 年就开始着手临床路径的研究与应用，十余年的时间里，制定开发了大量的路径表单，这些表单凝结着我们广大专家的智慧和心血，它们既是总医院的宝贵财富，也是我国医疗卫生行业的共同财富。为此，我们从中精心挑选了能够涵盖大型综合性医院主要病种、诊疗方案相对成熟的临床路径汇编成书，与业内同行分享。

《解放军总医院临床路径汇编》包括心血管内科、呼吸内科、消化内科、普通外科、骨科、神经外科、胸外科、妇产科等 28 个专业分册，涉及 963 个病种，共计 1225 条临床路径，每条临床路径都包括标准住院流程和临床路径表单。在路径表单中，不仅包含疾病诊治的检查检验、用药医嘱等诊疗内容，我们还结合医院各项规章制度和医疗质量管理标准化要求，增加了各个诊疗环节需要医护人员落实的行为规范，如入出院评估、病历书写、会诊申请、查房时限等；另外，护理工作的内容也更加细化全面，更具有专科专病特点。可以说这些路径是集医疗技术和管理经验于一体，具有鲜明的总医院特色，希望对广大医务人员和医院管理者都能起到一定的参考借鉴作用。

该丛书从编写到出版，历时 6 年多时间，我院有 80 余位知名专家和来自全院医疗、护理、药学、医技、医保、管理等各个专业领域的 300 余人参与，他们查阅了海量的资料，投入了大量的时间和精力。同时，该书也得到了许多业内同行的大力指导和人民军医出版社的鼎力支持，在此一并表示诚挚的谢意。

由于医疗技术发展迅速，很多疾病的诊治手段和方法日新月异，一些疾病的诊疗方案在业内会存在不同观点；另外，本书难免有许多不足，敬请读者、专家、同行惠予指正。

2017 年 9 月于北京

目　录

第1章　呼吸系统疾病临床路径

第一节　儿童病毒性肺炎抗病毒临床路径

一、儿童病毒性肺炎抗病毒临床路径标准住院流程

(一)适用对象

第一诊断为病毒性肺炎(ICD-10:J10/J12)的患儿。

(二)诊断依据

根据《临床诊疗指南——小儿内科分册》(中华医学会编著,人民卫生出版社)和《诸福棠实用儿科学(第8版)》(胡亚美等主编,人民卫生出版社)。

1. 发病年龄　0—18岁,多发年龄为6个月至2岁。

2. 常见病原体　腺病毒、鼻病毒、流感病毒、副流感病毒、呼吸道合胞病毒、巨细胞病毒、EB病毒、汉坦病毒、麻疹病毒等。

3. 症状　起病急,高热、咳嗽、喘息、呼吸困难,可合并皮疹和神经系统、循环系统、消化系统及全身症状。

4. 体征　呼吸急促,鼻翼扇动,三凹征,呼吸音粗,管状呼吸音,干、湿性啰音,肺气肿征象。

5. 肺部X线检查　肺纹理增厚、模糊,肺片状实变,间质性肺炎,肺气肿表现。

6. 血常规　外周血白细胞计数正常或降低,合并细菌感染时可升高。

7. 抗菌药物治疗　抗生素治疗无效。

8. 病原学检查　血清学抗体,鼻、咽拭子病毒分离。

(三)选择治疗方案的依据

根据《临床诊疗指南——小儿内科分册》(中华医学会编著,人民卫生出版社)和《诸福棠实用儿科学(第8版)》(胡亚美等主编,人民卫生出版社)。

1. 一般治疗。

2. 抗感染治疗。

3. 对症治疗。

(四)标准住院日为7～10天

(五)进入路径标准

1. 第一诊断必须符合病毒性肺炎(ICD-10:J10/J12)。

2. 当患儿同时具有其他疾病诊断,只要住院期间不需要特殊处理,也不影响第一诊断的

临床路径流程实施时，可以进入路径。

（六）入院评估

1. 需要检查的项目

（1）血常规、尿常规、粪常规。

（2）C 反应蛋白。

（3）肝功能、肾功能、心肌酶、血电解质。

（4）病原学检测（鼻咽拭子病毒，呼吸道病毒分离或血清学检查等）。

（5）X 线胸片。

2. 根据患儿病情可选择的检查项目　可选择行结核菌素试验、病毒抗体检测、肺炎支原体抗体、血培养、血气分析、肺部 CT、支气管镜、心脏及腹部超声检查等。

3. 营养评估　根据《解放军总医院新入院患儿营养风险筛查表（NRS-2002）》为新入院患儿进行营养评估，评分≥3 分者给予处置，必要时申请营养科医师会诊。

4. 疼痛评估　根据《VAS 评分》实施疼痛评估，评分＞7 分者给予处置，必要时请疼痛科医师会诊。

5. 康复评估　根据《入院患者康复筛查和评估表》，在新入院患儿入院后 24 小时内进行康复筛查和评估。任何一项结果为“是”，则申请康复科医师会诊。

（七）抗菌药物的选择与选用

合并细菌感染者使用抗菌药物：按照《抗菌药物临床应用指导原则（2015 年版》（国卫办医发[2015]43 号）执行。

（八）治疗方案与药物选择

1. 一般治疗　保持环境温、湿度适宜，加强呼吸道护理。监护生命体征。

2. 抗感染治疗　依据病原体，给予抗病毒药物和（或）抗生素治疗，必要时应用干扰素、人免疫球蛋白。

3. 对症治疗　镇静、补液、退热、镇咳、平喘、祛痰、氧疗等。

（九）必须复查的检查项目

1. 血常规、C 反应蛋白、心肌酶、肝功能、肾功能。

2. X 线胸片。

（十）出院标准

1. 体温正常，呼吸道症状好转。

2. 肺部体征消失。

（十一）变异及原因分析

1. 病原体混合感染，需要延长住院治疗时间。

2. 出现感染并发症如心力衰竭、呼吸衰竭、病毒性脑炎等，加重病情而延长住院时间及治疗费用。

3. 合并营养不良、先天性心脏病、免疫缺陷病等基础疾病，易造成病情迁延、反复，延长住院时间及增加住院费用。

二、儿童病毒性肺炎抗病毒临床路径表单

<table>
<tr><td colspan="3">适用对象</td><td colspan="2">第一诊断为病毒性肺炎(ICD-10:J10-J12)的患儿</td></tr>
<tr><td colspan="3">患儿基本信息</td><td>姓名:____ 性别:____ 年龄:__ 门诊号:____
住院号:______ 过敏史:______
住院日期:__年__月__日 出院日期:__年__月__日</td><td>标准住院日:7～10天</td></tr>
<tr><td colspan="3">时间</td><td>住院第1天</td><td>住院第2—3天</td></tr>
<tr><td rowspan="4">主要诊疗工作</td><td colspan="2">制度落实</td><td>□ 入院2小时内经治医师或值班医师完成接诊
□ 入院24小时内主管医师查房</td><td>□ 根据送检项目报告,及时向上级医师汇报,并给予相应处理
□ 入院48小时内主诊医师完成检诊</td></tr>
<tr><td colspan="2">病情评估</td><td>□ 经治医师询问病史及体格检查
□ 营养评估
□ 疼痛评估
□ 康复评估</td><td></td></tr>
<tr><td colspan="2">病历书写</td><td>□ 入院8小时内完成首次病程记录
□ 入院24小时内完成入院记录</td><td>□ 入院48小时内完成主管医师查房记录
□ 入院72小时内完成主诊医师查房记录</td></tr>
<tr><td colspan="2">知情同意</td><td>□ 病情告知
□ 患儿家长签署授权委托书
□ 患儿家长在入院记录单上签字</td><td>□ 向患儿及其家长解释检查结果及治疗方案</td></tr>
<tr><td rowspan="4">重点医嘱</td><td rowspan="4">长期医嘱</td><td>护理医嘱</td><td>□ 按儿科护理常规
□ 一级或二级护理
□ 陪护</td><td></td></tr>
<tr><td>处置医嘱</td><td>□ 静脉抽血
□ 静脉输液
□ 呼吸机辅助呼吸(必要时)</td><td></td></tr>
<tr><td>膳食医嘱</td><td>□ 母乳喂养
□ 婴儿辅食
□ 幼儿软食
□ 儿科普食
□ 低盐低脂低蛋白饮食</td><td></td></tr>
<tr><td>药物医嘱</td><td>□ 抗病毒(利巴韦林、干扰素)
□ 抗生素(头孢呋辛钠、头孢哌酮钠舒巴坦钠)(必要时)
□ 人免疫球蛋白(必要时)
□ 糖皮质激素(必要时)
□ 对症治疗</td><td>□ 抗病毒(利巴韦林、干扰素)
□ 抗生素(头孢呋辛钠、头孢哌酮钠舒巴坦钠)(必要时)
□ 人免疫球蛋白(必要时)
□ 糖皮质激素(必要时)
□ 对症治疗</td></tr>
</table>

（续　表）

临时医嘱		检查检验	□ 血常规 □ 尿常规 □ 粪常规 □ C反应蛋白 □ 肝功能、肾功能 □ 心肌酶 □ 血电解质 □ 病原学检测(鼻咽拭子病毒、呼吸道病毒分离或血清学检查等) □ X线胸片 □ 肺炎支原体抗体测定(必要时) □ 痰培养 □ 血培养(必要时) □ 结核菌素试验(必要时) □ 血气分析(必要时) □ 肺部CT(必要时) □ 支气管镜(必要时) □ 腹部超声(必要时) □ 心脏超声(必要时)	□ 痰培养(必要时) □ 血培养(必要时) □ 血气分析(必要时) □ 支气管镜(必要时) □ 脑脊液检查(必要时) □ 腹部超声(必要时)
		药物医嘱	□ 镇静 □ 静脉补液 □ 退热	□ 镇静 □ 静脉补液 □ 退热
		处置医嘱	□ 静脉输液	□ 静脉输液
主要护理工作	健康宣教		□ 入院宣教:介绍责任护士,病区环境、设施、规章制度、基础护理服务项目 □ 进行护理安全指导 □ 进行等级护理、活动范围指导 □ 进行饮食指导 □ 进行用药指导 □ 进行关于疾病知识的宣教	
	护理处置		□ 患儿身份核对 □ 佩戴腕带 □ 建立入院病历,通知医师 □ 询问病史,填写护理记录单首页 □ 测量基本生命体征 □ 观察病情 □ 抽血 □ 输液 □ 心理护理与生活护理 □ 妥善固定各种管道 □ 根据评估结果采取相应的护理措施 □ 通知次日检查项目及检查注意事项	

（续　表）

<table>
<tr><td rowspan="5"></td><td>护理评估</td><td colspan="3">□ 严密观察神志、呼吸、血压等表现
□ 根据病情安排床位、陪护人员，备好抢救药物及用品
□ 营养评估
□ 疼痛评估
□ 康复评估</td><td colspan="3">□ 观察患儿的一般情况
□ 严密观察神志、呼吸、血压等表现
□ 观察有无并发症</td></tr>
<tr><td>专科护理</td><td colspan="3">□ 发热护理
□ 呼吸道隔离
□ 心理护理</td><td colspan="3">□ 发热护理
□ 观察鼻塞、咳痰等呼吸道症状
□ 呼吸道隔离
□ 心理护理</td></tr>
<tr><td>饮食指导</td><td colspan="3">□ 根据医嘱通知配餐员准备膳食
□ 协助进餐</td><td colspan="3">□ 协助进餐</td></tr>
<tr><td>活动体位</td><td colspan="3">□ 根据护理等级指导活动</td><td colspan="3">□ 根据护理等级指导活动</td></tr>
<tr><td>洗浴要求</td><td colspan="3">□ 卫生整理：更衣、剪短指甲</td><td colspan="3">□ 协助患儿晨、晚间护理</td></tr>
<tr><td colspan="2">病情变异记录</td><td colspan="3"></td><td colspan="3">□ 无　□ 有，原因：
□ 患儿　□ 疾病　□ 医疗
□ 护理　□ 保障　□ 管理</td></tr>
<tr><td colspan="2" rowspan="2">护士签名</td><td>白班</td><td>小夜班</td><td>大夜班</td><td>白班</td><td>小夜班</td><td>大夜班</td></tr>
<tr><td></td><td></td><td></td><td></td><td></td><td></td></tr>
<tr><td colspan="2">医师签名</td><td colspan="3"></td><td colspan="3"></td></tr>
<tr><td colspan="2">时间</td><td colspan="3">住院第 4—6 天</td><td colspan="3">住院第 7—10 天</td></tr>
<tr><td rowspan="5">主要诊疗工作</td><td>制度落实</td><td colspan="3">□ 上级医师查房</td><td colspan="3">□ 上级医师查房同意其出院</td></tr>
<tr><td>病情评估</td><td colspan="3">□ 康复评估
□ 评估患儿治疗效果</td><td colspan="3"></td></tr>
<tr><td>病历书写</td><td colspan="3">□ 完成主诊医师查房记录
□ 完成日常病程记录，详细记录医嘱变动情况（原因和更改内容）</td><td colspan="3">□ 出院前一天病程记录（有上级医师指示出院）
□ 出院后 24 小时内完成出院记录</td></tr>
<tr><td>知情同意</td><td colspan="3"></td><td colspan="3">□ 出院宣教</td></tr>
<tr><td>其他</td><td colspan="3"></td><td colspan="3"></td></tr>
<tr><td rowspan="4">重点医嘱</td><td rowspan="4">长期医嘱</td><td>护理医嘱</td><td colspan="2"></td><td colspan="3"></td></tr>
<tr><td>处置医嘱</td><td colspan="2"></td><td colspan="3"></td></tr>
<tr><td>膳食医嘱</td><td colspan="2"></td><td colspan="3"></td></tr>
<tr><td>药物医嘱</td><td colspan="2">□ 抗病毒（利巴韦林、干扰素）
□ 抗生素（头孢呋辛钠、头孢哌酮钠舒巴坦钠）（必要时）
□ 人免疫球蛋白（必要时）
□ 糖皮质激素（必要时）
□ 对症治疗</td><td colspan="3"></td></tr>
</table>

（续　表）

<table>
<tr><td rowspan="3"></td><td rowspan="3">临时医嘱</td><td>检查检验</td><td colspan="3">□ 血常规
□ C反应蛋白
□ 血生化检验项目
□ X线胸片
□ 鼻咽拭子病毒分离(必要时)
□ 病毒血清学检测(必要时)</td><td colspan="3"></td></tr>
<tr><td>药物医嘱</td><td colspan="3"></td><td colspan="3">□ 出院带药(必要时)</td></tr>
<tr><td>处置医嘱</td><td colspan="3"></td><td colspan="3">□ 出院</td></tr>
<tr><td rowspan="8">主要护理工作</td><td colspan="2">健康宣教</td><td colspan="3">□ 疾病宣教</td><td colspan="3">□ 出院宣教</td></tr>
<tr><td colspan="2">护理处置</td><td colspan="3"></td><td colspan="3"></td></tr>
<tr><td colspan="2">护理评估</td><td colspan="3">□ 观察病情变化
□ 严密观察神志、呼吸、血压、抽搐等表现
□ 观察有无并发症</td><td colspan="3"></td></tr>
<tr><td colspan="2">专科护理</td><td colspan="3">□ 观察鼻塞、咳痰等呼吸道症状
□ 呼吸道隔离</td><td colspan="3"></td></tr>
<tr><td colspan="2">饮食指导</td><td colspan="3">□ 协助患儿进餐</td><td colspan="3"></td></tr>
<tr><td colspan="2">活动体位</td><td colspan="3"></td><td colspan="3"></td></tr>
<tr><td colspan="2">洗浴要求</td><td colspan="3"></td><td colspan="3"></td></tr>
<tr><td colspan="3">病情变异记录</td><td colspan="3">□ 无　□ 有，原因：
□ 患儿　□ 疾病　□ 医疗
□ 护理　□ 保障　□ 管理</td><td colspan="3">□ 无　□ 有，原因：
□ 患儿　□ 疾病　□ 医疗
□ 护理　□ 保障　□ 管理</td></tr>
<tr><td colspan="3" rowspan="2">护士签名</td><td>白班</td><td>小夜班</td><td>大夜班</td><td>白班</td><td>小夜班</td><td>大夜班</td></tr>
<tr><td></td><td></td><td></td><td></td><td></td><td></td></tr>
<tr><td colspan="3">医师签名</td><td colspan="3"></td><td colspan="3"></td></tr>
</table>

第二节　儿童细菌性肺炎抗感染临床路径

一、儿童细菌性肺炎抗感染临床路径标准住院流程

（一）适用对象

第一诊断为细菌性肺炎（ICD-10：J13-J15）的患儿。

（二）诊断依据

根据《临床诊疗指南——小儿内科分册》（中华医学会编著，人民卫生出版社）和《诸福棠实用儿科学（第8版）》（胡亚美等主编，人民卫生出版社）。

1. 发病年龄　0—18岁。

2. 病原体　肺炎链球菌、金黄色葡萄球菌、流感嗜血杆菌、链球菌、革兰阴性杆菌。

3. 症状　起病急，高热，呼吸急促，咳嗽、咳痰，感染中毒症状重，可合并消化道症状。

4. 体征　阴性或叩诊浊音，呼吸音减低，管状呼吸音，湿啰音。

5. 肺部 X 线检查　两肺纹理粗、重，片状浸润影，粟粒状或结节状影等。

6. 血常规　白细胞计数增高，以中性粒细胞为主，革兰阴性杆菌感染者白细胞计数可不升高或降低。C 反应蛋白升高。

（三）选择治疗方案的依据

根据《临床诊疗指南——小儿内科分册》（中华医学会编著，人民卫生出版社）和《诸福棠实用儿科学（第 8 版）》（胡亚美等主编，人民卫生出版社）。

1. 一般治疗。

2. 抗感染治疗。

3. 对症治疗。

（四）标准住院日为 11～14 天

（五）进入路径标准

1. 第一诊断必须符合细菌性肺炎（ICD-10：J13-J15）。

2. 当患儿同时具有其他疾病诊断，只要住院期间不需要特殊处理，也不影响第一诊断的临床路径流程实施时，可以进入路径。

（六）入院评估

1. 需要检查的项目

(1)血常规、尿常规、粪常规。

(2)C 反应蛋白（CRP）。

(3)肝功能、肾功能、心肌酶、血电解质。

(4)病原学检测（咽拭子或痰培养及药敏试验）。

(5)X 线胸片。

2. 根据患儿病情可选择的检查项目　结核菌素试验，病毒抗体检测、肺炎支原体抗体检测、血培养、血气分析、脑脊液检查，肺部 CT、头颅 CT 或 MRI，支气管镜、心脏及腹部超声检查、关节 X 线检查等。

3. 营养评估　根据《解放军总医院新入院患儿营养风险筛查表（NRS-2002）》为新入院患儿进行营养评估，评分≥3 分者给予处置，必要时申请营养科医师会诊。

4. 疼痛评估　根据《VAS 评分》实施疼痛评估，评分＞7 分者给予处置，必要时请疼痛科医师会诊。

5. 康复评估　根据《入院患者康复筛查和评估表》在新入院患儿入院后 24 小时内进行康复筛查和评估。任何一项结果为“是”，则申请康复科医师会诊。

（七）抗菌药物的选择与选用

抗菌药物：按照《抗菌药物临床应用指导原则（2015 年版）》（国卫办医发[2015]43 号）执行。

（八）治疗方案与药物选择

1. 一般治疗　保持环境温、湿度适宜，加强呼吸道护理。监护生命体征。

2. 抗感染治疗　经验性治疗，依据细菌培养及药敏试验调整抗生素治疗。

3. 对症治疗　镇静、退热、祛痰、补液、氧疗等。

(九)必须复查的检查项目

血常规、C反应蛋白、心肌酶、肝功能、肾功能、X线胸片。

(十)出院标准

1. 患儿一般状况良好,呼吸道症状好转。

2. 体温正常。

3. 肺部体征消失。

(十一)变异及原因分析

1. 病原体混合感染,需要延长住院治疗时间。

2. 出现感染并发症,如心力衰竭、呼吸衰竭、心肌炎、心包炎、脑膜炎、感染性休克、脓胸、肺脓肿、败血症、化脓性关节炎等,加重病情而延长住院时间及治疗费用。

3. 合并营养不良、先天性心脏病、免疫缺陷病等基础疾病,易造成病情迁延、反复,延长住院时间及增加住院费用。

二、儿童细菌性肺炎抗感染治疗临床路径表单

<table>
<tr><td colspan="2">适用对象</td><td colspan="2">第一诊断为细菌性肺炎(ICD-10:J13-J15)的患儿</td></tr>
<tr><td colspan="2">患儿基本信息</td><td colspan="2">姓名:____ 性别:____ 年龄:__ 门诊号:____
住院号:______ 过敏史:______
住院日期:__年__月__日 出院日期:__年__月__日</td><td>标准住院日:11～14 天</td></tr>
<tr><td colspan="2">时间</td><td>住院第 1 天</td><td colspan="2">住院第 2－6 天</td></tr>
<tr><td rowspan="4">主要诊疗工作</td><td>制度落实</td><td>□ 入院 2 小时内经治医师或值班医师完成接诊
□ 入院 24 小时内主管医师查房
□ 主管医师查房</td><td colspan="2">□ 上级医师查房
□ 根据送检项目报告,及时向上级医师汇报,并给予相应处理
□ 入院 48 小时内主诊医师完成检诊</td></tr>
<tr><td>病情评估</td><td>□ 经治医师询问病史及体格检查
□ 营养评估
□ 疼痛评估
□ 康复评估</td><td colspan="2">□ 请康复科医师会诊,确定康复治疗方案</td></tr>
<tr><td>病历书写</td><td>□ 入院 8 小时内完成首次病程记录
□ 入院 24 小时内完成入院记录</td><td colspan="2">□ 入院 48 小时内完成主管医师查房记录
□ 入院 72 小时内完成主诊医师查房记录
□ 完成会诊记录</td></tr>
<tr><td>知情同意</td><td>□ 病情告知
□ 患儿家长签署授权委托书
□ 患儿家长在入院记录单上签字</td><td colspan="2">□ 向患儿及其家长解释检查结果及治疗方案</td></tr>
</table>

（续　表）

<table>
<tr><td rowspan="8">重点医嘱</td><td rowspan="4">长期医嘱</td><td>护理医嘱</td><td>□ 按照儿科护理常规
□ 一级或二级护理
□ 陪护</td><td></td></tr>
<tr><td>处置医嘱</td><td>□ 静脉抽血
□ 静脉输液
□ 雾化吸入（吸入用布地奈德、吸入用异丙托溴铵、吸入用乙酰半胱氨酸溶液）
□ 吸痰
□ 吸氧</td><td>□ 雾化吸入（吸入用布地奈德、吸入用异丙托溴铵、吸入用乙酰半胱氨酸溶液）
□ 吸痰
□ 吸氧</td></tr>
<tr><td>膳食医嘱</td><td>□ 母乳喂养
□ 婴儿辅食
□ 幼儿软食
□ 儿科普食
□ 低盐低脂低蛋白饮食</td><td></td></tr>
<tr><td>药物医嘱</td><td>□ 抗生素（头孢呋辛钠、头孢曲松钠）
□ 祛痰药（氨溴索、乙酰半胱氨酸）
□ 对症治疗</td><td>□ 抗生素（头孢呋辛钠、头孢曲松钠）
□ 祛痰药（氨溴索、乙酰半胱氨酸）
□ 对症治疗</td></tr>
<tr><td rowspan="2">临时医嘱</td><td>检查检验</td><td>□ 血常规
□ 尿常规
□ 粪常规
□ C 反应蛋白
□ 肝功能、肾功能
□ 心肌酶
□ 血电解质
□ 病原学检测（咽拭子或痰培养及药敏试验）
□ X 线胸片
□ 结核菌素试验（必要时）
□ 病毒抗体检测（必要时）
□ 肺炎支原体抗体检测（必要时）
□ 血培养（必要时）
□ 血气分析（必要时）
□ 脑脊液检查（必要时）
□ 肺部 CT（必要时）
□ 头颅 CT 或 MRI（必要时）
□ 支气管镜（必要时）
□ 心脏及腹部超声检查（必要时）
□ 关节 X 线检查等（必要时）</td><td>□ 血气分析（必要时）
□ 血清呼吸道病毒、肺炎支原体抗体测定（必要时）
□ 结核菌素试验（必要时）
□ 脑脊液检查（必要时）
□ 体液检查（必要时）
□ 心脏、腹部超声（必要时）
□ 关节 X 线检查（必要时）
□ 支气管镜（必要时）
□ 头颅 CT 或 MRI（必要时）
□ 心电图（必要时）</td></tr>
<tr><td>药物医嘱</td><td>□ 退热（布洛芬、对乙酰氨基酚）</td><td>□ 退热（布洛芬、对乙酰氨基酚）</td></tr>
</table>

（续　表）

<table>
<tr><td rowspan="8">主要护理工作</td><td>健康宣教</td><td colspan="3">□ 入院宣教：介绍责任护士，病区环境、设施、规章制度、基础护理服务项目
□ 进行护理安全指导
□ 进行等级护理、活动范围指导
□ 进行饮食指导
□ 进行用药指导
□ 进行关于疾病知识的宣教</td><td colspan="3"></td></tr>
<tr><td>护理处置</td><td colspan="3">□ 患儿身份核对
□ 佩戴腕带
□ 建立入院病历，通知医师
□ 询问病史，填写护理记录单首页
□ 测量基本生命体征
□ 观察病情
□ 抽血
□ 输液
□ 心理护理与生活护理
□ 妥善固定各种管道
□ 根据评估结果采取相应的护理措施
□ 通知次日检查项目及检查注意事项</td><td colspan="3"></td></tr>
<tr><td>护理评估</td><td colspan="3">□ 严密观察神志、呼吸、血压等表现
□ 根据病情安排床位、陪护人员，备好抢救药物及用品
□ 营养评估
□ 疼痛评估
□ 康复评估</td><td colspan="3">□ 观察患儿的一般情况
□ 严密观察神志、呼吸、血压等表现
□ 观察有无并发症</td></tr>
<tr><td>专科护理</td><td colspan="3">□ 监测体温变化，发热护理</td><td colspan="3">□ 监测体温变化，发热护理
□ 观察鼻塞、咳痰等呼吸道症状</td></tr>
<tr><td>饮食指导</td><td colspan="3">□ 根据医嘱通知配餐员准备膳食
□ 协助患儿进餐</td><td colspan="3">□ 协助患儿进餐</td></tr>
<tr><td>活动体位</td><td colspan="3">□ 根据护理等级指导活动</td><td colspan="3">□ 根据护理等级指导活动</td></tr>
<tr><td>洗浴要求</td><td colspan="3">□ 卫生整理：更衣、剪短指甲</td><td colspan="3">□ 协助患儿晨、晚间护理</td></tr>
<tr><td colspan="2">病情变异记录</td><td colspan="3">□ 无　□ 有，原因：
□ 患儿　□ 疾病　□ 医疗
□ 护理　□ 保障　□ 管理</td><td colspan="3">□ 无　□ 有，原因：
□ 患儿　□ 疾病　□ 医疗
□ 护理　□ 保障　□ 管理</td></tr>
<tr><td colspan="2" rowspan="2">护士签名</td><td>白班</td><td>小夜班</td><td>大夜班</td><td>白班</td><td>小夜班</td><td>大夜班</td></tr>
<tr><td></td><td></td><td></td><td></td><td></td><td></td></tr>
<tr><td colspan="2">医师签名</td><td colspan="3"></td><td colspan="3"></td></tr>
</table>

（续　表）

时间			住院第 7—10 天	住院第 11—14 天
主要诊疗工作	制度落实		□ 上级医师查房	□ 上级医师查房同意其出院
	病历书写		□ 完成病程记录，详细记录医嘱变动情况（原因和更改内容） □ 病情稳定者请康复科医师评估，并制订康复计划	□ 完成出院小结 □ 出院宣教
	其他		□ 评估患儿治疗效果	
重点医嘱	长期医嘱	护理医嘱		
		处置医嘱		
		膳食医嘱		
		药物医嘱	□ 抗生素（头孢呋辛钠、头孢曲松钠） □ 祛痰药（氨溴索、乙酰半胱氨酸） □ 雾化吸入（吸入用布地奈德、吸入用异丙托溴铵、吸入用乙酰半胱氨酸溶液） □ 吸痰 □ 吸氧 □ 对症治疗	
	临时医嘱	检查检验	□ 血常规、C 反应蛋白 □ 血生化检验项目 □ 咽拭子或痰培养及药敏试验（必要时） □ X 线胸片 □ 血培养及药敏试验（必要时） □ 关节 X 线检查（必要时） □ 头颅 CT 或 MRI（必要时） □ 心脏、腹部超声（必要时） □ 心电图（必要时）	
		药物医嘱		□ 出院带药
		处置医嘱		□ 出院
主要护理工作	健康宣教		□ 疾病宣教	□ 出院宣教
	护理处置			
	护理评估		□ 观察病情变化 □ 严密观察神志、呼吸、血压等表现 □ 观察有无并发症	
	专科护理		□ 监测体温变化，发热护理	
	饮食指导		□ 协助患儿进餐	
病情变异记录			□ 无　□ 有，原因： □ 患儿　□ 疾病　□ 医疗 □ 护理　□ 保障　□ 管理	□ 无　□ 有，原因： □ 患儿　□ 疾病　□ 医疗 □ 护理　□ 保障　□ 管理

（续　表）

护士签名	白班	小夜班	大夜班	白班	小夜班	大夜班
医师签名						

第三节　儿童支气管哮喘控制哮喘临床路径

一、儿童支气管哮喘控制哮喘临床路径标准住院流程

（一）适用对象

第一诊断为支气管哮喘（ICD-10：J45.903）的患儿。

（二）诊断依据

根据《临床诊疗指南——小儿内科分册》（中华医学会编著，人民卫生出版社），《诸福棠实用儿科学（第8版）》（胡亚美等主编，人民卫生出版社）。

1. 反复发作喘息、咳嗽、气促、胸闷，多与接触变应原、冷空气、物理与化学性刺激、呼吸道感染以及运动等有关，长在夜间和（或）清晨发作或加剧。

2. 发作时双肺可闻及3种或弥漫性，以呼气相为主的哮鸣音，呼气相延长。

3. 上述症状和体征经抗哮喘治疗有效或自行缓解。

4. 除外其他疾病所引起的喘息、咳嗽、气促和胸闷。

5. 临床表现不典型者（如无明显喘息或哮鸣音），应至少具备以下1项。

（1）支气管激发试验或运动激发试验阳性。

（2）证实存在可逆性气流受限：①支气管舒张试验阳性：吸入速效 β_2 受体激动药（如沙丁胺醇）后15分钟第1秒用力呼气量（FEV_1）增加≥12%或②抗哮喘治疗有效：使用支气管舒张药和口服（或吸入）糖皮质激素治疗1～2周后，FEV_1 增加≥12%。

（3）最大呼气流量（PEF）每日变异率（连续监测）≥20%。

符合第1～4条或第4、第5条者，可以诊断哮喘。

（三）选择治疗方案的依据

根据《临床诊疗指南——小儿内科分册》（中华医学会编著，人民卫生出版社）和《诸福棠实用儿科学（第8版）》（胡亚美等主编，人民卫生出版社）。

1. 一般治疗。

2. 控制哮喘。

3. 抗感染治疗。

4. 对症治疗。

（四）标准住院日为7～10天

（五）进入路径标准

1. 第一诊断必须符合支气管哮喘（ICD-10：J45.903）。

2. 当患儿同时具有其他疾病诊断，只要住院期间不需要特殊处理，也不影响第一诊断的

临床路径流程实施时,可以进入路径。

(六)入院评估

1. 需要检查的项目

(1)血常规、尿常规、粪常规。

(2)C 反应蛋白。

(3)肝功能、肾功能、心肌酶、血电解质。

(4)血气分析。

(5)肺功能检查。

(6)X 线胸片。

2. 根据患儿病情可选择的检查项目 可选择行心电图、病原学检测、过敏原检测、肺部CT、血清免疫球蛋白、痰嗜酸性粒细胞等检查。

3. 营养评估 根据《解放军总医院新入院患儿营养风险筛查表(NRS-2002)》为新入院患儿进行营养评估,评分≥3 分者给予处置,必要时申请营养科医师会诊。

4. 疼痛评估 根据《VAS 评分》实施疼痛评估,评分>7 分者给予处置,必要时请疼痛科医师会诊。

5. 康复评估 根据《入院患者康复筛查和评估表》,在新入院患儿入院后 24 小时内进行康复筛查和评估。任何一项结果为“是”,则申请康复科医师会诊。

(七)抗菌药物选择与选用

合并细菌感染者使用抗菌药物:按照《抗菌药物临床应用指导原则(2015 年版)》(国卫办医发[2015]43 号)执行。

(八)治疗方案与药物选择

1. 一般治疗 保持安静,环境温、湿度适宜,加强呼吸道护理。监护生命体征。

2. 控制哮喘 糖皮质激素(全身用药或吸入),β_2 受体激动药。

3. 抗感染治疗 抗病毒和(或)抗生素治疗(遵循儿科用药的方法)。

4. 对症治疗 退热、祛痰、氧疗等。

(九)必须复查的检查项目

血常规、C 反应蛋白、生化检验项目、肺功能测定、血气分析、X 线胸片。

(十)出院标准

1. 症状缓解,无呼吸窘迫。

2. 肺部听诊无喘鸣音。

(十一)变异及原因分析

1. 病原体混合感染,需要延长住院治疗时间。

2. 出现感染并发症,如心力衰竭、呼吸衰竭等,加重病情而延长住院时间及治疗费用。

3. 合并先天性心脏病、免疫缺陷病等基础疾病,易造成病情迁延、反复,延长住院时间及增加住院费用。

二、儿童支气管哮喘控制哮喘临床路径表单

<table>
<tr><td colspan="3">适用对象</td><td colspan="2">第一诊断为第一诊断为支气管哮喘(ICD-10:J45.903)的患儿</td></tr>
<tr><td colspan="3">患儿基本信息</td><td>姓名:____ 性别:____ 年龄:__ 门诊号:____
住院号:______ 过敏史:______
住院日期:__年__月__日 出院日期:__年__月__日</td><td>标准住院日:7～10 天</td></tr>
<tr><td colspan="3">时间</td><td>住院第 1 天</td><td>住院第 2—3 天</td></tr>
<tr><td rowspan="4">主要诊疗工作</td><td colspan="2">制度落实</td><td>☐ 入院 2 小时内经治医师或值班医师完成接诊
☐ 入院 24 小时内主管医师查房</td><td>☐ 根据送检项目报告,及时向上级医师汇报,并给予相应处理
☐ 入院 48 小时内主诊医师完成检诊</td></tr>
<tr><td colspan="2">病情评估</td><td>☐ 经治医师询问病史及体格检查
☐ 营养评估
☐ 疼痛评估
☐ 康复评估
☐ 危险性分层,监护强度和治疗效果评估</td><td>☐ 请康复科医师会诊,确定康复治疗方案</td></tr>
<tr><td colspan="2">病历书写</td><td>☐ 入院 8 小时内完成首次病程记录
☐ 入院 24 小时内完成入院记录</td><td>☐ 入院 48 小时内完成主管医师查房记录
☐ 入院 72 小时内完成主诊医师查房记录</td></tr>
<tr><td colspan="2">知情同意</td><td>☐ 病情告知
☐ 患儿家长签署授权委托书
☐ 患儿家长在入院记录单上签字</td><td>☐ 向患儿及其家长解释检查结果及治疗方案</td></tr>
<tr><td rowspan="4">重点医嘱</td><td rowspan="4">长期医嘱</td><td>护理医嘱</td><td>☐ 儿科护理常规
☐ 护理等级:一级护理或二级护理
☐ 多功能重症监护仪监护
☐ 陪护</td><td></td></tr>
<tr><td>处置医嘱</td><td>☐ 静脉抽血
☐ 静脉输液</td><td></td></tr>
<tr><td>膳食医嘱</td><td>☐ 母乳喂养
☐ 婴儿辅食
☐ 幼儿软食
☐ 儿科普食
☐ 低盐低脂低蛋白饮食</td><td></td></tr>
<tr><td>药物医嘱</td><td>☐ 氧疗
☐ β_2 受体激动药(沙丁胺醇、特布他林)
☐ 糖皮质激素(甲泼尼龙、琥珀酸氢化可的松)
☐ 氨茶碱
☐ 抗胆碱能药物(吸入用异丙托溴铵溶液)
☐ 抗组胺药物
☐ 白三烯调节药(孟鲁司特钠)
☐ 硫酸镁
☐ 抗生素(头孢类)
☐ 抗病毒(利巴韦林、干扰素)
☐ 祛痰药(氨溴索、乙酰半胱氨酸)</td><td>☐ 氧疗
☐ β_2 受体激动药(沙丁胺醇、特布他林)
☐ 糖皮质激素(甲泼尼龙、琥珀酸氢化可的松)
☐ 氨茶碱
☐ 抗胆碱能药物(吸入用异丙托溴铵溶液)
☐ 抗组胺药物
☐ 白三烯调节药(孟鲁司特钠)
☐ 硫酸镁
☐ 抗生素(头孢类)
☐ 抗病毒(利巴韦林、干扰素)</td></tr>
</table>

（续　表）

<table>
<tr><td rowspan="5"></td><td></td><td></td><td>□ 雾化吸入
□ 对症治疗
□ 气管插管
□ 呼吸机辅助通气</td><td>□ 祛痰药（氨溴索、乙酰半胱氨酸）
□ 雾化吸入
□ 对症治疗
□ 气管插管
□ 呼吸机辅助通气</td></tr>
<tr><td rowspan="3">临时医嘱</td><td>检查检验</td><td>□ 血常规
□ 尿常规
□ 粪常规
□ C 反应蛋白
□ 血生化检验项目
□ 血气分析
□ 肺功能测定
□ X 线胸片
□ 心电图检查（必要时）
□ 病原学检测（必要时）
□ 过敏原检测（必要时）
□ 肺部 CT（必要时）
□ 血清免疫球蛋白（必要时）
□ 痰嗜酸性粒细胞（必要时）</td><td></td></tr>
<tr><td>药物医嘱</td><td>□ 镇静
□ 静脉补液
□ 退热</td><td>□ 镇静
□ 静脉补液
□ 退热</td></tr>
<tr><td>处置医嘱</td><td>□ 静脉输液</td><td>□ 静脉输液</td></tr>
<tr><td colspan="4" style="display:none"></td></tr>
<tr><td rowspan="2">主要护理工作</td><td colspan="2">健康宣教</td><td>□ 入院宣教：介绍责任护士，病区环境、设施、规章制度、基础护理服务项目
□ 进行护理安全指导
□ 进行等级护理、活动范围指导
□ 进行饮食指导
□ 进行用药指导
□ 进行关于疾病知识的宣教</td><td></td></tr>
<tr><td colspan="2">护理处置</td><td>□ 患儿身份核对
□ 佩戴腕带
□ 建立入院病历，通知医师
□ 询问病史，填写护理记录单首页
□ 测量基本生命体征
□ 观察病情
□ 抽血
□ 输液
□ 心理护理与生活护理
□ 妥善固定各种管道
□ 根据评估结果采取相应的护理措施
□ 通知次日检查项目及检查注意事项</td><td></td></tr>
</table>

（续　表）

<table>
<tr><td rowspan="5"></td><td>护理评估</td><td colspan="3">□ 严密观察神志、呼吸、血压等表现
□ 根据病情安排床位、陪护人员，备好抢救药物及用品
□ 营养评估
□ 疼痛评估
□ 康复评估</td><td colspan="3">□ 观察患儿的一般情况
□ 严密观察神志、呼吸、血压等表现
□ 观察有无并发症</td></tr>
<tr><td>专科护理</td><td colspan="3">□ 氧疗护理
□ 口腔护理及皮肤护理</td><td colspan="3">□ 氧疗护理
□ 口腔护理及皮肤护理</td></tr>
<tr><td>饮食指导</td><td colspan="3">□ 根据医嘱通知配餐员准备膳食
□ 协助患儿进餐</td><td colspan="3">□ 协助患儿进餐</td></tr>
<tr><td>活动体位</td><td colspan="3">□ 根据护理等级指导活动</td><td colspan="3">□ 根据护理等级指导活动</td></tr>
<tr><td>洗浴要求</td><td colspan="3">□ 卫生整理：更衣、剪短指甲</td><td colspan="3">□ 协助患儿晨、晚间护理</td></tr>
<tr><td colspan="2">病情变异记录</td><td colspan="3">□ 无　□ 有，原因：
□ 患儿　□ 疾病　□ 医疗
□ 护理　□ 保障　□ 管理</td><td colspan="3">□ 无　□ 有，原因：
□ 患儿　□ 疾病　□ 医疗
□ 护理　□ 保障　□ 管理</td></tr>
<tr><td colspan="2" rowspan="2">护士签名</td><td>白班</td><td>小夜班</td><td>大夜班</td><td>白班</td><td>小夜班</td><td>大夜班</td></tr>
<tr><td></td><td></td><td></td><td></td><td></td><td></td></tr>
<tr><td colspan="2">医师签名</td><td colspan="3"></td><td colspan="3"></td></tr>
<tr><td colspan="2">时间</td><td colspan="3">住院第 4－6 天</td><td colspan="3">住院第 7－10 天</td></tr>
<tr><td rowspan="5">主要诊疗工作</td><td>制度落实</td><td colspan="3">□ 上级医师查房</td><td colspan="3">□ 上级医师查房同意其出院</td></tr>
<tr><td>病情评估</td><td colspan="3">□ 康复评估
□ 评估患儿治疗效果</td><td colspan="3"></td></tr>
<tr><td>病历书写</td><td colspan="3">□ 完成病程记录，详细记录医嘱变动情况（原因和更改内容）
□ 病情稳定者请康复科医师评估，并制订康复计划</td><td colspan="3">□ 完成出院小结
□ 完成出院记录
□ 出院宣教</td></tr>
<tr><td>知情同意</td><td colspan="3"></td><td colspan="3">□ 出院宣教</td></tr>
<tr><td>其他</td><td colspan="3">□ 评估患儿治疗效果</td><td colspan="3"></td></tr>
<tr><td rowspan="5">重点医嘱</td><td>长期医嘱 护理医嘱</td><td colspan="3"></td><td colspan="3"></td></tr>
<tr><td>长期医嘱 处置医嘱</td><td colspan="3"></td><td colspan="3"></td></tr>
<tr><td>长期医嘱 膳食医嘱</td><td colspan="3"></td><td colspan="3"></td></tr>
<tr><td>长期医嘱 药物医嘱</td><td colspan="3"></td><td colspan="3"></td></tr>
<tr><td>临时医嘱 检查检验</td><td colspan="3">□ 血常规、C 反应蛋白
□ 血生化检验项目
□ 血气分析
□ 肺功能测定
□ X 线胸片</td><td colspan="3"></td></tr>
</table>

（续　表）

<table>
<tr><td rowspan="2"></td><td rowspan="2"></td><td>药物医嘱</td><td colspan="3"></td><td colspan="3">□ 出院带药</td></tr>
<tr><td>处置类医嘱</td><td colspan="3"></td><td colspan="3">□ 出院</td></tr>
<tr><td rowspan="5">主要护理工作</td><td colspan="2">健康宣教</td><td colspan="3">□ 疾病宣教</td><td colspan="3">□ 出院宣教</td></tr>
<tr><td colspan="2">护理处置</td><td colspan="3"></td><td colspan="3"></td></tr>
<tr><td colspan="2">护理评估</td><td colspan="3">□ 观察病情变化
□ 严密观察神志、呼吸、血压等表现
□ 观察有无并发症</td><td colspan="3"></td></tr>
<tr><td colspan="2">专科护理</td><td colspan="3">□ 糖皮质激素等药物的用药护理</td><td colspan="3"></td></tr>
<tr><td colspan="2">饮食指导</td><td colspan="3">□ 协助患儿进餐</td><td colspan="3"></td></tr>
<tr><td colspan="3">病情变异记录</td><td colspan="3">□ 无　□ 有，原因：
□ 患儿　□ 疾病　□ 医疗
□ 护理　□ 保障　□ 管理</td><td colspan="3">□ 无　□ 有，原因：
□ 患儿　□ 疾病　□ 医疗
□ 护理　□ 保障　□ 管理</td></tr>
<tr><td colspan="3" rowspan="2">护士签名</td><td>白班</td><td>小夜班</td><td>大夜班</td><td>白班</td><td>小夜班</td><td>大夜班</td></tr>
<tr><td></td><td></td><td></td><td></td><td></td><td></td></tr>
<tr><td colspan="3">医师签名</td><td colspan="3"></td><td colspan="3"></td></tr>
</table>

第四节　急性喘息性支气管炎抗感染临床路径

一、急性喘息性支气管炎抗感染临床路径标准住院流程

（一）适用对象

第一诊断为急性喘息性支气管炎（ICD-10：J20.905）的患儿。

（二）诊断依据

根据《临床诊疗指南——小儿内科分册》（中华医学会编著，人民卫生出版社）和《诸福棠实用儿科学（第 8 版）》（胡亚美等主编，人民卫生出版社）。

1. 发病年龄较小，多见于 2－3 岁的小儿。
2. 常继发于上呼吸道感染之后，有低度或中度发热。
3. 症状：主要为咳嗽、喘憋，哭闹时加剧，在安静时减轻，夜间症状加重。
4. 体征：呼气时间延长，肺部可闻呼气相喘鸣及粗湿啰音，喘息无明显发作性。
5. 肺部 X 线检查：两肺纹理粗重为主，肺很少受累。
6. 特应性病史和家族史：常有湿疹、食物或药物过敏史、家族咳喘史及特应性病史。

（三）选择治疗方案的依据

根据《临床诊疗指南——小儿内科分册》（中华医学会编著，人民卫生出版社）和《诸福棠实用儿科学（第 8 版）》（胡亚美等主编，人民卫生出版社）。

1. 一般治疗。
2. 抗感染治疗。

3. 对症治疗。

(四)标准住院日为7～10天

(五)进入路径标准

1. 第一诊断必须符合急性喘息性支气管炎(ICD-10:J20.905)。

2. 当患儿同时具有其他疾病诊断,只要住院期间不需要特殊处理,也不影响第一诊断的临床路径流程实施时,可以进入路径。

(六)入院评估

1. 需要检查的项目

(1)血常规、尿常规、粪常规。

(2)C反应蛋白(CRP)。

(3)肝功能、肾功能、心肌酶、血电解质。

(4)病原学检测(呼吸道病毒、支原体等)。

(5)X线胸片。

2. 根据患儿病情可选择的检查项目 必要时做痰培养、血气分析、过敏原、肺部CT、肺功能、支气管镜检查等。

3. 营养评估 根据《解放军总医院新入院患儿营养风险筛查表(NRS-2002)》为新入院患儿进行营养评估,评分≥3分者给予处置,必要时申请营养科医师会诊。

4. 疼痛评估 根据《VAS评分》实施疼痛评估,评分>7分者给予处置,必要时请疼痛科医师会诊。

5. 康复评估 根据《入院患者康复筛查和评估表》,在新入院患儿入院后24小时内进行康复筛查和评估。任何一项结果为"是",则申请康复科医师会诊。

(七)抗菌药物选择与选用

合并细菌感染者使用抗菌药物:按照《抗菌药物临床应用指导原则(2015年版》(国卫办医发[2015]43号)执行。

(八)治疗方案与药物选用

1. 一般治疗 休息,室温、湿度适宜,加强护理。

2. 抗感染治疗 依据病原体,给予抗病毒、和(或)抗生素治疗(遵循儿科用药的方法)。

3. 对症治疗 退热、祛痰平喘等。

(九)必须复查的检查项目

血常规、C反应蛋白、心肌酶、肝功能、肾功能。

(十)出院标准

1. 患儿咳嗽明显减轻,一般状况良好。

2. 体温正常3天以上。

3. 肺部体征消失。

(十一)变异及原因分析

1. 病原体混合感染者,需要延长住院治疗时间。

2. 先天性或继发性免疫功能缺陷。

二、急性喘息性支气管炎抗感染临床路径表单

<table>
<tr><td colspan="3">适用对象</td><td colspan="2">第一诊断为急性喘息性支气管炎(ICD-10:J20.905)的患儿</td></tr>
<tr><td colspan="3">患儿基本信息</td><td>姓名:____　性别:____　年龄:__　门诊号:____
住院号:______　过敏史:______
住院日期:__年__月__日　出院日期:__年__月__日</td><td>标准住院日:7～10 天</td></tr>
<tr><td colspan="3">时间</td><td>住院第 1 天</td><td>住院第 2—3 天</td></tr>
<tr><td rowspan="4">主要诊疗工作</td><td colspan="2">制度落实</td><td>□ 入院 2 小时内经治医师或值班医师完成接诊
□ 入院 24 小时内主管医师查房</td><td>□ 根据送检项目报告,及时向上级医师汇报,并给予相应处理
□ 入院 48 小时内主诊医师完成检诊</td></tr>
<tr><td colspan="2">病情评估</td><td>□ 经治医师询问病史及体格检查
□ 营养评估
□ 疼痛评估
□ 康复评估
□ 危险性分层,监护强度和治疗效果评估</td><td>□ 危险性分层,监护强度和治疗效果评估</td></tr>
<tr><td colspan="2">病历书写</td><td>□ 入院 8 小时内完成首次病程记录
□ 入院 24 小时内完成入院记录</td><td>□ 入院 48 小时内完成主管医师查房记录
□ 入院 72 小时内完成主诊医师查房记录</td></tr>
<tr><td colspan="2">知情同意</td><td>□ 病情告知
□ 患儿家长签署授权委托书
□ 患儿家长在入院记录单上签字</td><td>□ 向患儿及其家长解释检查结果及治疗方案</td></tr>
<tr><td rowspan="4">重点医嘱</td><td rowspan="4">长期医嘱</td><td>护理医嘱</td><td>□ 儿科护理常规
□ 护理等级:一级护理或二级护理
□ 陪护</td><td></td></tr>
<tr><td>处置医嘱</td><td>□ 静脉抽血
□ 静脉输液</td><td></td></tr>
<tr><td>膳食医嘱</td><td>□ 母乳喂养
□ 婴儿辅食
□ 幼儿软食
□ 儿科普食
□ 低盐低脂低蛋白饮食</td><td></td></tr>
<tr><td>药物医嘱</td><td>□ 抗生素(头孢类)
□ 抗病毒(利巴韦林、干扰素)
□ 止咳祛痰药(棕铵合剂、氨溴索)
□ 平喘药物(吸入用布地奈德、吸入用硫酸沙丁胺醇、吸入用异丙托溴铵)
□ 雾化吸入治疗
□ 对症治疗</td><td>□ 抗生素(头孢类)
□ 抗病毒(利巴韦林、干扰素)
□ 止咳祛痰药(棕铵合剂、氨溴索)
□ 平喘药物(吸入用布地奈德、吸入用硫酸沙丁胺醇、吸入用异丙托溴铵)
□ 雾化吸入治疗
□ 对症治疗
□ 心肌酶异常者加护心肌治疗
□ 肝功能异常者保肝治疗</td></tr>
</table>

（续　表）

<table>
<tr><td rowspan="3">临时医嘱</td><td>检查检验</td><td>□ 血常规
□ 尿常规
□ 粪常规
□ C反应蛋白
□ 肝功能、肾功能
□ 心肌酶
□ 血电解质
□ X线胸片
□ 血气分析
□ 肺功能检查</td><td></td></tr>
<tr><td>药物医嘱</td><td>□ 镇静
□ 静脉补液
□ 退热</td><td>□ 镇静
□ 静脉补液
□ 退热</td></tr>
<tr><td>处置医嘱</td><td>□ 静脉输液</td><td>□ 静脉输液</td></tr>
<tr><td rowspan="5">主要护理工作</td><td>健康宣教</td><td>□ 入院宣教：介绍责任护士，病区环境、设施、规章制度、基础护理服务项目
□ 进行护理安全指导
□ 进行等级护理、活动范围指导
□ 进行饮食指导
□ 进行用药指导
□ 进行关于疾病知识的宣教</td><td></td></tr>
<tr><td>护理处置</td><td>□ 患儿身份核对
□ 佩戴腕带
□ 建立入院病历，通知医师
□ 询问病史，填写护理记录单首页
□ 测量基本生命体征
□ 观察病情
□ 输液
□ 心理护理与生活护理
□ 妥善固定各种管道
□ 根据评估结果采取相应的护理措施
□ 通知次日检查项目及检查注意事项</td><td></td></tr>
<tr><td>护理评估</td><td>□ 严密观察神志、呼吸等表现
□ 根据病情安排床位、陪护人员，备好抢救药物及用品
□ 营养评估
□ 疼痛评估
□ 康复评估</td><td>□ 观察患儿的一般情况
□ 严密观察神志、呼吸等表现
□ 观察有无并发症</td></tr>
<tr><td>专科护理</td><td>□ 监测体温变化，发热护理
□ 观察呼吸道症状</td><td>□ 监测体温变化，发热护理</td></tr>
<tr><td>饮食指导</td><td>□ 根据医嘱通知配餐员准备膳食
□ 协助患儿进餐</td><td>□ 协助患儿进餐</td></tr>
</table>

（续　表）

<table>
<tr><td rowspan="2"></td><td colspan="2">活动体位</td><td colspan="3">□ 根据护理等级指导活动</td><td colspan="3">□ 根据护理等级指导活动</td></tr>
<tr><td colspan="2">洗浴要求</td><td colspan="3">□ 卫生整理：更衣、剪短指甲</td><td colspan="3">□ 协助患儿晨、晚间护理</td></tr>
<tr><td colspan="3">病情变异记录</td><td colspan="3">□ 无　□ 有，原因：
□ 患儿　□ 疾病　□ 医疗
□ 护理　□ 保障　□ 管理</td><td colspan="3">□ 无　□ 有，原因：
□ 患儿　□ 疾病　□ 医疗
□ 护理　□ 保障　□ 管理</td></tr>
<tr><td colspan="3" rowspan="2">护士签名</td><td>白班</td><td>小夜班</td><td>大夜班</td><td>白班</td><td>小夜班</td><td>大夜班</td></tr>
<tr><td></td><td></td><td></td><td></td><td></td><td></td></tr>
<tr><td colspan="3">医师签名</td><td colspan="3"></td><td colspan="3"></td></tr>
<tr><td colspan="3">时间</td><td colspan="3">住院第 4－6 天</td><td colspan="3">住院第 7－10 天</td></tr>
<tr><td rowspan="5">主要诊疗工作</td><td colspan="2">制度落实</td><td colspan="3">□ 上级医师查房</td><td colspan="3">□ 上级医师查房同意其出院</td></tr>
<tr><td colspan="2">病情评估</td><td colspan="3">□ 康复评估
□ 评估患儿治疗效果</td><td colspan="3"></td></tr>
<tr><td colspan="2">病历书写</td><td colspan="3">□ 完成主诊医师查房记录
□ 完成病程记录，详细记录医嘱变动情况（原因和更改内容）</td><td colspan="3">□ 出院前一天病程记录（有上级医师指示出院）
□ 出院后 24 小时内完成出院记录</td></tr>
<tr><td colspan="2">知情同意</td><td colspan="3"></td><td colspan="3">□ 出院宣教</td></tr>
<tr><td colspan="2">其他</td><td colspan="3"></td><td colspan="3"></td></tr>
<tr><td rowspan="7">重点医嘱</td><td rowspan="4">长期医嘱</td><td>护理医嘱</td><td colspan="3"></td><td colspan="3"></td></tr>
<tr><td>处置医嘱</td><td colspan="3"></td><td colspan="3"></td></tr>
<tr><td>膳食医嘱</td><td colspan="3"></td><td colspan="3"></td></tr>
<tr><td>药物医嘱</td><td colspan="3"></td><td colspan="3"></td></tr>
<tr><td rowspan="3">临时医嘱</td><td>检查检验</td><td colspan="3">□ 血常规
□ C 反应蛋白
□ 心肌酶、肝功能、肾功能</td><td colspan="3"></td></tr>
<tr><td>药物医嘱</td><td colspan="3"></td><td colspan="3">□ 出院带药</td></tr>
<tr><td>处置医嘱</td><td colspan="3"></td><td colspan="3">□ 出院</td></tr>
<tr><td rowspan="5">主要护理工作</td><td colspan="2">健康宣教</td><td colspan="3">□ 疾病宣教</td><td colspan="3">□ 出院宣教</td></tr>
<tr><td colspan="2">护理处置</td><td colspan="3"></td><td colspan="3"></td></tr>
<tr><td colspan="2">护理评估</td><td colspan="3">□ 观察病情变化
□ 严密观察神志、呼吸等表现
□ 观察有无并发症</td><td colspan="3"></td></tr>
<tr><td colspan="2">专科护理</td><td colspan="3">□ 观察呼吸道症状</td><td colspan="3"></td></tr>
<tr><td colspan="2">饮食指导</td><td colspan="3">□ 协助患儿进餐</td><td colspan="3"></td></tr>
<tr><td colspan="3">病情变异记录</td><td colspan="3">□ 无　□ 有，原因：
□ 患儿　□ 疾病　□ 医疗
□ 护理　□ 保障　□ 管理</td><td colspan="3">□ 无　□ 有，原因：
□ 患儿　□ 疾病　□ 医疗
□ 护理　□ 保障　□ 管理</td></tr>
</table>

（续　表）

护士签名	白班	小夜班	大夜班	白班	小夜班	大夜班
医师签名						

第五节　急性喉炎抗感染治疗临床路径

一、急性喉炎抗感染治疗临床路径标准住院流程

（一）适用对象

第一诊断为急性喉炎（ICD-10：J04.002）的患儿。

（二）诊断依据

根据《临床诊疗指南——小儿内科分册》（中华医学会编著，人民卫生出版社）和《诸福棠实用儿科学（第 8 版）》（胡亚美等主编，人民卫生出版社）。

1. 常见于 1—3 岁的幼儿。

2. 冬、春季节多发。

3. 上呼吸道感染史。

4. 症状：发热，声嘶，犬吠样咳嗽或吸气性喉鸣伴呼吸困难，昼轻夜重，烦躁等。

5. 体征：不同程度烦躁及颜面发绀，吸气性呼吸困难，鼻翼扇动，三凹征。肺部听诊阴性或可及啰音、痰鸣音，重者呼吸音降低或消失。

6. 血常规：白细胞计数可正常或降低，细菌感染者白细胞计数升高。

（三）选择治疗方案的依据

根据《临床诊疗指南——小儿内科分册》（中华医学会编著，人民卫生出版社）和《诸福棠实用儿科学（第 8 版）》（胡亚美等主编，人民卫生出版社）。

1. 抗生素治疗。

2. 肾上腺皮质激素疗法。

3. 雾化治疗。

4. 镇静治疗。

5. 对症治疗。

6. 必要时请耳鼻咽喉科医师会诊。

（四）标准住院日为 7～10 天

（五）进入路径标准

1. 第一诊断必须符合急性喉炎（ICD-10：J04.002）。

2. 当患儿同时具有其他疾病诊断，只要住院期间不需要特殊处理，也不影响第一诊断的临床路径流程实施时，可以进入路径。

（六）入院评估

1. 需要检查的项目

(1)血常规、尿常规、粪常规。

(2)C 反应蛋白(CRP)。

(3)肝功能、肾功能、心肌酶、血电解质。

(4)病原学检测(根据病例特点行呼吸道病毒、支原体、咽拭子培养及药敏试验等)。

2. 根据患儿病情可选择的检查项目　必要时做血气分析、肺部 X 线或 CT、支气管镜检查等。

3. 营养评估　根据《解放军总医院新入院患者营养风险筛查表(NRS-2002)》为新入院患儿者进行营养评估,评分≥3 分者给予处置,必要时申请营养科医师会诊。

4. 疼痛评估　根据《VAS 评分》实施疼痛评估,评分>7 分者给予处置,必要时请疼痛科医师会诊。

5. 康复评估　根据《入院患者康复筛查和评估表》,在新入院患儿入院后 24 小时内进行康复筛查和评估。任何一项结果为"是",则申请康复科医师会诊。

(七)抗菌药物的选择与选用

合并细菌感染者使用抗菌药物:按照《抗菌药物临床应用指导原则(2015 年版)》(国卫办医发[2015]43 号)执行。

(八)治疗方案与药物选择

1. 抗生素治疗:及早选用适当的广谱抗生素,重者可联合使用两种抗生素。

2. 肾上腺皮质激素疗法:二度以上喉梗阻可应用全身激素治疗,常用甲泼尼龙、泼尼松、地塞米松、氢化可的松等。

3. 雾化治疗:可应用布地奈德、盐酸氨溴索等雾化。

4. 镇静治疗。

5. 对症治疗:退热、镇静、雾化吸入等。

6. 必要时请耳鼻咽喉科医师会诊。

(九)必须复查的检查项目

血常规、C 反应蛋白、咽拭子培养。

(十)出院标准

1. 患儿一般状况良好,呼吸道症状好转。

2. 体温正常 3 天以上。

(十一)变异及原因分析

1. 并发麻疹、流行性感冒、肺炎等,需要延长住院治疗时间。

2. 出现感染并发症,如心力衰竭、呼吸衰竭等,加重病情而延长住院时间及治疗费用。

3. 病情重,行气管切开者可能延长住院时间及增加住院费用。

二、急性喉炎抗感染治疗临床路径表单

适用对象	第一诊断为急性喉炎(ICD-10:J04.002)的患儿	
患者基本信息	姓名:____　性别:____　年龄:__　门诊号:____ 住院号:______　过敏史:______ 住院日期:__年__月__日　出院日期:__年__月__日	标准住院日:7～10 天

（续　表）

<table>
<tr><td colspan="3">时间</td><td>住院第1天</td><td>住院第2—3天</td></tr>
<tr><td rowspan="4">主要诊疗工作</td><td colspan="2">制度落实</td><td>□ 入院2小时内经治医师或值班医师完成接诊
□ 入院24小时内主管医师查房</td><td>□ 根据送检项目报告，及时向上级医师汇报，并给予相应处理
□ 入院48小时内主诊医师完成检诊</td></tr>
<tr><td colspan="2">病情评估</td><td>□ 经治医师询问病史及体格检查
□ 营养评估
□ 疼痛评估
□ 康复评估
□ 危险性分层，监护强度和治疗效果评估</td><td>□ 必要时请耳鼻咽喉科医师会诊</td></tr>
<tr><td colspan="2">病历书写</td><td>□ 入院8小时内完成首次病程记录
□ 入院24小时内完成入院记录</td><td>□ 入院48小时内完成主管医师查房记录
□ 入院72小时内完成主诊医师查房记录</td></tr>
<tr><td colspan="2">知情同意</td><td>□ 病情告知
□ 患儿家长签署授权委托书
□ 患儿家长在入院记录单上签字</td><td>□ 向患儿及其家长解释检查结果及治疗方案</td></tr>
<tr><td rowspan="5">重点医嘱</td><td rowspan="4">长期医嘱</td><td>护理类医嘱</td><td>□ 儿科护理常规
□ 护理等级：特护
□ 多功能重症监护仪监护
□ 陪护</td><td></td></tr>
<tr><td>处置类医嘱</td><td>□ 静脉抽血
□ 静脉输液</td><td></td></tr>
<tr><td>膳食类医嘱</td><td>□ 母乳喂养
□ 婴儿辅食
□ 幼儿软食
□ 儿科普食
□ 低盐低脂低蛋白饮食</td><td></td></tr>
<tr><td>药物类医嘱</td><td>□ 抗生素（头孢类、万古霉素）
□ 抗病毒（利巴韦林、干扰素）
□ 肾上腺皮质激素（甲泼尼龙、氢化可的松）
□ 镇静药
□ 雾化吸入治疗（吸入用布地奈德）
□ 对症治疗
□ 请耳鼻咽喉科医师会诊
□ 气管切开（必要时）</td><td>□ 抗生素（头孢类、万古霉素）
□ 抗病毒（利巴韦林、干扰素）
□ 肾上腺皮质激素（甲泼尼龙、氢化可的松）
□ 镇静药
□ 雾化吸入治疗（吸入用布地奈德）
□ 对症治疗
□ 请耳鼻咽喉科医师会诊
□ 气管切开（必要时）</td></tr>
<tr><td>临时医嘱</td><td>检查检验</td><td>□ 血常规、尿常规、粪常规
□ C反应蛋白
□ 血生化检验项目
□ 血清呼吸道病毒、肺炎支原体抗体测定等病原学检测
□ 咽拭子病毒分离、细菌培养及药敏试验
□ X线胸片或CT（必要时）
□ 血气分析（必要时）
□ 支气管镜（必要时）</td><td>□ 血气分析（必要时）
□ X线胸片或肺部CT（必要时）
□ 咽拭子培养及药敏试验（必要时）</td></tr>
</table>

（续　表）

<table>
<tr><td rowspan="7">主要护理工作</td><td>健康宣教</td><td colspan="3">□ 入院宣教：介绍责任护士，病区环境、设施、规章制度、基础护理服务项目
□ 进行护理安全指导
□ 进行等级护理、活动范围指导
□ 进行饮食指导
□ 进行用药指导
□ 进行关于疾病知识的宣教</td><td colspan="3"></td></tr>
<tr><td>护理处置</td><td colspan="3">□ 患儿身份核对
□ 佩戴腕带
□ 建立入院病历，通知医师
□ 询问病史，填写护理记录单首页
□ 测量基本生命体征
□ 观察病情
□ 抽血
□ 输液
□ 心理护理与生活护理
□ 妥善固定各种管道
□ 根据评估结果采取相应的护理措施
□ 通知次日检查项目及检查注意事项</td><td colspan="3"></td></tr>
<tr><td>护理评估</td><td colspan="3">□ 严密观察神志、呼吸等表现
□ 根据病情安排床位、陪护人员，备好抢救药物及用品
□ 营养评估
□ 疼痛评估
□ 康复评估</td><td colspan="3">□ 观察患儿的一般情况
□ 严密观察神志、呼吸等表现
□ 观察有无并发症</td></tr>
<tr><td>专科护理</td><td colspan="3">□ 指导雾化吸入
□ 肾上腺皮质激素等药物的用药护理</td><td colspan="3">□ 指导雾化吸入
□ 肾上腺皮质激素等药物的用药护理</td></tr>
<tr><td>饮食指导</td><td colspan="3">□ 根据医嘱通知配餐员准备膳食
□ 协助患儿进餐</td><td colspan="3">□ 协助患儿进餐</td></tr>
<tr><td>活动体位</td><td colspan="3">□ 根据护理等级指导活动</td><td colspan="3">□ 根据护理等级指导活动</td></tr>
<tr><td>洗浴要求</td><td colspan="3">□ 卫生整理：更衣、剪短指甲</td><td colspan="3">□ 协助患儿晨、晚间护理</td></tr>
<tr><td colspan="2">病情变异记录</td><td colspan="3">□ 无　□ 有，原因：
□ 患儿　□ 疾病　□ 医疗
□ 护理　□ 保障　□ 管理</td><td colspan="3">□ 无　□ 有，原因：
□ 患儿　□ 疾病　□ 医疗
□ 护理　□ 保障　□ 管理</td></tr>
<tr><td colspan="2" rowspan="2">护士签名</td><td>白班</td><td>小夜班</td><td>大夜班</td><td>白班</td><td>小夜班</td><td>大夜班</td></tr>
<tr><td></td><td></td><td></td><td></td><td></td><td></td></tr>
<tr><td colspan="2">医师签名</td><td colspan="3"></td><td colspan="3"></td></tr>
</table>

（续　表）

<table>
<tr><td colspan="3">时间</td><td colspan="3">住院第 4—5 天</td><td colspan="3">住院第 7—10 天</td></tr>
<tr><td rowspan="3">主要诊疗工作</td><td colspan="2">制度落实</td><td colspan="3">□ 上级医师查房</td><td colspan="3">□ 上级医师查房同意其出院</td></tr>
<tr><td colspan="2">病历书写</td><td colspan="3">□ 完成病程记录，详细记录医嘱变动情况（原因和更改内容）
□ 病情稳定者请康复科医师评估，并制订康复计划</td><td colspan="3">□ 完成出院小结
□ 出院宣教</td></tr>
<tr><td colspan="2">其他</td><td colspan="3">□ 评估患儿治疗效果</td><td colspan="3"></td></tr>
<tr><td rowspan="7">重点医嘱</td><td rowspan="4">长期医嘱</td><td>护理医嘱</td><td colspan="3"></td><td colspan="3"></td></tr>
<tr><td>处置医嘱</td><td colspan="3"></td><td colspan="3"></td></tr>
<tr><td>膳食医嘱</td><td colspan="3"></td><td colspan="3"></td></tr>
<tr><td>药物医嘱</td><td colspan="3"></td><td colspan="3"></td></tr>
<tr><td rowspan="3">临时医嘱</td><td>检查检验</td><td colspan="3">□ 血常规、C 反应蛋白
□ 咽拭子病毒分离
□ 呼吸道病毒、肺炎支原体抗体（必要时）监测
□ 病原菌培养（必要时）</td><td colspan="3"></td></tr>
<tr><td>药物医嘱</td><td colspan="3"></td><td colspan="3">□ 出院带药</td></tr>
<tr><td>处置类医嘱</td><td colspan="3"></td><td colspan="3">□ 出院</td></tr>
<tr><td rowspan="5">主要护理工作</td><td colspan="2">健康宣教</td><td colspan="3">□ 疾病宣教</td><td colspan="3">□ 出院宣教</td></tr>
<tr><td colspan="2">护理处置</td><td colspan="3"></td><td colspan="3"></td></tr>
<tr><td colspan="2">护理评估</td><td colspan="3">□ 观察病情变化
□ 严密观察神志、呼吸等表现
□ 观察有无并发症</td><td colspan="3"></td></tr>
<tr><td colspan="2">专科护理</td><td colspan="3">□ 指导雾化吸入
□ 肾上腺皮质激素等药物的用药护理</td><td colspan="3"></td></tr>
<tr><td colspan="2">饮食指导</td><td colspan="3">□ 协助患儿进餐</td><td colspan="3"></td></tr>
<tr><td colspan="3">病情变异记录</td><td colspan="3">□ 无　□ 有，原因：
□ 患儿　□ 疾病　□ 医疗
□ 护理　□ 保障　□ 管理</td><td colspan="3">□ 无　□ 有，原因：
□ 患儿　□ 疾病　□ 医疗
□ 护理　□ 保障　□ 管理</td></tr>
<tr><td colspan="3" rowspan="2">护士签名</td><td>白班</td><td>小夜班</td><td>大夜班</td><td>白班</td><td>小夜班</td><td>大夜班</td></tr>
<tr><td></td><td></td><td></td><td></td><td></td><td></td></tr>
<tr><td colspan="3">医师签名</td><td colspan="3"></td><td colspan="3"></td></tr>
</table>

第六节　急性上呼吸道感染抗感染临床路径

一、急性上呼吸道感染抗感染临床路径标准住院流程

(一)适用对象

第一诊断为急性上呼吸道感染(ICD-10:J06.901)的患儿。

(二)诊断依据

根据《临床诊疗指南——小儿内科分册》(中华医学会编著,人民卫生出版社)和《诸福棠实用儿科学(第 8 版)》(胡亚美等主编,人民卫生出版社)。

1. 发病年龄为 1－18 岁,多发年龄为幼儿期。

2. 冬、春季节发病较多。

3. 轻症喉部以上呼吸道卡他症状,发热,咽痛、扁桃体炎、局部淋巴结肿大;重者高热,伴有全身中毒症状。

4. 病毒感染者外周血白细胞计数正常或降低,细菌感染者白细胞计数增高和(或)中性粒细胞百分数增高。

5. 除外支气管炎、肺炎,脑膜炎,胃肠炎以及传染性单核细胞增多症、流行性感冒、麻疹等传染性疾病。

(三)选择治疗方案的依据

根据《临床诊疗指南——小儿内科分册》(中华医学会编著,人民卫生出版社)和《诸福棠实用儿科学(第 8 版)》(胡亚美等主编,人民卫生出版社)。

1. 对因治疗。

2. 对症治疗。

(四)标准住院日为 5～7 天

(五)进入路径标准

1. 第一诊断必须符合急性上呼吸道感染(ICD-10:J06.901)。

2. 当患儿同时具有其他疾病诊断,只要住院期间不需要特殊处理,也不影响第一诊断的临床路径流程实施时,可以进入路径。

(六)入院评估

1. 需要检查的项目

(1)血常规、尿常规、粪常规。

(2)C 反应蛋白(CRP)。

(3)肝功能、肾功能、心肌酶、血电解质。

2. 根据患儿病情可选择的检查项目　必要时做鼻咽拭子,病毒分离,痰涂片、痰培养及药敏试验、血培养及药敏试验,呼吸道病毒抗体筛查,抗链球菌溶血素 O(ASO)试验,红细胞沉降率,X 线胸片、心电图等。

3. 营养评估　根据《解放军总医院新入院患者营养风险筛查表(NRS-2002)》为新入院患儿进行营养评估,评分≥3 分者给予处置,必要时申请营养科医师会诊。

4. 疼痛评估　根据《VAS 评分》实施疼痛评估,评分＞7 分者给予处置,必要时请疼痛科

医师会诊。

5. 康复评估　根据《入院患者康复筛查和评估表》，在新入院患儿入院后 24 小时内进行康复筛查和评估。任何一项结果为“是”，则申请康复科医师会诊。

(七)抗菌药物选择与选用

合并细菌感染者使用抗菌药物：按照《抗菌药物临床应用指导原则(2015 年版)》(国卫办医发[2015]43 号)执行。

(八)治疗方案与药物选择

1. 对因治疗　抗病毒治疗如利巴韦林。细菌感染者用青霉素或其他抗生素。

2. 对症治疗　退热、止泻、补液等。

(九)必须复查的检查项目

1. 血常规、C 反应蛋白、肝功能、肾功能、心肌酶。

2. 其他：鼻咽拭子、病毒分离，血培养、痰培养或痰涂片，呼吸道病毒抗体筛查。

(十)出院标准

1. 体温正常。

2. 呼吸道症状缓解。

3. 血常规正常或接近正常。

(十一)变异及原因分析

1. 合并并发症

(1)感染局部蔓延，如中耳炎、上颌骨骨髓炎、支气管炎、肺炎。

(2)感染经血液循环播散，如败血症、心包炎、腹膜炎、关节炎、脑膜炎、骨髓炎等。

(3)感染诱发变态反应，如风湿热、肾炎、肝炎、心肌炎、紫癜、类风湿疾病等。

2. 病情重者，偶有长期低热者病程可达数周，由于病灶未清除，导致住院时间延长，医疗费用增加。

二、急性上呼吸道感染抗感染临床路径表单

<table>
<tr><td colspan="2">适用对象</td><td colspan="3">第一诊断为急性上呼吸道感染(ICD-10:J06.901)的患儿</td></tr>
<tr><td colspan="2">患者基本信息</td><td colspan="2">姓名：____　性别：____　年龄：__　门诊号：____
住院号：______　过敏史：______
住院日期：__年__月__日　出院日期：__年__月__日</td><td>标准住院日：5～7 天</td></tr>
<tr><td colspan="2">时间</td><td>住院第 1 天</td><td colspan="2">住院第 2 天</td></tr>
<tr><td rowspan="2">主要诊疗工作</td><td>制度落实</td><td>□ 入院 2 小时内经治医师或值班医师完成接诊
□ 入院 24 小时内主管医师查房</td><td colspan="2">□ 根据送检项目报告，及时向上级医师汇报，并给予相应处理
□ 入院 48 小时内主诊医师完成检诊</td></tr>
<tr><td>病情评估</td><td>□ 经治医师询问病史及体格检查
□ 营养评估
□ 疼痛评估
□ 康复评估
□ 危险性分层，监护强度和治疗效果评估</td><td colspan="2">□ 危险性分层，监护强度和治疗效果评估</td></tr>
</table>

（续 表）

<table>
<tr><td rowspan="2"></td><td colspan="2">病历书写</td><td>□ 入院 8 小时内完成首次病程记录
□ 入院 24 小时内完成入院记录</td><td>□ 入院 48 小时内完成主管医师查房记录
□ 入院 72 小时内完成主诊医师查房记录</td></tr>
<tr><td colspan="2">知情同意</td><td>□ 病情告知
□ 患儿家长签署授权委托书
□ 患儿家长在入院记录单上签字</td><td>□ 向患儿及其家长解释检查结果及治疗方案</td></tr>
<tr><td rowspan="5">重点医嘱</td><td rowspan="4">长期医嘱</td><td>护理医嘱</td><td>□ 儿科护理常规
□ 护理等级：一级护理或二级护理
□ 陪护</td><td></td></tr>
<tr><td>处置医嘱</td><td>□ 静脉抽血
□ 静脉输液</td><td></td></tr>
<tr><td>膳食医嘱</td><td>□ 母乳喂养
□ 婴儿辅食
□ 幼儿软食
□ 儿科普食
□ 低盐低脂低蛋白饮食</td><td></td></tr>
<tr><td>药物医嘱</td><td>□ 抗生素（头孢克洛、头孢地尼）
□ 抗病毒药物（施保利通、维生素 C）
□ 对症治疗</td><td>□ 抗生素
□ 抗病毒药物（施保利通、维生素 C）
□ 对症治疗
□ 心肌酶异常者加护心肌治疗
□ 肝功能异常者保肝治疗</td></tr>
<tr><td>临时医嘱</td><td>检查检验</td><td>□ 血常规、尿常规、粪常规
□ C 反应蛋白
□ 血生化检验项目
□ 血培养及药敏试验、痰培养或痰涂片、呼吸道病毒抗体检测（必要时）
□ 咽拭子病毒分离（必要时）
□ X 线胸片（必要时）
□ 心电图（必要时）
□ 抗链球菌溶血素 O（ASO）（必要时）
□ 红细胞沉降率（必要时）</td><td>□ 血培养及药敏试验、痰培养或痰涂片、呼吸道病毒抗体检测（必要时）
□ X 线胸片检查（必要时）</td></tr>
<tr><td>主要护理工作</td><td colspan="2">健康宣教</td><td>□ 入院宣教：介绍责任护士，病区环境、设施、规章制度、基础护理服务项目
□ 进行护理安全指导
□ 进行等级护理、活动范围指导
□ 进行饮食指导
□ 进行用药指导
□ 进行关于疾病知识的宣教</td><td></td></tr>
</table>

（续　表）

<table>
<tr><td rowspan="6"></td><td>护理处置</td><td colspan="3">□ 患儿身份核对
□ 佩戴腕带
□ 建立入院病历，通知医师
□ 询问病史，填写护理记录单首页
□ 测量基本生命体征
□ 观察病情
□ 抽血
□ 输液
□ 心理护理与生活护理
□ 妥善固定各种管道
□ 根据评估结果采取相应的护理措施
□ 通知次日检查项目及检查注意事项</td><td colspan="3"></td></tr>
<tr><td>护理评估</td><td colspan="3">□ 严密观察神志、呼吸等表现
□ 根据病情安排床位、陪护人员，备好抢救药物及用品
□ 营养评估
□ 疼痛评估
□ 康复评估</td><td colspan="3">□ 观察患儿的一般情况
□ 严密观察神志、呼吸等表现
□ 观察有无并发症</td></tr>
<tr><td>专科护理</td><td colspan="3">□ 监测体温变化，发热护理
□ 用药护理</td><td colspan="3">□ 监测体温变化，发热护理</td></tr>
<tr><td>饮食指导</td><td colspan="3">□ 根据医嘱通知配餐员准备膳食
□ 协助患儿进餐</td><td colspan="3">□ 协助患儿进餐</td></tr>
<tr><td>活动体位</td><td colspan="3">□ 根据护理等级指导活动</td><td colspan="3">□ 根据护理等级指导活动</td></tr>
<tr><td>洗浴要求</td><td colspan="3">□ 卫生整理：更衣、剪短指甲</td><td colspan="3">□ 协助患儿晨、晚间护理</td></tr>
<tr><td colspan="2">病情变异记录</td><td colspan="3">□ 无　□ 有，原因：
□ 患儿　□ 疾病　□ 医疗
□ 护理　□ 保障　□ 管理</td><td colspan="3">□ 无　□ 有，原因：
□ 患儿　□ 疾病　□ 医疗
□ 护理　□ 保障　□ 管理</td></tr>
<tr><td colspan="2" rowspan="2">护士签名</td><td>白班</td><td>小夜班</td><td>大夜班</td><td>白班</td><td>小夜班</td><td>大夜班</td></tr>
<tr><td></td><td></td><td></td><td></td><td></td><td></td></tr>
<tr><td colspan="2">医师签名</td><td colspan="3"></td><td colspan="3"></td></tr>
<tr><td colspan="2">时间</td><td colspan="3">住院第 3 天</td><td colspan="3">住院第 4－7 天</td></tr>
<tr><td rowspan="3">主要诊疗工作</td><td>制度落实</td><td colspan="3">□ 上级医师查房</td><td colspan="3">□ 上级医师查房同意其出院</td></tr>
<tr><td>病历书写</td><td colspan="3">□ 完成病程记录，详细记录医嘱变动情况（原因和更改内容）</td><td colspan="3">□ 完成出院小结
□ 完成出院记录
□ 出院宣教</td></tr>
<tr><td>其他</td><td colspan="3">□ 评估患儿治疗效果</td><td colspan="3"></td></tr>
</table>

（续　表）

<table>
<tr><td rowspan="9">重点医嘱</td><td rowspan="4">长期医嘱</td><td>护理医嘱</td><td></td><td colspan="3"></td></tr>
<tr><td>处置医嘱</td><td></td><td colspan="3"></td></tr>
<tr><td>膳食医嘱</td><td></td><td colspan="3"></td></tr>
<tr><td>药物医嘱</td><td>□ 抗生素和(或)抗病毒药物
□ 对症治疗
□ 心肌酶异常者继续护心肌治疗
□ 肝功能异常者继续保肝治疗</td><td colspan="3"></td></tr>
<tr><td rowspan="3">临时医嘱</td><td>检查检验</td><td>□ 血常规
□ 尿常规
□ 粪常规
□ C 反应蛋白(CRP)
□ 肝功能、肾功能
□ 心肌酶
□ 血电解质
□ 鼻咽拭子(必要时)
□ 病毒分离(必要时)
□ 痰涂片(必要时)
□ 痰培养及药敏试验(必要时)
□ 血培养及药敏试验(必要时)
□ 呼吸道病毒抗体筛查(必要时)
□ 抗链球菌溶血素 O(ASO)试验(必要时)
□ 红细胞沉降率(必要时)
□ X 线胸片(必要时)
□ 心电图(必要时)</td><td colspan="3"></td></tr>
<tr><td>药物医嘱</td><td></td><td colspan="3">□ 出院带药</td></tr>
<tr><td>处置医嘱</td><td></td><td colspan="3">□ 出院</td></tr>
<tr><td rowspan="5">主要护理工作</td><td colspan="2">健康宣教</td><td>□ 疾病宣教</td><td colspan="3">□ 出院宣教</td></tr>
<tr><td colspan="2">护理处置</td><td></td><td colspan="3"></td></tr>
<tr><td colspan="2">护理评估</td><td>□ 观察病情变化
□ 严密观察神志、呼吸等表现
□ 观察有无并发症</td><td colspan="3"></td></tr>
<tr><td colspan="2">专科护理</td><td>□ 监测体温变化，发热护理
□ 用药护理</td><td colspan="3"></td></tr>
<tr><td colspan="2">饮食指导</td><td>□ 协助患儿进餐</td><td colspan="3"></td></tr>
<tr><td colspan="3">病情变异记录</td><td>□ 无　□ 有，原因：
□ 患儿　□ 疾病　□ 医疗
□ 护理　□ 保障　□ 管理</td><td colspan="3">□ 无　□ 有，原因：
□ 患儿　□ 疾病　□ 医疗
□ 护理　□ 保障　□ 管理</td></tr>
<tr><td colspan="3" rowspan="2">护士签名</td><td>白班　｜　小夜班　｜　大夜班</td><td>白班</td><td>小夜班</td><td>大夜班</td></tr>
<tr><td></td><td></td><td></td><td></td></tr>
<tr><td colspan="3">医师签名</td><td></td><td colspan="3"></td></tr>
</table>

第七节　急性支气管炎抗感染临床路径

一、急性支气管炎抗感染临床路径标准住院流程

(一)适用对象

第一诊断为急性支气管炎(ICD-10:J20.9)的患儿。

(二)诊断依据

根据《临床诊疗指南——小儿内科分册》(中华医学会编著,人民卫生出版社)和《诸福棠实用儿科学(第8版)》(胡亚美等主编,人民卫生出版社)。

1. 发病年龄为0—18岁,婴幼儿多发。

2. 上呼吸道感染病史。

3. 症状:咳嗽,有或无痰,发热或不热,可发生全身症状及消化道症状。

4. 体征:呼吸增快,肺部可闻及干、湿性啰音,不固定中等水泡音。

5. 血常规:白细胞计数正常或降低,继发细菌感染者可升高。

6. 肺部X线检查:多阴性或仅双肺纹理增多、紊乱。

(三)选择治疗方案的依据

根据《临床诊疗指南——小儿内科分册》(中华医学会编著,人民卫生出版社)和《诸福棠实用儿科学(第8版)》(胡亚美等主编,人民卫生出版社)。

1. 一般治疗。

2. 抗感染治疗。

3. 对症治疗。

(四)标准住院日为7～10天

(五)进入路径标准

1. 第一诊断必须符合急性支气管炎(ICD-10:J20.9)。

2. 当患儿同时具有其他疾病诊断,只要住院期间不需要特殊处理,也不影响第一诊断的临床路径流程实施时,可以进入路径。

(六)入院评估

1. 需要检查的项目

(1)血常规、尿常规、粪常规。

(2)C反应蛋白(CRP)。

(3)肝功能、肾功能、心肌酶、血电解质。

(4)病原学检测(呼吸道病毒、支原体、痰培养及药敏试验等)。

(5)X线胸片。

2. 根据患儿病情可选择的检查项目　必要时做血气分析、肺部CT、支气管镜检查等。

3. 营养评估　根据《解放军总医院新入院患者营养风险筛查表(NRS-2002)》为新入院患儿进行营养评估,评分≥3分者给予处置,必要时申请营养科医师会诊。

4. 疼痛评估　根据《VAS评分》实施疼痛评估,评分>7分者给予处置,必要时请疼痛科医师会诊。

5. *康复评估*　根据《入院患者康复筛查和评估表》，在新入院患儿入院后 24 小时内进行康复筛查和评估。任何一项结果为“是”，则申请康复科医师会诊。

(七)抗菌药物选择与选用

合并细菌感染者使用抗菌药物：按照《抗菌药物临床应用指导原则(2015 年版)》(国卫办医发[2015]43 号)执行。

(八)治疗方案与药物选择

1. *一般治疗*　保持环境温、湿度适宜，加强呼吸道护理。监护生命体征。

2. *抗感染治疗*　经验性治疗；依据病原体给予抗病毒和(或)抗生素治疗。

3. *对症治疗*　退热、祛痰、氧疗等。

(九)必须复查的检查项目

血常规、C 反应蛋白、心肌酶、肝功能、肾功能、X 线胸片。

(十)出院标准

1. 呼吸道症状好转。

2. 体温正常。

3. 肺部体征消失。

(十一)变异及原因分析

1. 病原体混合感染，需要延长住院治疗时间。

2. 合并营养不良、免疫功能低下、先天性呼吸道畸形、慢性鼻咽炎、佝偻病等基础疾病，易造成病情迁延、反复，并发肺炎等，延长住院时间及增加住院费用。

二、急性支气管炎抗感染临床路径表单

<table>
<tr><td colspan="2">适用对象</td><td colspan="3">第一诊断为急性支气管炎(ICD-10:J20.9)的患儿</td></tr>
<tr><td colspan="2">患儿基本信息</td><td colspan="2">姓名:____　性别:____　年龄:__　门诊号:____
住院号:______　过敏史:______
住院日期:__年__月__日　出院日期:__年__月__日</td><td>标准住院日:7～10 天</td></tr>
<tr><td colspan="2">时间</td><td>住院第 1 天</td><td colspan="2">住院第 2－3 天</td></tr>
<tr><td rowspan="3">主要诊疗工作</td><td>制度落实</td><td>□ 入院 2 小时内经治医师或值班医师完成接诊
□ 入院 24 小时内主管医师查房</td><td colspan="2">□ 根据送检项目报告，及时向上级医师汇报，并予以相应处理
□ 注意防治并发症
□ 入院 48 小时内主诊医师完成检诊</td></tr>
<tr><td>病情评估</td><td>□ 经治医师询问病史及体格检查
□ 营养评估
□ 疼痛评估
□ 康复评估
□ 危险性分层，监护强度和治疗效果评估</td><td colspan="2"></td></tr>
<tr><td>病历书写</td><td>□ 入院 8 小时内完成首次病程记录
□ 入院 24 小时内完成入院记录</td><td colspan="2">□ 入院 48 小时内完成主管医师查房记录
□ 入院 72 小时内完成主诊医师查房记录</td></tr>
</table>

（续　表）

<table>
<tr><td></td><td colspan="2">知情同意</td><td>□ 病情告知
□ 患儿家长签署授权委托书
□ 患儿家长在入院记录单上签字
□ 签署特殊用药知情同意书</td><td></td></tr>
<tr><td rowspan="6">重点医嘱</td><td rowspan="4">长期医嘱</td><td>护理医嘱</td><td>□ 儿科护理常规
□ 护理等级：一级护理或二级护理
□ 陪护</td><td></td></tr>
<tr><td>处置医嘱</td><td>□ 静脉抽血
□ 静脉输液</td><td></td></tr>
<tr><td>膳食医嘱</td><td>□ 母乳喂养
□ 婴儿辅食
□ 幼儿软食
□ 儿科普食
□ 低盐低脂低蛋白饮食</td><td></td></tr>
<tr><td>药物医嘱</td><td>□ 抗生素（头孢克洛、头孢地尼）
□ 抗病毒（施保利通、维生素 C）
□ 祛痰药（棕铵合剂、氨溴索）
□ 雾化吸入（吸入用布地奈德、吸入用异丙托溴铵）
□ 对症治疗</td><td>□ 抗生素（头孢克洛、头孢地尼）
□ 抗病毒（施保利通、维生素 C）
□ 祛痰药（棕铵合剂、氨溴索）
□ 雾化吸入（吸入用布地奈德、吸入用异丙托溴铵）
□ 对症治疗</td></tr>
<tr><td rowspan="2">临时医嘱</td><td>检查检验</td><td>□ 血常规
□ 尿常规
□ 粪常规
□ C 反应蛋白
□ 肝功能、肾功能
□ 心肌酶
□ 血电解质
□ 病原学检测（呼吸道病毒、支原体、痰培养及药敏试验等）
□ X 线胸片
□ 血气分析（必要时）
□ 肺部 CT（必要时）
□ 支气管镜检查等（必要时）</td><td></td></tr>
<tr><td>药物医嘱</td><td>□ 退热</td><td></td></tr>
<tr><td>主要护理工作</td><td colspan="2">健康宣教</td><td>□ 入院宣教：介绍责任护士，病区环境、设施、规章制度、基础护理服务项目
□ 进行护理安全指导
□ 进行等级护理、活动范围指导
□ 进行饮食指导
□ 进行用药指导
□ 进行关于疾病知识的宣教</td><td></td></tr>
</table>

（续　表）

<table>
<tr><td rowspan="7"></td><td>护理处置</td><td colspan="3">□ 患儿身份核对
□ 佩戴腕带
□ 建立入院病历，通知医师
□ 询问病史，填写护理记录单首页
□ 测量基本生命体征
□ 观察病情
□ 抽血
□ 输液
□ 心理护理与生活护理
□ 妥善固定各种管道
□ 根据评估结果采取相应的护理措施
□ 通知次日检查项目及检查注意事项</td><td colspan="3"></td></tr>
<tr><td>护理评估</td><td colspan="3">□ 入院护理评估
□ 入院宣教
□ 定时测量体温
□ 保持气道通畅
□ 营养评估
□ 疼痛评估
□ 康复评估</td><td colspan="3">□ 观察体温波动及一般状况
□ 观察呼吸道症状，保持呼吸道通畅
□ 观察药物不良反应</td></tr>
<tr><td>专科护理</td><td colspan="3">□ 监测体温变化，发热护理
□ 翻身叩背，指导患儿有效咳嗽、咳痰</td><td colspan="3">□ 监测体温变化，发热护理
□ 翻身叩背，指导患儿有效咳嗽、咳痰</td></tr>
<tr><td>饮食指导</td><td colspan="3">□ 根据医嘱通知配餐员准备膳食
□ 协助患儿进餐</td><td colspan="3">□ 协助患儿进餐</td></tr>
<tr><td>活动体位</td><td colspan="3">□ 根据护理等级指导活动</td><td colspan="3">□ 根据护理等级指导活动</td></tr>
<tr><td>洗浴要求</td><td colspan="3">□ 卫生整理：更衣、剪短指甲</td><td colspan="3">□ 协助患儿晨、晚间护理</td></tr>
<tr></tr>
<tr><td colspan="2">病情变异记录</td><td colspan="3">□ 无　□ 有，原因：
□ 患儿　□ 疾病　□ 医疗
□ 护理　□ 保障　□ 管理</td><td colspan="3">□ 无　□ 有，原因：
□ 患儿　□ 疾病　□ 医疗
□ 护理　□ 保障　□ 管理</td></tr>
<tr><td colspan="2" rowspan="2">护士签名</td><td>白班</td><td>小夜班</td><td>大夜班</td><td>白班</td><td>小夜班</td><td>大夜班</td></tr>
<tr><td></td><td></td><td></td><td></td><td></td><td></td></tr>
<tr><td colspan="2">医师签名</td><td colspan="3"></td><td colspan="3"></td></tr>
<tr><td colspan="2">时间</td><td colspan="3">住院第 4－6 天</td><td colspan="3">住院第 7－10 天</td></tr>
<tr><td rowspan="3"></td><td>制度落实</td><td colspan="3">□ 上级医师查房
□ 注意防治并发症</td><td colspan="3">□ 上级医师查房同意其出院</td></tr>
<tr><td>病历书写</td><td colspan="3">□ 完成病程记录，详细记录医嘱变动情况（原因和更改内容）</td><td colspan="3">□ 完成出院小结
□ 出院宣教</td></tr>
<tr><td>其他</td><td colspan="3">□ 评估患儿治疗效果</td><td colspan="3"></td></tr>
</table>

（续　表）

<table>
<tr><td rowspan="7">重点医嘱</td><td rowspan="4">长期医嘱</td><td>护理医嘱</td><td colspan="3"></td><td colspan="3"></td></tr>
<tr><td>处置医嘱</td><td colspan="3"></td><td colspan="3"></td></tr>
<tr><td>膳食医嘱</td><td colspan="3"></td><td colspan="3"></td></tr>
<tr><td>药物医嘱</td><td colspan="3">□ 抗生素（头孢克洛、头孢地尼）
□ 抗病毒（施保利通、维生素 C）
□ 祛痰药（棕铵合剂、氨溴索）
□ 雾化吸入（吸入用布地奈德、吸入用异丙托溴铵）
□ 对症治疗</td><td colspan="3"></td></tr>
<tr><td rowspan="3">临时医嘱</td><td>检查检验</td><td colspan="3">□ 血常规
□ C 反应蛋白
□ 血生化检验项目
□ X 线胸片
□ 病原菌培养（必要时）</td><td colspan="3"></td></tr>
<tr><td>药物医嘱</td><td colspan="3">□ 退热</td><td colspan="3">□ 出院带药</td></tr>
<tr><td>处置医嘱</td><td colspan="3"></td><td colspan="3">□ 出院</td></tr>
<tr><td rowspan="4">主要护理工作</td><td colspan="2">健康宣教</td><td colspan="3">□ 疾病宣教</td><td colspan="3">□ 出院宣教</td></tr>
<tr><td colspan="2">护理评估</td><td colspan="3">□ 观察患儿一般状况
□ 观察体温波动
□ 观察呼吸道症状</td><td colspan="3"></td></tr>
<tr><td colspan="2">专科护理</td><td colspan="3">□ 监测体温变化，发热护理
□ 翻身叩背，指导患儿有效咳嗽、咳痰</td><td colspan="3"></td></tr>
<tr><td colspan="2">饮食指导</td><td colspan="3">□ 协助患儿进餐</td><td colspan="3"></td></tr>
<tr><td colspan="3">病情变异记录</td><td colspan="3">□ 无　□ 有，原因：
□ 患儿　□ 疾病　□ 医疗
□ 护理　□ 保障　□ 管理</td><td colspan="3">□ 无　□ 有，原因：
□ 患儿　□ 疾病　□ 医疗
□ 护理　□ 保障　□ 管理</td></tr>
<tr><td colspan="3" rowspan="2">护士签名</td><td>白班</td><td>小夜班</td><td>大夜班</td><td>白班</td><td>小夜班</td><td>大夜班</td></tr>
<tr><td></td><td></td><td></td><td></td><td></td><td></td></tr>
<tr><td colspan="3">医师签名</td><td colspan="3"></td><td colspan="3"></td></tr>
</table>

第八节　麻疹合并肺炎抗病毒及抗感染临床路径

一、麻疹合并肺炎抗病毒及抗感染临床路径标准住院流程

（一）适用对象

第一诊断为麻疹合并肺炎（ICD-10：B05.202†J17.101＊）的患儿。

（二）诊断依据

根据《临床诊疗指南——小儿内科分册》（中华医学会编著，人民卫生出版社）和《诸福棠实

用儿科学(第 8 版)》(胡亚美等主编,人民卫生出版社)。

1. 流行病学资料。

2. 麻疹各期临床表现(麻疹黏膜斑、皮疹特征、皮疹消退后留下的色素沉着及糠麸样脱屑等)。

3. 在患麻疹病程中出现全身中毒症状加重,咳嗽加剧,气急,发绀,肺部有细湿啰音等明显体征。

4. X 线胸片提示肺部感染病灶。

5. 呼吸道分泌物致病原检测阳性或血标本检测麻疹病毒 IgM 抗体阳性。

(三)治疗方案的选择

根据《临床诊疗指南——小儿内科分册》(中华医学会编著,人民卫生出版社)和《诸福棠实用儿科学(第 8 版)》(胡亚美等主编,人民卫生出版社)。

1. 呼吸道隔离。

2. 氧疗。

3. 雾化吸入疗法。

4. 抗病毒治疗,必要时应用抗生素治疗。

5. 加强支持治疗,必要时丙种球蛋白静脉注射。

(四)标准住院日为 10～14 天

(五)进入路径标准

1. 第一诊断必须符合麻疹合并肺炎(ICD-10:B05.202†J17.101 *)。

2. 当患儿同时具有其他疾病诊断,只要住院期间不需要特殊处理也不影响第一诊断的临床路径流程实施时,可以进入路径。

(六)入院评估

1. 必须检查的项目

(1)血常规、尿常规、粪常规。

(2)C 反应蛋白(CRP)。

(3)肝功能、肾功能、心肌酶。

(4)血清麻疹病毒 IgM 抗体。

(5)血气分析。

(6)X 线胸片,心电图。

2. 根据患儿病情可选择的检查项目　必要时行呼吸道分泌物其他致病原检测,肺部 CT,细胞免疫功能检测等。

3. 营养评估　根据《解放军总医院新入院患者营养风险筛查表(NRS-2002)》为新入院患儿进行营养评估,评分≥3 分者给予处置,必要时申请营养科医师会诊。

4. 疼痛评估　根据《VAS 评分》实施疼痛评估,评分>7 分者给予处置,必要时请疼痛科医师会诊。

5. 康复评估　根据《入院患者康复筛查和评估表》,在新入院患儿入院后 24 小时内进行康复筛查和评估。任何一项结果为“是”,则申请康复科医师会诊。

(七)抗菌药物的选择与选用

如有细菌感染,选用抗菌药物:按照《抗菌药物临床应用指导原则(2015 年版)》(国卫办医发[2015]43号)执行。

(八)治疗方案与药物选择

1. 呼吸道隔离至出疹后10天。

2. 氧疗:鼻导管、面罩吸氧,必要时行人工机械通气治疗。

3. 雾化吸入疗法。

4. 抗病毒治疗,必要时应用抗生素治疗。

5. 加强支持治疗,必要时给予丙种球蛋白静脉注射。

(九)必须复查的检查项目

1. 血常规。

2. C反应蛋白(CRP),心肌酶。

3. X线胸片。

(十)出院标准

1. 体温正常,咳嗽减轻,精神好转。

2. 肺部体征减轻。

3. X线胸片提示肺部炎症吸收、好转。

(十一)变异及原因分析

1. 存在使肺炎进一步加重的其他疾病,需要处理干预。

2. 患儿入院时已发生严重肺部感染、呼吸困难,需进行积极对症处理,完善相关检查,导致住院时间延长,增加住院费用等。

二、麻疹合并肺炎抗病毒及抗感染临床路径表单

适用对象		第一诊断为麻疹合并肺炎(ICD-10:B05.202†J17.101*)的患儿	
患儿基本信息		姓名:____ 性别:____ 年龄:__ 门诊号:____ 住院号:______ 过敏史:______ 住院日期:__年__月__日 出院日期:__年__月__日	标准住院日:10～14天
时间		住院第1—2天	住院第2—4天
主要诊疗工作	制度落实	□ 询问病史及体格检查 □ 病情告知 □ 如患儿病情重,应及时通知上级医师 □ 填写传染病卡和报告 □ 重症肺炎合并心力衰竭、呼吸衰竭者的治疗原则详见相应章节	□ 上级医师查房 □ 根据送检项目报告,及时向上级医师汇报,并给予相应处理
	病情评估	□ 经治医师询问病史及体格检查 □ 营养评估 □ 疼痛评估 □ 康复评估 □ 危险性分层,监护强度和治疗效果评估	□ 再次评估病情及治疗效果

（续　表）

	病历书写		□ 入院 8 小时内完成首次病程记录 □ 入院 24 小时内完成入院记录	□ 入院 48 小时内完成主管医师查房记录 □ 入院 72 小时内完成主诊医师查房记录
	知情同意		□ 病情告知 □ 患儿家长签署授权委托书 □ 患儿家长在入院记录单上签字 □ 签署特殊治疗知情同意书	
重点医嘱	长期医嘱	护理医嘱	□ 麻疹、肺炎护理常规 □ 护理等级：一级护理或二级护理 □ 陪护	□ 麻疹、肺炎护理常规 □ 护理等级：一级护理或二级护理 □ 陪护
		处置医嘱	□ 静脉抽血 □ 静脉输液	
		膳食医嘱	□ 母乳喂养 □ 婴儿辅食 □ 幼儿软食 □ 儿科普食 □ 低盐低脂低蛋白饮食	
		药物医嘱	□ 病重者给予心电监护，吸氧 □ 抗病毒药物（利巴韦林） □ 抗生素（头孢类） □ 雾化、吸痰 □ 止咳祛痰	□ 病重者给予心电监护，吸氧 □ 抗病毒药物（利巴韦林） □ 抗生素（头孢类） □ 雾化、吸痰 □ 止咳祛痰 □ 心肌酶显著异常者加护心肌治疗 □ 肝功能异常者保肝治疗
	临时医嘱	检查检验	□ 血常规 □ 尿常规 □ 粪常规 □ C 反应蛋白 □ 肝功能、肾功能，电解质，心肌酶 □ 血气分析 □ 血清麻疹病毒 IgM 抗体 □ X 线胸片 □ 心电图 □ 呼吸道分泌物其他致病原检测（必要时） □ 肺部 CT（必要时） □ 细胞免疫功能检测（必要时）	□ 呼吸道分泌物其他致病原检测（必要时） □ 肺部 CT（必要时） □ 细胞免疫功能检测（必要时）
		药物医嘱	□ 高热时退热治疗 □ 静脉补液	□ 高热时退热治疗 □ 静脉补液

（续　表）

<table>
<tr><td rowspan="7">主要护理工作</td><td>健康宣教</td><td colspan="3">□ 传染病入院宣教：介绍责任护士，病区环境、设施、规章制度、基础护理服务项目
□ 进行护理安全指导
□ 进行等级护理、活动范围指导
□ 进行饮食指导
□ 进行用药指导
□ 进行关于疾病知识的宣教</td><td colspan="3"></td></tr>
<tr><td>护理处置</td><td colspan="3">□ 患儿身份核对
□ 佩戴腕带
□ 建立入院病历，通知医师
□ 询问病史，填写护理记录单首页
□ 测量基本生命体征
□ 观察病情
□ 抽血
□ 输液
□ 心理护理与生活护理
□ 妥善固定各种管道
□ 根据评估结果采取相应的护理措施
□ 通知次日检查项目及检查注意事项</td><td colspan="3"></td></tr>
<tr><td>护理评估</td><td colspan="3">□ 传染病入院宣教
□ 入院护理评估
□ 患儿卧床休息，定时测量体温
□ 营养评估
□ 疼痛评估
□ 康复评估</td><td colspan="3">□ 生活护理</td></tr>
<tr><td>专科护理</td><td colspan="3">□ 监测体温变化，发热护理
□ 严密呼吸道隔离
□ 皮肤及口、鼻、眼、耳的护理</td><td colspan="3">□ 监测体温变化，发热护理
□ 严密呼吸道隔离
□ 皮肤及口、鼻、眼、耳的护理</td></tr>
<tr><td>饮食指导</td><td colspan="3">□ 根据医嘱通知配餐员准备膳食
□ 协助患儿进餐</td><td colspan="3">□ 协助患儿进餐</td></tr>
<tr><td>活动体位</td><td colspan="3">□ 根据护理等级指导活动</td><td colspan="3">□ 根据护理等级指导活动</td></tr>
<tr><td>洗浴要求</td><td colspan="3">□ 卫生整理：更衣、剪短指甲</td><td colspan="3">□ 协助患儿晨、晚间护理</td></tr>
<tr><td colspan="2">病情变异记录</td><td colspan="3">□ 无　□ 有，原因：
□ 患儿　□ 疾病　□ 医疗
□ 护理　□ 保障　□ 管理</td><td colspan="3">□ 无　□ 有，原因：
□ 患儿　□ 疾病　□ 医疗
□ 护理　□ 保障　□ 管理</td></tr>
<tr><td colspan="2" rowspan="2">护士签名</td><td>白班</td><td>小夜班</td><td>大夜班</td><td>白班</td><td>小夜班</td><td>大夜班</td></tr>
<tr><td></td><td></td><td></td><td></td><td></td><td></td></tr>
<tr><td colspan="2">医师签名</td><td colspan="3"></td><td colspan="3"></td></tr>
</table>

（续　表）

<table>
<tr><td colspan="3">时间</td><td colspan="3">住院第 5—9 天</td><td colspan="3">住院第 10—14 天</td></tr>
<tr><td rowspan="3"></td><td colspan="2">制度落实</td><td colspan="3">□ 上级医师查房
□ 致病原一旦明确，根据结果调整治疗药物</td><td colspan="3">□ 上级医师查房同意其出院</td></tr>
<tr><td colspan="2">病历书写</td><td colspan="3">□ 完成病程记录，详细记录医嘱变动情况（原因和更改内容）</td><td colspan="3">□ 完成出院小结
□ 出院宣教</td></tr>
<tr><td colspan="2">其他</td><td colspan="3">□ 评估患儿治疗效果</td><td colspan="3"></td></tr>
<tr><td rowspan="7">重点医嘱</td><td rowspan="4">长期医嘱</td><td>护理医嘱</td><td colspan="3"></td><td colspan="3"></td></tr>
<tr><td>处置医嘱</td><td colspan="3"></td><td colspan="3"></td></tr>
<tr><td>膳食医嘱</td><td colspan="3"></td><td colspan="3"></td></tr>
<tr><td>药物医嘱</td><td colspan="3">□ 止咳祛痰
□ 抗病毒药物（利巴韦林）
□ 抗生素（头孢类）
□ 心肌酶异常者继续护心肌治疗
□ 肝功能异常者继续保肝治疗</td><td colspan="3"></td></tr>
<tr><td rowspan="3">临时医嘱</td><td>检查检验</td><td colspan="3">□ 血常规
□ C 反应蛋白
□ X 线胸片</td><td colspan="3"></td></tr>
<tr><td>药物医嘱</td><td colspan="3"></td><td colspan="3">□ 出院带药</td></tr>
<tr><td>处置医嘱</td><td colspan="3"></td><td colspan="3">□ 出院</td></tr>
<tr><td rowspan="5">主要护理工作</td><td colspan="2">健康宣教</td><td colspan="3">□ 疾病宣教</td><td colspan="3">□ 出院宣教</td></tr>
<tr><td colspan="2">护理处置</td><td colspan="3">□ 配合康复治疗</td><td colspan="3"></td></tr>
<tr><td colspan="2">护理评估</td><td colspan="3">□ 观察病情变化
□ 观察有无褥疮、肺部感染等</td><td colspan="3"></td></tr>
<tr><td colspan="2">专科护理</td><td colspan="3">□ 监测体温变化，发热护理
□ 严密呼吸道隔离
□ 皮肤及口、鼻、眼、耳的护理</td><td colspan="3"></td></tr>
<tr><td colspan="2">饮食指导</td><td colspan="3">□ 协助患儿进餐</td><td colspan="3"></td></tr>
<tr><td colspan="3">病情变异记录</td><td colspan="3">□ 无　□ 有，原因：
□ 患儿　□ 疾病　□ 医疗
□ 护理　□ 保障　□ 管理</td><td colspan="3">□ 无　□ 有，原因：
□ 患儿　□ 疾病　□ 医疗
□ 护理　□ 保障　□ 管理</td></tr>
<tr><td colspan="3" rowspan="2">护士签名</td><td>白班</td><td>小夜班</td><td>大夜班</td><td>白班</td><td>小夜班</td><td>大夜班</td></tr>
<tr><td></td><td></td><td></td><td></td><td></td><td></td></tr>
<tr><td colspan="3">医师签名</td><td colspan="3"></td><td colspan="3"></td></tr>
</table>

第九节　支气管肺炎抗感染临床路径

一、支气管肺炎抗感染临床路径标准住院流程

（一）适用对象

第一诊断为支气管肺炎（ICD-10：J18）的患儿。

（二）诊断依据

根据《临床诊疗指南——小儿内科分册》（中华医学会编著，人民卫生出版社）和《诸福棠实用儿科学（第8版）》（胡亚美等主编，人民卫生出版社）。

1. 一年四季均可发病，冬、春寒冷季节较多，1岁以下婴幼儿多见，营养不良、佝偻病、先天性心脏病等患儿易发生本病。

2. 常有发热、咳嗽、气促、呼吸困难，肺部有较固定的中、细湿啰音。

3. 外周血检查

（1）血常规：细菌性肺炎的白细胞计数及中性粒细胞多增高；病毒性肺炎的白细胞计数大多正常或偏低。

（2）C反应蛋白：细菌感染时血清中C反应蛋白浓度上升，而非细菌感染时则上升不明显。

4. 病原学检查

（1）细菌培养：采取血液、痰液、气管吸出物、胸腔穿刺液等进行细菌培养。

（2）病毒分离和鉴定：于起病7天内取得鼻咽或气管分泌物进行病毒分离，阳性率高。

（3）病原特异性抗原、抗体检测。

5. X线检查：早期肺纹理增粗，以后出现大小不等的点状或小片絮状阴影或融合成片状阴影，以双肺下野、内带居多，可伴有肺不张或局限性肺气肿。

（三）选择治疗方案的依据

根据《临床诊疗指南——小儿内科分册》（中华医学会编著，人民卫生出版社）和《诸福棠实用儿科学（第8版）》（胡亚美等主编，人民卫生出版社）。

1. 一般治疗。

2. 抗感染治疗。

3. 对症治疗

（四）标准住院日为7～14天

（五）进入路径标准

1. 第一诊断必须符合支气管肺炎（ICD-10：J18）。

2. 当患儿同时具有其他疾病诊断，只要住院期间不需要特殊处理，也不影响第一诊断的临床路径流程实施时，可以进入路径。

（六）入院评估

1. 必须检查的项目

（1）血常规、尿常规、粪常规。

（2）C反应蛋白（CRP）。

（3）肝功能、肾功能、心肌酶、血电解质。

(4)X 线胸片。

2. 根据患儿病情可选择的检查项目 必要时做痰培养、血气分析、血清肺炎支原体抗体测定或血清冷凝集试验、呼吸道病毒和细菌检测、肺部 CT、支气管镜检查等。

3. 营养评估 根据《解放军总医院新入院患者营养风险筛查表(NRS-2002)》为新入院患儿进行营养评估,评分≥3 分者给予处置,必要时申请营养科医师会诊。

4. 疼痛评估 根据《VAS 评分》实施疼痛评估,评分>7 分者给予处置,必要时请疼痛科医师会诊。

5. 康复评估 根据《入院患者康复筛查和评估表》,在新入院患儿入院后 24 小时内进行康复筛查和评估。任何一项结果为“是”,则申请康复科医师会诊。

(七)抗菌药物的选择与选用

如细菌感染,抗菌药物使用按照《抗菌药物临床应用指导原则(2015 年版)》(国卫办医发[2015]43 号)执行。

(八)治疗方案与药物选择

综合治疗,控制炎症,改善通气功能,对症治疗,防止和治疗并发症。

1. 一般治疗 保持室内空气流通,温度 18~20℃,湿度以 60%为宜。饮食宜清淡,富含维生素和蛋白质,及时清除上呼吸道分泌物,经常变换体位,以利痰液排出。

2. 抗感染治疗

(1)抗生素治疗:确为细菌感染或病毒感染继发细菌感染者应使用抗生素。

(2)抗病毒治疗:病毒性感染。

3. 对症治疗

(九)必须复查的检查项目

1. 血常规、C 反应蛋白、肝功能、肾功能。

2. X 线胸片。

(十)出院标准

1. 咳嗽明显减轻,一般状况良好。

2. 体温正常。

3. X 线胸片显示炎症吸收、好转。

(十一)变异及原因分析

1. 重症支气管肺炎

(1)并发循环系统、神经系统、消化系统功能障碍。

(2)特殊病原体感染,抗感染治疗效果不佳。

(3)多种病原体混合感染,需要延长住院治疗时间。

(4)严重并发症如脓胸、脓气胸、肺大疱等。

2. 对于难治性支气管肺炎患儿,若病情重,在炎症反应的极期加用糖皮质激素、静脉注射丙种球蛋白,导致医疗费用增加。

二、支气管肺炎抗感染临床路径表单

<table>
<tr><td colspan="3">适用对象</td><td colspan="2">第一诊断为支气管肺炎（ICD-10：J18）</td></tr>
<tr><td colspan="3">患儿基本信息</td><td>姓名：____　性别：____　年龄：__　门诊号：____
住院号：______　过敏史：______
住院日期：__年__月__日　出院日期：__年__月__日</td><td>标准住院日：7～14 天</td></tr>
<tr><td colspan="3">时间</td><td>住院第 1 天</td><td>住院第 2－4 天</td></tr>
<tr><td rowspan="4">主要诊疗工作</td><td colspan="2">制度落实</td><td>□ 询问病史及体格检查
□ 病情告知
□ 如患儿病情重，应及时通知上级医师</td><td>□ 上级医师查房
□ 根据送检项目报告，及时向上级医师汇报，并给予相应处理</td></tr>
<tr><td colspan="2">病情评估</td><td>□ 经治医师询问病史及体格检查
□ 营养评估
□ 疼痛评估
□ 康复评估
□ 危险性分层，监护强度和治疗效果评估</td><td>□ 评估病情及治疗效果</td></tr>
<tr><td colspan="2">病历书写</td><td>□ 入院 8 小时内完成首次病程记录
□ 入院 24 小时内完成入院记录</td><td>□ 入院 48 小时内完成主管医师查房记录
□ 入院 72 小时内完成主诊医师查房记录</td></tr>
<tr><td colspan="2">知情同意</td><td>□ 病情告知
□ 患儿家长签署授权委托书
□ 患儿家长在入院记录单上签字
□ 签署特殊用药知情同意书</td><td></td></tr>
<tr><td rowspan="4">重点医嘱</td><td rowspan="4">长期医嘱</td><td>护理医嘱</td><td>□ 肺炎护理常规
□ 护理等级：一级护理或二级护理
□ 陪护</td><td></td></tr>
<tr><td>处置医嘱</td><td>□ 静脉抽血
□ 静脉输液</td><td></td></tr>
<tr><td>膳食医嘱</td><td>□ 母乳喂养
□ 婴儿辅食
□ 幼儿软食
□ 儿科普食
□ 低盐低脂低蛋白饮食</td><td></td></tr>
<tr><td>药物医嘱</td><td>□ 抗生素（头孢类）
□ 抗病毒（维生素 C）
□ 止咳祛痰药（棕铵合剂、氨溴索）
□ 雾化吸入治疗（吸入用布地奈德、吸入用异丙托溴铵）
□ 对症治疗</td><td>□ 抗生素（头孢类）
□ 抗病毒（维生素 C）
□ 止咳祛痰药（棕铵合剂、氨溴索）
□ 雾化吸入治疗（吸入用布地奈德、吸入用异丙托溴铵）
□ 对症治疗
□ 心肌酶异常者加护心肌治疗
□ 肝功能异常者保肝治疗</td></tr>
</table>

（续 表）

<table>
<tr><td rowspan="2">重点医嘱</td><td rowspan="2">临时医嘱</td><td>检查检验</td><td>□ 血常规
□ 尿常规
□ 粪常规
□ C 反应蛋白
□ 肝功能、肾功能、心肌酶、血电解质
□ X 线胸片
□ 病原学检查：细菌培养、肺炎支原体抗体、病毒分离、病毒抗体等（必要时）
□ 血气分析（必要时）
□ 肺部 CT（必要时）
□ 支气管镜检查（必要时）</td><td>□ 心电图（必要时）
□ 血气分析（必要时）
□ 肺功能（必要时）
□ 肺部 CT（必要时）
□ 支气管镜检查（必要时）</td></tr>
<tr><td>药物医嘱</td><td>□ 退热
□ 静脉补液</td><td>□ 退热
□ 静脉补液</td></tr>
<tr><td rowspan="5">主要护理工作</td><td colspan="2">健康宣教</td><td>□ 入院宣教：介绍责任护士，病区环境、设施、规章制度、基础护理服务项目
□ 进行护理安全指导
□ 进行等级护理、活动范围指导
□ 进行饮食指导
□ 进行用药指导
□ 进行关于疾病知识的宣教</td><td></td></tr>
<tr><td colspan="2">护理处置</td><td>□ 患儿身份核对
□ 佩戴腕带
□ 建立入院病历，通知医师
□ 询问病史，填写护理记录单首页
□ 测量基本生命体征
□ 观察病情
□ 抽血
□ 输液
□ 心理护理与生活护理
□ 妥善固定各种管道
□ 根据评估结果采取相应的护理措施
□ 通知次日检查项目及检查注意事项</td><td></td></tr>
<tr><td colspan="2">护理评估</td><td>□ 入院护理评估
□ 叮嘱患儿卧床休息，定时测量体温
□ 根据病情安排床位、陪护人员，备好抢救药物及用品
□ 营养评估
□ 疼痛评估
□ 康复评估</td><td>□ 观察体温波动及一般状况
□ 观察咳嗽程度，保持呼吸道通畅
□ 观察药物不良反应（皮疹、胃肠道反应）</td></tr>
<tr><td colspan="2">专科护理</td><td>□ 监测体温变化，发热护理
□ 口腔护理</td><td>□ 监测体温变化，发热护理
□ 口腔护理</td></tr>
<tr><td colspan="2">饮食指导</td><td>□ 根据医嘱通知配餐员准备膳食
□ 协助患儿进餐</td><td>□ 协助患儿进餐</td></tr>
</table>

（续　表）

	活动体位		□ 根据护理等级指导活动	□ 根据护理等级指导活动
	洗浴要求		□ 卫生整理：更衣、剪短指甲	□ 协助患儿晨、晚间护理
病情变异记录			□ 无　□ 有，原因： □ 患儿　□ 疾病　□ 医疗 □ 护理　□ 保障　□ 管理	□ 无　□ 有，原因： □ 患儿　□ 疾病　□ 医疗 □ 护理　□ 保障　□ 管理
护士签名			白班　小夜班　大夜班	白班　小夜班　大夜班
医师签名				
时间			住院第 5—9 天	住院第 10—14 天
	制度落实		□ 上级医师查房	□ 上级医师查房同意其出院
	病历书写		□ 完成病程记录，详细记录医嘱变动情况（原因和更改内容）	□ 完成出院小结 □ 出院宣教
	其他		□ 评估患儿治疗效果	
重点医嘱	长期医嘱	护理医嘱		
		处置医嘱		
		膳食医嘱		
		药物医嘱	□ 抗生素（头孢类） □ 抗病毒（维生素 C） □ 止咳祛痰药（棕铵合剂、氨溴索） □ 雾化吸入治疗（吸入用布地奈德、吸入用异丙托溴铵） □ 对症治疗 □ 心肌酶异常者继续护心肌治疗 □ 肝功能异常者继续保肝治疗 □ 肺部理疗	
	临时医嘱	检查检验	□ 血常规 □ C 反应蛋白 □ 肝功能、肾功能、心肌酶 □ X 线胸片	
		药物医嘱		□ 出院带药
		处置医嘱		□ 出院
主要护理工作	健康宣教		□ 疾病宣教	□ 出院宣教
	护理处置		□ 配合康复治疗	
	护理评估		□ 观察患儿一般状况 □ 观察体温波动 □ 观察咳嗽程度	
	专科护理		□ 监测体温变化，发热护理 □ 口腔护理	

（续　表）

	饮食指导	□ 协助患儿进餐					
病情变异记录		□ 无　□ 有，原因： □ 患儿　□ 疾病　□ 医疗 □ 护理　□ 保障　□ 管理			□ 无　□ 有，原因： □ 患儿　□ 疾病　□ 医疗 □ 护理　□ 保障　□ 管理		
护士签名		白班	小夜班	大夜班	白班	小夜班	大夜班
医师签名							

第十节　支原体肺炎抗感染临床路径

一、支原体肺炎抗感染临床路径标准住院流程

（一）适用对象

第一诊断为支原体肺炎（ICD-10：J15.701）的患儿。

（二）诊断依据

根据《临床诊疗指南——小儿内科分册》（中华医学会编著，人民卫生出版社）和《诸福棠实用儿科学（第 8 版）》（胡亚美等主编，人民卫生出版社）。

1. 多发年龄为 5—18 岁。
2. 咳嗽突出而持久。
3. 肺部体征少而 X 线胸片改变出现早且明显。
4. 使用青霉素无效，大环内酯类抗生素治疗效果好。
5. 外周血白细胞计数正常或升高。
6. 血清肺炎支原体 IgM 抗体阳性或血清冷凝集滴度＞1∶32，可作为临床确诊的依据。

（三）选择治疗方案的依据

根据《临床诊疗指南——小儿内科分册》（中华医学会编著，人民卫生出版社）和《诸福棠实用儿科学（第 8 版）》（胡亚美等主编，人民卫生出版社）。

1. 大环内酯类抗生素。
2. 对症治疗。

（四）标准住院日为 7～14 天

（五）进入路径标准

1. 第一诊断必须符合支原体肺炎（ICD-10：J15.701）。
2. 当患儿同时具有其他疾病诊断，只要住院期间不需要特殊处理，也不影响第一诊断的临床路径流程实施时，可以进入路径。

（六）入院评估

1. 必须检查的项目

（1）血常规、尿常规、粪常规。

(2)C 反应蛋白(CRP)。

(3)肝功能、肾功能、血电解质。

(4)血清肺炎支原体抗体测定或血清冷凝集试验。

(5)X 线胸片。

2. 根据患儿病情可选择的检查项目　必要时做痰培养、血气分析、心肌酶、肺部 CT、支气管镜检查,以及呼吸道病毒和细菌检测等。

3. 营养评估　根据《解放军总医院新入院患者营养风险筛查表(NRS-2002)》为新入院患儿进行营养评估,评分≥3 分者给予处置,必要时申请营养科医师会诊。

4. 疼痛评估　根据《VAS 评分》实施疼痛评估,评分>7 分者给予处置,必要时请疼痛科医师会诊。

5. 康复评估　根据《入院患者康复筛查和评估表》,在新入院患儿入院后 24 小时内进行康复筛查和评估。任何一项结果为"是",则申请康复科医师会诊。

(七)抗菌药物的选择与选用

如合并有细菌感染,抗菌药物使用按照《抗菌药物临床应用指导原则(2015 年版)》(国卫办医发[2015]43 号)执行。

(八)治疗方案与药物选择

1. 大环内酯类抗生素(遵循儿科用药的方法)。

2. 对症治疗(如雾化吸入)。

(九)必须复查的检查项目

1. 血常规、C 反应蛋白、肝功能、肾功能。

2. X 线胸片。

(十)出院标准

1. 咳嗽明显减轻,一般状况良好。

2. 连续 3 天腋温<37.0℃。

3. X 线胸片显示炎症吸收、好转。

(十一)变异及原因分析

1. 难治性支原体肺炎,即对大环内酯类抗生素反应不佳的支原体肺炎,包括以下 3 个方面。

(1)病情较重,有肺外并发症,单用大环内酯类抗生素不能控制病情。

(2)大环内酯类抗生素治疗 2 周,仍有咳嗽,肺部阴影持续、无吸收好转。

(3)混合其他病原体感染,需要延长住院治疗时间。

2. 对于难治性支原体肺炎患儿,若病情重,可在炎症反应的极期加用肾上腺皮质激素或静脉注射丙种球蛋白,亦可合用利福平。导致住院时间延长,医疗费用增加。

二、支原体肺炎抗感染临床路径表单

<table>
<tr><td colspan="3">适用对象</td><td colspan="2">第一诊断为支原体肺炎(ICD-10:J15.701)的患儿</td></tr>
<tr><td colspan="3">患儿基本信息</td><td>姓名:____　性别:____　年龄:__　门诊号:____
住院号:______　过敏史:______
住院日期:__年__月__日　出院日期:__年__月__日</td><td>标准住院日:7～14 天</td></tr>
<tr><td colspan="3">时间</td><td>住院第 1 天</td><td>住院第 2—4 天</td></tr>
<tr><td rowspan="4">主要诊疗工作</td><td colspan="2">制度落实</td><td>□ 询问病史及体格检查
□ 病情告知
□ 如患儿病情重,应及时通知上级医师</td><td>□ 上级医师查房
□ 根据送检项目报告,及时向上级医师汇报,并给予相应处理
□ 注意防治并发症</td></tr>
<tr><td colspan="2">病情评估</td><td>□ 经治医师询问病史及体格检查
□ 营养评估
□ 疼痛评估
□ 康复评估
□ 危险性分层,监护强度和治疗效果评估</td><td>□ 评估病情及治疗效果</td></tr>
<tr><td colspan="2">病历书写</td><td>□ 入院 8 小时内完成首次病程记录
□ 入院 24 小时内完成入院记录</td><td>□ 入院 48 小时内完成主管医师查房记录
□ 入院 72 小时内完成主诊医师查房记录</td></tr>
<tr><td colspan="2">知情同意</td><td>□ 病情告知
□ 患儿家长签署授权委托书
□ 患儿家长在入院记录单上签字
□ 签署特殊用药知情同意书</td><td></td></tr>
<tr><td rowspan="4">重点医嘱</td><td rowspan="4">长期医嘱</td><td>护理医嘱</td><td>□ 肺炎护理常规
□ 护理等级:一级护理或二级护理
□ 陪护</td><td></td></tr>
<tr><td>处置医嘱</td><td>□ 静脉抽血
□ 静脉输液</td><td></td></tr>
<tr><td>膳食医嘱</td><td>□ 母乳喂养
□ 婴儿辅食
□ 幼儿软食
□ 儿科普食
□ 低盐低脂低蛋白饮食</td><td></td></tr>
<tr><td>药物医嘱</td><td>□ 抗生素(阿奇霉素、红霉素)
□ 止咳祛痰药(棕铵合剂、氨溴特罗口服液)
□ 雾化吸入治疗(吸入用布地奈德、吸入用复方异丙托溴铵)
□ 对症治疗</td><td>□ 抗生素(阿奇霉素、红霉素)
□ 镇咳祛痰药(棕铵合剂、氨溴特罗口服液)
□ 雾化吸入治疗(吸入用布地奈德、吸入用复方异丙托溴铵)
□ 对症治疗
□ 心肌酶异常者加护心肌治疗
□ 肝功能异常者保肝治疗</td></tr>
</table>

（续 表）

<table>
<tr><td rowspan="2">重点医嘱</td><td rowspan="2">临时医嘱</td><td>检查检验</td><td>□ 血常规
□ 尿常规
□ 粪常规
□ C 反应蛋白
□ 肝功能、肾功能、血电解质
□ 血清肺炎支原体抗体测定或血清冷凝集试验
□ X 线胸片
□ 血气分析(必要时)
□ 心肌酶(必要时)
□ 痰培养(必要时)
□ 肺部 CT(必要时)
□ 支气管镜检查(必要时)
□ 呼吸道病毒和细菌检测(必要时)</td><td>□ 血气分析(必要时)
□ 心肌酶(必要时)
□ 痰培养(必要时)
□ 肺部 CT(必要时)
□ 支气管镜检查(必要时)
□ 呼吸道病毒和细菌检测(必要时)</td></tr>
<tr><td>药物类医嘱</td><td>□ 退热
□ 静脉补液</td><td>□ 退热
□ 静脉补液</td></tr>
<tr><td rowspan="3">主要护理工作</td><td colspan="2">健康宣教</td><td>□ 入院宣教：介绍责任护士，病区环境、设施、规章制度、基础护理服务项目
□ 进行护理安全指导
□ 进行等级护理、活动范围指导
□ 进行饮食指导
□ 进行用药指导
□ 进行关于疾病知识的宣教</td><td></td></tr>
<tr><td colspan="2">护理处置</td><td>□ 患儿身份核对
□ 佩戴腕带
□ 建立入院病历，通知医师
□ 询问病史，填写护理记录单首页
□ 测量基本生命体征
□ 观察病情
□ 抽血
□ 输液
□ 心理护理与生活护理
□ 妥善固定各种管道
□ 根据评估结果采取相应的护理措施
□ 通知次日检查项目及检查注意事项</td><td></td></tr>
<tr><td colspan="2">护理评估</td><td>□ 入院护理评估
□ 入院宣教
□ 叮嘱患儿卧床休息，定时测量体温
□ 营养评估
□ 疼痛评估
□ 康复评估</td><td>□ 观察体温波动及一般状况
□ 观察咳嗽程度、保持呼吸道畅通
□ 观察药物不良反应（皮疹、胃肠道反应）</td></tr>
</table>

（续　表）

<table>
<tr><td rowspan="4"></td><td colspan="2">专科护理</td><td colspan="3">□ 监测体温变化，发热护理
□ 用药护理</td><td colspan="3">□ 监测体温变化，发热护理
□ 观察吸道症状</td></tr>
<tr><td colspan="2">饮食指导</td><td colspan="3">□ 根据医嘱通知配餐员准备膳食
□ 协助患儿进餐</td><td colspan="3">□ 协助患儿进餐</td></tr>
<tr><td colspan="2">活动体位</td><td colspan="3">□ 根据护理等级指导活动</td><td colspan="3">□ 根据护理等级指导活动</td></tr>
<tr><td colspan="2">洗浴要求</td><td colspan="3">□ 卫生整理：更衣、剪短指甲</td><td colspan="3">□ 协助患儿晨、晚间护理</td></tr>
<tr><td colspan="3">病情变异记录</td><td colspan="3">□ 无　□ 有，原因：
□ 患儿　□ 疾病　□ 医疗
□ 护理　□ 保障　□ 管理</td><td colspan="3">□ 无　□ 有，原因：
□ 患儿　□ 疾病　□ 医疗
□ 护理　□ 保障　□ 管理</td></tr>
<tr><td colspan="3" rowspan="2">护士签名</td><td>白班</td><td>小夜班</td><td>大夜班</td><td>白班</td><td>小夜班</td><td>大夜班</td></tr>
<tr><td></td><td></td><td></td><td></td><td></td><td></td></tr>
<tr><td colspan="3">医师签名</td><td colspan="3"></td><td colspan="3"></td></tr>
<tr><td colspan="3">时间</td><td colspan="3">住院第 5—9 天</td><td colspan="3">住院第 10—14 天</td></tr>
<tr><td rowspan="3"></td><td colspan="2">制度落实</td><td colspan="3">□ 上级医师查房</td><td colspan="3">□ 上级医师查房同意其出院</td></tr>
<tr><td colspan="2">病历书写</td><td colspan="3">□ 完成病程记录，详细记录医嘱变动情况（原因和更改内容）</td><td colspan="3">□ 完成出院小结
□ 出院宣教</td></tr>
<tr><td colspan="2">其他</td><td colspan="3">□ 评估患儿治疗效果</td><td colspan="3"></td></tr>
<tr><td rowspan="7">重点医嘱</td><td rowspan="4">长期医嘱</td><td>护理医嘱</td><td colspan="3"></td><td colspan="3"></td></tr>
<tr><td>处置医嘱</td><td colspan="3"></td><td colspan="3"></td></tr>
<tr><td>膳食医嘱</td><td colspan="3"></td><td colspan="3"></td></tr>
<tr><td>药物医嘱</td><td colspan="3">□ 抗生素（阿奇霉素、红霉素）
□ 止咳祛痰药（棕铵合剂、氨溴特罗口服液）
□ 雾化吸入治疗（吸入用布地奈德、吸入用复方异丙托溴铵）
□ 对症治疗
□ 心肌酶异常者继续护心肌治疗
□ 肝功能异常者继续保肝治疗</td><td colspan="3"></td></tr>
<tr><td rowspan="3">临时医嘱</td><td>检查检验</td><td colspan="3">□ 血常规
□ C 反应蛋白
□ 肝功能、肾功能
□ X 线胸片</td><td colspan="3"></td></tr>
<tr><td>药物医嘱</td><td colspan="3"></td><td colspan="3">□ 出院带药</td></tr>
<tr><td>处置医嘱</td><td colspan="3"></td><td colspan="3">□ 出院</td></tr>
</table>

（续 表）

<table>
<tr><td rowspan="5">主要护理工作</td><td>健康宣教</td><td colspan="3">□ 疾病宣教</td><td colspan="3">□ 出院宣教</td></tr>
<tr><td>护理处置</td><td colspan="3">□ 配合康复治疗</td><td colspan="3"></td></tr>
<tr><td>护理评估</td><td colspan="3">□ 观察患儿一般状况
□ 观察体温波动
□ 观察咳嗽程度</td><td colspan="3"></td></tr>
<tr><td>专科护理</td><td colspan="3">□ 监测体温变化，发热护理
□ 观察呼吸道症状</td><td colspan="3"></td></tr>
<tr><td>饮食指导</td><td colspan="3">□ 协助患儿进餐</td><td colspan="3"></td></tr>
<tr><td colspan="2">病情变异记录</td><td colspan="3">□ 无　□ 有，原因：
□ 患儿　□ 疾病　□ 医疗
□ 护理　□ 保障　□ 管理</td><td colspan="3">□ 无　□ 有，原因：
□ 患儿　□ 疾病　□ 医疗
□ 护理　□ 保障　□ 管理</td></tr>
<tr><td colspan="2" rowspan="2">护士签名</td><td>白班</td><td>小夜班</td><td>大夜班</td><td>白班</td><td>小夜班</td><td>大夜班</td></tr>
<tr><td></td><td></td><td></td><td></td><td></td><td></td></tr>
<tr><td colspan="2">医师签名</td><td colspan="3"></td><td colspan="3"></td></tr>
</table>

第2章　神经系统疾病临床路径

第一节　儿童不明原因的抽搐止惊临床路径

一、儿童不明原因的抽搐止惊临床路径标准住院流程

（一）适用对象

第一诊断为不明原因的抽搐（ICD-10：F95.901）、年龄＜14岁的患儿。

（二）诊断依据

根据《临床诊疗指南——小儿内科分册》（中华医学会编著，人民卫生出版社）和《诸福棠实用儿科学（第8版）》（胡亚美等主编，人民卫生出版社）。

1. 症状　意识突然丧失，同时急骤发生全身性或局限性、强直性或阵挛性面部、四肢肌肉抽搐，多伴有双眼上翻、凝视或斜视。由于喉痉挛，可有屏气或发绀，部分小儿可有大、小便失禁。发作可持续数秒至数分钟。

2. 体格检查　①生命体征；②皮肤有无瘀点、皮疹、出血点、黄染；③瞳孔对光反应；④神经系统查体：脑神经、腱反射、病理征、脑膜刺激征、感觉检查；⑤其他：佝偻病体征、心肺检查等。

3. 实验室检查　血常规、尿常规、血糖、血电解质、肝功能、肾功能、血氨、乳酸、丙酮酸、凝血功能检查以及头颅CT或MRI、心电图、脑电图检查，必要时进行脑脊液检查。

（三）治疗方案的选择

根据《临床诊疗指南——小儿内科分册》（中华医学会编著，人民卫生出版社）和《诸福棠实用儿科学（第8版）》（胡亚美等主编，人民卫生出版社）。

1. 寻找病因，明确诊断。

2. 控制惊厥。

3. 对症治疗。

（四）标准住院日为7～14天

（五）进入路径标准

1. 第一诊断必须符合不明原因的抽搐（ICD-10：F95.901）。

2. 当患儿同时具有其他疾病诊断，只要住院期间不需要特殊处理，也不影响第一诊断的临床路径流程实施时，可以进入路径。

（六）入院评估

1. 必须检查的项目

(1)血常规、尿常规、粪常规。

(2)血生化检验项目、血电解质、血糖、血气分析、血清四项。

(3)血氨、乳酸、丙酮酸。

(4)结核菌素试验、X线胸片、心电图。

(5)脑电图。

(6)头颅CT或MRI。

2. 根据患儿病情可选择的检查项目　可选择行血、尿遗传代谢筛查,脑脊液常规、生化检查、涂片及培养,凝血四项,血毒物检测等检查。

3. 营养评估　根据《解放军总医院新入院患者营养风险筛查表(NRS-2002)》为新入院患儿进行营养评估,评分≥3分者给予处置,必要时请营养科医师会诊。

4. 疼痛评估　根据《VAS评分》实施疼痛评估,评分>7分者给予处置,必要时请疼痛科医师会诊。

5. 康复评估　根据《入院患者康复筛查和评估表》,在新入院患儿入院后24小时内进行康复筛查和评估。任何一项结果为"是",则请康复科医师会诊。

(七)抗菌药物的选择与选用

合并细菌感染者使用抗菌药物:按照《抗菌药物临床应用指导原则(2015年版)》(国卫办医发[2015]43号)执行。

(八)治疗方案与药物选择

1. 寻找病因,明确诊断。

2. 控制惊厥:首选地西泮,每次0.25～0.5mg/kg,最大量为每次10mg,静脉注射,间隔15～30分钟可重复使用,共2～3次,注意呼吸抑制不良反应;苯巴比妥每次为5～10mg/kg,最大量为每次0.2g,肌内注射;水合氯醛每次为0.5ml/kg,灌肠,最大量为每次10ml;持续的惊厥发作按癫痫持续状态处理。

3. 对症治疗　①甘露醇2.5～5ml/kg快速静脉滴注降低颅内压,减轻脑水肿;②降温;③保证热量供给;④纠正水、电解质、酸碱平衡紊乱。

(九)必须复查的检查项目

1. 血常规、血生化检验项目。

2. 脑电图。

(十)出院标准

1. 惊厥缓解或控制。

2. 病因明确。

(十一)变异及原因分析

1. 治疗过程中合并感染、电解质紊乱、肝功能和(或)肾功能损害等,需停药并对症处理,导致住院时间延长,医疗费用增加。

2. 抽搐加重,不易控制,导致住院时间延长。

二、儿童不明原因的抽搐止惊临床路径表单

<table>
<tr><td colspan="3">适用对象</td><td colspan="2">第一诊断为不明原因的抽搐(ICD-10:F95.901)、年龄<14 岁的患儿</td></tr>
<tr><td colspan="3">患儿基本信息</td><td>姓名:____　性别:____　年龄:__　门诊号:____
住院号:______　过敏史:______
住院日期:__年__月__日　出院日期:__年__月__日</td><td>标准住院日:7～14 天</td></tr>
<tr><td colspan="3">时间</td><td>住院第 1—2 天</td><td>住院第 3 天</td></tr>
<tr><td rowspan="4">主要诊疗工作</td><td colspan="2">制度落实</td><td>□ 询问病史及体格检查
□ 行化验、脑电图、影像学检查等
□ 病情告知
□ 如患儿病情重,应及时通知上级医师</td><td>□ 上级医师查房
□ 根据送检项目报告,及时向上级医师汇报,并给予相应处理
□ 向患儿及其家长解释检查结果及治疗方案</td></tr>
<tr><td colspan="2">病情评估</td><td>□ 经治医师询问病史及体格检查
□ 营养评估
□ 疼痛评估
□ 康复评估
□ 危险性分层,监护强度和治疗效果评估</td><td>□ 评估病情及治疗效果</td></tr>
<tr><td colspan="2">病历书写</td><td>□ 入院 8 小时内完成首次病程记录
□ 入院 24 小时内完成入院记录</td><td>□ 入院 48 小时内完成主管医师查房记录
□ 入院 72 小时内完成主诊医师查房记录</td></tr>
<tr><td colspan="2">知情同意</td><td>□ 病情告知
□ 患儿家长签署授权委托书
□ 患儿家长在入院记录单上签字
□ 签署腰椎穿刺或其他特殊治疗知情同意书</td><td></td></tr>
<tr><td rowspan="4">重点医嘱</td><td rowspan="4">长期医嘱</td><td>护理医嘱</td><td>□ 儿科护理常规
□ 护理等级:一级护理或二级护理
□ 陪护</td><td></td></tr>
<tr><td>处置医嘱</td><td>□ 静脉抽血
□ 静脉输液</td><td></td></tr>
<tr><td>膳食医嘱</td><td>□ 母乳喂养
□ 婴儿辅食
□ 幼儿软食
□ 儿科普食
□ 低盐低脂低蛋白饮食</td><td></td></tr>
<tr><td>药物医嘱</td><td>□ 控制惊厥(水合氯醛、地西泮、苯巴比妥)
□ 对症治疗(甘露醇)</td><td></td></tr>
</table>

（续 表）

<table>
<tr><td rowspan="2">重点医嘱</td><td rowspan="2">临时医嘱</td><td>检查检验</td><td>□ 血常规
□ 尿常规
□ 粪常规
□ 血生化检验项目
□ 血电解质
□ 血糖
□ 血气分析
□ 血清四项
□ 血氨
□ 乳酸
□ 丙酮酸
□ 结核菌素试验
□ X线胸片
□ 心电图
□ 脑电图
□ 头颅CT或MRI
□ 血、尿遗传代谢筛查(必要时)
□ 脑脊液常规、生化、涂片及培养(必要时)
□ 凝血四项(必要时)
□ 血毒物检测(必要时)</td><td></td></tr>
<tr><td>药物医嘱</td><td>□ 退热
□ 静脉补液</td><td>□ 退热
□ 静脉补液</td></tr>
<tr><td rowspan="2">主要护理工作</td><td colspan="2">健康宣教</td><td>□ 入院宣教:介绍责任护士,病区环境、设施、规章制度、基础护理服务项目
□ 进行护理安全指导
□ 进行等级护理、活动范围指导
□ 进行饮食指导
□ 进行用药指导
□ 进行关于疾病知识的宣教</td><td></td></tr>
<tr><td colspan="2">护理处置</td><td>□ 患儿身份核对
□ 佩戴腕带
□ 建立入院病历,通知医师
□ 询问病史,填写护理记录单首页
□ 测量基本生命体征
□ 观察病情
□ 抽血
□ 输液
□ 心理护理与生活护理
□ 妥善固定各种管道
□ 根据评估结果采取相应的护理措施
□ 通知次日检查项目及检查注意事项</td><td></td></tr>
</table>

（续　表）

	护理评估		□ 入院护理评估 □ 记录惊厥发作形式、发作次数及时间 □ 根据病情安排床位、陪护人员，备好抢救药物及用品 □ 协助行视频或动态脑电监测的患儿做好检查前准备 □ 健康教育 □ 营养评估 □ 疼痛评估 □ 康复评估	□ 观察患儿的一般情况 □ 观察记录惊厥发作形式、发作次数及时间 □ 观察药物不良反应
	专科护理		□ 观察意识情况及抽搐时表现 □ 注意呼吸道是否通畅 □ 告知特殊检查时的注意事项 □ 避免用力按压引起骨折	□ 观察意识情况及抽搐时表现 □ 注意呼吸道是否通畅 □ 及时观察用药时的反应
	饮食指导		□ 根据医嘱通知配餐员准备膳食 □ 协助患儿进餐	□ 协助患儿进餐
	活动体位		□ 根据护理等级指导活动	□ 根据护理等级指导活动
	洗浴要求		□ 卫生整理：更衣、剪短指甲	□ 协助患儿晨、晚间护理
病情变异记录			□ 无　□ 有，原因： □ 患儿　□ 疾病　□ 医疗 □ 护理　□ 保障　□ 管理	□ 无　□ 有，原因： □ 患儿　□ 疾病　□ 医疗 □ 护理　□ 保障　□ 管理
护士签名			白班　小夜班　大夜班	白班　小夜班　大夜班
医师签名				
时间			住院第 4－12 天	住院第 13－14 天
	制度落实		□ 上级医师查房	□ 上级医师查房同意其出院
	病历书写		□ 完成病程记录，详细记录医嘱变动情况（原因和更改内容）	□ 完成出院小结 □ 出院宣教
	其他		□ 评估患儿治疗效果	
重点医嘱	长期医嘱	护理医嘱		
		处置医嘱		
		膳食医嘱		
		药物医嘱		
	临时医嘱	检查检验	□ 血常规 □ 血生化检验项目 □ 脑电图	
		药物医嘱	□ 控制惊厥 □ 对症治疗	□ 出院带药
		处置医嘱		□ 出院

（续 表）

主要护理工作	健康宣教	□ 疾病宣教		□ 出院宣教		
	护理处置	□ 配合治疗				
	护理评估	□ 观察病情变化 □ 观察记录惊厥发作形式、发作次数及时间 □ 观察药物不良反应				
	饮食指导	□ 协助患儿进餐				
病情变异记录		□ 无 □ 有，原因： □ 患儿 □ 疾病 □ 医疗 □ 护理 □ 保障 □ 管理		□ 无 □ 有，原因： □ 患儿 □ 疾病 □ 医疗 □ 护理 □ 保障 □ 管理		
护士签名		白班	小夜班	大夜班	白班	小夜班	大夜班
医师签名						

第二节　儿童癫痫抗癫痫治疗临床路径

一、儿童癫痫抗癫痫治疗临床路径标准住院流程

（一）适用对象

第一诊断为癫痫（ICD-10：G40-G41）：部分性癫痫发作或全面性癫痫发作，年龄在 14 岁以下，需住院治疗者。

（二）诊断依据

根据《临床诊疗指南——小儿内科分册》（中华医学会编著，人民卫生出版社）和《诸福棠实用儿科学（第 8 版）》（胡亚美等主编，人民卫生出版社）。

1. 至少有一次无固定诱因的癫痫样发作，对于仅有单次或单簇的发作，如难以证实和确定脑部存在慢性功能障碍的患者，诊断须谨慎。

2. 脑部存在将来出现癫痫发作可能性的结构或功能改变，这种改变可能是以后出现癫痫反复发作的病理生理基础。

3. 慢性脑功能障碍除了造成患儿癫痫反复发作以外，还会对患儿的躯体、认知、精神心理和社会功能等诸多方面产生不良影响。

（三）选择治疗方案的依据

根据《临床诊疗指南——小儿内科分册》（中华医学会编著，人民卫生出版社）和《诸福棠实用儿科学（第 8 版）》（胡亚美等主编，人民卫生出版社）。

1. 根据患儿既往发作病史和是否服用抗癫痫药物制订用药原则：既往未服用过抗癫痫药物的患儿，根据发作类型选择单药治疗；已接受抗癫痫药物治疗的患儿，根据用药种类和血药浓度调整药物种类和剂量。

2. 复杂部分发作的癫痫患儿，已接受 2 种以上抗癫痫药物治疗，血药浓度在有效范围之

内，病程超过 2 年，每个月仍有 1 次以上发作，如果电生理检查和相关影像学检查提示有颞叶或颞叶以外的致痫病灶，无外科手术禁忌证者，可行癫痫外科术前评估。

（四）标准住院日为 7～14 天

（五）进入路径标准

1. 第一诊断必须符合癫痫(ICD-10：G40-G41)，年龄＜14 岁。

2. 当患儿同时具有其他疾病诊断，只要住院期间不需要特殊处理，也不影响第一诊断的临床路径流程实施时，可以进入路径。

（六）入院评估

1. 必须检查的项目

(1)脑电图、动态脑电图或视频脑电图。

(2)头颅 MRI。

(3)抗癫痫药物血药浓度。

(4)血常规、尿常规、粪常规、生化全项(肝功能、肾功能＋电解质＋血糖)。

2. 根据患儿病情可选择的检查项目　可选择行血、尿遗传代谢病筛查以及染色体、血气分析、血氨、乳酸、丙酮酸等检查。

3. 营养评估　根据《解放军总医院新入院患者营养风险筛查表》为新入院患儿进行营养评估，评分≥3 分者给予处置，必要时申请营养科医师会诊。

4. 疼痛评估　根据《VAS 评分》实施疼痛评估，评分＞7 分者给予处置，必要时请疼痛科医师会诊。

5. 康复评估　根据《入院患者康复筛查和评估表(NRS-2002)》，在新入院患儿入院后 24 小时内进行康复筛查和评估。任何一项结果为“是”，则申请康复科医师会诊。

（七）抗菌药物的选择与选用

合并细菌感染者使用抗菌药物：按照《抗菌药物临床应用指导原则(2015 年版)》(国卫办医发[2015]43 号)执行。

（八）治疗方案与药物选择

1. 口服抗癫痫药物治疗的基本原则：根据发作类型和癫痫综合征分类选择药物。

(1)部分性发作：卡马西平、奥卡西平、丙戊酸钠、托吡酯、拉莫三嗪、左乙拉西坦等。

(2)全面性发作：丙戊酸钠、托吡酯、拉莫三嗪、左乙拉西坦等。

(3)婴儿痉挛症可选用促皮质素、泼尼松、托吡酯、氯硝西泮和丙戊酸钠等；Lennox-Gastaut 综合征可选用托吡酯、氯硝西泮、丙戊酸及拉莫三嗪等。

(4)肝功能损害者：慎用丙戊酸钠。

(5)肾功能损害者：根据患儿情况减少抗癫痫药物用量。

(6)过敏体质者：慎用卡马西平、奥卡西平、拉莫三嗪。

2. 抗癫痫药物的剂量和用法按照 2005 年版《中华人民共和国药典》执行。同时还需要考虑以下因素：禁忌证、可能的不良反应、特殊治疗人群(如肝肾功能障碍、过敏体质等)的需要、药物之间的相互作用以及药物来源和费用等。

（九）必须复查的检查项目

1. 血常规、肝功能、肾功能、血电解质。

2. 抗癫痫药物血药浓度。

3. 脑电图。

(十)出院标准

1. 全身性发作或局灶性发作明显减少或基本控制,调整抗癫痫药物后,儿科神经门诊随访。

2. 进行术前评估的患儿,致痫灶和功能区定位完成,转入神经外科接受手术治疗。

(十一)变异及原因分析

1. 发作可能为非癫痫性发作者,经视频脑电图监测确认后,中止抗癫痫药物治疗。

2. 治疗过程中合并感染、电解质紊乱、肝功能、肾功能损害等,需停药并对症处理,从而导致住院时间延长,医疗费用增加。

二、儿童癫痫抗癫痫治疗临床路径表单

<table>
<tr><td colspan="2">适用对象</td><td colspan="2">第一诊断为癫痫(ICD-10:G40-G41)、年龄在14岁以下,需住院治疗者</td></tr>
<tr><td colspan="2">患儿基本信息</td><td>姓名:___ 性别:___ 年龄:__ 门诊号:___
住院号:_____ 过敏史:_____
住院日期:__年__月__日 出院日期:__年__月__日</td><td>标准住院日:7～14天</td></tr>
<tr><td colspan="2">时间</td><td>住院第1－2天</td><td>住院第3天</td></tr>
<tr><td rowspan="4">主要诊疗工作</td><td>制度落实</td><td>□ 询问病史及体格检查
□ 查看既往辅助检查如脑电图、影像学检查等
□ 做出初步诊断,确定发作形式
□ 病情告知
□ 如患儿病情重,应及时通知上级医师</td><td>□ 上级医师查房
□ 根据送检项目报告,及时向上级医师汇报,是否调整抗癫痫药物治疗</td></tr>
<tr><td>病情评估</td><td>□ 经治医师询问病史及体格检查
□ 营养评估
□ 疼痛评估
□ 康复评估
□ 危险性分层,监护强度和治疗效果评估</td><td>□ 评估病情及治疗效果</td></tr>
<tr><td>病历书写</td><td>□ 入院8小时内完成首次病程记录
□ 入院24小时内完成入院记录</td><td>□ 入院48小时内完成主管医师查房记录
□ 入院72小时内完成主诊医师查房记录</td></tr>
<tr><td>知情同意</td><td>□ 病情告知
□ 患儿家长签署授权委托书
□ 患儿家长在入院记录单上签字
□ 签署特殊检查及治疗知情同意书</td><td></td></tr>
</table>

（续　表）

<table>
<tr><td rowspan="7">重点医嘱</td><td rowspan="4">长期医嘱</td><td>护理医嘱</td><td>□ 儿科护理常规
□ 护理等级：一级护理或二级护理
□ 陪护</td><td>□ 按儿科护理常规
□ 护理等级：一级护理或二级护理
□ 陪护</td></tr>
<tr><td>药物医嘱</td><td>□ 根据发作类型和综合征分类给予抗癫痫药物
□ 对症治疗</td><td>□ 继续口服抗癫痫药物
□ 对症治疗</td></tr>
<tr><td>处置医嘱</td><td>□ 静脉抽血
□ 静脉输液</td><td></td></tr>
<tr><td>膳食医嘱</td><td>□ 母乳喂养
□ 婴儿辅食
□ 幼儿软食
□ 儿科普食
□ 低盐低脂低蛋白饮食</td><td></td></tr>
<tr><td rowspan="2">临时医嘱</td><td>检查检验</td><td>□ 血常规
□ 尿常规
□ 粪常规
□ 肝功能、肾功能、心肌酶、血电解质
□ 抗癫痫药物血药浓度
□ 脑电图
□ 动态脑电图
□ 视频脑电图
□ 头颅 MRI
□ 血、尿遗传代谢病筛查（必要时）
□ 染色体（必要时）
□ 血气分析（必要时）
□ 血氨（必要时）
□ 乳酸（必要时）
□ 丙酮酸（必要时）</td><td></td></tr>
<tr><td>药物医嘱</td><td>□ 降颅压（甘露醇）</td><td>□ 降颅压（甘露醇）</td></tr>
<tr><td colspan="2">健康宣教</td><td>□ 入院宣教：介绍责任护士，病区环境、设施、规章制度、基础护理服务项目
□ 进行护理安全指导
□ 进行等级护理、活动范围指导
□ 进行饮食指导
□ 进行用药指导
□ 进行关于疾病知识的宣教</td><td></td></tr>
</table>

（续　表）

<table>
<tr><td rowspan="7"></td><td>护理处置</td><td colspan="3">□ 患儿身份核对
□ 佩戴腕带
□ 建立入院病历，通知医师
□ 询问病史，填写护理记录单首页
□ 测量基本生命体征
□ 观察病情
□ 抽血
□ 输液
□ 心理护理与生活护理
□ 妥善固定各种管道
□ 根据评估结果采取相应的护理措施
□ 通知次日检查项目及检查注意事项</td><td colspan="3"></td></tr>
<tr><td>护理评估</td><td colspan="3">□ 入院护理评估
□ 入院宣教
□ 记录癫痫发作形式、发作次数及时间
□ 根据病情安排床位、陪护人员，备好抢救药物及用品
□ 协助行视频或动态脑电监测的患儿做好检查前准备
□ 健康教育
□ 正确执行医嘱
□ 营养评估
□ 疼痛评估
□ 康复评估</td><td colspan="3">□ 观察记录癫痫发作形式、发作次数、时间
□ 观察药物不良反应（精神状态、心率、血压、皮疹、胃肠道反应等）</td></tr>
<tr><td>专科护理</td><td colspan="3">□ 观察意识情况及抽搐时表现
□ 观察呼吸道是否通畅
□ 告知行脑电图时的注意事项及观察
□ 抽搐时注意是否用力按压引起骨折</td><td colspan="3">□ 观察意识情况及抽搐时表现
□ 观察用药时的反应</td></tr>
<tr><td>饮食指导</td><td colspan="3">□ 根据医嘱通知配餐员准备膳食
□ 协助患儿进餐</td><td colspan="3">□ 协助患儿进餐</td></tr>
<tr><td>活动体位</td><td colspan="3">□ 根据护理等级指导活动</td><td colspan="3">□ 根据护理等级指导活动</td></tr>
<tr><td>洗浴要求</td><td colspan="3">□ 卫生整理：更衣、剪短指甲</td><td colspan="3">□ 协助患儿晨、晚间护理</td></tr>
<tr><td colspan="2">病情变异记录</td><td colspan="3">□ 无　□ 有，原因：
□ 患儿　□ 疾病　□ 医疗
□ 护理　□ 保障　□ 管理</td><td colspan="3">□ 无　□ 有，原因：
□ 患儿　□ 疾病　□ 医疗
□ 护理　□ 保障　□ 管理</td></tr>
<tr><td colspan="2" rowspan="2">护士签名</td><td>白班</td><td>小夜班</td><td>大夜班</td><td>白班</td><td>小夜班</td><td>大夜班</td></tr>
<tr><td></td><td></td><td></td><td></td><td></td><td></td></tr>
<tr><td colspan="2">医师签名</td><td colspan="3"></td><td colspan="3"></td></tr>
</table>

（续　表）

<table>
<tr><td colspan="3">时间</td><td colspan="3">住院第 4－12 天</td><td colspan="3">住院第 13－14 天</td></tr>
<tr><td rowspan="3"></td><td colspan="2">制度落实</td><td colspan="3">□ 上级医师查房</td><td colspan="3">□ 上级医师查房同意其出院</td></tr>
<tr><td colspan="2">病历书写</td><td colspan="3">□ 完成病程记录，详细记录医嘱变动情况（原因和更改内容）</td><td colspan="3">□ 完成出院小结
□ 出院宣教</td></tr>
<tr><td colspan="2">其他</td><td colspan="3">□ 评估患儿治疗效果</td><td colspan="3"></td></tr>
<tr><td rowspan="7">重点医嘱</td><td rowspan="4">长期医嘱</td><td>护理医嘱</td><td colspan="3"></td><td colspan="3"></td></tr>
<tr><td>处置医嘱</td><td colspan="3"></td><td colspan="3"></td></tr>
<tr><td>膳食医嘱</td><td colspan="3"></td><td colspan="3"></td></tr>
<tr><td>药物医嘱</td><td colspan="3">□ 继续原抗癫痫药物或根据病情和治疗反应调整抗癫痫药物
□ 对症治疗</td><td colspan="3"></td></tr>
<tr><td rowspan="3">临时医嘱</td><td>检查检验</td><td colspan="3">□ 血常规
□ 肝功能、肾功能、血电解质
□ 抗癫痫药物血药浓度
□ 脑电图</td><td colspan="3"></td></tr>
<tr><td>药物医嘱</td><td colspan="3"></td><td colspan="3">□ 出院带药</td></tr>
<tr><td>处置医嘱</td><td colspan="3"></td><td colspan="3">□ 出院</td></tr>
<tr><td rowspan="4">主要护理工作</td><td colspan="2">健康宣教</td><td colspan="3">□ 疾病宣教</td><td colspan="3">□ 出院宣教</td></tr>
<tr><td colspan="2">护理处置</td><td colspan="3"></td><td colspan="3"></td></tr>
<tr><td colspan="2">护理评估</td><td colspan="3">□ 观察记录癫痫发作形式、发作次数、时间
□ 观察药物不良反应（精神状态、心率、血压、皮疹、胃肠道反应等）</td><td colspan="3"></td></tr>
<tr><td colspan="2">饮食指导</td><td colspan="3">□ 协助患儿进餐</td><td colspan="3"></td></tr>
<tr><td colspan="3">病情变异记录</td><td colspan="3">□ 无　□ 有，原因：
□ 患儿　□ 疾病　□ 医疗
□ 护理　□ 保障　□ 管理</td><td colspan="3">□ 无　□ 有，原因：
□ 患儿　□ 疾病　□ 医疗
□ 护理　□ 保障　□ 管理</td></tr>
<tr><td colspan="3" rowspan="2">护士签名</td><td>白班</td><td>小夜班</td><td>大夜班</td><td>白班</td><td>小夜班</td><td>大夜班</td></tr>
<tr><td></td><td></td><td></td><td></td><td></td><td></td></tr>
<tr><td colspan="3">医师签名</td><td colspan="3"></td><td colspan="3"></td></tr>
</table>

第三节　儿童多发性硬化免疫治疗临床路径

一、儿童多发性硬化免疫治疗临床路径标准住院流程

（一）适用对象

第一诊断为多发性硬化复发期（ICD-10：G35　01）（首次发作的临床孤立综合征不包括在内）的患儿。

(二)诊断依据

根据《临床诊疗指南——小儿内科分册》(中华医学会编著,人民卫生出版社)和《诸福棠实用儿科学(第8版)》(胡亚美等主编,人民卫生出版社)。

1. 急性或亚急性起病的神经系统症状和体征,病程中有缓解和复发。

2. 头颅和(或)脊髓 MRI 提示多发白质脱髓鞘病灶,增强扫描后可有不同程度强化,特征为病灶部位的多发性及时间上的多发性;诱发电位可有异常;脑脊液寡克隆区带(OB)或24小时 IgG 合成率异常。

3. 临床确诊:①有2次发作,临床表现提示2个部位病灶。②有2次发作,临床表现一个部位病灶,另一个为副临床病灶的证据。两次发作间隔至少1个月,每次持续24小时以上。

(三)治疗方案的选择及依据

根据《临床诊疗指南——小儿内科分册》(中华医学会编著,人民卫生出版社)和《诸福棠实用儿科学(第8版)》(胡亚美等主编,人民卫生出版社)。

1. 首选甲泼尼龙冲击治疗。

2. 必要时使用丙种球蛋白或环磷酰胺等其他免疫抑制药。

3. 对症治疗。

(四)标准住院日为14～21天

(五)进入路径标准

1. 第一诊断必须符合多发性硬化(ICD-10:G35 01)。

2. 当患儿同时具有其他疾病诊断,只要住院期间不需要特殊处理,也不影响第一诊断的临床路径流程实施时,可以进入路径。

(六)入院评估

1. 必须检查的项目

(1)血常规、尿常规、粪常规。

(2)血生化检验项目、血清四项。

(3)血风湿相关自身抗体、红细胞沉降率、C反应蛋白。

(4)结核菌素试验、X线胸片、心电图。

(5)脑脊液:常规、生化、免疫球蛋白、碱性髓鞘蛋白、寡克隆区带、24小时 IgG 合成率。

(6)诱发电位(视觉诱发电位、听觉诱发电位、体感诱发电位)。

(7)头和(或)脊髓 MRI。

(8)眼科会诊行眼底检查。

2. 根据患儿病情可选择的检查项目　可选择行血免疫球蛋白、淋巴细胞亚群分析、抗水通道蛋白抗体(NMO抗体)等检查。

3. 营养评估　根据《解放军总医院新入院患者营养风险筛查表(NRS-2002)》为新入院患儿进行营养评估,评分≥3分者给予处置,必要时申请营养科医师会诊。

4. 疼痛评估　根据《VAS评分》实施疼痛评估,评分＞7分者给予处置,必要时请疼痛科医师会诊。

5. 康复评估　根据《入院患者康复筛查和评估表》,在新入院患儿入院后24小时内进行康复筛查和评估。任何一项结果为“是”,则申请康复科医师会诊。

(七)抗菌药物的选择与选用

合并细菌感染者使用抗菌药物:按照《抗菌药物临床应用指导原则(2015 年版)》(国卫办医发[2015]43 号)执行。

(八)治疗方案与药物选择

1. 糖皮质激素:大剂量甲泼尼龙冲击治疗,每天 20mg/kg,连用 3 天[根据病情可考虑后续 10mg/(kg·d),连用 3 天,再 5mg/(kg·d),连用 3 天],之后改为口服泼尼松 1.5~2mg/(kg·d),总量<60mg/d,维持。

2. 大剂量人免疫球蛋白静脉滴注:有条件者可酌情选用,单次剂量为 1g/kg,每个月 1 次。

3. 环磷酰胺:根据病情可选用,单次剂量为 600~800mg/m^2,每个月 1 次,累积剂量<200mg/kg。

4. 可酌情应用营养神经药物。

5. 对症治疗及预防并发症,早期康复治疗。

(九)必须复查的检查项目

1. 血常规、血生化检验项目。

2. 头和(或)脊髓 MRI。

(十)出院标准

1. 患儿病情改善。

2. MRI 复查示病情稳定或较治疗前明显改善。

3. 没有需要住院治疗的并发症。

(十一)变异及原因分析

1. 对于高颈段病变,有可能病情加重需要气管切开并上呼吸机,从而延长治疗时间并增加住院费用。

2. 激素治疗会出现高血压、糖尿病、增加感染等并发症,可能会延长住院时间并增加医疗费用。

3. 住院后伴发其他严重疾病且病情不稳定者,导致住院时间延长并增加医疗费用。

二、儿童多发性硬化免疫治疗临床路径表单

适用对象		第一诊断为多发性硬化复发期(ICD-10:G35　01)(首次发作的临床孤立综合征不包括在内)的患儿	
患儿基本信息		姓名:____　性别:____　年龄:__　门诊号:____ 住院号:______　过敏史:______ 住院日期:__年__月__日　出院日期:__年__月__日	标准住院日:14~21 天
时间		住院第 1-2 天	住院第 3-5 天
主要诊疗工作	制度落实	□ 入院 2 小时内经治医师或值班医师完成接诊 □ 入院 24 小时内主管医师查房	□ 上级医师查房 □ 根据送检项目报告,及时向上级医师汇报,并给予相应处理 □ 入院 48 小时内主诊医师完成检诊

（续　表）

	病情评估		□ 经治医师询问病史及体格检查 □ 营养评估 □ 疼痛评估 □ 康复评估 □ 危险性分层，监护强度和治疗效果评估	□ 请康复治疗师会诊，确定康复治疗方案
	病历书写		□ 入院 8 小时内完成首次病程记录 □ 入院 24 小时内完成入院记录	□ 入院 48 小时内完成主管医师查房记录 □ 入院 72 小时内完成主诊医师查房记录
	知情同意		□ 病情告知 □ 患儿家长签署授权委托书 □ 患儿家长在入院记录单上签字 □ 签署腰椎穿刺和应用糖皮质激素和（或）人免疫球蛋白的知情同意书	□ 向家长交代激素治疗的利弊并开始激素治疗
重点医嘱	长期医嘱	护理医嘱	□ 儿科护理常规 □ 护理等级：一级护理或二级护理 □ 陪护	
		处置医嘱	□ 静脉抽血 □ 静脉输液	
		膳食医嘱	□ 母乳喂养 □ 婴儿辅食 □ 幼儿软食 □ 儿科普食 □ 低盐低脂低蛋白饮食	
		药物医嘱	□ 大剂量人免疫球蛋白（必要时） □ 对症治疗	□ 结核菌素试验阴性后开始甲泼尼龙冲击治疗 □ 激素冲击辅助用药包括钙、维生素 D、抑酸药等 □ 营养神经药物 □ 对症治疗
	临时医嘱	检查检验	□ 血常规 □ 尿常规 □ 粪常规 □ 血生化检验项目 □ 血清四项 □ 血风湿相关自身抗体 □ 红细胞沉降率 □ C 反应蛋白 □ 结核菌素试验 □ X 线胸片 □ 心电图	

（续　表）

			□ 脑脊液：常规、生化检查、免疫球蛋白、碱性髓鞘蛋白、寡克隆区带、24 小时 IgG 合成率 □ 诱发电位（视觉诱发电位、听觉诱发电位、体感诱发电位） □ 头和(或)脊髓 MRI □ 眼科会诊查视力、眼底 □ 血免疫球蛋白(必要时) □ 淋巴细胞亚群分析(必要时) □ 抗水通道蛋白抗体(NMO 抗体)(必要时)	
		药物医嘱	□ 卡介菌纯蛋白衍生物	
		处置医嘱	□ 皮内注射	
主要护理工作	健康宣教		□ 入院宣教：介绍责任护士，病区环境、设施、规章制度、基础护理服务项目 □ 进行护理安全指导 □ 进行等级护理、活动范围指导 □ 进行饮食指导 □ 进行用药指导 □ 进行关于疾病知识的宣教	
	护理处置		□ 患儿身份核对 □ 佩戴腕带 □ 建立入院病历，通知医师 □ 询问病史，填写护理记录单首页 □ 测量基本生命体征 □ 观察病情 □ 抽血 □ 输液 □ 心理护理与生活护理 □ 妥善固定各种管道 □ 根据评估结果采取相应的护理措施 □ 通知次日检查项目及检查注意事项	
	护理评估		□ 入院护理评估 □ 严密观察肢体肌力及吞咽功能 □ 根据病情安排床位、陪护人员，备好抢救药物及用品 □ 营养评估 □ 疼痛评估 □ 康复评估	□ 观察患儿的一般情况 □ 观察糖皮质激素不良反应(血压、胃肠道反应、电解质紊乱等) □ 观察有无褥疮、肺部感染等

（续 表）

<table>
<tr><td rowspan="4"></td><td colspan="2">专科护理</td><td colspan="3">□ 观察意识情况及有无吞咽障碍
□ 观察呼吸道是否通畅
□ 告知应用特殊药物时的注意事项</td><td colspan="3">□ 观察意识及吞咽情况
□ 观察用药时的反应
□ 指导康复治疗</td></tr>
<tr><td colspan="2">饮食指导</td><td colspan="3">□ 根据医嘱通知配餐员准备膳食
□ 协助患儿进餐</td><td colspan="3">□ 协助患儿进餐</td></tr>
<tr><td colspan="2">活动体位</td><td colspan="3">□ 根据护理等级指导活动</td><td colspan="3">□ 根据护理等级指导活动</td></tr>
<tr><td colspan="2">洗浴要求</td><td colspan="3">□ 卫生整理：更衣、剪短指甲</td><td colspan="3">□ 协助患儿晨、晚间护理</td></tr>
<tr><td colspan="3">病情变异记录</td><td colspan="3">□ 无 □ 有，原因：
□ 患儿 □ 疾病 □ 医疗
□ 护理 □ 保障 □ 管理</td><td colspan="3">□ 无 □ 有，原因：
□ 患儿 □ 疾病 □ 医疗
□ 护理 □ 保障 □ 管理</td></tr>
<tr><td colspan="3" rowspan="2">护士签名</td><td>白班</td><td>小夜班</td><td>大夜班</td><td>白班</td><td>小夜班</td><td>大夜班</td></tr>
<tr><td></td><td></td><td></td><td></td><td></td><td></td></tr>
<tr><td colspan="3">医师签名</td><td colspan="6"></td></tr>
<tr><td colspan="3">时间</td><td colspan="3">住院第 6－13 天</td><td colspan="3">住院第 14－21 天</td></tr>
<tr><td rowspan="3"></td><td colspan="2">制度落实</td><td colspan="3">□ 上级医师查房</td><td colspan="3">□ 上级医师查房同意其出院</td></tr>
<tr><td colspan="2">病历书写</td><td colspan="3">□ 完成病程记录，详细记录医嘱变动情况（原因和更改内容）
□ 神经康复治疗</td><td colspan="3">□ 完成出院小结
□ 出院宣教</td></tr>
<tr><td colspan="2">其他</td><td colspan="3">□ 评估患儿治疗效果</td><td colspan="3"></td></tr>
<tr><td rowspan="7">重点医嘱</td><td rowspan="4">长期医嘱</td><td>护理医嘱</td><td colspan="3"></td><td colspan="3"></td></tr>
<tr><td>处置医嘱</td><td colspan="3">□ 康复治疗</td><td colspan="3"></td></tr>
<tr><td>膳食医嘱</td><td colspan="3"></td><td colspan="3"></td></tr>
<tr><td>药物医嘱</td><td colspan="3">□ 调整糖皮质激素剂量
□ 营养神经药物</td><td colspan="3"></td></tr>
<tr><td rowspan="3">临时医嘱</td><td>检查检验</td><td colspan="3">□ 血常规
□ 血生化检验项目
□ 头颅或脊髓 MRI</td><td colspan="3"></td></tr>
<tr><td>药物医嘱</td><td colspan="3"></td><td colspan="3">□ 出院带药</td></tr>
<tr><td>处置医嘱</td><td colspan="3"></td><td colspan="3">□ 出院</td></tr>
<tr><td rowspan="4">主要护理工作</td><td colspan="2">健康宣教</td><td colspan="3">□ 疾病宣教</td><td colspan="3">□ 出院宣教</td></tr>
<tr><td colspan="2">护理处置</td><td colspan="3">□ 配合康复治疗</td><td colspan="3"></td></tr>
<tr><td colspan="2">护理评估</td><td colspan="3">□ 观察病情变化
□ 观察有无褥疮、肺部感染等</td><td colspan="3"></td></tr>
<tr><td colspan="2">饮食指导</td><td colspan="3">□ 协助患儿进餐</td><td colspan="3"></td></tr>
<tr><td colspan="3">病情变异记录</td><td colspan="3">□ 无 □ 有，原因：
□ 患儿 □ 疾病 □ 医疗
□ 护理 □ 保障 □ 管理</td><td colspan="3">□ 无 □ 有，原因：
□ 患儿 □ 疾病 □ 医疗
□ 护理 □ 保障 □ 管理</td></tr>
</table>

（续　表）

护士签名	白班	小夜班	大夜班	白班	小夜班	大夜班
医师签名						

第四节　儿童吉兰-巴雷综合征免疫治疗临床路径

一、儿童吉兰-巴雷综合征免疫治疗临床路径标准住院流程

（一）适用对象

第一诊断为吉兰-巴雷综合征（急性感染性多神经炎，ICD-10：G61）、年龄＜14 岁的患儿。

（二）诊断依据

根据《临床诊疗指南——小儿内科分册》（中华医学会编著，人民卫生出版社）和《诸福棠实用儿科学（第 8 版）》（胡亚美等主编，人民卫生出版社）。

1. 病程：急性或亚急性起病，病前 1 个月内有感染史，病情进展期一般不超过 4 周。

2. 临床表现：四肢对称性迟缓性瘫痪，末梢性感觉障碍，伴或不伴脑神经受累，可伴有呼吸肌麻痹、自主神经功能障碍，但括约肌功能多正常。

3. 脑脊液示蛋白细胞分离。

4. 肌电图提示有 F 波或 H 反射延迟以及神经传导异常。

（三）治疗方案的选择

根据《临床诊疗指南——小儿内科分册》（中华医学会编著，人民卫生出版社）和《诸福棠实用儿科学（第 8 版）》（胡亚美等主编，人民卫生出版社）。

1. 大剂量人免疫球蛋白静脉滴注。

2. 可选择使用糖皮质激素。

3. 抗菌药物。

4. 对症治疗及预防并发症。

（四）标准住院日为 14～21 天

（五）进入路径标准

1. 第一诊断必须符合吉兰-巴雷综合征（急性感染性多神经炎，ICD-10：G61）。

2. 当患儿同时具有其他疾病诊断，只要住院期间不需要特殊处理，也不影响第一诊断的临床路径流程实施时，可以进入路径。

（六）入院评估

1. 必须检查的项目

（1）血常规、尿常规、粪常规。

（2）生化检验项目、红细胞沉降率、C 反应蛋白、血气分析、肿瘤标志物、风湿相关自身抗体。

（3）结核菌素试验、X 线胸片、心电图。

(4)肌电图(肌电+神经传导速度+F 波、H 反射)。

(5)脑脊液检查:常规、生化、涂片找菌、细菌培养、免疫球蛋白(发病后 1 周以上进行)。

2. 根据患儿病情可选择的检查项目　可选择行粪便脊髓灰质炎病毒分离、头颅和(或)脊髓 MRI 检查。

3. 营养评估　根据《解放军总医院新入院患者营养风险筛查表(NRS-2002)》为新入院患儿进行营养评估,评分≥3 分者给予处置,必要时申请营养科医师会诊。

4. 疼痛评估　根据《VAS 评分》实施疼痛评估,评分>7 分者给予处置,必要时请疼痛科医师会诊。

5. 康复评估　根据《入院患者康复筛查和评估表》,在新入院患儿入院后 24 小时内进行康复筛查和评估。任何一项结果为"是",则申请康复科医师会诊。

(七)抗菌药物的选择与选用

合并细菌感染者使用抗菌药物:按照《抗菌药物临床应用指导原则(2015 年版)》(国卫办医发[2015]43 号)执行。

(八)治疗方案与药物选择

1. 人免疫球蛋白静脉滴注(有条件者):剂量每次为 0.4g/(kg·d),连用 5 天;或每次 1g/kg,连用 2 天,冲击治疗。

2. 糖皮质激素(无条件应用免疫球蛋白者可酌情使用,但疗效不确定)。

3. 血浆置换术:有条件者可考虑应用。

4. B 族维生素和营养神经药物。

5. 早期康复治疗。

6. 对症治疗和预防并发症。

(九)必须复查的检查项目

1. 血常规、血生化检验项目。

2. 脑脊液检查。

(十)出院标准

1. 病情稳定或好转。

2. 并发症得到有效控制。

(十一)变异及原因分析

1. 出现呼吸肌麻痹,需进行呼吸机辅助呼吸治疗而延长住院时间。

2. 出现呼吸系统、泌尿系统、消化系统感染或合并其他严重并发症者,导致住院时间延长及费用增加。

二、儿童吉兰-巴雷综合征免疫治疗临床路径表单

适用对象	第一诊断为吉兰-巴雷综合征(急性感染性多神经炎,ICD-10:G61)的患儿	
患儿基本信息	姓名:____　性别:____　年龄:__　门诊号:____ 住院号:______　过敏史:______ 住院日期:__年__月__日　出院日期:__年__月__日	标准住院日:14～21 天

（续　表）

时间			住院第 1—2 天	住院第 3—5 天
主要诊疗工作	制度落实		□ 入院 2 小时内经治医师或值班医师完成接诊 □ 入院 24 小时内主管医师查房	□ 上级医师查房 □ 根据送检项目报告，及时向上级医师汇报，并给予相应处理 □ 入院 48 小时内主诊医师完成检诊
	病情评估		□ 经治医师询问病史及体格检查 □ 营养评估 □ 疼痛评估 □ 康复评估 □ 危险性分层，监护强度和治疗效果评估	
	病历书写		□ 入院 8 小时内完成首次病程记录 □ 入院 24 小时内完成入院记录	□ 入院 48 小时内完成主管医师查房记录 □ 入院 72 小时内完成主诊医师查房记录
	知情同意		□ 病情告知 □ 患儿家长签署授权委托书 □ 患儿家长在入院记录单上签字 □ 签署腰椎穿刺和应用糖皮质激素和（或）人免疫球蛋白的知情同意书	
重点医嘱	长期医嘱	护理医嘱	□ 儿科护理常规 □ 护理等级：一级护理或二级护理 □ 陪护	□ 按儿科护理常规 □ 护理等级：一级护理或二级护理 □ 陪护
		处置医嘱	□ 静脉抽血 □ 静脉输液	
		膳食医嘱	□ 母乳喂养 □ 婴儿辅食 □ 幼儿软食 □ 儿科普食 □ 低盐低脂低蛋白饮食	
		药物医嘱	□ 大剂量人免疫球蛋白 □ 维生素 B_1、维生素 B_{12} 类药物 □ 其他营养神经药物 □ 对症治疗	□ 继续人免疫球蛋白治疗或结核菌素试验阴性后开始糖皮质激素治疗 □ 营养神经药物 □ 对症治疗
	临时医嘱	检查检验	□ 血常规 □ 尿常规 □ 粪常规 □ 生化检验项目 □ 红细胞沉降率 □ C 反应蛋白 □ 血气分析 □ 肿瘤标志物 □ 风湿相关自身抗体 □ 结核菌素试验 □ X 线胸片 □ 心电图	

（续 表）

			□ 肌电图（肌电＋神经传导速度＋F 波、H 反射） □ 脑脊液检查：常规、生化、涂片、培养、免疫球蛋白 □ 粪便脊髓灰质炎病毒分离（必要时） □ 头颅和（或）脊髓 MRI 检查（必要时）	
		药物医嘱	□ 卡介菌纯蛋白衍生物	
		处置医嘱	□ 皮内注射 □ 腰椎穿刺术	
主要护理工作	健康宣教		□ 入院宣教：介绍责任护士，病区环境、设施、规章制度、基础护理服务项目 □ 进行护理安全指导 □ 进行等级护理、活动范围指导 □ 进行饮食指导 □ 进行用药指导 □ 进行关于疾病知识的宣教	
	护理处置		□ 患儿身份核对 □ 佩戴腕带 □ 建立入院病历，通知医师 □ 询问病史，填写护理记录单首页 □ 测量基本生命体征 □ 观察病情 □ 抽血 □ 输液 □ 心理护理与生活护理 □ 妥善固定各种管道 □ 根据评估结果采取相应的护理措施 □ 通知次日检查项目及检查注意事项	
	护理评估		□ 入院护理评估 □ 严密观察肢体肌力及呼吸肌变化 □ 根据病情安排床位、陪护人员，备好抢救药物及用品 □ 营养评估 □ 疼痛评估 □ 康复评估	□ 严密观察肢体肌力及呼吸肌变化 □ 观察人免疫球蛋白或糖皮质激素不良反应（过敏、血压、胃肠道反应、电解质紊乱等）
	专科护理		□ 观察呼吸道是否通畅 □ 告知应用特殊药物的观察	□ 观察呼吸道是否通畅 □ 观察意识及吞咽情况
	饮食指导		□ 根据医嘱通知配餐员准备膳食 □ 协助患儿进餐	□ 协助患儿进餐
	活动体位		□ 根据护理等级指导活动	□ 根据护理等级指导活动
	洗浴要求		□ 卫生整理：更衣、剪短指甲	□ 协助患儿晨、晚间护理

（续　表）

<table>
<tr><td colspan="3">病情变异记录</td><td colspan="3">□ 无　□ 有，原因：
□ 患儿　□ 疾病　□ 医疗
□ 护理　□ 保障　□ 管理</td><td colspan="3">□ 无　□ 有，原因：
□ 患儿　□ 疾病　□ 医疗
□ 护理　□ 保障　□ 管理</td></tr>
<tr><td colspan="3" rowspan="2">护士签名</td><td>白班</td><td>小夜班</td><td>大夜班</td><td>白班</td><td>小夜班</td><td>大夜班</td></tr>
<tr><td></td><td></td><td></td><td></td><td></td><td></td></tr>
<tr><td colspan="3">医师签名</td><td colspan="3"></td><td colspan="3"></td></tr>
<tr><td colspan="3">时间</td><td colspan="3">住院第 6－13 天</td><td colspan="3">住院第 14－21 天</td></tr>
<tr><td rowspan="3"></td><td colspan="2">制度落实</td><td colspan="3">□ 上级医师查房</td><td colspan="3">□ 上级医师查房同意其出院</td></tr>
<tr><td colspan="2">病历书写</td><td colspan="3">□ 完成病程记录，详细记录医嘱变动情况（原因和更改内容）
□ 病情稳定者请康复科医师评估，并制订康复计划</td><td colspan="3">□ 完成出院小结
□ 出院宣教</td></tr>
<tr><td colspan="2">其他</td><td colspan="3">□ 评估患儿治疗效果</td><td colspan="3"></td></tr>
<tr><td rowspan="7">重点医嘱</td><td rowspan="4">长期医嘱</td><td>护理医嘱</td><td colspan="3"></td><td colspan="3"></td></tr>
<tr><td>处置医嘱</td><td colspan="3">□ 康复治疗</td><td colspan="3"></td></tr>
<tr><td>膳食医嘱</td><td colspan="3"></td><td colspan="3"></td></tr>
<tr><td>药物医嘱</td><td colspan="3">□ 调整糖皮质激素剂量
□ 营养神经药物</td><td colspan="3"></td></tr>
<tr><td rowspan="3">临时医嘱</td><td>检查检验</td><td colspan="3">□ 血常规
□ 血生化检验项目
□ 脑脊液检查</td><td colspan="3"></td></tr>
<tr><td>药物医嘱</td><td colspan="3"></td><td colspan="3">□ 出院带药</td></tr>
<tr><td>处置医嘱</td><td colspan="3">□ 腰椎穿刺术</td><td colspan="3">□ 出院</td></tr>
<tr><td rowspan="5">主要护理工作</td><td colspan="2">健康宣教</td><td colspan="3">□ 疾病宣教</td><td colspan="3">□ 出院宣教</td></tr>
<tr><td colspan="2">护理处置</td><td colspan="3">□ 配合康复治疗</td><td colspan="3"></td></tr>
<tr><td colspan="2">护理评估</td><td colspan="3">□ 观察病情变化
□ 观察有无褥疮、肺部感染等</td><td colspan="3"></td></tr>
<tr><td colspan="2">专科护理</td><td colspan="3">□ 观察意识及吞咽情况
□ 告知康复指导</td><td colspan="3">□ 告知康复指导</td></tr>
<tr><td colspan="2">饮食指导</td><td colspan="3">□ 协助患儿进餐</td><td colspan="3"></td></tr>
<tr><td colspan="3">病情变异记录</td><td colspan="3">□ 无　□ 有，原因：
□ 患儿　□ 疾病　□ 医疗
□ 护理　□ 保障　□ 管理</td><td colspan="3">□ 无　□ 有，原因：
□ 患儿　□ 疾病　□ 医疗
□ 护理　□ 保障　□ 管理</td></tr>
<tr><td colspan="3" rowspan="2">护士签名</td><td>白班</td><td>小夜班</td><td>大夜班</td><td>白班</td><td>小夜班</td><td>大夜班</td></tr>
<tr><td></td><td></td><td></td><td></td><td></td><td></td></tr>
<tr><td colspan="3">医师签名</td><td colspan="3"></td><td colspan="3"></td></tr>
</table>

第五节　儿童昏迷药物治疗临床路径

一、儿童昏迷药物治疗临床路径标准住院流程

(一)适用对象

第一诊断为昏迷(ICD-10:R40.201)、年龄<14岁的患儿。

(二)诊断依据

根据《临床诊疗指南——小儿内科分册》(中华医学会编著,人民卫生出版社)和《诸福棠实用儿科学(第8版)》(胡亚美等主编,人民卫生出版社)。

1. 确定是否昏迷　通过详细询问病史及临床检查,昏迷的判断多无困难。但在诊断中应注意与一些特殊的精神、意识状态相鉴别,如醒状昏迷、闭锁综合征、晕厥、癔症发作等。

2. 确定昏迷的程度

(1)临床分度法

①浅昏迷:随意活动消失,对疼痛刺激有反应,各种生理反射(吞咽反射、咳嗽反射、角膜反射、瞳孔对光反应等)存在,体温、脉搏、呼吸多无明显改变,可伴谵妄或躁动。

②深昏迷:随意活动完全消失,对各种刺激皆无反应,各种生理反射消失,可有呼吸不规则、血压下降、大小便失禁、全身肌肉松弛、去大脑强直等。

③极度昏迷:又称脑死亡。患儿处于濒死状态,无自主呼吸,各种反射消失,脑电图呈病理性电静息,脑功能丧失持续在24小时以上,排除了药物因素的影响。

(2)Glasgow昏迷量表评估法:主要依据对睁眼、言语刺激的回答及命令动作的情况对意识障碍程度进行评估的方法,具体见表2-1。

3. 确定昏迷的病因

(1)颅内疾病:中枢神经系统感染、脑血管病、颅脑外伤、颅脑肿瘤、癫痫、脱髓鞘脑病等。

(2)全身性疾病

①内分泌代谢性疾病:如糖尿病昏迷、肾上腺皮质功能减退性昏迷、低血糖昏迷、乳酸酸中毒、高渗性昏迷或低渗性昏迷等。

②全身各脏器疾病:心源性脑缺氧综合征(阿-斯综合征)、肝性脑病、肺性脑病、尿毒症等。

③中毒:一氧化碳中毒、苯巴比妥中毒等。

④其他:如物理性损害(溺水、电击伤等)。

(三)选择治疗方案的依据

根据《临床诊疗指南——小儿内科分册》(中华医学会编著,人民卫生出版社)和《诸福棠实用儿科学(第8版)》(胡亚美等主编,人民卫生出版社)。

1. 积极治疗原发病。

2. 降低颅内压。

3. 控制惊厥。

4. 维持呼吸、循环。

5. 其他对症治疗。

表 2-1　改良的 Glasgow 昏迷量表

睁眼反应	
4	有自发的睁眼反应
3	对呼唤有睁眼反应
2	对疼痛刺激有睁眼反应
1	刺激后无任何反应

最佳语言反应					
＞5 岁		2～5 岁		0～2 岁	
5	能定向说话	5	合适地用词	5	能逗笑或有婴儿样语言
4	不能定向，但能对答	4	词语不当	4	哭闹，但安慰后可减轻
3	词语不当	3	持续哭闹、尖叫	3	持续哭闹、尖叫
2	言语难以理解	2	呻吟	2	呻吟，不安
1	无说话反应	1	无任何反应	1	无任何反应

最佳运动反应			
＞1 岁		＜1 岁	
6	服从指令做动作	6	自发地运动
5	对疼痛有局限性的保护反应	5	对疼痛有局限性的保护反应
4	因疼痛而屈曲回缩(有躲避反应)	4	因疼痛而屈曲回缩(有躲避反应)
3	对痛刺激呈屈曲反应(似去皮质强直)	3	对痛刺激呈屈曲反应(似去皮质强直)
2	对痛刺激呈伸展反应(似去大脑强直)	2	对痛刺激呈伸展反应(似去大脑强直)
1	无运动反应	1	无运动反应

总分 15 分，最低 3 分，按得分多少，评定其意识障碍程度：13～14 分为轻度障碍，9～12 分为中度障碍，3～8 分为重度障碍(多呈昏迷状态)

(四)标准住院日为 14～21 天

(五)进入路径标准

1. 第一诊断必须符合昏迷(ICD-10：R40.201)。

2. 当患儿同时具有其他疾病诊断，只要住院期间不需要特殊处理，也不影响第一诊断的临床路径流程实施时，可以进入路径。

(六)入院评估

1. 必须检查的项目

(1)血常规、尿常规、粪常规。

(2)血生化、血糖、血气分析、血清四项。

(3)血、尿或胃内容物毒物检测。

(4)脑脊液常规、生化、涂片及培养。

(5)血、尿遗传代谢筛查。

(6)脑电图。

(7)头颅 CT 或 MRI。

(8)眼底检查。

2. 根据患儿病情可选择的检查项目　可选择行红细胞沉降率、C 反应蛋白、血培养、凝血四项、诱发电位、MRA 等检查。

3. 营养评估　根据《解放军总医院新入院患者营养风险筛查表(NRS-2002)》为新入院患

儿进行营养评估，评分≥3 分者给予处置，必要时申请营养科医师会诊。

4. 疼痛评估　根据《VAS 评分》实施疼痛评估，评分>7 分者给予处置，必要时请疼痛科医师会诊。

5. 康复评估　根据《入院患者康复筛查和评估表》，在新入院患儿入院后 24 小时内进行康复筛查和评估。任何一项结果为“是”，则申请康复科医师会诊。

（七）抗菌药物的选择与选用

合并细菌感染者使用抗菌药物：按照《抗菌药物临床应用指导原则（2015 年版）》（国卫办医发[2015]43 号）执行。

（八）治疗方案与药物选择

1. 积极治疗原发病，去除病因　对中枢神经系统感染者给予强有力的抗感染治疗，脑肿瘤行手术切除，糖尿病患儿应用胰岛素，低血糖者补糖、中毒者行排毒解毒治疗等。

2. 降低颅内压　应适当限制液量，应用甘露醇、利尿药等，必要时应用激素如地塞米松[0.3～0.5mg/（kg・d）]降颅压、减轻脑水肿。

3. 控制惊厥　可应用地西泮 0.25～0.5mg/kg，静脉注射，苯巴比妥 8～10mg/kg，肌内注射或水合氯醛 0.5ml/kg 灌肠。

4. 维持呼吸、循环　保持呼吸道通畅，雾化吸痰、给氧，必要时行气管切开或气管插管辅以人工呼吸，呼吸中枢抑制者，可给予中枢兴奋药；维持有效的循环功能，必要时给予强心、升压药物，纠正休克。

5. 对症治疗　控制高热，纠正水、电解质和酸碱紊乱，保证营养摄入等；酌情给予脑代谢促进药、苏醒药等；加强护理，注意暴露角膜以及口腔、呼吸道、泌尿道、肠道的护理，防止褥疮、坠积性肺炎、坠床等。

（九）必须复查的检查项目

1. 血常规、血生化检验项目。

2. 脑电图。

3. 头颅 CT 或 MRI。

（十）出院标准

1. 患儿临床症状好转。

2. 原发病得到控制。

（十一）变异及原因分析

1. 住院期间合并感染等并发症，导致住院时间延长、费用增加。

2. 病情加重，累及呼吸中枢，需应用呼吸机辅助呼吸，可造成住院时间延长和费用增加，退出本路径。

二、儿童昏迷药物治疗临床路径表单

<table>
<tr><td>适用对象</td><td colspan="2">第一诊断为昏迷（ICD-10：R40.201）、年龄<14 岁的患儿</td></tr>
<tr><td>患儿基本信息</td><td>姓名：____ 性别：____ 年龄：___ 门诊号：____
住院号：______ 过敏史：______
住院日期：__年__月__日 出院日期：__年__月__日</td><td>标准住院日：14～21 天</td></tr>
</table>

（续　表）

<table>
<tr><td colspan="3">时间</td><td>住院第 1—2 天</td><td>住院第 3—5 天</td></tr>
<tr><td rowspan="4">主要诊疗工作</td><td colspan="2">制度落实</td><td>□ 入院 2 小时内经治医师或值班医师完成接诊
□ 入院 24 小时内主管医师查房</td><td>□ 上级医师查房
□ 根据送检项目报告，及时向上级医师汇报，并给予相应处理
□ 入院 48 小时内主诊医师完成检诊</td></tr>
<tr><td colspan="2">病情评估</td><td>□ 经治医师询问病史及体格检查
□ 营养评估
□ 疼痛评估
□ 康复评估
□ 危险性分层，监护强度和治疗效果评估</td><td></td></tr>
<tr><td colspan="2">病历书写</td><td>□ 入院 8 小时内完成首次病程记录
□ 入院 24 小时内完成入院记录</td><td>□ 入院 48 小时内完成主管医师查房记录
□ 入院 72 小时内完成主诊医师查房记录</td></tr>
<tr><td colspan="2">知情同意</td><td>□ 病情告知
□ 患儿家长签署授权委托书
□ 患儿家长在入院记录单上签字
□ 签署腰椎穿刺的知情同意书</td><td></td></tr>
<tr><td rowspan="5">重点医嘱</td><td rowspan="4">长期医嘱</td><td>护理医嘱</td><td>□ 儿科护理常规
□ 护理等级：一级护理或二级护理
□ 陪护</td><td></td></tr>
<tr><td>处置医嘱</td><td>□ 静脉抽血
□ 静脉输液</td><td></td></tr>
<tr><td>膳食医嘱</td><td>□ 母乳喂养
□ 婴儿辅食
□ 幼儿软食
□ 儿科普食
□ 低盐低脂低蛋白饮食</td><td></td></tr>
<tr><td>药物医嘱</td><td>□ 病因治疗
□ 降颅压治疗（甘露醇）
□ 控制惊厥（水合氯醛、地西泮）
□ 维持呼吸、循环
□ 对症治疗</td><td></td></tr>
<tr><td>临时医嘱</td><td>检查检验</td><td>□ 血常规
□ 尿常规
□ 粪常规
□ 血生化、血糖
□ 血气分析
□ 血清四项
□ 血、尿或胃内容物毒物检测
□ 脑脊液常规、生化、涂片及培养
□ 血、尿遗传代谢筛查
□ 脑电图</td><td></td></tr>
</table>

(续　表)

		□ 头颅 CT 或 MRI □ 眼底检查 □ 红细胞沉降率(必要时) □ C 反应蛋白(必要时) □ 血培养(必要时) □ 凝血四项(必要时) □ 诱发电位(必要时) □ 磁共振血管造影(MRA)(必要时)	
主要护理工作	健康宣教	□ 入院宣教:介绍责任护士,病区环境、设施、规章制度、基础护理服务项目 □ 进行护理安全指导 □ 进行等级护理、活动范围指导 □ 进行饮食指导 □ 进行用药指导 □ 进行关于疾病知识的宣教	
	护理处置	□ 患儿身份核对 □ 佩戴腕带 □ 建立入院病历,通知医师 □ 询问病史,填写护理记录单首页 □ 测量基本生命体征 □ 观察病情 □ 抽血 □ 输液 □ 心理护理与生活护理 □ 妥善固定各种管道 □ 根据评估结果采取相应的护理措施 □ 通知次日检查项目及检查注意事项	□ 观察患儿的一般情况 □ 严密观察神志、呼吸、血压、抽搐等表现 □ 观察有无并发症
	护理评估	□ 严密观察神志、呼吸、血压等表现 □ 根据病情安排床位、陪护人员,备好抢救药物及用品 □ 营养评估 □ 疼痛评估 □ 康复评估	□ 观察患儿的一般情况 □ 严密观察神志、呼吸、血压等表现 □ 观察有无并发症
	专科护理	□ 观察昏迷程度 □ 指导康复训练 □ 观察惊厥时的表现 □ 观察黏膜有无破溃	□ 应用降颅压药物时避免药液外渗 □ 指导康复训练 □ 避免褥疮出现
	饮食指导	□ 根据医嘱通知配餐员准备膳食 □ 协助患儿进餐	□ 协助患儿进餐
	活动体位	□ 根据护理等级指导活动	□ 根据护理等级指导活动
	洗浴要求	□ 卫生整理:更衣、剪短指甲	□ 协助患儿晨、晚间护理

（续　表）

<table>
<tr><td colspan="3">病情变异记录</td><td colspan="3">□ 无　□ 有，原因：
□ 患儿　□ 疾病　□ 医疗
□ 护理　□ 保障　□ 管理</td><td colspan="3">□ 无　□ 有，原因：
□ 患儿　□ 疾病　□ 医疗
□ 护理　□ 保障　□ 管理</td></tr>
<tr><td colspan="3" rowspan="2">护士签名</td><td>白班</td><td>小夜班</td><td>大夜班</td><td>白班</td><td>小夜班</td><td>大夜班</td></tr>
<tr><td></td><td></td><td></td><td></td><td></td><td></td></tr>
<tr><td colspan="3">医师签名</td><td colspan="3"></td><td colspan="3"></td></tr>
<tr><td colspan="3">时间</td><td colspan="3">住院第 6－13 天</td><td colspan="3">住院第 14－21 天</td></tr>
<tr><td rowspan="3"></td><td colspan="2">制度落实</td><td colspan="3">□ 上级医师查房</td><td colspan="3">□ 上级医师查房同意其出院</td></tr>
<tr><td colspan="2">病历书写</td><td colspan="3">□ 完成病程记录，详细记录医嘱变动情况（原因和更改内容）
□ 病情稳定者请康复科医师评估，并制订康复计划</td><td colspan="3">□ 完成出院小结
□ 出院宣教</td></tr>
<tr><td colspan="2">其他</td><td colspan="3">□ 评估患儿治疗效果</td><td colspan="3"></td></tr>
<tr><td rowspan="7">重点医嘱</td><td rowspan="4">长期医嘱</td><td>护理医嘱</td><td colspan="3"></td><td colspan="3"></td></tr>
<tr><td>处置医嘱</td><td colspan="3"></td><td colspan="3"></td></tr>
<tr><td>膳食医嘱</td><td colspan="3"></td><td colspan="3"></td></tr>
<tr><td>药物医嘱</td><td colspan="3">□ 病因治疗
□ 降颅压治疗（甘露醇）
□ 控制惊厥（水合氯醛、地西泮）
□ 维持呼吸、循环
□ 对症治疗</td><td colspan="3"></td></tr>
<tr><td rowspan="3">临时医嘱</td><td>检查检验</td><td colspan="3">□ 血常规
□ 血生化检验项目
□ 脑电图
□ 头颅 CT 或 MRI</td><td colspan="3"></td></tr>
<tr><td>药物医嘱</td><td colspan="3"></td><td colspan="3">□ 出院带药</td></tr>
<tr><td>处置医嘱</td><td colspan="3"></td><td colspan="3">□ 出院</td></tr>
<tr><td rowspan="5">主要护理工作</td><td colspan="2">健康宣教</td><td colspan="3">□ 疾病宣教</td><td colspan="3">□ 出院宣教</td></tr>
<tr><td colspan="2">护理处置</td><td colspan="3">□ 配合康复治疗</td><td colspan="3"></td></tr>
<tr><td colspan="2">护理评估</td><td colspan="3">□ 观察病情变化
□ 严密观察神志、呼吸、血压、抽搐等表现
□ 观察有无并发症</td><td colspan="3"></td></tr>
<tr><td colspan="2">专科护理</td><td colspan="3">□ 观察昏迷程度
□ 指导康复训练
□ 观察惊厥时的表现
□ 观察黏膜有无破溃</td><td colspan="3">□ 应用降颅压药物时避免药液外渗
□ 指导康复训练
□ 避免褥疮出现</td></tr>
<tr><td colspan="2">饮食指导</td><td colspan="3">□ 协助患儿进餐</td><td colspan="3"></td></tr>
</table>

（续　表）

<table>
<tr><td>病情变异记录</td><td colspan="3">□ 无　□ 有，原因：
□ 患儿　□ 疾病　□ 医疗
□ 护理　□ 保障　□ 管理</td><td colspan="3">□ 无　□ 有，原因：
□ 患儿　□ 疾病　□ 医疗
□ 护理　□ 保障　□ 管理</td></tr>
<tr><td rowspan="2">护士签名</td><td>白班</td><td>小夜班</td><td>大夜班</td><td>白班</td><td>小夜班</td><td>大夜班</td></tr>
<tr><td></td><td></td><td></td><td></td><td></td><td></td></tr>
<tr><td>医师签名</td><td colspan="3"></td><td colspan="3"></td></tr>
</table>

第六节　儿童急性播散性脑脊髓炎免疫治疗临床路径

一、儿童急性播散性脑脊髓炎免疫治疗临床路径标准住院流程

（一）适用对象

第一诊断为急性播散性脑脊髓炎（ICD-10：G04.002）、年龄＜14 岁的患儿。

（二）诊断依据

根据《临床诊疗指南——小儿内科分册》（中华医学会编著，人民卫生出版社）和《诸福棠实用儿科学（第 8 版）》（胡亚美等主编，人民卫生出版社）。

1. 发病前生长发育史正常，无神经系统疾病；常有前驱期病毒感染史或疫苗接种史。
2. 临床主要表现为脑和（或）脊髓的多灶性、弥漫性病变引起的症状和体征。
3. 磁共振（MRI）检查可见脑和（或）脊髓白质的脱髓鞘病变。
4. 对肾上腺皮质激素有反应。
5. 除外病原体直接感染、结缔组织病、遗传代谢病及肿瘤所致脑脊髓病。
6. 根据临床特征，儿童急性播散性脑脊髓炎可分为脑型、脊髓型和脑脊髓型。

（三）选择治疗方案的依据

根据《临床诊疗指南——小儿内科分册》（中华医学会编著，人民卫生出版社）和《诸福棠实用儿科学（第 8 版）》（胡亚美等主编，人民卫生出版社）。

1. 首选甲泼尼龙冲击治疗。
2. 必要时使用大剂量人免疫球球蛋白或其他免疫抑制药。
3. *对症治疗*　维生素、钙剂、抑酸药等其他相关药物。

（四）标准住院日为 14～21 天

（五）进入路径标准

1. 第一诊断必须符合急性播散性脑脊髓炎（ICD-10：G04.002）。
2. 当患儿同时具有其他疾病诊断，只要住院期间不需要特殊处理，也不影响第一诊断的临床路径流程实施时，可以进入路径。

（六）入院评估

1. *必须检查的项目*

（1）血常规、尿常规、粪常规。

（2）血生化检验项目、血清四项、红细胞沉降率、C 反应蛋白。

(3)结核菌素试验、X 线胸片、心电图。

(4)脑脊液:常规、生化、免疫球蛋白、碱性髓鞘蛋白、寡克隆区带、24 小时 IgG 合成率。

(5)脑电图、肌电图、诱发电位。

(6)头颅和脊髓 MRI。

(7)眼科会诊检查眼底。

2. 根据患儿病情可选择的检查项目　可选择行免疫球蛋白,淋巴细胞亚群,血、尿遗传代谢筛查等检查。

(七)抗菌药物的选择与选用

合并细菌感染者使用抗菌药物:按照《抗菌药物临床应用指导原则(2015 年版)》(国卫办医发[2015]43 号)执行。

(八)治疗方案与药物选择

1. 糖皮质激素:大剂量甲泼尼龙冲击治疗,每天 20mg/(kg·d),连用 3 天[根据病情可考虑后续 10mg/(kg·d),连用 3 天,再 5mg/(kg·d),连用 3 天],之后改为口服泼尼松 1.5～2mg/(kg·d)(总量<60mg/d),总疗程为 3～6 个月。

2. 大剂量人免疫球蛋白静脉滴注:有条件者可酌情选用,剂量为 0.4g/(kg·d),连用 5 天。

3. 对症治疗及预防并发症:急性期给予脱水药、止惊药;对合并感染者及时采用抗生素治疗。

4. 早期康复治疗。

(九)必须复查的检查项目

1. 血常规、血生化检验项目。

2. 头颅和脊髓 MRI。

(十)出院标准

1. 患儿病情稳定或好转。

2. MRI 复查示病变稳定或较治疗前明显改善。

3. 没有需要住院治疗的并发症。

(十一)变异及原因分析

1. 对于高颈段病变,有可能因病情加重而需要气管切开并上呼吸机,导致治疗时间延长并增加住院费用。

2. 激素治疗会出现高血压、糖尿病、增加感染等并发症,可能会延长住院时间并增加医疗费用。

3. 住院后伴发其他严重疾病且病情不稳定者,导致住院时间延长并增加医疗费用。

二、儿童急性播散性脑脊髓炎免疫治疗临床路径表单

<table>
<tr><td>适用对象</td><td colspan="2">第一诊断为急性播散性脑脊髓炎(ICD-10:G04.002)、年龄<14 的患儿</td></tr>
<tr><td>患儿基本信息</td><td>姓名:____　性别:____　年龄:__　门诊号:____
住院号:______　过敏史:______
住院日期:__年__月__日　出院日期:__年__月__日</td><td>标准住院日:14～21 天</td></tr>
</table>

（续　表）

时间			住院第 1－2 天	住院第 3－5 天
主要诊疗工作	制度落实		□ 入院 2 小时内经治医师或值班医师完成接诊 □ 入院 24 小时内主管医师查房	□ 上级医师查房 □ 根据送检项目报告，及时向上级医师汇报，并给予相应处理 □ 入院 48 小时内主诊医师完成检诊
	病情评估		□ 经治医师询问病史及体格检查 □ 营养评估 □ 疼痛评估 □ 康复评估 □ 危险性分层，监护强度和治疗效果评估	
	病历书写		□ 入院 8 小时内完成首次病程记录 □ 入院 24 小时内完成入院记录	□ 入院 48 小时内完成主管医师查房记录 □ 入院 72 小时内完成主诊医师查房记录
	知情同意		□ 病情告知 □ 患儿家长签署授权委托书 □ 患儿家长在入院记录单上签字 □ 签署腰椎穿刺和应用糖皮质激素和（或）人免疫球蛋白的知情同意书	
重点医嘱	长期医嘱	护理医嘱	□ 儿科护理常规 □ 护理等级：一级护理或二级护理 □ 陪护	□ 按儿科护理常规 □ 护理等级：一级护理或二级护理 □ 陪护
		处置医嘱	□ 静脉抽血 □ 静脉输液	
		膳食医嘱	□ 母乳喂养 □ 婴儿辅食 □ 幼儿软食 □ 儿科普食 □ 低盐低脂低蛋白饮食	
		药物医嘱	□ 可选用大剂量人免疫球蛋白 □ 对症治疗	□ 结核菌素试验阴性后开始甲泼尼龙冲击治疗 □ 对症治疗
	临时医嘱	检查检验	□ 血常规 □ 尿常规 □ 粪常规 □ 血生化检验项目 □ 血清四项 □ 红细胞沉降率 □ C 反应蛋白 □ 结核菌素试验 □ X 线胸片 □ 心电图	

（续　表）

			□ 脑脊液：常规、生化、免疫球蛋白、碱性髓鞘蛋白、寡克隆区带、24 小时 IgG 合成率 □ 脑电图 □ 肌电图 □ 诱发电位 □ 头颅和脊髓 MRI □ 眼科会诊眼底检查 □ 血免疫球蛋白（必要时） □ 淋巴细胞亚群（必要时） □ 血、尿遗传代谢筛查（必要时）	
		药物医嘱	□ 卡介菌纯蛋白衍生物	
		处置医嘱	□ 皮内注射 □ 腰椎穿刺术	
主要护理工作	健康宣教		□ 入院宣教：介绍责任护士，病区环境、设施、规章制度、基础护理服务项目 □ 进行护理安全指导 □ 进行等级护理、活动范围指导 □ 进行饮食指导 □ 进行用药指导 □ 进行关于疾病知识的宣教	
	护理处置		□ 患儿身份核对 □ 佩戴腕带 □ 建立入院病历，通知医师 □ 询问病史，填写护理记录单首页 □ 测量基本生命体征 □ 观察病情 □ 抽血 □ 输液 □ 心理护理与生活护理 □ 妥善固定各种管道 □ 根据评估结果采取相应的护理措施 □ 通知次日检查项目及检查注意事项	
	护理评估		□ 严密观察肢体肌力及呼吸肌变化 □ 根据病情安排床位、陪护人员，备好抢救药物及用品 □ 营养评估 □ 疼痛评估 □ 康复评估	□ 严密观察肢体肌力及呼吸肌变化 □ 观察糖皮质激素不良反应（血压、胃肠道反应、电解质紊乱等）
	专科护理		□ 观察意识情况及呼吸道是否通畅 □ 观察气管插管有无脱管及腰椎穿刺时的护理 □ 及时指导康复训练	□ 观察意识情况及呼吸道是否通畅 □ 指导康复训练

（续　表）

<table>
<tr><td rowspan="3"></td><td colspan="2">饮食指导</td><td colspan="3">□ 根据医嘱通知配餐员准备膳食
□ 协助患儿进餐</td><td colspan="3">□ 协助患儿进餐</td></tr>
<tr><td colspan="2">活动体位</td><td colspan="3">□ 根据护理等级指导活动</td><td colspan="3">□ 根据护理等级指导活动</td></tr>
<tr><td colspan="2">洗浴要求</td><td colspan="3">□ 卫生整理：更衣、剪短指甲</td><td colspan="3">□ 协助患儿晨、晚间护理</td></tr>
<tr><td colspan="3">病情变异记录</td><td colspan="3">□ 无　□ 有，原因：
□ 患儿　□ 疾病　□ 医疗
□ 护理　□ 保障　□ 管理</td><td colspan="3">□ 无　□ 有，原因：
□ 患儿　□ 疾病　□ 医疗
□ 护理　□ 保障　□ 管理</td></tr>
<tr><td colspan="3" rowspan="2">护士签名</td><td>白班</td><td>小夜班</td><td>大夜班</td><td>白班</td><td>小夜班</td><td>大夜班</td></tr>
<tr><td></td><td></td><td></td><td></td><td></td><td></td></tr>
<tr><td colspan="3">医师签名</td><td colspan="3"></td><td colspan="3"></td></tr>
<tr><td colspan="3">时间</td><td colspan="3">住院第 6－13 天</td><td colspan="3">住院第 14－21 天</td></tr>
<tr><td rowspan="3"></td><td colspan="2">制度落实</td><td colspan="3">□ 上级医师查房</td><td colspan="3">□ 上级医师查房同意其出院</td></tr>
<tr><td colspan="2">病历书写</td><td colspan="3">□ 完成病程记录，详细记录医嘱变动情况（原因和更改内容）
□ 病情稳定者请康复科医师评估，并制订康复计划</td><td colspan="3">□ 完成出院小结
□ 出院宣教</td></tr>
<tr><td colspan="2">其他</td><td colspan="3">□ 评估患儿治疗效果</td><td colspan="3"></td></tr>
<tr><td rowspan="7">重点医嘱</td><td rowspan="4">长期医嘱</td><td>护理医嘱</td><td colspan="3"></td><td colspan="3"></td></tr>
<tr><td>处置医嘱</td><td colspan="3"></td><td colspan="3"></td></tr>
<tr><td>膳食医嘱</td><td colspan="3"></td><td colspan="3"></td></tr>
<tr><td>药物医嘱</td><td colspan="3">□ 继续糖皮质激素治疗
□ 康复治疗
□ 对症治疗</td><td colspan="3"></td></tr>
<tr><td rowspan="3">临时医嘱</td><td>检查检验</td><td colspan="3">□ 血常规
□ 生化检验项目
□ 头颅和脊髓 MRI</td><td colspan="3"></td></tr>
<tr><td>药物医嘱</td><td colspan="3"></td><td colspan="3">□ 出院带药</td></tr>
<tr><td>处置医嘱</td><td colspan="3"></td><td colspan="3">□ 出院</td></tr>
<tr><td rowspan="5">主要护理工作</td><td colspan="2">健康宣教</td><td colspan="3">□ 疾病宣教</td><td colspan="3">□ 出院宣教</td></tr>
<tr><td colspan="2">护理处置</td><td colspan="3">□ 配合康复治疗</td><td colspan="3"></td></tr>
<tr><td colspan="2">护理评估</td><td colspan="3">□ 观察病情变化</td><td colspan="3"></td></tr>
<tr><td colspan="2">专科护理</td><td colspan="3">□ 观察意识变化
□ 观察激素用药时的不良反应
□ 指导康复训练</td><td colspan="3">□ 指导康复训练</td></tr>
<tr><td colspan="2">饮食指导</td><td colspan="3">□ 协助患儿进餐</td><td colspan="3"></td></tr>
<tr><td colspan="3">病情变异记录</td><td colspan="3">□ 无　□ 有，原因：
□ 患儿　□ 疾病　□ 医疗
□ 护理　□ 保障　□ 管理</td><td colspan="3">□ 无　□ 有，原因：
□ 患儿　□ 疾病　□ 医疗
□ 护理　□ 保障　□ 管理</td></tr>
</table>

（续　表）

护士签名	白班	小夜班	大夜班	白班	小夜班	大夜班
医师签名						

第七节　儿童急性脊髓炎免疫治疗临床路径

一、儿童急性脊髓炎免疫治疗临床路径标准住院流程

（一）适用对象

第一诊断为急性脊髓炎（ICD-10：G04.904）、年龄＜14 岁的患儿。

（二）诊断依据

根据《临床诊疗指南——小儿内科分册》（中华医学会编著，人民卫生出版社）和《诸福棠实用儿科学（第 8 版）》（胡亚美等主编，人民卫生出版社）。

1. 急性起病。

2. 临床特征为病变以下肢体瘫痪、传导束性感觉丧失和膀胱、直肠功能障碍。

3. 脑脊液：脑脊液中的细胞数及蛋白含量正常或轻度增加，细胞增多主要为淋巴细胞，糖及氯化物含量正常，寡克隆区带多阳性、IgG 指数可增高。

4. 脊髓 MRI：正常或轻度梭形肿胀，也可见脊髓几个节段有弥漫性长 T_1、长 T_2 信号。

5. 除外脊髓肿瘤、脊髓脓肿、血管畸形等。

（三）选择治疗方案的依据

根据《临床诊疗指南——小儿内科分册》（中华医学会编著，人民卫生出版社）和《诸福棠实用儿科学（第 8 版）》（胡亚美等主编，人民卫生出版社）。

1. 糖皮质激素治疗。

2. 有条件者可应用大剂量人免疫球蛋白。

3. 对症治疗。

（四）标准住院日为 14～21 天

（五）进入路径标准

1. 第一诊断必须符合急性脊髓炎（ICD-10：G04.904）。

2. 当患儿同时具有其他疾病诊断，只要住院期间不需要特殊处理，也不影响第一诊断的临床路径流程实施时，可以进入路径。

（六）入院评估

1. 必须检查的项目

（1）血常规、尿常规、粪常规。

（2）血生化检验项目、血清四项、红细胞沉降率、C 反应蛋白。

（3）结核菌素试验、X 线胸片、心电图检查。

（4）脑脊液：常规、生化、免疫球蛋白、碱性髓鞘蛋白、寡克隆区带、24 小时 IgG 合成率。

(5)脊髓 MRI。

(6)眼底检查。

2. 根据患儿病情可选择的检查项目　可选择行粪脊髓灰质炎病毒分离、抗水通道蛋白抗体(NMO 抗体)、肌电图、诱发电位、头颅 MRI 检查。

3. 营养评估　根据《解放军总医院新入院患者营养风险筛查表(NRS-2002)》为新入院患儿进行营养评估,评分≥3 分者给予处置,必要时申请营养科医师会诊。

4. 疼痛评估　根据《VAS 评分》实施疼痛评估,评分>7 分者给予处置,必要时请疼痛科医师会诊。

5. 康复评估　根据《入院患者康复筛查和评估表》,在新入院患儿入院后 24 小时内进行康复筛查和评估。任何一项结果为"是",则申请康复科医师会诊。

(七)抗菌药物的选择与选用

合并细菌感染者使用抗菌药物:按照《抗菌药物临床应用指导原则(2015 年版)》(国卫办医发[2015]43 号)执行。

(八)治疗方案与药物选择

1. 糖皮质激素:大剂量甲泼尼龙冲击治疗,剂量为 20mg/(kg・d),连用 3 天,改为口服泼尼松 1~1.5mg/(kg・d),根据病情恢复情况逐渐减量,总疗程为 3~6 个月。

2. 大剂量人免疫球蛋白静脉滴注:根据病情可酌情选用,剂量为 400mg/(kg・d),连用 5 天。

3. 可应用营养神经药物。

4. 对症治疗及预防并发症,早期康复治疗。

(九)必须复查的检查项目

1. 血常规、血生化检验项目。

2. 脊髓 MRI。

(十)出院标准

1. 患儿病情改善。

2. 脊髓 MRI 复查有所改善。

3. 没有需要住院治疗的并发症。

(十一)变异及原因分析

1. 对于高颈段病变,有可能因病情加重而需要气管切开并上呼吸机,导致治疗时间延长并增加住院费用。

2. 激素治疗会出现高血压、糖尿病、增加感染等并发症,可能会延长住院时间并增加医疗费用。

3. 住院后伴发其他严重疾病且病情不稳定者,导致住院时间延长并增加医疗费用。

二、儿童急性脊髓炎免疫治疗临床路径表单

<table>
<tr><td colspan="3">适用对象</td><td colspan="2">第一诊断为急性脊髓炎(ICD-10:G04.904)、年龄<14 岁的患儿</td></tr>
<tr><td colspan="3">患儿基本信息</td><td>姓名:____　性别:____　年龄:__　门诊号:____
住院号:______　过敏史:______
住院日期:__年__月__日　出院日期:__年__月__日</td><td>标准住院日:14～21 天</td></tr>
<tr><td colspan="3">时间</td><td>住院第 1—2 天</td><td>住院第 3—5 天</td></tr>
<tr><td rowspan="4">主要诊疗工作</td><td colspan="2">制度落实</td><td>□ 入院 2 小时内经治医师或值班医师完成接诊
□ 入院 24 小时内主管医师查房</td><td>□ 上级医师查房
□ 根据送检项目报告,及时向上级医师汇报,并给予相应处理
□ 入院 48 小时内主诊医师完成检诊</td></tr>
<tr><td colspan="2">病情评估</td><td>□ 经治医师询问病史及体格检查
□ 营养评估
□ 疼痛评估
□ 康复评估
□ 危险性分层,监护强度和治疗效果评估</td><td>□ 请康复科医师会诊,确定康复治疗方案</td></tr>
<tr><td colspan="2">病历书写</td><td>□ 入院 8 小时内完成首次病程记录
□ 入院 24 小时内完成入院记录</td><td>□ 入院 48 小时内完成主管医师查房记录
□ 入院 72 小时内完成主诊医师查房记录</td></tr>
<tr><td colspan="2">知情同意</td><td>□ 病情告知
□ 患儿家长签署授权委托书
□ 患儿家长在入院记录单上签字
□ 签署腰椎穿刺和应用糖皮质激素和(或)人免疫球蛋白的知情同意书</td><td>□ 向家长交代激素治疗的利弊并开始激素治疗</td></tr>
<tr><td rowspan="4">重点医嘱</td><td rowspan="4">长期医嘱</td><td>护理医嘱</td><td>□ 儿科护理常规
□ 护理等级:一级护理或二级护理
□ 陪护</td><td>□ 按儿科护理常规
□ 护理等级:一级护理或二级护理
□ 陪护</td></tr>
<tr><td>处置医嘱</td><td>□ 静脉抽血
□ 静脉输液</td><td></td></tr>
<tr><td>膳食医嘱</td><td>□ 母乳喂养
□ 婴儿辅食
□ 幼儿软食
□ 儿科普食
□ 低盐低脂低蛋白饮食</td><td></td></tr>
<tr><td>药物医嘱</td><td>□ 大剂量人免疫球蛋白(必要时)
□ 营养神经药物(维生素 B_1,维生素 B_6)
□ 对症治疗</td><td>□ 结核菌素试验阴性后开始甲泼尼龙冲击治疗
□ 激素冲击辅助用药包括钙、维生素 D、抑酸药等
□ 营养神经药物(维生素 B_1,维生素 B_6)
□ 对症治疗</td></tr>
</table>

（续　表）

重点医嘱	临时医嘱	检查检验	□ 血常规 □ 尿常规 □ 粪常规 □ 血生化检验项目 □ 血清四项 □ 红细胞沉降率 □ C反应蛋白 □ 结核菌素试验 □ X线胸片 □ 心电图 □ 脑脊液：常规、生化、免疫球蛋白、碱性髓鞘蛋白、寡克隆区带、24 小时 IgG 合成率 □ 脊髓 MRI □ 眼底检查 □ 粪脊髓灰质炎病毒分离（必要时） □ 抗水通道蛋白抗体（必要时） □ 肌电图（必要时） □ 诱发电位（必要时） □ 头颅 MRI 检查（必要时）	
		药物医嘱	□ 卡介菌纯蛋白衍生物	
		处置医嘱	□ 皮内注射 □ 腰椎穿刺术	
主要护理工作	健康宣教		□ 入院宣教：介绍责任护士，病区环境、设施、规章制度、基础护理服务项目 □ 进行护理安全指导 □ 进行等级护理、活动范围指导 □ 进行饮食指导 □ 进行用药指导 □ 进行关于疾病知识的宣教	
	护理处置		□ 患儿身份核对 □ 佩戴腕带 □ 建立入院病历，通知医师 □ 询问病史，填写护理记录单首页 □ 测量基本生命体征 □ 观察病情 □ 抽血 □ 输液 □ 心理护理与生活护理 □ 妥善固定各种管道 □ 根据评估结果采取相应的护理措施 □ 通知次日检查项目及检查注意事项	

（续　表）

<table>
<tr><td rowspan="5">主要护理工作</td><td colspan="2">护理评估</td><td colspan="3">□ 严密观察肢体肌力及吞咽功能
□ 根据病情安排床位、陪护人员，备好抢救药物及用品
□ 营养评估
□ 疼痛评估
□ 康复评估</td><td colspan="3">□ 严密观察肢体肌力及吞咽功能
□ 观察糖皮质激素不良反应（血压、胃肠道反应、电解质紊乱等）
□ 观察有无褥疮、肺部感染等</td></tr>
<tr><td colspan="2">专科护理</td><td colspan="3">□ 观察意识情况及呼吸道是否通畅
□ 做腰椎穿刺后的护理
□ 及时指导康复训练</td><td colspan="3">□ 观察意识情况及呼吸道是否通畅
□ 指导康复训练
□ 及时观察用药时的反应</td></tr>
<tr><td colspan="2">饮食指导</td><td colspan="3">□ 根据医嘱通知配餐员准备膳食
□ 协助患儿进餐</td><td colspan="3">□ 协助患儿进餐</td></tr>
<tr><td colspan="2">活动体位</td><td colspan="3">□ 根据护理等级指导活动</td><td colspan="3">□ 根据护理等级指导活动</td></tr>
<tr><td colspan="2">洗浴要求</td><td colspan="3">□ 卫生整理：更衣、剪短指甲</td><td colspan="3">□ 协助患儿晨、晚间护理</td></tr>
<tr><td colspan="3">病情变异记录</td><td colspan="3">□ 无　□ 有，原因：
□ 患儿　□ 疾病　□ 医疗
□ 护理　□ 保障　□ 管理</td><td colspan="3">□ 无　□ 有，原因：
□ 患儿　□ 疾病　□ 医疗
□ 护理　□ 保障　□ 管理</td></tr>
<tr><td colspan="3" rowspan="2">护士签名</td><td>白班</td><td>小夜班</td><td>大夜班</td><td>白班</td><td>小夜班</td><td>大夜班</td></tr>
<tr><td></td><td></td><td></td><td></td><td></td><td></td></tr>
<tr><td colspan="3">医师签名</td><td colspan="3"></td><td colspan="3"></td></tr>
<tr><td colspan="3">时间</td><td colspan="3">住院第 6－13 天</td><td colspan="3">住院第 14－21 天</td></tr>
<tr><td rowspan="3"></td><td colspan="2">制度落实</td><td colspan="3">□ 上级医师查房</td><td colspan="3">□ 上级医师查房同意其出院</td></tr>
<tr><td colspan="2">病历书写</td><td colspan="3">□ 完成病程记录，详细记录医嘱变动情况（原因和更改内容）
□ 病情稳定者请康复科医师评估，并制订康复计划</td><td colspan="3">□ 完成出院小结
□ 出院宣教</td></tr>
<tr><td colspan="2">其他</td><td colspan="3">□ 评估患儿治疗效果</td><td colspan="3"></td></tr>
<tr><td rowspan="7">重点医嘱</td><td rowspan="4">长期医嘱</td><td>护理医嘱</td><td colspan="3"></td><td colspan="3"></td></tr>
<tr><td>处置医嘱</td><td colspan="3"></td><td colspan="3"></td></tr>
<tr><td>膳食医嘱</td><td colspan="3"></td><td colspan="3"></td></tr>
<tr><td>药物医嘱</td><td colspan="3">□ 调整糖皮质激素剂量
□ 营养神经药物（维生素 B_1、维生素 B_6）
□ 康复治疗
□ 对症治疗</td><td colspan="3"></td></tr>
<tr><td rowspan="3">临时医嘱</td><td>检查检验</td><td colspan="3">□ 血常规
□ 生化检验项目
□ 脊髓 MRI 检查</td><td colspan="3"></td></tr>
<tr><td>药物医嘱</td><td colspan="3"></td><td colspan="3">□ 出院带药</td></tr>
<tr><td>处置医嘱</td><td colspan="3"></td><td colspan="3">□ 出院</td></tr>
</table>

（续 表）

<table>
<tr><td rowspan="5">主要护理工作</td><td>健康宣教</td><td colspan="3">□ 疾病宣教</td><td colspan="3">□ 出院宣教</td></tr>
<tr><td>护理处置</td><td colspan="3">□ 配合康复治疗</td><td colspan="3"></td></tr>
<tr><td>护理评估</td><td colspan="3">□ 观察病情变化
□ 严密观察肢体肌力及吞咽功能
□ 观察有无褥疮、肺部感染等</td><td colspan="3"></td></tr>
<tr><td>专科护理</td><td colspan="3">□ 指导康复训练
□ 观察激素用药时的不良反应
□ 按时更换卧位，避免褥疮发生
□ 翻身时叩背，防止发生坠积性肺炎</td><td colspan="3">□ 指导康复训练</td></tr>
<tr><td>饮食指导</td><td colspan="3">□ 协助患儿进餐</td><td colspan="3"></td></tr>
<tr><td colspan="2">病情变异记录</td><td colspan="3">□ 无　□ 有，原因：
□ 患儿　□ 疾病　□ 医疗
□ 护理　□ 保障　□ 管理</td><td colspan="3">□ 无　□ 有，原因：
□ 患儿　□ 疾病　□ 医疗
□ 护理　□ 保障　□ 管理</td></tr>
<tr><td colspan="2" rowspan="2">护士签名</td><td>白班</td><td>小夜班</td><td>大夜班</td><td>白班</td><td>小夜班</td><td>大夜班</td></tr>
<tr><td></td><td></td><td></td><td></td><td></td><td></td></tr>
<tr><td colspan="2">医师签名</td><td colspan="3"></td><td colspan="3"></td></tr>
</table>

第八节　儿童急性中毒性脑病药物治疗临床路径

一、儿童急性中毒性脑病药物治疗临床路径标准住院流程

（一）适用对象

第一诊断为急性中毒性脑病（ICD-10：G92　01）、年龄＜14 岁的患儿。

（二）诊断依据

根据《临床诊疗指南——小儿内科分册》（中华医学会编著，人民卫生出版社）和《诸福棠实用儿科学（第 8 版）》（胡亚美等主编，人民卫生出版社）。

1. 多见于 2－10 岁，尤其是婴幼儿，神经系统损害多出现在发病的初期或极期。

2. 症状：在严重感染、药物或毒物中毒的过程中突然出现持续高热、剧烈头痛、喷射性呕吐及意识障碍，进一步出现反复惊厥发作，病情严重还可出现呼吸循环衰竭。

3. 体征：不同程度的意识改变，全身肌张力增高，一侧或双侧锥体束征阳性，婴幼儿患者可出现前囟饱满、紧张。少数患儿也可出现脑膜刺激征阳性。

4. 脑脊液：无色透明，压力明显增高，常规、生化及病原学检查正常。

5. 脑电图：全导弥漫性慢波。

6. 头颅 CT 或 MRI：弥漫性脑水肿样改变。

（三）选择治疗方案的依据

根据《临床诊疗指南——小儿内科分册》（中华医学会编著，人民卫生出版社）和《诸福棠实用儿科学（第 8 版）》（胡亚美等主编，人民卫生出版社）。

1. 积极治疗原发病。

2. 降低颅内压。

3. 镇静止惊。

4. 其他对症治疗。

(四)标准住院日为 14～21 天

(五)进入路径标准

1. 第一诊断必须符合急性中毒性脑病(ICD-10:G92　01)。

2. 当患儿同时具有其他疾病诊断，只要住院期间不需要特殊处理，也不影响第一诊断的临床路径流程实施时，可以进入路径。

(六)入院评估

1. 必须检查的项目

(1)血常规、尿常规、粪常规。

(2)血生化检验项目、血清四项、红细胞沉降率、C 反应蛋白。

(3)脑脊液常规、生化、涂片及培养。

(4)药物或毒物血浓度检测。

(5)结核菌素试验、X 线胸片、心电图检查。

(6)脑电图检查。

(7)头颅 CT 或 MRI。

2. 根据患儿病情可选择的检查项目　可选择行血免疫球蛋白、淋巴细胞亚群、血气分析、血培养、凝血四项、眼底等检查。

3. 营养评估　根据《解放军总医院新入院患者营养风险筛查表(NRS-2002)》为新入院患儿进行营养评估，评分≥3 分者给予处置，必要时申请营养科医师会诊。

4. 疼痛评估　根据《VAS 评分》实施疼痛评估，评分＞7 分者给予处置，必要时请疼痛科医师会诊。

5. 康复评估　根据《入院患者康复筛查和评估表》，在新入院患儿入院后 24 小时内进行康复筛查和评估。任何一项结果为“是”，则申请康复科医师会诊。

(七)抗菌药物的选择与选用

合并细菌感染者使用抗菌药物：按照《抗菌药物临床应用指导原则(2015 年版)》(国卫办医发[2015]43 号)执行。

(八)治疗方案与药物选择

1. 积极治疗原发病，去除病因。

2. 降低颅内压：应适当限制液量，应用甘露醇、利尿药等，必要时应用激素如地塞米松[剂量 0.3～0.5mg/(kg・d)]，降颅压、减轻脑水肿。

3. 镇静止惊：可应用地西泮 0.25～0.5mg/kg，静脉注射；苯巴比妥 8～10mg/kg，肌内注射；或水合氯醛 0.5ml/kg 灌肠。

4. 对症治疗：控制高热，纠正水、电解质和酸碱紊乱，保证营养摄入等。

(九)必须复查的检查项目

1. 血常规、血生化检验项目。

2. 脑电图检查。

3. 头颅 CT 或 MRI 检查。

(十)出院标准

1. 临床症状好转。

2. 原发病控制。

(十一)变异及原因分析

1. 住院期间合并感染等并发症,导致住院时间延长、费用增加。

2. 病情加重,累及呼吸中枢,需应用呼吸机辅助呼吸,可造成住院时间延长和费用增加,退出本路径。

二、儿童急性中毒性脑病药物治疗临床路径表单

<table>
<tr><td colspan="3">适用对象</td><td colspan="2">第一诊断为急性中毒性脑病(ICD-10:G92 01)、年龄<14 岁的患儿</td></tr>
<tr><td colspan="3">患儿基本信息</td><td>姓名:____ 性别:____ 年龄:__ 门诊号:____
住院号:______ 过敏史:______
住院日期:__年__月__日 出院日期:__年__月__日</td><td>标准住院日:14～21 天</td></tr>
<tr><td colspan="3">时间</td><td>住院第 1—2 天</td><td>住院第 3—5 天</td></tr>
<tr><td rowspan="4">主要诊疗工作</td><td colspan="2">制度落实</td><td>□ 入院 2 小时内经治医师或值班医师完成接诊
□ 入院 24 小时内主管医师查房</td><td>□ 上级医师查房
□ 根据送检项目报告,及时向上级医师汇报,并给予相应处理
□ 入院 48 小时内主诊医师完成检诊</td></tr>
<tr><td colspan="2">病情评估</td><td>□ 经治医师询问病史及体格检查
□ 营养评估
□ 疼痛评估
□ 康复评估
□ 危险性分层,监护强度和治疗效果评估</td><td>□ 请康复科医师会诊,确定康复治疗方案</td></tr>
<tr><td colspan="2">病历书写</td><td>□ 入院 8 小时内完成首次病程记录
□ 入院 24 小时内完成入院记录</td><td>□ 入院 48 小时内完成主管医师查房记录
□ 入院 72 小时内完成主诊医师查房记录</td></tr>
<tr><td colspan="2">知情同意</td><td>□ 病情告知
□ 患儿家长签署授权委托书
□ 患儿家长在入院记录单上签字
□ 签署腰椎穿刺的知情同意书</td><td>□ 向患儿及其家长解释检查结果及治疗方案</td></tr>
<tr><td rowspan="3">重点医嘱</td><td rowspan="3">长期医嘱</td><td>护理医嘱</td><td>□ 儿科护理常规
□ 护理等级:一级护理或二级护理
□ 陪护</td><td>□ 按儿科护理常规
□ 护理等级:一级护理或二级护理
□ 陪护</td></tr>
<tr><td>处置医嘱</td><td>□ 静脉抽血
□ 静脉输液</td><td></td></tr>
<tr><td>膳食医嘱</td><td>□ 母乳喂养
□ 婴儿辅食
□ 幼儿软食
□ 儿科普食
□ 低盐低脂低蛋白饮食</td><td></td></tr>
</table>

（续　表）

		药物医嘱	□ 降颅压治疗(甘露醇、呋塞米) □ 镇静止惊(水合氯醛、地西泮) □ 对症治疗	□ 降颅压治疗(甘露醇、呋塞米) □ 镇静止惊(水合氯醛、地西泮) □ 对症治疗
	临时医嘱	检查检验	□ 血常规 □ 尿常规 □ 粪常规 □ 血生化检验项目 □ 血清四项 □ 红细胞沉降率 □ C 反应蛋白 □ 脑脊液常规、生化、涂片及培养 □ 药物或毒物血浓度检测 □ 结核菌素试验 □ X 线胸片 □ 心电图 □ 脑电图 □ 头颅 CT 或 MRI 检查 □ 血免疫球蛋白(必要时) □ 淋巴细胞亚群(必要时) □ 血气分析(必要时) □ 血培养(必要时) □ 凝血四项(必要时) □ 眼底检查(必要时)	
		药物医嘱		
		处置医嘱	□ 腰椎穿刺术	
主要护理工作	健康宣教		□ 入院宣教：介绍责任护士，病区环境、设施、规章制度、基础护理服务项目 □ 进行护理安全指导 □ 进行等级护理、活动范围指导 □ 进行饮食指导 □ 进行用药指导 □ 进行关于疾病知识的宣教	
	护理处置		□ 患儿身份核对 □ 佩戴腕带 □ 建立入院病历，通知医师 □ 询问病史，填写护理记录单首页 □ 测量基本生命体征 □ 观察病情 □ 抽血 □ 输液 □ 心理护理与生活护理 □ 妥善固定各种管道 □ 根据评估结果采取相应的护理措施	

（续　表）

<table>
<tr><td rowspan="7"></td><td colspan="2"></td><td colspan="3">□ 通知次日检查项目及检查注意事项</td><td colspan="3"></td></tr>
<tr><td colspan="2">护理评估</td><td colspan="3">□ 严密观察神志、呼吸、血压、抽搐等表现
□ 根据病情安排床位、陪护人员，备好抢救药物及用品
□ 营养评估
□ 疼痛评估
□ 康复评估</td><td colspan="3">□ 观察患儿的一般情况
□ 严密观察神志、呼吸、血压、抽搐等表现
□ 观察有无并发症</td></tr>
<tr><td colspan="2">专科护理</td><td colspan="3">□ 观察意识及呕吐的性质
□ 记录抽搐时的表现
□ 呼吸道是否通畅</td><td colspan="3">□ 观察意识及呕吐的性质
□ 记录抽搐时的表现
□ 及时对症降温</td></tr>
<tr><td colspan="2">饮食指导</td><td colspan="3">□ 根据医嘱通知配餐员准备膳食
□ 协助患儿进餐</td><td colspan="3">□ 协助患儿进餐</td></tr>
<tr><td colspan="2">活动体位</td><td colspan="3">□ 根据护理等级指导活动</td><td colspan="3">□ 根据护理等级指导活动</td></tr>
<tr><td colspan="2">洗浴要求</td><td colspan="3">□ 卫生整理：更衣、剪短指甲</td><td colspan="3">□ 协助患儿晨、晚间护理</td></tr>
<tr><td colspan="2"></td><td colspan="3"></td><td colspan="3"></td></tr>
<tr><td colspan="3">病情变异记录</td><td colspan="3">□ 无　□ 有，原因：
□ 患儿　□ 疾病　□ 医疗
□ 护理　□ 保障　□ 管理</td><td colspan="3">□ 无　□ 有，原因：
□ 患儿　□ 疾病　□ 医疗
□ 护理　□ 保障　□ 管理</td></tr>
<tr><td colspan="3" rowspan="2">护士签名</td><td>白班</td><td>小夜班</td><td>大夜班</td><td>白班</td><td>小夜班</td><td>大夜班</td></tr>
<tr><td></td><td></td><td></td><td></td><td></td><td></td></tr>
<tr><td colspan="3">医师签名</td><td colspan="3"></td><td colspan="3"></td></tr>
<tr><td colspan="3">时间</td><td colspan="3">住院第 6－13 天</td><td colspan="3">住院第 14－21 天</td></tr>
<tr><td rowspan="3"></td><td colspan="2">制度落实</td><td colspan="3">□ 上级医师查房</td><td colspan="3">□ 上级医师查房同意其出院</td></tr>
<tr><td colspan="2">病历书写</td><td colspan="3">□ 完成病程记录，详细记录医嘱变动情况（原因和更改内容）
□ 病情稳定者请康复科医师评估，并制订康复计划</td><td colspan="3">□ 完成出院小结
□ 出院宣教</td></tr>
<tr><td colspan="2">其他</td><td colspan="3">□ 评估患儿治疗效果</td><td colspan="3"></td></tr>
<tr><td rowspan="7">重点医嘱</td><td rowspan="4">长期医嘱</td><td>护理医嘱</td><td colspan="3"></td><td colspan="3"></td></tr>
<tr><td>处置医嘱</td><td colspan="3"></td><td colspan="3"></td></tr>
<tr><td>膳食医嘱</td><td colspan="3"></td><td colspan="3"></td></tr>
<tr><td>药物医嘱</td><td colspan="3">□ 降颅压治疗（甘露醇、呋塞米）
□ 镇静止惊（水合氯醛、地西泮）
□ 对症治疗</td><td colspan="3"></td></tr>
<tr><td rowspan="3">临时医嘱</td><td>检查检验</td><td colspan="3">□ 血常规
□ 血生化检验项目
□ 脑脊液检查
□ 头颅 CT 或 MRI 检查</td><td colspan="3"></td></tr>
<tr><td>药物医嘱</td><td colspan="3"></td><td colspan="3">□ 出院带药</td></tr>
<tr><td>处置医嘱</td><td colspan="3"></td><td colspan="3">□ 出院</td></tr>
</table>

（续　表）

<table>
<tr><td rowspan="5">主要护理工作</td><td>健康宣教</td><td colspan="3">□ 疾病宣教</td><td colspan="3">□ 出院宣教</td></tr>
<tr><td>护理处置</td><td colspan="3"></td><td colspan="3"></td></tr>
<tr><td>护理评估</td><td colspan="3">□ 观察病情变化
□ 严密观察神志、呼吸、血压、抽搐等表现
□ 观察有无并发症</td><td colspan="3"></td></tr>
<tr><td>专科护理</td><td colspan="3">□ 观察意识及呕吐的性质
□ 记录抽搐时的表现及次数
□ 呼吸道是否通畅</td><td colspan="3">□ 记录抽搐时的表现
□ 翻身及时，避免并发症的发生
□ 及时进行康复指导</td></tr>
<tr><td>饮食指导</td><td colspan="3">□ 协助患儿进餐</td><td colspan="3"></td></tr>
<tr><td colspan="2">病情变异记录</td><td colspan="3">□ 无　□ 有，原因：
□ 患儿　□ 疾病　□ 医疗
□ 护理　□ 保障　□ 管理</td><td colspan="3">□ 无　□ 有，原因：
□ 患儿　□ 疾病　□ 医疗
□ 护理　□ 保障　□ 管理</td></tr>
<tr><td colspan="2" rowspan="2">护士签名</td><td>白班</td><td>小夜班</td><td>大夜班</td><td>白班</td><td>小夜班</td><td>大夜班</td></tr>
<tr><td></td><td></td><td></td><td></td><td></td><td></td></tr>
<tr><td colspan="2">医师签名</td><td colspan="3"></td><td colspan="3"></td></tr>
</table>

第九节　儿童细菌性脑膜炎抗感染临床路径

一、儿童细菌性脑膜炎抗感染临床路径标准住院流程

（一）适用对象

第一诊断为细菌性脑膜炎（ICD-10：G00.901）、年龄＜14 岁行抗病毒治疗的患儿。

（二）诊断依据

根据《临床诊疗指南——小儿内科分册》（中华医学会编著，人民卫生出版社）和《诸福棠实用儿科学（第 8 版）》（胡亚美等主编，人民卫生出版社）。

1. 前驱感染病史：患儿发热、烦躁、呕吐、腹泻及食欲低下等。

2. 神经系统症状与体征：易激惹、嗜睡、惊厥、颅内压增高、脑膜刺激征阳性等。

3. 血常规：白细胞计数及中性粒细胞比例增高，C 反应蛋白升高，红细胞沉降率增快。

4. 脑脊液：外观浑浊或脓性，白细胞计数常达数千，分类以中性粒细胞为主；蛋白明显增高，糖降低，氯化物多正常；涂片或培养有助于明确病原菌。

5. 临床上应注意与病毒性脑炎、结核性脑膜炎、真菌性脑膜炎、Mollaret 脑膜炎等鉴别。

（三）选择治疗方案的依据

根据《临床诊疗指南——小儿内科分册》（中华医学会编著，人民卫生出版社）和《诸福棠实用儿科学（第 8 版）》（胡亚美等主编，人民卫生出版社）。

1. 抗感染治疗。

2. 降低颅内压。

3. 糖皮质激素。

4. 对症治疗及并发症处理。

(四)标准住院日为 14～21 天

(五)进入路径标准

1. 第一诊断必须符合细菌性脑膜炎(ICD-10:G00.901)。

2. 当患儿同时具有其他疾病诊断,只要住院期间不需要特殊处理,也不影响第一诊断的临床路径流程实施时,可以进入路径。

(六)入院评估

1. 必须检查的项目

(1)血常规、尿常规、粪常规。

(2)血细菌及真菌培养。

(3)脑脊液常规、生化、涂片及培养。

(4)血生化检验项目、血清四项、红细胞沉降率、C 反应蛋白、结核三项。

(5)结核菌素试验、X 线胸片、心电图。

(6)头颅 CT 或 MRI 检查。

2. 根据患儿病情可选择的检查项目　可选择行血免疫球蛋白、淋巴细胞亚群、血气分析、凝血四项、脑电图、眼底、诱发电位等检查。

3. 营养评估　根据《解放军总医院新入院患者营养风险筛查表(NRS-2002)》为新入院患儿进行营养评估,评分≥3 分者给予处置,必要时申请营养科医师会诊。

4. 疼痛评估　根据《VAS 评分》实施疼痛评估,评分＞7 分者给予处置,必要时请疼痛科医师会诊。

5. 康复评估　根据《入院患者康复筛查和评估表》,在新入院患儿入院后 24 小时内进行康复筛查和评估。任何一项结果为“是”,则申请康复科医师会诊。

(七)抗菌药物的选择与选用

合并细菌感染者使用抗菌药物:按照《抗菌药物临床应用指导原则(2015 年版)》(国卫办医发[2015]43 号)执行。

(八)治疗方案与药物选择

1. 抗感染治疗　腰椎穿刺后立即给予抗生素治疗。病原菌明确前应联合使用广谱抗生素,兼顾革兰阳性菌和革兰阴性细菌,可予以青霉素联用头孢曲松。青霉素剂量为(40～60)万U/(kg·d),分 2～4 次;头孢曲松 100mg/(kg·d),每天 1 次。病原菌明确后应根据药敏试验结果选用抗生素。细菌性脑膜炎抗生素疗程一般为 10～14 天,或临床症状、脑脊液检查改善后继续应用 5～7 天;若为革兰阴性杆菌脑膜炎,疗程应长达 21 天。

2. 降低颅内压　应适当限制液量,应用甘露醇、利尿药等。

3. 糖皮质激素　目前认为地塞米松辅助治疗能减少细菌性脑膜炎患儿后遗症的发生。较公认的治疗方案为每次 0.15mg/kg,每 6 小时 1 次,连续应用 4 天;或每次 0.4mg/kg,每 12 小时 1 次,连续应用 2 天,且必须在首次使用抗生素前或同时使用。

4. 对症治疗及并发症处理　控制高热和惊厥,维持水、电解质和酸碱平衡,保证营养摄入等。若发生硬膜下积液(或硬膜下积脓)或脑室管膜炎,可考虑穿刺放液或引流,局部应用抗生素。

(九)必须复查的检查项目

1. 血常规、C 反应蛋白、血生化检验项目。

2. 脑脊液常规、生化、涂片及培养。

3. 头颅 CT 或 MRI 检查。

(十)出院标准

1. 临床症状好转。

2. 脑脊液好转或恢复。

3. 并发症稳定或控制。

(十一)变异及原因分析

1. 住院期间合并硬膜下积液(或硬膜下积脓)或脑室管膜炎等并发症,导致住院时间延长、费用增加。

2. 病情加重,累及呼吸中枢,需应用呼吸机辅助呼吸,可造成住院时间延长和费用增加,退出本路径。

二、儿童细菌性脑膜炎抗感染临床路径临床路径表单

<table>
<tr><td colspan="2">适用对象</td><td colspan="2">第一诊断为细菌性脑膜炎(ICD-10:G00.901)、年龄＜14 岁行抗感染治疗的患儿</td></tr>
<tr><td colspan="2">患儿基本信息</td><td>姓名:____　性别:____　年龄:__　门诊号:____
住院号:______　过敏史:______
住院日期:__年__月__日　出院日期:__年__月__日</td><td>标准住院日:14～21 天</td></tr>
<tr><td colspan="2">时间</td><td>住院第 1—2 天</td><td>住院第 3—5 天</td></tr>
<tr><td rowspan="4">主要诊疗工作</td><td>制度落实</td><td>□ 询问病史及体格检查
□ 病情告知
□ 如患儿病情重,应及时通知上级医师</td><td>□ 上级医师查房
□ 根据送检项目报告,及时向上级医师汇报,并给予相应处理
□ 根据脑脊液结果调整抗生素
□ 向患儿及其家长解释检查结果及治疗方案</td></tr>
<tr><td>病情评估</td><td>□ 经治医师询问病史及体格检查
□ 营养评估
□ 疼痛评估
□ 康复评估
□ 危险性分层,监护强度和治疗效果评估(根据病情,完成腰椎穿刺术)</td><td>□ 危险性分层,监护强度和治疗效果评估</td></tr>
<tr><td>病历书写</td><td>□ 入院 8 小时内完成首次病程记录
□ 入院 24 小时内完成入院记录</td><td>□ 入院 48 小时内完成主管医师查房记录
□ 入院 72 小时内完成主诊医师查房记录</td></tr>
<tr><td>知情同意</td><td>□ 病情告知
□ 患儿家长签署授权委托书
□ 患儿家长在入院记录单上签字
□ 签署病危病重告知书(病危、病重患儿)</td><td>□ 病情告知</td></tr>
</table>

（续　表）

重点医嘱	长期医嘱	护理医嘱	□ 儿科护理常规 □ 护理等级：一级护理 □ 陪护	
		处置医嘱	□ 静脉抽血 □ 静脉输液	
		膳食医嘱	□ 母乳喂养 □ 婴儿辅食 □ 幼儿软食 □ 儿科普食 □ 低盐低脂低蛋白饮食	
		药物医嘱	□ 抗生素（青霉素、头孢曲松钠） □ 糖皮质激素 □ 对症治疗	□ 继续或调整抗生素 □ 对症治疗 □ 心肌酶异常者加护心肌治疗 □ 肝功能异常者保肝治疗
	临时医嘱	检查检验	□ 血常规 □ 尿常规 □ 粪常规 □ 血细菌及真菌培养 □ 脑脊液常规、生化、涂片及培养 □ 血生化检验项目 □ 血清四项 □ 红细胞沉降率 □ C 反应蛋白 □ 结核三项 □ 结核菌素试验 □ X 线胸片 □ 心电图 □ 头颅 CT 或 MRI 检查 □ 血免疫球蛋白（必要时） □ 淋巴细胞亚群（必要时） □ 血气分析（必要时） □ 凝血四项（必要时） □ 脑电图（必要时） □ 眼底检查（必要时）	
		处置医嘱	□ 腰椎穿刺术	
主要护理工作	健康宣教		□ 入院宣教：介绍责任护士，病区环境、设施、规章制度、基础护理服务项目 □ 进行护理安全指导 □ 进行等级护理、活动范围指导 □ 进行饮食指导 □ 进行用药指导 □ 进行关于疾病知识的宣教	

（续　表）

<table>
<tr><td rowspan="6"></td><td>护理处置</td><td colspan="3">□ 患儿身份核对
□ 佩戴腕带
□ 建立入院病历，通知医师
□ 询问病史，填写护理记录单首页
□ 测量基本生命体征
□ 观察病情
□ 抽血
□ 输液
□ 心理护理与生活护理
□ 妥善固定各种管道
□ 根据评估结果采取相应的护理措施
□ 通知次日检查项目及检查注意事项</td><td colspan="3">□ 观察患儿的一般情况
□ 观察有无并发症
□ 观察抗生素不良反应（皮疹、胃肠道反应等）</td></tr>
<tr><td>护理评估</td><td colspan="3">□ 入院护理评估
□ 入院宣教
□ 叮嘱患儿卧床休息，定时测量体温
□ 营养评估
□ 疼痛评估
□ 康复评估</td><td colspan="3">□ 观察体温波动及一般状况
□ 观察药物不良反应（皮疹、胃肠道反应等）</td></tr>
<tr><td>专科护理</td><td colspan="3">□ 观察意识状态及抽搐发作情况</td><td colspan="3">□ 观察意识
□ 保持呼吸道通畅
□ 及时记录出入量</td></tr>
<tr><td>饮食指导</td><td colspan="3">□ 根据医嘱通知配餐员准备膳食
□ 协助患儿进餐</td><td colspan="3">□ 协助患儿进餐</td></tr>
<tr><td>活动体位</td><td colspan="3">□ 根据护理等级指导活动</td><td colspan="3">□ 根据护理等级指导活动</td></tr>
<tr><td>洗浴要求</td><td colspan="3">□ 卫生整理：更衣、剪短指甲</td><td colspan="3">□ 协助患儿晨、晚间护理</td></tr>
<tr><td colspan="2">病情变异记录</td><td colspan="3">□ 无　□ 有，原因：
□ 患儿　□ 疾病　□ 医疗
□ 护理　□ 保障　□ 管理</td><td colspan="3">□ 无　□ 有，原因：
□ 患儿　□ 疾病　□ 医疗
□ 护理　□ 保障　□ 管理</td></tr>
<tr><td colspan="2" rowspan="2">护士签名</td><td>白班</td><td>小夜班</td><td>大夜班</td><td>白班</td><td>小夜班</td><td>大夜班</td></tr>
<tr><td></td><td></td><td></td><td></td><td></td><td></td></tr>
<tr><td colspan="2">医师签名</td><td colspan="3"></td><td colspan="3"></td></tr>
<tr><td colspan="2">时间</td><td colspan="3">住院第 6－13 天</td><td colspan="3">住院第 14－21 天</td></tr>
<tr><td rowspan="3">主要诊疗工作</td><td>病情评估</td><td colspan="3">□ 危险性分层，监护强度和治疗效果评估（必要时复查腰椎穿刺术）</td><td colspan="3">□ 危险性分层，监护强度和治疗效果评估（必要时复查腰椎穿刺术）</td></tr>
<tr><td>制度落实</td><td colspan="3">□ 上级医师查房</td><td colspan="3">□ 上级医师查房，同意其出院
□ 完成出院小结
□ 出院宣教</td></tr>
<tr><td>病历书写</td><td colspan="3">□ 上级医师查房
□ 完成病程记录，详细记录医嘱变动情况（原因和更改内容）</td><td colspan="3"></td></tr>
</table>

（续　表）

<table>
<tr><td rowspan="2"></td><td colspan="2">知情同意</td><td>□ 病情告知
□ 患儿家长签署授权委托书
□ 签署病危病重告知书（病危、病重患儿）</td><td>□ 病情告知</td></tr>
<tr><td colspan="2">其他</td><td>□ 评估患儿治疗效果</td><td></td></tr>
<tr><td rowspan="7">重点医嘱</td><td rowspan="4">长期医嘱</td><td>护理医嘱</td><td></td><td></td></tr>
<tr><td>处置医嘱</td><td></td><td></td></tr>
<tr><td>膳食医嘱</td><td></td><td></td></tr>
<tr><td>药物医嘱</td><td>□ 继续或调整抗生素
□ 对症治疗
□ 心肌酶异常者继续护心肌治疗
□ 肝功能异常者继续保肝治疗</td><td></td></tr>
<tr><td rowspan="3">临时医嘱</td><td>检查检验</td><td>□ 血常规
□ C 反应蛋白
□ 生化检验项目
□ 脑脊液常规、生化、涂片及培养
□ 头颅 CT 或 MRI 检查</td><td></td></tr>
<tr><td>药物医嘱</td><td></td><td>□ 出院带药</td></tr>
<tr><td>处置医嘱</td><td>□ 腰椎穿刺术</td><td>□ 出院</td></tr>
<tr><td rowspan="7">主要护理工作</td><td colspan="2">健康宣教</td><td>□ 疾病宣传</td><td>□ 出院宣教</td></tr>
<tr><td colspan="2">护理处置</td><td>□ 配合医师完成血常规、出凝血时间、肝功能、肾功能、电解质状况及感染指标等复查
□ 抽血（根据医嘱）
□ 完成护理记录
□ 遵医嘱用药</td><td></td></tr>
<tr><td colspan="2">护理评估</td><td>□ 观察患儿的一般情况
□ 观察有无并发症</td><td></td></tr>
<tr><td colspan="2">专科护理</td><td>□ 观察意识及呕吐的性质
□ 告知腰椎穿刺后的注意事项</td><td>□ 翻身及时，避免并发症的发生
□ 及时进行康复指导</td></tr>
<tr><td colspan="2">饮食指导</td><td>□ 协助患儿进餐</td><td></td></tr>
<tr><td colspan="2">活动体位</td><td>□ 根据护理等级指导活动</td><td></td></tr>
<tr><td colspan="2">洗浴要求</td><td></td><td></td></tr>
<tr><td colspan="3">病情变异记录</td><td>□ 无　□ 有，原因：
□ 患儿　□ 疾病　□ 医疗
□ 护理　□ 保障　□ 管理</td><td>□ 无　□ 有，原因：
□ 患儿　□ 疾病　□ 医疗
□ 护理　□ 保障　□ 管理</td></tr>
<tr><td colspan="3">护士签名</td><td>白班　小夜班　大夜班</td><td>白班　小夜班　大夜班</td></tr>
<tr><td colspan="3">医师签名</td><td></td><td></td></tr>
</table>

第十节　儿童重症肌无力抗胆碱治疗临床路径

一、儿童重症肌无力抗胆碱治疗临床路径标准住院流程

(一)适用对象

第一诊断为重症肌无力(ICD-10:G70.001/G70.003)、年龄<14 岁抗胆碱治疗的患儿。

(二)诊断依据

根据《临床诊疗指南——小儿内科分册》(中华医学会编著,人民卫生出版社)和《诸福棠实用儿科学(第 8 版)》(胡亚美等主编,人民卫生出版社)。

1. 各年龄组均可发生,主要表现为受累骨骼肌的波动性无力,即活动后加重,休息后改善,往往晨轻暮重。

2. 实验室诊断:甲硫酸新斯的明试验(+);低频重复电刺激,相应神经波幅递减>10%,高频无递增;血乙酰胆碱受体(AchR)抗体增高等。

3. Osserman 临床分型:Ⅰ型,眼肌型;ⅡA 型,轻度全身型;ⅡB 型,中度全身型;Ⅲ型,急性重症型;Ⅳ型,迟发重症型;Ⅴ型,肌萎缩型。

(三)选择治疗方案的依据

根据《临床诊疗指南——小儿内科分册》(中华医学会编著,人民卫生出版社)和《诸福棠实用儿科学(第 8 版)》(胡亚美等主编,人民卫生出版社)。

1. 胆碱酯酶抑制药。
2. 肾上腺皮质激素。
3. 其他免疫抑制药。
4. 大剂量人免疫球蛋白。
5. 血浆置换。
6. 胸腺切除术或放射治疗。

(四)标准住院日为 14～21 天

(五)进入路径标准

1. 第一诊断必须符合重症肌无力(ICD-10:G70.001/G70.003)。

2. 当患儿同时具有其他疾病诊断,只要住院期间不需要特殊处理,也不影响第一诊断的临床路径流程实施时,可以进入路径。

(六)入院评估

1. 必须检查的项目

(1)血常规、尿常规、粪常规。

(2)血生化检验项目、血清四项。

(3)血风湿相关自身抗体、红细胞沉降率、C 反应蛋白。

(4)结核菌素试验、X 线胸片、心电图。

(5)胸腺 CT(平扫+增强)。

(6)肌电图+神经传导速度+重频电刺激(低频、高频)。

(7)甲硫酸新斯的明试验。

2. 根据患儿病情可选择的检查项目　可选择行血免疫球蛋白、淋巴细胞亚群、血气分析、肿瘤标志物、甲状腺功能五项、乙酰胆碱受体(AChR)抗体检查。

3. 营养评估　根据《解放军总医院新入院患者营养风险筛查表(NRS-2002)》为新入院患儿进行营养评估,评分≥3分者给予处置,必要时申请营养科医师会诊。

4. 疼痛评估　根据《VAS评分》实施疼痛评估,评分>7分者给予处置,必要时申请疼痛科医师会诊。

5. 康复评估　根据《入院患者康复筛查和评估表》,在新入院患儿入院后24小时内进行康复筛查和评估。任何一项结果为"是",则申请康复科医师会诊。

(七)抗菌药物的选择与选用

合并细菌感染者使用抗菌药物:按照《抗菌药物临床应用指导原则(2015年版)》(国卫办医发[2015]43号)执行。

(八)治疗方案与药物选择

1. 胆碱酯酶抑制药　溴吡斯的明片,婴幼儿开始时每次10～20mg,儿童每次15～30mg,口服,每天2～3次,根据病情增减。

2. 糖皮质激素　①冲击疗法;②小剂量递增法。

3. 大剂量人免疫球蛋白静脉滴注(病情需要且有条件时)　人免疫球蛋白0.4g/(kg·d),静脉滴注,连用5天;或1g/(kg·d),连用2天。

4. 其他免疫抑制药　可选用环磷酰胺、环孢素、硫唑嘌呤、他克莫司等。

5. 其他　对症治疗及预防并发症。

(九)必须复查的检查项目

血常规、血生化检验项目。

(十)出院标准

1. 肌无力症状稳定或好转。

2. 并发症稳定或控制。

(十一)变异及原因分析

1. 住院期间合并感染(呼吸系统感染、泌尿系统感染、消化系统感染等),导致住院时间延长、费用增加。

2. 使用糖皮质激素冲击疗法的患儿,可能出现病情短期加重,导致住院时间延长、费用增加。

3. 发生重症肌无力危象的患儿,应用呼吸机辅助呼吸,可造成住院时间延长和费用增加,退出本路径。

二、儿童重症肌无力抗胆碱治疗临床路径表单

<table>
<tr><td>适用对象</td><td colspan="2">第一诊断为重症肌无力(ICD-10:G70.001/G70.003)、年龄<14岁抗胆碱治疗的患儿</td></tr>
<tr><td>患儿基本信息</td><td>姓名:____ 性别:____ 年龄:__ 门诊号:____
住院号:_____ 过敏史:_____
住院日期:__年__月__日 出院日期:__年__月__日</td><td>标准住院日:14～21天</td></tr>
</table>

（续　表）

<table>
<tr><td colspan="3">时间</td><td>住院第 1－2 天</td><td>住院第 3－5 天</td></tr>
<tr><td rowspan="5">主要诊疗工作</td><td colspan="2">制度落实</td><td>☐ 入院 2 小时内经治医师或值班医师完成接诊
☐ 询问病史及体格检查
☐ 病情告知
☐ 如患儿病情重，应及时通知上级医师</td><td>☐ 上级医师查房
☐ 根据送检项目报告，及时向上级医师汇报，并给予相应处理
☐ 根据病情制订免疫治疗方案
☐ 向患儿及其家长解释检查结果及治疗方案</td></tr>
<tr><td colspan="2">病情评估</td><td>☐ 经治医师询问病史及体格检查
☐ 营养评估
☐ 疼痛评估
☐ 康复评估
☐ 评估行甲硫酸新斯的明试验
☐ 评估患儿的肌力和吞咽功能
☐ 做出初步诊断，进行 Osserman 分型</td><td>☐ 观察患儿的一般情况
☐ 肢体肌力、吞咽功能评价
☐ 观察糖皮质激素不良反应（血压、胃肠道反应、电解质紊乱等）</td></tr>
<tr><td colspan="2">病历书写</td><td>☐ 入院 8 小时内完成首次病程记录
☐ 入院 24 小时内完成入院记录</td><td>☐ 入院 48 小时内完成主管医师查房记录
☐ 入院 72 小时内完成主诊医师查房记录</td></tr>
<tr><td colspan="2">知情同意</td><td>☐ 病情告知
☐ 患儿家长签署授权委托书
☐ 患儿家长在入院记录单上签字
☐ 签署特殊用药知情同意书</td><td>☐ 病情告知</td></tr>
<tr><td colspan="2">其他</td><td>☐ 确定药物治疗方案
☐ 如患儿病情重，应及时通知上级医师</td><td>☐ 对症治疗</td></tr>
<tr><td rowspan="5">重点医嘱</td><td rowspan="4">长期医嘱</td><td>护理医嘱</td><td>☐ 儿科护理常规
☐ 护理等级：一级护理或二级护理
☐ 陪护</td><td>☐ 儿科护理常规
☐ 护理等级：一级护理或二级护理
☐ 陪护</td></tr>
<tr><td>处置医嘱</td><td>☐ 静脉抽血
☐ 静脉输液</td><td></td></tr>
<tr><td>膳食医嘱</td><td>☐ 母乳喂养
☐ 婴儿辅食
☐ 幼儿软食
☐ 儿科普食
☐ 低盐低脂低蛋白饮食</td><td></td></tr>
<tr><td>药物医嘱</td><td>☐ 胆碱酯酶抑制药（溴吡斯的明）
☐ 对症治疗</td><td>☐ 胆碱酯酶抑制药
☐ 结核菌素试验阴性后开始激素治疗
☐ 根据情况可选用免疫球蛋白或其他免疫抑制药治疗</td></tr>
<tr><td>临时医嘱</td><td>检查检验</td><td>☐ 血常规
☐ 尿常规
☐ 粪常规
☐ 血生化检验项目
☐ 血清四项
☐ 血风湿相关自身抗体
☐ 红细胞沉降率</td><td></td></tr>
</table>

（续　表）

		□ C反应蛋白 □ 结核菌素试验 □ X线胸片 □ 心电图 □ 胸腺CT(平扫＋增强) □ 肌电图＋神经传导速度＋重频电刺激(低频、高频) □ 甲硫酸新斯的明试验 □ 血免疫球蛋白(必要时) □ 淋巴细胞亚群(必要时) □ 血气分析(必要时) □ 肿瘤标志物(必要时) □ 甲状腺功能(必要时) □ 乙酰胆碱受体(AchR)抗体检查(必要时)	
	药物医嘱	□ 甲硫酸新斯的明注射液	
	处置医嘱		
主要护理工作	健康宣教	□ 入院宣教:介绍责任护士,病区环境、设施、规章制度、基础护理服务项目 □ 进行护理安全指导 □ 进行等级护理、活动范围指导 □ 进行饮食指导 □ 进行用药指导 □ 进行关于疾病知识的宣教	□ 观察患儿的一般情况 □ 肢体肌力、吞咽功能评价 □ 观察糖皮质激素不良反应(血压、胃肠道反应、电解质紊乱等)
	护理处置	□ 患儿身份核对 □ 佩戴腕带 □ 建立入院病历,通知医师 □ 询问病史,填写护理记录单首页 □ 测量基本生命体征 □ 观察病情 □ 抽血 □ 输液 □ 心理护理与生活护理 □ 妥善固定各种管道 □ 根据评估结果采取相应的护理措施 □ 通知次日检查项目及检查注意事项	
	护理评估	□ 入院护理评估 □ 入院宣教 □ 叮嘱患儿卧床休息,定时测量体温 □ 营养评估 □ 疼痛评估 □ 康复评估	□ 风险评估:评估有无跌倒、坠床、褥疮、导管滑脱、液体外渗的风险 □ 观察体温波动及一般状况 □ 观察药物不良反应(皮疹、胃肠道反应)
	专科护理	□ 保持呼吸道通畅	□ 指导康复训练 □ 观察使用特殊药物时的反应

（续　表）

	饮食指导	□ 根据医嘱通知配餐员准备膳食 □ 协助患儿进餐		□ 协助患儿进餐		
	活动体位	□ 根据护理等级指导活动		□ 根据护理等级指导活动		
	洗浴要求	□ 卫生整理：更衣、剪短指甲		□ 协助患儿晨、晚间护理		
病情变异记录		□ 无　□ 有，原因： □ 患儿　□ 疾病　□ 医疗 □ 护理　□ 保障　□ 管理		□ 无　□ 有，原因： □ 患儿　□ 疾病　□ 医疗 □ 护理　□ 保障　□ 管理		
护士签名		白班	小夜班	大夜班	白班	小夜班	大夜班
医师签名							
时间		住院第 6－13 天		住院第 14－21 天		
主要诊疗工作	病情评估	□ 危险性分层，监护强度和治疗效果评估		□ 危险性分层，监护强度和治疗效果评估		
	制度落实	□ 上级医师查房 □ 专科会诊（必要时）		□ 上级医师查房，同意其出院 □ 完成出院小结 □ 出院宣教		
	病历书写	□ 上级医师查房记录 □ 完成病程记录，详细记录医嘱变动情况（原因和更改内容） □ 评估患儿治疗效果		□ 完成出院小结		
	其他			□ 出院带药 □ 门诊随诊		
重点医嘱	长期医嘱　护理医嘱					
	长期医嘱　处置医嘱					
	长期医嘱　膳食医嘱					
	长期医嘱　药物医嘱	□ 胆碱酯酶抑制药（溴吡斯的明） □ 调整糖皮质激素剂量 □ 对症治疗				
	临时医嘱　检查检验	□ 血常规 □ 血生化检验项目				
	临时医嘱　药物医嘱			□ 出院带药		
	临时医嘱　处置医嘱			□ 出院		
主要护理工作	健康宣教	□ 疾病宣教		□ 出院宣教		
	护理处置	□ 观察病情变化 □ 肢体肌力、吞咽功能评价 □ 观察糖皮质激素不良反应（血压、胃肠道反应、电解质紊乱等）				
	护理评估	□ 观察患儿的一般情况 □ 肢体肌力、吞咽功能评价				

（续　表）

<table>
<tr><td rowspan="4"></td><td>专科护理</td><td colspan="3">□ 指导康复训练
□ 观察使用特殊药物时的表现及不良反应</td><td colspan="3">□ 生活护理与心理护理
□ 指导康复训练</td></tr>
<tr><td>饮食指导</td><td colspan="3">□ 协助患儿进餐</td><td colspan="3"></td></tr>
<tr><td>活动体位</td><td colspan="3">□ 根据护理等级指导活动</td><td colspan="3"></td></tr>
<tr><td>洗浴要求</td><td colspan="3"></td><td colspan="3"></td></tr>
<tr><td colspan="2">病情变异记录</td><td colspan="3">□ 无　□ 有，原因：
□ 患儿　□ 疾病　□ 医疗
□ 护理　□ 保障　□ 管理</td><td colspan="3">□ 无　□ 有，原因：
□ 患儿　□ 疾病　□ 医疗
□ 护理　□ 保障　□ 管理</td></tr>
<tr><td colspan="2" rowspan="2">护士签名</td><td>白班</td><td>小夜班</td><td>大夜班</td><td>白班</td><td>小夜班</td><td>大夜班</td></tr>
<tr><td></td><td></td><td></td><td></td><td></td><td></td></tr>
<tr><td colspan="2">医师签名</td><td colspan="3"></td><td colspan="3"></td></tr>
</table>

第十一节　高热惊厥止惊临床路径

一、高热惊厥止惊临床路径标准住院流程

（一）适用对象

第一诊断为高热惊厥（ICD-10：R56.001）行解痉治疗的患儿。

（二）诊断依据

根据《临床诊疗指南——小儿内科分册》（中华医学会编著，人民卫生出版社）和《诸福棠实用儿科学（第8版）》（胡亚美等主编，人民卫生出版社）。

1. 好发年龄为6个月至6岁。
2. 发病24小时内、体温突然升高时出现惊厥，发作后不遗留任何神经系统症状和体征。
3. 多为上呼吸道感染诱发，少数为消化道感染或出疹性疾病所引起。
4. 除外其他惊厥性疾病。
5. 若有高热惊厥既往史更支持本病诊断。

（三）选择治疗方案的依据

根据《临床诊疗指南——小儿内科分册》（中华医学会编著，人民卫生出版社）和《诸福棠实用儿科学（第8版）》（胡亚美等主编，人民卫生出版社）。

1. 尽快控制惊厥发作、预防惊厥复发。
2. 控制体温，同时寻找发热的原因并予以治疗。

（四）标准住院日为5～7天

（五）进入路径标准

1. 第一诊断必须符合高热惊厥（ICD-10：R56.001）。
2. 当患儿同时具有其他疾病诊断，只要住院期间不需要特殊处理，也不影响第一诊断的临床路径流程实施时，可以进入路径。

（六）入院评估

1. 必须检查的项目

(1)血常规、尿常规、粪常规。

(2)生化全项(电解质＋肝功能、肾功能＋心肌酶)。

2. 根据患儿病情可选择的检查项目　可选择脑脊液、脑电图(最好热退 1 周后)、X 线胸片、心电图、头颅 MRI 等检查。

3. 营养评估　根据《解放军总医院新入院患者营养风险筛查表(NRS-2002)》为新入院患儿进行营养评估,评分≥3 分者给予处置,必要时申请营养科医师会诊。

4. 疼痛评估　根据《VAS 评分》实施疼痛评估,评分＞7 分者给予处置,必要时申请疼痛科医师会诊。

5. 康复评估　根据《入院患者康复筛查和评估表》,在新入院患儿入院后 24 小时内进行康复筛查和评估。任何一项结果为“是”,则申请康复科医师会诊。

(七)抗菌药物的选择与选用

合并细菌感染者使用抗菌药物:按照《抗菌药物临床应用指导原则(2015 年版)》(国卫办医发[2015]43 号)执行。

(八)治疗方案与药物选择

1. 如患儿惊厥尚未停止,应缓慢静脉注射地西泮 0.25～0.5mg/kg,最大量不超过 10mg。

2. 给予退热药物并结合物理降温。

3. 根据病情和辅助检查结果给予抗病毒药物和(或)抗菌药物。

(九)必须复查的检查项目

1. 血常规。

2. 肝功能、肾功能、心肌酶、电解质。

(十)出院标准

1. 未再发生惊厥。

2. 体温正常超过 24 小时。

(十一)变异及原因分析

1. 惊厥频繁发作,考虑为中枢神经系统感染或癫痫等其他中枢神经系统疾病。

2. 治疗过程中呼吸道感染加重,导致住院时间延长,医疗费用增加。

二、高热惊厥止惊临床路径表单

<table>
<tr><td colspan="2">适用对象</td><td colspan="3">第一诊断为高热惊厥(ICD-10:R56.001)行解惊治疗的患儿</td></tr>
<tr><td colspan="2">患儿基本信息</td><td colspan="2">姓名:____　性别:____　年龄:__　门诊号:____
住院号:______　过敏史:______
住院日期:__年__月__日　出院日期:__年__月__日</td><td>标准住院日:5～7 天</td></tr>
<tr><td colspan="2">时间</td><td>住院第 1—2 天</td><td colspan="2">住院第 3—5 天</td></tr>
<tr><td>主要诊疗工作</td><td>制度落实</td><td>□ 入院 2 小时内经治医师或值班医师完成接诊
□ 入院 24 小时内主管医师查房</td><td colspan="2">□ 上级医师查房
□ 完成病程记录
□ 根据送检项目报告,及时向上级医师汇报,并给予相应处理
□ 入院 48 小时内主诊医师完成检诊</td></tr>
</table>

（续　表）

<table>
<tr><td rowspan="4"></td><td colspan="2">病情评估</td><td>□ 经治医师询问病史及体格检查
□ 营养评估
□ 疼痛评估
□ 康复评估
□ 危险性分层，监护强度和治疗效果评估（根据病情选择腰椎穿刺检查）</td><td>□ 危险性分层，监护强度和治疗效果评估</td></tr>
<tr><td colspan="2">病历书写</td><td>□ 入院 8 小时内完成首次病程记录
□ 入院 24 小时内完成入院记录</td><td>□ 入院 48 小时内完成主管医师查房记录
□ 入院 72 小时内完成主诊医师查房记录</td></tr>
<tr><td colspan="2">知情同意</td><td>□ 病情告知
□ 患儿家长签署授权委托书
□ 患儿家长在入院记录单上签字
□ 签署病危病重告知书（病危、病重患儿）
□ 签署特殊用药知情同意书</td><td>□ 病情告知</td></tr>
<tr><td colspan="2">手术治疗</td><td>□ 腰椎穿刺术</td><td></td></tr>
<tr><td rowspan="6">重点医嘱</td><td rowspan="4">长期医嘱</td><td>护理医嘱</td><td>□ 儿科护理常规
□ 护理等级：一级护理或二级护理
□ 陪护</td><td>□ 按儿科护理常规
□ 护理等级：一级护理或二级护理
□ 陪护</td></tr>
<tr><td>处置医嘱</td><td>□ 静脉抽血
□ 静脉输液</td><td></td></tr>
<tr><td>膳食医嘱</td><td>□ 母乳喂养
□ 婴儿辅食
□ 幼儿软食
□ 儿科普食
□ 低盐低脂低蛋白饮食</td><td></td></tr>
<tr><td>药物医嘱</td><td>□ 抗生素和（或）抗病毒药物
□ 止惊药物治疗（水合氯醛、地西泮）
□ 退热药物治疗（布洛芬、对乙酰氨基酚）</td><td>□ 抗生素和（或）抗病毒药物</td></tr>
<tr><td rowspan="2">临时医嘱</td><td>检查检验</td><td>□ 血常规
□ 尿常规
□ 粪常规
□ 肝功能、肾功能、心肌酶、电解质
□ 脑脊液（必要时）
□ 脑电图（必要时）
□ X 线胸片（必要时）
□ 心电图（必要时）
□ 头颅 MRI（必要时）</td><td></td></tr>
<tr><td>处置医嘱</td><td>□ 腰椎穿刺术（必要时）</td><td></td></tr>
<tr><td>主要护理工作</td><td colspan="2">健康宣教</td><td>□ 入院宣教：介绍责任护士，病区环境、设施、规章制度、基础护理服务项目
□ 进行护理安全指导
□ 进行等级护理、活动范围指导
□ 进行饮食指导
□ 进行用药指导</td><td></td></tr>
</table>

（续　表）

		□ 进行关于疾病知识的宣教				
	护理处置	□ 患儿身份核对 □ 佩戴腕带 □ 建立入院病历，通知医师 □ 询问病史，填写护理记录单首页 □ 测量基本生命体征 □ 观察病情 □ 抽血 □ 输液 □ 心理护理与生活护理 □ 妥善固定各种管道 □ 根据评估结果采取相应的护理措施 □ 通知次日检查项目及检查注意事项			□ 观察患儿的一般情况 □ 观察有无并发症 □ 观察抗生素不良反应（皮疹、胃肠道反应等） □ 观察体温波动 □ 观察有无惊厥发生	
	护理评估	□ 入院护理评估 □ 入院宣教 □ 定时测量体温 □ 保持气道通畅 □ 营养评估 □ 疼痛评估 □ 康复评估			□ 风险评估：评估有无跌倒、坠床、褥疮、导管滑脱、液体外渗的风险	
	专科护理	□ 观察意识情况及抽搐时表现 □ 注意呼吸道是否通畅			□ 观察意识情况及抽搐时表现及次数 □ 抽搐时避免用力按压引起骨折	
	饮食指导	□ 根据医嘱通知配餐员准备膳食 □ 协助患儿进餐			□ 协助患儿进餐	
	活动体位	□ 根据护理等级指导活动			□ 根据护理等级指导活动	
	洗浴要求	□ 卫生整理：更衣、剪短指甲			□ 协助患儿晨、晚间护理	
病情变异记录		□ 无　□ 有，原因： □ 患儿　□ 疾病　□ 医疗 □ 护理　□ 保障　□ 管理			□ 无　□ 有，原因： □ 患儿　□ 疾病　□ 医疗 □ 护理　□ 保障　□ 管理	
护士签名		白班	小夜班	大夜班	白班	小夜班	大夜班
医师签名						
时间		住院第 6－7 天（出院日）				
主要诊疗工作	制度落实	□ 上级医师查房，同意其出院 □ 完成出院小结 □ 出院宣教				
	病历书写	□ 完成出院小结 □ 出院宣教				
	其他	□ 出院宣教				

（续　表）

<table>
<tr><td rowspan="7">重点医嘱</td><td rowspan="4">长期医嘱</td><td>护理医嘱</td><td colspan="3"></td><td colspan="3"></td></tr>
<tr><td>处置医嘱</td><td colspan="3"></td><td colspan="3"></td></tr>
<tr><td>膳食医嘱</td><td colspan="3"></td><td colspan="3"></td></tr>
<tr><td>药物医嘱</td><td colspan="3">□ 出院带药</td><td colspan="3"></td></tr>
<tr><td rowspan="3">临时医嘱</td><td>检查检验</td><td colspan="3">□ 血常规
□ 生化检验项目</td><td colspan="3"></td></tr>
<tr><td>药物医嘱</td><td colspan="3"></td><td colspan="3"></td></tr>
<tr><td>处置医嘱</td><td colspan="3">□ 出院</td><td colspan="3"></td></tr>
<tr><td>主要护理工作</td><td colspan="2">健康宣教</td><td colspan="3">□ 出院宣教</td><td colspan="3"></td></tr>
<tr><td colspan="3">病情变异记录</td><td colspan="3">□ 无　□ 有，原因：
□ 患儿　□ 疾病　□ 医疗
□ 护理　□ 保障　□ 管理</td><td colspan="3">□ 无　□ 有，原因：
□ 患儿　□ 疾病　□ 医疗
□ 护理　□ 保障　□ 管理</td></tr>
<tr><td colspan="3" rowspan="2">护士签名</td><td>白班</td><td>小夜班</td><td>大夜班</td><td></td><td></td><td></td></tr>
<tr><td></td><td></td><td></td><td></td><td></td><td></td></tr>
<tr><td colspan="3">医师签名</td><td colspan="3"></td><td colspan="3"></td></tr>
</table>

第十二节　急性小脑共济失调免疫抑制治疗临床路径

一、急性小脑共济失调免疫抑制治疗临床路径标准住院流程

（一）适用对象

第一诊断为急性小脑共济失调（ICD-10：G11.904）抗共济失调治疗的患儿。

（二）诊断依据

根据《临床诊疗指南——小儿内科分册》（中华医学会编著，人民卫生出版社）和《诸福棠实用儿科学（第8版）》（胡亚美等主编，人民卫生出版社）。

1. 急性发病，可有前驱病毒感染。

2. 以步态异常、震颤及眼球运动异常等小脑性共济失调症状为主要表现，神经系统的其他症状少见，全身症状不重。

3. 脑脊液正常或轻度细胞增多。

4. 无占位病变症候，无代谢性疾病或中毒性疾病。

5. 经过良好。

（三）选择治疗方案的依据

根据《临床诊疗指南——小儿内科分册》（中华医学会编著，人民卫生出版社）和《诸福棠实

用儿科学(第 8 版)》(胡亚美等主编,人民卫生出版社)。

1. 糖皮质激素。

2. 大剂量人免疫球蛋白静脉滴注。

3. 对症治疗及预防并发症。

4. 恢复期进行康复训练。

(四)标准住院日为 14～21 天

(五)进入路径标准

1. 第一诊断必须符合急性小脑共济失调(ICD-10:G11.904)。

2. 当患儿同时具有其他疾病诊断,只要住院期间不需要特殊处理,也不影响第一诊断的临床路径流程实施时,可以进入路径。

(六)入院评估

1. 必须检查的项目

(1)血常规、尿常规、粪常规。

(2)血生化检验项目、血清四项。

(3)结核菌素试验、X 线胸片、心电图。

(4)脑脊液:常规、生化、免疫球蛋白、碱性髓鞘蛋白、寡克隆区带、24 小时 IgG 合成率。

(5)脑电图检查。

(6)头颅 CT 或 MRI 检查。

2. 根据患儿病情可选择的检查项目　可选择行血、尿代谢病筛查,抗癫痫药物血药浓度、血免疫球蛋白、淋巴细胞亚群、红细胞沉降率、C 反应蛋白等检查。

3. 营养评估　根据《解放军总医院新入院患者营养风险筛查表(NRS-2002)》为新入院患儿进行营养评估,评分≥3 分者给予处置,必要时申请营养科医师会诊。

4. 疼痛评估　根据《VAS 评分》实施疼痛评估,评分＞7 分者给予处置,必要时申请疼痛科医师会诊。

5. 康复评估　根据《入院患者康复筛查和评估表》在新入院患儿入院后 24 小时内进行康复筛查和评估。任何一项结果为“是”,则申请康复科医师会诊。

(七)抗菌药物的选择与选用

合并细菌感染者使用抗菌药物:按照《抗菌药物临床应用指导原则(2015 年版)》(国卫办医发[2015]43 号)执行。

(八)治疗方案与药物选择

1. 糖皮质激素:甲泼尼龙 20mg/(kg・d),连用 3 天,改为泼尼松口服 1～1.5mg/(kg・d),根据病情逐渐减量,总疗程为 1 个月。

2. 大剂量人免疫球蛋白静脉滴注:有条件者可酌情选用,剂量为 400mg/(kg・d),连用 5 天。

3. 对症治疗及预防并发症。

4. 恢复期进行康复训练。

(九)必须复查的检查项目

血常规、血生化检验项目。

(十)出院标准

1. 病情稳定或好转。

2. 没有需要住院治疗的并发症。

(十一)变异及原因分析

1. 激素治疗会出现高血压、糖尿病、增加感染等并发症,可能会延长住院时间并增加医疗费用。

2. 住院后伴发其他严重疾病且病情不稳定者,导致住院时间延长并增加医疗费用。

二、急性小脑共济失调免疫抑制治疗临床路径表单

<table>
<tr><td colspan="2">适用对象</td><td colspan="2">第一诊断为急性小脑共济失调(ICD-10:G11.904)抗共济失调治疗的患儿</td></tr>
<tr><td colspan="2">患儿基本信息</td><td colspan="2">姓名:____ 性别:____ 年龄:__ 门诊号:____
住院号:______ 过敏史:______
住院日期:__年__月__日 出院日期:__年__月__日
标准住院日:14～21 天</td></tr>
<tr><td colspan="2">时间</td><td>住院第 1－2 天</td><td>住院第 3－5 天</td></tr>
<tr><td rowspan="6">主要诊疗工作</td><td>制度落实</td><td>□ 入院 2 小时内经治医师或值班医师完成接诊
□ 入院 24 小时内主管医师查房</td><td>□ 上级医师查房
□ 根据送检项目报告,及时向上级医师汇报,并给予相应处理
□ 根据脑脊液检查结果指导进一步治疗
□ 向患儿及其家长解释检查结果及治疗方案
□ 入院 48 小时内主诊医师完成检诊</td></tr>
<tr><td>病情评估</td><td>□ 经治医师询问病史及体格检查
□ 营养评估
□ 疼痛评估
□ 康复评估
□ 危险性分层,监护强度和治疗效果评估</td><td>□ 危险性分层,监护强度和治疗效果评估</td></tr>
<tr><td>病历书写</td><td>□ 入院 8 小时内完成首次病程记录
□ 入院 24 小时内完成入院记录</td><td>□ 入院 48 小时内完成主管医师查房记录
□ 入院 72 小时内完成主诊医师查房记录
□ 病情平稳者每 3 天记录 1 次病程,病情变化时随时记录病程</td></tr>
<tr><td>知情同意</td><td>□ 病情告知
□ 患儿家长签署授权委托书
□ 患儿家长在入院记录单上签字
□ 签署病危病重告知书(病危、病重患儿)</td><td>□ 病情告知</td></tr>
<tr><td>手术治疗</td><td>□ 腰椎穿刺术</td><td></td></tr>
<tr><td>其他</td><td>□ 及时通知上级医师检诊
□ 监测血压</td><td>□ 请示上级医师指导治疗
□ 监测血压</td></tr>
</table>

（续　表）

重点医嘱	长期医嘱	护理医嘱	□ 儿科护理常规 □ 护理等级：一级护理或二级护理 □ 陪护	□ 儿科护理常规 □ 护理等级：一级护理或二级护理 □ 陪护
		处置医嘱	□ 静脉抽血 □ 静脉输液	
		膳食医嘱	□ 母乳喂养 □ 婴儿辅食 □ 幼儿软食 □ 儿科普食 □ 低盐低脂低蛋白饮食	
		药物医嘱	□ 可选用大剂量人免疫球蛋白（酌情选用）	□ 结核菌素试验阴性后开始甲泼尼龙冲击治疗
	临时医嘱	检查检验	□ 血常规 □ 尿常规 □ 粪常规 □ 血生化检验项目 □ 血清四项 □ 结核菌素试验 □ X 线胸片 □ 心电图 □ 脑脊液：常规、生化、免疫球蛋白、碱性髓鞘蛋白、寡克隆区带、24 小时 IgG 合成率 □ 脑电图 □ 头颅 CT 或 MRI 检查 □ 血、尿代谢病筛查（必要时） □ 抗癫痫药血药浓度（必要时） □ 血免疫球蛋白（必要时） □ 淋巴细胞亚群（必要时） □ 红细胞沉降率（必要时） □ C 反应蛋白（必要时）	
		药物医嘱	□ 结核菌素试验	
		处置医嘱	□ 皮内注射	
主要护理工作	健康宣教		□ 入院宣教：介绍责任护士，病区环境、设施、规章制度、基础护理服务项目 □ 进行护理安全指导 □ 进行等级护理、活动范围指导 □ 进行饮食指导 □ 进行用药指导 □ 进行关于疾病知识的宣教	
	护理处置		□ 患儿身份核对 □ 佩戴腕带 □ 建立入院病历，通知医师	

（续　表）

<table>
<tr><td rowspan="7"></td><td></td><td colspan="3">□ 询问病史，填写护理记录单首页
□ 测量基本生命体征
□ 观察病情
□ 抽血
□ 输液
□ 心理护理与生活护理
□ 妥善固定各种管道
□ 根据评估结果采取相应的护理措施
□ 通知次日检查项目及检查注意事项</td><td colspan="3">□ 观察病情变化</td></tr>
<tr><td>护理评估</td><td colspan="3">□ 入院护理评估
□ 入院宣教
□ 定时测量体温
□ 保持气道通畅
□ 营养评估
□ 疼痛评估
□ 康复评估</td><td colspan="3">□ 风险评估：评估有无跌倒、坠床、褥疮、导管滑脱、液体外渗的风险
□ 观察糖皮质激素不良反应（血压、胃肠道反应、电解质紊乱等）</td></tr>
<tr><td>专科护理</td><td colspan="3">□ 保持呼吸道通畅
□ 观察应用激素时的反应
□ 腰椎穿刺后的护理</td><td colspan="3">□ 观察意识及肢体活动情况
□ 给予保护黏膜的药物，避免应激性溃疡的发生
□ 卧床休息，避免磕碰引起损伤</td></tr>
<tr><td>饮食指导</td><td colspan="3">□ 根据医嘱通知配餐员准备膳食
□ 协助患儿进餐</td><td colspan="3">□ 协助患儿进餐</td></tr>
<tr><td>活动体位</td><td colspan="3">□ 根据护理等级指导活动</td><td colspan="3">□ 根据护理等级指导活动</td></tr>
<tr><td>洗浴要求</td><td colspan="3">□ 卫生整理：更衣、剪短指甲</td><td colspan="3">□ 协助患儿晨、晚间护理</td></tr>
<tr><td colspan="2">病情变异记录</td><td colspan="3">□ 无　□ 有，原因：
□ 患儿　□ 疾病　□ 医疗
□ 护理　□ 保障　□ 管理</td><td colspan="3">□ 无　□ 有，原因：
□ 患儿　□ 疾病　□ 医疗
□ 护理　□ 保障　□ 管理</td></tr>
<tr><td colspan="2" rowspan="2">护士签名</td><td>白班</td><td>小夜班</td><td>大夜班</td><td>白班</td><td>小夜班</td><td>大夜班</td></tr>
<tr><td></td><td></td><td></td><td></td><td></td><td></td></tr>
<tr><td colspan="2">医师签名</td><td colspan="3"></td><td colspan="3"></td></tr>
<tr><td colspan="2">时间</td><td colspan="3">住院第 6－13 天</td><td colspan="3">住院第 14－21 天</td></tr>
<tr><td rowspan="6">主要诊疗工作</td><td>制度落实</td><td colspan="3">□ 按时完成病历书写
□ 每周均有主诊医师、主管医师查房记录
□ 注意防治并发症</td><td colspan="3">□ 上级医师查房，同意其出院
□ 完成出院小结
□ 出院宣教</td></tr>
<tr><td>病情评估</td><td colspan="3">□ 上级医师评估治疗效果</td><td colspan="3">□ 上级医师评估是否达到出院标准</td></tr>
<tr><td>病历书写</td><td colspan="3">□ 按时限完成病历记录</td><td colspan="3">□ 完成出院小结</td></tr>
<tr><td>知情同意</td><td colspan="3">□ 病情告知</td><td colspan="3">□ 病情告知</td></tr>
<tr><td>手术治疗</td><td colspan="3"></td><td colspan="3"></td></tr>
<tr><td>其他</td><td colspan="3">□ 病情变化时及时通知上级医师检诊</td><td colspan="3">□ 出院宣教</td></tr>
</table>

（续　表）

<table>
<tr><td rowspan="4">重点医嘱</td><td rowspan="3">长期医嘱</td><td>护理医嘱</td><td colspan="3"></td><td colspan="3"></td></tr>
<tr><td>处置医嘱</td><td colspan="3">□ 对症治疗
□ 监测血压</td><td colspan="3">□ 出院</td></tr>
<tr><td>药物医嘱</td><td colspan="3">□ 继续糖皮质激素治疗</td><td colspan="3">□ 出院带药</td></tr>
<tr><td>临时医嘱</td><td>检查检验</td><td colspan="3">□ 血常规
□ 生化检验项目</td><td colspan="3"></td></tr>
<tr><td rowspan="8">主要护理工作</td><td colspan="2">健康宣教</td><td colspan="3">□ 疾病宣传</td><td colspan="3">□ 出院宣教</td></tr>
<tr><td colspan="2">护理处置</td><td colspan="3">□ 观察病情变化
□ 配合治疗</td><td colspan="3"></td></tr>
<tr><td colspan="2">护理评估</td><td colspan="3">□ 一般评估：生命体征、神志、皮肤、药物过敏史等
□ 专科评估：观察体温及呼吸道情况
□ 风险评估：评估有无跌倒、坠床、褥疮、导管滑脱、液体外渗的风险
□ 心理评估
□ 营养评估
□ 康复评估</td><td colspan="3"></td></tr>
<tr><td colspan="2">专科护理</td><td colspan="3">□ 观察应用激素时的反应
□ 进行康复训练</td><td colspan="3">□ 进行康复训练
□ 心理护理与生活护理</td></tr>
<tr><td colspan="2">饮食指导</td><td colspan="3">□ 根据医嘱通知配餐员准备膳食
□ 协助患儿进餐</td><td colspan="3"></td></tr>
<tr><td colspan="2">活动体位</td><td colspan="3">□ 根据护理等级指导活动</td><td colspan="3"></td></tr>
<tr><td colspan="2">洗浴要求</td><td colspan="3">□ 卫生整理：更衣、剪短指甲</td><td colspan="3"></td></tr>
<tr><td colspan="3">病情变异记录</td><td colspan="3">□ 无　□ 有，原因：
□ 患儿　□ 疾病　□ 医疗
□ 护理　□ 保障　□ 管理</td><td colspan="3">□ 无　□ 有，原因：
□ 患儿　□ 疾病　□ 医疗
□ 护理　□ 保障　□ 管理</td></tr>
<tr><td colspan="3" rowspan="2">护士签名</td><td>白班</td><td>小夜班</td><td>大夜班</td><td>白班</td><td>小夜班</td><td>大夜班</td></tr>
<tr><td></td><td></td><td></td><td></td><td></td><td></td></tr>
<tr><td colspan="3">医师签名</td><td colspan="3"></td><td colspan="3"></td></tr>
</table>

第十三节　婴儿痉挛症促皮质素治疗临床路径

一、婴儿痉挛症促皮质素治疗临床路径标准住院流程

（一）适用对象

第一诊断为婴儿痉挛症（ICD-10：G40.401）需促皮质素（ACTH）治疗的患儿。

(二)诊断依据

根据《临床诊疗指南——小儿内科分册》(中华医学会编著,人民卫生出版社)和《诸福棠实用儿科学(第8版)》(胡亚美等主编,人民卫生出版社)。

婴儿期起病,4～8个月为发作高峰,可出现精神运动发育倒退。

频繁的痉挛发作,主要表现为屈曲性痉挛发作、伸展性痉挛发作和混合性痉挛发作3种形式,以混合性痉挛发作和屈曲性痉挛发作居多。屈曲性痉挛发作时,婴儿呈点头屈曲(或伸腿)状;伸展性发作时呈角弓反张样。痉挛多成串地发作,每串数次或数十次,动作急速,可伴有哭叫,常于嗜睡和刚醒时连续发作。

脑电图示不同步、不对称,并伴有暴发抑制交替倾向的高波幅慢波,混有不规则的多灶性棘波、尖波与多棘慢波,即高幅失律脑电图。

(三)选择治疗方案的依据

根据《临床诊疗指南——小儿内科分册》(中华医学会编著,人民卫生出版社)和《诸福棠实用儿科学(第8版)》(胡亚美等主编,人民卫生出版社)。

1. 促皮质素治疗。

2. 抗癫痫药物。

(四)标准住院日为21～23天

(五)进入路径标准

1. 第一诊断必须符合婴儿痉挛症(ICD-10:G40.401)。

2. 当患儿同时具有其他疾病诊断,只要住院期间不需要特殊处理,也不影响第一诊断的临床路径流程实施时,可以进入路径。

(六)入院评估

1. 必须检查的项目

(1)血常规、尿常规、粪常规。

(2)C反应蛋白、肝功能、肾功能、心肌酶、电解质、结核菌素试验。

(3)血、尿遗传代谢病筛查,血气分析,血乳酸,丙酮酸,血氨。

(4)X线胸片、心电图。

(5)头颅磁共振成像、脑电图。

2. 根据患儿病情可选择的检查项目　根据患儿目前抗癫痫药物使用情况,可查抗癫痫药物血药浓度;根据患儿发作情况,可选择检测血清中吡哆醇浓度。

3. 营养评估　根据《解放军总医院新入院患者营养风险筛查表(NRS-2002)》为新入院患儿进行营养评估,评分≥3分者给予处置,必要时请营养科医师会诊。

4. 疼痛评估　根据《VAS评分》实施疼痛评估,评分>7分者给予处置,必要时请疼痛科医师会诊。

5. 康复评估　根据《入院患者康复筛查和评估表》,在新入院患儿入院后24小时内进行康复筛查和评估。任何一项结果为"是",则请康复科医师会诊。

(七)抗菌药物的选择与选用

合并细菌感染者使用抗菌药物按照《抗菌药物临床应用指导原则(2015年版)》(国卫办医发[2015]43号)执行。

(八)治疗方案与药物选择

1. 促皮质素治疗　促皮质素 25U,每天 1 次,静脉滴注,持续时间>5 小时,连用 14 天。

2. 抗癫痫药物　按照《中华人民共和国药典》执行。

(九)必须复查的检查项目

1. 血常规、肝功能、肾功能、心肌酶、电解质。

2. 脑电图。

(十)出院标准

1. 完成促皮质素的治疗疗程。

2. 无明显药物不良反应及并发症。

3. 发作次数减少或脑电图好转。

(十一)变异及原因分析

1. 对促皮质素治疗不敏感,痉挛控制效果不佳,需调整口服抗癫痫药物。

2. 促皮质素治疗过程中合并感染、电解质紊乱、肝功能、肾功能或心肌损害等,需停药并对症处理,导致住院时间延长,医疗费用增加。

二、婴儿痉挛症促皮质素治疗的临床路径表单

适用对象		第一诊断为婴儿痉挛症(ICD-10:G40.401)行促皮质素治疗的患儿	
患儿基本信息		姓名:____ 性别:____ 年龄:__ 门诊号:____ 住院号:______ 过敏史:______ 住院日期:__年__月__日 出院日期:__年__月__日	标准住院日:21～23 天
时间		住院第 1－2 天	住院第 3 天
主要诊疗工作	制度落实	□ 入院 2 小时内经治医师或值班医师完成接诊 □ 入院 24 小时内主管医师查房	□ 上级医师查房 □ 完成病程记录 □ 根据送检项目报告,及时向上级医师汇报,并给予相应处理 □ 入院 48 小时内主诊医师完成检诊
	病情评估	□ 经治医师询问病史及体格检查 □ 营养评估 □ 疼痛评估 □ 康复评估 □ 危险性分层,监护强度和治疗效果评估(根据病情选择腰椎穿刺检查)	□ 危险性分层,监护强度和治疗效果评估 □ 根据送检项目报告,及时向上级医师汇报,是否行促皮质素治疗 □ 注意观察维生素 B_6 治疗效果
	病历书写	□ 入院 8 小时内完成首次病程记录 □ 入院 24 小时内完成入院记录	□ 入院 48 小时内完成主管医师查房记录 □ 入院 72 小时内完成主诊医师查房记录
	知情同意	□ 病情告知 □ 患儿家长签署授权委托书 □ 患儿家长在入院记录单上签字 □ 签署病危病重告知书(病危、病重患儿) □ 签署特殊用药知情同意书	□ 病情告知
	手术治疗		

（续　表）

重点医嘱	长期医嘱	护理医嘱	□ 儿科护理常规 □ 护理等级：一级护理或二级护理 □ 陪护	□ 按儿科护理常规 □ 护理等级：一级护理或二级护理 □ 陪护
		处置医嘱	□ 静脉抽血 □ 静脉输液	
		膳食医嘱	□ 母乳喂养 □ 婴儿辅食 □ 幼儿软食 □ 儿科普食 □ 低盐低脂低蛋白饮食	
		药物医嘱	□ 维生素 B_6 □ 抗癫痫药物 □ 对症治疗	□ 维生素 B_6 □ 小剂量促皮质素 □ 抗癫痫药物 □ 钙剂 □ 硫酸镁 □ 监测血压 □ 心电监护 □ 对症治疗
	临时医嘱	检查检验	□ 血常规 □ 尿常规 □ 粪常规 □ C 反应蛋白 □ 肝功能、肾功能、心肌酶、电解质 □ 结核菌素试验 □ 血、尿遗传代谢病筛查 □ 血气分析 □ 血乳酸 □ 丙酮酸 □ 血氨 □ X 线胸片 □ 心电图 □ 头颅 MRI □ 脑电图 □ 抗癫痫药物血药浓度（必要时） □ 吡哆醇浓度（必要时）	
主要护理工作	健康宣教		□ 入院宣教：介绍责任护士，病区环境、设施、规章制度、基础护理服务项目 □ 进行护理安全指导 □ 进行等级护理、活动范围指导 □ 进行饮食指导 □ 进行用药指导 □ 进行关于疾病知识的宣教	

（续 表）

	护理处置	□ 患儿身份核对 □ 佩戴腕带 □ 建立入院病历，通知医师 □ 询问病史，填写护理记录单首页 □ 测量基本生命体征 □ 观察病情 □ 抽血 □ 输液 □ 心理护理与生活护理 □ 妥善固定各种管道 □ 根据评估结果采取相应的护理措施 □ 通知次日检查项目及检查注意事项			□ 观察记录痉挛发作形式、发作次数 □ 观察药物不良反应（心率、血压、皮疹、胃肠道反应等）		
	护理评估	□ 入院护理评估 □ 入院宣教 □ 记录痉挛发作形式、发作次数 □ 营养评估 □ 疼痛评估 □ 康复评估			□ 风险评估：评估有无跌倒、坠床、褥疮、导管滑脱、液体外渗的风险		
	专科护理	□ 观察意识情况及抽搐时表现 □ 观察呼吸道是否通畅 □ 告知腰椎穿刺后的注意事项 □ 抽搐时注意是否用力按压引起骨折			□ 观察意识情况及抽搐时表现 □ 观察用药时的反应 □ 告知行脑电图时的注意事项及观察		
	饮食指导	□ 根据医嘱通知配餐员准备膳食 □ 协助患儿进餐			□ 协助患儿进餐		
	活动体位	□ 根据护理等级指导活动			□ 根据护理等级指导活动		
	洗浴要求	□ 卫生整理：更衣、剪短指甲			□ 协助患儿晨、晚间护理		
病情变异记录		□ 无 □ 有，原因： □ 患儿 □ 疾病 □ 医疗 □ 护理 □ 保障 □ 管理			□ 无 □ 有，原因： □ 患儿 □ 疾病 □ 医疗 □ 护理 □ 保障 □ 管理		
护士签名		白班	小夜班	大夜班	白班	小夜班	大夜班
医师签名							
时间		住院 4－20 天			住院第 21－23 天（出院日）		
主要诊疗工作	制度落实	□ 上级医师查房 □ 完成病程记录，详细记录医嘱变动情况（原因和更改内容）			□ 上级医师查房，同意其出院 □ 完成出院小结 □ 出院宣教		
	病历书写	□ 按时完成病历书写 □ 每周有主诊医师、主管医师查房记录			□ 完成出院小结		
	其他						

（续　表）

<table>
<tr><td rowspan="7">重点医嘱</td><td rowspan="5">长期医嘱</td><td>护理医嘱</td><td>□ 观察记录痉挛发作形式、发作次数
□ 有无合并感染情况
□ 观察药物不良反应（心率、血压、皮疹、胃肠道反应等）</td><td>□ 出院宣教</td></tr>
<tr><td>处置医嘱</td><td>□ 血压监测</td><td></td></tr>
<tr><td>膳食医嘱</td><td></td><td></td></tr>
<tr><td>药物医嘱</td><td>□ 小剂量促皮质素
□ 抗癫痫药物
□ 钙剂
□ 硫酸镁
□ 监测血压
□ 心电监护</td><td></td></tr>
<tr><td>其他</td><td>□ 对症治疗</td><td>□ 出院带药</td></tr>
<tr><td>临时医嘱</td><td>检查检验</td><td>□ 血常规
□ 肝功能、肾功能、心肌酶、电解质
□ 脑电图</td><td></td></tr>
<tr><td rowspan="7">主要护理工作</td><td colspan="2">健康宣教</td><td>□ 疾病宣传</td><td></td></tr>
<tr><td colspan="2">护理处置</td><td>□ 患儿身份核对
□ 佩戴腕带
□ 建立入院病历，通知医师
□ 询问病史，填写护理记录单首页
□ 测量基本生命体征
□ 观察病情
□ 抽血
□ 输液
□ 心理护理与生活护理
□ 妥善固定各种管道
□ 根据评估结果采取相应的护理措施
□ 通知次日检查项目及检查注意事项</td><td>□ 出院宣教</td></tr>
<tr><td colspan="2">护理评估</td><td>□ 观察记录痉挛发作形式、发作次数
□ 有无合并感染情况
□ 观察药物不良反应（心率、血压、皮疹、胃肠道反应等）</td><td></td></tr>
<tr><td colspan="2">专科护理</td><td>□ 应用激素时观察生命体征的变化
□ 观察抽搐的发作形式有无改变</td><td>□ 生活及饮食指导
□ 康复训练</td></tr>
<tr><td colspan="2">饮食指导</td><td>□ 根据医嘱通知配餐员准备膳食
□ 协助患儿进餐</td><td>□ 协助患儿进餐</td></tr>
<tr><td colspan="2">活动体位</td><td>□ 根据护理等级指导活动</td><td></td></tr>
<tr><td colspan="2">洗浴要求</td><td>□ 卫生整理：更衣、剪短指甲</td><td></td></tr>
</table>

（续　表）

<table>
<tr><td>病情变异记录</td><td colspan="3">□ 无　□ 有，原因：
□ 患儿　□ 疾病　□ 医疗
□ 护理　□ 保障　□ 管理</td><td colspan="3">□ 无　□ 有，原因：
□ 患儿　□ 疾病　□ 医疗
□ 护理　□ 保障　□ 管理</td></tr>
<tr><td rowspan="2">护士签名</td><td>白班</td><td>小夜班</td><td>大夜班</td><td></td><td></td><td></td></tr>
<tr><td></td><td></td><td></td><td></td><td></td><td></td></tr>
<tr><td>医师签名</td><td colspan="3"></td><td colspan="3"></td></tr>
</table>

第十四节　儿童病毒性脑炎抗病毒临床路径

一、儿童病毒性脑炎抗病毒临床路径标准住院流程

（一）适用对象

第一诊断为病毒性脑炎（ICD-10：A83-A86/B00.401†G05.101＊）抗病毒治疗的患儿。

（二）诊断依据

根据《临床诊疗指南——小儿内科分册》（中华医学会编著，人民卫生出版社）和《诸福棠实用儿科学（第 8 版）》（胡亚美等主编，人民卫生出版社）。

1. 症状

（1）不同病毒所致脑组织病变部位及程度不同，临床表现可多种多样，轻重不一。

（2）病毒感染的一般性表现：发热、头痛、全身不适、食欲缺乏等。

（3）颅高压表现：头痛、喷射状呕吐，可出现血压增高、心动过缓、呼吸暂停或过度通气，重症患儿可出现去皮质强直或去大脑强直甚至脑疝。

（4）脑实质功能障碍：可出现嗜睡、反应迟钝、谵妄、昏迷等不同程度的意识障碍，精神症状、惊厥、震颤、失语、共济失调、偏瘫等，锥体束征常阳性。

（5）伴随症状：一些呼吸道病毒感染可出现皮疹，肠道病毒感染可合并疱疹性咽峡炎、心肌炎，流行性腮腺炎病毒感染可有腮腺、颌下腺肿大。

2. 体征

（1）精神反应差，神志改变，不同程度的意识障碍，可出现血压升高，心动过缓、呼吸暂停或过度通气。

（2）小婴儿查体见前囟门饱满，面色青灰、精神萎靡，眼神运动不灵活，可出现脑膜刺激征、病理征阳性。

（3）可有体温升高，脑神经麻痹、偏瘫，个别患儿可出现感觉异常或尿潴留等。

3. 实验室检查

（1）血常规：白细胞计数正常，淋巴细胞增高。

（2）脑脊液：典型改变为外观清亮，压力正常或稍高，细胞数多在（10～500）$\times 10^6$/L，以淋巴细胞为主，蛋白轻至中度增高，糖和氯化物正常；脑脊液病毒分离、病毒抗原或抗体检测有助于确定病原。

（3）脑电图：可见局灶性或多灶性、弥漫性高幅慢波及棘波。

(4)头颅 CT 或 MRI 检查：有助于判断病变部位和病变程度，与其他疾病鉴别。

(三)选择治疗方案的依据

根据《临床诊疗指南——小儿内科分册》(中华医学会编著，人民卫生出版社)和《诸福棠实用儿科学(第 8 版)》(胡亚美等主编，人民卫生出版社)。

1. 一般治疗。

2. 抗病毒治疗。

3. 对症治疗。

(四)标准住院日为 14～21 天

(五)进入路径标准

1. 第一诊断必须符合病毒性脑炎疾病(ICD-10：A83-A86/B00.401†G05.101 *)。

2. 当患儿同时具有其他疾病诊断，只要住院期间不需要特殊处理，也不影响第一诊断的临床路径流程实施时，可以进入路径。

(六)入院评估

1. 必须检查的项目

(1)血常规、尿常规、粪常规。

(2)脑脊液常规、生化、涂片、培养及病毒抗体检测。

(3)血生化检验项目、血清四项、红细胞沉降率、C 反应蛋白、结核三项。

(4)结核菌素试验、X 线胸片、心电图检查。

(5)头颅 CT 或 MRI 检查。

2. 根据患儿病情可选择的检查项目　可选择行血免疫球蛋白、淋巴细胞亚群、血气分析、凝血四项、脑电图、眼底、诱发电位等检查。

3. 营养评估　根据《解放军总医院新入院患者营养风险筛查表(NRS-2002)》为新入院患儿进行营养评估，评分≥3 分者给予处置，必要时请营养科医师会诊。

4. 疼痛评估　根据《VAS 评分》实施疼痛评估，评分＞7 分者给予处置，必要时请疼痛科医师会诊。

5. 康复评估　根据《入院患者康复筛查和评估表》，在新入院患儿入院后 24 小时内进行康复筛查和评估。任何一项结果为“是”，则请康复科医师会诊。

(七)抗菌药物的选择与选用

合并细菌感染者使用抗菌药物：按照《抗菌药物临床应用指导原则(2015 年版)》(国卫办医发[2015]43 号)执行。

(八)治疗方案与药物选择

1. 一般治疗　急性期应卧床休息，加强护理，避免发生严重并发症。抗生素对本病无效，只用于伴发细菌感染时。

2. 抗病毒治疗　阿昔洛韦或更昔洛韦；也可酌情应用重组人干扰素。

3. 对症治疗　降颅压、镇痛、镇静、止痉、保肝等治疗。

(九)必须复查的检查项目

1. 血常规、血生化(包括肝功能、肾功能、电解质)。

2. 脑脊液常规及涂片、培养。

3. 脑电图、头颅 CT 或 MRI 检查。

(十)出院标准

1. 临床症状好转。

2. 脑脊液好转或恢复。

3. 并发症稳定或控制。

(十一)变异及原因分析

1. 住院期间合并呼吸道感染、消化道感染等并发症，导致住院时间延长、费用增加。

2. 病情加重，累及呼吸中枢，需应用呼吸机辅助呼吸，可造成住院时间延长和费用增加，退出本路径。

二、儿童病毒性脑膜炎抗病毒临床路径临床路径表单

适用对象		第一诊断为病毒性脑炎(ICD-10:A83-A86/B00.401†G05.101＊)抗病毒治疗的患儿	
患儿基本信息		姓名:____　性别:____　年龄:__　门诊号:____ 住院号:______　过敏史:______ 住院日期:__年__月__日　出院日期:__年__月__日	标准住院日:14～21 天
时间		住院第 1 天	住院第 2—3 天
主要诊疗工作	制度落实	□ 入院 2 小时内经治医师或值班医师完成接诊 □ 入院 24 小时内主管医师查房	□ 上级医师查房 □ 根据送检项目报告，及时向上级医师汇报，并给予相应处理 □ 入院 48 小时内主诊医师完成检诊
	病情评估	□ 经治医师询问病史及体格检查 □ 营养评估 □ 疼痛评估 □ 康复评估 □ 危险性分层，监护强度和治疗效果评估	□ 危险性分层，监护强度和治疗效果评估
	病历书写	□ 入院 8 小时内完成首次病程记录 □ 入院 24 小时内完成入院记录	□ 入院 48 小时内完成主管医师查房记录 □ 入院 72 小时内完成主诊医师查房记录
	知情同意	□ 病情告知 □ 患儿家长签署授权委托书 □ 患儿家长在入院记录单上签字 □ 签署病危病重告知书(病危、病重患儿)	□ 病情告知
	手术治疗	□ 腰椎穿刺术	
	其他	□ 及时通知上级医师检诊 □ 观察穿刺点及周围情况	□ 注意防治并发症

（续　表）

<table>
<tr><td rowspan="7">重点医嘱</td><td rowspan="4">长期医嘱</td><td>护理医嘱</td><td>□ 儿科护理常规
□ 护理等级：一级护理或二级护理
□ 陪护</td><td>□ 儿科护理常规
□ 护理等级：一级护理或二级护理
□ 陪护</td></tr>
<tr><td>处置医嘱</td><td>□ 静脉抽血
□ 静脉输液</td><td></td></tr>
<tr><td>膳食医嘱</td><td>□ 母乳喂养
□ 婴儿辅食
□ 幼儿软食
□ 儿科普食
□ 低盐低脂低蛋白饮食</td><td></td></tr>
<tr><td>药物医嘱</td><td>□ 抗病毒治疗（阿昔洛韦、更昔洛韦）
□ 降颅压（甘露醇）
□ 止惊（水合氯醛、地西泮）
□ 镇痛
□ 保肝（肝功能异常时）
□ 退热</td><td>□ 抗病毒治疗（阿昔洛韦、更昔洛韦）
□ 降颅压（甘露醇）
□ 止惊（水合氯醛、地西泮）
□ 镇痛
□ 保肝
□ 退热</td></tr>
<tr><td rowspan="2">临时医嘱</td><td>检查检验</td><td>□ 血常规
□ 尿常规
□ 粪常规
□ 血生化检验项目
□ C 反应蛋白
□ 血清四项
□ 红细胞沉降率
□ 结核三项
□ 脑脊液常规、生化、涂片、培养
□ 结核菌素试验
□ 心电图
□ 颅脑 CT 或 MRI 检查
□ 血免疫球蛋白（必要时）
□ 淋巴细胞亚群（必要时）
□ 血气分析（必要时）
□ 凝血四项（必要时）
□ 脑电图（必要时）
□ 眼底检查（必要时）
□ 诱发电位（必要时）</td><td></td></tr>
<tr><td>处置医嘱</td><td>□ 血压监测
□ 腰椎穿刺术</td><td>□ 血压监测</td></tr>
</table>

（续　表）

<table>
<tr><td rowspan="8">主要护理工作</td><td>健康宣教</td><td>□ 入院宣教：介绍责任护士，病区环境、设施、规章制度、基础护理服务项目
□ 进行护理安全指导
□ 进行等级护理、活动范围指导
□ 进行饮食指导
□ 进行用药指导
□ 进行关于疾病知识的宣教</td><td></td></tr>
<tr><td>护理处置</td><td>□ 患儿身份核对
□ 佩戴腕带
□ 建立入院病历，通知医师
□ 询问病史，填写护理记录单首页
□ 测量基本生命体征
□ 观察病情
□ 抽血
□ 输液
□ 心理护理与生活护理
□ 妥善固定各种管道
□ 根据评估结果采取相应的护理措施
□ 通知次日检查项目及检查注意事项</td><td>□ 观察体温波动及一般状况
□ 观察生命体征、意识状况、有无颅高压表现及出血倾向</td></tr>
<tr><td>护理评估</td><td>□ 一般评估：生命体征、神志、皮肤、药物过敏史等
□ 风险评估：评估有无跌倒、坠床、褥疮、导管滑脱、液体外渗的风险
□ 心理评估
□ 营养评估
□ 入院护理评估
□ 定时测量体温
□ 保持气道通畅
□ 营养评估
□ 疼痛评估
□ 康复评估</td><td>□ 风险评估：评估有无跌倒、坠床、褥疮、导管滑脱、液体外渗的风险
□ 观察体温波动及一般状况
□ 观察呼吸道症状，保持呼吸道通畅
□ 观察药物不良反应</td></tr>
<tr><td>专科护理</td><td>□ 观察意识情况及呼吸道是否通畅
□ 观察呕吐的性质及量
□ 腰椎穿刺时的护理</td><td>□ 观察意识情况及呼吸道是否通畅
□ 监测血压变化</td></tr>
<tr><td>饮食指导</td><td>□ 根据医嘱通知配餐员准备膳食
□ 协助患儿进餐</td><td>□ 协助患儿进餐</td></tr>
<tr><td>活动体位</td><td>□ 根据护理等级指导活动</td><td>□ 根据护理等级指导活动</td></tr>
<tr><td>洗浴要求</td><td>□ 卫生整理：更衣、剪短指甲</td><td>□ 协助患儿晨、晚间护理</td></tr>
<tr><td colspan="2">病情变异记录</td><td>□ 无　□ 有，原因：
□ 患儿　□ 疾病　□ 医疗
□ 护理　□ 保障　□ 管理</td><td>□ 无　□ 有，原因：
□ 患儿　□ 疾病　□ 医疗
□ 护理　□ 保障　□ 管理</td></tr>
</table>

（续 表）

<table>
<tr><td colspan="3" rowspan="2">护士签名</td><td>白班</td><td>小夜班</td><td>大夜班</td><td>白班</td><td>小夜班</td><td>大夜班</td></tr>
<tr><td></td><td></td><td></td><td></td><td></td><td></td></tr>
<tr><td colspan="3">医师签名</td><td colspan="3"></td><td colspan="3"></td></tr>
<tr><td colspan="3">时间</td><td colspan="3">住院第 4－13 天</td><td colspan="3">住院第 14－21 天</td></tr>
<tr><td rowspan="4">主要诊疗工作</td><td colspan="2">病情评估</td><td colspan="3">□ 危险性分层，监护强度和治疗效果评估</td><td colspan="3">□ 危险性分层，监护强度和治疗效果评估</td></tr>
<tr><td colspan="2">制度落实</td><td colspan="3">□ 上级医师查房
□ 注意防治并发症</td><td colspan="3">□ 上级医师查房，同意其出院</td></tr>
<tr><td colspan="2">病历书写</td><td colspan="3">□ 上级医师查房
□ 完成病程记录，详细记录医嘱变动情况（原因和更改内容）
□ 评估患儿治疗效果</td><td colspan="3">□ 完成出院小结
□ 出院宣教</td></tr>
<tr><td colspan="2">其他</td><td colspan="3">□ 经治医师检查、整理病历资料</td><td colspan="3">□ 出院带药</td></tr>
<tr><td rowspan="6">重点医嘱</td><td rowspan="4">长期医嘱</td><td>护理医嘱</td><td colspan="3"></td><td colspan="3"></td></tr>
<tr><td>处置医嘱</td><td colspan="3">□ 血压监测</td><td colspan="3"></td></tr>
<tr><td>膳食医嘱</td><td colspan="3"></td><td colspan="3"></td></tr>
<tr><td>药物医嘱</td><td colspan="3">□ 降颅压治疗（甘露醇）
□ 抗病毒（阿昔洛韦、更昔洛韦）
□ 止惊（水合氯醛、地西泮）
□ 镇痛
□ 保肝（肝功能异常时）</td><td colspan="3"></td></tr>
<tr><td rowspan="2">临时医嘱</td><td>检查检验</td><td colspan="3">□ 血常规
□ 血生化检验项目
□ 脑脊液常规及涂片、培养
□ 脑电图
□ 头颅 CT 或 MRI 检查</td><td colspan="3"></td></tr>
<tr><td>处置医嘱</td><td colspan="3">□ 腰椎穿刺术</td><td colspan="3">□ 出院</td></tr>
<tr><td rowspan="7">主要护理工作</td><td colspan="2">健康宣教</td><td colspan="3">□ 疾病宣教</td><td colspan="3">□ 出院宣教</td></tr>
<tr><td colspan="2">护理处置</td><td colspan="3">□ 观察患儿一般状况
□ 观察体温波动
□ 观察意识状况、有无颅高压表现</td><td colspan="3"></td></tr>
<tr><td colspan="2">护理评估</td><td colspan="3">□ 观察患儿的一般情况
□ 观察有无并发症
□ 观察体温波动</td><td colspan="3"></td></tr>
<tr><td colspan="2">专科护理</td><td colspan="3">□ 观察意识情况及呼吸道是否通畅</td><td colspan="3">□ 功能锻炼
□ 合理用药</td></tr>
<tr><td colspan="2">饮食指导</td><td colspan="3">□ 协助患儿进餐</td><td colspan="3"></td></tr>
<tr><td colspan="2">活动体位</td><td colspan="3">□ 根据护理等级指导活动</td><td colspan="3"></td></tr>
<tr><td colspan="2">洗浴要求</td><td colspan="3"></td><td colspan="3"></td></tr>
</table>

（续　表）

病情变异记录	□ 无　□ 有，原因： □ 患儿　□ 疾病　□ 医疗 □ 护理　□ 保障　□ 管理			□ 无　□ 有，原因： □ 患儿　□ 疾病　□ 医疗 □ 护理　□ 保障　□ 管理		
护士签名	白班	小夜班	大夜班	白班	小夜班	大夜班
医师签名						

第十五节　儿童新型隐球菌脑膜炎抗真菌临床路径

一、儿童新型隐球菌脑膜炎抗真菌临床路径标准住院流程

（一）适用对象

第一诊断为新型隐球菌脑膜炎（ICD-10：B45.102†G02.102＊）抗真菌治疗的患儿。

（二）诊断依据

根据《临床诊疗指南——小儿内科分册》（中华医学会编著，人民卫生出版社）和《诸福棠实用儿科学（第 8 版）》（胡亚美等主编，人民卫生出版社）。

1. 症状

（1）多数起病缓慢，多表现为亚急性或慢性脑膜炎及脑膜脑炎，患儿有不规则发热、头痛、呕吐。

（2）可出现不同程度的意识障碍、癫痫发作和肢体瘫痪，个别患儿有智能减退或精神障碍。

（3）病情可自然缓解，经常反复发作，少数患儿可因病情逐渐加重而在数日内死亡，也有部分病例呈现反复缓解、加重过程，使病程迁延数年。少数患儿表现似脑脓肿或脑肿瘤，出现颅内占位性病变的表现，严重者可出现脑疝。

（4）可有家禽及鸽子密切接触史。

2. 体征

（1）脑膜刺激征阳性，可伴有视盘水肿及视网膜渗出，可伴有脑神经障碍。

（2）可伴有不同程度的意识障碍和肢体瘫痪体征。

（3）多有体温升高，可出现斑丘疹，浅表淋巴结肿大和肝、脾大。

3. 实验室检查

（1）脑脊液压力增高，外观透明或微浊，白细胞计数（50～500）$\times 10^6$/L，以淋巴细胞为主。糖和氯化物降低，蛋白增高。

（2）脑脊液涂片墨汁染色可找到新型隐球菌，培养阳性或检测菌体荚膜多糖抗原阳性。

（3）血隐球菌抗原或培养可阳性，淋巴结活检可发现病原体。

（4）血常规检查白细胞计数增高，分类可以以中性粒细胞为主，嗜酸性细胞计数可增高。

（5）肺部 X 线片或 CT 检查可发现间质改变或胸膜下结节影，腹部 B 超检查可发现肝、脾大和肿大的淋巴结。

（6）头颅 CT 检查可发现脑积水征象。

(三)选择治疗方案的依据

根据《临床诊疗指南——小儿内科分册》(中华医学会编著,人民卫生出版社)和《诸福棠实用儿科学(第8版)》(胡亚美等主编,人民卫生出版社)。

1. 抗真菌治疗。

2. 综合治疗。

(四)标准住院日为14~21天

(五)进入路径标准

1. 第一诊断必须符合新型隐球菌脑膜炎(ICD-10:B45.102†G02.102*)。

2. 当患儿同时具有其他疾病诊断,只要住院期间不需要特殊处理,也不影响第一诊断的临床路径流程实施时,可以进入路径。

(六)入院评估

1. 必须检查的项目

(1)血常规、尿常规、粪常规。

(2)血细菌及真菌培养。

(3)脑脊液常规、生化、墨汁染色找新型隐球菌、涂片、培养。

(4)血生化检验项目、血清四项、红细胞沉降率、C反应蛋白、结核三项。

(5)结核菌素试验、X线胸片、心电图,脑电图。

(6)头颅CT或MRI检查。

2. 根据患儿病情可选择的检查项目　可选择行血免疫球蛋白、淋巴细胞亚群、血气分析、凝血四项、肺部CT、眼底、诱发电位等检查。

3. 营养评估　根据《解放军总医院新入院患者营养风险筛查表(NRS-2002)》为新入院患儿进行营养评估,评分≥3分者给予处置,必要时请营养科医师会诊。

4. 疼痛评估　根据《VAS评分》实施疼痛评估,评分>7分者给予处置,必要时请疼痛科医师会诊。

5. 康复评估　根据《入院患者康复筛查和评估表》,在新入院患儿入院后24小时内进行康复筛查和评估。任何一项结果为"是",则请康复科医师会诊。

(七)抗菌药物的选择与选用

合并细菌感染者使用抗菌药物:按照《抗菌药物临床应用指导原则(2015年版)》(国卫办医发[2015]43号)执行。

(八)治疗方案与药物选择

1. 抗真菌治疗　两性霉素B、氟胞嘧啶、氟康唑等,以静脉用药为主,对病情严重者,可加用两性霉素B鞘内注射。总的用药原则是从小剂量开始,渐增至足量,总疗程为1~12个月。

2. 对症治疗　降颅压、止痉对症。

(九)必须复查的检查项目

1. 血常规、生化(包括肝功能、肾功能、电解质)。

2. 脑脊液常规、生化、涂片、培养、墨汁染色找新型隐球菌。

3. 肺部CT或X线胸片。

4. 头颅CT或MRI检查。

(十)出院标准

1. 临床症状缓解。

2. 脑脊液常规正常,墨汁染色无新型隐球菌。

(十一)变异及原因分析

1. 住院期间合并硬膜下积液(或硬膜下积脓)或脑室管膜炎等并发症,导致住院时间延长、费用增加。

2. 病情加重,累及呼吸中枢,需应用呼吸机辅助呼吸,可造成住院时间延长和费用增加,退出本路径。

二、儿童新型隐球菌脑膜炎抗真菌临床路径

<table>
<tr><td colspan="2">适用对象</td><td colspan="2">第一诊断为新型隐球菌脑膜炎(ICD-10:B45.102†G02.102＊)抗真菌治疗的患儿</td></tr>
<tr><td colspan="2">患儿基本信息</td><td>姓名:____ 性别:____ 年龄:__ 门诊号:____
住院号:______ 过敏史:______
住院日期:__年__月__日 出院日期:__年__月__日</td><td>标准住院日:14～21 天</td></tr>
<tr><td colspan="2">时间</td><td>住院第 1 天</td><td>住院第 2－3 天</td></tr>
<tr><td rowspan="6">主要诊疗工作</td><td>制度落实</td><td>□ 入院 2 小时内经治医师或值班医师完成接诊
□ 入院 24 小时内主管医师查房</td><td>□ 上级医师查房
□ 根据送检项目报告,及时向上级医师汇报,并给予相应处理
□ 注意防治并发症
□ 入院 48 小时内主诊医师完成检诊</td></tr>
<tr><td>病情评估</td><td>□ 经治医师询问病史及体格检查
□ 营养评估
□ 疼痛评估
□ 康复评估
□ 如患儿病情重,应及时通知上级医师</td><td>□ 危险性分层,监护强度和治疗效果评估</td></tr>
<tr><td>病历书写</td><td>□ 入院 8 小时内完成首次病程记录
□ 入院 24 小时内完成入院记录</td><td>□ 入院 48 小时内完成主管医师查房记录
□ 入院 72 小时内完成主诊医师查房记录</td></tr>
<tr><td>知情同意</td><td>□ 病情告知
□ 患儿家长签署授权委托书
□ 患儿家长在入院记录单上签字
□ 签署病危病重告知书(病危、病重患儿)</td><td>□ 病情告知</td></tr>
<tr><td>手术治疗</td><td>□ 腰椎穿刺术</td><td></td></tr>
<tr><td>其他</td><td>□ 及时通知上级医师检诊</td><td></td></tr>
</table>

（续　表）

重点医嘱	长期医嘱	护理医嘱	□ 儿科护理常规 □ 护理等级：一级护理或二级护理 □ 陪护	□ 儿科护理常规 □ 护理等级：一级护理或二级护理 □ 陪护
		处置医嘱	□ 静脉抽血 □ 静脉输液 □ 血压监测	
		膳食医嘱	□ 母乳喂养 □ 婴儿辅食 □ 幼儿软食 □ 儿科普食 □ 低盐低脂低蛋白饮食	
		药物医嘱	□ 抗真菌治疗（两性霉素 B、氟胞嘧啶） □ 降颅压（甘露醇） □ 止惊（水合氯醛、地西泮） □ 镇痛（布洛芬） □ 保肝（肝功能异常时）	□ 抗病毒治疗（两性霉素 B、氟胞嘧啶） □ 降颅压（甘露醇） □ 止惊（水合氯醛、地西泮） □ 镇痛（布洛芬） □ 保肝（肝功能异常时）
	临时医嘱	检查检验	□ 血常规、尿常规、粪常规 □ 生化检验项目（包括肝功能、肾功能、电解质） □ C 反应蛋白 □ 血细菌及真菌培养 □ 脑脊液常规、生化、涂片、培养、脑脊液涂片墨汁染色、血隐球菌抗原或培养 □ 血清四项 □ 红细胞沉降率 □ 结核三项 □ 结核菌素试验 □ 脑电图 □ X 线胸片 □ 心电图 □ 颅脑 CT 或 MRI 检查 □ 血免疫球蛋白（必要时） □ 淋巴细胞亚群（必要时） □ 血气分析（必要时） □ 凝血四项（必要时） □ 眼底检查（必要时） □ 视觉诱发电位（必要时） □ 肺部 CT（必要时）	
		处置医嘱	□ 血压监测 □ 腰椎穿刺术	

（续　表）

<table>
<tr><td rowspan="7">主要护理工作</td><td>健康宣教</td><td colspan="3">□ 入院宣教：介绍责任护士，病区环境、设施、规章制度、基础护理服务项目
□ 进行护理安全指导
□ 进行等级护理、活动范围指导
□ 进行饮食指导
□ 进行用药指导
□ 进行关于疾病知识的宣教</td><td colspan="3"></td></tr>
<tr><td>护理处置</td><td colspan="3">□ 患儿身份核对
□ 佩戴腕带
□ 建立入院病历，通知医师
□ 询问病史，填写护理记录单首页
□ 测量基本生命体征
□ 观察病情
□ 抽血
□ 输液
□ 心理护理与生活护理
□ 妥善固定各种管道
□ 根据评估结果采取相应的护理措施
□ 通知次日检查项目及检查注意事项</td><td colspan="3">□ 观察体温波动及一般状况
□ 观察生命体征、意识状况，有无颅高压表现及出血倾向</td></tr>
<tr><td>护理评估</td><td colspan="3">□ 一般评估：生命体征、神志、皮肤、药物过敏史等
□ 风险评估：评估有无跌倒、坠床、褥疮、导管滑脱、液体外渗的风险
□ 心理评估
□ 营养评估
□ 入院护理评估
□ 定时测量体温
□ 保持气道通畅
□ 营养评估
□ 疼痛评估
□ 康复评估</td><td colspan="3">□ 风险评估：评估有无跌倒、坠床、褥疮、导管滑脱、液体外渗的风险
□ 观察体温波动及一般状况
□ 观察呼吸道症状，保持呼吸道通畅
□ 观察药物不良反应</td></tr>
<tr><td>专科护理</td><td colspan="3">□ 观察意识情况及呼吸道是否通畅
□ 腰椎穿刺时的护理</td><td colspan="3">□ 观察意识情况及呼吸道是否通畅
□ 监测血压变化</td></tr>
<tr><td>饮食指导</td><td colspan="3">□ 根据医嘱通知配餐员准备膳食
□ 协助患儿进餐</td><td colspan="3">□ 协助患儿进餐</td></tr>
<tr><td>活动体位</td><td colspan="3">□ 根据护理等级指导活动</td><td colspan="3">□ 根据护理等级指导活动</td></tr>
<tr><td>洗浴要求</td><td colspan="3">□ 卫生整理：更衣、剪短指甲</td><td colspan="3">□ 协助患儿晨、晚间护理</td></tr>
<tr><td colspan="2">病情变异记录</td><td colspan="3">□ 无　□ 有，原因：
□ 患儿　□ 疾病　□ 医疗
□ 护理　□ 保障　□ 管理</td><td colspan="3">□ 无　□ 有，原因：
□ 患儿　□ 疾病　□ 医疗
□ 护理　□ 保障　□ 管理</td></tr>
<tr><td colspan="2" rowspan="2">护士签名</td><td>白班</td><td>小夜班</td><td>大夜班</td><td>白班</td><td>小夜班</td><td>大夜班</td></tr>
<tr><td></td><td></td><td></td><td></td><td></td><td></td></tr>
</table>

（续　表）

医师签名				
时间			住院第4－13天	住院第14－21天
主要诊疗工作	制度落实		□ 完成病程记录，详细记录医嘱变动情况（原因和更改内容） □ 上级医师查房	□ 上级医师查房，同意其出院 □ 完成出院小结 □ 出院宣教
	病情评估		□ 危险性分层，监护强度和治疗效果评估	□ 危险性分层，监护强度和治疗效果评估
	病历书写		□ 完成病程记录，详细记录医嘱变动情况（原因和更改内容） □ 上级医师查房 □ 评估患儿治疗效果	□ 完成出院小结
	其他		□ 经治医师检查、整理病历资料 □ 检查住院押金	
重点医嘱	长期医嘱	护理医嘱		
		处置医嘱		
		膳食医嘱		
		药物医嘱	□ 降颅压治疗（水合氯醛、呋塞米） □ 抗真菌（两性霉素 B、氟胞嘧啶） □ 止惊（水合氯醛、地西泮） □ 镇痛 □ 保肝治疗（肝功能异常时）	
	临时医嘱	检查检验	□ 血常规 □ 生化检验项目 □ 脑脊液常规、生化、涂片、培养、墨汁染色找新型隐球菌 □ 肺部 CT 或 X 线胸片 □ 头颅 CT 或 MRI 检查	
		处置医嘱	□ 血压测定 □ 腰椎穿刺术	□ 出院
		药物医嘱		□ 出院带药
主要护理工作	健康宣教		□ 疾病宣教	□ 出院宣教
	护理处置		□ 观察患儿一般状况 □ 观察体温波动 □ 观察意识状况，有无颅高压表现	□ 出院宣教
	护理评估		□ 观察患儿的一般情况 □ 观察有无并发症 □ 观察体温波动	
	专科护理		□ 观察意识情况及呼吸道是否通畅	□ 功能锻炼
	饮食指导		□ 根据医嘱通知配餐员准备膳食 □ 协助患儿进餐	□ 协助患儿进餐

（续 表）

活动体位	□ 根据护理等级指导活动			□ 根据护理等级指导活动		
洗浴要求	□ 卫生整理：更衣、剪短指甲			□ 协助患儿晨、晚间护理		
病情变异记录	□ 无 □ 有，原因： □ 患儿 □ 疾病 □ 医疗 □ 护理 □ 保障 □ 管理			□ 无 □ 有，原因： □ 患儿 □ 疾病 □ 医疗 □ 护理 □ 保障 □ 管理		
护士签名	白班	小夜班	大夜班	白班	小夜班	大夜班
医师签名						

第十六节 肾病综合征、多发性硬化、系统性红斑狼疮、重症肌无力行环磷酰胺免疫抑制治疗临床路径

一、肾病综合征、多发性硬化、系统性红斑狼疮、重症肌无力行环磷酰胺免疫抑制治疗临床路径标准住院流程

（一）适用对象

第一诊断为肾病综合征（ICD-10：N04）、多发性硬化（ICD-10：G35 01）、系统性红斑狼疮（ICD-10：M32.901）、重症肌无力（ICD-10：G70.001）需行环磷酰胺免疫抑制治疗的患儿。

（二）诊断依据

根据《临床诊疗指南——小儿内科分册》（中华医学会编著，人民卫生出版社）和《诸福棠实用儿科学（第 8 版）》（胡亚美等主编，人民卫生出版社）。

1. 肾病综合征 临床具有四大特点：①大量蛋白尿，尿蛋白≥50mg/(kg·d)；②低蛋白血症，血浆清蛋白＜30g/L（3g/dl）；③高胆固醇血症，血清胆固醇＞5.7mmol/L（＞220mg/dl）；④高度水肿。

2. 多发性硬化

（1）以中枢神经系统的炎性脱髓鞘为特征的自身免疫性疾病。特征为病灶部位的多发性及时间上的多发性。除 10%～20%患儿自起病后呈进行性加重外，其余多数均为反复多次发作与缓解的病程。病变常侵犯部位是脑室周围白质、视神经、脊髓传导束、脑干和小脑等处。

（2）临床确诊：①有 2 次发作，临床表现提示 2 个部位病灶。②有 2 次发作，临床表现一个部位病灶。另一个为副临床病灶的证据。两次发作间隔至少 1 个月，每次持续 24 小时以上。

3. 系统性红斑狼疮 诊断依据①面部蝶形红斑；②盘状狼疮；③日光过敏；④口腔溃疡；⑤关节炎：2 个或 2 个以上非畸形关节炎；⑥浆膜炎：胸膜炎或心包炎；⑦肾损害：持续性蛋白尿，每日超过 0.5g 或尿蛋白（卅）以上，细胞管型尿；⑧神经损害：抽搐或精神症状，除外药物或其他原因；⑨血液损害：溶血性贫血，白细胞计数＜4.0×10^9/L 至少 2 次以上，血小板＜100×10^9/L，淋巴细胞绝对值＜1.50×10^9/L；⑩免疫改变：Sm 抗体阳性，ds-DNA 阳性，抗心磷脂抗体（＋）；⑪抗核抗体阳性。以上 11 条，符合 4 条以上。

4. 重症肌无力

(1)各年龄组均可发生,主要表现为骨骼肌异常,易于疲劳,往往晨轻暮重。

(2)临床分型:①眼肌型,最常见类型,表现为单纯眼外肌受累,单侧或双侧眼睑下垂。晨轻暮重,可伴有眼球活动障碍,出现复视、斜视。②全身型,躯干及四肢受累,伴或不伴眼外肌或球肌受累。重者肢体无运动功能,常有呼吸肌及球肌受累。腱反射多减弱或消失,肌肉无纤颤,无明显肌萎缩,感觉正常。③脑干型,有吞咽、咀嚼及构音障碍,除伴眼外肌受累,无躯干及肢体受累表现。

(3)实验室诊断:①甲基硫酸新斯的明试验(+);②低频重复电刺激,相应神经波幅递减>10%;③血乙酰胆碱受体抗体测定增高等。

(三)选择治疗方案的依据

根据《临床诊疗指南——小儿内科分册》(中华医学会编著,人民卫生出版社)和《诸福棠实用儿科学(第8版)》(胡亚美等主编,人民卫生出版社)。

1. 肾病综合征　适用于激素耐药、频复发、激素依赖以及出现严重激素不良反应的肾病综合征,可降低肾病的复发,使缓解期延长,改善患儿对激素的敏感性。

2. 多发性硬化　适用于减缓病情进展。

3. 系统性红斑狼疮　适用于合并肾损害的治疗。

4. 重症肌无力　适用于对激素治疗疗效欠佳或存在禁忌证,而不能接受该项治疗者。

(四)标准住院日为5～6天

(五)进入路径标准

1. 第一诊断必须符合肾病综合征(ICD-10:N04)、多发性硬化(ICD-10:G35　01)、系统性红斑狼疮(ICD-10:M32.901)、重症肌无力(ICD-10:G70.001)等疾病编码。

2. 当患儿同时具有其他疾病诊断,只要住院期间不需要特殊处理,也不影响第一诊断的临床路径流程实施时,可以进入路径。

(六)入院评估

1. 必须检查的项目

(1)血常规、尿常规、粪常规。

(2)C反应蛋白(CRP)。

(3)肝功能、肾功能、心肌酶、电解质。

2. 根据患儿病情可选择的检查项目　根据患儿原发病,必要时进行原发病监测指标检查。

(1)肾病综合征:24小时尿蛋白定量、血脂、血清胆固醇、总蛋白、清蛋白等检查。

(2)多发性硬化:头颅MRI、脑脊液检查、眼科检查等。

(3)系统性红斑狼疮:自身抗体、红细胞沉降率、补体、各系统受累的检测等。

(4)重症肌无力:抗胆碱酯酶抗体等。

3. 营养评估　根据《解放军总医院新入院患者营养风险筛查表(NRS-2002)》为新入院患儿进行营养评估,评分≥3分者给予处置,必要时请营养科医师会诊。

4. 疼痛评估　根据《VAS评分》实施疼痛评估,评分>7分者给予处置,必要时请疼痛科医师会诊。

5. 康复评估　根据《入院患者康复筛查和评估表》,在新入院患儿入院后24小时内进行康复筛查和评估。任何一项结果为"是",则请康复科医师会诊。

(七)抗菌药物的选择与选用

合并细菌感染者使用抗菌药物:按照《抗菌药物临床应用指导原则(2015 年版)》(国卫办医发[2015]43 号)执行。

(八)治疗方案与药物选择

环磷酰胺,每次 600～800mg/m^2,每个月 1 次,共 6～8 次;每 3 个月 1 次,共 3～4 次;每 6 个月次,共 2 次。一般累计剂量不超过 200mg/kg。

(九)必须复查的检查项目

血常规、尿常规、肝功能、肾功能、心肌酶。

(十)出院标准

1. 环磷酰胺疗程结束,无明显药物不良反应及并发症。
2. 原发病病情稳定。

(十一)变异及原因分析

1. 原发病未控制或复发。
2. 环磷酰胺药物不良反应。
3. 合并感染需抗感染治疗,延长住院时间,增加住院费用等。

二、肾病综合征、多发性硬化、系统性红斑狼疮、重症肌无力行环磷酰胺免疫抑制治疗临床路径表单

适用对象		第一诊断为肾病综合征(ICD-10:N04)、多发性硬化(ICD-10:G35 01)、系统性红斑狼疮(ICD-10:M32.901)、重症肌无力(ICD-10:G70.001)需行环磷酰胺免疫抑制治疗的患儿	
患儿基本信息		姓名:____ 性别:____ 年龄:__ 门诊号:____ 住院号:______ 过敏史:______ 住院日期:__年__月__日 出院日期:__年__月__日	标准住院日:5～6 天
时间		住院第 1 天	住院第 2－3 天
主要诊疗工作	制度落实	□ 入院 2 小时内经治医师或值班医师完成接诊 □ 入院 24 小时内主管医师查房	□ 上级医师查房 □ 根据送检项目报告,及时向上级医师汇报,并给予相应处理 □ 入院 48 小时内主诊医师完成检诊
	病情评估	□ 经治医师询问病史及体格检查 □ 营养评估 □ 疼痛评估 □ 康复评估 □ 危险性分层,监护强度和治疗效果评估	□ 计算环磷酰胺累计剂量 □ 评价是否行环磷酰胺治疗
	病历书写	□ 入院 8 小时内完成首次病程记录 □ 入院 24 小时内完成入院记录	□ 入院 48 小时内完成主管医师查房记录 □ 入院 72 小时内完成主诊医师查房记录
	知情同意	□ 病情告知 □ 患儿家长签署授权委托书 □ 患儿家长在入院记录单上签字 □ 签署病危病重告知书(病危、病重患儿)	□ 病情告知
	其他	□ 及时通知上级医师检诊	

（续　表）

重点医嘱	长期医嘱	护理医嘱	□ 儿科护理常规 □ 护理等级：一级护理或二级护理 □ 陪护	
		处置医嘱	□ 静脉抽血 □ 静脉输液	
		膳食医嘱	□ 母乳喂养 □ 婴儿辅食 □ 幼儿软食 □ 儿科普食 □ 低盐低脂低蛋白饮食	
		药物医嘱	□ 继续服用治疗原发病药物	□ 水化、碱化治疗
	临时医嘱	检查检验	□ 血常规 □ 尿常规 □ 粪常规 □ C反应蛋白 □ 肝功能、肾功能 □ 心肌酶 □ 电解质 □ 原发病监测指标检查(必要时)	
		药物医嘱		□ 环磷酰胺 □ 美司钠预防 □ 镇吐药
		处置医嘱	□ 血压监测	□ 心电监护
主要护理工作	健康宣教		□ 入院宣教：介绍责任护士，病区环境、设施、规章制度、基础护理服务项目 □ 进行护理安全指导 □ 进行等级护理、活动范围指导 □ 进行饮食指导 □ 进行用药指导 □ 进行关于疾病知识的宣教	
	护理处置		□ 患儿身份核对 □ 佩戴腕带 □ 建立入院病历，通知医师 □ 询问病史，填写护理记录单首页 □ 测量基本生命体征 □ 观察病情 □ 抽血 □ 输液 □ 心理护理与生活护理 □ 妥善固定各种管道 □ 根据评估结果采取相应的护理措施 □ 通知次日检查项目及检查注意事项	□ 观察药物不良反应（皮疹、胃肠道反应） □ 观察一般状况及体温情况

（续　表）

	护理评估	□ 一般评估：生命体征、神志、皮肤、药物过敏史等 □ 风险评估：评估有无跌倒、坠床、褥疮、导管滑脱、液体外渗的风险 □ 心理评估 □ 营养评估 □ 入院护理评估 □ 定时测量体温 □ 保持气道通畅 □ 营养评估 □ 疼痛评估 □ 康复评估	□ 风险评估：评估有无跌倒、坠床、褥疮、导管滑脱、液体外渗的风险 □ 观察体温波动及一般状况 □ 观察呼吸道症状，保持呼吸道通畅 □ 观察药物不良反应
	专科护理	□ 观察黏膜及皮肤有无破溃	□ 观察意识变化 □ 保持呼吸道通畅
	饮食指导	□ 根据医嘱通知配餐员准备膳食 □ 协助患儿进餐	□ 协助患儿进餐
	活动体位	□ 根据护理等级指导活动	□ 根据护理等级指导活动
	洗浴要求	□ 卫生整理：更衣、剪短指甲	□ 协助患儿晨、晚间护理
病情变异记录		□ 无　□ 有，原因： □ 患儿　□ 疾病　□ 医疗 □ 护理　□ 保障　□ 管理	□ 无　□ 有，原因： □ 患儿　□ 疾病　□ 医疗 □ 护理　□ 保障　□ 管理
护士签名		白班　小夜班　大夜班	白班　小夜班　大夜班
医师签名			
时间		住院第 4－5 天	住院第 5－6 天
主要诊疗工作	病情评估	□ 危险性分层，监护强度和治疗效果评估	□ 危险性分层，监护强度和治疗效果评估
	制度落实	□ 完成病程记录，详细记录医嘱变动情况（原因和更改内容） □ 上级医师查房	□ 上级医师查房，同意其出院 □ 完成出院小结 □ 出院宣教
	病历书写	□ 上级医师查房 □ 完成病程记录，详细记录医嘱变动情况（原因和更改内容） □ 评估患儿治疗效果	□ 完成出院小结
	其他	□ 经治医师检查、整理病历资料 □ 检查住院押金	

（续 表）

<table>
<tr><td rowspan="8">重点医嘱</td><td rowspan="4">长期医嘱</td><td>护理医嘱</td><td colspan="3"></td><td colspan="3"></td></tr>
<tr><td>处置医嘱</td><td colspan="3"></td><td colspan="3"></td></tr>
<tr><td>膳食医嘱</td><td colspan="3"></td><td colspan="3"></td></tr>
<tr><td>药物医嘱</td><td colspan="3">□ 原发病治疗
□ 水化、碱化治疗
□ 对症治疗</td><td colspan="3"></td></tr>
<tr><td rowspan="3">临时医嘱</td><td>检查检验</td><td colspan="3">□ 血常规
□ 尿常规
□ 肝功能、肾功能、心肌酶</td><td colspan="3"></td></tr>
<tr><td>处置医嘱</td><td colspan="3">□ 血压监测</td><td colspan="3">□ 出院</td></tr>
<tr><td>药物医嘱</td><td colspan="3"></td><td colspan="3">□ 出院带药</td></tr>
<tr><td colspan="2"></td><td colspan="3"></td><td colspan="3"></td></tr>
<tr><td rowspan="7">主要护理工作</td><td colspan="2">健康宣教</td><td colspan="3">□ 疾病宣教</td><td colspan="3">□ 出院宣教</td></tr>
<tr><td colspan="2">护理处置</td><td colspan="3">□ 观察药物不良反应（皮疹、胃肠道反应、出血性膀胱炎）</td><td colspan="3">□ 出院宣教</td></tr>
<tr><td colspan="2">护理评估</td><td colspan="3">□ 观察患儿的一般情况
□ 观察有无并发症</td><td colspan="3"></td></tr>
<tr><td colspan="2">专科护理</td><td colspan="3">□ 观察药物不良反应（皮疹、胃肠道反应、出血性膀胱炎）</td><td colspan="3">□ 生活护理及心理护理</td></tr>
<tr><td colspan="2">饮食指导</td><td colspan="3">□ 协助患儿进餐</td><td colspan="3"></td></tr>
<tr><td colspan="2">活动体位</td><td colspan="3">□ 根据护理等级指导活动</td><td colspan="3"></td></tr>
<tr><td colspan="2">洗浴要求</td><td colspan="3"></td><td colspan="3"></td></tr>
<tr><td colspan="3">病情变异记录</td><td colspan="3">□ 无 □ 有，原因：
□ 患儿 □ 疾病 □ 医疗
□ 护理 □ 保障 □ 管理</td><td colspan="3">□ 无 □ 有，原因：
□ 患儿 □ 疾病 □ 医疗
□ 护理 □ 保障 □ 管理</td></tr>
<tr><td colspan="3" rowspan="2">护士签名</td><td>白班</td><td>小夜班</td><td>大夜班</td><td>白班</td><td>小夜班</td><td>大夜班</td></tr>
<tr><td></td><td></td><td></td><td></td><td></td><td></td></tr>
<tr><td colspan="3">医师签名</td><td colspan="3"></td><td colspan="3"></td></tr>
</table>

第十七节　癫痫或抽搐原因待查脑电图检查临床路径

一、癫痫或抽搐原因待查脑电图检查临床路径标准住院流程

（一）适用对象

第一诊断为癫痫或抽搐原因待查、年龄＜14 岁的患儿（ICD-10：F95.901/G40-G41 伴 Z01.8）。

（二）诊断依据

根据《临床诊疗指南——小儿内科分册》（中华医学会编著，人民卫生出版社）和《诸福棠实用儿科学（第 8 版）》（胡亚美等主编，人民卫生出版社）。

1. 癫痫　根据患儿详细病史、体格检查结合脑电图等辅助检查明确诊断为癫痫。

2. 抽搐原因待查　以抽搐为主要临床表现，入院时诊断尚未明确。

（三）检查手段

脑电图检查可以帮助确定癫痫发作的部位和性质。

1. 视频脑电图　是在长程脑电图监测的基础上增加 1～2 个摄像镜头，可观察发作时的临床表现，与同步脑电图记录对照分析，更准确地判断发作性质和发作类型，同时可准确掌握患儿在各时间段的活动状态及相应的脑电图变化，及时发现并排除各种干扰、伪差及电极故障。

2. 24 小时动态脑电图　可以检测患儿 24 小时的脑电图情况。由于记录时间长，所以脑电图阳性率高；在记录期间患儿可相对自由活动，不影响自然生物周期及发作规律。

（四）标准住院日为 1 天

（五）进入路径标准

第一诊断符合癫痫或抽搐原因待查（ICD-10：F95.901/G40-41 伴 Z01.8），为明确诊断或观察疗效、指导用药。

（六）住院期间的检查

必查项目：脑电图检查（视频脑电图或 24 小时动态脑电图）。

（七）出院标准

1. 完成脑电图检查。

2. 无明显不适及并发症。

二、癫痫或抽搐原因待查脑电图检查临床路径表单

<table>
<tr><td colspan="2">适用对象</td><td colspan="2">第一诊断为癫痫或抽搐原因待查、年龄<14 岁的患儿（ICD-10：F95.901/G40-41 伴 Z01.8）</td></tr>
<tr><td colspan="2">患儿基本信息</td><td>姓名：____　性别：____　年龄：__　门诊号：____
住院号：______　过敏史：______
住院日期：__年__月__日　出院日期：__年__月__日</td><td>标准住院日：1 天</td></tr>
<tr><td colspan="2">时间</td><td>住院第 1 天</td><td>住院第 2 天</td></tr>
<tr><td rowspan="5">主要诊疗工作</td><td>制度落实</td><td>□ 入院 2 小时内经治医师或值班医师完成接诊
□ 入院 24 小时内主管医师查房</td><td>□ 上级医师查房，同意其出院
□ 完成出院小结
□ 出院宣教</td></tr>
<tr><td>病情评估</td><td>□ 经治医师询问病史及体格检查
□ 营养评估
□ 疼痛评估
□ 康复评估
□ 危险性分层，监护强度和治疗效果评估</td><td></td></tr>
<tr><td>病历书写</td><td>□ 入院 8 小时内完成首次病程记录
□ 入院 24 小时内完成入院记录</td><td>□ 完成出院小结</td></tr>
<tr><td>知情同意</td><td>□ 病情告知
□ 患儿家长签署授权委托书
□ 患儿家长在入院记录单上签字
□ 签署病危病重告知书（病危、病重患儿）</td><td></td></tr>
<tr><td>其他</td><td>□ 及时通知上级医师检诊</td><td></td></tr>
</table>

(续　表)

重点医嘱	长期医嘱	护理医嘱	□ 儿科护理常规 □ 护理等级:一级护理或二级护理 □ 陪护	
		膳食医嘱	□ 母乳喂养 □ 婴儿辅食 □ 幼儿软食 □ 儿科普食 □ 低盐低脂低蛋白饮食	
		药物医嘱	□ 继续口服治疗原发病药物	
	临时医嘱	检查检验	□ 视频脑电图(可选) □ 24 小时动态脑电图(可选)	
		处置医嘱		□ 出院
主要护理工作	健康宣教		□ 入院宣教:介绍责任护士,病区环境、设施、规章制度、基础护理服务项目 □ 进行护理安全指导 □ 进行等级护理、活动范围指导 □ 进行饮食指导 □ 进行用药指导 □ 进行关于疾病知识的宣教	□ 出院宣教
	护理处置		□ 患儿身份核对 □ 佩戴腕带 □ 建立入院病历,通知医师 □ 询问病史,填写护理记录单首页 □ 测量基本生命体征 □ 观察病情 □ 抽血 □ 输液 □ 心理护理与生活护理 □ 根据评估结果采取相应的护理措施 □ 通知次日检查项目及检查注意事项	□ 出院宣教
	护理评估		□ 一般评估:生命体征、神志、皮肤、药物过敏史等 □ 风险评估:评估有无跌倒、坠床、液体外渗的风险 □ 心理评估 □ 营养评估 □ 入院护理评估 □ 定时测量体温 □ 保持气道通畅 □ 营养评估 □ 疼痛评估 □ 康复评估	

（续　表）

	专科护理	□ 观察意识情况及抽搐时表现 □ 注意呼吸道是否通畅 □ 抽搐时避免用力按压引起骨折 □ 行脑电图检查时避免线路脱落				
	饮食指导	□ 根据医嘱通知配餐员准备膳食 □ 协助患儿进餐				
	活动体位	□ 根据护理等级指导活动				
	洗浴要求	□ 卫生整理：更衣、剪短指甲				
病情变异记录		□ 无　□ 有，原因： □ 患儿　□ 疾病　□ 医疗 □ 护理　□ 保障　□ 管理			□ 无　□ 有，原因： □ 患儿　□ 疾病　□ 医疗 □ 护理　□ 保障　□ 管理	
护士签名		白班	小夜班	大夜班	白班	小夜班	大夜班
医师签名						

第3章　新生儿疾病临床路径

第一节　高危新生儿对症治疗临床路径

一、高危新生儿对症治疗临床路径标准住院流程

(一)适用对象

第一诊断为高危新生儿(ICD-10:Z03.801)的患儿。

(二)诊断依据

根据《临床诊疗指南——小儿内科分册》(中华医学会编著,人民卫生出版社)和《诸福棠实用儿科学(第8版)》(胡亚美等主编,人民卫生出版社)及《实用新生儿学(第4版)》(邵肖梅等主编,人民卫生出版社)。

1. 病史　具有以下问题的新生儿:①高危妊娠孕母的婴儿;②孕母过去有不良孕史的婴儿;③孕母在妊娠期间曾发生疾病史的新生儿;④异常分娩的新生儿;⑤在出生过程中或出生后发生不正常现象;⑥兄姐中在新生儿期有因严重畸形或其他疾病死亡者;⑦胎龄不足37周或超过42周;⑧出生体重在2500g以下;⑨小于胎龄儿或大于胎龄儿;⑩有疾病的新生儿。

注意:高危妊娠指在孕妇妊娠期有某种并发症或某种致病因素足以危害母婴或导致难产者。包括:①孕妇年龄<15岁或>35岁;②有异常妊娠病史;③孕期有出血史;④妊娠高血压综合征;⑤妊娠合并内科疾病;⑥妊娠期接触大量放射线,化学性毒物或对胎儿有害的药物;⑦母婴血型不合;⑧胎盘功能不全;⑨过期妊娠;⑩骨盆异常;⑪软产道异常;⑫盆腔肿瘤和曾做手术;⑬胎位异常;⑭羊水过多或羊水过少。

2. 体征　根据不同高危因素可能有相应体征或无明显异常,可伴有脱水征、低血糖、反应低下等表现。

(三)选择治疗方案的依据

根据《临床诊疗指南——小儿内科分册》(中华医学会编著,人民卫生出版社)和《诸福棠实用儿科学(第8版)》(胡亚美等主编,人民卫生出版社)及《实用新生儿学(第4版)》(邵肖梅等主编,人民卫生出版社)。

(四)标准住院日为10～14天

(五)进入路径标准

1. 第一诊断必须符合高危新生儿(ICD-10:Z03.801)。

2. 当患儿同时具有多种疾病诊断,只要住院期间不需要特殊处理也不影响第一诊断的临床路径流程实施时,可以进入路径。

(六)入院评估

1. 必须检查的项目

(1)血常规、尿常规、粪常规。

(2)C 反应蛋白(CRP)。

(3)血生化全套(肝功能、肾功能、血电解质、心肌酶)。

(4)X 线胸片。

2. 根据患儿病情可选择的检查项目　可选择行血气分析、血培养等检查。

3. 营养评估　根据《解放军总医院新入院患者营养风险筛查表(NRS-2002)》为新入院患儿进行营养评估,评分≥3 分者给予处置,必要时请营养科医师会诊。

4. 疼痛评估　根据《VAS 评分》实施疼痛评估,评分>7 分者给予处置,必要时请疼痛科医师会诊。

5. 康复评估　根据《入院患者康复筛查和评估表》,在新入院患儿入院后 24 小时内进行康复筛查和评估。任何一项结果为"是",则请康复科医师会诊。

(七)治疗方案与药物选择

1. 常规护理:保持环境温、湿度适宜,监测生命体征。

2. 根据病情适当补液,维持血糖、电解质在正常范围内。

3. 对症治疗:根据检查结果确定有无感染性疾病,如存在感染性疾病,依据病原体或临床经验选择抗生素种类(头孢呋辛、头孢美唑,遵循儿科用药的方法);3 天以上不能进食或经胃肠提供热量不足所需热量的 70%时需要静脉营养支持。

(八)必须复查的检查项目

根据检查结果必须复查异常结果。

(九)出院标准

患儿一般情况可,进奶量与日龄体重符合,出入量平衡,血糖稳定在正常范围内,体重稳定增长,无黄疸上升等情况。

(十)变异及原因分析

1. 存在多种疾病并相互作用使病情加重,造成治疗时间延长、费用增加。

2. 患儿入院时已发生严重水、电解质紊乱或治疗中出现并发症,如吸入肺炎、新生儿黄疸,需进行积极对症处理,完善相关检查,导致住院时间延长,增加住院费用等。

二、高危新生儿对症治疗临床路径表单

适用对象	第一诊断为高危新生儿(ICD-10:Z03.801)的患儿	
患儿基本信息	姓名:____　性别:____　年龄:__　门诊号:____ 住院号:______　过敏史:______ 住院日期:__年__月__日　出院日期:__年__月__日	标准住院日:10～14 天

（续　表）

<table>
<tr><td colspan="3">时间</td><td>住院第 1 天</td><td>住院第 2—3 天</td></tr>
<tr><td rowspan="5">主要诊疗工作</td><td colspan="2">制度落实</td><td>□ 入院 2 小时内经治医师或值班医师完成接诊
□ 入院 24 小时内主管医师完成检诊
□ 专科会诊(必要时)</td><td>□ 根据送检项目报告，及时向上级医师汇报，并给予相应处理
□ 入院 48 小时内主诊医师完成检诊
□ 主管医师查房</td></tr>
<tr><td colspan="2">病情评估</td><td>□ 经治医师询问病史及体格检查
□ 营养评估
□ 疼痛评估
□ 康复评估</td><td>□ 根据送检项目报告，及时向上级医师汇报，并给予相应处理
□ 注意防治并发症</td></tr>
<tr><td colspan="2">病历书写</td><td>□ 入院 8 小时内完成首次病程记录
□ 入院 24 小时内完成入院记录</td><td>□ 入院 48 小时内完成主管医师查房记录</td></tr>
<tr><td colspan="2">知情同意</td><td>□ 患儿家长在入院记录单上签字
□ 签署病危病重告知书(病危、病重患儿)
□ 特殊检查、特殊治疗同意书签字</td><td>□ 病情告知</td></tr>
<tr><td colspan="2">其他</td><td>□ 及时通知上级医师检诊
□ 经治医师检查、整理病历资料</td><td></td></tr>
<tr><td rowspan="7">重点医嘱</td><td rowspan="4">长期医嘱</td><td>护理医嘱</td><td>□ 新生儿护理常规
□ 特级护理
□ 根据情况脐部护理
□ 根据情况眼部护理</td><td>□ 新生儿护理常规
□ 特级护理
□ 根据情况脐部护理
□ 根据情况眼部护理</td></tr>
<tr><td>处置医嘱</td><td>□ 必要时应用暖箱保暖
□ 多功能重症监护仪/心电监护＋血氧饱和度监测
□ 末梢血糖监测
□ 根据情况监测经皮胆红素</td><td>□ 必要时应用暖箱保暖
□ 多功能重症监护仪/心电监护＋血氧饱和度监测
□ 末梢血糖监测
□ 根据情况监测经皮胆红素</td></tr>
<tr><td>膳食医嘱</td><td>□ 根据情况开奶</td><td>□ 根据情况开奶</td></tr>
<tr><td>药物医嘱</td><td>□ 适当补液
□ 必要时根据检查结果予以纠正酸碱失衡及电解质紊乱
□ 必要时根据检查结果予以抗感染(青霉素、头孢呋辛)治疗</td><td>□ 适当补液
□ 必要时静脉营养
□ 必要时继续纠正酸碱失衡及电解质紊乱
□ 必要时根据检查结果予以抗感染治疗
□ 对症治疗并发症，如黄疸</td></tr>
<tr><td rowspan="3">临时医嘱</td><td>检查检验</td><td>□ 血常规
□ 尿常规
□ 粪常规
□ C 反应蛋白
□ 血生化(肝功能、肾功能、电解质、心肌酶)
□ 血气分析(必要时)
□ X 线胸片
□ 血培养、痰培养等病原学检查(必要时)</td><td>□ 相关化验的补充检查
□ 必要时复查血气分析</td></tr>
<tr><td>手术医嘱</td><td></td><td></td></tr>
<tr><td>处置医嘱</td><td></td><td></td></tr>
</table>

（续　表）

<table>
<tr><td rowspan="8">主要护理工作</td><td>健康宣教</td><td colspan="3">□ 入院宣教：介绍责任护士，病区环境、设施、规章制度、基础护理服务项目
□ 进行护理安全指导
□ 进行等级护理、活动范围指导
□ 进行用药指导
□ 进行关于疾病知识的宣教</td><td colspan="3">□ 基本生活护理
□ 对中、重度病情活动患儿进行精细的基础护理</td></tr>
<tr><td>护理处置</td><td colspan="3">□ 患儿身份核对
□ 佩戴腕带
□ 建立入院病历，通知医师
□ 询问病史，填写护理记录单首页
□ 测量基本生命体征
□ 观察病情
□ 抽血
□ 输液
□ 生活护理
□ 妥善固定各种管道
□ 根据评估结果采取相应的护理措施
□ 通知次日检查项目及检查注意事项</td><td colspan="3">□ 测量基本生命体征
□ 观察病情
□ 抽血
□ 输液
□ 生活护理
□ 遵医嘱用药
□ 遵医嘱留取标本
□ 根据评估结果采取相应的护理措施
□ 妥善固定各种管道</td></tr>
<tr><td>护理评估</td><td colspan="3">□ 一般评估：生命体征、神志、皮肤、药物过敏史等
□ 专科评估：进奶情况、体重、身长、家族史、足背动脉、肤温、指端末梢感觉情况
□ 风险评估：评估有无坠床、褥疮、导管滑脱、液体外渗的风险
□ 营养评估
□ 疼痛评估</td><td colspan="3">□ 风险评估：评估有无坠床、褥疮、导管滑脱、液体外渗的风险</td></tr>
<tr><td>专科护理</td><td colspan="3">□ 多功能重症监护仪监护
□ 留置针穿刺、放置胃管（必要时）
□ 定时测量体温，监测血糖（必要时）
□ 每日记录体重及出入量</td><td colspan="3">□ 多功能重症监护仪监护
□ 留置针穿刺、放置胃管（必要时）
□ 定时测量体温，监测血糖（必要时）
□ 每日记录体重及出入量</td></tr>
<tr><td>饮食指导</td><td colspan="3">□ 根据医嘱配奶或配糖水
□ 协助患儿进奶或糖水</td><td colspan="3">□ 协助患儿进奶或糖水</td></tr>
<tr><td>活动体位</td><td colspan="3">□ 根据护理等级变换体位</td><td colspan="3">□ 根据护理等级变换体位</td></tr>
<tr><td>洗浴要求</td><td colspan="3">□ 卫生整理：更衣、剪短指甲</td><td colspan="3">□ 协助患儿晨、晚间护理</td></tr>
<tr><td colspan="2">病情变异记录</td><td colspan="3">□ 无　□ 有，原因：
□ 患儿　□ 疾病　□ 医疗
□ 护理　□ 保障　□ 管理</td><td colspan="3">□ 无　□ 有，原因：
□ 患儿　□ 疾病　□ 医疗
□ 护理　□ 保障　□ 管理</td></tr>
<tr><td colspan="2" rowspan="2">护士签名</td><td>白班</td><td>小夜班</td><td>大夜班</td><td>白班</td><td>小夜班</td><td>大夜班</td></tr>
<tr><td></td><td></td><td></td><td></td><td></td><td></td></tr>
<tr><td colspan="2">医师签名</td><td colspan="3"></td><td colspan="3"></td></tr>
</table>

（续 表）

<table>
<tr><td colspan="3">时间</td><td>住院第 4－9 天</td><td>住院第 10－14 天（出院日）</td></tr>
<tr><td rowspan="5">主要诊疗工作</td><td colspan="2">病情评估</td><td>□ 监护强度和治疗效果评估
□ 密切观察患儿症状和体征的变化</td><td></td></tr>
<tr><td colspan="2">制度落实</td><td>□ 观察患儿各种症状和体征
□ 上级医师查房及诊疗评估，确定患儿可以出院</td><td>□ 上级医师查房同意其出院</td></tr>
<tr><td colspan="2">病历书写</td><td>□ 完成主诊医师查房记录
□ 完成日常病程记录，详细记录医嘱变动情况（原因和更改内容）
□ 出院前 1 天通知患儿家长出院</td><td>□ 出院前一天病程记录（有上级医师指示出院）
□ 出院后 24 小时内完成出院记录
□ 出院后 24 小时内完成病历首页</td></tr>
<tr><td colspan="2">知情同意</td><td></td><td>□ 出院宣教</td></tr>
<tr><td colspan="2">其他</td><td>□ 密切观察病情变化
□ 检查住院押金
□ 通知患儿家长出院
□ 二级预防教育</td><td>□ 预约门诊复诊时间
□ 完成出院小结
□ 开具出院介绍信
□ 开具诊断证明书</td></tr>
<tr><td rowspan="7">重点医嘱</td><td rowspan="4">长期医嘱</td><td>护理医嘱</td><td>□ 新生儿护理常规
□ 护理等级：特级护理
□ 根据情况脐部护理
□ 根据情况眼部护理</td><td>□ 新生儿护理常规
□ 护理等级：一级护理</td></tr>
<tr><td>处置医嘱</td><td>□ 根据情况监测末梢血糖
□ 心电监护＋血氧饱和度监测
□ 必要时应用暖箱保暖</td><td></td></tr>
<tr><td>膳食医嘱</td><td>□ 根据情况调整奶量</td><td>□ 根据情况调整奶量</td></tr>
<tr><td>药物医嘱</td><td>□ 根据情况继续抗感染等治疗</td><td>□ 停所用长期医嘱</td></tr>
<tr><td rowspan="3">临时医嘱</td><td>检查检验</td><td>□ 复查有异常的检验、检查</td><td></td></tr>
<tr><td>药物医嘱</td><td>□ 对症治疗并发症，如黄疸
□ 适当补液
□ 必要时静脉营养，根据情况减停</td><td>□ 出院带药</td></tr>
<tr><td>处置医嘱</td><td>□ 明日出院</td><td>□ 出院</td></tr>
<tr><td rowspan="3">主要护理工作</td><td colspan="2">健康宣教</td><td></td><td></td></tr>
<tr><td colspan="2">护理处置</td><td>□ 输液
□ 遵医嘱用药</td><td>□ 核对患儿住院费用
□ 指导患儿家长结账
□ 指导患儿家长取出院带药
□ 取消患儿住院信息
□ 整理床单元</td></tr>
<tr><td colspan="2">护理评估</td><td>□ 评估有无跌倒、坠床、褥疮、导管滑脱、液体外渗的风险
□ 评估患儿家长对疾病、预防、保健方面的能力</td><td>□ 评估患儿家长对疾病、预防、保健方面的能力</td></tr>
</table>

（续　表）

<table>
<tr><td></td><td>专科护理</td><td colspan="3">□ 多功能重症监护仪监护
□ 留置针穿刺、放置胃管（必要时）
□ 定时测量体温，监测血糖（必要时）
□ 每日记录体重及出入量</td><td colspan="3">□ 出院指导</td></tr>
<tr><td></td><td>饮食指导</td><td colspan="3">□ 协助患儿进奶</td><td colspan="3"></td></tr>
<tr><td></td><td>活动体位</td><td colspan="3">□ 根据护理等级指导活动</td><td colspan="3"></td></tr>
<tr><td></td><td>洗浴要求</td><td colspan="3">□ 协助患儿更换病号服</td><td colspan="3"></td></tr>
<tr><td colspan="2">病情变异记录</td><td colspan="3">□ 无　□ 有，原因：
□ 患儿　□ 疾病　□ 医疗
□ 护理　□ 保障　□ 管理</td><td colspan="3">□ 无　□ 有，原因：
□ 患儿　□ 疾病　□ 医疗
□ 护理　□ 保障　□ 管理</td></tr>
<tr><td colspan="2" rowspan="2">护士签名</td><td>白班</td><td>小夜班</td><td>大夜班</td><td>白班</td><td>小夜班</td><td>大夜班</td></tr>
<tr><td></td><td></td><td></td><td></td><td></td><td></td></tr>
<tr><td colspan="2">医师签名</td><td colspan="3"></td><td colspan="3"></td></tr>
</table>

第二节　母婴 ABO 血型不合溶血病对症治疗临床路径

一、母婴 ABO 血型不合溶血病对症治疗临床路径标准住院流程

（一）适用对象

第一诊断为母婴 ABO 血型不合溶血病（ICD-10：P55.101）行光疗（ICD-9-CM-3：99.8301）或换血治疗（ICD-9-CM-3：99.01）的患儿。

（二）诊断依据

根据《临床诊疗指南——小儿内科分册》（中华医学会编著，人民卫生出版社）和《诸福棠实用儿科学（第 8 版）》（胡亚美等主编，人民卫生出版社）及《实用新生儿学（第 4 版）》（邵肖梅等主编，人民卫生出版社）。

1. 黄疸出现早，达到病理性黄疸诊断标准。

2. 母婴血型不合：母亲血型多为 O 型，婴儿血型为 A 型或 B 型。

3. 实验室检查有血红蛋白下降、网织红细胞和（或）有核红细胞升高、高间接胆红素血症等溶血依据；Coombs（抗人球蛋白）试验阳性和（或）抗体释放试验阳性可明确诊断。

（三）选择治疗方案的依据

根据《临床诊疗指南——小儿内科分册》（中华医学会编著，人民卫生出版社）和《诸福棠实用儿科学（第 8 版）》（胡亚美等主编，人民卫生出版社）及《实用新生儿学（第 4 版）》（邵肖梅等主编，人民卫生出版社）。

（四）标准住院日为 10～14 天

（五）进入路径标准

1. 第一诊断必须符合母婴 ABO 血型不合溶血病（ICD-10：P55.101）。

2. 当患儿同时具有其他疾病诊断，只要住院期间不需要特殊处理也不影响第一诊断的临

床路径流程实施时，可以进入路径。

（六）入院评估

1. 必须检查的项目

（1）血常规、尿常规、粪常规。

（2）外周血血细胞涂片，网织红细胞计数。

（3）血清胆红素、肝功能、肾功能、电解质。

（4）经皮胆红素监测。

（5）患儿及其母亲血型鉴定。

（6）Coombs（抗人球蛋白）试验和（或）抗体释放试验。

（7）C 反应蛋白、X 线胸片。

（8）使用人血白蛋白、丙种球蛋白前感染性疾病筛查。

2. 根据患儿的病情可选择的检查项目　如需行换血治疗，则要完善凝血功能检查。

3. 营养评估　根据《解放军总医院新入院患者营养风险筛查表（NRS-2002）》为新入院患儿进行营养评估，评分≥3 分者给予处置，必要时请营养科医师会诊。

4. 疼痛评估　根据《VAS 评分》实施疼痛评估，评分＞7 分者给予处置，必要时请疼痛科医师会诊。

5. 康复评估　根据《入院患者康复筛查和评估表》，在新入院患儿入院后 24 小时内进行康复筛查和评估。任何一项结果为“是”，则请康复科医师会诊。

（七）治疗方案与药物选择

1. 降低胆红素治疗　根据高胆红素血症的程度决定光疗、换血等措施。

（1）光疗注意事项：①按照《临床技术操作规范——儿科学分册》（中华医学会编著，人民军医出版社，2004 年）执行；②光疗过程中注意适当增加补液量，以防光疗中体液丢失过多；③注意监测体温，光疗特别是荧光灯管光疗时可因环境温度升高引起发热；④光疗中注意保护患儿的双眼和会阴部；⑤密切监测胆红素水平。

（2）换血疗法的注意事项：①按照《临床技术操作规范——儿科学分册》（中华医学会编著，人民军医出版社）执行；②严格掌握换血指征，必须签署换血同意书。

2. 预防高胆红素脑病　必要时使用人血白蛋白。

3. 减轻溶血　必要时给予丙种球蛋白，静脉注射。

4. 纠正贫血　必要时输血。

（八）必须复查的检查项目

1. 血常规。

2. 胆红素、电解质。

（九）出院标准

1. 血清胆红素浓度稳定下降，结束光疗 24～48 小时后，胆红素仍低于需要临床干预的黄疸标准。

2. 血红蛋白浓度稳定。

3. 患儿一般情况好，体重增加理想。

（十）变异及原因分析

1. 存在使高胆红素血症进一步加重的其他情况，需要处理干预。

2. 患儿如发生胆红素脑病，需要其他相关检查及处理，延长住院治疗时间，增加治疗费用。

二、母婴 ABO 血型不合溶血病对症治疗临床路径表单

<table>
<tr><td colspan="2">适用对象</td><td colspan="3">第一诊断为母婴 ABO 血型不合溶血病（ICD-10：P55.101）行光疗（ICD-9-CM-3：99.8301）或换血治疗（ICD-9-CM-3：99.01）的患儿</td></tr>
<tr><td colspan="2">患儿基本信息</td><td colspan="2">姓名：____　性别：____　年龄：__　门诊号：____
住院号：______　过敏史：______
住院日期：__年__月__日　出院日期：__年__月__日</td><td>标准住院日：10～14 天</td></tr>
<tr><td colspan="2">时间</td><td>住院第 1 天</td><td>住院第 2—9 天</td><td>住院第 10—14 天（出院日）</td></tr>
<tr><td rowspan="5">主要诊疗工作</td><td>制度落实</td><td>□ 入院 2 小时内经治医师或值班医师完成接诊
□ 入院 24 小时内主管医师完成检诊
□ 专科会诊（必要时）</td><td>□ 根据送检项目报告，及时向上级医师汇报，并给予相应处理
□ 入院 48 小时内主诊医师完成检诊
□ 主管医师查房</td><td>□ 上级医师查房
□ 上级医师查房同意出院</td></tr>
<tr><td>病情评估</td><td>□ 经治医师询问病史及体格检查
□ 营养评估
□ 疼痛评估
□ 康复评估</td><td>□ 根据送检项目报告，及时向上级医师汇报，并给予相应处理
□ 注意防治并发症</td><td>□ 上级医师进行治疗效果评估</td></tr>
<tr><td>病历书写</td><td>□ 入院 8 小时内完成首次病程记录
□ 入院 24 小时内完成入院记录</td><td>□ 入院 48 小时内完成主管医师查房记录</td><td>□ 完成主诊医师查房记录
□ 完成日常病程记录，详细记录医嘱变动情况（原因和更改内容）
□ 出院当天病程记录（有上级医师指示出院）
□ 出院后 24 小时内完成出院记录
□ 出院后 24 小时内完成病历首页</td></tr>
<tr><td>知情同意</td><td>□ 患儿家长在入院记录单上签字
□ 签署病危病重告知书（病危、病重患儿）
□ 特殊检查、特殊治疗同意书签字</td><td>□ 病情告知</td><td>□ 出院宣教</td></tr>
<tr><td>其他</td><td>□ 及时通知上级医师检诊
□ 经治医师检查、整理病历资料</td><td></td><td>□ 通知出院
□ 开具出院介绍信
□ 开具诊断证明书
□ 出院带药
□ 预约门诊复诊时间</td></tr>
</table>

（续 表）

<table>
<tr><td rowspan="8">重点医嘱</td><td rowspan="4">长期医嘱</td><td>护理医嘱</td><td>□ 新生儿护理常规
□ 特级护理
□ 光疗护理：保护眼睛和会阴部</td><td>□ 新生儿护理常规
□ 特级护理
□ 光疗护理：保护眼睛和会阴部
□ 注意光疗的不良反应和黄疸变化情况
□ 留置针穿刺，静脉抽血
□ 注意患儿喂养情况
□ 注意出入量</td><td>□ 新生儿护理常规
□ 特级护理
□ 光疗护理：保护眼睛和会阴部
□ 注意光疗的不良反应和黄疸变化情况
□ 注意患儿喂养情况
□ 注意出入量</td></tr>
<tr><td>处置医嘱</td><td>□ 必要时多功能重症监护仪/心电监护＋血氧饱和度监测
□ 监测经皮胆红素</td><td>□ 必要时多功能重症监护仪/心电监护＋血氧饱和度监测
□ 监测经皮胆红素</td><td>□ 必要时多功能重症监护仪/心电监护＋血氧饱和度监测
□ 监测经皮胆红素</td></tr>
<tr><td>膳食医嘱</td><td>□ 母乳或配方奶粉喂养</td><td>□ 调整奶量</td><td>□ 调整奶量</td></tr>
<tr><td>药物医嘱</td><td>□ 补液及对症处理</td><td>□ 补液及对症处理</td><td></td></tr>
<tr><td rowspan="3">临时医嘱</td><td>检验检查医嘱</td><td>□ 经皮胆红素测定
□ 血常规
□ 尿常规
□ 粪常规
□ 血清胆红素
□ C反应蛋白
□ X线胸片
□ 心肌酶
□ 肝功能、肾功能
□ 电解质
□ 网织红细胞计数
□ 完善用血制品前感染性疾病筛查
□ 患儿及其母亲血型鉴定；Coombs试验和(或)抗体释放试验
□ 凝血检查(必要时)
□ 使用人血白蛋白、丙种球蛋白前感染性疾病筛查</td><td>□ 必要时查血常规、肝功能</td><td>□ 血常规，胆红素、电解质</td></tr>
<tr><td>药物医嘱</td><td></td><td>□ 针对并发症治疗</td><td></td></tr>
<tr><td>处置医嘱</td><td>□ 必要时静脉注射人血白蛋白、丙种球蛋白
□ 必要时换血或输血</td><td>□ 必要时静脉注射人血白蛋白、丙种球蛋白
□ 必要时换血或输血</td><td>□ 必要时静脉注射人血白蛋白、丙种球蛋白
□ 必要时换血或输血</td></tr>
</table>

（续　表）

<table>
<tr><td rowspan="8">主要护理工作</td><td>健康宣教</td><td colspan="3">□ 入院宣教</td><td colspan="3"></td><td colspan="3">□ 出院宣教</td></tr>
<tr><td>护理处置</td><td colspan="3">□ 脐部保持干燥，脐部护理
□ 注意光疗的不良反应和黄疸变化情况
□ 留置针穿刺，静脉抽血
□ 注意患儿喂养情况
□ 注意出入量</td><td colspan="3">□ 脐部保持干燥，脐部护理
□ 注意光疗的不良反应和黄疸变化情况
□ 留置针穿刺，静脉抽血
□ 注意患儿喂养情况
□ 注意出入量</td><td colspan="3"></td></tr>
<tr><td>护理评估</td><td colspan="3">□ 入院护理评估
□ 营养评估
□ 疼痛评估
□ 康复评估</td><td colspan="3"></td><td colspan="3"></td></tr>
<tr><td>专科护理</td><td colspan="3">□ 丙种球蛋白用药护理
□ 换血及光疗的护理（必要时）
□ 多功能重症监护仪监护
□ 留置针穿刺（必要时）</td><td colspan="3">□ 丙种球蛋白用药护理
□ 换血及光疗的护理（必要时）
□ 多功能重症监护仪监护</td><td colspan="3">□ 丙种球蛋白用药护理
□ 换血及光疗的护理（必要时）</td></tr>
<tr><td>饮食指导</td><td colspan="3">□ 遵医嘱喂养</td><td colspan="3">□ 遵医嘱喂养</td><td colspan="3"></td></tr>
<tr><td>活动体位</td><td colspan="3">□ 根据病情需要调整体位</td><td colspan="3">□ 根据病情需要调整体位</td><td colspan="3"></td></tr>
<tr><td>洗浴要求</td><td colspan="3">□ 洗澡或擦浴</td><td colspan="3">□ 洗澡或擦浴</td><td colspan="3">□ 洗澡或擦浴</td></tr>
<tr><td colspan="2">病情变异记录</td><td colspan="3">□ 无　□ 有，原因：
□ 患儿　□ 疾病　□ 医疗
□ 护理　□ 保障　□ 管理</td><td colspan="3">□ 无　□ 有，原因：
□ 患儿　□ 疾病　□ 医疗
□ 护理　□ 保障　□ 管理</td><td colspan="3">□ 无　□ 有，原因：
□ 患儿　□ 疾病　□ 医疗
□ 护理　□ 保障　□ 管理</td></tr>
<tr><td colspan="2" rowspan="2">护士签名</td><td>白班</td><td>小夜班</td><td>大夜班</td><td>白班</td><td>小夜班</td><td>大夜班</td><td>白班</td><td>小夜班</td><td>大夜班</td></tr>
<tr><td></td><td></td><td></td><td></td><td></td><td></td><td></td><td></td><td></td></tr>
<tr><td colspan="2">医师签名</td><td colspan="3"></td><td colspan="3"></td><td colspan="3"></td></tr>
</table>

第三节　新生儿肺炎行抗感染治疗临床路径

一、新生儿肺炎行抗感染治疗临床路径标准住院流程

（一）适用对象

第一诊断为新生儿肺炎（ICD-10：P23.901）的患儿。

（二）诊断依据

根据《临床诊疗指南——小儿内科分册》（中华医学会编著，人民卫生出版社年）和《诸福棠实用儿科学（第 8 版）》（胡亚美等主编，人民卫生出版社）及《实用新生儿学（第 4 版）》（邵肖梅等主编，人民卫生出版社）。

1. 发病日龄在 28 天内。

2. 常有出生时羊水吸入、孕母产前或产后感染病史。

3. 症状：主要为呼吸急促、口吐沫、咳嗽、吐奶或进奶差，可伴有发绀、发热。

4. 体征：呼吸频率快，可伴有三凹征，双肺呼吸音粗，可有肺部啰音。可伴有口周、肢端发绀。

5. 肺部 X 线检查：两肺纹理粗、重，肺野可见斑片影。

6. 细菌感染时可出现外周血白细胞计数及中性粒细胞计数增高；病毒感染时血常规可无变化或白细胞计数下降。

(三)选择治疗方案的依据

根据《临床诊疗指南——小儿内科分册》(中华医学会编著，人民卫生出版社)和《诸福棠实用儿科学(第 8 版)》(胡亚美等主编，人民卫生出版社)及《实用新生儿学(第 4 版)》(邵肖梅等主编，人民卫生出版社)。

(四)标准住院日为 7～10 天

(五)进入路径标准

1. 第一诊断必须符合新生儿肺炎(ICD-10：P23.901)。

2. 当患儿同时具有其他疾病诊断，只要住院期间不需要特殊处理，也不影响第一诊断的临床路径流程实施时，可以进入路径。

(六)入院评估

1. 必须检查的项目

(1)血常规、尿常规、粪常规。

(2)C 反应蛋白(CRP)。

(3)肝功能、肾功能、心肌酶、电解质。

(4)病原学检测(根据病例特点行呼吸道病毒、支原体、血培养等)。

(5)X 线胸片。

2. 根据患儿的病情可选择的检查项目　可选择行痰培养、血气分析、肺部 CT、支气管镜检查等。

3. 营养评估　根据《解放军总医院新入院患者营养风险筛查表(NRS-2002)》为新入院患儿进行营养评估，评分≥3 分者给予处置，必要时请营养科医师会诊。

4. 疼痛评估　根据《VAS 评分》实施疼痛评估，评分＞7 分者给予处置，必要时请疼痛科医师会诊。

5. 康复评估　根据《入院患者康复筛查和评估表》在新入院患儿入院后 24 小时内进行康复筛查和评估。任何一项结果为“是”，则请康复科医师会诊。

(七)抗菌药物选择与使用时间

抗菌药物(头孢呋辛、头孢美唑)：按照《抗菌药物临床应用指导原则》(卫医发[2004]285 号)执行。

(八)治疗方案与药物选择

1. 一般治疗　保持环境温、湿度适宜，加强呼吸道护理。监护患儿生命体征。

2. 抗感染治疗　依据病原体，给予抗病毒和(或)抗生素治疗(遵循儿科用药的方法)。

3. 对症治疗　退热、祛痰、氧疗等。

(九)必须复查的检查项目

复查的项目：血常规、C 反应蛋白、心肌酶、肝功能、肾功能、X 线胸片，必要时复查病原菌培养。

（十）出院标准

1. 患儿一般状况良好，呼吸道症状好转。

2. 体温正常 3 天以上。

3. 肺部体征消失。

（十一）变异及原因分析

1. 病原体混合感染，需要延长住院治疗时间。

2. 出现感染并发症如心力衰竭、呼吸衰竭等，加重病情而延长住院时间及治疗费用。

3. 合并先天性心脏病、免疫缺陷病等基础疾病，易造成病情迁延、反复，延长住院时间及增加住院费用。

二、新生儿肺炎抗感染治疗临床路径表单

适用对象			第一诊断为新生儿肺炎（ICD-10：P23.901）的患儿	
患儿基本信息			姓名：____ 性别：____ 年龄：__ 门诊号：____ 住院号：______ 过敏史：______ 住院日期：__年__月__日 出院日期：__年__月__日	标准住院日：7～10 天
时间			住院第 1 天	住院第 2—3 天
主要诊疗工作	制度落实		□ 入院 2 小时内经治医师或值班医师完成接诊 □ 入院 24 小时内主管医师完成检诊 □ 专科会诊（必要时）	□ 根据送检项目报告，及时向上级医师汇报，并给予相应处理 □ 入院 48 小时内主诊医师完成检诊 □ 主管医师查房
	病情评估		□ 经治医师询问病史及体格检查 □ 营养评估 □ 疼痛评估 □ 康复评估	□ 根据送检项目报告，及时向上级医师汇报，并给予相应处理 □ 注意防治并发症
	病历书写		□ 入院 8 小时内完成首次病程记录 □ 入院 24 小时内完成入院记录	□ 入院 48 小时内完成主管医师查房记录
	知情同意		□ 患儿家长在入院记录单上签字 □ 签署病危病重告知书（病危、病重患儿） □ 特殊检查、特殊治疗同意书签字	□ 病情告知
	其他		□ 及时通知上级医师检诊 □ 经治医师检查、整理病历资料	
重点医嘱	长期医嘱	护理医嘱	□ 新生儿护理常规 □ 特级护理 □ 根据情况脐部护理 □ 根据情况眼部护理	□ 新生儿护理常规 □ 特级护理 □ 根据情况脐部护理 □ 根据情况眼部护理
		处置医嘱	□ 必要时应用暖箱保暖 □ 多功能重症监护仪/心电监护＋血氧饱和度监测 □ 根据情况经皮胆红素监测 □ 根据情况末梢血糖监测	□ 必要时应用暖箱保暖 □ 多功能重症监护仪/心电监护＋血氧饱和度监测 □ 根据情况经皮胆红素监测 □ 根据情况末梢血糖监测
		膳食医嘱	□ 根据情况确定奶量	□ 根据情况调整奶量

（续　表）

<table>
<tr><td rowspan="4"></td><td rowspan="4">临时医嘱</td><td>药物医嘱</td><td>□ 适当补液
□ 根据结果予以纠正酸碱失衡及电解质紊乱（必要时）
□ 抗生素（头孢呋辛、头孢美唑）
□ 抗病毒（利巴韦林气雾剂）
□ 祛痰药（盐酸氨溴索注射液）
□ 雾化吸入治疗（吸入用布地奈德混悬液）
□ 对症治疗</td><td>□ 适当补液
□ 静脉营养（必要时）
□ 抗生素（头孢呋辛、头孢美唑）
□ 抗病毒（利巴韦林气雾剂）
□ 祛痰药（盐酸氨溴索注射液）
□ 雾化吸入治疗（吸入用布地奈德混悬液）
□ 对症治疗
□ 心肌酶异常者加护心肌治疗
□ 肝功能异常者保肝治疗</td></tr>
<tr><td>检查检验</td><td>□ 血常规
□ 尿常规
□ 粪常规
□ C反应蛋白
□ 生化检验项目（肝功能、肾功能、电解质、心肌酶）
□ 血清呼吸道病毒、肺炎支原体抗体测定
□ 血气分析（必要时）
□ X线胸片
□ 血培养、痰培养等病原学检查（必要时）
□ 肺部CT检查（必要时）
□ 支气管镜检查（必要时）</td><td>□ 必要时心电图、血气分析、肺部CT检查
□ 必要时痰培养
□ 必要时复查血气分析</td></tr>
<tr><td>手术医嘱</td><td></td><td></td></tr>
<tr><td>处置医嘱</td><td></td><td></td></tr>
<tr><td rowspan="2">主要护理工作</td><td colspan="2">健康宣教</td><td>□ 入院宣教：介绍责任护士，病区环境、设施、规章制度、基础护理服务项目
□ 进行护理安全指导
□ 进行等级护理、活动范围指导
□ 进行用药指导
□ 进行关于疾病知识的宣教</td><td>□ 基本生活护理
□ 对中、重度病情活动患儿进行精细的基础护理</td></tr>
<tr><td colspan="2">护理处置</td><td>□ 患儿身份核对
□ 佩戴腕带
□ 建立入院病历，通知医师
□ 询问病史，填写护理记录单首页
□ 测量基本生命体征
□ 观察病情
□ 抽血
□ 输液
□ 生活护理
□ 妥善固定各种管道
□ 根据评估结果采取相应的护理措施
□ 通知次日检查项目及检查注意事项</td><td>□ 测量基本生命体征
□ 观察病情
□ 抽血
□ 输液
□ 心理护理与生活护理
□ 遵医嘱用药
□ 遵医嘱留取标本
□ 根据评估结果采取相应的护理措施
□ 妥善固定各种管道</td></tr>
</table>

（续　表）

<table>
<tr><td rowspan="5"></td><td>护理评估</td><td colspan="3">□ 一般评估：生命体征、神志、皮肤、药物过敏史等
□ 专科评估：进奶情况、体重、身长、家族史、足背动脉、皮肤温度、指端末梢感觉情况
□ 风险评估：评估有无坠床、褥疮、导管滑脱、液体外渗的风险
□ 营养评估
□ 疼痛评估</td><td colspan="3">□ 风险评估：评估有无坠床、褥疮、导管滑脱、液体外渗的风险</td></tr>
<tr><td>专科护理</td><td colspan="3">□ 多功能重症监护仪监护
□ 观察呼吸道症状，保持呼吸道通畅
□ 留置针穿刺</td><td colspan="3">□ 多功能重症监护仪监护</td></tr>
<tr><td>饮食指导</td><td colspan="3">□ 根据医嘱调整奶量
□ 协助患儿进奶</td><td colspan="3">□ 协助患儿进奶</td></tr>
<tr><td>活动体位</td><td colspan="3">□ 根据护理等级变换体位、翻身叩背</td><td colspan="3">□ 根据护理等级变换体位、翻身叩背</td></tr>
<tr><td>洗浴要求</td><td colspan="3">□ 卫生整理：洗澡、擦浴、更衣、剪短指甲</td><td colspan="3">□ 协助患儿洗澡、擦浴护理</td></tr>
<tr><td colspan="2">病情变异记录</td><td colspan="3">□ 无　□ 有，原因：
□ 患儿　□ 疾病　□ 医疗
□ 护理　□ 保障　□ 管理</td><td colspan="3">□ 无　□ 有，原因：
□ 患儿　□ 疾病　□ 医疗
□ 护理　□ 保障　□ 管理</td></tr>
<tr><td colspan="2" rowspan="2">护士签名</td><td>白班</td><td>小夜班</td><td>大夜班</td><td>白班</td><td>小夜班</td><td>大夜班</td></tr>
<tr><td></td><td></td><td></td><td></td><td></td><td></td></tr>
<tr><td colspan="2">医师签名</td><td colspan="3"></td><td colspan="3"></td></tr>
<tr><td colspan="2">时间</td><td colspan="3">住院第 4－9 天</td><td colspan="3">住院第 10 天（出院日）</td></tr>
<tr><td rowspan="5">主要诊疗工作</td><td>病情评估</td><td colspan="3">□ 监护强度和治疗效果评估
□ 密切观察患儿症状和体征的变化</td><td colspan="3"></td></tr>
<tr><td>制度落实</td><td colspan="3">□ 上级医师查房</td><td colspan="3">□ 上级医师查房同意其出院</td></tr>
<tr><td>病历书写</td><td colspan="3">□ 完成查房记录
□ 归档并评估各项检查结果，及时打印病历
□ 出院前 1 天通知患儿家属出院</td><td colspan="3">□ 出院前一天病程记录（有上级医师指示出院）
□ 出院后 24 小时内完成出院记录
□ 出院后 24 小时内完成病历首页</td></tr>
<tr><td>知情同意</td><td colspan="3">□ 完成主诊医师查房记录
□ 完成日常病程记录，详细记录医嘱变动情况（原因和更改内容）</td><td colspan="3">□ 出院宣教</td></tr>
<tr><td>其他</td><td colspan="3">□ 密切观察病情变化
□ 检查住院押金使用情况
□ 通知患儿家属出院
□ 二级预防教育</td><td colspan="3">□ 预约门诊复诊时间
□ 完成出院小结
□ 开具出院介绍信
□ 开具诊断证明书</td></tr>
</table>

（续　表）

<table>
<tr><td rowspan="9">重点医嘱</td><td rowspan="6">长期医嘱</td><td>护理医嘱</td><td>□ 新生儿护理常规
□ 护理等级：特级护理
□ 根据情况脐部护理
□ 根据情况眼部护理</td><td>□ 新生儿护理常规
□ 护理等级：一级护理</td></tr>
<tr><td>处置医嘱</td><td>□ 根据情况监测末梢血糖
□ 根据情况经皮胆红素监测
□ 心电监护＋血氧饱和度监测
□ 必要时应用暖箱保暖</td><td></td></tr>
<tr><td>膳食医嘱</td><td>□ 根据情况调整奶量</td><td>□ 根据情况调整奶量</td></tr>
<tr><td rowspan="3">药物医嘱</td><td rowspan="3">□ 抗生素（头孢呋辛、头孢美唑）
□ 抗病毒
□ 祛痰药
□ 雾化吸入治疗（如吸入用布地奈德混悬液、盐酸氨溴索注射液）
□ 心肌酶异常者加护心肌治疗
□ 肝功能异常者保肝治疗</td><td rowspan="3">□ 停所用长期医嘱</td></tr>
<tr></tr>
<tr></tr>
<tr><td rowspan="3">临时医嘱</td><td>检查检验</td><td>□ 复查血常规、C 反应蛋白、心肌酶、肝功能、肾功能、X 线胸片
□ 必要时复查病原菌培养</td><td></td></tr>
<tr><td>药物医嘱</td><td>□ 对症治疗并发症，如黄疸</td><td>□ 出院带药</td></tr>
<tr><td>处置医嘱</td><td>□ 明日出院</td><td>□ 出院</td></tr>
<tr><td rowspan="8">主要护理工作</td><td colspan="2">健康宣教</td><td></td><td></td></tr>
<tr><td colspan="2">护理处置</td><td>□ 输液
□ 遵医嘱用药</td><td>□ 核对患儿住院费用
□ 指导患儿家长结账
□ 指导患儿家长取出院带药
□ 取消患儿住院信息
□ 整理床单元</td></tr>
<tr><td colspan="2">护理评估</td><td>□ 评估有无跌倒、坠床、褥疮、导管滑脱、液体外渗的风险
□ 评估患儿家长对疾病、预防、保健方面的能力</td><td>□ 评估患儿家长对疾病、预防、保健方面的能力</td></tr>
<tr><td colspan="2">专科护理</td><td>□ 心电监护
□ 观察体温波动，发热护理</td><td>□ 出院指导</td></tr>
<tr><td colspan="2">饮食指导</td><td>□ 协助患儿进奶</td><td></td></tr>
<tr><td colspan="2">活动体位</td><td>□ 根据护理等级指导活动</td><td></td></tr>
<tr><td colspan="2">洗浴要求</td><td>□ 协助患儿更换病号服</td><td></td></tr>
<tr></tr>
<tr><td colspan="3">病情变异记录</td><td>□ 无　□ 有，原因：
□ 患儿　□ 疾病　□ 医疗
□ 护理　□ 保障　□ 管理</td><td>□ 无　□ 有，原因：
□ 患儿　□ 疾病　□ 医疗
□ 护理　□ 保障　□ 管理</td></tr>
</table>

（续　表）

护士签名	白班	小夜班	大夜班	白班	小夜班	大夜班
医师签名						

第四节　新生儿腹泻行对症治疗临床路径

一、新生儿腹泻行对症治疗临床路径标准住院流程

（一）适用对象

第一诊断为新生儿腹泻（ICD-10：P78.301）的患儿。

（二）诊断依据

根据《临床诊疗指南——小儿内科分册》（中华医学会编著，人民卫生出版社）和《诸福棠实用儿科学（第 8 版）》（胡亚美等主编，人民卫生出版社）及《实用新生儿学（第 4 版）》（邵肖梅等主编，人民卫生出版社）。

1. 病史　28 天内新生儿出现大便形状改变，大便为黄稀便、水样或蛋花汤样，每天可达 10 余次，可伴发热、呕吐、吃奶差、腹胀等。严重者可出现脱水、酸中毒、休克表现。

2. 体征　有或无脱水征，酸中毒时有呼吸深长、口唇樱红，可有腹胀，肠鸣音活跃。

3. 实验室检查　粪便常规镜检正常或见白细胞；血常规示白细胞计数正常或轻度升高；轮状病毒感染时检测抗体阳性。

（三）选择治疗方案的依据

根据《临床诊疗指南——小儿内科分册》（中华医学会编著，人民卫生出版社）和《诸福棠实用儿科学（第 8 版）》（胡亚美等主编，人民卫生出版社）及《实用新生儿学（第 4 版）》（邵肖梅等主编，人民卫生出版社）。

（四）标准住院日为 4～7 天

（五）进入路径标准

1. 第一诊断必须符合轮状病毒肠炎（ICD-10：P78.301）。

2. 当患儿同时具有其他疾病诊断，只要住院期间不需要特殊处理也不影响第一诊断的临床路径流程实施时，可以进入路径。

（六）入院评估

1. 必须检查的项目

（1）血常规、尿常规、粪常规。

（2）C 反应蛋白（CRP）。

（3）血生化检验项目（肝功能、肾功能、电解质及心肌酶）。

2. 根据患儿病情可选择的检查项目　X 线胸片、血气分析、粪便轮状病毒检测、粪便培养等。

（七）抗菌药物选择与使用时间

细菌感染性腹泻时使用相应抗生素治疗（头孢呋辛、头孢美唑）：遵循儿科用药的方法，按

照《抗菌药物临床应用指导原则》(卫医发[2004]285号)执行。

(八)治疗方案与药物选择

1. 为感染性腹泻时行消化道隔离至腹泻缓解。
2. 根据临床表现和实验室检查结果,纠正脱水和电解质、酸碱紊乱,口服补液盐或静脉补液。
3. 肠道菌群调节药。
4. 胃肠黏膜保护药。
5. 细菌感染性腹泻时使用相应抗生素治疗(遵循儿科用药的方法)。

(九)必须复查的检查项目

1. 血常规、尿常规、粪常规。
2. 血电解质。

(十)出院标准

1. 患儿体温正常,腹泻好转。
2. 无呕吐,脱水纠正。
3. 粪便常规、电解质正常。

(十一)变异及原因分析

1. 存在使腹泻进一步加重的其他疾病,需要处理干预。
2. 患儿入院时已发生严重水、电解质紊乱,需进行积极对症处理,完善相关检查,导致住院时间延长,增加住院费用等。

二、新生儿腹泻对症治疗临床路径表单

<table>
<tr><td colspan="2">适用对象</td><td colspan="2">第一诊断为新生儿腹泻(ICD-10:P78.301)的患儿</td></tr>
<tr><td colspan="2">患儿基本信息</td><td>姓名:____ 性别:____ 年龄:__ 门诊号:____
住院号:_____ 过敏史:______
住院日期:__年__月__日 出院日期:__年__月__日</td><td>标准住院日:4~7天</td></tr>
<tr><td colspan="2">时间</td><td>住院第1天</td><td>住院第2—3天</td></tr>
<tr><td rowspan="5">主要诊疗工作</td><td>制度落实</td><td>□ 入院2小时内经治医师或值班医师完成接诊
□ 入院24小时内主管医师完成检诊
□ 专科会诊(必要时)</td><td>□ 根据送检项目报告,及时向上级医师汇报,并给予相应处理
□ 入院48小时内主诊医师完成检诊
□ 主管医师查房</td></tr>
<tr><td>病情评估</td><td>□ 经治医师询问病史及体格检查
□ 营养评估
□ 疼痛评估
□ 康复评估</td><td>□ 根据送检项目报告,及时向上级医师汇报,并给予相应处理
□ 注意防治并发症</td></tr>
<tr><td>病历书写</td><td>□ 入院8小时内完成首次病程记录
□ 入院24小时内完成入院记录</td><td>□ 入院48小时内完成主管医师查房记录
□ 主诊医师查房记录</td></tr>
<tr><td>知情同意</td><td>□ 患儿家长在入院记录单上签字
□ 签署病危病重告知书(病危、病重患儿)
□ 特殊检查、特殊治疗同意书签字</td><td>□ 病情告知</td></tr>
<tr><td>其他</td><td>□ 及时通知上级医师检诊
□ 经治医师检查、整理病历资料</td><td></td></tr>
</table>

（续 表）

重点医嘱	长期医嘱	护理医嘱	□ 新生儿护理常规 □ 特级护理 □ 根据情况脐部护理 □ 根据情况眼部护理 □ 根据情况肛周护理	□ 新生儿护理常规 □ 特级护理 □ 根据情况脐部护理 □ 根据情况眼部护理 □ 根据情况肛周护理
		处置医嘱	□ 必要时应用暖箱保暖 □ 多功能重症监护仪/心电监护＋血氧饱和度监测 □ 根据情况经皮胆红素监测 □ 根据情况末梢血糖监测	□ 必要时应用暖箱保暖 □ 多功能重症监护仪/心电监护＋血氧饱和度监测 □ 根据情况经皮胆红素监测 □ 根据情况末梢血糖监测
		膳食医嘱	□ 根据病情禁食或开奶，乳糖不耐受者为低乳糖奶粉喂养	□ 根据情况调整奶量
		药物医嘱	□ 口服补液盐：按需供给 □ 根据结果予以纠正酸碱失衡及电解质紊乱（必要时） □ 肠道菌群调节药 □ 胃肠黏膜保护药 □ 必要时应用抗生素（头孢呋辛、头孢美唑） □ 按照脱水程度予以补液	□ 口服补液盐，按需供给 □ 肠道菌群调节药 □ 胃肠黏膜保护药 □ 必要时应用抗生素（头孢呋辛、头孢美唑） □ 根据脱水程度、电解质及血气分析结果予以液体疗法 □ 高热时降温处理
	临时医嘱	检查检验	□ 血常规 □ 尿常规 □ 粪常规 □ C 反应蛋白 □ 血生化检验项目（肝功能、肾功能、电解质、心肌酶谱） □ 粪便轮状病毒检测（必要时） □ 粪培养（必要时） □ 血气分析、大便乳糖试验（必要时） □ 血气分析（必要时） □ X 线胸片（必要时）	□ 必要时心电图、心肌酶 □ 必要时复查血气分析、电解质、粪常规
		手术医嘱		
		处置医嘱		
主要护理工作	健康宣教		□ 入院宣教：介绍责任护士，病区环境、设施、规章制度、基础护理服务项目 □ 进行护理安全指导 □ 进行等级护理、活动范围指导 □ 进行用药指导 □ 进行关于疾病知识的宣教	□ 基本生活护理 □ 对中、重度病情活动患儿进行精细的基础护理
	护理处置		□ 患儿身份核对 □ 佩戴腕带 □ 建立入院病历，通知医师 □ 询问病史，填写护理记录单首页	□ 测量基本生命体征 □ 观察病情 □ 抽血 □ 输液

（续　表）

<table>
<tr><td rowspan="7"></td><td></td><td>□ 测量基本生命体征
□ 观察病情
□ 抽血
□ 输液
□ 生活护理
□ 妥善固定各种管道
□ 根据评估结果采取相应的护理措施
□ 通知次日检查项目及检查注意事项</td><td colspan="3">□ 心理护理与生活护理
□ 遵医嘱用药
□ 遵医嘱留取标本
□ 根据评估结果采取相应的护理措施
□ 妥善固定各种管道</td></tr>
<tr><td>护理评估</td><td>□ 一般评估：生命体征、神志、皮肤、药物过敏史等
□ 专科评估：进奶情况、体重、身长、家族史、足背动脉、皮肤温度、指端末梢感觉情况
□ 风险评估：评估有无坠床、褥疮、导管滑脱、液体外渗的风险
□ 营养评估
□ 疼痛评估</td><td colspan="3">□ 风险评估：评估有无坠床、褥疮、导管滑脱、液体外渗的风险</td></tr>
<tr><td>专科护理</td><td>□ 多功能重症监护仪监护
□ 消化道隔离，防止交叉感染
□ 留置针穿刺
□ 皮肤护理
□ 观察脱水程度及大便变化</td><td colspan="3">□ 多功能重症监护仪监护
□ 消化道隔离，防止交叉感染
□ 留置针穿刺
□ 皮肤护理
□ 观察脱水程度及大便变化</td></tr>
<tr><td>饮食指导</td><td>□ 根据医嘱调整奶量
□ 协助患儿进奶</td><td colspan="3">□ 协助患儿进奶</td></tr>
<tr><td>活动体位</td><td>□ 根据护理等级变换体位、翻身叩背</td><td colspan="3">□ 根据护理等级变换体位、翻身叩背</td></tr>
<tr><td>洗浴要求</td><td>□ 卫生整理：洗澡、擦浴、更衣、剪短指甲</td><td colspan="3">□ 协助患儿洗澡、擦浴护理</td></tr>
<tr><td></td><td></td><td colspan="3"></td></tr>
<tr><td colspan="2">病情变异记录</td><td>□ 无　□ 有，原因：
□ 患儿　□ 疾病　□ 医疗
□ 护理　□ 保障　□ 管理</td><td colspan="3">□ 无　□ 有，原因：
□ 患儿　□ 疾病　□ 医疗
□ 护理　□ 保障　□ 管理</td></tr>
<tr><td colspan="2" rowspan="2">护士签名</td><td>白班　|　小夜班　|　大夜班</td><td>白班</td><td>小夜班</td><td>大夜班</td></tr>
<tr><td></td><td></td><td></td><td></td></tr>
<tr><td colspan="2">医师签名</td><td></td><td colspan="3"></td></tr>
<tr><td colspan="2">时间</td><td>住院第4－6天</td><td colspan="3">住院第7天（出院日）</td></tr>
<tr><td rowspan="3">主要诊疗工作</td><td>病情评估</td><td>□ 监护强度和治疗效果评估
□ 密切观察患儿症状和体征的变化</td><td colspan="3"></td></tr>
<tr><td>制度落实</td><td>□ 上级医师查房</td><td colspan="3">□ 上级医师查房同意其出院</td></tr>
<tr><td>病历书写</td><td>□ 完成主诊医师查房记录
□ 完成日常病程记录，详细记录医嘱变动情况（原因和更改内容）</td><td colspan="3">□ 出院前一天病程记录（有上级医师指示出院）
□ 出院后24小时内完成出院记录
□ 出院后24小时内完成病历首页</td></tr>
</table>

（续　表）

	知情同意			□ 出院宣教
	其他		□ 密切观察病情变化 □ 检查住院押金使用情况 □ 通知患儿家长出院 □ 二级预防教育	□ 预约门诊复诊时间 □ 完成出院小结 □ 开具出院介绍信 □ 开具诊断证明书
重点医嘱	长期医嘱	护理医嘱	□ 新生儿护理常规 □ 护理等级：特级护理 □ 根据情况脐部护理 □ 根据情况眼部护理 □ 根据情况肛周护理	□ 新生儿护理常规 □ 护理等级：一级护理
		处置医嘱	□ 根据情况监测末梢血糖 □ 根据情况经皮胆红素监测 □ 心电监护＋血氧饱和度监测 □ 必要时应用暖箱保暖	
		膳食医嘱	□ 根据情况调整奶量	□ 根据情况调整奶量
		药物医嘱	□ 口服补液盐，按需供给 □ 肠道菌群调节药 □ 胃肠黏膜保护药 □ 必要时应用抗生素 □ 根据脱水程度、电解质及血气分析结果予以液体疗法 □ 高热时降温处理	□ 停所用长期医嘱
	临时医嘱	检查检验	□ 复查血常规、C 反应蛋白、心肌酶、肝功能、肾功能 □ 必要时复查病原菌培养	
		药物医嘱	□ 对症治疗并发症，如黄疸	□ 出院带药
		处置医嘱	□ 明日出院	□ 出院
主要护理工作	健康宣教			
	护理处置		□ 输液 □ 遵医嘱用药	□ 核对患儿住院费用 □ 指导患儿家长结账 □ 指导患儿家长取出院带药 □ 取消患儿住院信息 □ 整理床单元
	护理评估		□ 评估有无跌倒、坠床、褥疮、导管滑脱、液体外渗的风险 □ 评估患儿家长对疾病、预防、保健方面的能力	□ 评估患儿家长对疾病、预防、保健方面的能力
	专科护理		□ 多功能重症监护仪监护 □ 消化道隔离，防止交叉感染 □ 留置针穿刺	□ 出院指导
	饮食指导		□ 协助患儿进奶	

（续　表）

<table>
<tr><td rowspan="2"></td><td>活动体位</td><td colspan="3">□ 根据护理等级指导活动</td><td colspan="3"></td></tr>
<tr><td>洗浴要求</td><td colspan="3">□ 协助患儿更换病号服</td><td colspan="3"></td></tr>
<tr><td colspan="2">病情变异记录</td><td colspan="3">□ 无　□ 有，原因：
□ 患儿　□ 疾病　□ 医疗
□ 护理　□ 保障　□ 管理</td><td colspan="3">□ 无　□ 有，原因：
□ 患儿　□ 疾病　□ 医疗
□ 护理　□ 保障　□ 管理</td></tr>
<tr><td colspan="2" rowspan="2">护士签名</td><td>白班</td><td>小夜班</td><td>大夜班</td><td>白班</td><td>小夜班</td><td>大夜班</td></tr>
<tr><td></td><td></td><td></td><td></td><td></td><td></td></tr>
<tr><td colspan="2">医师签名</td><td colspan="3"></td><td colspan="3"></td></tr>
</table>

第五节　新生儿高胆红素血症对症治疗临床路径

一、新生儿高胆红素血症对症治疗临床路径标准住院流程

（一）适用对象

第一诊断为新生儿高胆红素血症（ICD-10：P59.901）行光疗（ICD-9-CM-3：99.8301）的患儿。

（二）诊断依据

根据《临床诊疗指南——小儿内科分册》（中华医学会编著，人民卫生出版社）和《诸福棠实用儿科学（第 8 版）》（胡亚美等主编，人民卫生出版社）及《实用新生儿学（第 4 版）》（邵肖梅等主编，人民卫生出版社）。

常有母婴 Rh 血型不合或 ABO 血型不合、葡萄糖-6-磷酸脱氢酶缺乏症、喂养不足、胎粪排出延迟、寒冷、感染、窒息等诱因。

起病或急或缓，表现为皮肤、巩膜不同程度黄染。

可伴或不伴有拒奶、吐沫、腹胀、腹泻、发热、烦躁、易惊、嗜睡、口周发绀、呼吸和（或）心律失常、肌张力增高或降低、新生儿原始反射亢进或减弱等，大、小便颜色正常。

除外新生儿溶血病、新生儿肝炎综合征。

实验室检查：血清胆红素足月儿＞220.5μmol/L（12.9mg/dl），早产儿＞256μmol/L（156mg/dl），以血清间接胆红素增高为主；或每日上升超过 85μmol/L（5mg/dl）。

（三）选择治疗方案的依据

根据《临床诊疗指南——小儿内科分册》（中华医学会编著，人民卫生出版社）和《诸福棠实用儿科学（第 8 版）》（胡亚美等主编，人民卫生出版社）及《实用新生儿学（第 4 版）》（邵肖梅等主编，人民卫生出版社）。

（四）标准住院日为 5～7 天

（五）进入路径标准

1. 第一诊断必须符合新生儿高胆红素血症（ICD-10：P59.901）。

2. 当患儿同时具有其他疾病诊断，但在住院期间不需要特殊处理也不影响第一诊断的临

床路径流程实施时，可以进入路径。

(六)入院评估

1. 必须检查的项目

(1)血常规、尿常规、粪常规。

(2)肝功能、电解质、肾功能、C 反应蛋白、心肌酶、X 线胸片。

(3)必要时患儿血型鉴定及 Coomb's(除外新生儿溶血病)、ABO 血型＋Rh 血型(包括母亲血型)；血气分析。

(4)血菌培养及药敏试验(必要时)。

(5)使用人血白蛋白前行感染性疾病筛查(血清四项、TORCH 四项、肝炎系列)。

(6)经皮胆红素监测。

2. 根据患儿的病情可选择的检查项目　肝胆彩超，除外胆道闭锁等。

3. 营养评估　根据《解放军总医院新入院患者营养风险筛查表(NRS-2002)》为新入院患儿进行营养评估，评分≥3 分者给予处置，必要时请营养科医师会诊。

4. 疼痛评估　根据《VAS 评分》实施疼痛评估，评分＞7 分者给予处置，必要时请疼痛科医师会诊。

5. 康复评估　根据《入院患者康复筛查和评估表》，在新入院患儿入院后 24 小时内进行康复筛查和评估。任何一项结果为"是"，则请康复科医师会诊。

(七)治疗方案与药物选择

1. 一般治疗　根据新生儿胎龄，保持适当的环境温度(24～26℃)及湿度(50%～60%)。进食正常的患儿多喂奶、水，进食不足的患儿补足液体量以维持水、电解质和酸碱平衡。烦躁者适当应用镇静药，缺氧者予以吸氧。

2. 光疗　一般选择蓝光。光疗时，新生儿呈裸体状态，仅包尿布及戴眼罩以保护性腺及视网膜。根据病情选择连续或间歇、单面或双面照疗。光疗注意事项：①按照《临床技术操作规范——儿科学分册》(中华医学会编著，人民军医出版社)执行。②光疗过程中注意适当增加补液量，以防光疗中体液丢失过多；注意对症治疗腹泻、皮疹。③注意监测体温，光疗特别是荧光灯管光疗时可因环境温度升高引起发热。④光疗中注意保护患儿的双眼和会阴部。⑤密切监测胆红素水平。

光疗标准(小括号内值为有高危因素者)

≤24 小时　171～205(120～171)μmol/L[10～12(7～10)mg/dl]

25～48 小时　205～257(171～205)μmol/L[12～15(10～12)mg/dl]

49～72 小时　257～308(205～257)μmol/L[15～18(12～15)mg/dl]

＞72 小时　308～342(205～257)μmol/L[18～20(12～15)mg/dl]

换血标准(小括号内值为有高危因素者)

≤24 小时　342(308)μmol/L[20(18)mg/dl]

25～48 小时　342～428(342)μmol/L[20～25(20)mg/dl]

49～72 小时　428～513(＞342)μmol/L[25～30(＞20)mg/dl]

＞72 小时　428～513(＞342)μmol/L[25～30(＞20)mg/dl]

3. 酶诱导药　苯巴比妥钠 5～9mg/(kg·d)；肌内注射。

4. 供给人血白蛋白　白蛋白可与间接胆红素结合，避免过高的间接胆红素水平导致胆红素脑病的发生，输入血白蛋白 0.5～1g/kg；输入人血白蛋白疗法的注意事项：①按照日龄及血清胆红素值严格掌握指征；②使用前必须签署血制品输注知情同意书；③使用中注意生命体征及出入量，避免心力衰竭。

5. 对因治疗　有感染者，可给予抗生素治疗，窒息患儿复苏后给予相应处理。

6. 其他治疗　纠正低氧血症、高碳酸血症、酸中毒、寒冷损伤、饥饿等。如出现心力衰竭、呼吸衰竭等并发症时应当及时出新生儿高胆红素血症临床路径。

（八）必须复查的检查项目

1. 血清胆红素水平。

2. 酌情复查血常规、血气分析。

（九）出院标准

1. 血清胆红素稳定下降，结束光疗 12 小时后，胆红素仍低于需要临床干预的黄疸标准。观察 24～48 小时黄疸未出现反复。

2. 患儿进奶好，反应好，无并发症。

（十）变异及原因分析

1. 存在使高胆红素血症进一步加重的其他情况，需要处理干预，导致治疗时间延长及费用增加。

2. 患儿如发生胆红素脑病，需要其他相关检查及处理，延长住院治疗时间。新生儿高胆红素血症患儿住院经综合治疗，黄疸水平未明显下降即出现抽搐等胆红素脑病症状或持续溶血导致严重贫血、肝功能和（或）肾衰竭、呼吸和（或）循环衰竭等严重危及生命的重症时，应当及时退出新生儿高胆红素血症临床路径。

二、新生儿高胆红素血症对症治疗临床路径表单

适用对象		第一诊断为新生儿高胆红素血症（ICD-10：P59.901）行光疗（ICD-9-CM-3：99.8301）的患儿		
患儿基本信息		姓名：____　性别：____　年龄：__　门诊号：____ 住院号：_____　过敏史：_____ 住院日期：__年__月__日　出院日期：__年__月__日		标准住院日：5～7 天
时间		住院第 1 天	住院第 2—4 天	住院第 5—7 天
主要诊疗工作	制度落实	□ 入院 2 小时内经治医师或值班医师完成接诊 □ 入院 24 小时内主管医师完成检诊 □ 专科会诊（必要时）	□ 根据送检项目报告，及时向上级医师汇报，并给予相应处理 □ 入院 48 小时内主诊医师完成检诊 □ 主管医师查房	□ 上级医师查房 □ 上级医师查房同意其出院
	病情评估	□ 经治医师询问病史及体格检查 □ 营养评估 □ 疼痛评估 □ 康复评估	□ 根据送检项目报告，及时向上级医师汇报，并给予相应处理 □ 注意防治并发症	□ 上级医师进行治疗效果评估

（续　表）

	病历书写		□ 入院 8 小时内完成首次病程记录 □ 入院 24 小时内完成入院记录	□入院 48 小时内完成主管医师查房记录 □ 完成主诊医师查房记录	□ 完成日常病程记录，详细记录医嘱变动情况（原因和更改内容） □ 出院前一天病程记录（有上级医师指示出院） □ 出院后 24 小时内完成出院记录 □ 出院后 24 小时内完成病历首页
	知情同意		□ 患儿家长在入院记录单上签字 □ 签署病危病重告知书（病危、病重患儿） □ 特殊检查、特殊治疗同意书签字	□ 病情告知	□ 出院宣教
	其他		□ 及时通知上级医师检诊 □ 经治医师检查、整理病历资料		□ 通知出院 □ 开具出院介绍信 □ 开具诊断证明书 □ 出院带药 □ 预约门诊复诊时间
重点医嘱	长期医嘱	护理医嘱	□ 新生儿护理常规 □ 特级护理 □ 光疗护理：保护眼睛和会阴部	□ 新生儿护理常规 □ 特级护理 □ 光疗护理：保护眼睛和会阴部 □ 注意光疗的不良反应和黄疸变化情况 □ 留置针穿刺，静脉抽血 □ 注意患儿喂养情况 □ 注意出入量	□ 新生儿护理常规 □ 特级护理 □ 光疗护理：保护眼睛和会阴部 □ 注意光疗的不良反应和黄疸变化情况 □ 注意患儿喂养情况 □ 注意出入量
		处置医嘱	□ 多功能重症监护仪/心电监护＋血氧饱和度监测	□ 多功能重症监护仪/心电监护＋血氧饱和度监测	
		膳食医嘱	□ 根据日龄开奶	□ 根据病情需要加奶	
		药物医嘱	□ 抗生素（必要时头孢呋辛、头孢美唑） □ 口服维生素 B_2 □ 酶诱导药 □ 补液及对症处理	□ 抗生素（必要时头孢呋辛、头孢美唑） □ 必要时静脉滴注人血白蛋白 □ 口服维生素 B_2 □ 酶诱导药 □ 补液及对症处理	

（续　表）

	临时医嘱	检验检查医嘱	□ 经皮胆红素测定 □ 血常规 □ 尿常规 □ 粪常规 □ C 反应蛋白 □ 心肌酶 □ 肝功能、肾功能 □ 电解质 □ X 线胸片 □ 血培养＋药敏试验（必要时） □ 血型鉴定及 Coombs 试验；血气分析（必要时） □ 血清四项、TORCH 四项、肝炎系列（必要时） □ 肝胆彩超，除外胆道闭锁等（必要时）	□ 经皮胆红素测定	□ 血清胆红素水平 □ 酌情复查血常规、血气分析
		药物医嘱		□ 针对并发症治疗	
		处置医嘱		□ 针对并发症处置	
主要护理工作	健康宣教		□ 入院宣教		□ 出院宣教
	护理处置		□ 脐部保持干燥，脐部护理 □ 注意光疗的不良反应和黄疸变化情况 □ 留置针穿刺，静脉抽血 □ 注意患儿喂养情况 □ 注意出入量	□ 脐部保持干燥，脐部护理 □ 注意光疗的不良反应和黄疸变化情况 □ 留置针穿刺，静脉抽血 □ 注意患儿喂养情况 □ 注意出入量	
	护理评估		□ 营养评估 □ 疼痛评估 □ 康复评估		
	专科护理		□ 多功能重症监护仪监护（必要时） □ 监测体温和大便变化 □ 保护眼部和会阴部 □ 皮肤护理	□ 多功能重症监护仪监护（必要时） □ 监测体温和大便变化 □ 保护眼部和会阴部 □ 皮肤护理	□ 出院指导：观察皮肤颜色有无反弹
	饮食指导		□ 遵医嘱喂养	□ 遵医嘱喂养	
	活动体位		□ 根据病情需要调整体位	□ 根据病情需要调整体位	
	洗浴要求		□ 洗澡或擦浴	□ 洗澡或擦浴	□ 洗澡或擦浴
病情变异记录			□ 无　□ 有，原因： □ 患儿　□ 疾病　□ 医疗 □ 护理　□ 保障　□ 管理	□ 无　□ 有，原因： □ 患儿　□ 疾病　□ 医疗 □ 护理　□ 保障　□ 管理	□ 无　□ 有，原因： □ 患儿　□ 疾病　□ 医疗 □ 护理　□ 保障　□ 管理

（续　表）

护士签名	白班	小夜班	大夜班	白班	小夜班	大夜班	白班	小夜班	大夜班
医师签名									

第六节　新生儿惊厥行对症治疗临床路径

一、新生儿惊厥行对症治疗临床路径标准住院流程

（一）适用对象

第一诊断为新生儿惊厥（ICD-10：90　01）的患儿。

（二）诊断依据

根据《临床诊疗指南——小儿内科分册》（中华医学会编著，人民卫生出版社）和《诸福棠实用儿科学（第8版）》（胡亚美等主编，人民卫生出版社）及《实用新生儿学（第4版）》（邵肖梅等主编，人民卫生出版社）。

1．病史　生后28天内新生儿出现抽搐表现，可为反复呼吸暂停、发绀，微小发作或全身发作各种形式。可存在癫痫家族史、围生期感染、窒息、反复呕吐等病史。

2．体征　根据发作类型不同、病因不同存在不同体征，可伴或不伴有意识障碍、肌张力改变、原始反射消失。低血糖症时可伴有反应低下，多汗、嗜睡等意识改变；黄疸、肝脾大、皮疹、发育落后可出现在宫内感染时。

（三）选择治疗方案的依据

根据《临床诊疗指南——小儿内科分册》（中华医学会编著，人民卫生出版社）和《诸福棠实用儿科学（第8版）》（胡亚美等主编，人民卫生出版社）及《实用新生儿学（第4版）》（邵肖梅等主编，人民卫生出版社）。

（四）标准住院日为10～14天

（五）进入路径标准

1．第一诊断必须符合新生儿惊厥（ICD-10：90　01）。

2．当患儿同时具有多种疾病诊断，只要住院期间不需要特殊处理也不影响第一诊断的临床路径流程实施时，可以进入路径。

（六）住院期间检查

1．必须检查的项目

（1）血常规、尿常规、粪常规。

（2）C反应蛋白（CRP）。

（3）血生化检验项目（肝功能、肾功能、电解质、心肌酶）。

（4）X线胸片。

（5）血气分析。

（6）头颅CT和（或）MRI检查。

2. 根据患儿病情可选择的检查项目　血培养，脑脊液常规、生化及培养，血、尿遗传代谢筛查，脑电图等。

(七)治疗方案与药物选择

1. 对症治疗：①监测生命体征；②保持呼吸道通畅，避免抽搐时误吸；③抗痉药物止痉；④补液，维持水、电解质及酸碱平衡稳定，必要时利尿、降颅压；⑤维持血糖稳定；⑥颅内出血时止血治疗；⑦根据检查结果确定有无感染性疾病使用抗生素(头孢呋辛、头孢美唑)；⑧抗感染治疗：依据病原体或临床经验选择抗菌素种类(遵循儿科用药的方法)；⑨3 天以上不能进食或经胃肠提供热量不足所需热量的 70%时需要静脉营养支持；⑩治疗代谢筛查异常相关药物。

2. 寻找病因，根据病因治疗。

3. 常规治疗：保持环境温、湿度稳定，避免刺激。

(八)必须复查的检查项目

根据检查结果必须复查异常结果。

(九)出院标准

惊厥好转，患儿一般情况可，进奶量与日龄体重符合，出入量平衡，血糖稳定，体重稳定增长。

(十)变异及原因分析

1. 存在病情进一步加重的疾病，造成治疗时间延长、费用增加。

2. 治疗中出现并发症：如吸入肺炎、新生儿黄疸，需进行积极对症处理，完善相关检查，导致住院时间延长，增加住院费用等。

二、新生儿惊厥对症治疗临床路径表单

<table>
<tr><td colspan="2">适用对象</td><td colspan="3">第一诊断为新生儿惊厥(ICD-10：90　01)的患儿</td></tr>
<tr><td colspan="2">患儿基本信息</td><td colspan="2">姓名：____　性别：____　年龄：__　门诊号：____
住院号：______　过敏史：______
住院日期：__年__月__日　出院日期：__年__月__日</td><td>标准住院日：10～14 天</td></tr>
<tr><td colspan="2">时间</td><td>住院第 1 天</td><td>住院第 2－12 天</td><td>住院第 13－14 天(出院日)</td></tr>
<tr><td rowspan="2">主要诊疗工作</td><td>制度落实</td><td>☐ 入院 2 小时内经治医师或值班医师完成接诊
☐ 入院 24 小时内主管医师完成检诊
☐ 专科会诊(必要时)</td><td>☐ 根据送检项目报告，及时向上级医师汇报，并给予相应处理
☐ 入院 48 小时内主诊医师完成检诊
☐ 主管医师查房</td><td>☐ 上级医师查房同意其出院</td></tr>
<tr><td>病情评估</td><td>☐ 经治医师询问病史及体格检查
☐ 营养评估
☐ 疼痛评估
☐ 康复评估</td><td>☐ 根据送检项目报告，及时向上级医师汇报，并给予相应处理
☐ 注意防治并发症</td><td>☐ 上级医师进行治疗效果评估</td></tr>
</table>

（续　表）

	病历书写		□ 入院 8 小时内完成首次病程记录 □ 入院 24 小时内完成入院记录	□入院 48 小时内完成主管医师查房记录 □ 完成主诊医师查房记录 □ 完成日常病程记录，详细记录医嘱变动情况（原因和更改内容）	□ 出院前一天病程记录（有上级医师指示出院） □ 出院后 24 小时内完成出院记录 □ 出院后 24 小时内完成病历首页
	知情同意		□ 患儿家长在入院记录单上签字 □ 签署病危病重告知书（病危、病重患儿） □ 特殊检查、特殊治疗同意书签字	□ 病情告知	□ 出院宣教
	其他		□ 及时通知上级医师检诊 □ 经治医师检查、整理病历资料		□ 通知出院 □ 开具出院介绍信 □ 开具诊断证明书 □ 出院带药 □ 预约门诊复诊时间
重点医嘱	长期医嘱	护理医嘱	□ 新生儿护理常规 □ 特级护理 □ 根据情况脐部护理 □ 根据情况眼部护理	□ 新生儿护理常规 □ 特级护理 □ 根据情况脐部护理 □ 根据情况眼部护理	□ 新生儿护理常规 □ 特级护理 □ 根据情况脐部护理 □ 根据情况眼部护理
		处置医嘱	□ 多功能重症监护仪/心电监护＋血氧饱和度监测 □ 必要时应用暖箱保暖 □ 根据病情监测末梢血糖 □ 根据情况监测经皮胆红素 □ 减少刺激	□ 多功能重症监护仪/心电监护＋血氧饱和度监测 □ 必要时应用暖箱保暖 □ 根据病情监测末梢血糖 □ 根据情况监测经皮胆红素 □ 减少刺激	□ 多功能重症监护仪/心电监护＋血氧饱和度监测 □ 必要时应用暖箱保暖 □ 根据病情监测末梢血糖 □ 根据情况监测经皮胆红素 □ 减少刺激
		膳食医嘱	□ 根据情况开奶	□ 根据病情调整奶量	□ 根据病情调整奶量
		药物医嘱	□ 根据情况应用止痉药物、利尿药、降颅压药物	□ 必要时应用抗生素（头孢呋辛、头孢美唑）；根据情况应用止痉药物、利尿药、降颅压药物	
	临时医嘱	检查检验	□ 血常规 □ 尿常规、粪常规 □ C 反应蛋白 □ 血生化检验项目 □ 血气分析 □ X 线胸片 □ 头颅 CT 和（或）MRI 检查，头颅 CT 明确有无颅内出血	□ 复查有异常的检查及检验项目	

（续　表）

		☐ 血培养，脑脊液常规、生化及培养，血、尿遗传代谢筛查（必要时） ☐ 脑电图等（必要时）		
	药物医嘱	☐ 根据情况应用止痉药物、利尿药、降颅压药物，必要时应用抗生素	☐ 治疗原发病，如黄疸、电解质紊乱，适当补液，必要时静脉营养，必要时应用止血药物	
	处置医嘱	☐ 必要时蓝光照射		
主要护理工作	健康宣教	☐ 入院宣教：规章制度		
	护理处置	☐ 患儿身份核对 ☐ 佩戴腕带 ☐ 建立入院病历，通知医师 ☐ 询问病史，填写护理记录单首页 ☐ 测量基本生命体征 ☐ 观察病情 ☐ 抽血 ☐ 输液 ☐ 心理护理与生活护理 ☐ 妥善固定各种管道 ☐ 根据评估结果采取相应的护理措施 ☐ 通知次日检查项目及检查注意事项	☐ 测量基本生命体征 ☐ 观察病情 ☐ 抽血 ☐ 输液 ☐ 心理护理与生活护理 ☐ 遵医嘱用药 ☐ 遵医嘱留取标本 ☐ 根据评估结果采取相应的护理措施 ☐ 妥善固定各种管道 ☐ 使用床档	☐ 测量基本生命体征 ☐ 观察病情 ☐ 抽血 ☐ 输液 ☐ 心理护理与生活护理 ☐ 遵医嘱用药 ☐ 遵医嘱留取标本 ☐ 根据评估结果采取相应的护理措施 ☐ 妥善固定各种管道 ☐ 使用床档
	护理评估	☐ 一般评估：生命体征、神志、皮肤、药物过敏史等 ☐ 专科评估：体重、身高、家族史、足背动脉、肤温、指端末梢感觉情况 ☐ 风险评估：评估有无跌倒、坠床、褥疮、导管滑脱、液体外渗的风险 ☐ 营养评估 ☐ 疼痛评估 ☐ 康复评估	☐ 风险评估：评估有无跌倒、坠床、褥疮、导管滑脱、液体外渗的风险	
	专科护理	☐ 多功能重症监护仪监护 ☐ 安静环境，集中护理操作 ☐ 止痉、镇静药物用药护理 ☐ 观察并记录惊厥发作的时间和形态	☐ 多功能重症监护仪监护 ☐ 安静环境，集中护理操作 ☐ 止痉、镇静药物用药护理 ☐ 观察并记录惊厥发作的时间和形态	
	饮食指导	☐ 根据医嘱配备奶量 ☐ 合理喂奶	☐ 根据医嘱配备奶量 ☐ 合理喂奶	☐ 根据医嘱配备奶量 ☐ 合理喂奶

（续 表）

	活动体位	□ 根据病情更换体位			□ 根据病情更换体位			□ 根据病情更换体位		
	洗浴要求	□ 洗澡或擦浴			□ 洗澡或擦浴			□ 洗澡或擦浴		
病情变异记录		□ 无 □ 有，原因： □ 患儿 □ 疾病 □ 医疗 □ 护理 □ 保障 □ 管理			□ 无 □ 有，原因： □ 患儿 □ 疾病 □ 医疗 □ 护理 □ 保障 □ 管理			□ 无 □ 有，原因： □ 患儿 □ 疾病 □ 医疗 □ 护理 □ 保障 □ 管理		
护士签名		白班	小夜班	大夜班	白班	小夜班	大夜班	白班	小夜班	大夜班
医师签名										

第七节 新生儿脓疱疹对症治疗临床路径

一、新生儿脓疱疹对症治疗临床路径标准住院流程

（一）适用对象

第一诊断为新生儿脓疱疹（ICD-10：P39.402）的患儿。

（二）诊断依据

根据《临床诊疗指南——小儿内科分册》（中华医学会编著，人民卫生出版社）和《诸福棠实用儿科学（第8版）》（胡亚美等主编，人民卫生出版社）及《实用新生儿学（第4版）》（邵肖梅等主编，人民卫生出版社）。

1. 新生儿颜面、躯干和四肢散在粟粒样疱疹，有脓液，部分可融合、破损、结痂，可伴有发热等不适。

2. 外周血可有白细胞及中性粒细胞计数增高。

（三）选择治疗方案依据

根据《临床诊疗指南——小儿内科分册》（中华医学会编著，人民卫生出版社）和《诸福棠实用儿科学（第8版）》（胡亚美等主编，人民卫生出版社）及《实用新生儿学（第4版）》（邵肖梅等主编，人民卫生出版社）。

（四）标准住院日为5～7天

（五）进入路径标准

1. 第一诊断必须符合新生儿脓疱疹（ICD-10：P39.402）。

2. 当患儿同时具有其他疾病诊断，只要住院期间不需要特殊处理，也不影响第一诊断的临床路径流程实施时，可以进入路径。

（六）入院评估

1. 必须检查的项目

（1）血常规、尿常规、粪常规。

（2）C反应蛋白（CRP）。

（3）血生化检验项目（肝功能、肾功能、心肌酶、电解质）。

（4）血培养及药敏试验。

(5)X线胸片。

2. 根据患儿病情可选择的检查项目　皮疹内容物培养。

3. 营养评估　根据《解放军总医院新入院患者营养风险筛查表(NRS-2002)》为新入院患儿进行营养评估,评分≥3分者给予处置,必要时请营养科医师会诊。

4. 疼痛评估　根据《VAS评分》实施疼痛评估,评分>7分者给予处置,必要时请疼痛科医师会诊。

5. 康复评估　根据《入院患者康复筛查和评估表》在新入院患儿入院后24小时内进行康复筛查和评估。任何一项结果为"是",则请康复科医师会诊。

(七)抗菌药物选择与选用时间

合并感染性疾病时应用抗菌药物(头孢呋辛、头孢美唑),抗菌药物使用按照《抗菌药物临床应用指导原则》(卫医发[2004]285号)执行。

(八)治疗方案与药物选择

全身及局部外用抗生素,局部消毒。必要时应用抗菌药物治疗。

(九)必须复查的检查项目

必须复查的项目:血常规、C反应蛋白、心肌酶、肝功能、肾功能、血培养。

(十)出院标准

1. 皮疹痊愈,临床症状消失。
2. 除外败血症。

(十一)变异及原因分析

1. 存在其他部位感染导致病情加重,需要其他治疗而延长住院时间。
2. 合并败血症、感染性休克等严重并发症,导致疗程延长及费用增加。

二、新生儿脓疱疹对症治疗临床路径表单

<table>
<tr><td colspan="2">适用对象</td><td colspan="3">第一诊断为新生儿脓疱疹(ICD-10:P39.402)的患儿</td></tr>
<tr><td colspan="2">患儿基本信息</td><td colspan="2">姓名:____　性别:____　年龄:__　门诊号:____
住院号:______　过敏史:______
住院日期:__年__月__日　出院日期:__年__月__日</td><td>标准住院日:5～7天</td></tr>
<tr><td colspan="2">时间</td><td>住院第1天</td><td>住院第2—4天</td><td>住院第5—7天(出院日)</td></tr>
<tr><td rowspan="2">主要诊疗工作</td><td>制度落实</td><td>□ 入院2小时内经治医师或值班医师完成接诊
□ 入院24小时内主管医师完成检诊
□ 专科会诊(必要时)</td><td>□ 根据送检项目报告,及时向上级医师汇报,并给予相应处理
□ 入院48小时内主诊医师完成检诊
□ 主管医师查房</td><td>□ 上级医师查房同意其出院</td></tr>
<tr><td>病情评估</td><td>□ 经治医师询问病史及体格检查
□ 营养评估
□ 疼痛评估
□ 康复评估</td><td>□ 根据送检项目报告,及时向上级医师汇报,并给予相应处理
□ 注意防治并发症</td><td>□ 上级医师进行治疗效果评估</td></tr>
</table>

（续　表）

	病历书写		□ 入院 8 小时内完成首次病程记录 □ 入院 24 小时内完成入院记录	□ 入院 48 小时内完成主管医师查房记录 □ 完成主诊医师查房记录 □ 完成日常病程记录，详细记录医嘱变动情况（原因和更改内容）	□ 出院前一天病程记录（有上级医师指示出院） □ 出院后 24 小时内完成出院记录 □ 出院后 24 小时内完成病历首页
	知情同意		□ 患儿家长在入院记录单上签字 □ 签署病危病重告知书（病危、病重患儿） □ 特殊检查、特殊治疗同意书签字	□ 病情告知	□ 出院宣教
	其他		□ 及时通知上级医师检诊 □ 经治医师检查、整理病历资料		□ 通知出院 □ 开具出院介绍信 □ 开具诊断证明书 □ 出院带药 □ 预约门诊复诊时间
重点医嘱	长期医嘱	护理医嘱	□ 新生儿护理常规 □ 特级护理 □ 根据情况脐部护理 □ 根据情况眼部护理	□ 新生儿护理常规 □ 特级护理 □ 根据情况脐部护理 □ 根据情况眼部护理	□ 新生儿护理常规 □ 特级护理 □ 根据情况脐部护理 □ 根据情况眼部护理
		处置医嘱	□ 多功能重症监护仪/心电监护＋血氧饱和度监测 □ 必要时应用暖箱保暖 □ 根据情况监测经皮胆红素	□ 多功能重症监护仪/心电监护＋血氧饱和度监测 □ 必要时应用暖箱保暖 □ 根据情况监测经皮胆红素	□ 多功能重症监护仪/心电监护＋血氧饱和度监测 □ 必要时应用暖箱保暖 □ 根据情况监测经皮胆红素
		膳食医嘱	□ 根据口龄开奶	□ 调整奶量	□ 调整奶量
		药物医嘱	□ 抗生素（头孢呋辛、头孢美唑），皮疹处局部抗感染治疗	□ 抗生素（头孢呋辛、头孢美唑），皮疹处局部抗感染治疗	
	临时医嘱	检查检验	□ 血常规 □ 尿常规、粪常规 □ C 反应蛋白 □ 血生化检验项目 □ 血培养＋药敏试验 □ X 线胸片 □ 必要时皮疹内容物培养（必要时）	□ 血常规、C 反应蛋白、心肌酶、肝功能、肾功能、血培养	
		药物医嘱	□ 针对并发症治疗	□ 针对并发症治疗	□ 出院带药
		处置医嘱			

（续 表）

<table>
<tr><td rowspan="8">主要护理工作</td><td>健康宣教</td><td colspan="3">☐ 入院宣教:规章制度</td><td colspan="3"></td><td colspan="3">☐ 出院宣教</td></tr>
<tr><td>护理处置</td><td colspan="3">☐ 患儿身份核对
☐ 佩戴腕带
☐ 建立入院病历,通知医师
☐ 询问病史,填写护理记录单首页
☐ 测量基本生命体征
☐ 观察病情
☐ 抽血
☐ 输液
☐ 心理护理与生活护理
☐ 根据评估结果采取相应的护理措施
☐ 通知次日检查项目及检查注意事项</td><td colspan="3">☐ 测量基本生命体征
☐ 观察病情
☐ 抽血
☐ 输液
☐ 心理护理与生活护理
☐ 遵医嘱用药
☐ 遵医嘱留取标本
☐ 根据评估结果采取相应的护理措施
☐ 使用床档</td><td colspan="3">☐ 测量基本生命体征
☐ 观察病情
☐ 抽血
☐ 输液
☐ 心理护理与生活护理
☐ 遵医嘱用药
☐ 遵医嘱留取标本
☐ 根据评估结果采取相应的护理措施
☐ 使用床档</td></tr>
<tr><td>护理评估</td><td colspan="3">☐ 一般评估:生命体征、神志、皮肤、药物过敏史等
☐ 专科评估:体重、身高、家族史、足背动脉、肤温、指端末梢感觉情况
☐ 风险评估:评估有无跌倒、坠床、褥疮、导管滑脱、液体外渗的风险
☐ 营养评估
☐ 疼痛评估
☐ 康复评估</td><td colspan="3">☐ 风险评估:评估有无跌倒、坠床、褥疮、导管滑脱、液体外渗的风险</td><td colspan="3"></td></tr>
<tr><td>专科护理</td><td colspan="3">☐ 皮肤护理
☐ 床旁隔离
☐ 基础护理:剪短指甲,防止抓破疱疹</td><td colspan="3">☐ 皮肤护理
☐ 床旁隔离
☐ 观察皮疹消退情况</td><td colspan="3">☐ 皮肤护理
☐ 床旁隔离</td></tr>
<tr><td>饮食指导</td><td colspan="3">☐ 根据医嘱配备奶量
☐ 合理喂奶</td><td colspan="3">☐ 根据医嘱配备奶量
☐ 合理喂奶</td><td colspan="3">☐ 根据医嘱配备奶量
☐ 合理喂奶</td></tr>
<tr><td>活动体位</td><td colspan="3">☐ 根据病情更换体位</td><td colspan="3">☐ 根据病情更换体位</td><td colspan="3">☐ 根据病情更换体位</td></tr>
<tr><td>洗浴要求</td><td colspan="3">☐ 洗澡或擦浴</td><td colspan="3">☐ 洗澡或擦浴</td><td colspan="3">☐ 洗澡或擦浴</td></tr>
<tr><td colspan="2">病情变异记录</td><td colspan="3">☐ 无 ☐ 有,原因:
☐ 患儿 ☐ 疾病 ☐ 医疗
☐ 护理 ☐ 保障 ☐ 管理</td><td colspan="3">☐ 无 ☐ 有,原因:
☐ 患儿 ☐ 疾病 ☐ 医疗
☐ 护理 ☐ 保障 ☐ 管理</td><td colspan="3">☐ 无 ☐ 有,原因:
☐ 患儿 ☐ 疾病 ☐ 医疗
☐ 护理 ☐ 保障 ☐ 管理</td></tr>
<tr><td colspan="2" rowspan="2">护士签名</td><td>白班</td><td>小夜班</td><td>大夜班</td><td>白班</td><td>小夜班</td><td>大夜班</td><td>白班</td><td>小夜班</td><td>大夜班</td></tr>
<tr><td></td><td></td><td></td><td></td><td></td><td></td><td></td><td></td><td></td></tr>
<tr><td colspan="2">医师签名</td><td colspan="3"></td><td colspan="3"></td><td colspan="3"></td></tr>
</table>

第八节 新生儿呕吐对症治疗临床路径

一、新生儿呕吐对症治疗临床路径标准住院流程

(一)适用对象

第一诊断为新生儿呕吐(ICD-10:P92.001)的患儿。

(二)诊断依据

根据《临床诊疗指南——小儿内科分册》(中华医学会编著,人民卫生出版社)和《诸福棠实用儿科学(第 8 版)》(胡亚美等主编,人民卫生出版社)及《实用新生儿学(第 4 版)》(邵肖梅等主编,人民卫生出版社)。

1. 病史 生后 28 天内反复呕吐,呕吐物可为清亮液体、未消化奶或含胆汁、血性物黏液等。

2. 体征 无明显异常,可伴有脱水征、低血糖或大便异常等表现。

(三)选择治疗方案的依据

根据《临床诊疗指南——小儿内科分册》(中华医学会编著,人民卫生出版社)和《诸福棠实用儿科学(第 8 版)》(胡亚美等主编,人民卫生出版社)及《实用新生儿学(第 4 版)》(邵肖梅等主编,人民卫生出版社)。

(四)标准住院日为 10~14 天

(五)进入路径标准

1. 第一诊断必须符合新生儿呕吐(ICD-10:P92.001)。

2. 当患儿同时具有其他疾病诊断,只要住院期间不需要特殊处理也不影响第一诊断的临床路径流程实施时,可以进入路径。

(六)入院评估

1. 必须检查的项目

(1)血常规、尿常规、粪常规。

(2)C 反应蛋白(CRP)。

(3)血生化检验项目(肝功能、肾功能、电解质、心肌酶)。

(4)X 线胸片。

2. 根据患儿病情可选择的检查项目 可选择行血气分析、消化道造影等检查。

(七)治疗方案与药物选择

1. 洗胃、禁食,抑酸药抑制胃酸分泌,如有出血应用止血药物等治疗,根据情况逐渐开奶调整喂养。

2. 根据病情适当补液、维持血糖及电解质稳定。

3. 明确基础疾病是否为消化道畸形及应激性溃疡。

4. 3 天以上不能进食或经胃肠提供热量不足所需热量的 70%时需要静脉营养支持。

(八)必须复查的检查项目

根据检查结果必须复查异常结果。

(九)出院标准

无呕吐，进奶量与日龄体重符合，出入量平衡，血糖稳定。

(十)变异及原因分析

1. 存在使病情进一步加重的其他疾病，需要处理干预，造成治疗时间延长。

2. 患儿入院时已发生严重水、电解质紊乱或治疗中出现并发症，如吸入肺炎、新生儿黄疸，需进行积极对症处理，完善相关检查，导致住院时间延长，增加住院费用等。

3. 如原发病为消化道畸形、胎粪性腹膜炎等需要转外科治疗。

二、新生儿呕吐对症治疗临床路径表单

适用对象		第一诊断为新生儿呕吐(ICD-10：P92.001)的患儿		
患儿基本信息		姓名：____ 性别：____ 年龄：__ 门诊号：____ 住院号：______ 过敏史：______ 住院日期：__年__月__日 出院日期：__年__月__日		标准住院日：10～14 天
时间		住院第 1 天	住院第 2—10 天	住院第 11—14 天
主要诊疗工作	制度落实	□ 入院 2 小时内经治医师或值班医师完成接诊 □ 入院 24 小时内主管医师完成检诊 □ 专科会诊(必要时)	□ 根据送检项目报告，及时向上级医师汇报，并给予相应处理 □ 入院 48 小时内主诊医师完成检诊 □ 主管医师查房	□ 上级医师查房 □ 上级医师查房同意其出院
	病情评估	□ 经治医师询问病史及体格检查 □ 营养评估 □ 疼痛评估 □ 康复评估	□ 根据送检项目报告，及时向上级医师汇报，并给予相应处理 □ 注意防治并发症	□ 上级医师进行治疗效果评估
	病历书写	□ 入院 8 小时内完成首次病程记录 □ 入院 24 小时内完成入院记录	□ 入院 48 小时内完成主管医师查房记录 □ 完成主诊医师查房记录 □ 完成日常病程记录，详细记录医嘱变动情况(原因和更改内容)	□ 出院前一天病程记录(有上级医师指示出院) □ 出院后 24 小时内完成出院记录 □ 出院后 24 小时内完成病历首页
	知情同意	□ 患儿家长在入院记录单上签字 □ 签署病危病重告知书(病危、病重患儿) □ 特殊检查、特殊治疗同意书签字	□ 病情告知	□ 出院宣教
	其他	□ 及时通知上级医师检诊 □ 经治医师检查、整理病历资料		□ 通知出院 □ 开具出院介绍信 □ 开具诊断证明书 □ 出院带药 □ 预约门诊复诊时间

（续　表）

<table>
<tr><td rowspan="7">重点医嘱</td><td rowspan="4">长期医嘱</td><td>护理医嘱</td><td>□ 新生儿护理常规
□ 特级护理
□ 根据情况脐部护理
□ 根据情况眼部护理</td><td>□ 新生儿护理常规
□ 特级护理
□ 根据情况脐部护理
□ 根据情况眼部护理</td><td>□ 新生儿护理常规
□ 特级护理
□ 根据情况脐部护理
□ 根据情况眼部护理</td></tr>
<tr><td>处置医嘱</td><td>□ 多功能重症监护仪/心电监护＋血氧饱和度监测
□ 必要时应用暖箱保暖
□ 根据病情监测末梢血糖
□ 根据情况监测经皮胆红素
□ 洗胃
□ 必要时蓝光照射</td><td>□ 多功能重症监护仪/心电监护＋血氧饱和度监测
□ 必要时应用暖箱保暖
□ 根据病情监测末梢血糖
□ 根据情况监测经皮胆红素</td><td>□ 多功能重症监护仪/心电监护＋血氧饱和度监测
□ 必要时应用暖箱保暖
□ 根据病情监测末梢血糖
□ 根据情况监测经皮胆红素</td></tr>
<tr><td>膳食医嘱</td><td>□ 禁食</td><td>□ 根据病情禁食或开奶</td><td>□ 根据病情调整奶量</td></tr>
<tr><td>药物医嘱</td><td>□ 抑酸药、止血药物对症治疗</td><td>□ 抑酸药、止血药物</td><td></td></tr>
<tr><td rowspan="3">临时医嘱</td><td>检查检验</td><td>□ 血常规
□ 尿常规、粪常规
□ C 反应蛋白
□ 生化检验项目
□ X 线胸片
□ 血气分析(必要时)
□ 消化道造影(必要时)</td><td>□ 根据检查、检验结果复查异常项目</td><td></td></tr>
<tr><td>药物医嘱</td><td>□ 补液</td><td>□ 对症治疗并发症，如黄疸；适当补液</td><td>□ 出院带药</td></tr>
<tr><td>处置医嘱</td><td>□ 必要时蓝光照射</td><td></td><td></td></tr>
<tr><td rowspan="2">主要护理工作</td><td colspan="2">健康宣教</td><td>□ 入院宣教：规章制度</td><td></td><td></td></tr>
<tr><td colspan="2">护理处置</td><td>□ 患儿身份核对
□ 佩戴腕带
□ 建立入院病历，通知医师
□ 询问病史，填写护理记录单首页
□ 测量基本生命体征
□ 观察病情
□ 抽血
□ 输液
□ 心理护理与生活护理
□ 根据评估结果采取相应的护理措施
□ 通知次日检查项目及检查注意事项</td><td>□ 测量基本生命体征
□ 观察病情
□ 抽血
□ 输液
□ 心理护理与生活护理
□ 遵医嘱用药
□ 遵医嘱留取标本
□ 根据评估结果采取相应的护理措施
□ 使用床档</td><td>□ 测量基本生命体征
□ 观察病情
□ 抽血
□ 输液
□ 心理护理与生活护理
□ 遵医嘱用药
□ 遵医嘱留取标本
□ 根据评估结果采取相应的护理措施
□ 使用床档</td></tr>
</table>

（续　表）

	护理评估	□ 一般评估：生命体征、神志、皮肤、药物过敏史等 □ 专科评估：体重、身高、家族史、足背动脉、肤温、指端末梢感觉情况 □ 风险评估：评估有无跌倒、坠床、褥疮、导管滑脱、液体外渗的风险 □ 营养评估 □ 疼痛评估 □ 康复评估			□ 风险评估：评估有无跌倒、坠床、褥疮、导管滑脱、液体外渗的风险			□ 风险评估：评估有无跌倒、坠床、褥疮、导管滑脱、液体外渗的风险 □ 出院宣教		
	专科护理	□ 详细记录进奶情况和出入量 □ 保持呼吸道通畅，头高足低位，防止误吸 □ 留置胃管（必要时） □ 观察呕吐次数和呕吐物性状			□ 详细记录进奶情况和出入量 □ 保持呼吸道通畅，头高足低位，防止误吸 □ 留置胃管（必要时）					
	饮食指导	□ 根据医嘱配备奶量 □ 合理喂奶			□ 根据医嘱配备奶量 □ 合理喂奶			□ 根据医嘱配备奶量 □ 合理喂奶		
	活动体位	□ 根据病情更换体位			□ 根据病情更换体位			□ 根据病情更换体位		
	洗浴要求	□ 洗澡			□ 洗澡			□ 洗澡		
病情变异记录		□ 无　□ 有，原因： □ 患儿　□ 疾病　□ 医疗 □ 护理　□ 保障　□ 管理			□ 无　□ 有，原因： □ 患儿　□ 疾病　□ 医疗 □ 护理　□ 保障　□ 管理			□ 无　□ 有，原因： □ 患儿　□ 疾病　□ 医疗 □ 护理　□ 保障　□ 管理		
护士签名		白班	小夜班	大夜班	白班	小夜班	大夜班	白班	小夜班	大夜班
医师签名										

第九节　新生儿脐炎行抗感染治疗临床路径

一、新生儿脐炎行抗感染治疗临床路径标准住院流程

（一）适用对象

第一诊断为新生儿脐炎（ICD-10：P38　01）的患儿。

（二）诊断依据

根据《临床诊疗指南——小儿内科分册》（中华医学会编著，人民卫生出版社）和《诸福棠实用儿科学（第8版）》（胡亚美等主编，人民卫生出版社）及《实用新生儿学（第4版）》（邵肖梅等主编，人民卫生出版社）。

1. 新生儿脐轮红肿和(或)脐部分泌物,可伴有发热等不适。

2. 外周血可伴有白细胞计数及中性粒细胞计数增高。

(三)治疗方案的选择

根据《临床诊疗指南——小儿内科分册》(中华医学会编著,人民卫生出版社)和《诸福棠实用儿科学(第 8 版)》(胡亚美等主编,人民卫生出版社)及《实用新生儿学(第 4 版)》(邵肖梅等主编,人民卫生出版社)。

(四)标准住院日为 5~7 天

(五)进入路径标准

1. 第一诊断必须符合新生儿脐炎(ICD-10:P38　01)。

2. 当患儿同时具有其他疾病诊断,只要住院期间不需要特殊处理,也不影响第一诊断的临床路径流程实施时,可以进入路径。

(六)入院评估

1. 必须检查的项目

(1)血常规、尿常规、粪常规。

(2)C 反应蛋白(CRP)、降钙素原(PCT)。

(3)肝功能、肾功能、心肌酶、电解质。

(4)血培养及药敏试验。

(5)脐部分泌物培养。

(6)X 线胸片。

2. 营养评估　根据《解放军总医院新入院患者营养风险筛查表(NRS-2002)》为新入院患儿进行营养评估,评分≥3 分者给予处置,必要时请营养科医师会诊。

3. 疼痛评估　根据《VAS 评分》实施疼痛评估,评分>7 分者给予处置,必要时请疼痛科医师会诊。

4. 康复评估　根据《入院患者康复筛查和评估表》,在新入院患儿入院后 24 小时内进行康复筛查和评估。任何一项结果为"是",则请康复科医师会诊。

(七)治疗方案与药物选择

1. 全身及局部外用抗生素,局部消毒。

2. 合并感染性疾病时应用抗菌药物(头孢呋辛、头孢美唑),抗菌药物使用按照《抗菌药物临床应用指导原则》(卫医发[2004]285 号)执行。

(八)必须复查的检查项目

血常规、C 反应蛋白、心肌酶、肝功能、肾功能。

(九)出院标准

1. 脐部炎症痊愈,临床症状消失。

2. 除外败血症。

(十)变异及原因分析

1. 存在其他部位感染导致病情加重,需要其他治疗而延长住院时间。

2. 合并败血症、感染性休克等严重并发症,导致治疗疗程长及支持治疗。

二、新生儿脐炎行抗感染治疗临床路径表单

<table>
<tr><td colspan="3">适用对象</td><td colspan="3">第一诊断为新生儿脐炎(ICD-10:P38　01)的患儿</td></tr>
<tr><td colspan="3">患儿基本信息</td><td colspan="2">姓名:____　性别:____　年龄:__　门诊号:____
住院号:______　过敏史:______
住院日期:__年__月__日　出院日期:__年__月__日</td><td>标准住院日:5～7天</td></tr>
<tr><td colspan="3">时间</td><td>住院第1天</td><td>住院第2—4天</td><td>住院第5—7天(出院日)</td></tr>
<tr><td rowspan="5">主要诊疗工作</td><td colspan="2">制度落实</td><td>□ 入院2小时内经治医师或值班医师完成接诊
□ 入院24小时内主管医师完成检诊
□ 专科会诊(必要时)</td><td>□ 根据送检项目报告,及时向上级医师汇报,并给予相应处理
□ 入院48小时内主诊医师完成检诊
□ 主管医师查房</td><td>□ 上级医师查房
□ 上级医师查房同意其出院</td></tr>
<tr><td colspan="2">病情评估</td><td>□ 经治医师询问病史及体格检查
□ 营养评估
□ 疼痛评估
□ 康复评估</td><td>□ 根据送检项目报告,及时向上级医师汇报,并给予相应处理
□ 注意防治并发症</td><td>□ 上级医师进行治疗效果评估
□ 出院宣教</td></tr>
<tr><td colspan="2">病历书写</td><td>□ 入院8小时内完成首次病程记录
□ 入院24小时内完成入院记录</td><td>□ 入院48小时内完成主管医师查房记录
□ 完成主诊医师查房记录
□ 完成日常病程记录,详细记录医嘱变动情况(原因和更改内容)</td><td>□ 出院前一天病程记录(有上级医师指示出院)
□ 出院后24小时内完成出院记录
□ 出院后24小时内完成病历首页</td></tr>
<tr><td colspan="2">知情同意</td><td>□ 患儿家长在入院记录单上签字
□ 签署病危病重告知书(病危、病重患儿)
□ 特殊检查、特殊治疗同意书签字</td><td>□ 病情告知</td><td>□ 出院宣教</td></tr>
<tr><td colspan="2">其他</td><td>□ 及时通知上级医师检诊
□ 经治医师检查、整理病历资料</td><td></td><td>□ 通知出院
□ 开具出院介绍信
□ 开具诊断证明书
□ 出院带药
□ 预约门诊复诊时间</td></tr>
<tr><td rowspan="3">重点医嘱</td><td rowspan="3">长期医嘱</td><td>护理医嘱</td><td>□ 新生儿护理常规
□ 特级护理
□ 脐部护理</td><td>□ 新生儿护理常规
□ 特级护理
□ 脐部护理</td><td></td></tr>
<tr><td>处置医嘱</td><td>□ 多功能重症监护仪/心电监护+血氧饱和度监测</td><td>□ 多功能重症监护仪/心电监护+血氧饱和度监测</td><td></td></tr>
<tr><td>膳食医嘱</td><td>□ 根据日龄开奶</td><td>□ 根据病情需要加奶</td><td></td></tr>
</table>

（续　表）

		药物医嘱	□ 抗生素（头孢呋辛、头孢美唑） □ 必要时脐部用过氧化氢溶液冲洗、碘伏消毒	□ 抗生素（头孢呋辛、头孢美唑） □ 必要时脐部用过氧化氢溶液冲洗、碘伏消毒	
	临时医嘱	检验检查医嘱	□ 血常规 □ 尿常规 □ 粪常规 □ C 反应蛋白 □ 降钙素原 □ 心肌酶 □ 肝功能、肾功能 □ 电解质 □ 血培养＋药敏试验 □ X 线胸片 □ 脐部分泌物培养		□ 血常规 □ C 反应蛋白 □ 心肌酶、肝功能、肾功能、电解质
		药物医嘱		□ 针对并发症治疗	
		处置医嘱		□ 针对并发症处置	
主要护理工作	健康宣教		□ 入院宣教		□ 出院宣教
	护理处置		□ 留置针穿刺 □ 保持脐部干燥，脐部护理 □ 定时测量体温	□ 观察体温波动及脐部情况 □ 脐部护理	
	护理评估		□ 入院护理评估 □ 营养评估 □ 疼痛评估 □ 康复评估		
	专科护理		□ 保持脐部干燥，脐部护理	□ 保持脐部干燥，脐部护理	
	饮食指导		□ 遵医嘱喂养	□ 遵医嘱喂养	
	活动体位		□ 根据病情需要调整体位	□ 根据病情需要调整体位	
	洗浴要求		□ 洗澡或擦浴	□ 洗澡或擦浴	□ 洗澡或擦浴
病情变异记录			□ 无　□ 有，原因： □ 患儿　□ 疾病　□ 医疗 □ 护理　□ 保障　□ 管理	□ 无　□ 有，原因： □ 患儿　□ 疾病　□ 医疗 □ 护理　□ 保障　□ 管理	□ 无　□ 有，原因： □ 患儿　□ 疾病　□ 医疗 □ 护理　□ 保障　□ 管理
护士签名			白班　小夜班　大夜班	白班　小夜班　大夜班	白班　小夜班　大夜班
医师签名					

第十节 新生儿咽下综合征行对症治疗临床路径

一、新生儿咽下综合征行对症治疗临床路径标准住院流程

(一)适用对象

第一诊断为新生儿咽下综合征(ICD-10:P78.802)的患儿。

(二)诊断依据

根据《临床诊疗指南——小儿内科分册》(中华医学会编著,人民卫生出版社)和《诸福棠实用儿科学(第8版)》(胡亚美等主编,人民卫生出版社)及《实用新生儿学(第4版)》(邵肖梅等主编,人民卫生出版社)。

1. 病史 生后开奶前后出现呕吐。呕吐物清亮或含血、胆汁等。胎粪排出正常。

2. 体征 无明显异常,可伴有脱水征或低血糖表现。

3. 其他 除外消化道畸形及应激性溃疡。

(三)选择治疗方案的依据

根据《临床诊疗指南——小儿内科分册》(中华医学会编著,人民卫生出版社)和《诸福棠实用儿科学(第8版)》(胡亚美等主编,人民卫生出版社)及《实用新生儿学(第4版)》(邵肖梅等主编,人民卫生出版社)。

(四)标准住院日为3~5天

(五)进入路径标准

1. 第一诊断必须符合新生儿咽下综合征(ICD-10:P78.802)。

2. 当患儿同时具有其他疾病诊断,只要住院期间不需要特殊处理也不影响第一诊断的临床路径流程实施时,可以进入路径。

(六)入院评估

1. 必须检查的项目

(1)血常规、尿常规、粪常规。

(2)C反应蛋白(CRP);降钙素原(PCT)。

(3)肝功能、肾功能、血电解质、心肌酶。

(4)X线胸片。

2. 根据患儿病情可选择的检查项目 可选择行血气分析等检查。

3. 营养评估 根据《解放军总医院新入院患者营养风险筛查表(NRS-2002)》为新入院患儿进行营养评估,评分≥3分者给予处置,必要时请营养科医师会诊。

4. 疼痛评估 根据《VAS评分》实施疼痛评估,评分>7分者给予处置,必要时请疼痛科医师会诊。

5. 康复评估 根据《入院患者康复筛查和评估表》,在新入院患儿入院后24小时内进行康复筛查和评估。任何一项结果为“是”,则请康复科医师会诊。

(七)治疗方案与药物选择

1. 洗胃、禁食后逐渐开奶调整喂养。

2. 根据病情适当补液、维持血糖稳定。

(八)必须复查的检查项目

根据检查结果必须复查异常结果。

(九)出院标准

无呕吐,进奶量与日龄体重符合,出入量平衡,血糖稳定。

(十)变异及原因分析

1. 存在使病情进一步加重的其他疾病,需要处理干预,造成治疗时间延长。

2. 患儿入院时已发生严重水、电解质紊乱或治疗中出现并发症,如吸入肺炎、新生儿黄疸,需进行积极对症处理,完善相关检查,导致住院时间延长、增加住院费用等。

二、新生儿咽下综合征对症治疗临床路径表单

<table>
<tr><td colspan="2">适用对象</td><td colspan="3">第一诊断为新生儿咽下综合征(ICD-10:P78.802)的患儿</td></tr>
<tr><td colspan="2">患儿基本信息</td><td colspan="2">姓名:____　性别:____　年龄:__　门诊号:____
住院号:______　过敏史:______
住院日期:__年__月__日　出院日期:__年__月__日</td><td>标准住院日:3～5 天</td></tr>
<tr><td colspan="2">时间</td><td>住院第 1 天</td><td>住院第 2—3 天</td><td>住院第 4—5 天(出院日)</td></tr>
<tr><td rowspan="4">主要诊疗工作</td><td>制度落实</td><td>□ 入院 2 小时内经治医师或值班医师完成接诊
□ 入院 24 小时内主管医师完成检诊
□ 专科会诊(必要时)</td><td>□ 根据送检项目报告,及时向上级医师汇报,并给予相应处理
□ 入院 48 小时内主诊医师完成检诊
□ 主管医师查房</td><td>□ 上级医师查房</td></tr>
<tr><td>病情评估</td><td>□ 经治医师询问病史及体格检查
□ 营养评估
□ 疼痛评估
□ 康复评估</td><td>□ 根据送检项目报告,及时向上级医师汇报,并给予相应处理
□ 注意防治并发症</td><td>□ 上级医师进行治疗效果评估
□ 出院宣教</td></tr>
<tr><td>病历书写</td><td>□ 入院 8 小时内完成首次病程记录
□ 入院 24 小时内完成入院记录</td><td>□ 入院 48 小时内完成主管医师查房记录</td><td>□ 主诊医师查房记录
□ 完成日常病程记录,详细记录医嘱变动情况(原因和更改内容)
□ 出院前一天病程记录(有上级医师指示出院)
□ 出院后 24 小时内完成出院记录
□ 出院后 24 小时内完成病历首页</td></tr>
<tr><td>知情同意</td><td>□ 患儿家长在入院记录单上签字
□ 签署病危病重告知书(病危、病重患儿)
□ 特殊检查、特殊治疗同意书签字</td><td>□ 病情告知</td><td>□ 出院宣教</td></tr>
</table>

（续　表）

<table>
<tr><td colspan="3">其他</td><td>□ 及时通知上级医师检诊
□ 经治医师检查、整理病历资料</td><td></td><td>□ 通知出院
□ 开具出院介绍信
□ 开具诊断证明书
□ 出院带药
□ 预约门诊复诊时间</td></tr>
<tr><td rowspan="7">重点医嘱</td><td rowspan="4">长期医嘱</td><td>护理医嘱</td><td>□ 新生儿护理常规
□ 特级护理</td><td>□ 新生儿护理常规
□ 特级护理</td><td>□ 出院带药
□ 门诊随诊</td></tr>
<tr><td>处置医嘱</td><td>□ 多功能重症监护仪/心电监护＋血氧饱和度监测
□ 洗胃
□ 根据病情监测末梢血糖
□ 监测经皮胆红素</td><td>□ 多功能重症监护仪/心电监护＋血氧饱和度监测
□ 根据病情监测末梢血糖
□ 监测经皮胆红素</td><td></td></tr>
<tr><td>膳食医嘱</td><td>□ 禁食</td><td>□ 根据病情禁食或开奶</td><td></td></tr>
<tr><td>药物医嘱</td><td>□ 根据结果予以纠正酸碱失衡及电解质紊乱
□ 补液
□ 必要时抗感染（头孢呋辛、头孢美唑）治疗</td><td>□ 适当补液</td><td>□ 出院带药</td></tr>
<tr><td rowspan="3">临时医嘱</td><td>检验检查医嘱</td><td>□ 血常规
□ 尿常规
□ 粪常规
□ C 反应蛋白
□ 降钙素原
□ 肝功能、肾功能
□ 电解质
□ 心肌酶
□ X 线胸片
□ 血气分析（必要时）</td><td></td><td>□ 根据检查、检验结果复查有异常的项目</td></tr>
<tr><td>药物医嘱</td><td></td><td>□ 针对并发症治疗</td><td></td></tr>
<tr><td>处置医嘱</td><td>□ 必要时蓝光照射治疗</td><td>□ 针对并发症治疗</td><td></td></tr>
<tr><td rowspan="3">主要护理工作</td><td colspan="2">健康宣教</td><td>□ 入院宣教</td><td></td><td>□ 出院宣教</td></tr>
<tr><td colspan="2">护理处置</td><td>□ 留置针穿刺，放置胃管
□ 定时测量体温</td><td>□ 留置针及胃管防脱
□ 定时测量体温</td><td></td></tr>
<tr><td colspan="2">护理评估</td><td>□ 入院护理评估
□ 营养评估
□ 疼痛评估
□ 康复评估</td><td>□ 每日护理评估</td><td></td></tr>
</table>

（续　表）

<table>
<tr><td rowspan="4"></td><td>专科护理</td><td colspan="3">□ 详细记录进奶情况和出入量
□ 保持呼吸道通畅，头高足低位，防止误吸
□ 留置胃管（必要时）
□ 观察呕吐次数和呕吐物性状</td><td colspan="3">□ 详细记录进奶情况和出入量
□ 保持呼吸道通畅，头高足低位，防止误吸
□ 留置胃管（必要时）
□ 观察呕吐次数和呕吐物性状</td><td colspan="3"></td></tr>
<tr><td>饮食指导</td><td colspan="3">□ 遵医嘱执行</td><td colspan="3">□ 遵医嘱执行</td><td colspan="3"></td></tr>
<tr><td>活动体位</td><td colspan="3">□ 根据病情调整体位</td><td colspan="3">□ 根据病情调整体位</td><td colspan="3"></td></tr>
<tr><td>洗浴要求</td><td colspan="3">□ 洗澡或擦浴</td><td colspan="3">□ 洗澡或擦浴</td><td colspan="3"></td></tr>
<tr><td colspan="2">病情变异记录</td><td colspan="3">□ 无　□ 有，原因：
□ 患儿　□ 疾病　□ 医疗
□ 护理　□ 保障　□ 管理</td><td colspan="3">□ 无　□ 有，原因：
□ 患儿　□ 疾病　□ 医疗
□ 护理　□ 保障　□ 管理</td><td colspan="3">□ 无　□ 有，原因：
□ 患儿　□ 疾病　□ 医疗
□ 护理　□ 保障　□ 管理</td></tr>
<tr><td colspan="2" rowspan="2">护士签名</td><td>白班</td><td>小夜班</td><td>大夜班</td><td>白班</td><td>小夜班</td><td>大夜班</td><td>白班</td><td>小夜班</td><td>大夜班</td></tr>
<tr><td></td><td></td><td></td><td></td><td></td><td></td><td></td><td></td><td></td></tr>
<tr><td colspan="2">医师签名</td><td colspan="3"></td><td colspan="3"></td><td colspan="3"></td></tr>
</table>

第十一节　早产儿行对症治疗临床路径

一、早产儿行对症治疗临床路径标准住院流程

（一）适用对象

第一诊断为早产儿（ICD-10：P07.301）的患儿。

（二）诊断依据

根据《临床诊疗指南——小儿内科分册》（中华医学会编著，人民卫生出版社）和《诸福棠实用儿科学（第 8 版）》（胡亚美等主编，人民卫生出版社）及《实用新生儿学（第 4 版）》（邵肖梅等主编，人民卫生出版社）。

1. 病史　胎龄＜37 周且＞28 周的新生儿。

2. 体征　总体表现发育不成熟，头大、颅缝分开，皮肤薄嫩，乳腺结节不能触到，足纹少等。根据不同合并症可出现不同表现，呼吸系统可能出现发绀、呼吸急促等呼吸困难表现；体温不升；反应差、颅内出血时出现神经系统相应体征；心血管系统易有血容量不足、低血压表现；消化系统易出现腹胀、呕吐、腹泻，甚至坏死性小肠结肠炎血便等表现；易合并感染出现发热；水、电解质及酸碱平衡紊乱时可出现水肿、抽搐等。

（三）选择治疗方案的依据

根据《临床诊疗指南——小儿内科分册》（中华医学会编著，人民卫生出版社）和《诸福棠实用儿科学（第 8 版）》（胡亚美等主编，人民卫生出版社）及《实用新生儿学（第 4 版）》（邵肖梅等主编，人民卫生出版社）。

(四)标准住院日为25～30天

(五)进入路径标准

1. 第一诊断必须符合早产儿(ICD-10:P07.301)。

2. 当患儿同时具有多种疾病诊断,只要住院期间不需要特殊处理也不影响第一诊断的临床路径流程实施时,可以进入路径。

(六)入院评估

1. 必须检查的项目

(1)血常规、尿常规、粪常规。

(2)C反应蛋白(CRP);降钙素原(PCT)。

(3)血生化检验项目(肝功能、肾功能、电解质、心肌酶)。

(4)X线胸片。

2. 根据患儿病情可选择的检查项目　可选择行血气分析、血培养等检查。

3. 营养评估　根据《解放军总医院新入院患者营养风险筛查表(NRS-2002)》为新入院患儿进行营养评估,评分≥3分者给予处置,必要时请营养科医师会诊。

4. 疼痛评估　根据《VAS评分》实施疼痛评估,评分>7分者给予处置,必要时请疼痛科医生会诊。

5. 康复评估　根据《入院患者康复筛查和评估表》,在新入院患儿入院后24小时内进行康复筛查和评估。任何一项结果为"是",则请康复科医师会诊。

(七)治疗方案与药物选择

1. 常规治疗:保持环境温、湿度适宜,监测生命体征。

2. 根据病情适当补液保证出入量平衡,维持血糖稳定,维持水、电解质及酸碱平衡稳定;维持血压稳定。

3. 对症治疗:针对并发症给予积极处理,如呼吸困难时使用氧疗;根据病原菌选用抗生素(青霉素、头孢呋辛)防治感染;心肌损伤时保护心肌治疗;胆红素升高时用蓝光照射退黄治疗;喂养不耐受时洗胃等对症处理。

4. 3天以上不能进食或经胃肠提供热量不足所需热量的70%时需要静脉营养支持。

5. 合并新生儿呼吸窘迫综合征(RDS)时使用肺表面活性物质。

(八)必须复查的检查项目

血常规、血生化检验项目以及根据检查结果必须复查异常结果。

(九)出院标准

1. 患儿可以自己吸吮,进奶量与日龄体重符合,出入量平衡。

2. 室温中体温稳定。

3. 体重以每日10～30g的速度稳定增长并已达到2000g以上。

4. 近期无呼吸暂停及心动过缓发作,并已停止用药及吸氧一段时间。

(十)变异及原因分析

1. 存在多种疾病并相互作用使病情加重,造成治疗时间延长、费用增加。

2. 患儿治疗中出现严重并发症,如反复吸入肺炎、严重新生儿黄疸、呼吸衰竭、心力衰竭、坏死性小肠结肠炎、弥散性血管内凝血(DIC)等,需进行积极对症处理,导致住院时间延长、增加住院费用等。

二、早产儿对症治疗临床路径表单

适用对象		第一诊断为早产儿(ICD-10:P07.301)的患儿		
患儿基本信息		姓名:____　性别:____　年龄:__　门诊号:____ 住院号:______　过敏史:______ 住院日期:__年__月__日　出院日期:__年__月__日		标准住院日:25～30 天
时间		住院第 1—3 天	住院第 4—25 天	住院第 25—30 天(出院日)
主要诊疗工作	制度落实	□ 入院 2 小时内经治医师或值班医师完成接诊 □ 入院 24 小时内主管医师查房 □ 专科会诊(必要时)	□ 根据送检项目报告,及时向上级医师汇报,并给予相应处理 □ 入院 48 小时内主诊医师完成检诊 □ 上级医师查房	□ 上级医师查房同意其出院
	病情评估	□ 经治医师询问病史及体格检查 □ 营养评估 □ 疼痛评估 □ 康复评估	□ 注意防治并发症 □ 根据送检项目报告,及时向上级医师汇报,并给予相应处理	□ 上级医师进行治疗效果评估
	病历书写	□ 入院 8 小时内完成首次病程记录 □ 入院 24 小时内完成入院记录	□ 入院 48 小时内完成主管医师查房记录 □ 完成主诊医师查房记录 □ 完成日常病程记录,详细记录医嘱变动情况(原因和更改内容)	□ 出院前一天病程记录(有上级医师指示出院) □ 出院后 24 小时内完成出院记录 □ 出院后 24 小时内完成病历首页
	知情同意	□ 患儿家长在入院记录单上签字 □ 签署病危病重告知书(病危、病重患儿) □ 特殊检查、特殊治疗同意书签字	□ 病情告知	□ 出院宣教
	其他	□ 及时通知上级医师检诊 □ 经治医师检查、整理病历资料		□ 通知出院 □ 开具出院介绍信 □ 开具诊断证明书 □ 出院带药 □ 预约门诊复诊时间
重点医嘱	长期医嘱 护理医嘱	□ 早产儿护理常规 □ 特级护理 □ 根据情况脐部护理 □ 根据情况眼部护理	□ 早产儿护理常规 □ 特级护理 □ 根据情况脐部护理 □ 根据情况眼部护理	

（续　表）

		处置医嘱	□ 应用暖箱保暖 □ 多功能重症监护仪/心电监护＋血氧饱和度监测 □ 末梢血糖监测 □ 根据情况监测经皮胆红素	□ 应用暖箱保暖 □ 多功能重症监护仪/心电监护＋血氧饱和度监测 □ 末梢血糖监测 □ 根据情况监测经皮胆红素	□ 出院
		膳食医嘱	□ 根据情况开奶	□ 根据病情及需要调整奶量	
		药物医嘱	□ 维生素 K 预防出血 □ 必要时应用抗生素（头孢呋辛、青霉素） □ 静脉补液		□ 出院带药
	临时医嘱	检验检查医嘱	□ 血常规 □ 尿常规 □ 粪常规 □ C 反应蛋白 □ 降钙素原 □ 血生化（肝功能、肾功能、电解质、心肌酶） □ X 线胸片 □ 血气分析（必要时） □ 血培养（必要时）	□ 血常规 □ 血生化	□ 复查检查、检验结果有异常的项目
	临时医嘱	药物医嘱	□ 根据化验结果给予纠正酸中毒、电解质紊乱，补充清蛋白	□ 根据结果予以纠正酸碱失衡及电解质紊乱，补充清蛋白，适当补液 □ 必要时静脉营养	
	临时医嘱	处置医嘱		□ 必要时蓝光照射治疗	
主要护理工作	健康宣教		□ 入院宣教		□ 出院宣教
主要护理工作	护理处置		□ 留置针穿刺，必要时放置 PICC 置管	□ 定时测量体温 □ 留置针及 PICC 置管维护 □ 必要时留置胃管	
主要护理工作	护理评估		□ 入院护理评估	□ 每日护理评估	
主要护理工作	专科护理		□ 监测血糖和胆红素水平 □ 脐部护理 □ 皮肤护理 □ 留置针穿刺，保护血管 □ PICC 置管（必要时） □ 新生儿用药护理	□ 监测血糖和胆红素水平 □ 脐部护理 □ 皮肤护理 □ 留置针穿刺，保护血管 □ PICC 维护（必要时） □ 新生儿用药护理 □ 加强喂养	
主要护理工作	饮食指导		□ 遵医嘱喂养	□ 遵医嘱喂养	
主要护理工作	活动体位		□ 根据病情需要改变体位	□ 根据病情需要改变体位	
主要护理工作	洗浴要求		□ 洗澡或擦浴	□ 洗澡或擦浴	

（续　表）

<table>
<tr><td>病情变异记录</td><td colspan="3">□ 无　□ 有，原因：
□ 患儿　□ 疾病　□ 医疗
□ 护理　□ 保障　□ 管理</td><td colspan="3">□ 无　□ 有，原因：
□ 患儿　□ 疾病　□ 医疗
□ 护理　□ 保障　□ 管理</td><td colspan="3">□ 无　□ 有，原因：
□ 患儿　□ 疾病　□ 医疗
□ 护理　□ 保障　□ 管理</td></tr>
<tr><td rowspan="2">护士签名</td><td>白班</td><td>小夜班</td><td>大夜班</td><td>白班</td><td>小夜班</td><td>大夜班</td><td>白班</td><td>小夜班</td><td>大夜班</td></tr>
<tr><td></td><td></td><td></td><td></td><td></td><td></td><td></td><td></td><td></td></tr>
<tr><td>医师签名</td><td colspan="3"></td><td colspan="3"></td><td colspan="3"></td></tr>
</table>

第4章 血液系统疾病临床路径

第一节 儿童急性淋巴细胞白血病巩固化疗CAM方案临床路径

一、儿童急性淋巴细胞白血病巩固化疗CAM方案临床路径标准住院流程

(一)适用对象

根据中华医学会儿科学分会血液学组2006年制定的《儿童急性淋巴细胞白血病诊疗建议》确诊为急性淋巴细胞白血病(ICD-10:C91,M98210/3伴Z51.146)(高危组、中危组和低危组)的患儿。

(二)诊断依据

根据《儿童急性淋巴细胞白血病诊疗建议(2006年)》(中华医学会儿科学分会血液学组,2006年)。

1. 急性淋巴细胞白血病(ALL)的基本诊断依据

(1)临床症状、体征:早期多表现为倦怠、发热、乏力;可有骨、关节疼痛,皮肤黏膜苍白;皮肤出血点、瘀斑、鼻出血也是常见症状;50%的患儿有肝、脾、淋巴结肿大等浸润灶表现。

(2)血常规改变:血红蛋白及红细胞计数大多降低,血小板减少,大多数患儿有白细胞计数增高,但也可正常或减低,淋巴细胞比例增高,分类可发现数量不等的原始淋巴细胞、幼稚淋巴细胞。

(3)中枢神经系统白血病(CNSL)的诊断:符合以下任何一项,并排除其他原因引起的中枢神经系统病变时,可诊断为CNSL:①诊断时或治疗过程中脑脊液(CSF)中白细胞计数≥5×10^6/L,并在CSF离心制片中存在形态学明确的白血病细胞;②有脑神经麻痹症状;③有影像学检查(CT或MRI)显示脑或脑膜病变、脊膜病变。

(4)睾丸白血病(TL)的诊断:睾丸单侧或双侧无痛性肿大,质地变硬或呈结节状,缺乏弹性感,透光试验阴性,超声波检查可发现睾丸呈非均质性浸润灶,楔形活组织检查可见白血病细胞浸润。

2. 形态学-免疫学-细胞遗传学-分子生物学(MICM)分型 准确的MICM分型是ALL临床分型及治疗方案正确实施的基础与前提。

(1)细胞形态学分型:骨髓形态学改变是确诊本病的主要依据。骨髓涂片中有核细胞大多呈明显增生或极度增生,仅少数呈增生低下,均以淋巴细胞增生为主,原始淋巴细胞+幼稚淋

巴细胞≥25%诊断为ALL。按原始淋巴细胞和幼稚淋巴细胞形态学特点可分为L_1、L_2和L_3型(FAB分型)，但L_1、L_2型已不具有明显的预后意义。组织化学染色检查，有助于确定细胞的生物化学性质，并与其他类型的白血病鉴别。ALL的组织化学特征为过氧化物酶染色和苏丹黑染色阴性；糖原染色(±)～(卌)；酸性磷酸酶染色(－)～(±)，T细胞胞质呈块状或颗粒状弱阳性，其他亚型为阴性；非特异性酯酶染色阴性。

(2)免疫学分型：根据世界卫生组织(WHO)2008分型标准，可将ALL分为前体B-ALL和前体T-ALL两型，将FAB分类中的L_3型(Burkitt型)归入成熟B细胞肿瘤。①前体B-ALL，TdT、CD34、HLA-DR、CD19、cytCD79a阳性，大多数CD10阳性，CD22、CD24和CD20多有不同程度的表达，CD45可阴性。伴t(4;11)(q21;q23)/MLL-AF4$^+$的患者CD10和CD24阴性。成熟B-ALL表达单一轻链的膜IgM和CD19、CD20、CD22及CD10、BCL6、TdT和CD34阴性。②前体T-ALL：TdT、CD34、cytCD3和CD7阳性；CD1a、CD2、CD4、CD5、CD8有不同程度表达，大多数T细胞受体克隆性重排阳性。ALL中髓系相关抗原CD13、CD33等可以呈阳性，该阳性不能排除ALL的诊断。

(3)细胞遗传学及分子生物学分型：①染色体数量改变，常见2n<45的低二倍体和2n>50的高超二倍体。②染色体结构改变，4种常见的与预后相关的染色体易位及其形成的融合基因有t(12;21)(p13;q22)/TEM-AML1(ETV6-RUNX1)、t(1;19)(q23;p13)/E2A-PBX1(TCF3-PBX1)、t(9;22)(q34;q11.2)/BCR-ABL1以及MLL重排，其中t(4;11)(q21;q23)/MLL-AF4最常见。

3. *临床危险度分型*　与儿童ALL预后确切相关的危险因素有以下几种。

(1)诊断时年龄<1岁或≥10岁。

(2)诊断时外周血白细胞计数>50×10^9/L。

(3)诊断时已发生CNSL或睾丸白血病。

(4)免疫表型为T细胞白血病。

(5)细胞及分子遗传学特征：染色体数目<45的低二倍体，t(9;22)(q34;q11.2)/BCR-ABL1、t(4;11)(q21;q23)/MLL-AF4或其他MLL基因重排、t(1;19)(q23;p13)/E2A-PBX1。

(6)泼尼松反应不良。

(7)诱导缓解治疗第15天骨髓原始淋巴细胞及幼稚淋巴细胞≥25%。

(8)诱导缓解治疗结束(化疗第33天)骨髓未获得完全缓解，原始淋巴细胞及幼稚淋巴细胞>5%。

(9)白血病微小残留病变(MRD)水平：在具备技术条件的中心可以检测MRD。一般认为，诱导缓解治疗结束(化疗第33天)MRD≥1×10^{-3}的患儿预后差。

在上述危险因素的基础上进行儿童ALL的临床危险度分型，一般分为3型。①低危(LR)，不具备上述任何一项危险因素者。②中危(IR)，具备以下任何1项或多项者：诊断时年龄在≥10岁或<1岁；诊断时外周血白细胞计数≥50×10^9/L；诊断时已发生CNSL和(或)TL；免疫表型为T系ALL；t(1;19)(q23;p13)/E2A-PBX1阳性；初诊危险度为LR，在诱导治疗第15天骨髓原始淋巴细胞及幼稚淋巴细胞≥25%；诱导缓解治疗末(第33天)，MRD≥1×10^{-4}，且<1×10^{-2}。③高危(HR)，具备以下任何1项或多项者：t(9;22)(q34;q11.2)/BCR-ABL1阳性；t(4;11)(q21;q23)/MLL-AF4或其他MLL基因重排阳性；泼尼松反应不良；初诊危险度为中危，经诱导缓解治疗第15天骨髓原始淋巴细胞及幼稚淋巴细胞≥25%；诱导缓解

治疗结束(化疗第33天)骨髓未获得完全缓解,原始淋巴细胞及幼稚淋巴细胞>5%;诱导缓解结束(化疗第33天)MRD≥1×10^{-2}或巩固治疗开始前(第12周)MRD≥1×10^{-3}。

(三)选择治疗方案的依据

1. 根据《儿童急性淋巴细胞白血病诊疗建议(2006年)》(中华医学会儿科学分会血液学组,2006年)选择治疗方案。

2. 在诱导缓解治疗达完全缓解(CR)时,尽早在诱导缓解治疗(36±7)天开始用CAM方案。

3. 签署化疗知情同意书。

(四)标准住院日为22～24天

(五)进入路径标准

1. 第一诊断必须符合急性淋巴细胞白血病(ICD-10:C91,M98210/3伴Z51.146)。

2. 诱导缓解治疗达CR时,尽早在诱导缓解治疗(36±7)天开始用CAM方案。

3. 患者无明确感染;中性粒细胞绝对值(ANC)≥1.0×10^9/L、血小板计数≥100×10^9/L,肝功能、肾功能、心肌酶基本正常等。

(六)入院评估

1. 必须检查的项目

(1)血常规、尿常规、粪常规。

(2)肝功能、肾功能、心肌酶和电解质。

(3)心电图。

2. 根据患儿的病情可选择的检查项目　化疗开始后隔日检查1次血常规,每周3次;合并感染时做血培养、C反应蛋白、感染灶的影像学检查等。

3. 营养评估　根据《解放军总医院新入院患者营养风险筛查表(NRS-2002)》为新入院患儿进行营养评估,评分≥3分者给予处置,必要时请营养科医师会诊。

4. 疼痛评估　根据《VAS评分》实施疼痛评估,评分>7分者给予处置,必要时请疼痛科医师会诊。

5. 康复评估　根据《入院患者康复筛查和评估表》,在新入院患儿入院后24小时内进行康复筛查和评估。任何一项结果为"是",则请康复科医师会诊。

(七)药物选择与使用时机

1. 化疗药物使用时机　根据《儿童急性淋巴细胞白血病诊疗建议(2006年)》(中华医学会儿科学分会血液学组,2006年),诱导缓解治疗达CR时,尽早在诱导缓解治疗(36±7)天开始用CAM方案。符合以下化疗条件后开始治疗:①一般状况良好。②无发热,无严重感染。③血常规恢复,至少达到白细胞计数≥2.0×10^9/L;粒细胞计数≥0.5×10^9/L;血小板计数≥50×10^9/L。④肝功能正常。⑤心电图正常。

2. 具体用药　支持治疗及防治感染药物选择及使用时机。①化疗同时用中枢镇吐药。②水化、碱化液:环磷酰胺同时及停化疗后3天24小时匀速给予,液体总量为3000ml/(m^2·d),4%碳酸氢钠120～150ml/(m^2·d)。③营养心肌、护肝、抑酸、纠正电解质紊乱等对症支持治疗。化疗同时及停化疗后3天常规使用;若出现生化指标异常,用至指标正常。④强烈化疗期间可酌情用成分输血以维持血红蛋白>70g/L、血小板计数>20×10^9/L,还可预防性大剂量静脉滴注丙种球蛋白。非格司亭(G-CSF),停化疗24小时后可开始使用,5～10μg/(kg·

d)，皮下注射，直至中性粒细胞绝对值(ANC)≥1.0×10^9/L；加强口鼻黏膜、皮肤和肛周的清洁护理。卡氏肺囊虫肺炎的预防，复方磺胺甲噁唑 25mg/(kg・d)，每天 2 次，每周连用 3 天，间隔 4 天；患儿如有明确感染灶，针对感染部位及临床特点与体征，经验性选择抗生素，给予广谱抗生素治疗，及时留取病原学检查，后期根据药敏试验结果针对性治疗。其中当中性粒细胞绝对值<0.5×10^9/L 定义为粒细胞缺乏期。根据美国综合性癌症网制定的《癌症相关感染的防治指南》，粒细胞缺乏期出现体温>38.0℃并持续 30 分钟或体温>38.4℃或 24 小时内两次体温>37.5℃，立即抽血培养和做 C 反应蛋白检查，必要时行尿、粪便、咽拭子培养，给予第三代以上头孢类抗生素或碳青霉烯抗生素静脉滴注；若用药 48～72 小时无效，加万古霉素或去甲万古霉素或替考拉林或利奈唑胺；若治疗 5～7 天体温未降至正常，考虑开始应用伊曲康唑等经验性抗真菌治疗。

(八)化疗日

1. 化疗方案　根据《儿童急性淋巴细胞白血病诊疗建议(2006 年)》(中华医学会儿科学分会血液学组，2006 年)，诱导缓解治疗达 CR 时，尽早在诱导缓解治疗(36±7)天开始用 CAM 方案。

2. 化疗剂量

(1)中、高危组：环磷酰胺 1000mg/m^2，置于 0.9%氯化钠溶液 250ml 中快速静脉滴注，第 1 天，应用环磷酰胺同时和应用环磷酰胺后，每 3 小时 1 次，共用 4 次美司钠解救，美司钠总量是环磷酰胺的 120%～160%；阿糖胞苷 1g/m^2，每 12 小时 1 次，静脉滴注，共 6 次，第 2～4 天；或每次 2g/m^2，每 12 小时 1 次，静脉滴注，共 4 次，第 2～3 天；巯嘌呤 50mg/(m^2・d)，晚间一次口服，第 1～7 天。

(2)低危组：环磷酰胺 1000mg/m^2，置于 0.9%氯化钠溶液 250ml 中快速静脉滴注，第 1 天，应用环磷酰胺同时和应用环磷酰胺后，每 3 小时 1 次，共用 4 次美司钠解救，美司钠总量是环磷酰胺的 120%～160%；阿糖胞苷 75mg/(m^2・d)，每 12 小时 1 次，皮下注射，第 3～6 天，第 10～13 天；巯嘌呤 50mg/(m^2・d)，晚间一次口服，第 1～14 天。

3. 化疗注意事项

(1)每一个疗程的化疗完成后，一旦血常规恢复(白细胞计数>3×10^9/L，中性粒细胞绝对值>1.5×10^9/L)，肝功能、肾功能无异常，须及时做下一阶段的化疗，尽量缩短两个疗程之间的间隔时间(一般是 2～3 周)。

(2)在每一个化疗疗程中，一旦疗程未完成时出现白细胞计数低下，尤其是诱导过程中出现骨髓抑制时，不能轻易终止化疗，应在积极支持治疗的同时，继续完成化疗。一旦出现严重感染，应减缓或暂时中断化疗，待积极控制感染后继续尽快完成化疗。

(3)维持化疗期间，尤其是维持化疗早期，应将白细胞计数控制在 3×10^9/L、中性粒细胞绝对值 1.5×10^9/L 左右，及时调整(增或减)环磷酰胺和巯嘌呤的剂量；若白细胞计数始终>4×10^9/L，不能下降者，易复发；若中性粒细胞绝对值过早或长时间<1.5×10^9/L，则易发生严重感染。

(4)遇严重出血时，及时大力止血，注意防治 DIC，血小板极低(<20×10^9/L)时，及时输注足量单采血小板悬液，以免发生致死性颅内出血。

(5)每一个疗程前后必须检查肝功能、肾功能，肝功能、肾功能异常时，须及时积极治疗，以期尽早恢复。

(6)在缓解后治疗过程中，如遇不能用与化疗相关、感染相关解释的不明原因的白细胞和(或)血小板低下时,并迟迟不能恢复者,要警惕早期复发,应及时做骨髓涂片检查,追查原因。不能盲目等待和延长休疗时间。

(7)环磷酰胺累计剂量不宜>6g/m²,以免发生继发性肿瘤和影响生育功能。

(8)应用环磷酰胺期间注意足量水化、碱化,多饮水,警惕出血性膀胱炎的发生。

(九)必须复查的项目

1. 血常规。

2. 肝功能、肾功能。

(十)出院标准

1. 生命体征平稳,临床症状改善。

2. 患儿精神反应及饮食等一般情况好。

3. 已复查血常规,中性粒细胞绝对值≥0.5×10⁹/L,血小板计数≥50×10⁹/L,无感染和出血表现。

(十一)变异及原因分析

1. 医疗原因导致的变异　如改变治疗方案、转科治疗、操作失误、误诊等。

2. 患者原因导致的变异　如不同意治疗方案、个人原因要求出院(转院)等。

3. 并发症原因导致的变异　化疗期间合并严重感染、脏器功能受损或其他难以预料的并发症,导致化疗减缓或中断、用药种类增多、住院时间延长,医疗费用增加等。

4. 病情原因导致的变异　如肝功能严重受损、严重骨髓抑制及感染等并发症,导致用药种类增多、住院时间延长,医疗费用增加。

5. 辅诊科室原因导致的变异　如检查、检验(不及时、结果报错、标本不合格等)、报告(不及时、结果错报、标本不合格)等原因延长住院天数、增加费用等。

6. 管理原因导致的变异　如系统暂不支持、系统瘫痪、需要修订流程、需要修订制度等。

二、儿童急性淋巴细胞白血病巩固化疗CAM方案临床路径表单

适用对象		第一诊断为急性淋巴细胞白血病(ICD-10:C91,M98210/3伴Z51.146)(高危组、中危组和低危组)的患儿	
患儿基本信息		姓名:____ 性别:____ 年龄:__ 门诊号:____ 住院号:______ 过敏史:______ 住院日期:__年__月__日 出院日期:__年__月__日	标准住院日:22～24天
时间		住院第1天(化疗前常规检查日)	住院第2－15天(化疗及骨髓抑制期)
主要诊疗工作	制度落实	□ 入院2小时内经治医师或值班医师完成接诊 □ 入院24小时内主管医师查房	□ 及时向上级医师汇报送检项目报告并给予相应处理 □ 入院48小时内主诊医师完成检诊 □ 主管医师查房
	病情评估	□ 经治医师询问病史及体格检查 □ 营养评估 □ 疼痛评估 □ 康复评估	□ 监测生命体征 □ 定期监测血常规、肝功能、肾功能

（续　表）

<table>
<tr><td rowspan="3"></td><td colspan="2">病历书写</td><td>□ 入院 8 小时内完成首次病程记录
□ 入院 24 小时内完成入院记录</td><td>□ 入院 48 小时内完成主管医师查房记录
□ 入院 72 小时内完成主诊医师查房记录
□ 完成病程记录，详细记录医嘱变动情况（原因和更改内容）</td></tr>
<tr><td colspan="2">知情同意</td><td>□ 病情告知
□ 患儿家长签署授权委托书
□ 患儿家长在入院记录单上签字
□ 必要时签署病危病重告知书（病危、病重患儿）</td><td>□ 病情告知：病情变化时及时告知患儿家长</td></tr>
<tr><td colspan="2">其他</td><td>□ 及时通知上级医师检诊
□ 注意防治并发症</td><td>□ 注意防治并发症</td></tr>
<tr><td rowspan="8">重点医嘱</td><td rowspan="5">长期医嘱</td><td>护理医嘱</td><td>□ 按儿科血液病护理常规
□ 一级护理</td><td>□ 按儿科血液病护理常规
□ 一级护理
□ 口腔和肛周的护理</td></tr>
<tr><td>处置医嘱</td><td>□ 有床陪伴
□ 房间紫外线消毒</td><td>□ 房间紫外线消毒
□ 静脉输液
□ 输液泵</td></tr>
<tr><td>膳食医嘱</td><td>□ 饮食：根据患儿年龄及病情选择饮食，如儿科普食、幼儿软食、婴儿奶等，并注意饮食卫生</td><td>□ 饮食：根据患儿年龄及病情选择饮食，如儿科普食、幼儿软食、婴儿奶等，并注意饮食卫生</td></tr>
<tr><td>药物医嘱</td><td>□ 复方鱼肝油滴鼻液
□ 1∶5000 呋喃西林漱口
□ 复方磺胺甲噁唑预防卡氏肺囊虫肺炎</td><td>□ 复方鱼肝油滴鼻液
□ 1∶5000 呋喃西林漱口
□ 复方磺胺甲噁唑预防卡氏肺囊虫肺炎
□ 化疗药物：环磷酰胺等
□ 水化、碱化液
□ 营养心肌、护肝、抑酸、镇吐、纠正电解质紊乱等对症支持治疗
□ 抗生素
□ 非格司亭
□ 对症治疗</td></tr>
<tr><td colspan="3" style="display:none"></td></tr>
<tr><td rowspan="3">临时医嘱</td><td>检查检验</td><td>□ 血常规
□ 尿常规、粪常规
□ 肝功能、肾功能、心肌酶和电解质
□ 血培养、C 反应蛋白（必要时）
□ 心电图
□ 影像学检查（必要时）</td><td>□ 隔日复查 1 次血常规，每周 3 次
□ 血培养、C 反应蛋白、感染灶的影像学检查（必要时）</td></tr>
<tr><td>药物医嘱</td><td>□ 退热药物（必要时）
□ 静脉补液（必要时）</td><td></td></tr>
<tr><td>处置医嘱</td><td>□ 必要时成分输血</td><td>□ 必要时成分输血</td></tr>
</table>

（续　表）

<table>
<tr><td rowspan="7">主要护理工作</td><td>健康宣教</td><td colspan="3">□ 入院宣教：介绍责任护士，病区环境、设施、规章制度、基础护理服务项目
□ 进行护理安全指导
□ 进行等级护理、活动范围指导
□ 进行饮食指导
□ 进行用药指导
□ 进行关于疾病知识的宣教</td><td colspan="3">□ 进行饮食指导
□ 进行用药指导</td></tr>
<tr><td>护理处置</td><td colspan="3">□ 患儿身份核对
□ 佩戴腕带
□ 建立入院病历，通知医师
□ 询问病史，填写护理记录单首页
□ 测量基本生命体征
□ 观察病情
□ 抽血
□ 输液
□ 心理护理与生活护理
□ 妥善固定各种管道
□ 根据评估结果采取相应的护理措施
□ 通知次日检查项目及检查注意事项</td><td colspan="3">□ 测量基本生命体征
□ 观察病情
□ 抽血
□ 输液
□ 心理护理与生活护理
□ 指导并监督患儿治疗与活动
□ 遵医嘱用药
□ 遵医嘱留取标本
□ 根据评估结果采取相应的护理措施
□ 妥善固定各种管道
□ 观察药物不良反应</td></tr>
<tr><td>护理评估</td><td colspan="3">□ 一般评估：生命体征、神志、皮肤、药物过敏史等
□ 专科评估：体重、身高、体表面积等
□ 风险评估：评估有无跌倒、坠床、褥疮、导管滑脱、液体外渗的风险
□ 营养评估
□ 疼痛评估
□ 康复评估</td><td colspan="3">□ 风险评估：评估有无跌倒、坠床、褥疮、导管滑脱、液体外渗的风险</td></tr>
<tr><td>专科护理</td><td colspan="3">□ 加强口鼻黏膜、皮肤和肛周的护理</td><td colspan="3">□ 观察尿液颜色
□ 化疗过程中加强血管的管理，加强巡视</td></tr>
<tr><td>饮食指导</td><td colspan="3">□ 根据医嘱通知配餐员准备膳食
□ 协助患儿进餐</td><td colspan="3">□ 协助患儿进餐</td></tr>
<tr><td>活动体位</td><td colspan="3">□ 根据护理等级指导活动</td><td colspan="3">□ 根据护理等级指导活动</td></tr>
<tr><td>洗浴要求</td><td colspan="3">□ 卫生整理：更衣</td><td colspan="3">□ 协助患儿晨、晚间护理</td></tr>
<tr><td colspan="2">病情变异记录</td><td colspan="3">□ 无　□ 有，原因：
□ 患儿　□ 疾病　□ 医疗
□ 护理　□ 保障　□ 管理</td><td colspan="3">□ 无　□ 有，原因：
□ 患儿　□ 疾病　□ 医疗
□ 护理　□ 保障　□ 管理</td></tr>
<tr><td colspan="2" rowspan="2">护士签名</td><td>白班</td><td>小夜班</td><td>大夜班</td><td>白班</td><td>小夜班</td><td>大夜班</td></tr>
<tr><td></td><td></td><td></td><td></td><td></td><td></td></tr>
<tr><td colspan="2">医师签名</td><td colspan="3"></td><td colspan="3"></td></tr>
</table>

（续　表）

时间			住院第 16—22 天（骨髓造血恢复期）	住院第 23—24 天（出院日）
主要诊疗工作	制度落实		□ 主诊医师查房，及时向上级医师汇报送检项目报告并给予相应处理 □ 上级医师查房	□ 上级医师查房同意其出院
	病情评估		□ 康复评估 □ 评估患儿治疗效果 □ 注意有无发热、黏膜损害 □ 定期监测血常规、肝功能、肾功能	□ 注意有无发热、黏膜损害 □ 定期监测血常规、肝功能、肾功能
	病历书写		□ 上级医师查房 □ 完成病程记录，详细记录医嘱变动情况（原因和更改内容）	□ 出院前一天有上级医师指示出院的病程记录 □ 出院后 24 小时内完成出院记录 □ 出院后 24 小时内完成病历首页 □ 开具出院介绍信 □ 开具诊断证明书
	知情同意		□ 病情变化时及时告知患儿家长	□ 出院宣教
	其他		□ 经治医师检查、整理病历资料 □ 检查住院押金使用情况	□ 预约门诊复诊时间
重点医嘱	长期医嘱	护理医嘱	□ 儿科血液病护理常规 □ 一级护理	□ 儿科血液病护理常规 □ 二级护理
		处置医嘱	□ 房间紫外线消毒	
		膳食医嘱	□ 饮食：根据患儿年龄及病情选择饮食，如儿科普食、幼儿软食、婴儿奶等，并注意饮食卫生	□ 饮食：根据患儿年龄及病情选择饮食，如儿科普食、幼儿软食、婴儿奶等，并注意饮食卫生
		药物医嘱	□ 复方鱼肝油滴鼻液 □ 1∶5000 呋喃西林漱口 □ 复方磺胺甲噁唑预防卡氏肺囊虫肺炎 □ 抗生素 □ 非格司亭 □ 对症治疗	□ 出院带药（必要时）
	临时医嘱	检查检验	□ 血常规（隔日 1 次、每周 3 次） □ 生化检验项目（肝功能、肾功能、心肌酶、电解质）	□ 血常规 □ 肝功能、肾功能
		药物医嘱		
		处置医嘱	□ 必要时输血	□ 今日出院
主要护理工作	健康宣教			
	护理处置		□ 观察患儿一般状况 □ 观察体温波动 □ 完成护理记录 □ 遵医嘱用药	□ 出院宣教
	护理评估		□ 评估有无跌倒、坠床、褥疮、导管滑脱、液体外渗的风险	

（续　表）

<table>
<tr><td rowspan="4"></td><td>专科护理</td><td colspan="3">□ 心电监护(病情危重或不稳定者)
□ 吸氧</td><td colspan="3"></td></tr>
<tr><td>饮食指导</td><td colspan="3">□ 协助患儿进餐</td><td colspan="3"></td></tr>
<tr><td>活动体位</td><td colspan="3">□ 根据护理等级指导活动</td><td colspan="3"></td></tr>
<tr><td>洗浴要求</td><td colspan="3">□ 更换病号服</td><td colspan="3"></td></tr>
<tr><td colspan="2">病情变异记录</td><td colspan="3">□ 无　□ 有,原因:
□ 患儿　□ 疾病　□ 医疗
□ 护理　□ 保障　□ 管理</td><td colspan="3">□ 无　□ 有,原因:
□ 患儿　□ 疾病　□ 医疗
□ 护理　□ 保障　□ 管理</td></tr>
<tr><td colspan="2" rowspan="2">护士签名</td><td>白班</td><td>小夜班</td><td>大夜班</td><td>白班</td><td>小夜班</td><td>大夜班</td></tr>
<tr><td></td><td></td><td></td><td></td><td></td><td></td></tr>
<tr><td colspan="2">医师签名</td><td colspan="3"></td><td colspan="3"></td></tr>
</table>

第二节　儿童急性淋巴细胞白血病加强化疗 COAD 方案的临床路径

一、儿童急性淋巴细胞白血病加强化疗 COAD 方案临床路径标准住院流程

(一)适用对象

根据中华医学会儿科学分会血液学组 2006 年制定的《儿童急性淋巴细胞白血病诊疗建议》确诊为急性淋巴细胞白血病(ICD-10:C91,M98210/3 伴 Z51.146)高危组的患儿。

(二)诊断依据

根据《儿童急性淋巴细胞白血病诊疗建议(2006 年)》(中华医学会儿科学分会血液学组,2006 年)。

1. 急性淋巴细胞白血病(ALL)的基本诊断依据

(1)临床症状、体征:早期多表现为倦怠、发热、乏力;可有骨、关节疼痛,皮肤黏膜苍白;皮肤出血点、瘀斑、鼻出血也是常见症状;50%的患儿有肝、脾、淋巴结肿大等浸润灶表现。

(2)血常规改变:血红蛋白及红细胞计数大多降低,血小板减少,大多数患儿有白细胞计数增高,但也可正常或减低,淋巴细胞比例增高,分类可发现数量不等的原始淋巴细胞、幼稚淋巴细胞。

(3)中枢神经系统白血病(CNSL)的诊断:符合以下任何一项,并排除其他原因引起的中枢神经系统病变时,可诊断为 CNSL。①诊断时或治疗过程中脑脊液(CSF)中白细胞计数≥5×10^6/L,并在 CSF 离心制片中存在形态学明确的白血病细胞;②有脑神经麻痹症状;③有影像学检查(CT 或 MRI)显示脑或脑膜病变、脊膜病变。

(4)睾丸白血病的诊断:睾丸单侧或双侧无痛性肿大,质地变硬或呈结节状,缺乏弹性感,透光试验阴性,超声波检查可发现睾丸呈非均质性浸润灶,楔形活组织检查可见白血病细胞浸润。

2. 形态学-免疫学-细胞遗传学-分子生物学(MICM)分型　准确的 MICM 分型是 ALL 临床分型及治疗方案正确实施的基础与前提。

(1)细胞形态学分型:骨髓形态学改变是确诊本病的主要依据。骨髓涂片中有核细胞大多呈明显增生或极度增生,仅少数呈增生低下,均以淋巴细胞增生为主,原始淋巴细胞+幼稚淋巴细胞≥25%诊断为 ALL。按原始淋巴细胞和幼稚淋巴细胞形态学特点可分为 L_1、L_2 和 L_3 型(FAB 分型),但 L_1、L_2 型已不具有明显的预后意义。组织化学染色检查,有助于确定细胞的生物化学性质,并与其他类型的白血病鉴别。ALL 的组织化学特征为过氧化物酶染色和苏丹黑染色阴性;糖原染色(±)~(卅);酸性磷酸酶染色(-)~(±),T 细胞胞质呈块状或颗粒状弱阳性,其他亚型为阴性;非特异性酯酶染色阴性。

(2)免疫学分型:根据世界卫生组织(WHO)2008 分型标准,可将 ALL 分为前体 B-ALL 和前体 T-ALL 两型,将 FAB 分类中的 L_3 型(Burkitt 型)归入成熟 B 细胞肿瘤。①前体 B-ALL:TdT、CD34、HLA-DR、CD19、cytCD79a 阳性,大多数 CD10 阳性,CD22、CD24 和 CD20 多有不同程度的表达,CD45 可阴性。伴 t(4;11)(q21;q23)/MLL-AF4$^+$ 的患者 CD10 和 CD24 阴性。成熟 B-ALL 表达单一轻链的膜 IgM 和 CD19、CD20、CD22 及 CD10、BCL6、TdT 和 CD34 阴性。②前体 T-ALL:TdT、CD34、cytCD3 和 CD7 阳性;CD1a、CD2、CD4、CD5、CD8 有不同程度表达,大多数 T 细胞受体克隆性重排阳性。ALL 中髓系相关抗原 CD13、CD33 等可以呈阳性,该阳性不能排除 ALL 的诊断。

(3)细胞遗传学及分子生物学分型:①染色体数量改变,常见 2n<45 的低二倍体和 2n>50 的高超二倍体。②染色体结构改变,4 种常见的与预后相关的染色体易位及其形成的融合基因有 t(12;21)(p13;q22)/TEM-AML1(ETV6-RUNX1)、t(1;19)(q23;p13)/E2A-PBX1(TCF3-PBX1)、t(9;22)(q34;q11.2)/BCR-ABL1 以及 MLL 重排,其中 t(4;11)(q21;q23)/MLL-AF4 最常见。

3. 临床危险度分型　与儿童 ALL 预后确切相关的危险因素有以下几种。

(1)诊断时年龄<1 岁或≥10 岁。

(2)诊断时外周血白细胞计数>50×10^9/L。

(3)诊断时已发生 CNSL 或 TL。

(4)免疫表型为 T 细胞白血病。

(5)细胞及分子遗传学特征:染色体数目<45 的低二倍体,t(9;22)(q34;q11.2)/BCR-ABL1、t(4;11)(q21;q23)/MLL-AF4 或其他 MLL 基因重排、t(1;19)(q23;p13)/E2A-PBX1。

(6)泼尼松反应不良。

(7)诱导缓解治疗第 15 天骨髓原始淋巴细胞及幼稚淋巴细胞≥25%。

(8)诱导缓解治疗结束(化疗第 33 天)骨髓未获得完全缓解,原始淋巴细胞及幼稚淋巴细胞>5%。

(9)MRD 水平:在具备技术条件的中心可以检测 MRD。一般认为,诱导缓解治疗结束(化疗第 33 天)MRD≥1×10^{-3}的患儿预后差。

在上述危险因素的基础上进行儿童 ALL 的临床危险度分型,一般分为 3 型。①低危,不具备上述任何一项危险因素者。②中危,具备以下任何 1 项或多项者:诊断时年龄在≥10 岁或<1 岁;诊断时外周血白细胞计数≥50×10^9/L;诊断时已发生 CNSL 和(或)TL;免疫表型为 T 系 ALL;t(1;19)(q23;p13)/E2A-PBX1 阳性;初诊危险度为低危,在诱导治疗第 15 天骨

髓原始淋巴细胞及幼稚淋巴细胞≥25%;诱导缓解治疗末(第 33 天)MRD≥1×10^{-4},且<1×10^{-2}。③高危,具备以下任何 1 项或多项者:t(9;22)(q34;q11.2)/BCR-ABL1 阳性;t(4;11)(q21;q23)/MLL-AF4 或其他 MLL 基因重排阳性;泼尼松反应不良;初诊危险度为中危经诱导缓解治疗第 15 天,骨髓原始淋巴细胞及幼稚淋巴细胞≥25%;诱导缓解治疗结束(化疗第 33 天),骨髓未获得完全缓解,原始及幼稚淋巴细胞>5%;诱导缓解结束(化疗第 33 天),MRD≥1×10^{-2},或巩固治疗开始前(第 12 周)MRD≥1×10^{-3}。

(三)选择治疗方案的依据

1. 根据《儿童急性淋巴细胞白血病诊疗建议(2006 年)》(中华医学会儿科学分会血液学组,2006 年)选择治疗方案。

2. 高危组患儿维持治疗,每年的第 3、第 9 个月各用 1 个疗程的 COAD 方案。

3. 取得患儿家属有关病情及化疗药物的知情同意。

(四)标准住院日为 22～25 天

(五)进入路径标准

1. 诊断必须符合急性淋巴细胞白血病(ICD-10:C91,M98210/3 伴 Z51.146)。

2. 高危组患儿维持治疗,每年的第 3、第 9 个月各用 1 个疗程。

3. 中性粒细胞绝对值≥1.0×10^9/L、血小板计数≥100×10^9/L,肝功能、肾功能、心肌酶基本正常,无明确感染。

(六)入院评估

1. 必须检查的项目

(1)血常规、尿常规、粪常规。

(2)肝功能、肾功能、心肌酶和电解质。

(3)心电图。

2. 根据患儿的病情可选择的项目　化疗开始后隔日检查 1 次血常规,每周 3 次;合并感染时做血培养、C 反应蛋白、感染灶的影像学检查等。

3. 营养评估　根据《解放军总医院新入院患者营养风险筛查表(NRS-2002)》为新入院患儿进行营养评估,评分≥3 分者给予处置,必要时请营养科医师会诊。

4. 疼痛评估　根据《VAS 评分》实施疼痛评估,评分>7 分者给予处置,必要时请疼痛科医师会诊。

5. 康复评估　根据《入院患者康复筛查和评估表》,在新入院患儿入院后 24 小时内进行康复筛查和评估。任何一项结果为"是",则请康复科医师会诊。

(七)药物选择与使用时机

1. 化疗药物选择及使用时机　高危组患儿维持治疗,每年的第 3、第 9 个月各用 1 个疗程;中性粒细胞绝对值≥1.0×10^9/L、血小板计数≥100×10^9/L,肝功能、肾功能、心肌酶基本正常,无明确感染时开始治疗。具体用药:环磷酰胺 600mg/m^2,第 1 天,应用环磷酰胺同时和应用环磷酰胺后,每 3 小时 1 次,共用 4 次美司钠解救,美司钠总量是环磷酰胺的 120%～160%;长春新碱 1.5mg/m^2,第 1 天;阿糖胞苷 100mg/m^2,每 12 小时 1 次,皮下注射或肌内注射,第 1～5 天;地塞米松:6mg/(m^2·d),第 1～7 天。

2. 对症及抗感染治疗　化疗同时用中枢镇吐药;营养心肌、护肝、抑酸、纠正电解质紊乱等对症支持治疗,化疗同时及停化疗后 3 天常规使用;若出现生化指标异常,用至指标正常;强烈化疗期间可酌情用成分输血以维持血红蛋白在 70g/L 以上、血小板计数在 20×10^9/L 以上，还可预防性大剂量静脉滴注丙种球蛋白；非格司亭，停化疗 24 小时可开始使用，5～10μg/(kg·d)，皮下注射，直至中性粒细胞绝对值(ANC)≥1.0×10^9/L；加强口鼻黏膜、皮肤和肛周的清洁护理；卡氏肺囊虫肺炎的预防，复方磺胺甲噁唑 25mg/(kg·d)，每天 2 次，每周连用 3 天，间隔 4 天；患儿如有明确感染灶，针对感染部位及临床特点与体征，经验性选择抗生素，给予广谱抗生素治疗，及时留取病原学检查，后期根据药敏试验结果针对性治疗。其中当中性粒细胞绝对值<0.5×10^9/L 定义为粒细胞缺乏期。根据美国综合性癌症网制定的《癌症相关感染的防治指南》，粒细胞缺乏期出现体温>38.0℃并持续 30 分钟或体温>38.4℃或 24 小时内两次体温>37.5℃，立即抽血培养和 C 反应蛋白检查，必要时行尿、粪、咽拭子培养，给予第三代以上头孢类抗生素或碳青酶烯抗生素，静脉滴注；若用药 48～72 小时无效，加万古霉素或去甲万古霉素或替考拉林或利奈唑胺；若治疗 5～7 天体温未降至正常，考虑开始应用伊曲康唑等经验性抗真菌治疗。

(八)化疗日

1. 化疗方案　急性淋巴细胞白血病高危组患儿维持治疗每年第 3、第 9 个月各用 1 个疗程 COAD 方案化疗。

2. 化疗剂量　环磷酰胺 600mg/m^2，第 1 天，应用环磷酰胺同时或应用环磷酰胺后，每 3 小时 1 次，共用 4 次美司钠解救，美司钠总量是环磷酰胺的 120%～160%；长春新碱 1.5mg/m^2，第 1 天；阿糖胞苷 100mg/m^2，每 12 小时 1 次，皮下注射或肌内注射，第 1～5 天；地塞米松 6mg/(m^2·d)，第 1～7 天。

3. 化疗注意事项

(1)患儿无明确感染；中性粒细胞绝对值≥1.0×10^9/L，血小板计数≥100×10^9/L，肝功能、肾功能、心肌酶基本正常等时开始化疗。

(2)每一个疗程的化疗完成后，一旦血常规恢复(白细胞计数>3×10^9/L，中性粒细胞绝对值>1.5×10^9/L)，肝功能、肾功能无异常，须及时做下一阶段的化疗，尽量缩短两个疗程之间间隔时间(一般是 2～3 周)。

(3)在每一个化疗疗程中，一旦疗程未完成时出现白细胞低下，尤其是诱导过程中出现骨髓抑制时，不能轻易终止化疗，应在积极支持治疗的同时，继续完成化疗。一旦出现严重感染，应减缓或暂时中断化疗，待积极控制感染后继续尽快完成化疗。

(4)维持化疗期间，尤其是维持化疗早期，应将白细胞计数控制在 3×10^9/L、中性粒细胞绝对值 1.5×10^9/L 左右，及时调整(增或减)环磷酰胺的剂量；若白细胞计数始终>4×10^9/L，不能下降者，易复发；若中性粒细胞绝对值过早或长时间<1.5×10^9/L，则易发生严重感染。

(5)遇严重出血时，及时大力止血，注意防治 DIC，血小板计数极低(<20×10^9/L)时，及时输注足量单采血小板悬液，以免发生致死性颅内出血。

(6)每一个疗程前后必须检查肝功能、肾功能，肝功能、肾功能异常时，须及时积极治疗，以期尽早恢复。

(7)在缓解后治疗过程中，如遇不能用与化疗相关、感染相关解释的不明原因的白细胞和(或)血小板低下时，并迟迟不能恢复者，要警惕早期复发，应及时做骨髓涂片检查，追查原因。不能盲目等待和延长休疗时间。

(8)环磷酰胺累计剂量不宜>6g/m^2，以免发生继发性肿瘤和影响生育功能。

(9)应用环磷酰胺期间注意足量水化、碱化,多饮水,警惕出血性膀胱炎的发生。

(九)必须复查的项目

出院前复查血常规、肝功能、肾功能。

(十)出院标准

1. 生命体征平稳,临床症状改善。

2. 患儿精神反应及饮食等一般情况好。

3. 已复查血常规,中性粒细胞绝对值≥0.5×10^9/L,血小板计数≥50×10^9/L,无感染和出血表现。复查肝功能、肾功能未见异常。

(十一)变异及原因分析

1. 医疗原因导致的变异　如改变治疗方案、转科治疗、操作失误、误诊等。

2. 患者原因导致的变异　如不同意治疗方案、个人原因要求出院(转院)等。

3. 并发症原因导致的变异　化疗期间合并严重感染、脏器功能受损或其他难以预料的并发症,导致化疗减缓或中断、用药种类增多、住院时间延长,医疗费用增加等。

4. 病情原因导致的变异　如肝功能严重受损、严重骨髓抑制及感染等并发症,导致用药种类增多、住院时间延长,医疗费用增加。

5. 辅诊科室原因导致的变异　如检查、检验(不及时、结果报错、标本不合格等)、报告(不及时、结果错报、标本不合格)等原因延长住院天数、增加费用等。

6. 管理原因导致的变异　如系统暂不支持、系统瘫痪、需要修订流程、需要修订制度等。

二、儿童急性淋巴细胞白血病加强化疗COAD方案临床路径表单

适用对象		第一诊断为急性淋巴细胞白血病(ICD-10:C91,M98210/3 伴 Z51.146)高危组的患儿	
患儿基本信息		姓名:____ 性别:____ 年龄:__ 门诊号:____ 住院号:______ 过敏史:______ 住院日期:__年__月__日 出院日期:__年__月__日	标准住院日:22～25天
时间		住院第1天(化疗前常规检查日)	住院第2—15天(化疗及骨髓抑制期)
主要诊疗工作	制度落实	□ 入院2小时内经治医师或值班医师完成接诊 □ 入院24小时内主管医师查房	□ 根据送检项目报告,及时向上级医师汇报,并给予相应处理 □ 入院48小时内主诊医师完成检诊 □ 主管医师查房
	病情评估	□ 经治医师询问病史及体格检查 □ 营养评估 □ 疼痛评估 □ 康复评估	□ 监测生命体征 □ 注意血常规、肝功能、肾功能检查结果回报
	病历书写	□ 入院8小时内完成首次病程记录 □ 入院24小时内完成入院记录	□ 入院48小时内完成主管医师查房记录 □ 入院72小时内完成主诊医师查房记录 □ 完成日常病程记录,详细记录医嘱变动情况(原因和更改内容)

（续　表）

<table>
<tr><td rowspan="2"></td><td colspan="2">知情同意</td><td>□ 病情告知
□ 患儿家长在入院记录单上签字
□ 签署化疗知情同意书</td><td>□ 若有病情变化及时告知家属</td></tr>
<tr><td colspan="2">其他</td><td>□ 及时通知上级医师检诊
□ 注意防治并发症</td><td>□ 注意防治并发症</td></tr>
<tr><td rowspan="7">重点医嘱</td><td rowspan="4">长期医嘱</td><td>护理医嘱</td><td>□ 儿科血液病护理常规
□ 一级护理</td><td>□ 儿科血液病护理常规
□ 一级护理
□ 口腔和肛周的护理</td></tr>
<tr><td>处置医嘱</td><td>□ 有床陪伴
□ 房间紫外线消毒
□ 必要时输血</td><td>□ 房间紫外线消毒
□ 静脉输液
□ 输液泵</td></tr>
<tr><td>膳食医嘱</td><td>□ 饮食:根据患儿年龄及病情选择饮食,如儿科普食、幼儿软食、婴儿奶等,并注意饮食卫生</td><td>□ 饮食:根据患儿年龄及病情选择饮食,如儿科普食、幼儿软食、婴儿奶等,并注意饮食卫生</td></tr>
<tr><td>药物医嘱</td><td>□ 复方鱼肝油滴鼻液
□ 1:5000 呋喃西林漱口
□ 复方磺胺甲噁唑预防卡氏肺囊虫肺炎</td><td>□ 化疗药物
□ 水化、碱化液
□ 营养心肌、护肝、抑酸、镇吐、纠正电解质紊乱等对症支持治疗
□ 抗生素
□ 非格司亭
□ 对症治疗</td></tr>
<tr><td rowspan="3">临时医嘱</td><td>检查检验</td><td>□ 血常规、尿常规、粪常规
□ 肝功能、肾功能、心肌酶和电解质
□ 血培养、C 反应蛋白(必要时)
□ 心电图
□ 感染灶的影像学检查(必要时)</td><td>□ 隔日复查 1 次血常规,每周 3 次
□ 血培养、C 反应蛋白、血生化等检查(必要时)
□ 感染灶的影像学检查(必要时)</td></tr>
<tr><td>药物医嘱</td><td></td><td></td></tr>
<tr><td>处置医嘱</td><td>□ 成分输血(必要时)</td><td></td></tr>
<tr><td rowspan="2">主要护理工作</td><td colspan="2">健康宣教</td><td>□ 入院宣教:介绍责任护士,病区环境、设施、规章制度、基础护理服务项目
□ 进行护理安全指导
□ 进行等级护理、活动范围指导
□ 进行饮食指导
□ 进行用药指导
□ 进行关于疾病知识的宣教</td><td>□ 进行饮食指导
□ 进行用药指导</td></tr>
<tr><td colspan="2">护理处置</td><td>□ 患儿身份核对
□ 佩戴腕带
□ 建立入院病历,通知医师
□ 询问病史,填写护理记录单首页
□ 测量基本生命体征
□ 观察病情
□ 抽血
□ 输液</td><td>□ 测量基本生命体征
□ 观察病情
□ 抽血
□ 输液
□ 心理护理与生活护理
□ 指导并监督患儿治疗与活动
□ 遵医嘱用药</td></tr>
</table>

（续　表）

		□ 心理护理与生活护理 □ 妥善固定各种管道 □ 根据评估结果采取相应的护理措施 □ 通知次日检查项目及检查注意事项	□ 遵医嘱留取标本 □ 根据评估结果采取相应的护理措施 □ 妥善固定各种管道 □ 观察药物不良反应
	护理评估	□ 一般评估：生命体征、神志、皮肤、药物过敏史等 □ 专科评估：体重、身高、体表面积等 □ 风险评估：评估有无跌倒、坠床、褥疮、导管滑脱、液体外渗的风险 □ 营养评估 □ 疼痛评估 □ 康复评估	□ 风险评估：评估有无跌倒、坠床、褥疮、导管滑脱、液体外渗的风险
	专科护理	□ 鼻腔、口腔护理 □ 指导肛周坐浴	□ 观察尿液颜色 □ PICC 置管护理（置管患者） □ 进行 PICC 置管宣教
	饮食指导	□ 根据医嘱通知配餐员准备膳食 □ 协助患儿进餐	□ 协助患儿进餐
	活动体位	□ 根据护理等级指导活动	□ 根据护理等级指导活动
	洗浴要求	□ 卫生整理：更衣	□ 协助患儿晨、晚间护理
病情变异记录		□ 无　□ 有，原因： □ 患儿　□ 疾病　□ 医疗 □ 护理　□ 保障　□ 管理	□ 无　□ 有，原因： □ 患儿　□ 疾病　□ 医疗 □ 护理　□ 保障　□ 管理
护士签名		白班　小夜班　大夜班	白班　小夜班　大夜班
医师签名			
时间		住院第 16—22 天（骨髓造血恢复期）	住院第 23—24 天（出院日）
主要诊疗工作	制度落实	□ 上级医师查房	□ 上级医师同意其出院
	病情评估	□ 康复评估 □ 评估患儿治疗效果	□ 注意有无发热 □ 定期监测血常规、肝功能、肾功能
	病历书写	□ 完成主诊医师查房记录 □ 完成日常病程记录，详细记录医嘱变动情况（原因和更改内容）	□ 出院前一天有上级医师指示出院的病程记录 □ 出院后 24 小时内完成出院记录 □ 出院后 24 小时内完成病历首页 □ 开具出院介绍信 □ 开具诊断证明书
	知情同意		□ 出院宣教
	其他	□ 经治医师检查、整理病历资料 □ 检查住院押金使用情况	□ 预约门诊复诊时间

（续　表）

重点医嘱	长期医嘱	护理医嘱	□ 儿科血液病护理常规 □ 一级护理	□ 儿科血液病护理常规 □ 二级护理
		处置医嘱	□ 房间紫外线消毒 □ 静脉输液 □ 输液泵	
		膳食医嘱	□ 饮食：根据患儿年龄及病情选择饮食，如儿科普食、幼儿软食、婴儿奶等，并注意饮食卫生	□ 饮食：根据患儿年龄及病情选择饮食，如儿科普食、幼儿软食、婴儿奶等，并注意饮食卫生
		药物医嘱	□ 复方鱼肝油滴鼻液 □ 1∶5000 呋喃西林漱口 □ 复方磺胺甲噁唑预防卡氏肺囊虫肺炎 □ 抗生素 □ 非格司亭 □ 对症治疗	□ 出院带药（必要时）
	临时医嘱	检查检验	□ 血常规 □ 生化检验项目（肝功能、肾功能、心肌酶、电解质）	
		药物医嘱		
		处置医嘱	□ 成分输血（必要时）	□ 今日出院
主要护理工作	健康宣教			□ 出院宣教
	护理处置		□ 观察患儿一般状况 □ 观察体温波动 □ 完成护理记录 □ 遵医嘱用药	□ 出院
	护理评估		□ 评估有无跌倒、坠床、褥疮、导管滑脱、液体外渗的风险	
	专科护理		□ 鼻腔、口腔护理 □ 指导肛周坐浴	
	饮食指导		□ 协助患儿进餐	
	活动体位		□ 根据护理等级指导活动	
	洗浴要求		□ 更换病号服	
病情变异记录			□ 无　□ 有，原因： □ 患儿　□ 疾病　□ 医疗 □ 护理　□ 保障　□ 管理	□ 无　□ 有，原因： □ 患儿　□ 疾病　□ 医疗 □ 护理　□ 保障　□ 管理
护士签名			白班　小夜班　大夜班	白班　小夜班　大夜班
医师签名				

第三节　儿童急性淋巴细胞白血病加强化疗 DVL＋IDAra-c 方案的临床路径

一、儿童急性淋巴细胞白血病加强化疗 DVL＋IDAra-c 方案临床路径标准住院流程

（一）适用对象

根据中华医学会儿科学分会血液学组 2006 年制定的《儿童急性淋巴细胞白血病诊疗建议》确诊为急性淋巴细胞白血病（ICD-10：C91，M98210/3 伴 Z51.146）中、低危组的患儿。

（二）诊断依据

根据《儿童急性淋巴细胞白血病诊疗建议（2006 年）》（中华医学会儿科学分会血液学组，2006 年）。

1. 急性淋巴细胞白血病（ALL）的基本诊断依据

（1）临床症状、体征：早期多表现为倦怠、发热、乏力；可有骨、关节疼痛，皮肤黏膜苍白；皮肤出血点、瘀斑、鼻出血也是常见症状；50％患儿有肝、脾、淋巴结肿大等浸润灶表现。

（2）血常规改变：血红蛋白及红细胞计数大多降低，血小板减少，大多数患儿有白细胞计数增高，但也可正常或减低，淋巴细胞比例增高，分类可发现数量不等的原始淋巴细胞、幼稚淋巴细胞。

（3）中枢神经系统白血病（CNSL）的诊断：符合以下任何一项，并排除其他原因引起的中枢神经系统病变时，可诊断为 CNSL。①诊断时或治疗过程中脑脊液中白细胞计数$\geqslant 5\times 10^6$/L，并在 CSF 离心制片中存在形态学明确的白血病细胞；②有脑神经麻痹症状；③有影像学检查（CT 或 MRI）显示脑或脑膜病变、脊膜病变。

（4）睾丸白血病的诊断：睾丸单侧或双侧无痛性肿大，质地变硬或呈结节状，缺乏弹性感，透光试验阴性，超声波检查可发现睾丸呈非均质性浸润灶，楔形活组织检查可见白血病细胞浸润。

2. 形态学-免疫学-细胞遗传学-分子生物学（MICM）分型　准确的 MICM 分型是 ALL 临床分型及治疗方案正确实施的基础与前提。

（1）细胞形态学分型：骨髓形态学改变是确诊本病的主要依据。骨髓涂片中有核细胞大多呈明显增生或极度增生，仅少数呈增生低下，均以淋巴细胞增生为主，原始淋巴细胞＋幼稚淋巴细胞≥25％诊断为 ALL。按原始淋巴细胞和幼稚淋巴细胞形态学特点可分为 L_1、L_2 和 L_3 型（FAB 分型），但 L_1、L_2 型已不具有明显的预后意义。组织化学染色检查，有助于确定细胞的生物化学性质，并与其他类型的白血病鉴别。ALL 的组织化学特征为过氧化物酶染色和苏丹黑染色阴性；糖原染色（±）～（卌）；酸性磷酸酶染色（－）～（±），T 细胞胞质呈块状或颗粒状弱阳性，其他亚型为阴性；非特异性酯酶染色阴性。

（2）免疫学分型：根据世界卫生组织（WHO）2008 分型标准，可将 ALL 分为前体 B-ALL 和前体 T-ALL 两型，将 FAB 分类中的 L_3 型（Burkitt 型）归入成熟 B 细胞肿瘤。①前体 B-ALL，TdT、CD34、HLA-DR、CD19、cytCD79a 阳性，大多数 CD10 阳性，CD22、CD24 和 CD20 多有不同程度的表达，CD45 可阴性。伴 t（4；11）（q21；q23）/MLL-AF4$^+$ 的患者 CD10 和

CD24 阴性。成熟 B-ALL 表达单一轻链的膜 IgM 和 CD19、CD20、CD22 及 CD10、BCL6、TdT 和 CD34 阴性。②前体 T-ALL：TdT、CD34、cytCD3 和 CD7 阳性；CD1a、CD2、CD4、CD5、CD8 有不同程度表达，大多数 T 细胞受体克隆性重排阳性。ALL 中髓系相关抗原 CD13、CD33 等可以呈阳性，该阳性不能排除 ALL 的诊断。

(3)细胞遗传学及分子生物学分型：①染色体数量改变，常见 2n<45 的低二倍体和 2n>50 的高超二倍体。②染色体结构改变，4 种常见的与预后相关的染色体易位及其形成的融合基因有 t(12;21)(p13;q22)/TEM-AML1(ETV6-RUNX1)、t(1;19)(q23;p13)/E2A-PBX1(TCF3-PBX1)、t(9;22)(q34;q11.2)/BCR-ABL1 以及 MLL 重排，其中 t(4;11)(q21;q23)/MLL-AF4 最常见。

3. 临床危险度分型　与儿童 ALL 预后确切相关的危险因素有以下几种。

(1)诊断时年龄<1 岁或≥10 岁。

(2)诊断时外周血白细胞计数>50×10^9/L。

(3)诊断时已发生 CNSL 或 TL。

(4)免疫表型为 T 细胞白血病。

(5)细胞及分子遗传学特征：染色体数目<45 的低二倍体，t(9;22)(q34;q11.2)/BCR-ABL1、t(4;11)(q21;q23)/MLL-AF4 或其他 MLL 基因重排、t(1;19)(q23;p13)/E2A-PBX1。

(6)泼尼松反应不良。

(7)诱导缓解治疗第 15 天骨髓原始淋巴细胞及幼稚淋巴细胞≥25%。

(8)诱导缓解治疗结束(化疗第 33 天)骨髓未获得完全缓解，原始淋巴细胞及幼稚淋巴细胞>5%。

(9)MRD 水平：在具备技术条件的中心可以检测 MRD。一般认为，诱导缓解治疗结束(化疗第 33 天)MRD≥1×10^{-2}的患儿预后差。

在上述危险因素的基础上进行儿童 ALL 的临床危险度分型，一般分为 3 型。①低危，不具备上述任何一项危险因素者。②中危，具备以下任何 1 项或多项者：诊断时年龄在≥10 岁或<1 岁；诊断时外周血白细胞计数≥50×10^9/L；诊断时已发生 CNSL 和(或)TL；免疫表型为 T 系 ALL；t(1;19)(q23;p13)/E2A-PBX1 阳性；初诊危险度为低危，在诱导治疗第 15 天骨髓原始淋巴细胞及幼稚淋巴细胞≥25%；诱导缓解治疗末(第 33 天)MRD≥1×10^{-4}，且<1×10^{-2}。③高危，具备以下任何 1 项或多项者：t(9;22)(q34;q11.2)/BCR-ABL1 阳性；t(4;11)(q21;q23)/MLL-AF4 或其他 MLL 基因重排阳性；泼尼松反应不良；初诊危险度为中危经诱导缓解治疗第 15 天骨髓原始淋巴细胞及幼稚淋巴细胞≥25%；诱导缓解治疗结束(化疗第 33 天)骨髓未获得完全缓解，原始淋巴细胞及幼稚淋巴细胞>5%；诱导缓解结束(化疗第 33 天)MRD≥1×10^{-2}或巩固治疗开始前(第 12 周)MRD≥1×10^{-3}。

(三)治疗方案的选择依据

1. 根据《儿童急性淋巴细胞白血病诊疗建议(2006 年)》(中华医学会儿科学分会血液学组，2006 年)选择治疗方案。

2. 中、低危组患儿维持治疗，每年第 12 个月各用 1 个疗程的 DVL+IDAra-c 方案。

3. 取得患儿家属有关病情及化疗药物的知情同意。

(四)标准住院日为22～25天

(五)进入路径标准

1. 第一诊断必须符合急性淋巴细胞白血病(ICD-10:C91,M98210/3伴Z51.146)。

2. 低、中危组患儿维持治疗每年第12个月各用1个疗程。

3. 中性粒细胞绝对值≥1.0×10^9/L、血小板计数≥100×10^9/L,肝功能、肾功能、心肌酶基本正常,无明确感染。

(六)入院评估

1. 必须检查的项目

(1)血常规、尿常规、粪常规。

(2)肝功能、肾功能、心肌酶和血电解质。

(3)心电图。

2. 根据患儿的病情可选择的项目　化疗开始后隔日复查1次血常规,每周3次;合并感染时做血培养、C反应蛋白、感染灶的影像学检查等。

3. 营养评估　根据《解放军总医院新入院患者营养风险筛查表(NRS-2002)》为新入院患儿进行营养评估,评分≥3分者给予处置,必要时请营养科医师会诊。

4. 疼痛评估　根据《VAS评分》实施疼痛评估,评分>7分者给予处置,必要时请疼痛科医师会诊。

5. 康复评估　根据《入院患者康复筛查和评估表》,在新入院患儿入院后24小时内进行康复筛查和评估。任何一项结果为"是",则请康复科医师会诊。

(七)药物选择与使用时机

1. 化疗药物使用时机　根据《儿童急性淋巴细胞白血病诊疗建议(2006年)》(中华医学会儿科学分会血液学组,2006年)选择治疗方案,低、中危组患儿维持治疗每年第12个月各用1个疗程。达到以下条件后开始治疗:①一般状况良好;②无发热,无严重感染;③血常规恢复,至少达到白细胞计数≥2.0×10^9/L,粒细胞计数≥0.5×10^9/L,血小板计数≥50×10^9/L;④肝功能正常;⑤心电图正常。

2. 具体用药

(1)化疗药物:地塞米松8mg/(m^2·d),每天3次,口服,第1～8天;长春新碱1.5mg/m^2(最大量为每次2mg),静脉注射,第1、第8天;门冬酰胺酶:6000～10 000U/m^2,静脉滴注3～4小时,第4、第6天;阿糖胞苷1g/m^2,每12小时1次,静脉滴注3小时,第1～3天(共6次)。

(2)支持治疗及防治感染的要点:①化疗同时用中枢镇吐药;②营养心肌、护肝、抑酸、纠正电解质紊乱等对症支持治疗,化疗同时及停化疗后3天常规使用;若出现生化指标异常,用至指标正常;③强烈化疗期间可酌情用成分输血以维持血红蛋白在70g/L以上、血小板计数在20×10^9/L以上,还可预防性大剂量静脉滴注丙种球蛋白;④非格司亭,停化疗24小时可开始使用,5～10μg/(kg·d),皮下注射,直至中性粒细胞绝对值(ANC)≥1.0×10^9/L;⑤加强口鼻黏膜、皮肤和肛周的清洁护理;⑥卡氏肺囊虫肺炎的预防,复方磺胺甲噁唑25mg/(kg·d),每天2次,每周连用3天,间隔4天;⑦患儿如有明确感染灶,针对感染部位及临床特点与体征,经验性选择抗生素给予广谱抗生素治疗,及时留取病原学检查,后期根据药敏试验结果针对性治疗。其中当中性粒细胞绝对值<0.5×10^9/L定义为粒细胞缺乏期。根据美国综合性癌症网制定的《癌症相关感染的防治指南》:粒细胞缺乏期出现体温>38.0℃并持续30分钟或体温＞38.4℃或 24 小时内两次体温＞37.5℃，立即抽血培养和做 C 反应蛋白的检查，必要时行尿、粪便、咽拭子培养，给予第三代以上头孢类抗生素或碳青霉烯抗生素静脉滴注；若用药48～72 小时无效，加万古霉素或去甲万古霉素或替考拉林或利奈唑胺；若治疗后 5～7 天体温未降至正常，考虑开始应用伊曲康唑等经验性抗真菌治疗。

(八)化疗日

1. 化疗方案　低、中危组患儿维持治疗，每年第 12 个月各用 1 个疗程的 DVL＋IDAra-c 方案；中性粒细胞绝对值≥1.0×10^9/L，血小板计数≥100×10^9/L，肝功能、肾功能、心肌酶基本正常，无明确感染时开始治疗。

2. 化疗剂量　地塞米松：8mg/(m^2·d)，每天 3 次，口服，第 1～8 天；长春新碱 1.5mg/m^2(最大量为每次 2mg)，静脉注射，第 1、第 8 天；门冬酰胺酶 6000～10 000U/m^2，静脉滴注 3～4 小时，第 4、第 6 天；阿糖胞苷 1g/m^2，每 12 小时 1 次，静脉滴注 3 小时，第 1～3 天(共 6 次)。

3. 化疗注意事项

(1)每一个疗程的化疗完成后，一旦血常规恢复(白细胞计数＞3×10^9/L，中性粒细胞绝对值＞1.5×10^9/L)，肝功能、肾功能无异常，须及时做下一阶段的化疗，尽量缩短两个疗程之间间隔时间(一般是 2～3 周)。

(2)在每一个化疗疗程中，一旦疗程未完成时出现白细胞低下，尤其是诱导过程中出现骨髓抑制时，不能轻易终止化疗，应在积极支持治疗的同时，继续完成化疗。一旦出现严重感染，应减缓或暂时中断化疗，待积极控制感染后继续尽快完成化疗。

(3)维持化疗期间，尤其是维持化疗早期，应将白细胞计数控制在 3×10^9/L、中性粒细胞绝对值 1.5×10^9/L 左右；若白细胞计数始终＞4×10^9/L，不能下降者易复发；若中性粒细胞绝对值过早或长时间＜1.5×10^9/L，则易发生严重感染。

(4)遇严重出血时，及时大力止血，注意防治 DIC，血小板极低(＜20×10^9/L)时，及时输注足量单采血小板悬液，以免发生致死性颅内出血。

(5)每一个疗程前后必须检查肝功能、肾功能，肝功能、肾功能异常时，须及时积极治疗，以期尽早恢复。

(6)在缓解后治疗过程中，如遇不能用与化疗相关、感染相关解释的不明原因的白细胞和(或)血小板低下时，并迟迟不能恢复者，要警惕早期复发，应及时做骨髓涂片检查，追查原因。不能盲目等待和延长休疗时间。

(九)必须复查的项目

1. 血常规。

2. 肝功能、肾功能。

(十)出院标准

1. 生命体征平稳，临床症状改善。

2. 患儿精神反应及饮食等一般情况好。

3. 已复查血常规，中性粒细胞绝对值≥0.5×10^9/L，血小板计数≥50×10^9/L，无感染和出血表现。

(十一)变异及原因分析

1. 医疗原因导致的变异　如改变治疗方案、转科治疗、操作失误、误诊等。

2. 患者原因导致的变异　如不同意治疗方案、个人原因要求出院(转院)等。

3. 并发症原因导致的变异　化疗期间合并严重感染、脏器功能受损或其他难以预料的并发症，导致化疗减缓或中断、用药种类增多、住院时间延长，医疗费用增加等。

4. 病情原因导致的变异　如肝功能严重受损、严重骨髓抑制及感染等并发症，导致用药种类增多、住院时间延长，医疗费用增加。

5. 辅诊科室原因导致的变异　如检查、检验(不及时、结果报错、标本不合格等)、报告(不及时、结果错报、标本不合格)等原因延长住院天数、增加费用等。

6. 管理原因导致的变异　如系统暂不支持、系统瘫痪、需要修订流程、需要修订制度等。

二、儿童急性淋巴细胞白血病加强化疗DVL＋IDAra-c方案临床路径表单

适用对象			第一诊断为急性淋巴细胞白血病(ICD-10：C91，M98210/3 伴 Z51.146)中、低危组的患儿	
患儿基本信息			姓名：____　性别：____　年龄：__　门诊号：____ 住院号：______　过敏史：______ 住院日期：__年__月__日　出院日期：__年__月__日	标准住院日：22～25天
时间			住院第1天(化疗前常规检查日)	住院第2—15天(化疗及骨髓抑制期)
主要诊疗工作	制度落实		□ 入院2小时内经治医师或值班医师完成接诊 □ 入院24小时内主管医师查房	□ 及时向上级医师汇报送检项目报告并给予相应处理 □ 入院48小时内主诊医师完成检诊 □ 主管医师查房
	病情评估		□ 经治医师询问病史及体格检查 □ 营养评估 □ 疼痛评估 □ 康复评估	□ 监测生命体征 □ 定期监测血常规、肝功能、肾功能
	病历书写		□ 入院8小时内完成首次病程记录 □ 入院24小时内完成入院记录	□ 入院48小时内完成主管医师查房记录 □ 入院72小时内完成主诊医师查房记录 □ 完成日常病程记录，详细记录医嘱变动情况(原因和更改内容)
	知情同意		□ 病情告知 □ 患儿家长在入院记录单上签字 □ 签署化疗知情同意书	□ 病情告知
	其他		□ 及时通知上级医师检诊 □ 注意防治并发症	□ 注意防治并发症
重点医嘱	长期医嘱	护理类医嘱	□ 按儿科血液病护理常规 □ 一级护理	□ 按儿科血液病护理常规 □ 一级护理
		处置类医嘱	□ 房间紫外线消毒 □ 有床陪伴	□ 房间紫外线消毒 □ 静脉输液 □ 输液泵
		膳食类医嘱	□ 饮食：根据患儿年龄及病情选择饮食，如儿科普食、幼儿软食、婴儿奶等，并注意饮食卫生	□ 饮食：根据患儿年龄及病情选择饮食，如儿科普食、幼儿软食、婴儿奶等，并注意饮食卫生

（续　表）

		药物类医嘱	□ 复方鱼肝油滴鼻液 □ 1∶5000 呋喃西林漱口 □ 复方磺胺甲噁唑预防卡氏肺囊虫肺炎	□ 化疗药物 □ 水化、碱化液 □ 营养心肌、护肝、抑酸、镇吐、纠正电解质紊乱等对症支持治疗 □ 抗生素 □ 非格司亭 □ 复方鱼肝油滴鼻液 □ 1∶5000 呋喃西林漱口 □ 复方磺胺甲噁唑预防卡氏肺囊虫肺炎 □ 对症治疗药物
	临时医嘱	检查检验	□ 血常规、尿常规、粪常规 □ 肝功能、肾功能、心肌酶和电解质 □ 心电图 □ C 反应蛋白、血培养（必要时） □ 影像学检查（必要时）	□ 隔日 1 次血常规，每周 3 次
		药物医嘱		
		处置医嘱	□ 必要时输血	□ 必要时输血
主要护理工作	健康宣教		□ 入院宣教：介绍责任护士，病区环境、设施、规章制度、基础护理服务项目 □ 进行护理安全指导 □ 进行等级护理、活动范围指导 □ 进行饮食指导 □ 进行用药指导 □ 进行关于疾病知识的宣教	□ 进行饮食指导 □ 进行用药指导
	护理处置		□ 患儿身份核对 □ 佩戴腕带 □ 建立入院病历，通知医师 □ 询问病史，填写护理记录单首页 □ 测量基本生命体征 □ 观察病情 □ 抽血 □ 输液 □ 心理护理与生活护理 □ 妥善固定各种管道 □ 根据评估结果采取相应的护理措施 □ 通知次日检查项目及检查注意事项	□ 测量基本生命体征 □ 观察病情 □ 抽血 □ 输液 □ 心理护理与生活护理 □ 指导并监督患儿治疗与活动 □ 遵医嘱用药 □ 遵医嘱留取标本 □ 根据评估结果采取相应的护理措施 □ 妥善固定各种管道 □ 观察药物不良反应
	护理评估		□ 一般评估：生命体征、神志、皮肤、药物过敏史等 □ 专科评估：体重、身高、体表面积等 □ 风险评估：评估有无跌倒、坠床、褥疮、导管滑脱、液体外渗的风险 □ 营养评估	□ 风险评估：评估有无跌倒、坠床、褥疮、导管滑脱、液体外渗的风险

（续　表）

<table>
<tr><td rowspan="6"></td><td colspan="2"></td><td colspan="3">□ 疼痛评估
□ 康复评估</td><td colspan="3"></td></tr>
<tr><td colspan="2">专科护理</td><td colspan="3">□ 叮嘱患儿饮食卫生及避免交叉感染，定时测量体温
□ 鼻腔、口腔护理
□ 指导肛周坐浴</td><td colspan="3">□ 保护性隔离护理
□ 观察尿液颜色
□ PICC 置管</td></tr>
<tr><td colspan="2">饮食指导</td><td colspan="3">□ 根据医嘱通知配餐员准备膳食
□ 协助患儿进餐</td><td colspan="3">□ 协助患儿进餐</td></tr>
<tr><td colspan="2">活动体位</td><td colspan="3">□ 根据护理等级指导活动</td><td colspan="3">□ 根据护理等级指导活动</td></tr>
<tr><td colspan="2">洗浴要求</td><td colspan="3">□ 卫生整理：更衣、剪短指甲</td><td colspan="3">□ 协助患儿晨、晚间护理</td></tr>
<tr><td colspan="2"></td><td colspan="3"></td><td colspan="3"></td></tr>
<tr><td colspan="3">病情变异记录</td><td colspan="3">□ 无　□ 有，原因：
□ 患儿　□ 疾病　□ 医疗
□ 护理　□ 保障　□ 管理</td><td colspan="3">□ 无　□ 有，原因：
□ 患儿　□ 疾病　□ 医疗
□ 护理　□ 保障　□ 管理</td></tr>
<tr><td colspan="3" rowspan="2">护士签名</td><td>白班</td><td>小夜班</td><td>大夜班</td><td>白班</td><td>小夜班</td><td>大夜班</td></tr>
<tr><td></td><td></td><td></td><td></td><td></td><td></td></tr>
<tr><td colspan="3">医师签名</td><td colspan="3"></td><td colspan="3"></td></tr>
<tr><td colspan="3">时间</td><td colspan="3">住院第 16－22 天（骨髓造血恢复期）</td><td colspan="3">住院第 23－25 天（出院日）</td></tr>
<tr><td rowspan="5">主要诊疗工作</td><td colspan="2">制度落实</td><td colspan="3">□ 上级医师查房
□ 注意防治并发症</td><td colspan="3">□ 上级医师查房同意其出院</td></tr>
<tr><td colspan="2">病情评估</td><td colspan="3">□ 康复评估
□ 评估患儿治疗效果</td><td colspan="3"></td></tr>
<tr><td colspan="2">病历书写</td><td colspan="3">□ 完成上级医师查房记录
□ 科主任查房记录（疑难危重）
□ 完成病程记录，详细记录医嘱变动情况（原因和更改内容）</td><td colspan="3">□ 出院前一天有上级医师指示出院的病程记录
□ 出院后 24 小时内完成出院记录
□ 出院后 24 小时内完成病历首页
□ 开具出院介绍信
□ 开具诊断证明书</td></tr>
<tr><td colspan="2">知情同意</td><td colspan="3">□ 如有病情变化，及时告知病情</td><td colspan="3"></td></tr>
<tr><td colspan="2">其他</td><td colspan="3">□ 经治医师检查、整理病历资料
□ 检查住院押金使用情况</td><td colspan="3">□ 预约门诊复诊时间</td></tr>
<tr><td rowspan="3">重点医嘱</td><td rowspan="3">长期医嘱</td><td>护理医嘱</td><td colspan="3">□ 儿科血液病护理常规
□ 一级护理</td><td colspan="3">□ 儿科血液病护理常规
□ 二级护理</td></tr>
<tr><td>处置医嘱</td><td colspan="3">□ 房间紫外线消毒
□ 静脉输液
□ 输液泵</td><td colspan="3"></td></tr>
<tr><td>膳食医嘱</td><td colspan="3">□ 饮食：根据患儿年龄及病情选择饮食，如儿科普食、幼儿软食、婴儿奶等，并注意饮食卫生</td><td colspan="3">□ 饮食：根据患儿年龄及病情选择饮食，如儿科普食、幼儿软食、婴儿奶等，并注意饮食卫生</td></tr>
</table>

（续　表）

<table>
<tr><td rowspan="5"></td><td></td><td>药物医嘱</td><td colspan="3">□ 复方鱼肝油滴鼻液
□ 1∶5000 呋喃西林漱口
□ 复方磺胺甲噁唑预防卡氏肺囊虫肺炎
□ 抗生素
□ 非格司亭
□ 对症治疗</td><td colspan="3">□ 出院带药（必要时）</td></tr>
<tr><td rowspan="3">临时医嘱</td><td>检查检验</td><td colspan="3">□ 血常规（隔日 1 次、每周 3 次）
□ 生化检验项目（肝功能、肾功能、心肌酶、电解质）</td><td colspan="3">□ 血常规
□ 肝功能、肾功能</td></tr>
<tr><td>药物医嘱</td><td colspan="3"></td><td colspan="3"></td></tr>
<tr><td>处置医嘱</td><td colspan="3">□ 成分输血（必要时）</td><td colspan="3">□ 今日出院</td></tr>
<tr><td colspan="2"></td><td colspan="3"></td><td colspan="3"></td></tr>
<tr><td rowspan="7">主要护理工作</td><td colspan="2">健康宣教</td><td colspan="3"></td><td colspan="3"></td></tr>
<tr><td colspan="2">护理处置</td><td colspan="3">□ 观察患儿一般状况
□ 观察体温波动
□ 完成护理记录
□ 遵医嘱用药</td><td colspan="3">□ 出院宣教</td></tr>
<tr><td colspan="2">护理评估</td><td colspan="3">□ 评估有无跌倒、坠床、褥疮、导管滑脱、液体外渗的风险</td><td colspan="3"></td></tr>
<tr><td colspan="2">专科护理</td><td colspan="3">□ PICC 置管管理宣教
□ 鼻腔、口腔护理
□ 肛周护理</td><td colspan="3"></td></tr>
<tr><td colspan="2">饮食指导</td><td colspan="3">□ 协助患儿进餐</td><td colspan="3"></td></tr>
<tr><td colspan="2">活动体位</td><td colspan="3">□ 根据护理等级指导活动</td><td colspan="3"></td></tr>
<tr><td colspan="2">洗浴要求</td><td colspan="3">□ 更换病号服</td><td colspan="3"></td></tr>
<tr><td colspan="3">病情变异记录</td><td colspan="3">□ 无　□ 有，原因：
□ 患儿　□ 疾病　□ 医疗
□ 护理　□ 保障　□ 管理</td><td colspan="3">□ 无　□ 有，原因：
□ 患儿　□ 疾病　□ 医疗
□ 护理　□ 保障　□ 管理</td></tr>
<tr><td colspan="3" rowspan="2">护士签名</td><td>白班</td><td>小夜班</td><td>大夜班</td><td>白班</td><td>小夜班</td><td>大夜班</td></tr>
<tr><td></td><td></td><td></td><td></td><td></td><td></td></tr>
<tr><td colspan="3">医师签名</td><td colspan="3"></td><td colspan="3"></td></tr>
</table>

第四节　儿童急性淋巴细胞白血病加强化疗 VDLD 方案的临床路径

一、儿童急性淋巴细胞白血病加强化疗 VDLD 方案临床路径标准住院流程

（一）适用对象

根据中华医学会儿科学分会血液学组 2006 年制定的《儿童急性淋巴细胞白血病诊疗建

议》确诊为急性淋巴细胞白血病(ICD-10:C91,M98210/3 伴 Z51.146)(高危组、中危组和低危组)的患儿。

(二)诊断依据

根据《儿童急性淋巴细胞白血病诊疗建议(2006 年)》(中华医学会儿科学分会血液学组,2006 年)。

1. 急性淋巴细胞白血病(ALL)的基本诊断依据

(1)临床症状、体征:早期多表现为倦怠、发热、乏力;可有骨、关节疼痛,皮肤黏膜苍白;皮肤出血点、瘀斑、鼻出血也是常见症状;50%的患儿有肝、脾、淋巴结肿大等浸润灶表现。

(2)血常规改变:血红蛋白及红细胞计数大多降低,血小板减少,大多数患儿有白细胞计数增高,但也可正常或减低,淋巴细胞比例增高,分类可发现数量不等的原始淋巴细胞、幼稚淋巴细胞。

(3)中枢神经系统白血病(CNSL)的诊断:符合以下任何一项,并排除其他原因引起的中枢神经系统病变时,可诊断为 CNSL。①诊断时或治疗过程中脑脊液(CSF)中白细胞计数≥5×10^6/L,并在 CSF 离心制片中存在形态学明确的白血病细胞;②有脑神经麻痹症状;③有影像学检查(CT 或 MRI)显示脑或脑膜病变、脊膜病变。

(4)睾丸白血病的诊断:睾丸单侧或双侧无痛性肿大,质地变硬或呈结节状,缺乏弹性感,透光试验阴性,超声波检查可发现睾丸呈非均质性浸润灶,楔形活组织检查可见白血病细胞浸润。

2. 形态学-免疫学-细胞遗传学-分子生物学(MICM)分型　准确的 MICM 分型是 ALL 临床分型及治疗方案正确实施的基础与前提。

(1)细胞形态学分型:骨髓形态学改变是确诊本病的主要依据。骨髓涂片中有核细胞大多呈明显增生或极度增生,仅少数呈增生低下,均以淋巴细胞增生为主,原始淋巴细胞+幼稚淋巴细胞≥25%诊断为 ALL。按原始淋巴细胞和幼稚淋巴细胞形态学特点可分为 L_1、L_2 和 L_3 型(FAB 分型),但 L_1、L_2 型已不具有明显的预后意义。组织化学染色检查,有助于确定细胞的生物化学性质,并与其他类型的白血病鉴别。ALL 的组织化学特征为过氧化物酶染色和苏丹黑染色阴性;糖原染色(±)~(卅);酸性磷酸酶染色(-)~(±),T 细胞胞质呈块状或颗粒状弱阳性,其他亚型为阴性;非特异性酯酶染色阴性。

(2)免疫学分型:根据世界卫生组织(WHO)2008 分型标准,可将 ALL 分为前体 B-ALL 和前体 T-ALL 两型,将 FAB 分类中的 L_3 型(Burkitt 型)归入成熟 B 细胞肿瘤。①前体 B-ALL,TdT、CD34、HLA-DR、CD19、cytCD79a 阳性,大多数 CD10 阳性,CD22、CD24 和 CD20 多有不同程度的表达,CD45 可阴性。伴 t(4;11)(q21;q23)/MLL-AF4$^+$ 的患儿 CD10 和 CD24 阴性。成熟 B-ALL 表达单一轻链的膜 IgM 和 CD19、CD20、CD22 及 CD10、BCL6、TdT 和 CD34 阴性。②前体 T-ALL:TdT、CD34、cytCD3 和 CD7 阳性;CD1a、CD2、CD4、CD5、CD8 有不同程度表达,大多数 T 细胞受体克隆性重排阳性。ALL 中髓系相关抗原 CD13、CD33 等可以呈阳性,该阳性不能排除 ALL 的诊断。

(3)细胞遗传学及分子生物学分型:①染色体数量改变,常见 2n<45 的低二倍体和 2n>50 的高超二倍体。②染色体结构改变,4 种常见的与预后相关的染色体易位及其形成的融合基因有 t(12;21)(p13;q22)/TEM-AML1(ETV6-RUNX1)、t(1;19)(q23;p13)/E2A-PBX1(TCF3-PBX1)、t(9;22)(q34;q11.2)/BCR-ABL1 以及 MLL 重排,其中 t(4;11)(q21;q23)/MLL-AF4 最常见。

3. 临床危险度分型　与儿童 ALL 预后确切相关的危险因素有以下几种。

(1)诊断时年龄<1 岁或≥10 岁。

(2)诊断时外周血白细胞计数>50×10^9/L。

(3)诊断时已发生 CNSL 或 TL。

(4)免疫表型为 T 细胞白血病。

(5)细胞及分子遗传学特征:染色体数目<45 的低二倍体,t(9;22)(q34;q11.2)/BCR-ABL1、t(4;11)(q21;q23)/MLL-AF4 或其他 MLL 基因重排、t(1;19)(q23;p13)/E2A-PBX1。

(6)泼尼松反应不良。

(7)诱导缓解治疗第 15 天骨髓原始淋巴细胞及幼稚淋巴细胞≥25%。

(8)诱导缓解治疗结束(化疗第 33 天)骨髓未获得完全缓解,原始淋巴细胞及幼稚淋巴细胞>5%。

(9)MRD 水平:在具备技术条件的中心可以检测 MRD。一般认为,诱导缓解治疗结束(化疗第 33 天)MRD≥1×10^{-2}的患儿预后差。

在上述危险因素的基础上进行儿童 ALL 的临床危险度分型,一般分为 3 型。①LR,不具备上述任何一项危险因素者。②IR,具备以下任何 1 项或多项者:诊断时年龄在≥10 岁或<1 岁;诊断时外周血白细胞计数≥50×10^9/L;诊断时已发生 CNSL 和(或)TL;免疫表型为 T 系 ALL;t(1;19)(q23;p13)/E2A-PBX1 阳性;初诊危险度为 LR,在诱导治疗第 15 天骨髓原始淋巴细胞及幼稚淋巴细胞≥25%;诱导缓解治疗末(第 33 天)MRD≥1×10^{-4},且<1×10^{-2}。③HR:具备以下任何 1 项或多项者:t(9;22)(q34;q11.2)/BCR-ABL1 阳性;t(4;11)(q21;q23)/MLL-AF4 或其他 MLL 基因重排阳性;泼尼松反应不良;初诊危险度为中危经诱导缓解治疗第 15 天骨髓原始淋巴细胞及幼稚淋巴细胞≥25%;诱导缓解治疗结束(化疗第 33 天)骨髓未获得完全缓解,原始淋巴细胞及幼稚淋巴细胞>5%;诱导缓解结束(化疗第 33 天)MRD≥1×10^{-2},或巩固治疗开始前(第 12 周)MRD≥1×10^{-3}。

(三)选择治疗方案的依据

1. 根据《儿童急性淋巴细胞白血病诊疗建议(2006 年)》(中华医学会儿科学分会血液学组,2006 年)选择治疗方案。

2. 高危组、低危组、中危组维持治疗,每年第 6 个月用 1 个疗程的 VDLD。

3. 签署化疗知情同意书。

(四)标准住院日为 22～29 天

(五)进入路径标准

1. 第一诊断必须符合急性淋巴细胞白血病(ICD-10:C91,M98210/3 伴 Z51.146)。

2. 维持治疗,每年第 6 个月用 1 个疗程。

3. 中性粒细胞绝对值≥1.0×10^9/L、血小板计数≥100×10^9/L,肝功能、肾功能、心肌酶基本正常,无明确感染。

(六)入院评估

1. 必须检查的项目

(1)血常规、尿常规、粪常规。

(2)肝功能、肾功能、心肌酶和电解质。

(3)心电图。

2. 根据患儿的病情可选择的项目　化疗开始后隔日复查1次血常规,每周3次;合并感染时做血培养、C反应蛋白、感染灶的影像学检查等。

3. 营养评估　根据《解放军总医院新入院患者营养风险筛查表(NRS-2002)》为新入院患儿进行营养评估,评分≥3分者给予处置,必要时请营养科医师会诊。

4. 疼痛评估　根据《VAS评分》实施疼痛评估,评分>7分者给予处置,必要时请疼痛科医师会诊。

5. 康复评估　根据《入院患者康复筛查和评估表》在新入院患者入院后24小时内进行康复筛查和评估。任何一项结果为"是",则请康复科医师会诊。

(七)药物选择与使用时机

1. 化疗药物使用时机　根据《儿童急性淋巴细胞白血病诊疗建议(2006年)》(中华医学会儿科学分会血液学组,2006年),高危组、中危组、低危组患儿维持治疗每年第6个月用1个疗程的VDLD化疗方案。达到以下条件后开始治疗:一般状况良好;无发热,无严重感染;血常规恢复,至少达到白细胞计数$\geq 2.0\times 10^9/L$;粒细胞计数$\geq 0.5\times 10^9/L$;血小板计数$\geq 50\times 10^9/L$;肝功能正常;心电图正常。

2. 具体用药

(1)化疗药:①高危组,长春新碱$1.5mg/m^2$(每次最大量≤2mg),静脉注射,第1、第8天;柔红霉素(DNR)$30mg/m^2$,用5%葡萄糖溶液100ml稀释后快速静脉滴注(30分钟),第1、第8天;门冬酰胺酶(L-ASP)6000～10 000U/m^2,静脉滴注或肌内注射,于第1、第3、第5、第7、第9、第11、第13和第15天,共8次;地塞米松$6mg/(m^2\cdot d)$,分次口服,第1～14天,第3周减停。②低、中危组,同高危组,但门冬酰胺酶减为6次。

(2)支持治疗及防治感染的要点:化疗同时用中枢镇吐药;营养心肌、护肝、抑酸、纠正电解质紊乱等对症支持治疗。化疗同时及停化疗后3天常规使用;若出现生化指标异常,用至指标正常;强烈化疗期间可酌情用成分输血以维持血红蛋白>70g/L、血小板计数$>20\times 10^9/L$,还可预防性大剂量静脉滴注丙种球蛋白;非格司亭,停化疗24小时可开始使用,5～10$\mu g/(kg\cdot d)$,皮下注射,直至中性粒细胞绝对值(ANC)$\geq 1.0\times 10^9/L$;加强口鼻黏膜、皮肤和肛周的清洁护理;卡氏肺囊虫肺炎的预防,复方磺胺甲噁唑$25mg/(kg\cdot d)$,每天2次,每周连用3天,间隔4天;患儿如有明确感染灶,针对感染部位及临床特点与体征,经验性选择抗生素,给予广谱抗生素治疗,及时留取病原学检查,后期根据药敏试验结果针对性治疗。其中当中性粒细胞绝对值$<0.5\times 10^9/L$定义为粒细胞缺乏期。根据美国综合性癌症网制定的《癌症相关感染的防治指南》,粒细胞缺乏期出现体温>38.0℃并持续30分钟或体温>38.4℃或24小时内两次体温>37.5℃,立即抽血培养和做C反应蛋白检查,必要时行尿、粪便、咽拭子培养,给予第三代以上头孢类抗生素或碳青霉烯抗生素静脉滴注;若用药48～72小时无效,加万古霉素或去甲万古霉素或替考拉林或利奈唑胺;若治疗5～7天体温未降至正常,考虑开始应用伊曲康唑等经验性抗真菌治疗。

(八)化疗日

1. 化疗方案　高危组、中危组、低危组患儿维持治疗,每年第6个月用1个疗程的VDLD化疗方案。

2. 化疗剂量

(1)高危组:长春新碱$1.5mg/m^2$(每次最大量≤2mg),静脉注射,第1、第8天;柔红霉素

(DNR)30mg/m^2，用 5%葡萄糖溶液 100ml 稀释后快速静脉滴注(30 分钟)，第 1、第 8 天；门冬酰胺酶(L-ASP)6000～10000U/m^2，静脉滴注或肌内注射，于第 1、第 3、第 5、第 7、第 9、第 11、第 13 和第 15 天，共 8 次；地塞米松 6mg/(m^2 · d)，分次口服，第 1～14 天，第 3 周减停。

(2)低中危组：同高危组，但门冬酰胺酶减为 6 次。

3. 化疗注意事项

(1)每 1 个疗程的化疗完成后，一旦血常规恢复(白细胞计数>3×10^9/L，中性粒细胞绝对值>1.5×10^9/L)，肝功能、肾功能无异常，须及时做下一阶段的化疗，尽量缩短两个疗程之间的间隔时间(一般是 2～3 周)。

(2)在每一个化疗疗程中，一旦疗程未完成时出现白细胞低下，尤其是诱导过程中出现骨髓抑制时，不能轻易终止化疗，应在积极支持治疗的同时，继续完成化疗。一旦出现严重感染，应减缓或暂时中断化疗，待积极控制感染后继续尽快完成化疗。

(3)维持化疗期间，尤其是维持化疗早期，应将白细胞计数控制在 3×10^9/L、中性粒细胞绝对值 1.5×10^9/L 左右；若白细胞计数始终>4×10^9/L，不能下降者易复发；若中性粒细胞绝对值过早或长时间<1.5×10^9/L，则易发生严重感染。

(4)遇严重出血时，及时大力止血，注意防治 DIC，血小板极低(<20×10^9/L)时，及时输注足量单采血小板悬液，以免发生致死性颅内出血。

(5)每一个疗程前后必须检查肝功能、肾功能，肝功能、肾功能异常时，须及时积极治疗，以期尽早恢复。

(6)在缓解后治疗过程中，如遇不能用与化疗相关、感染相关解释的不明原因的白细胞和(或)血小板低下时，并迟迟不能恢复者，要警惕早期复发，应及时做骨髓涂片检查，追查原因。不能盲目等待和延长休疗时间。

(九)必须复查的项目

1. 血常规。

2. 肝功能、肾功能。

(十)出院标准

1. 生命体征平稳，临床症状改善。

2. 患儿精神反应及饮食等一般情况好。

3. 已复查血常规，中性粒细胞绝对值≥0.5×10^9/L，血小板计数≥50×10^9/L，无感染和出血表现。

(十一)变异及原因分析

1. 医疗原因导致的变异　如改变治疗方案、转科治疗、操作失误、误诊等。

2. 患者原因导致的变异　如不同意治疗方案、个人原因要求出院(转院)等。

3. 并发症原因导致的变异　化疗期间合并严重感染、脏器功能受损或其他难以预料的并发症，导致化疗减缓或中断、用药种类增多、住院时间延长，医疗费用增加等。

4. 病情原因导致的变异　如肝功能严重受损、严重骨髓抑制及感染等并发症，导致用药种类增多、住院时间延长，医疗费用增加。

5. 辅诊科室原因导致的变异　如检查、检验(不及时、结果报错、标本不合格等)、报告(不及时、结果错报、标本不合格)等原因延长住院天数、增加费用等。

6. 管理原因导致的变异　如系统暂不支持、系统瘫痪、需要修订流程、需要修订制度等。

二、儿童急性淋巴细胞白血病加强化疗 VDLD 方案临床路径表单

<table>
<tr><td colspan="3">适用对象</td><td colspan="2">第一诊断为急性淋巴细胞白血病（ICD-10：C91，M98210/3 伴 Z51.146）（高危组、中危组和低危组）的患儿</td></tr>
<tr><td colspan="3">患儿基本信息</td><td>姓名：____ 性别：____ 年龄：__ 门诊号：____
住院号：______ 过敏史：______
住院日期：__年__月__日 出院日期：__年__月__日</td><td>标准住院日：22～29 天</td></tr>
<tr><td colspan="3">时间</td><td>住院第 1 天（化疗前常规检查日）</td><td>住院第 2－22 天（化疗及骨髓抑制期）</td></tr>
<tr><td rowspan="5">主要诊疗工作</td><td colspan="2">制度落实</td><td>□ 入院 2 小时内经治医师或值班医师完成接诊
□ 入院 24 小时内主管医师查房</td><td>□ 及时向上级医师汇报送检项目报告并给予相应处理
□ 入院 48 小时内主诊医师完成检诊
□ 主管医师查房</td></tr>
<tr><td colspan="2">病情评估</td><td>□ 经治医师询问病史及体格检查
□ 营养评估
□ 疼痛评估
□ 康复评估</td><td>□ 监测生命体征
□ 定期监测血常规、肝功能、肾功能</td></tr>
<tr><td colspan="2">病历书写</td><td>□ 入院 8 小时内完成首次病程记录
□ 入院 24 小时内完成入院记录</td><td>□ 入院 48 小时内完成主管医师查房记录
□ 入院 72 小时内完成主诊医师查房记录
□ 完成日常病程记录，详细记录医嘱变动情况（原因和更改内容）</td></tr>
<tr><td colspan="2">知情同意</td><td>□ 病情告知
□ 患儿家长签署授权委托书
□ 患儿家长在入院记录单上签字
□ 签署化疗药物知情同意书
□ 签署输血知情同意书
□ 签署自备复方磺胺甲噁唑片知情同意书
□ 必要时签署腰椎穿刺、骨髓穿刺知情同意书</td><td>□ 病情告知</td></tr>
<tr><td colspan="2">其他</td><td>□ 及时通知上级医师检诊
□ 注意防治并发症</td><td>□ 注意防治并发症</td></tr>
<tr><td rowspan="3">重点医嘱</td><td rowspan="3">长期医嘱</td><td>护理医嘱</td><td>□ 按儿科血液病护理常规
□ 一级护理</td><td>□ 按儿科血液病护理常规
□ 一级护理</td></tr>
<tr><td>处置医嘱</td><td>□ 房间紫外线消毒
□ 有床陪伴</td><td>□ 房间紫外线消毒
□ 每日监测血压、血糖
□ 静脉输液
□ 输液泵</td></tr>
<tr><td>膳食医嘱</td><td>□ 饮食：根据患儿年龄及病情选择饮食，如儿科普食、幼儿软食、婴儿奶等，并注意饮食卫生</td><td>□ 饮食：根据患儿年龄及病情选择饮食，如儿科普食、幼儿软食、婴儿奶等，并注意饮食卫生</td></tr>
</table>

（续　表）

<table>
<tr><td rowspan="5"></td><td></td><td>药物医嘱</td><td>□ 复方鱼肝油滴鼻液
□ 1∶5000 呋喃西林漱口
□ 复方磺胺甲噁唑预防卡氏肺囊虫肺炎</td><td>□ 化疗药物
□ 水化、碱化液
□ 营养心肌、护肝、抑酸、镇吐、纠正电解质紊乱等对症支持治疗
□ 抗生素
□ 非格司亭
□ 复方磺胺甲噁唑预防卡氏肺囊虫肺炎
□ 1∶5000 呋喃西林漱口
□ 对症治疗</td></tr>
<tr><td rowspan="3">临时医嘱</td><td>检查检验</td><td>□ 血常规、尿常规、粪常规
□ 肝功能、肾功能、心肌酶和电解质
□ 血培养、C 反应蛋白(必要时)
□ 心电图
□ 影像学检查(必要时)</td><td>□ 隔日复查 1 次血常规，每周 3 次
□ 每周复查 1 次凝血指标、血生化
□ 血培养、C 反应蛋白(必要时)
□ 感染灶的影像学检查(必要时)</td></tr>
<tr><td>药物医嘱</td><td></td><td></td></tr>
<tr><td>处置医嘱</td><td>□ 必要时成分输血</td><td>□ 必要时成分输血</td></tr>
<tr style="display:none"><td></td></tr>
<tr><td rowspan="2">主要护理工作</td><td colspan="2">健康宣教</td><td>□ 入院宣教：介绍责任护士，病区环境、设施、规章制度、基础护理服务项目
□ 进行护理安全指导
□ 进行等级护理、活动范围指导
□ 进行饮食指导
□ 进行用药指导
□ 进行关于疾病知识的宣教
□ 叮嘱患儿饮食卫生及避免交叉感染，定时测量体温</td><td>□ 进行饮食指导
□ 进行用药指导</td></tr>
<tr><td colspan="2">护理处置</td><td>□ 患儿身份核对
□ 佩戴腕带
□ 建立入院病历，通知医师
□ 询问病史，填写护理记录单首页
□ 测量基本生命体征
□ 观察病情
□ 抽血
□ 输液
□ 心理护理与生活护理
□ 妥善固定各种管道
□ 根据评估结果采取相应的护理措施
□ 通知次日检查项目及检查注意事项</td><td>□ 测量基本生命体征，注意血压、体温及一般状况
□ 观察药物不良反应
□ 观察病情</td></tr>
</table>

（续 表）

	护理评估	□ 一般评估：生命体征、神志、皮肤、药物过敏史等 □ 专科评估：体重、身高、体表面积等 □ 风险评估：评估有无跌倒、坠床、褥疮、导管滑脱、液体外渗的风险 □ 营养评估 □ 疼痛评估 □ 康复评估	□ 风险评估：评估有无跌倒、坠床、褥疮、导管滑脱、液体外渗的风险
	专科护理	□ 饮食卫生宣教，定时测量体温 □ 鼻腔、口腔护理	□ 保护性隔离护理，定时测量体温 □ PICC 置管
	饮食指导	□ 根据医嘱通知配餐员准备膳食 □ 协助患儿进餐	□ 协助患儿进餐
	活动体位	□ 根据护理等级指导活动	□ 根据护理等级指导活动
	洗浴要求	□ 卫生整理：更换病号服	□ 协助患儿晨、晚间护理
病情变异记录		□ 无 □ 有，原因： □ 患儿 □ 疾病 □ 医疗 □ 护理 □ 保障 □ 管理	□ 无 □ 有，原因： □ 患儿 □ 疾病 □ 医疗 □ 护理 □ 保障 □ 管理
护士签名		白班	小夜班	大夜班	白班	小夜班	大夜班
医师签名			
时间		住院第 23—27 天（骨髓造血恢复期）	住院第 28—29 天（出院日）
主要诊疗工作	制度落实	□ 上级医师查房	□ 上级医师同意出院
	病情评估	□ 康复评估 □ 评估患儿治疗效果 □ 定期监测血常规、肝功能、肾功能	□ 定期监测血常规、肝功能、肾功能
	病历书写	□ 完成上级医师查房记录 □ 科主任查房记录（疑难危重） □ 完成日常病程记录，详细记录医嘱变动情况（原因和更改内容）	□ 出院前一天有上级医师指示出院的病程记录 □ 出院后 24 小时内完成出院记录 □ 出院后 24 小时内完成病历首页 □ 开具出院介绍信 □ 开具诊断证明书
	知情同意		□ 出院宣教
	其他	□ 经治医师检查、整理病历资料 □ 检查住院押金使用情况	□ 预约门诊复诊时间

（续　表）

重点医嘱	长期医嘱	护理医嘱	□ 儿科血液病护理常规 □ 一级护理	□ 儿科血液病护理常规 □ 二级护理
		处置医嘱	□ 房间紫外线消毒 □ 静脉输液	
		膳食医嘱	□ 饮食：根据患儿年龄及病情选择饮食，如儿科普食、幼儿软食、婴儿奶等，并注意饮食卫生	□ 饮食：根据患儿年龄及病情选择饮食，如儿科普食、幼儿软食、婴儿奶等，并注意饮食卫生
		药物医嘱	□ 复方鱼肝油滴鼻液 □ 1∶5000 呋喃西林漱口 □ 复方磺胺甲噁唑预防卡氏肺囊虫肺炎 □ 抗生素 □ 非格司亭 □ 对症治疗	□ 出院带药（必要时）
	临时医嘱	检查检验	□ 血常规（隔日复查 1 次，每周 3 次） □ 生化检验项目（肝功能、肾功能、心肌酶、电解质）	
		药物医嘱		
		处置医嘱	□ 成分输血	□ 今日出院
主要护理工作	健康宣教			□ 门诊随诊
	护理处置		□ 观察患儿一般状况 □ 观察体温波动 □ 完成护理记录 □ 遵医嘱用药	□ 出院宣教
	护理评估		□ 评估有无跌倒、坠床、褥疮、导管滑脱、液体外渗的风险	
	专科护理		□ 指导肛周坐浴 □ PICC 置管护理	
	饮食指导		□ 协助患儿进餐	
	活动体位		□ 根据护理等级指导活动	
	洗浴要求		□ 更换病号服	
病情变异记录			□ 无　□ 有，原因： □ 患儿　□ 疾病　□ 医疗 □ 护理　□ 保障　□ 管理	□ 无　□ 有，原因： □ 患儿　□ 疾病　□ 医疗 □ 护理　□ 保障　□ 管理
护士签名			白班　小夜班　大夜班	白班　小夜班　大夜班
医师签名				

第五节 儿童急性淋巴细胞白血病加强化疗 VP-16+Ara-C 方案的临床路径

一、儿童急性淋巴细胞白血病加强化疗 VP-16+Ara-C 方案临床路径标准住院流程

(一)适用对象

根据中华医学会儿科学分会血液学组 2006 年制定的《儿童急性淋巴细胞白血病诊疗建议》确诊为急性淋巴细胞白血病(ICD-10:C91,M98210/3 伴 Z51.146)高危组的患儿。

(二)诊断依据

根据《儿童急性淋巴细胞白血病诊疗建议(2006 年)》(中华医学会儿科学分会血液学组,2006 年)。

1. 急性淋巴细胞白血病(ALL)的基本诊断依据

(1)临床症状、体征:早期多表现为倦怠、发热、乏力;可有骨、关节疼痛,皮肤黏膜苍白;皮肤出血点、瘀斑、鼻出血也是常见症状;50%患儿有肝、脾、淋巴结肿大等浸润灶表现。

(2)血常规改变:血红蛋白及红细胞计数大多降低,血小板减少,大多数患儿有白细胞计数增高,但也可正常或减低,淋巴细胞比例增高,分类可发现数量不等的原始淋巴细胞、幼稚淋巴细胞。

(3)中枢神经系统白血病(CNSL)的诊断:符合以下任何一项,并排除其他原因引起的中枢神经系统病变时,可诊断为 CNSL。①诊断时或治疗过程中脑脊液(CSF)中白细胞计数≥5×10^6/L,并在 CSF 离心制片中存在形态学明确的白血病细胞;②有脑神经麻痹症状;③有影像学检查(CT 或 MRI)显示脑或脑膜病变、脊膜病变。

(4)睾丸白血病的诊断:睾丸单侧或双侧无痛性肿大,质地变硬或呈结节状,缺乏弹性感,透光试验阴性,超声波检查可发现睾丸呈非均质性浸润灶,楔形活组织检查可见白血病细胞浸润。

2. 形态学-免疫学-细胞遗传学-分子生物学(MICM)分型 准确的 MICM 分型是 ALL 临床分型及治疗方案正确实施的基础与前提。

(1)细胞形态学分型:骨髓形态学改变是确诊本病的主要依据。骨髓涂片中有核细胞大多呈明显增生或极度增生,仅少数呈增生低下,均以淋巴细胞增生为主,原始淋巴细胞+幼稚淋巴细胞≥25%诊断为 ALL。按原始淋巴细胞和幼稚淋巴细胞形态学特点可分为 L_1、L_2 和 L_3 型(FAB 分型),但 L_1、L_2 型已不具有明显的预后意义。组织化学染色检查,有助于确定细胞的生物化学性质,并与其他类型的白血病鉴别。ALL 的组织化学特征为过氧化物酶染色和苏丹黑染色阴性;糖原染色(±)~(卅);酸性磷酸酶染色(-)~(±),T 细胞胞质呈块状或颗粒状弱阳性,其他亚型为阴性;非特异性酯酶染色阴性。

(2)免疫学分型:根据世界卫生组织(WHO)2008 分型标准,可将 ALL 分为前体 B-ALL 和前体 T-ALL 两型,将 FAB 分类中的 L_3 型(Burkitt 型)归入成熟 B 细胞肿瘤。①前体 B-ALL,TdT、CD34、HLA-DR、CD19、cytCD79a 阳性,大多数 CD10 阳性,CD22、CD24 和 CD20 多有不同程度的表达,CD45 可阴性。伴 t(4;11)(q21;q23)/MLL-AF4$^+$ 的患者 CD10 和 CD24 阴性。成熟 B-ALL 表达单一轻链的膜 IgM 和 CD19、CD20、CD22 及 CD10、BCL6、TdT 和 CD34 阴性。②前体 T-ALL:TdT、CD34、cytCD3 和 CD7 阳性;CD1a、CD2、CD4、CD5、CD8

有不同程度表达，多数 T 细胞受体克隆性重排阳性。ALL 中髓系相关抗原 CD13、CD33 等可以呈阳性，该阳性不能排除 ALL 的诊断。

(3)细胞遗传学及分子生物学分型：①染色体数量改变，常见 2n＜45 的低二倍体和 2n＞50 的高超二倍体。②染色体结构改变，4 种常见的与预后相关的染色体易位及其形成的融合基因有 t(12;21)(p13;q22)/TEM-AML1(ETV6-RUNX1)、t(1;19)(q23;p13)/E2A-PBX1(TCF3-PBX1)、t(9;22)(q34;q11.2)/BCR-ABL1 以及 MLL 重排，其中 t(4;11)(q21;q23)/MLL-AF4 最常见。

3. 临床危险度分型　与儿童 ALL 预后确切相关的危险因素有以下几种。

(1)诊断时年龄＜1 岁或≥10 岁。

(2)诊断时外周血白细胞计数＞50×10^9/L。

(3)诊断时已发生 CNSL 或 TL。

(4)免疫表型为 T 细胞白血病。

(5)细胞及分子遗传学特征：染色体数目＜45 的低二倍体，t(9;22)(q34;q11.2)/BCR-ABL1、t(4;11)(q21;q23)/MLL-AF4 或其他 MLL 基因重排、t(1;19)(q23;p13)/E2A-PBX1。

(6)泼尼松反应不良。

(7)诱导缓解治疗第 15 天骨髓原始淋巴细胞及幼稚淋巴细胞≥25%。

(8)诱导缓解治疗结束(化疗第 33 天)骨髓未获得完全缓解，原始淋巴细胞及幼稚淋巴细胞＞5%。

(9)MRD 水平：在具备技术条件的中心可以检测 MRD。一般认为，诱导缓解治疗结束(化疗第 33 天)MRD≥1×10^{-2}的患儿预后差。

在上述危险因素的基础上进行儿童 ALL 的临床危险度分型，一般分为 3 型。①LR，不具备上述任何一项危险因素者。②IR，具备以下任何 1 项或多项者：诊断时年龄在≥10 岁或＜1 岁；诊断时外周血白细胞计数≥50×10^9/L；诊断时已发生 CNSL 和(或)TL；免疫表型为 T 系 ALL；t(1;19)(q23;p13)/E2A-PBX1 阳性；初诊危险度为 LR，在诱导治疗第 15 天骨髓原始淋巴细胞及幼稚淋巴细胞≥25%；诱导缓解治疗末(第 33 天)MRD≥1×10^{-4}，且＜1×10^{-2}。③HR：具备以下任何 1 项或多项者：t(9;22)(q34;q11.2)/BCR-ABL1 阳性；t(4;11)(q21;q23)/MLL-AF4 或其他 MLL 基因重排阳性；泼尼松反应不良；初诊危险度为 IR 经诱导缓解治疗第 15 天骨髓原始淋巴细胞及幼稚淋巴细胞≥25%；诱导缓解治疗结束(化疗第 33 天)骨髓未获得完全缓解，原始淋巴细胞及幼稚淋巴细胞＞5%；诱导缓解结束(化疗第 33 天)MRD≥1×10^{-2}或巩固治疗开始前(第 12 周)MRD≥1×10^{-3}。

(三)选择治疗方案的依据

1. 根据《儿童急性淋巴细胞白血病诊疗建议(2006 年)》(中华医学会儿科学分会血液学组，2006 年)选择治疗方案。

2. 高危组患儿维持治疗，每年第 12 个月各用 1 个疗程的 VP-16＋Ara-C 化疗方案。

3. 签署化疗知情同意书。

(四)标准住院日为 22～24 天

(五)进入路径标准

1. 第一诊断必须符合急性淋巴细胞白血病(ICD-10：C91，M98210/3 伴 Z51.146)。

2. 高危组患儿维持治疗，每年的第 12 个月各用 1 个疗程。

3. 中性粒细胞绝对值≥1.0×10^9/L、血小板计数≥100×10^9/L，肝功能、肾功能、心肌酶基本正常，无明确感染。

(六)入院评估

1. 必须检查的项目

(1)血常规、尿常规、粪常规。

(2)肝功能、肾功能心肌酶和血电解质、心电图。

(3)骨髓常规，脑脊液常规、生化，找白血病细胞。

2. 根据病情需要可以选择的项目　隔日复查1次血常规，每周3次；血培养、C反应蛋白、血生化等检查。

3. 营养评估　根据《解放军总医院新入院患者营养风险筛查表(NRS-2002)》为新入院患儿进行营养评估，评分≥3分者给予处置，必要时请营养科医师会诊。

4. 疼痛评估　根据《VAS评分》实施疼痛评估，评分>7分者给予处置，必要时请疼痛科医师会诊。

5. 康复评估　根据《入院患者康复筛查和评估表》，在新入院患儿入院后24小时内进行康复筛查和评估。任何一项结果为"是"，则请康复科医师会诊。

(七)药物选择与使用时机

1. 化疗药物使用时机　根据《儿童急性淋巴细胞白血病诊疗建议(2006年)》(中华医学会儿科学分会血液学组，2006年)，高危组患儿维持治疗、每年第12个月各用1个疗程加强化疗VP-16+Ara-C方案。达到以下条件后开始治疗：一般状况良好；无发热，无严重感染；血常规恢复，至少达到白细胞计数≥2.0×10^9/L；粒细胞计数≥0.5×10^9/L；血小板计数≥50×10^9/L。肝功能正常；心电图正常。

2. 支持治疗及防治感染的要点　化疗同时用中枢镇吐药；营养心肌、护肝、抑酸、纠正电解质紊乱等对症支持治疗：化疗同时及停化疗后3天常规使用；若出现生化指标异常，用至指标正常；强烈化疗期间可酌情用成分输血以维持血红蛋白>70g/L、血小板计数>20×10^9/L，还可预防性大剂量静脉滴注丙种球蛋白；非格司亭，停化疗24小时可开始使用，5～10μg/(kg·d)，皮下注射，直至中性粒细胞绝对值(ANC)≥1.0×10^9/L；加强口鼻黏膜、皮肤和肛周的清洁护理；卡氏肺囊虫肺炎的预防，复方磺胺甲噁唑25mg/(kg·d)，每天2次，连用3天，间隔4天；根据美国综合性癌症网制定的《癌症相关感染的防治指南》，粒缺期出现体温>38.0℃并持续30分钟或体温>38.4℃或24小时内两次体温>37.5℃，立即抽血培养和做C反应蛋白检查，必要时行尿、粪、咽拭子培养，给予第三代以上头孢类抗生素或碳青霉烯抗生素静脉滴注；若用药48～72小时无效，加万古霉素或去甲万古霉素或替考拉林或利奈唑胺；若治疗5～7天体温未降至正常，考虑开始应用伊曲康唑等经验性抗真菌治疗。

(八)化疗日

1. 化疗方案　高危组患儿维持治疗，每年第12个月各用1个疗程的VP-16+Ara-C方案。

2. 化疗剂量　依托泊苷200mg/m^2，静脉滴注4小时；阿糖胞苷300mg/m^2，静脉滴注2小时，第1、第4、第8天(每次均是依托泊苷在先，阿糖胞苷在后)。

(九)必须复查的项目

1. 血常规。

2. 肝功能、肾功能。

(十)出院标准

1. 生命体征平稳,临床症状改善。

2. 患儿精神反应及饮食等一般情况好。

3. 已复查血常规,中性粒细胞绝对值≥0.5×10^9/L,血小板计数≥50×10^9/L,无感染和出血表现。

(十一)变异及原因分析

1. 医疗原因导致的变异 如改变治疗方案、转科治疗、操作失误、误诊等。

2. 患者原因导致的变异 如不同意治疗方案、个人原因要求出院(转院)等。

3. 并发症原因导致的变异 化疗期间合并严重感染、脏器功能受损或其他难以预料的并发症,导致化疗减缓或中断、用药种类增多、住院时间延长,医疗费用增加等。

4. 病情原因导致的变异 如肝功能严重受损、严重骨髓抑制及感染等并发症,导致用药种类增多、住院时间延长,医疗费用增加。

5. 辅诊科室原因导致的变异 如检查、检验(不及时、结果报错、标本不合格等)、报告(不及时、结果错报、标本不合格)等原因延长住院天数、增加费用等。

6. 管理原因导致的变异 如系统暂不支持、系统瘫痪、需要修订流程、需要修订制度等。

二、儿童急性淋巴细胞白血病加强化疗 VP-16+Ara-C 方案临床路径表单

适用对象		第一诊断为急性淋巴细胞白血病(ICD-10:C91,M98210/3 伴 Z51.146)(高危组)的患儿	
患儿基本信息		姓名:____ 性别:____ 年龄:__ 门诊号:____ 住院号:______ 过敏史:______ 住院日期:__年__月__日 出院日期:__年__月__日	标准住院日:22~24 天
时间		住院第 1 天(化疗前常规检查日)	住院第 2—15 天(化疗及骨髓抑制期)
主要诊疗工作	制度落实	□ 入院 2 小时内经治医师或值班医师完成接诊 □ 入院 24 小时内主管医师查房	□ 及时向上级医师汇报送检项目报告并给予相应处理 □ 入院 48 小时内主诊医师完成检诊 □ 主管医师查房
	病情评估	□ 经治医师询问病史及体格检查 □ 营养评估 □ 疼痛评估 □ 康复评估	□ 监测生命体征 □ 注意体温,有无黏膜损害 □ 定期监测血常规、肝功能、肾功能
	病历书写	□ 入院 8 小时内完成首次病程记录 □ 入院 24 小时内完成入院记录	□ 入院 48 小时内完成主管医师查房记录 □ 入院 72 小时内完成主诊医师查房记录 □ 完成日常病程记录,详细记录医嘱变动情况(原因和更改内容)
	知情同意	□ 病情告知 □ 患儿家长在入院记录单上签字 □ 签署化疗药物知情同意书 □ 签署输血知情同意书	□ 病情告知
	其他	□ 及时通知上级医师检诊 □ 注意防治并发症	□ 注意防治并发症

（续　表）

<table>
<tr><td rowspan="9">重点医嘱</td><td rowspan="4">长期医嘱</td><td>护理医嘱</td><td>□ 按儿科血液病护理常规
□ 一级护理</td><td>□ 按儿科血液病护理常规
□ 一级护理
□ 有床陪伴</td></tr>
<tr><td>处置医嘱</td><td>□ 房间紫外线消毒
□ 有床陪伴</td><td>□ 房间紫外线消毒
□ 静脉输液
□ 输液泵</td></tr>
<tr><td>膳食医嘱</td><td>□ 饮食：根据患儿年龄及病情选择饮食，如儿科普食、幼儿软食、婴儿奶等，并注意饮食卫生</td><td>□ 饮食：根据患儿年龄及病情选择饮食，如儿科普食、幼儿软食、婴儿奶等，并注意饮食卫生</td></tr>
<tr><td>药物医嘱</td><td>□ 复方鱼肝油滴鼻液
□ 1∶5000 呋喃西林漱口
□ 复方磺胺甲噁唑预防卡氏肺囊虫肺炎</td><td>□ 化疗药物
□ 水化、碱化液
□ 营养心肌、护肝、抑酸、镇吐、纠正电解质紊乱等对症支持治疗
□ 抗生素
□ 非格司亭
□ 复方磺胺甲噁唑预防卡氏肺囊虫肺炎
□ 1∶5000 呋喃西林漱口
□ 对症治疗</td></tr>
<tr><td rowspan="3">临时医嘱</td><td>检查检验</td><td>□ 血常规
□ 尿常规、粪常规
□ 肝功能、肾功能、心肌酶和血电解质
□ 骨髓常规
□ 脑脊液常规、生化检查，白血病细胞
□ 心电图
□ 隔日复查 1 次血常规，每周 3 次（必要时）
□ 血培养、C 反应蛋白、血生化等检查（必要时）；</td><td>□ 隔日复查 1 次血常规，每周 3 次（必要时）
□ 每周复查 1 次凝血指标、血生化检查（必要时）
□ 血培养、C 反应蛋白、血生化等检查（必要时）
□ 感染灶的影像学检查（必要时）</td></tr>
<tr><td>药物医嘱</td><td></td><td></td></tr>
<tr><td>处置医嘱</td><td>□ 必要时成分输血
□ 骨髓穿刺
□ 腰椎穿刺</td><td>□ 必要时成分输血</td></tr>
<tr><td>主要护理工作</td><td colspan="2">健康宣教</td><td>□ 入院宣教：介绍责任护士，病区环境、设施、规章制度、基础护理服务项目
□ 进行护理安全指导
□ 进行等级护理、活动范围指导
□ 进行饮食指导
□ 进行用药指导
□ 进行关于疾病知识的宣教
□ 叮嘱患儿饮食卫生及避免交叉感染，定时测量体温</td><td>□ 进行饮食指导
□ 进行用药指导</td></tr>
</table>

（续　表）

<table>
<tr><td rowspan="6"></td><td>护理处置</td><td colspan="3">☐ 患儿身份核对
☐ 佩戴腕带
☐ 建立入院病历，通知医师
☐ 询问病史，填写护理记录单首页
☐ 测量基本生命体征
☐ 观察病情
☐ 抽血
☐ 输液
☐ 心理护理与生活护理
☐ 妥善固定各种管道
☐ 根据评估结果采取相应的护理措施
☐ 通知次日检查项目及检查注意事项</td><td colspan="3">☐ 测量基本生命体征，注意血压、体温及一般状况
☐ 观察药物不良反应
☐ 观察病情</td></tr>
<tr><td>护理评估</td><td colspan="3">☐ 一般评估：生命体征、神志、皮肤、药物过敏史等
☐ 专科评估：体重、身高、体表面积等
☐ 风险评估：评估有无跌倒、坠床、褥疮、导管滑脱、液体外渗的风险
☐ 心理评估
☐ 营养评估
☐ 疼痛评估
☐ 康复评估</td><td colspan="3">☐ 风险评估：评估有无跌倒、坠床、褥疮、导管滑脱、液体外渗的风险</td></tr>
<tr><td>专科护理</td><td colspan="3">☐ 饮食卫生宣教，定时测量体温
☐ 鼻腔、口腔护理
☐ 指导患儿呋喃西林坐浴</td><td colspan="3">☐ PICC 置管
☐ 输入化疗药物的血管护理</td></tr>
<tr><td>饮食指导</td><td colspan="3">☐ 根据医嘱通知配餐员准备膳食
☐ 协助患儿进餐</td><td colspan="3">☐ 协助患儿进餐</td></tr>
<tr><td>活动体位</td><td colspan="3">☐ 根据护理等级指导活动</td><td colspan="3">☐ 根据护理等级指导活动</td></tr>
<tr><td>洗浴要求</td><td colspan="3">☐ 卫生整理：更换病号服</td><td colspan="3">☐ 协助患儿晨、晚间护理</td></tr>
<tr><td colspan="2">病情变异记录</td><td colspan="3">☐ 无　☐ 有，原因：
☐ 患儿　☐ 疾病　☐ 医疗
☐ 护理　☐ 保障　☐ 管理</td><td colspan="3">☐ 无　☐ 有，原因：
☐ 患儿　☐ 疾病　☐ 医疗
☐ 护理　☐ 保障　☐ 管理</td></tr>
<tr><td colspan="2" rowspan="2">护士签名</td><td>白班</td><td>小夜班</td><td>大夜班</td><td>白班</td><td>小夜班</td><td>大夜班</td></tr>
<tr><td></td><td></td><td></td><td></td><td></td><td></td></tr>
<tr><td colspan="2">医师签名</td><td colspan="3"></td><td colspan="3"></td></tr>
<tr><td colspan="2">时间</td><td colspan="3">住院第 16－22 天（骨髓造血恢复期）</td><td colspan="3">住院第 23－24 天（出院日）</td></tr>
<tr><td rowspan="2">主要诊疗工作</td><td>制度落实</td><td colspan="3">☐ 上级医师查房</td><td colspan="3">☐ 上级医师同意其出院</td></tr>
<tr><td>病情评估</td><td colspan="3">☐ 康复评估
☐ 评估治疗效果</td><td colspan="3"></td></tr>
</table>

（续　表）

<table>
<tr><td rowspan="3"></td><td colspan="2">病历书写</td><td>□ 完成上级医师查房记录
□ 科主任查房记录(疑难危重)
□ 完成病程记录,详细记录医嘱变动情况(原因和更改内容)</td><td>□ 出院前一天有上级医师指示出院的病程记录
□ 出院后 24 小时内完成出院记录
□ 出院后 24 小时内完成病历首页
□ 开具出院介绍信
□ 开具诊断证明书</td></tr>
<tr><td colspan="2">知情同意</td><td></td><td>□ 出院宣教</td></tr>
<tr><td colspan="2">其他</td><td>□ 经治医师检查、整理病历资料
□ 检查住院押金使用情况</td><td>□ 预约门诊复诊时间</td></tr>
<tr><td rowspan="7">重点医嘱</td><td rowspan="4">长期医嘱</td><td>护理医嘱</td><td>□ 儿科血液病护理常规
□ 一级护理</td><td>□ 儿科血液病护理常规
□ 二级护理</td></tr>
<tr><td>处置医嘱</td><td>□ 房间紫外线消毒</td><td></td></tr>
<tr><td>膳食医嘱</td><td>□ 饮食:根据患儿年龄及病情选择饮食,如儿科普食、幼儿软食、婴儿奶等,并注意饮食卫生</td><td>□ 饮食:根据患儿年龄及病情选择饮食,如儿科普食、幼儿软食、婴儿奶等,并注意饮食卫生</td></tr>
<tr><td>药物医嘱</td><td>□ 复方鱼肝油滴鼻液
□ 1:5000 呋喃西林漱口
□ 复方磺胺甲噁唑预防卡氏肺囊虫肺炎
□ 抗生素
□ 非格司亭
□ 对症治疗</td><td>□ 出院带药(必要时)</td></tr>
<tr><td rowspan="3">临时医嘱</td><td>检查检验</td><td>□ 血常规(隔日 1 次,每周 3 次)
□ 生化检验项目(肝功能、肾功能、心肌酶、电解质)</td><td></td></tr>
<tr><td>药物医嘱</td><td></td><td></td></tr>
<tr><td>处置医嘱</td><td>□ 成分输血</td><td>□ 今日出院</td></tr>
<tr><td rowspan="7">主要护理工作</td><td colspan="2">健康宣教</td><td></td><td>□ 门诊随诊</td></tr>
<tr><td colspan="2">护理处置</td><td>□ 观察患儿一般状况
□ 观察体温波动
□ 完成护理记录
□ 遵医嘱用药</td><td></td></tr>
<tr><td colspan="2">护理评估</td><td>□ 评估有无跌倒、坠床、褥疮、导管滑脱、液体外渗的风险</td><td></td></tr>
<tr><td colspan="2">专科护理</td><td>□ 鼻腔、口腔护理及肛周坐浴
□ PICC 置管护理</td><td></td></tr>
<tr><td colspan="2">饮食指导</td><td>□ 协助患儿进餐</td><td></td></tr>
<tr><td colspan="2">活动体位</td><td>□ 根据护理等级指导活动</td><td></td></tr>
<tr><td colspan="2">洗浴要求</td><td>□ 更换病号服</td><td></td></tr>
<tr><td colspan="3">病情变异记录</td><td>□ 无　□ 有,原因:
□ 患儿　□ 疾病　□ 医疗
□ 护理　□ 保障　□ 管理</td><td>□ 无　□ 有,原因:
□ 患儿　□ 疾病　□ 医疗
□ 护理　□ 保障　□ 管理</td></tr>
</table>

（续　表）

护士签名	白班	小夜班	大夜班	白班	小夜班	大夜班
医师签名						

第六节　儿童急性淋巴细胞白血病髓外白血病预防化疗 HDMTX 方案临床路径

一、儿童急性淋巴细胞白血病髓外白血病预防化疗 HDMTX 方案临床路径标准住院流程

（一）适用对象

根据中华医学会儿科学分会血液学组发表在《中华儿科杂志》2014 年 9 月第 52 卷第 9 期的《儿童急性淋巴细胞白血病诊疗建议》（第 4 次修订）确诊为急性淋巴细胞白血病（ICD-10：C91，M98210/3 伴 Z51.146）（低危组和中危组）的患儿。

（二）诊断依据

根据《儿童急性淋巴细胞白血病诊疗建议（2014 年）》（中华医学会儿科学分会血液学组，2014 年）。

1. 急性淋巴细胞白血病（ALL）的基本诊断依据

（1）临床症状、体征：早期多表现为倦怠、发热、乏力；可有骨、关节疼痛，皮肤黏膜苍白；皮肤出血点、瘀斑、鼻出血也是常见症状；50％患儿有肝、脾、淋巴结肿大等浸润灶表现。

（2）血常规改变：血红蛋白及红细胞计数大多降低，血小板计数减少，大多数患儿有白细胞计数增高，但也可正常或减低，淋巴细胞比例增高，分类可发现数量不等的原始淋巴细胞、幼稚淋巴细胞。

（3）中枢神经系统白血病的诊断：符合以下任何一项，并排除其他原因引起的中枢神经系统病变时，可诊断为 CNSL。①诊断时或治疗过程中脑脊液（CSF）中白细胞计数≥5×10^6/L，并在 CSF 离心制片中存在形态学明确的白血病细胞；②有脑神经麻痹症状；③有影像学检查（CT 或 MRI）显示脑或脑膜病变、脊膜病变。

（4）睾丸白血病的诊断：睾丸单侧或双侧无痛性肿大，质地变硬或呈结节状，缺乏弹性感，透光试验阴性，超声波检查可发现睾丸呈非均质性浸润灶，楔形活组织检查可见白血病细胞浸润。

2. 形态学-免疫学-细胞遗传学-分子生物学（MICM）分型　准确的 MICM 分型是 ALL 临床分型及治疗方案正确实施的基础与前提。

（1）细胞形态学分型：骨髓形态学改变是确诊本病的主要依据。骨髓涂片中有核细胞大多呈明显增生或极度增生，仅少数呈增生低下，均以淋巴细胞增生为主，原始淋巴细胞＋幼稚淋巴细胞≥25％诊断为 ALL。按原始淋巴细胞和幼稚淋巴细胞形态学特点可分为 L_1、L_2 和 L_3 型（FAB 分型），但 L_1、L_2 型已不具有明显的预后意义。组织化学染色检查，有助于确定细胞的生物化学性质，并与其他类型的白血病鉴别。ALL 的组织化学特征为过氧化物酶染色和苏丹黑染色阴性；糖原染色（±）～（卌）；酸性磷酸酶染色（－）～（±），T 细胞胞质呈块状或颗粒

状弱阳性，其他亚型为阴性；非特异性酯酶染色阴性。

(2)免疫学分型：根据世界卫生组织(WHO)2008分型标准，可将ALL分为前体B-ALL和前体T-ALL两型，将FAB分类中的L_3型(Burkitt型)归入成熟B细胞肿瘤。①前体B-ALL，TdT、CD34、HLA-DR、CD19、cytCD79a阳性，大多数CD10阳性，CD22、CD24和CD20多有不同程度的表达，CD45可阴性。伴t(4;11)(q21;q23)/MLL-AF4$^+$的患者CD10和CD24阴性。成熟B-ALL表达单一轻链的膜IgM和CD19、CD20、CD22及CD10、BCL6、TdT和CD34阴性。②前体T-ALL，TdT、CD34、cytCD3和CD7阳性；CD1a、CD2、CD4、CD5、CD8有不同程度表达，大多数T细胞受体克隆性重排阳性。ALL中髓系相关抗原CD13、CD33等可以呈阳性，但该阳性不能排除ALL的诊断。

(3)细胞遗传学及分子生物学分型：①染色体数量改变，常见$2n<45$的低二倍体和$2n>50$的高超二倍体。②染色体结构改变，4种常见的与预后相关的染色体易位及其形成的融合基因有t(12;21)(p13;q22)/TEM-AML1(ETV6-RUNX1)、t(1;19)(q23;p13)/E2A-PBX1(TCF3-PBX1)、t(9;22)(q34;q11.2)/BCR-ABL1以及MLL重排，其中t(4;11)(q21;q23)/MLL-AF4最常见。

3．临床危险度分型　与儿童ALL预后确切相关的危险因素有以下几种。

(1)诊断时年龄<1岁或≥10岁。

(2)诊断时外周血白细胞计数$>50\times10^9$/L。

(3)诊断时已发生CNSL或TL。

(4)免疫表型为T细胞白血病。

(5)细胞及分子遗传学特征：染色体数目<45的低二倍体，t(9;22)(q34;q11.2)/BCR-ABL1、t(4;11)(q21;q23)/MLL-AF4或其他MLL基因重排、t(1;19)(q23;p13)/E2A-PBX1。

(6)泼尼松反应不良。

(7)诱导缓解治疗第15天，骨髓原始淋巴细胞及幼稚淋巴细胞≥25%。

(8)诱导缓解治疗结束(化疗第33天)，骨髓未获得完全缓解，原始淋巴细胞及幼稚淋巴细胞>5%。

(9)MRD水平：在具备技术条件的中心可以检测MRD。一般认为，诱导缓解治疗结束(化疗第33天)MRD$\geq1\times10^{-2}$的患儿预后差。

在上述危险因素的基础上进行儿童ALL的临床危险度分型，一般分为3型。①LR，不具备上述任何一项危险因素者。②IR，具备以下任何1项或多项者：诊断时年龄在≥10岁或<1岁；诊断时外周血白细胞计数$\geq50\times10^9$/L；诊断时已发生CNSL和(或)TL；免疫表型为T系ALL；t(1;19)(q23;p13)/E2A-PBX1阳性；初诊危险度为LR，在诱导治疗第15天骨髓原始淋巴细胞及幼稚淋巴细胞≥25%；诱导缓解治疗末(第33天)MRD$\geq1\times10^{-4}$，且$<1\times10^{-2}$。③HR，具备以下任何1项或多项者：t(9;22)(q34;q11.2)/BCR-ABL1阳性；t(4;11)(q21;q23)/MLL-AF4或其他MLL基因重排阳性；泼尼松反应不良；初诊危险度为IR，经诱导缓解治疗第15天骨髓原始淋巴细胞及幼稚淋巴细胞≥25%；诱导缓解治疗结束(化疗第33天)骨髓未获得完全缓解，原始淋巴细胞及幼稚淋巴细胞>5%；诱导缓解结束(化疗第33天)MRD$\geq1\times10^{-2}$或巩固治疗开始前(第12周)MRD$\geq1\times10^{-3}$。

(三)治疗方案的选择

1．根据《儿童急性淋巴细胞白血病诊疗建议(2014年)》(中华医学会儿科学分会血液学组，2014 年）。

2. 诱导缓解化疗及早期强化治疗结束后达到完全缓解后开始行巩固治疗——HDMTX 方案化疗。

3. 签署化疗知情同意书。

（四）标准住院日为 5～7 天

（五）进入临床路径标准

1. 第一诊断必须符合急性淋巴细胞白血病疾病编码（ICD-10：C91，M98210/3 伴 Z51.146）。

2. 完成 CAM 巩固化疗或维持治疗第 1 年的第 3、第 6、第 9 个月。

3. 中性粒细胞绝对值≥1.0×10^9/L、血小板计数≥100×10^9/L，肝功能、肾功能、心肌酶基本正常。

（六）入院评估

1. 必须检查的项目

（1）血常规、尿常规、粪常规、肝功能、肾功能、心肌酶和电解质、心电图。

（2）化疗开始后隔日复查 1 次血常规，每周 3 次。

（3）开始滴注甲氨蝶呤 48 小时和（或）72 小时检测甲氨蝶呤血药浓度并复查血生化。

（4）脑脊液常规、生化和找白血病细胞。

2. 根据病情选择的检查　合并感染时行血培养、C 反应蛋白检查。

3. 营养评估　根据《解放军总医院新入院患者营养风险筛查表（NRS-2002）》为新入院患儿进行营养评估，评分≥3 分者给予处置，必要时请营养科医师会诊。

4. 疼痛评估　根据《VAS 评分》实施疼痛评估，评分＞7 分者给予处置，必要时请疼痛科医师会诊。

5. 康复评估　根据《入院患者康复筛查和评估表》，在新入院患儿入院后 24 小时内进行康复筛查和评估。任何一项结果为“是”，则请康复科医师会诊。

（七）药物选择与使用时机

1. 化疗药物使用时机　根据《儿童急性淋巴细胞白血病诊疗建议（2006 年）》（中华医学会儿科学分会血液学组，2006 年），诱导缓解化疗及早期强化治疗结束后达到完全缓解，休疗 1～3 周，并达到以下条件后开始巩固治疗——HDMTX 治疗。①一般状况良好；②无发热，无严重感染；③血常规恢复，至少达到白细胞计数≥2.0×10^9/L，粒细胞计数≥0.5×10^9/L，血小板计数≥50×10^9/L；④肝功能正常；⑤心电图正常。

2. 具体用药

（1）化疗药物：巩固治疗，大剂量甲氨蝶呤，LR 2g/（m^2·d），IR 5g/（m^2·d），静脉滴注，第 8、第 22、第 36、第 50 天；巯嘌呤 25mg/（m^2·d）口服，第 1～56 天。LR，鞘内注射甲氨蝶呤，IR，三联鞘内注射，第 8、第 22、第 36、第 50 天，共 4 次。水化、碱化，足量四氢叶酸钙（CF）解救，每次 15mg/m^2，静脉注射 3 次，分别于第 42、第 48、第 54 小时，或 42 小时按每次 15mg/m^2 解救，48 小时以后按甲氨蝶呤血药浓度解救。

（2）支持治疗及防治感染的要点：①化疗同时应用中枢镇吐药。②水化、碱化液，用甲氨蝶呤前 4 小时开始水化、碱化，24 小时匀速静脉滴注，用至甲氨蝶呤血药浓度＜0.1μmol。3g/m^2 HDMTX 的液体总量为 3000ml/（m^2·d），4%碳酸氢钠 120～150ml/（m^2·d）；5g/m^2 HDMTX 的液体总量为 200ml/（m^2·h），4%碳酸氢钠 120～150ml/（m^2·d）。③用 HDMTX

同时及后3天常规使用护肝抑酸药物。④卡氏肺囊虫肺炎的预防，复方磺胺甲噁唑25mg/(kg·d)，每天2次，连用3天，间隔4天；四氢叶酸钙CF漱口或局部涂抹治疗甲氨蝶呤所致口腔黏膜溃疡。⑤非格司亭，中性粒细胞绝对值＜1.0×10^9/L时开始使用，5～10μg/(kg·d)，皮下注射，直至中性粒细胞绝对值≥1.0×10^9/L；粒细胞缺乏合并发热的抗生素使用，中性粒细胞绝对值＜0.5×10^9/L定义为粒细胞缺乏。⑥患儿如有明确感染灶，针对感染部位及临床特点与体征，经验性选择抗生素给予广谱抗生素治疗，及时留取病原学检查，后期根据药敏试验结果针对性治疗。其中当中性粒细胞绝对值＜0.5×10^9/L定义为粒细胞缺乏期。根据美国综合性癌症网制定的《癌症相关感染的防治指南》：粒细胞缺乏期出现体温＞38.0℃并持续30分钟或体温＞38.4℃或24小时内两次体温＞37.5℃，立即抽血培养和C反应蛋白，必要时行尿、粪、咽拭子培养，给予第三代以上头孢类抗生素或碳青霉烯抗生素静脉滴注；若用药48～72小时无效，加万古霉素或去甲万古霉素或替考拉林或利奈唑胺；若治疗5～7天体温未降至正常，考虑开始应用伊曲康唑等经验性抗真菌治疗。⑦骨髓抑制期成分输血，维持血红蛋白＞70g/L，血小板计数＞20×10^9/L以上。

(八)化疗日

1. 化疗方案及化疗剂量　巩固治疗大剂量甲氨蝶呤，LR 2g/(m^2·d)，IR 5g/(m^2·d)，静脉滴注，第8、第22、第36、第50天，巯嘌呤25mg/(m^2·d)口服，第1～56天。LR，鞘内注射甲氨蝶呤，IR，三联鞘内注射，第8、第22、第36、第50天，共4次。水化、碱化，足量四氢叶酸钙(CF)解救，每次15mg/m^2，静脉注射3次，分别于第42、第48、第54小时，或第42小时按每次15mg/m^2解救，48小时以后按甲氨蝶呤血药浓度解救。

2. 化疗注意事项

(1)每1个疗程的化疗完成后，一旦血常规恢复(白细胞计数≥3×10^9/L，中性粒细胞绝对值＞1.5×10^9/L)，肝功能、肾功能无异常，须及时做下一阶段的化疗，尽量缩短两个疗程之间的间隔时间(一般是2～3周)。

(2)在每一化疗疗程中，一旦疗程未完成时出现白细胞低下，尤其是诱导过程中出现骨髓抑制时，不能轻易终止化疗，应在积极支持治疗的同时，继续完成化疗。一旦出现严重感染，应减缓或暂时中断化疗，待积极控制感染后继续尽快完成化疗。

(3)遇严重出血时，及时大力止血，注意防治D IC，血小板极低(＜20×10^9/L)时，及时输注足量单采血小板悬液，以免发生致死性颅内出血。

(4)化疗前后必须检查肝功能、肾功能，肝功能、肾功能异常时，须及时积极治疗，以期尽早恢复。

(5)在缓解后治疗过程中，如遇不能用与化疗相关、感染相关解释的不明原因的白细胞和(或)血小板低下时，并迟迟不能恢复者，要警惕早期复发，应及时做骨髓涂片检查，追查原因。不能盲目等待和延长休疗时间。

(九)必须复查的项目

血常规、肝功能、肾功能。

(十)出院标准

1. 生命体征平稳，临床症状改善。
2. 患儿精神反应及饮食等一般情况好。
3. 已复查血常规、肝功能、肾功能，且未见异常。
4. 患儿甲氨蝶呤血药浓度＜0.1μmol且无皮肤黏膜溃疡、肝功能严重受损、严重骨髓抑制及感染等并发症。

(十一)变异及原因分析

1. 医疗原因导致的变异　如改变治疗方案、转科治疗、操作失误、误诊等。

2. 患者原因导致的变异　如不同意治疗方案、个人原因要求出院(转院)等。

3. 并发症原因导致的变异　如感染、出血等。

4. 病情原因导致的变异　如甲氨蝶呤排除延迟导致水化、碱化及四氢叶酸钙解救时间延长;甲氨蝶呤排除延迟导致皮肤黏膜溃疡、肝功能严重受损、严重骨髓抑制及感染等并发症,导致用药种类增多、住院时间延长,医疗费用增加。

5. 辅诊科室原因导致的变异　如检查、检验、手术病理等检查(不及时、结果报错、标本不合格等)、报告(不及时、结果错报、标本不合格)等原因延长住院天数、增加费用等。

6. 管理原因导致的变异　如系统暂不支持、系统瘫痪、需要修订流程、需要修订制度等。

二、儿童急性淋巴细胞白血病髓外白血病预防化疗 HDMTX 方案临床路径表单

<table>
<tr><td colspan="3">适用对象</td><td colspan="2">第一诊断为急性淋巴细胞白血病(ICD-10:C91,M98210/3 伴 Z51.146)中、低危组的患儿</td></tr>
<tr><td colspan="3">患儿基本信息</td><td>姓名:____　性别:____　年龄:__　门诊号:____
住院号:______　过敏史:______
住院日期:__年__月__日　出院日期:__年__月__日</td><td>标准住院:5～7 天</td></tr>
<tr><td colspan="3">时间</td><td>住院第 1 天</td><td>住院第 2 天</td></tr>
<tr><td rowspan="5">主要诊疗工作</td><td colspan="2">制度落实</td><td>□ 入院 2 小时内经治医师或值班医师完成接诊
□ 入院 24 小时内主管医师查房</td><td>□ 根据送检项目报告,及时向上级医师汇报,并给予相应处理
□ 入院 48 小时内主诊医师完成检诊
□ 主管医师查房</td></tr>
<tr><td colspan="2">病情评估</td><td>□ 经治医师询问病史及体格检查
□ 营养评估
□ 疼痛评估
□ 康复评估</td><td>□ 监测生命体征
□ 定期监测血常规、肝功能、肾功能</td></tr>
<tr><td colspan="2">病历书写</td><td>□ 入院 8 小时内完成首次病程记录
□ 入院 24 小时内完成入院记录</td><td>□ 入院 48 小时内完成主管医师查房记录</td></tr>
<tr><td colspan="2">知情同意</td><td>□ 病情告知
□ 必要时签署授权委托书
□ 患儿家长在入院记录单上签字</td><td>□ 病情告知</td></tr>
<tr><td colspan="2">其他</td><td>□ 及时通知上级医师检诊
□ 注意防治并发症</td><td>□ 注意防治并发症</td></tr>
<tr><td rowspan="3">重点医嘱</td><td rowspan="3">长期医嘱</td><td>护理医嘱</td><td>□ 按儿科血液病护理常规
□ 一级护理</td><td>□ 按儿科血液病护理常规
□ 一级护理</td></tr>
<tr><td>处置医嘱</td><td>□ 有床陪伴
□ 房间紫外线消毒</td><td>□ 房间紫外线消毒
□ 静脉输液
□ 输液泵(必要时)</td></tr>
<tr><td>膳食医嘱</td><td>□ 根据患儿年龄及病情选择,如儿科普食、幼儿软食、婴儿奶</td><td>□ 根据患儿年龄及病情选择,如儿科普食、幼儿软食、婴儿奶</td></tr>
</table>

（续　表）

		药物医嘱	□ 复方鱼肝油滴鼻液 □ 1∶5000 呋喃西林漱口 □ 复方磺胺甲嘧唑预防卡氏肺囊虫肺炎	□ 复方磺胺甲嘧唑预防卡氏肺囊虫肺炎 □ HDMTX □ 巯嘌呤 □ 水化、碱化液 □ 中枢镇吐药 □ 护肝、抑酸治疗
	临时医嘱	检查检验	□ 血常规 □ 尿常规、粪常规 □ 肝功能、肾功能、心肌酶和血电解质 □ 心电图 □ 化疗开始后隔日复查 1 次血常规，每周 3 次 □ 开始滴注甲氨蝶呤 48 小时和(或)72 小时检测甲氨蝶呤血药浓度并复查血生化 □ 血培养、C 反应蛋白(必要时)	□ 脑脊液常规、生化和找白血病细胞检查
		药物医嘱		
		处置医嘱		□ MTX＋Ara-C＋Dex 三联鞘内注射 1 次
主要护理工作	健康宣教		□ 入院宣教：介绍责任护士，病区环境、设施、规章制度、基础护理服务项目 □ 进行护理安全指导 □ 进行等级护理、活动范围指导 □ 进行饮食指导 □ 进行用药指导 □ 进行关于疾病知识的宣教	□ 进行用药指导
	护理处置		□ 患儿身份核对 □ 佩戴腕带 □ 建立入院病历，通知医师 □ 询问病史，填写护理记录单首页 □ 测量基本生命体征 □ 观察病情 □ 抽血 □ 输液 □ 心理护理与生活护理 □ 妥善固定各种管道 □ 根据评估结果采取相应的护理措施 □ 通知次日检查项目及检查注意事项	□ 观察体温波动及一般状况 □ 观察药物不良反应(过敏、胃肠道反应等)进行饮食指导 □ 测量基本生命体征 □ 观察病情 □ 输液 □ 心理护理与生活护理 □ 指导并监督患儿治疗与活动 □ 遵医嘱用药 □ 遵医嘱留取标本 □ 根据评估结果采取相应的护理措施 □ 妥善固定各种管道
	护理评估		□ 一般评估：生命体征、神志、皮肤、药物过敏史等 □ 专科评估：叮嘱患儿避免交叉感染，定时测量体温 □ 风险评估：评估有无跌倒、坠床、褥疮、导管滑脱、液体外渗的风险 □ 疼痛评估 □ 康复评估	□ 风险评估：评估有无跌倒、坠床、褥疮、导管滑脱、液体外渗的风险

（续　表）

<table>
<tr><td rowspan="4"></td><td colspan="2">专科护理</td><td colspan="3">□ 鼻腔、口腔护理</td><td colspan="3">□ 观察尿液颜色
□ PICC 置管</td></tr>
<tr><td colspan="2">饮食指导</td><td colspan="3">□ 根据医嘱通知配餐员准备膳食
□ 协助患儿进餐</td><td colspan="3">□ 协助患儿进餐</td></tr>
<tr><td colspan="2">活动体位</td><td colspan="3">□ 根据护理等级指导活动</td><td colspan="3">□ 根据护理等级指导活动</td></tr>
<tr><td colspan="2">洗浴要求</td><td colspan="3">□ 卫生整理</td><td colspan="3">□ 协助患儿晨、晚间护理</td></tr>
<tr><td colspan="3">病情变异记录</td><td colspan="3">□ 无　□ 有，原因：
□ 患儿　□ 疾病　□ 医疗
□ 护理　□ 保障　□ 管理</td><td colspan="3">□ 无　□ 有，原因：
□ 患儿　□ 疾病　□ 医疗
□ 护理　□ 保障　□ 管理</td></tr>
<tr><td colspan="3" rowspan="2">护士签名</td><td>白班</td><td>小夜班</td><td>大夜班</td><td>白班</td><td>小夜班</td><td>大夜班</td></tr>
<tr><td></td><td></td><td></td><td></td><td></td><td></td></tr>
<tr><td colspan="3">医师签名</td><td colspan="3"></td><td colspan="3"></td></tr>
<tr><td colspan="3">时间</td><td colspan="3">住院第 3—4 天</td><td colspan="3">住院第 5—7 天（出院日）</td></tr>
<tr><td rowspan="6">主要诊疗工作</td><td colspan="2">制度落实</td><td colspan="3">□ 上级医师查房</td><td colspan="3">□ 上级医师同意其出院</td></tr>
<tr><td colspan="2">病情评估</td><td colspan="3">□ 康复评估
□ 评估患儿治疗效果</td><td colspan="3"></td></tr>
<tr><td colspan="2">病历书写</td><td colspan="3">□ 入院 72 小时完成主诊医师查房记录
□ 上级医师查房记录
□ 完成日常病程记录，详细记录医嘱变动情况（原因和更改内容）</td><td colspan="3">□ 出院前一天有上级医师指示出院的病程记录
□ 出院后 24 小时内完成出院记录
□ 出院后 24 小时内完成病历首页
□ 开具出院介绍信
□ 开具诊断证明书</td></tr>
<tr><td colspan="2">知情同意</td><td colspan="3"></td><td colspan="3">□ 出院宣教</td></tr>
<tr><td colspan="2">其他</td><td colspan="3">□ 经治医师检查、整理病历资料
□ 检查住院押金使用情况</td><td colspan="3">□ 预约门诊复诊时间</td></tr>
<tr style="display:none"></tr>
<tr><td rowspan="4">重点医嘱</td><td rowspan="4">长期医嘱</td><td>护理医嘱</td><td colspan="3">□ 儿科血液病护理常规
□ 护理等级：一级护理</td><td colspan="3">□ 儿科血液病护理常规
□ 二级护理</td></tr>
<tr><td>处置医嘱</td><td colspan="3">□ 房间紫外线消毒</td><td colspan="3">□ 门诊随诊</td></tr>
<tr><td>膳食医嘱</td><td colspan="3">□ 根据患儿年龄及病情选择，如儿科普食、幼儿软食、婴儿奶</td><td colspan="3">□ 饮食</td></tr>
<tr><td>药物医嘱</td><td colspan="3">□ 复方鱼肝油滴鼻液
□ 1∶5000 呋喃西林漱口
□ 复方磺胺甲噁唑预防卡氏肺囊虫肺炎
□ 四氢叶酸钙
□ 水化、碱化液
□ 护肝、抑酸等对症治疗
□ 巯嘌呤
□ 抗生素
□ 非格司亭</td><td colspan="3">□ 出院带药</td></tr>
</table>

（续 表）

<table>
<tr><td rowspan="3">临时医嘱</td><td>检查检验</td><td colspan="3">□ 血常规（隔日复查 1 次，每周 3 次）
□ 生化检验项目（肝功能、肾功能、心肌酶、电解质）
□ 检测甲氨蝶呤血药浓度并复查血生化
□ 必要时血培养、C 反应蛋白</td><td colspan="3">□ 血常规，肝功能、肾功能</td></tr>
<tr><td>药物医嘱</td><td colspan="3">□ 必要时四氢叶酸钙漱口或局部涂抹
□ 成分输血</td><td colspan="3"></td></tr>
<tr><td>处置医嘱</td><td colspan="3"></td><td colspan="3">□ 今日出院</td></tr>
<tr><td rowspan="8">主要护理工作</td><td>健康宣教</td><td colspan="3"></td><td colspan="3"></td></tr>
<tr><td>护理处置</td><td colspan="3">□ 观察患儿一般状况
□ 观察体温波动
□ 观察皮肤、黏膜溃疡</td><td colspan="3">□ 出院宣教</td></tr>
<tr><td>护理评估</td><td colspan="3">□ 评估有无跌倒、坠床、褥疮、导管滑脱、液体外渗的风险</td><td colspan="3"></td></tr>
<tr><td>专科护理</td><td colspan="3">□ 指导患儿呋喃西林坐浴
□ PICC 置管护理</td><td colspan="3"></td></tr>
<tr><td>饮食指导</td><td colspan="3">□ 协助患儿进餐</td><td colspan="3"></td></tr>
<tr><td>活动体位</td><td colspan="3">□ 根据护理等级指导活动</td><td colspan="3"></td></tr>
<tr><td>洗浴要求</td><td colspan="3">□ 更换病号服</td><td colspan="3"></td></tr>
<tr><td colspan="2">病情变异记录</td><td colspan="3">□ 无　□ 有，原因：
□ 患儿　□ 疾病　□ 医疗
□ 护理　□ 保障　□ 管理</td><td colspan="3">□ 无　□ 有，原因：
□ 患儿　□ 疾病　□ 医疗
□ 护理　□ 保障　□ 管理</td></tr>
<tr><td colspan="2" rowspan="2">护士签名</td><td>白班</td><td>小夜班</td><td>大夜班</td><td>白班</td><td>小夜班</td><td>大夜班</td></tr>
<tr><td></td><td></td><td></td><td></td><td></td><td></td></tr>
<tr><td colspan="2">医师签名</td><td colspan="3"></td><td colspan="3"></td></tr>
</table>

第七节　急性淋巴细胞白血病诱导缓解化疗 VDLP 方案临床路径

一、儿童急性淋巴细胞白血病诱导缓解化疗 VDLP 方案临床路径标准住院流程

（一）适用对象

根据中华医学会儿科学分会血液学组 2006 年制定的《儿童急性淋巴细胞白血病诊疗建议》确诊为急性淋巴细胞白血病（ICD-10：C91，M98210/3 伴 Z51.146）（高危组、中危组和低危组）的患儿。

（二）诊断依据

根据《儿童急性淋巴细胞白血病诊疗建议（2006 年）》（中华医学会儿科学分会血液学组，2006 年）

1. 急性淋巴细胞白血病(ALL)的基本诊断依据

(1)临床症状、体征：早期多表现为倦怠、发热、乏力；可有骨、关节疼痛，皮肤黏膜苍白；皮肤出血点、瘀斑、鼻出血也是常见症状；50%的患儿有肝、脾、淋巴结肿大等浸润灶表现。

(2)血常规改变：血红蛋白及红细胞计数大多降低，血小板减少，大多数患儿有白细胞计数增高，但也可正常或减低，淋巴细胞比例增高，分类可发现数量不等的原始淋巴细胞、幼稚淋巴细胞。

(3)中枢神经系统白血病的诊断：符合以下任何一项，并排除其他原因引起的中枢神经系统病变时，可诊断为 CNSL。①诊断时或治疗过程中脑脊液(CSF)中白细胞计数$\geqslant 5\times 10^6$/L，并在 CSF 离心制片中存在形态学明确的白血病细胞；②有脑神经麻痹症状；③有影像学检查(CT/MRI)显示脑或脑膜病变、脊膜病变。

(4)睾丸白血病的诊断：睾丸单侧或双侧无痛性肿大，质地变硬或呈结节状，缺乏弹性感，透光试验阴性，超声波检查可发现睾丸呈非均质性浸润灶，楔形活组织检查可见白血病细胞浸润。

2. 形态学-免疫学-细胞遗传学-分子生物学(MICM)分型　准确的 MICM 分型是 ALL 临床分型及治疗方案正确实施的基础与前提。

(1)细胞形态学分型：骨髓形态学改变是确诊本病的主要依据。骨髓涂片中有核细胞大多呈明显增生或极度增生，仅少数呈增生低下，均以淋巴细胞增生为主，原始淋巴细胞＋幼稚淋巴细胞≥25%诊断为 ALL。按原始淋巴细胞和幼稚淋巴细胞形态学特点可分为 L_1、L_2 和 L_3 型(FAB 分型)，但 L_1、L_2 型已不具有明显的预后意义。组织化学染色检查，有助于确定细胞的生物化学性质，并与其他类型的白血病鉴别。ALL 的组织化学特征为过氧化物酶染色和苏丹黑染色阴性；糖原染色(±)～(卅)；酸性磷酸酶染色(－)～(±)，T 细胞胞质呈块状或颗粒状弱阳性，其他亚型为阴性；非特异性酯酶染色阴性。

(2)免疫学分型：根据世界卫生组织(WHO)2008 分型标准，可将 ALL 分为前体 B-ALL 和前体 T-ALL 两型，将 FAB 分类中的 L_3 型(Burkitt 型)归入成熟 B 细胞肿瘤。①前体 B-ALL，TdT、CD34、HLA-DR、CD19、cytCD79a 阳性，大多数 CD10 阳性，CD22、CD24 和 CD20 多有不同程度的表达，CD45 可阴性。伴 t(4;11)(q21;q23)/MLL-AF4$^+$ 的患者 CD10 和 CD24 阴性。成熟 B-ALL 表达单一轻链的膜 IgM 和 CD19、CD20、CD22 及 CD10、BCL6、TdT 和 CD34 阴性。②前体 T-ALL，TdT、CD34、cytCD3 和 CD7 阳性；CD1a、CD2、CD4、CD5、CD8 有不同程度表达，大多数 T 细胞受体克隆性重排阳性。ALL 中髓系相关抗原 CD13、CD33 等可以呈阳性，但该阳性不能排除 ALL 的诊断。

(3)细胞遗传学及分子生物学分型：①染色体数量改变，常见 $2n<45$ 的低二倍体和 $2n>50$ 的高超二倍体。②染色体结构改变，4 种常见的与预后相关的染色体易位及其形成的融合基因有 t(12;21)(p13;q22)/TEM-AML1(ETV6-RUNX1)、t(1;19)(q23;p13)/E2A-PBX1(TCF3-PBX1)、t(9;22)(q34;q11.2)/BCR-ABL1 以及 MLL 重排，其中 t(4;11)(q21;q23)/MLL-AF4 最常见。

3. 临床危险度分型　与儿童 ALL 预后确切相关的危险因素有以下几种。

(1)诊断时年龄<1 岁或≥10 岁。

(2)诊断时外周血白细胞计数$>50\times 10^9$/L。

(3)诊断时已发生 CNSL 或 TL。

(4)免疫表型为 T 细胞白血病。

(5)细胞及分子遗传学特征：染色体数目<45 的低二倍体，t(9;22)(q34;q11.2)/BCR-

ABL1、t(4;11)(q21;q23)/MLL-AF4 或其他 MLL 基因重排、t(1;19)(q23;p13)/E2A-PBX1。

(6)泼尼松反应不良。

(7)诱导缓解治疗第 15 天骨髓原始淋巴细胞及幼稚淋巴细胞≥25%。

(8)诱导缓解治疗结束(化疗第 33 天)骨髓未获得完全缓解,原始淋巴细胞及幼稚淋巴细胞>5%。

(9)MRD 水平:在具备技术条件的中心可以检测 MRD。一般认为,诱导缓解治疗结束(化疗第 33 天)MRD≥1×10^{-2}的患儿预后差。

在上述危险因素的基础上进行儿童 ALL 的临床危险度分型,一般分为 3 型。①LR,不具备上述任何一项危险因素者。②IR,具备以下任何 1 项或多项者:诊断时年龄在≥10 岁或<1 岁;诊断时外周血白细胞计数≥50×10^{9}/L;诊断时已发生 CNSL 和(或)TL;免疫表型为 T 系 ALL;t(1;19)(q23;p13)/E2A-PBX1 阳性;初诊危险度为 LR,在诱导治疗第 15 天骨髓原始淋巴细胞及幼稚淋巴细胞≥25%;诱导缓解治疗末(第 33 天)MRD≥1×10^{-4},且<1×10^{-2}。③HR,具备以下任何 1 项或多项者:t(9;22)(q34;q11.2)/BCR-ABL1 阳性;t(4;11)(q21;q23)/MLL-AF4 或其他 MLL 基因重排阳性;泼尼松反应不良;初诊危险度为 IR,经诱导缓解治疗第 15 天骨髓原始淋巴细胞及幼稚淋巴细胞≥25%;诱导缓解治疗结束(化疗第 33 天)骨髓未获得完全缓解,原始淋巴细胞及幼稚淋巴细胞>5%;诱导缓解结束(化疗第 33 天)MRD≥1×10^{-2}或巩固治疗开始前(第 12 周)MRD≥1×10^{-3}。

(三)治疗依据的选择

1. 根据《儿童急性淋巴细胞白血病诊疗建议(2006 年)》(中华医学会儿科学分会血液学组,2006 年)选择治疗方案。

2. 第一诊断必须符合急性淋巴细胞白血病(ICD-10:M98210/3)。

3. 签署化疗知情同意书。

(四)标准住院日为 22~25 天

(五)进入路径标准

1. 第一诊断必须符合急性淋巴细胞白血病(ICD-10:C91,M98210/3 伴 Z51.146)。

2. 该病的高危组、低危组、中危组儿童。

3. 患儿无明确感染及出血等合并症。

4. 血常规中性粒细胞绝对值≥1.0×10^{9}/L、血小板计数≥100×10^{9}/L,肝功能、肾功能、心肌酶基本正常等。心电图正常。

(六)入院评估

1. 必须检查的项目

(1)血常规、尿常规、粪常规。

(2)肝功能、肾功能、心肌酶和电解质、血型、血清四项、凝血指标、结核三项,EB 病毒、巨细胞病毒、单纯疱疹病毒和人类疱疹病毒(HHV)-6、HHV-7、HHV-8 的 DNA 定性,肺炎支原体抗体、骨髓常规、免疫分型、染色体和白血病 31 种融合基因检查。

(3)头、颅、胸、腹 CT,心电图,心脏超声和睾丸超声等检查;结核菌素试验;脑脊液常规、生化和查白血病细胞检查。

(4)诱导缓解化疗开始后每日监测血糖;隔日复查 1 次血常规,每周 3 次;每周复查 1 次凝血指标、血生化。

(5)诱导缓解化疗第 19、第 33 天复查骨髓常规，第 33 天做骨髓微小残留病检测。

2. 根据病情可选择的检查　血培养、C 反应蛋白、生化等检查；感染灶的影像学检查。

3. 营养评估　根据《解放军总医院新入院患者营养风险筛查表(NRS-2002)》为新入院患儿进行营养评估，评分≥3 分者给予处置，必要时请营养科医师会诊。

4. 疼痛评估　根据《VAS 评分》实施疼痛评估，评分>7 分者给予处置，必要时请疼痛科医师会诊。

5. 康复评估　根据《入院患者康复筛查和评估表》，在新入院患儿入院后 24 小时内进行康复筛查和评估。任何一项结果为“是”，则请康复科医师会诊。

(七)药物选择与使用时机

1. 化疗药物选择及使用时机　第一诊断必须符合急性淋巴细胞白血病编码的患儿行诱导缓解治疗方案。达到以下条件后开始治疗：①一般状况良好；②无发热，无严重感染；③血常规恢复，至少达到白细胞计数≥2.0×10^9/L、粒细胞计数≥0.5×10^9/L、血小板计数≥50×10^9/L；④肝功能正常；⑤心电图正常。

2. 支持治疗及防治感染的要点　①诱导缓解化疗前尽可能清除急慢性感染灶，对疑似结核病者需用抗结核等保护性治疗；②预防高尿酸血症：在诱导化疗期间充分水化及碱化尿液并口服别嘌醇 200～300mg/(m^2·d)，共 1～2 周；③化疗同时用中枢镇吐药；④营养心肌、护肝、抑酸、纠正电解质紊乱等对症支持治疗：化疗同时及停化疗后 3 天常规使用，若出现血生化检验结果异常，用至指标正常；⑤强烈化疗期间可酌情用成分输血以维持血红蛋白>70g/L、血小板计数>20×10^9/L 以上，还可预防性大剂量静脉滴注丙种球蛋白；⑥非格司亭，停化疗 24 小时可开始使用，5～10μg/(kg·d)，皮下注射，直至中性粒细胞绝对值(ANC)≥1.0×10^9/L；⑦加强口鼻黏膜、皮肤和肛周的清洁护理；⑧卡氏肺囊虫肺炎的预防，复方磺胺甲噁唑 25mg/(kg·d)，每天 2 次，连用 3 天，间隔 4 天；⑨患儿如有明确感染灶，针对感染部位及临床特点与体征，经验性选择抗生素给予广谱抗感染治疗，及时留取病原学检查，后期根据药敏试验结果针对性治疗。其中当中性粒细胞绝对值<0.5×10^9/L 定义为粒细胞缺乏期。根据美国综合性癌症网制定的《癌症相关感染的防治指南》：粒细胞缺乏期出现体温>38.0℃并持续 30 分钟或体温>38.4℃或 24 小时内两次体温>37.5℃，立即抽血培养和行 C 反应蛋白检查，必要时行尿、粪、咽拭子培养，给予第三代以上头孢类抗生素或碳青酶烯抗生素静脉滴注；若用药48～72 小时无效，加万古霉素或去甲万古霉素或替考拉林或利奈唑胺；若治疗 5～7 天体温未降至正常，考虑开始应用伊曲康唑等经验性抗真菌治疗。

(八)化疗日

1. 化疗方案　第一诊断为急性淋巴细胞白血病的患儿行诱导缓解治疗时选用 VDLP 化疗方案。

2. 化疗剂量

(1)高危组：长春新碱 1.5mg/m^2(每次最大量≤2mg)，静脉注射，第 8、第 15、第 22、第 29 天；柔红霉素(DNR)30mg/m^2，用 5%葡萄糖溶液 100ml 稀释后快速静脉滴注(30 分钟)，第8～10 天，共 3 次；门冬酰胺酶(L-ASP)6000～10 000U/m^2，静脉滴注或肌内注射，第 11、第 13、第 15、第 17、第 19、第 21、第 23、第 25、第 27、第 29 天，共 10 次；泼尼松，第 1～7 天为泼尼松试验，60mg/(m^2·d)，分次口服，第 8～28 天为 40mg/(m^2·d)，分次口服，第 29 天起每 2 天减半，1 周内减停；MTX+Ara-C+Dex 三联鞘内注射，分别在第 1、第 8、第 15、第 22、第 29 天。

(2)中危组:同高危组,但门冬酰胺酶减为8次。

(3)低危组:同高危组,但柔红霉素减为2次,门冬酰胺酶从第10天起,并减为6次。

(九)必须复查的项目

出院前常规复查血常规、肝功能、肾功能。

(十)出院标准

1. 诱导缓解化疗结束,骨髓正常造血开始恢复,中性粒细胞绝对值≥0.5×10^9/L,血小板计数≥50×10^9/L,无感染和出血表现。

2. 患儿生命体征平稳,临床症状改善。

3. 患儿精神反应及饮食等一般情况好。

(十一)变异及原因分析

1. 医疗原因导致的变异　如改变治疗方案、转科治疗、操作失误、误诊等。

2. 患者原因导致的变异　如不同意治疗方案、个人原因要求出院(转院)等。

3. 并发症原因导致的变异　化疗期间合并严重感染、脏器功能受损或其他难以预料的并发症,导致化疗减缓或中断、用药种类增多、住院时间延长,医疗费用增加等。

4. 病情原因导致的变异　如肝功能严重受损、严重骨髓抑制及感染等并发症,导致用药种类增多、住院时间延长,医疗费用增加。

5. 辅诊科室原因导致的变异　如检查、检验(不及时、结果报错、标本不合格等)、报告(不及时、结果错报、标本不合格)等原因延长住院天数、增加费用等。

6. 管理原因导致的变异　如系统暂不支持、系统瘫痪、需要修订流程、需要修订制度等。

二、儿童急性淋巴细胞白血病诱导缓解化疗VDLP方案临床路径表单

适用对象		第一诊断为急性淋巴细胞白血病(ICD-10:C91,M98210/3伴Z51.146)(高危组、中危组和低危组)的患儿	
患儿基本信息		姓名:____ 性别:____ 年龄:__ 门诊号:____ 住院号:______ 过敏史:______ 住院日期:__年__月__日 出院日期:__年__月__日	标准住院日:22～25天
时间		住院第1－10天(诊断日)	住院第2－15天(化疗日)
主要诊疗工作	制度落实	□ 入院2小时内经治医师或值班医师完成接诊 □ 入院24小时内主管医师查房	□ 主管医师查房 □ 入院48小时内主诊医师完成检诊 □ 专科会诊(必要时)
	病情评估	□ 经治医师询问病史及体格检查 □ 营养评估 □ 疼痛评估 □ 康复评估	□ 监测生命体征 □ 定期监测血常规、肝功能、肾功能
	病历书写	□ 入院8小时内完成首次病程记录 □ 入院24小时内完成入院记录	□ 入院48小时内完成主管医师查房记录 □ 入院72小时内完成主诊医师查房记录 □ 完成日常病程记录,详细记录医嘱变动情况(原因和更改内容)

（续 表）

	知情同意		□ 病情告知 □ 患儿家长在入院记录单上签字 □ 签署化疗知情同意书及骨髓穿刺知情同意书	□ 病情告知 □ 病情变化及时告知
	其他		□ 及时通知上级医师检诊 □ 注意防治并发症	□ 注意防治并发症 □ 注意观察有无发热及黏膜损害
重点医嘱	长期医嘱	护理医嘱	□ 按儿科血液病护理常规 □ 一级护理	
		处置医嘱	□ 有床陪伴 □ 房间紫外线消毒 □ 静脉输液	□ 有床陪伴 □ 房间紫外线消毒 □ 静脉输液 □ 输液泵
		膳食医嘱	□ 饮食：根据患儿年龄及病情选择饮食，如儿科普食、幼儿软食、婴儿奶等，并注意饮食卫生	□ 饮食：根据患儿年龄及病情选择饮食，如儿科普食、幼儿软食、婴儿奶等，并注意饮食卫生
		药物医嘱	□ 复方鱼肝油滴鼻液 □ 1∶5000 呋喃西林漱口 □ 复方磺胺甲噁唑预防卡氏肺囊虫肺炎	□ 化疗药物 □ 水化、碱化液 □ 营养心肌、护肝、抑酸、镇吐、纠正电解质紊乱等对症支持治疗 □ 抗生素 □ 非格司亭 □ 对症治疗 □ 复方鱼肝油滴鼻液 □ 1∶5000 呋喃西林漱口 □ 复方磺胺甲噁唑预防卡氏肺囊虫肺炎
	临时医嘱	检查检验	□ 血常规 □ 尿常规、粪常规 □ 肝功能、肾功能、心肌酶和电解质 □ 血型，血清四项，凝血指标，结核三项，EB 病毒，巨细胞病毒，单纯疱疹病毒和 HHV-6、HHV-7、HHV-8 的 DNA 定性，肺炎支原体抗体，骨髓常规，免疫分型，染色体和白血病 31 种融合基因检查 □ 头、颅、胸、腹 CT，心电图，心脏超声和睾丸超声等；结核菌素试验；脑脊液常规、生化和查白血病细胞检查 □ 诱导缓解化疗开始后每日监测血糖；隔日复查 1 次血常规，每周 3 次；每周复查 1 次凝血指标、生化指标 □ 诱导缓解化疗第 19、第 33 天复查骨髓常规，第 33 天做骨髓微小残留病检测 □ 血培养、C 反应蛋白、生化等检查；感染灶的影像学检查（必要时）	□ 隔日复查 1 次血常规，每周 3 次

(续　表)

<table>
<tr><td></td><td>药物医嘱</td><td colspan="3"></td><td colspan="3"></td></tr>
<tr><td></td><td>处置医嘱</td><td colspan="3">□ 成分输血
□ 骨髓穿刺</td><td colspan="3">□ 成分输血</td></tr>
<tr><td rowspan="8">主要护理工作</td><td>健康宣教</td><td colspan="3">□ 入院宣教：介绍责任护士，病区环境、设施、规章制度、基础护理服务项目
□ 进行护理安全指导
□ 进行等级护理、活动范围指导
□ 进行饮食指导
□ 进行用药指导
□ 进行关于疾病知识的宣教</td><td colspan="3">□ 进行饮食指导
□ 进行用药指导</td></tr>
<tr><td>护理处置</td><td colspan="3">□ 患儿身份核对
□ 佩戴腕带
□ 建立入院病历，通知医师
□ 询问病史，填写护理记录单首页
□ 测量基本生命体征
□ 观察病情
□ 抽血
□ 输液
□ 心理护理与生活护理
□ 妥善固定各种管道
□ 根据评估结果采取相应的护理措施
□ 通知次日检查项目及检查注意事项</td><td colspan="3">□ 测量基本生命体征
□ 观察病情
□ 抽血
□ 输液
□ 心理护理与生活护理
□ 指导并监督患儿治疗与活动
□ 遵医嘱用药
□ 遵医嘱留取标本
□ 根据评估结果采取相应的护理措施
□ 妥善固定各种管道
□ 观察药物不良反应</td></tr>
<tr><td>护理评估</td><td colspan="3">□ 一般评估：生命体征、神志、皮肤、药物过敏史等
□ 专科评估：饮食习惯、生活方式、体重、身高、体表面积等
□ 风险评估：评估有无跌倒、坠床、褥疮、导管滑脱、液体外渗的风险
□ 营养评估
□ 疼痛评估
□ 康复评估</td><td colspan="3">□ 风险评估：评估有无跌倒、坠床、褥疮、导管滑脱、液体外渗的风险
□ 体温、有无黏膜损害</td></tr>
<tr><td>专科护理</td><td colspan="3">□ 鼻腔、口腔护理</td><td colspan="3">□ 观察尿液颜色
□ PICC 置管</td></tr>
<tr><td>饮食指导</td><td colspan="3">□ 根据医嘱通知配餐员准备膳食
□ 协助患儿进餐</td><td colspan="3">□ 协助患儿进餐</td></tr>
<tr><td>活动体位</td><td colspan="3">□ 根据护理等级指导活动</td><td colspan="3">□ 根据护理等级指导活动</td></tr>
<tr><td>洗浴要求</td><td colspan="3">□ 按时洗浴注意卫生</td><td colspan="3">□ 协助患儿晨、晚间护理</td></tr>
<tr><td colspan="2">病情变异记录</td><td colspan="3">□ 无　□ 有，原因：
□ 患儿　□ 疾病　□ 医疗
□ 护理　□ 保障　□ 管理</td><td colspan="3">□ 无　□ 有，原因：
□ 患儿　□ 疾病　□ 医疗
□ 护理　□ 保障　□ 管理</td></tr>
<tr><td colspan="2" rowspan="2">护士签名</td><td>白班</td><td>小夜班</td><td>大夜班</td><td>白班</td><td>小夜班</td><td>大夜班</td></tr>
<tr><td></td><td></td><td></td><td></td><td></td><td></td></tr>
</table>

（续　表）

医师签名				
时间			住院第 16—22 天（恢复日）	住院第 23—25 天（出院日）
主要诊疗工作	制度落实		□ 上级医师查房	□ 上级医师同意其出院
	病情评估		□ 康复评估 □ 评估患儿治疗效果	
	病历书写		□ 完成上级医师查房记录 □ 科主任查房记录（疑难危重） □ 完成日常病程记录，详细记录医嘱变动情况（原因和更改内容）	□ 出院前一天有上级医师指示出院的病程记录 □ 出院后 24 小时内完成出院记录 □ 出院后 24 小时内完成病历首页 □ 开具出院介绍信 □ 开具诊断证明书
	知情同意			□ 出院宣教
	其他		□ 经治医师检查、整理病历资料 □ 检查住院押金使用情况	□ 预约门诊复诊时间
重点医嘱	长期医嘱	护理医嘱	□ 儿科血液病护理常规 □ 一级护理	□ 儿科血液病护理常规 □ 二级护理
		处置医嘱	□ 房间紫外线消毒	□ 门诊随诊
		膳食医嘱	□ 饮食：根据患儿年龄及病情选择饮食，如儿科普食、幼儿软食、婴儿奶等，并注意饮食卫生	□ 饮食：根据患儿年龄及病情选择饮食，如儿科普食、幼儿软食、婴儿奶等，并注意饮食卫生
		药物医嘱	□ 复方鱼肝油滴鼻液 □ 1∶5000 呋喃西林漱口 □ 复方磺胺甲噁唑预防卡氏肺囊虫肺炎 □ 抗生素 □ 非格司亭 □ 对症治疗	□ 出院带药（必要时）
	临时医嘱	检查检验	□ 血常规 □ 生化检验项目（肝功能、肾功能、心肌酶、电解质）	
		药物医嘱		
		处置医嘱	□ 骨髓穿刺，成分输血（必要时）	□ 今日出院
主要护理工作	健康宣教			
	护理处置		□ 观察患儿一般状况 □ 观察体温波动 □ 完成护理记录 □ 遵医嘱用药	□ 出院宣教
	护理评估		□ 评估有无跌倒、坠床、褥疮、导管滑脱、液体外渗的风险	
	专科护理		□ PICC 置管护理	
	饮食指导		□ 协助患儿进餐	

（续　表）

	活动体位	□ 根据护理等级指导活动					
	洗浴要求	□ 更换病号服					
病情变异记录		□ 无　□ 有，原因： □ 患儿　□ 疾病　□ 医疗 □ 护理　□ 保障　□ 管理			□ 无　□ 有，原因： □ 患儿　□ 疾病　□ 医疗 □ 护理　□ 保障　□ 管理		
护士签名		白班	小夜班	大夜班	白班	小夜班	大夜班
医师签名							

第八节　儿童急性淋巴细胞白血病早期强化 DVL＋IDAra-C 方案的临床路径

一、儿童急性淋巴细胞白血病早期强化 DVL＋IDAra-C 方案临床路径标准住院流程

（一）适用对象

根据中华医学会儿科学分会血液学组 2006 年制定的《儿童急性淋巴细胞白血病诊疗建议》确诊为急性淋巴细胞白血病（ICD-10：C91，M98210/3 伴 Z51.146）（中危组、低危组）的患儿。

（二）诊断依据

根据《儿童急性淋巴细胞白血病诊疗建议（2006 年）》（中华医学会儿科学分会血液学组，2006 年）。

1. 急性淋巴细胞白血病（ALL）的基本诊断依据

（1）临床症状、体征：早期多表现为倦怠、发热、乏力；可有骨、关节疼痛，皮肤黏膜苍白；皮肤出血点、瘀斑、鼻出血也是常见症状；50％的患儿有肝、脾、淋巴结肿大等浸润灶表现。

（2）血常规改变：血红蛋白及红细胞计数大多降低，血小板计数减少，大多数患儿有白细胞计数增高，但也可正常或减低，淋巴细胞比例增高，分类可发现数量不等的原始淋巴细胞、幼稚淋巴细胞。

（3）中枢神经系统白血病的诊断：符合以下任何一项，并排除其他原因引起的中枢神经系统病变时，可诊断为 CNSL。①诊断时或治疗过程中脑脊液（CSF）中白细胞计数 $\geqslant 5\times10^6$/L，并在 CSF 离心制片中存在形态学明确的白血病细胞；②有脑神经麻痹症状；③有影像学检查（CT 或 MRI）显示脑或脑膜病变、脊膜病变。

（4）睾丸白血病的诊断：睾丸单侧或双侧无痛性肿大，质地变硬或呈结节状，缺乏弹性感，透光试验阴性，超声波检查可发现睾丸呈非均质性浸润灶，楔形活组织检查可见白血病细胞浸润。

2. 形态学-免疫学-细胞遗传学-分子生物学（MICM）分型　准确的 MICM 分型是 ALL 临床分型及治疗方案正确实施的基础与前提。

（1）细胞形态学分型：骨髓形态学改变是确诊本病的主要依据。骨髓涂片中有核细胞大多呈明显增生或极度增生，仅少数呈增生低下，均以淋巴细胞增生为主，原始淋巴细胞＋幼稚淋巴细胞 $\geqslant$25％诊断为 ALL。按原始淋巴细胞、幼稚淋巴细胞形态学特点可分为 L_1、L_2 和 L_3

型(FAB 分型)，但 L_1、L_2 型已不具有明显的预后意义。组织化学染色检查，有助于确定细胞的生物化学性质，并与其他类型的白血病鉴别。ALL 的组织化学特征为过氧化物酶染色和苏丹黑染色阴性；糖原染色(±)～(卌)；酸性磷酸酶染色(－)～(±)，T 细胞胞质呈块状或颗粒状弱阳性，其他亚型为阴性；非特异性酯酶染色阴性。

(2)免疫学分型：根据世界卫生组织(WHO)2008 分型标准，可将 ALL 分为前体 B-ALL 和前体 T-ALL 两型，将 FAB 分类中的 L_3 型(Burkitt 型)归入成熟 B 细胞肿瘤。①前体 B-ALL，TdT、CD34、HLA-DR、CD19、cytCD79a 阳性，大多数 CD10 阳性，CD22、CD24 和 CD20 多有不同程度的表达，CD45 可阴性。伴 t(4；11)(q21；q23)/MLL-$AF4^+$ 的患者 CD10 和 CD24 阴性。成熟 B-ALL 表达单一轻链的膜 IgM 和 CD19、CD20、CD22 及 CD10、BCL6、TdT 和 CD34 阴性。②前体 T-ALL，TdT、CD34、cytCD3 和 CD7 阳性；CD1a、CD2、CD4、CD5、CD8 有不同程度表达，大多数 T 细胞受体克隆性重排阳性。ALL 中髓系相关抗原 CD13、CD33 等可以呈阳性，但该阳性不能排除 ALL 的诊断。

(3)细胞遗传学及分子生物学分型：①染色体数量改变，常见 $2n<45$ 的低二倍体和 $2n>50$ 的高超二倍体。②染色体结构改变，4 种常见的与预后相关的染色体易位及其形成的融合基因有 t(12;21)(p13;q22)/TEM-AML1(ETV6-RUNX1)、t(1;19)(q23;p13)/E2A-PBX1(TCF3-PBX1)、t(9;22)(q34;q11.2)/BCR-ABL1 以及 MLL 重排，其中 t(4;11)(q21;q23)/MLL-AF4 最常见。

3. 临床危险度分型　与儿童 ALL 预后确切相关的危险因素有以下几种。

(1)诊断时年龄<1 岁或≥10 岁。

(2)诊断时外周血白细胞计数 $>50\times10^9/L$。

(3)诊断时已发生 CNSL 或 TL。

(4)免疫表型为 T 细胞白血病。

(5)细胞及分子遗传学特征：染色体数目<45 的低二倍体，t(9；22)(q34；q11.2)/BCR-ABL1、t(4；11)(q21；q23)/MLL-AF4 或其他 MLL 基因重排、t(1；19)(q23；p13)/E2A-PBX1。

(6)泼尼松反应不良。

(7)诱导缓解治疗第 15 天骨髓原始淋巴细胞及幼稚淋巴细胞≥25%。

(8)诱导缓解治疗结束(化疗第 33 天)骨髓未获得完全缓解，原始淋巴细胞及幼稚淋巴细胞>5%。

(9)MRD 水平：在具备技术条件的中心可以检测 MRD。一般认为，诱导缓解治疗结束(化疗第 33 天)MRD $\geq1\times10^{-2}$ 的患儿预后差。

在上述危险因素的基础上进行儿童 ALL 的临床危险度分型，一般分为 3 型。①LR，不具备上述任何一项危险因素者。②IR，具备以下任何 1 项或多项者：诊断时年龄在≥10 岁或<1 岁；诊断时外周血白细胞计数 $\geq50\times10^9/L$；诊断时已发生 CNSL 和(或)TL；免疫表型为 T 系 ALL；t(1；19)(q23；p13)/E2A-PBX1 阳性；初诊危险度为 LR，在诱导治疗第 15 天骨髓原始淋巴细胞及幼稚淋巴细胞≥25%；诱导缓解治疗末(第 33 天)MRD $\geq1\times10^{-4}$，且 $<1\times10^{-2}$。③HR，具备以下任何 1 项或多项者：t(9；22)(q34；q11.2)/BCR-ABL1 阳性；t(4；11)(q21；q23)/MLL-AF4 或其他 MLL 基因重排阳性；泼尼松反应不良；初诊危险度为 IR，经诱导缓解治疗第 15 天骨髓原始淋巴细胞及幼稚淋巴细胞≥25%；诱导缓解治疗结束(化疗第 33 天)骨髓未获得完全缓解，原始淋巴细胞及幼稚淋巴细胞>5%；诱导缓解结束(化疗第 33 天)MRD $\geq1\times10^{-2}$ 或巩固治疗开始前(第 12 周)MRD $\geq1\times10^{-3}$。

(三)选择治疗方案的依据

1. 根据《儿童急性淋巴细胞白血病诊疗建议(2006 年)》(中华医学会儿科学分会血液学组,2006 年)选择治疗方案。

2. 急性淋巴细胞白血病(高危组、中危组和低危组)(ICD-10:M98210/3)的患儿,行早期强化 DVL+IDAra-C 方案化疗。

3. 签署化疗知情同意书。

(四)标准住院日为 22～25 天

(五)进入路径标准

1. 第一诊断必须符合急性淋巴细胞白血病疾病编码(ICD-10:C91,M98210/3 伴 Z51.146)。

2. 低危组、中危组患儿完成早期强化 VDLDex 方案后,休疗 1～2 周,待中性粒细胞绝对值≥1.0×10^9/L、血小板计数≥100×10^9/L,肝功能、肾功能、心肌酶基本正常,无明确感染。

(六)入院评估

1. 必须检查的项目

(1)血常规、尿常规、粪常规,肝功能、肾功能、心肌酶和电解质。

(2)心电图。

(3)化疗开始后隔日复查 1 次血常规,每周 3 次。

(4)化疗造血恢复期复查骨髓常规和脑脊液常规、生化,查白血病细胞。

2. 根据病情选择的检查　合并感染时根据病情做血培养、C 反应蛋白、血生化等检查。

3. 营养评估　根据《解放军总医院新入院患者营养风险筛查表(NRS-2002)》为新入院患儿进行营养评估,评分≥3 分者给予处置,必要时请营养科医师会诊。

4. 疼痛评估　根据《VAS 评分》实施疼痛评估,评分>7 分者给予处置,必要时请疼痛科医师会诊。

5. 康复评估　根据《入院患者康复筛查和评估表》,在新入院患儿入院后 24 小时内进行康复筛查和评估。任何一项结果为"是",则请康复科医师会诊。

(七)药物选择与使用时机

1. 化疗药物使用时机　根据《儿童急性淋巴细胞白血病诊疗建议(2006 年)》(中华医学会儿科学分会血液学组,2006 年),低、中危组患儿完成早期强化 VDLDex 方案后,休疗 1～2 周,达到以下条件后开始行早期强化治疗:一般状况良好;无发热,无严重感染;血常规恢复,至少达到白细胞计数≥2.0×10^9/L,粒细胞计数≥0.5×10^9/L,血小板计数≥50×10^9/L;肝功能正常;心电图正常。

2. 化疗药物选择　地塞米松 8mg/(m^2·d),每天 3 次,口服,第 1～8 天;长春新碱 1.5mg/m^2(最大量为每天 2mg),静脉注射,第 1、第 8 天;门冬酰胺酶 6000～10 000U/m^2,静脉滴注 3～4 小时,第 4、第 6 天;阿糖胞苷 1g/m^2,每 12 小时,静脉滴注 3 小时,第 1～3 天(共 6 次)。化疗造血恢复期行 MTX+Ara-C+Dex 三联鞘内注射 1 次,并复查骨髓常规。

3. 支持治疗及防治感染的要点　化疗同时用中枢镇吐药;营养心肌、护肝、抑酸、纠正电解质紊乱等对症支持治疗,化疗同时及停化疗后 3 天常规使用;若出现生化指标异常,用至指标正常;强烈化疗期间可酌情用成分输血以维持血红蛋白>70g/L、血小板计数>20×10^9/L,还可预防性大剂量静脉滴注丙种球蛋白;非格司亭,停化疗 24 小时可开始使用,5～10μg/(kg·d),皮下注射,直至中性粒细胞绝对值(ANC)≥1.0×10^9/L;加强口鼻黏膜、皮肤和肛周的清洁护理;卡氏肺囊虫肺炎的预防，复方磺胺甲噁唑 25mg/(kg·d)，每天 2 次，连用 3 天，间隔 4 天；患儿如有明确感染灶，针对感染部位及临床特点与体征，经验性选择抗生素给予广谱抗生素治疗，及时留取病原学检查，后期根据药敏试验结果针对性治疗。其中当中性粒细胞绝对值＜0.5×10^9/L 定义为粒细胞缺乏期。根据美国综合性癌症网制定的《癌症相关感染的防治指南》，粒细胞缺乏期出现体温＞38.0℃并持续 30 分钟或体温＞38.4℃或 24 小时内两次体温＞37.5℃，立即抽血培养和行 C 反应蛋白检查，必要时行尿、粪、咽拭子培养，给予第三代以上头孢类抗生素或碳青霉烯抗生素静脉滴注；若用药 48～72 小时无效，加万古霉素或去甲万古霉素或替考拉林或利奈唑胺；若治疗 5～7 天体温未降至正常，考虑开始应用伊曲康唑等经验性抗真菌治。

（八）化疗日

1. 化疗方案及剂量　早期强化 DVL＋IDAra-C 方案：地塞米松 8mg/(m^2·d)，每天 3 次，口服，第 1～8 天；长春新碱 1.5mg/m^2(最大量为每次 2mg)，静脉注射，第 1、第 8 天；门冬酰胺酶 6000～10 000U/m^2，静脉滴注 3～4 小时，第 4、第 6 天；阿糖胞苷 1g/m^2，每 12 小时 1 次，静脉滴注 3 小时，第 1～3 天(共 6 次)。

2. 化疗注意事项

(1)每一个疗程的化疗完成后，一旦血常规恢复(白细胞计数＞3×10^9/L，中性粒细胞绝对值＞1.5×10^9/L)，肝功能、肾功能无异常，须及时做下一阶段的化疗，尽量缩短两个疗程之间的间隔时间(一般是 2～3 周)。

(2)在每一化疗疗程中，一旦疗程未完成时出现白细胞低下，尤其是诱导过程中出现骨髓抑制时，不能轻易终止化疗，应在积极支持治疗的同时，继续完成化疗。一旦出现严重感染，应减缓或暂时中断化疗，待积极控制感染后继续尽快完成化疗。

(3)维持化疗期间，尤其是维持化疗早期，应将白细胞计数控制在 3×10^9/L、中性粒细胞绝对值 1.5×10^9/L 左右；若白细胞计数始终＞4×10^9/L，不能下降者易复发；若中性粒细胞绝对值过早或长时间＜1.5×10^9/L，则易发生严重感染。

(4)遇严重出血时，及时大力止血，注意防治 DIC，血小板极低(＜20×10^9/L)时，及时输注足量单采血小板悬液，以免发生致死性颅内出血。

(5)每一个疗程前后必须检查肝功能、肾功能，肝功能、肾功能异常时，须及时积极治疗，以期尽早恢复。

(6)在缓解后治疗过程中，如遇不能用与化疗相关、感染相关解释的不明原因的白细胞和(或)血小板低下时，并迟迟不能恢复者，要警惕早期复发，应及时做骨髓涂片检查，追查原因。不能盲目等待和延长休疗时间。

（九）必须复查的项目

出院前常规复查血常规、肝功能、肾功能。

（十）出院标准

1. 生命体征平稳，临床症状改善。

2. 患儿精神反应及饮食等一般情况好。

3. 已复查血常规，中性粒细胞绝对值≥0.5×10^9/L，血小板计数≥50×10^9/L，无感染和出血表现。

（十一）变异及原因分析

1. 医疗原因导致的变异　如改变治疗方案、转科治疗、操作失误、误诊等。

2. 患者原因导致的变异　如不同意治疗方案、个人原因要求出院(转院)等。

3. 并发症原因导致的变异　化疗期间合并严重感染、脏器功能受损或其他难以预料的并发症,导致化疗减缓或中断、用药种类增多、住院时间延长,医疗费用增加等。

4. 病情原因导致的变异　如肝功能严重受损、严重骨髓抑制及感染等并发症,导致用药种类增多、住院时间延长,医疗费用增加。

5. 辅诊科室原因导致的变异　如检查、检验(不及时、结果报错、标本不合格等)、报告(不及时、结果错报、标本不合格)等原因延长住院天数、增加费用等。

6. 管理原因导致的变异　如系统暂不支持、系统瘫痪、需要修订流程、需要修订制度等。

二、儿童急性淋巴细胞白血病早期强化 DVL＋IDAra-C 方案临床路径表单

适用对象		第一诊断为急性淋巴细胞白血病(ICD-10:C91,M98210/3 伴 Z51.146)(低、中危组)的患者	
患儿基本信息		姓名:____　性别:____　年龄:__　门诊号:____ 住院号:______　过敏史:______ 住院日期:__年__月__日　出院日期:__年__月__日	标准住院日:22～25 天
时间		住院第 1 天(化疗前常规检查日)	住院第 2－15 天(化疗及骨髓抑制期)
主要诊疗工作	制度落实	□ 入院 2 小时内经治医师或值班医师完成接诊 □ 入院 24 小时内主管医师查房	□ 主管医师查房 □ 入院 48 小时内主诊医师完成检诊 □ 专科会诊(必要时)
	病情评估	□ 经治医师询问病史及体格检查 □ 营养评估 □ 疼痛评估 □ 康复评估	□ 监测生命体征 □ 定期监测血常规、肝功能、肾功能
	病历书写	□ 入院 8 小时内完成首次病程记录 □ 入院 24 小时内完成入院记录	□ 入院 48 小时内完成主管医师查房记录 □ 入院 72 小时内完成主诊医师查房记录 □ 完成日常病程记录,详细记录医嘱变动情况(原因和更改内容)
	知情同意	□ 病情告知 □ 患儿家长在入院记录单上签字 □ 签署化疗知情同意书	□ 病情告知 □ 病情变化时及时告知
	其他	□ 及时通知上级医师检诊 □ 注意防治并发症 □ 注意体温、有无黏膜损害	□ 注意防治并发症 □ 注意体温、有无黏膜损害
重点医嘱 长期医嘱	护理医嘱	□ 按儿科血液病护理常规 □ 一级护理	□ 按儿科血液病护理常规 □ 一级护理
	处置医嘱	□ 有床陪伴 □ 房间紫外线消毒	□ 有床陪伴 □ 房间紫外线消毒 □ 静脉输液 □ 输液泵
	膳食医嘱	□ 饮食:根据患儿年龄及病情选择饮食,如儿科普食、幼儿软食、婴儿奶等,并注意饮食卫生	□ 饮食:根据患儿年龄及病情选择饮食,如儿科普食、幼儿软食、婴儿奶等,并注意饮食卫生

（续　表）

<table>
<tr><td rowspan="4"></td><td></td><td>药物医嘱</td><td>□ 复方鱼肝油滴鼻液
□ 1:5000 呋喃西林漱口
□ 复方磺胺甲噁唑预防卡氏肺囊虫肺炎</td><td>□ 化疗药物
□ 水化、碱化液
□ 营养心肌、护肝、抑酸、镇吐、纠正电解质紊乱等对症支持治疗
□ 抗生素
□ 非格司亭
□ 对症治疗</td></tr>
<tr><td rowspan="3">临时医嘱</td><td>检查检验</td><td>□ 血常规
□ 尿常规、粪常规
□ 肝功能、肾功能、心肌酶和电解质
□ 心电图
□ 感染灶的影像学检查(必要时)
□ 血培养、C 反应蛋白(必要时)</td><td>□ 隔日复查 1 次血常规，每周 3 次</td></tr>
<tr><td>药物医嘱</td><td></td><td></td></tr>
<tr><td>处置医嘱</td><td>□ 必要时成分输血</td><td>□ 必要时成分输血</td></tr>
<tr><td rowspan="3">主要护理工作</td><td colspan="2">健康宣教</td><td>□ 入院宣教：介绍责任护士，病区环境、设施、规章制度、基础护理服务项目
□ 进行护理安全指导
□ 进行等级护理、活动范围指导
□ 进行饮食指导
□ 进行用药指导
□ 进行关于疾病知识的宣教</td><td>□ 进行饮食指导
□ 进行用药指导</td></tr>
<tr><td colspan="2">护理处置</td><td>□ 患儿身份核对
□ 佩戴腕带
□ 建立入院病历，通知医师
□ 询问病史，填写护理记录单首页
□ 测量基本生命体征
□ 观察病情
□ 抽血
□ 输液
□ 心理护理与生活护理
□ 妥善固定各种管道
□ 根据评估结果采取相应的护理措施
□ 通知次日检查项目及检查注意事项</td><td>□ 测量基本生命体征
□ 观察病情
□ 抽血
□ 输液
□ 心理护理与生活护理
□ 指导并监督患儿治疗与活动
□ 遵医嘱用药
□ 遵医嘱留取标本
□ 根据评估结果采取相应的护理措施
□ 妥善固定各种管道
□ 观察药物不良反应</td></tr>
<tr><td colspan="2">护理评估</td><td>□ 一般评估：生命体征、神志、皮肤、药物过敏史等
□ 专科评估：体重、身高、体表面积等
□ 风险评估：评估有无跌倒、坠床、褥疮、导管滑脱、液体外渗的风险
□ 营养评估
□ 疼痛评估
□ 康复评估</td><td>□ 风险评估：评估有无跌倒、坠床、褥疮、导管滑脱、液体外渗的风险</td></tr>
</table>

（续　表）

	专科护理		□ 指导患儿呋喃西林坐浴	□ PICC 置管 □ 观察尿液颜色
	饮食指导		□ 根据医嘱通知配餐员准备膳食 □ 协助患儿进餐	□ 协助患儿进餐
	活动体位		□ 根据护理等级指导活动	□ 根据护理等级指导活动
	洗浴要求		□ 卫生整理：更衣、剪短指甲	□ 协助患儿晨、晚间护理
病情变异记录			□ 无　□ 有，原因： □ 患儿　□ 疾病　□ 医疗 □ 护理　□ 保障　□ 管理	□ 无　□ 有，原因： □ 患儿　□ 疾病　□ 医疗 □ 护理　□ 保障　□ 管理
护士签名			白班　小夜班　大夜班	白班　小夜班　大夜班
医师签名				
时间			住院第 16－22 天（骨髓造血恢复期）	住院第 23－25 天（出院日）
主要诊疗工作	制度落实		□ 上级医师查房	□ 上级医师同意其出院
	病情评估		□ 康复评估 □ 评估患儿治疗效果	
	病历书写		□ 完成上级医师查房记录 □ 科主任查房记录（疑难危重） □ 完成病程记录，详细记录医嘱变动情况（原因和更改内容）	□ 出院前一天有上级医师指示出院的病程记录 □ 出院后 24 小时内完成出院记录 □ 出院后 24 小时内完成病历首页 □ 开具出院介绍信 □ 开具诊断证明书
	知情同意			□ 出院宣教
	其他		□ 经治医师检查、整理病历资料 □ 检查住院押金使用情况	□ 预约门诊复诊时间
重点医嘱	长期医嘱	护理医嘱	□ 儿科血液病护理常规 □ 一级护理	□ 儿科血液病护理常规 □ 二级护理
		处置医嘱	□ 房间紫外线消毒 □ 静脉输液 □ 输液泵	□ 今日出院
		膳食医嘱	□ 饮食：根据患儿年龄及病情选择饮食，如儿科普食、幼儿软食、婴儿奶等，并注意饮食卫生	□ 饮食：根据患儿年龄及病情选择饮食，如儿科普食、幼儿软食、婴儿奶等，并注意饮食卫生
		药物医嘱	□ 复方鱼肝油滴鼻液 □ 1∶5000 呋喃西林漱口 □ 复方磺胺甲噁唑预防卡氏肺囊虫肺炎 □ 抗生素 □ 非格司亭 □ 对症治疗	□ 出院带药（必要时）

（续　表）

	临时医嘱	检查检验	□ 血常规（隔日复查 1 次，每周 3 次） □ 生化检验：肝功能、肾功能、心肌酶、电解质	□ 血常规，生化检验项目
		药物医嘱		
		处置医嘱	□ 骨髓穿刺，成分输血 □ 腰椎穿刺	□ 今日出院
主要护理工作	健康宣教			
	护理处置		□ 观察患儿一般状况 □ 观察体温波动 □ 完成护理记录 □ 遵医嘱用药	□ 出院宣教
	护理评估		□ 评估有无跌倒、坠床、褥疮、导管滑脱、液体外渗的风险	
	专科护理		□ 鼻腔、口腔护理及肛周坐浴	
	饮食指导		□ 协助患儿进餐	
	活动体位		□ 根据护理等级指导活动	
	洗浴要求		□ 更换病号服	
病情变异记录			□ 无　□ 有，原因： □ 患儿　□ 疾病　□ 医疗 □ 护理　□ 保障　□ 管理	□ 无　□ 有，原因： □ 患儿　□ 疾病　□ 医疗 □ 护理　□ 保障　□ 管理
护士签名			白班　小夜班　大夜班	白班　小夜班　大夜班
医师签名				

第九节　儿童急性淋巴细胞白血病早期强化 VDLD 方案的临床路径

一、儿童急性淋巴细胞白血病早期强化 VDLD 方案临床路径标准住院流程

（一）适用对象

根据中华医学会儿科学分会血液学组 2006 年制定的《儿童急性淋巴细胞白血病诊疗建议》确诊为急性淋巴细胞白血病（ICD-10：C91，M98210/3 伴 Z51.146）（高危组、中危组和低危组）的患儿。

（二）诊断依据

根据《儿童急性淋巴细胞白血病诊疗建议（2006 年）》（中华医学会儿科学分会血液学组，2006 年）。

1. 急性淋巴细胞白血病（ALL）的基本诊断依据

(1)临床症状、体征:早期多表现为倦怠、发热、乏力;可有骨、关节疼痛,皮肤黏膜苍白;皮肤出血点、瘀斑、鼻出血也是常见症状;50%的患儿有肝、脾、淋巴结肿大等浸润灶表现。

(2)血常规改变:血红蛋白及红细胞计数大多降低,血小板计数减少,大多数患儿有白细胞计数增高,但也可正常或减低,淋巴细胞比例增高,分类可发现数量不等的原始淋巴细胞、幼稚淋巴细胞。

(3)中枢神经系统白血病的诊断:符合以下任何一项,并排除其他原因引起的中枢神经系统病变时,可诊断为CNSL。①诊断时或治疗过程中脑脊液(CSF)中白细胞计数$\geqslant 5\times10^6/L$,并在CSF离心制片中存在形态学明确的白血病细胞;②有脑神经麻痹症状;③有影像学检查(CT或MRI)显示脑或脑膜病变、脊膜病变。

(4)睾丸白血病的诊断:睾丸单侧或双侧无痛性肿大,质地变硬或呈结节状,缺乏弹性感,透光试验阴性,超声波检查可发现睾丸呈非均质性浸润灶,楔形活组织检查可见白血病细胞浸润。

2. 形态学-免疫学-细胞遗传学-分子生物学(MICM)分型　准确的MICM分型是ALL临床分型及治疗方案正确实施的基础与前提。

(1)细胞形态学分型:骨髓形态学改变是确诊本病的主要依据。骨髓涂片中有核细胞大多呈明显增生或极度增生,仅少数呈增生低下,均以淋巴细胞增生为主,原始淋巴细胞+幼稚淋巴细胞≥25%诊断为ALL。按原始淋巴细胞和幼稚淋巴细胞形态学特点可分为L_1、L_2和L_3型(FAB分型),但L_1、L_2型已不具有明显的预后意义。组织化学染色检查,有助于确定细胞的生物化学性质,并与其他类型的白血病鉴别。ALL的组织化学特征为过氧化物酶染色和苏丹黑染色阴性;糖原染色(±)~(卅);酸性磷酸酶染色(-)~(±),T细胞胞质呈块状或颗粒状弱阳性,其他亚型为阴性;非特异性酯酶染色阴性。

(2)免疫学分型:根据世界卫生组织(WHO)2008分型标准,可将ALL分为前体B-ALL和前体T-ALL两型,将FAB分类中的L_3型(Burkitt型)归入成熟B细胞肿瘤。①前体B-ALL,TdT、CD34、HLA-DR、CD19、cytCD79a阳性,大多数CD10阳性,CD22、CD24和CD20多有不同程度的表达,CD45可阴性。伴t(4;11)(q21;q23)/MLL-AF4$^+$的患者CD10和CD24阴性。成熟B-ALL表达单一轻链的膜IgM和CD19、CD20、CD22及CD10、BCL6、TdT和CD34阴性。②前体T-ALL,TdT、CD34、cytCD3和CD7阳性;CD1a、CD2、CD4、CD5、CD8有不同程度表达,大多数T细胞受体克隆性重排阳性。ALL中髓系相关抗原CD13、CD33等可以呈阳性,但该阳性不能排除ALL的诊断。

(3)细胞遗传学及分子生物学分型:①染色体数量改变,常见$2n<45$的低二倍体和$2n>50$的高超二倍体。②染色体结构改变,4种常见的与预后相关的染色体易位及其形成的融合基因有t(12;21)(p13;q22)/TEM-AML1(ETV6-RUNX1)、t(1;19)(q23;p13)/E2A-PBX1(TCF3-PBX1)、t(9;22)(q34;q11.2)/BCR-ABL1以及MLL重排,其中t(4;11)(q21;q23)/MLL-AF4最常见。

3. 临床危险度分型　与儿童ALL预后确切相关的危险因素有以下几种。

(1)诊断时年龄<1岁或≥10岁。

(2)诊断时外周血白细胞计数$>50\times10^9/L$。

(3)诊断时已发生CNSL或TL。

(4)免疫表型为T细胞白血病。

(5)细胞及分子遗传学特征:染色体数目<45的低二倍体,t(9;22)(q34;q11.2)/BCR-

ABL1、t(4;11)(q21;q23)/MLL-AF4 或其他 MLL 基因重排、t(1;19)(q23;p13)/E2A-PBX1。

(6)泼尼松反应不良。

(7)诱导缓解治疗第 15 天骨髓原始淋巴细胞及幼稚淋巴细胞≥25%。

(8)诱导缓解治疗结束(化疗第 33 天)骨髓未获得完全缓解,原始淋巴细胞及幼稚淋巴细胞>5%。

(9)MRD 水平:在具备技术条件的中心可以检测 MRD。一般认为,诱导缓解治疗结束(化疗第 33 天)MRD≥1×10^{-2}的患儿预后差。

在上述危险因素的基础上进行儿童 ALL 的临床危险度分型,一般分为 3 型。①LR,不具备上述任何一项危险因素者。②IR,具备以下任何 1 项或多项者:诊断时年龄在≥10 岁或<1 岁;诊断时外周血白细胞计数≥50×10^{9}/L;诊断时已发生 CNSL 和(或)TL;免疫表型为 T 系 ALL;t(1;19)(q23;p13)/E2A-PBX1 阳性;初诊危险度为 LR,在诱导治疗第 15 天骨髓原始淋巴细胞及幼稚淋巴细胞≥25%;诱导缓解治疗末(第 33 天)MRD≥1×10^{-4},且<1×10^{-2}。③HR,具备以下任何 1 项或多项者:t(9;22)(q34;q11.2)/BCR-ABL1 阳性;t(4;11)(q21;q23)/MLL-AF4 或其他 MLL 基因重排阳性;泼尼松反应不良;初诊危险度为 IR 经诱导缓解治疗第 15 天骨髓原始淋巴细胞及幼稚淋巴细胞≥25%;诱导缓解治疗结束(化疗第 33 天)骨髓未获得完全缓解,原始淋巴细胞及幼稚淋巴细胞>5%;诱导缓解结束(化疗第 33 天)MRD≥1×10^{-2}或巩固治疗开始前(第 12 周)MRD≥1×10^{-3}。

(三)选择治疗方案的依据

1. 根据《儿童急性淋巴细胞白血病诊疗建议(2006 年)》(中华医学会儿科学分会血液学组,2006 年)选择治疗方案。

2. 急性淋巴细胞白血病(ICD-10,M98210/3)(高危组、中危组和低危组)的患儿。早期强化行 VDLD 方案。

3. 签署化疗药物知情同意书。

(四)标准住院日为 22～29 天

(五)进入路径标准

1. 诊断必须符合急性淋巴细胞白血病(ICD-10:C91,M98210/3 伴 Z51.146)。

2. 髓外白血病预防 3 个疗程 HDMTX 后,无明确感染,中性粒细胞绝对值≥1.0×10^{9}/L、血小板计数≥100×10^{9}/L,肝功能、肾功能、心肌酶基本正常。

(六)入院评估

1. 必须检查的项目

(1)血常规、尿常规、粪常规,肝功能、肾功能、心肌酶、血淀粉酶、脂肪酶和电解质。

(2)心电图。

(3)化疗开始后隔日复查 1 次血常规,每周 3 次。

2. 根据病情可选择的检查　合并感染时根据病情做血培养、C 反应蛋白、生化等检查。

(七)药物选择与使用时机

1. 化疗药物使用时机　根据《儿童急性淋巴细胞白血病诊疗建议(2006 年)》(中华医学会儿科学分会血液学组,2006 年),髓外白血病预防 3 个疗程 HDMTX 后,达到以下条件后开始早期强化 VDLD 方案化疗。①一般状况良好;②无发热,无严重感染;③血常规恢复,至少达到白细胞计数≥2.0×10^{9}/L,粒细胞计数≥0.5×10^{9}/L,血小板计数≥50×10^{9}/L;④肝功能正常;⑤心电图正常。

2. 具体用药

(1)高危组:长春新碱 1.5mg/m^2(每次最大量≤2mg),静脉注射,第 1、第 8 天;柔红霉素(DNR)30mg/m^2,用 5%葡萄糖溶液 100ml 稀释快速静脉滴注(30 分钟),第 1、第 8 天;门冬酰胺酶(L-ASP)6000~10 000U/m^2,静脉滴注或肌内注射,第 1、第 3、第 5、第 7、第 9、第 11、第 13 天和第 15 天,共 8 次;地塞米松 6mg/(m^2·d),分次口服,第 1~14 天,第 3 周减停。

(2)中危组:同高危组,但 L-ASP 减为 6 次。

3. 支持治疗及防治感染药物选择及使用时机　化疗同时用中枢镇吐药;营养心肌、护肝、抑酸、纠正电解质紊乱等对症支持治疗,化疗同时及停化疗后 3 天常规使用;若出现生化指标异常,用至指标正常;强烈化疗期间可酌情用成分输血以维持血红蛋白>70g/L、血小板计数>20×10^9/L,还可预防性大剂量静脉滴注丙种球蛋白;非格司亭,停化疗 24 小时可开始使用,5~10μg/(kg·d),皮下注射,直至中性粒细胞绝对值(ANC)≥1.0×10^9/L;加强口鼻黏膜、皮肤和肛周的清洁护理;卡氏肺囊虫肺炎的预防,复方磺胺甲噁唑 25mg/(kg·d),每天 2 次,连续用药 3 天,间隔 4 天;患儿如有明确感染灶,针对感染部位及临床特点与体征,经验性选择抗生素给予广谱抗感染治疗,及时留取病原学检查,后期根据药敏试验结果针对性治疗。其中当中性粒细胞绝对值<0.5×10^9/L 定义为粒细胞缺乏期。根据美国综合性癌症网制定的《癌症相关感染的防治指南》:粒细胞缺乏期出现体温>38.0℃并持续 30 分钟或体温>38.4℃或 24 小时内两次体温>37.5℃,立即抽血培养和行 C 反应蛋白检查,必要时行尿、粪便、咽拭子培养,给予第三代以上头孢类抗生素或碳青霉烯抗生素静脉滴注;若用药 48~72 小时无效,加万古霉素或去甲万古霉素或替考拉林或利奈唑胺;若治疗5~7 天体温未降至正常,考虑开始伊曲康唑等经验性抗真菌治疗。

(八)化疗日

1. 化疗方案及化疗剂量　早期强化 VDLD 化疗方案。

(1)高危组:长春新碱 1.5mg/m^2(每次最大量≤2mg),静脉注射,第 1、第 8 天;柔红霉素(DNR)30mg/m^2,用 5%葡萄糖溶液 100ml 稀释快速静脉滴注(30 分钟),第 1、第 8 天;门冬酰胺酶(L-ASP)6000~10 000U/m^2,静脉滴注或肌内注射,第 1、第 3、第 5、第 7、第 9、第 11、第 13 天和第 15 天,共 8 次;地塞米松 6mg/(m^2·d),分次口服,第 1~14 天,第 3 周减停。

(2)中危组:同高危组,但 L-ASP 减为 6 次。

2. 化疗注意事项

(1)每一个疗程的化疗完成后,一旦血常规恢复(白细胞>3×10^9/L,中性粒细胞绝对值>1.5×10^9/L),肝功能、肾功能无异常,须及时做下一阶段的化疗,尽量缩短两个疗程之间的间隔时间(一般是 2~3 周)。

(2)在每一个化疗疗程中,一旦疗程未完成时出现白细胞低下,尤其是诱导过程中出现骨髓抑制时,不能轻易终止化疗,应在积极支持治疗的同时,继续完成化疗。一旦出现严重感染,应减缓或暂时中断化疗,待积极控制感染后继续尽快完成化疗。

(3)维持化疗期间,尤其是维持化疗早期,应将白细胞计数控制在 3×10^9/L、中性粒细胞绝对值 1.5×10^9/L 左右;若白细胞计数始终>4×10^9/L,不能下降者易复发;若中性粒细胞绝对值过早或长时间<1.5×10^9/L,则易发生严重感染。

(4)遇严重出血时,及时大力止血,注意防治 DIC,血小板极低(<20×10^9/L)时,及时输注

足量单采血小板悬液，以免发生致死性颅内出血。

(5)每一个疗程前后必须检查肝功能、肾功能，肝功能、肾功能异常时，须及时积极治疗，以期尽早恢复。

(6)在缓解后治疗过程中，如遇不能用与化疗相关、感染相关解释的不明原因的白细胞和(或)血小板低下时，并迟迟不能恢复者，要警惕早期复发，应及时做骨髓涂片检查，追查原因。不能盲目等待和延长休疗时间。

(九)必须复查的项目

出院前常规复查血常规、肝功能、肾功能。

(十)出院标准

1. 生命体征平稳，临床症状改善。

2. 精神反应及饮食等一般情况好。

3. 已复查血常规，中性粒细胞绝对值≥0.5×10^9/L，血小板计数≥50×10^9/L，无感染和出血表现。

(十一)变异及原因分析

1. 医疗原因导致的变异　如改变治疗方案、转科治疗、操作失误、误诊等。

2. 患儿原因导致的变异　如不同意治疗方案、个人原因要求出院(转院)等。

3. 并发症原因导致的变异　化疗期间合并严重感染、脏器功能受损或其他难以预料的并发症，导致化疗减缓或中断、用药种类增多、住院时间延长，医疗费用增加等。

4. 病情原因导致的变异　如肝功能严重受损、严重骨髓抑制及感染等并发症，导致用药种类增多、住院时间延长，医疗费用增加。

5. 辅诊科室原因导致的变异　如检查、检验(不及时、结果报错、标本不合格等)、报告(不及时、结果错报、标本不合格)等原因延长住院天数、增加费用等。

6. 管理原因导致的变异　如系统暂不支持、系统瘫痪、需要修订流程、需要修订制度等。

二、儿童急性淋巴细胞白血病早期强化 VDLD 方案临床路径表单

适用对象		第一诊断为为急性淋巴细胞白血病(ICD-10:C91，M98210/3 伴 Z51.146)(高危组、中危组和低危组)的患儿	
患儿基本信息		姓名:____ 性别:____ 年龄:__ 门诊号:____ 住院号:______ 过敏史:______ 住院日期:__年__月__日 出院日期:__年__月__日	标准住院日:22～29 天
时间		住院第 1 天(化疗前常规检查日)	住院第 2－15 天(化疗及骨髓抑制期)
主要诊疗工作	制度落实	□ 入院 2 小时内经治医师或值班医师完成接诊 □ 入院 24 小时内主管医师查房	□ 主管医师查房 □ 入院 48 小时内主诊医师完成检诊 □ 专科会诊(必要时)
	病情评估	□ 经治医师询问病史及体格检查 □ 营养评估 □ 疼痛评估 □ 康复评估	□ 监测生命体征 □ 定期监测血常规、肝功能、肾功能

（续 表）

病历书写		□ 入院 8 小时内完成首次病程记录 □ 入院 24 小时内完成入院记录	□ 入院 48 小时内完成主管医师查房记录 □ 入院 72 小时内完成主诊医师查房记录 □ 完成日常病程记录，详细记录医嘱变动情况（原因和更改内容）
知情同意		□ 病情告知 □ 患儿家长签署授权委托书 □ 患儿家长在入院记录单上签字 □ 签署化疗知情同意书	□ 病情告知
其他		□ 及时通知上级医师检诊 □ 注意防治并发症	□ 注意防治并发症
重点医嘱	长期医嘱 护理医嘱	□ 按儿科血液病护理常规 □ 一级护理	□ 按儿科血液病护理常规 □ 一级护理 □ 有床陪伴
	长期医嘱 处置医嘱	□ 有床陪伴 □ 房间紫外线消毒	□ 有床陪伴 □ 房间紫外线消毒 □ 静脉输液 □ 输液泵
	长期医嘱 膳食医嘱	□ 饮食：根据患儿年龄及病情选择饮食，如儿科普食、幼儿软食、婴儿奶等，并注意饮食卫生	□ 饮食：根据患儿年龄及病情选择饮食，如儿科普食、幼儿软食、婴儿奶等，并注意饮食卫生
	长期医嘱 药物医嘱	□ 复方鱼肝油滴鼻液 □ 1∶5000 呋喃西林漱口 □ 复方磺胺甲噁唑预防卡氏肺囊虫肺炎	□ 化疗药物 □ 水化、碱化液 □ 营养心肌、护肝、抑酸、镇吐、纠正电解质紊乱等对症支持治疗 □ 抗生素 □ 非格司亭 □ 对症治疗
	临时医嘱 检查检验	□ 血常规 □ 尿常规、粪常规 □ 肝功能、肾功能、心肌酶和电解质 □ 心电图 □ 血培养、C 反应蛋白（必要时）	□ 成分输血 □ 隔日复查 1 次血常规，每周 3 次
	临时医嘱 药物医嘱		
	临时医嘱 处置医嘱	□ 必要时成分输血	□ 必要时成分输血
主要护理工作	健康宣教	□ 入院宣教：介绍责任护士，病区环境、设施、规章制度、基础护理服务项目 □ 进行护理安全指导 □ 进行等级护理、活动范围指导 □ 进行饮食指导 □ 进行用药指导 □ 进行关于疾病知识的宣教	□ 进行饮食指导 □ 进行用药指导

（续　表）

	护理处置	□ 患儿身份核对 □ 佩戴腕带 □ 建立入院病历，通知医师 □ 询问病史，填写护理记录单首页 □ 测量基本生命体征 □ 观察病情 □ 抽血 □ 输液 □ 心理护理与生活护理 □ 妥善固定各种管道 □ 根据评估结果采取相应的护理措施 □ 通知次日检查项目及检查注意事项	□ 测量基本生命体征 □ 观察病情 □ 抽血 □ 输液 □ 心理护理与生活护理 □ 指导并监督患儿治疗与活动 □ 遵医嘱用药 □ 遵医嘱留取标本 □ 根据评估结果采取相应的护理措施 □ 妥善固定各种管道 □ 观察药物不良反应
	护理评估	□ 一般评估：生命体征、神志、皮肤、药物过敏史等 □ 专科评估：体重、身高、体表面积等 □ 风险评估：评估有无跌倒、坠床、褥疮、导管滑脱、液体外渗的风险 □ 营养评估 □ 疼痛评估 □ 康复评估	□ 风险评估：评估有无跌倒、坠床、褥疮、导管滑脱、液体外渗的风险
	专科护理	□ 心电监护（病情危重或不稳定） □ 鼻腔、口腔护理	□ PICC 置管 □ 观察尿液颜色
	饮食指导	□ 根据医嘱通知配餐员准备膳食 □ 协助患儿进餐	□ 协助患儿进餐
	活动体位	□ 根据护理等级指导活动	□ 根据护理等级指导活动
	洗浴要求	□ 协助患儿晨、晚间护理	□ 协助患儿晨、晚间护理
病情变异记录		□ 无　□ 有，原因： □ 患儿　□ 疾病　□ 医疗 □ 护理　□ 保障　□ 管理	□ 无　□ 有，原因： □ 患儿　□ 疾病　□ 医疗 □ 护理　□ 保障　□ 管理
护士签名		白班　小夜班　大夜班	白班　小夜班　大夜班
医师签名			
时间		住院第 16—22 天（骨髓造血恢复期）	住院第 23—29 天（出院日）
主要诊疗工作	制度落实	□ 上级医师查房	□ 上级医师同意其出院
	病情评估	□ 康复评估 □ 评估患儿治疗效果	□ 上级医师查房，同意其出院 □ 出院宣教
	病历书写	□ 完成上级医师查房记录 □ 完成日常病程记录，详细记录医嘱变动情况（原因和更改内容）	□ 出院前一天有上级医师指示出院的病程记录 □ 出院后 24 小时内完成出院记录 □ 出院后 24 小时内完成病历首页

（续　表）

<table>
<tr><td rowspan="3"></td><td colspan="2"></td><td></td><td colspan="3">□ 开具出院介绍信
□ 开具诊断证明书</td></tr>
<tr><td colspan="2">知情同意</td><td></td><td colspan="3">□ 出院宣教</td></tr>
<tr><td colspan="2">其他</td><td>□ 经治医师检查、整理病历资料
□ 检查住院押金使用情况</td><td colspan="3">□ 预约门诊复诊时间</td></tr>
<tr><td rowspan="7">重点医嘱</td><td rowspan="4">长期医嘱</td><td>护理医嘱</td><td>□ 儿科血液病护理常规
□ 一级护理</td><td colspan="3">□ 儿科血液病护理常规
□ 二级护理</td></tr>
<tr><td>处置医嘱</td><td>□ 房间紫外线消毒</td><td colspan="3"></td></tr>
<tr><td>膳食医嘱</td><td>□ 饮食：根据患儿年龄及病情选择饮食，如儿科普食、幼儿软食、婴儿奶等，并注意饮食卫生</td><td colspan="3">□ 饮食：根据患儿年龄及病情选择饮食，如儿科普食、幼儿软食、婴儿奶等，并注意饮食卫生</td></tr>
<tr><td>药物医嘱</td><td>□ 复方鱼肝油滴鼻液
□ 1:5000 呋喃西林漱口
□ 复方磺胺甲噁唑预防卡氏肺囊虫肺炎
□ 抗生素
□ 非格司亭
□ 对症治疗</td><td colspan="3">□ 出院带药（必要时）</td></tr>
<tr><td rowspan="3">临时医嘱</td><td>检查检验</td><td>□ 血常规（隔日复查 1 次，每周 3 次）
□ 生化检验项目（肝功能、肾功能、心肌酶、电解质）</td><td colspan="3">□ 血常规，肝功能、肾功能</td></tr>
<tr><td>药物医嘱</td><td></td><td colspan="3"></td></tr>
<tr><td>处置医嘱</td><td>□ 成分输血</td><td colspan="3">□ 今日出院</td></tr>
<tr><td rowspan="7">主要护理工作</td><td colspan="2">健康宣教</td><td></td><td colspan="3"></td></tr>
<tr><td colspan="2">护理处置</td><td>□ 观察患儿一般状况
□ 观察体温波动
□ 完成护理记录
□ 遵医嘱用药</td><td colspan="3">□ 出院宣教</td></tr>
<tr><td colspan="2">护理评估</td><td>□ 评估有无跌倒、坠床、褥疮、导管滑脱、液体外渗的风险</td><td colspan="3"></td></tr>
<tr><td colspan="2">专科护理</td><td>□ 进行肛周坐浴
□ 观察尿液颜色</td><td colspan="3"></td></tr>
<tr><td colspan="2">饮食指导</td><td>□ 协助患儿进餐</td><td colspan="3"></td></tr>
<tr><td colspan="2">活动体位</td><td>□ 根据护理等级指导活动</td><td colspan="3"></td></tr>
<tr><td colspan="2">洗浴要求</td><td>□ 更换病号服</td><td colspan="3"></td></tr>
<tr><td colspan="3">病情变异记录</td><td>□ 无　□ 有，原因：
□ 患儿　□ 疾病　□ 医疗
□ 护理　□ 保障　□ 管理</td><td colspan="3">□ 无　□ 有，原因：
□ 患儿　□ 疾病　□ 医疗
□ 护理　□ 保障　□ 管理</td></tr>
<tr><td colspan="3" rowspan="2">护士签名</td><td>白班　小夜班　大夜班</td><td>白班</td><td>小夜班</td><td>大夜班</td></tr>
<tr><td></td><td></td><td></td><td></td></tr>
<tr><td colspan="3">医师签名</td><td></td><td colspan="3"></td></tr>
</table>

第十节　儿童急性淋巴细胞白血病早期强化 VP-16＋Ara-C 方案的临床路径

一、儿童急性淋巴细胞白血病早期强化 VP-16＋Ara-C 方案临床路径标准住院流程

(一)适用对象

根据中华医学会儿科学分会血液学组 2006 年制定的《儿童急性淋巴细胞白血病诊疗建议》确诊为急性淋巴细胞白血病(ICD-10:C91,M98210/3 伴 Z51.146)高危组的患儿。

(二)诊断依据

根据《儿童急性淋巴细胞白血病诊疗建议(2006 年)》(中华医学会儿科学分会血液学组,2006 年)。

1. 急性淋巴细胞白血病(ALL)的基本诊断依据

(1)临床症状、体征:早期多表现为倦怠、发热、乏力;可有骨、关节疼痛,皮肤黏膜苍白;皮肤出血点、瘀斑、鼻出血也是常见症状;50%的患儿有肝、脾、淋巴结肿大等浸润灶表现。

(2)血常规改变:血红蛋白及红细胞计数大多降低,血小板减少,大多数患儿有白细胞计数增高,但也可正常或减低,淋巴细胞比例增高,分类可发现数量不等的原始淋巴细胞、幼稚淋巴细胞。

(3)中枢神经系统白血病的诊断:符合以下任何一项,并排除其他原因引起的中枢神经系统病变时,可诊断为 CNSL。①诊断时或治疗过程中脑脊液(CSF)中白细胞计数$\geqslant 5\times10^6$/L,并在 CSF 离心制片中存在形态学明确的白血病细胞;②有脑神经麻痹症状;③有影像学检查(CT 或 MRI)显示脑或脑膜病变、脊膜病变。

(4)睾丸白血病的诊断:睾丸单侧或双侧无痛性肿大,质地变硬或呈结节状,缺乏弹性感,透光试验阴性,超声波检查可发现睾丸呈非均质性浸润灶,楔形活组织检查可见白血病细胞浸润。

2. 形态学-免疫学-细胞遗传学-分子生物学(MICM)分型　准确的 MICM 分型是 ALL 临床分型及治疗方案正确实施的基础与前提。

(1)细胞形态学分型:骨髓形态学改变是确诊本病的主要依据。骨髓涂片中有核细胞大多呈明显增生或极度增生,仅少数呈增生低下,均以淋巴细胞增生为主,原始淋巴细胞＋幼稚淋巴细胞≥25%诊断为 ALL。按原始淋巴细胞、幼稚淋巴细胞形态学特点可分为 L_1、L_2 和 L_3 型(FAB 分型),但 L_1、L_2 型已不具有明显的预后意义。组织化学染色检查,有助于确定细胞的生物化学性质,并与其他类型的白血病鉴别。ALL 的组织化学特征为过氧化物酶染色和苏丹黑染色阴性;糖原染色(±)~(卌);酸性磷酸酶染色(－)~(±),T 细胞胞质呈块状或颗粒状弱阳性,其他亚型为阴性;非特异性酯酶染色阴性。

(2)免疫学分型:根据世界卫生组织(WHO)2008 分型标准,可将 ALL 分为前体 B-ALL 和前体 T-ALL 两型,将 FAB 分类中的 L_3 型(Burkitt 型)归入成熟 B 细胞肿瘤。①前体 B-ALL,TdT、CD34、HLA-DR、CD19、cytCD79a 阳性,大多数 CD10 阳性,CD22、CD24 和 CD20

多有不同程度的表达，CD45 可阴性。伴 t(4;11)(q21;q23)/MLL-AF4$^+$ 的患者 CD10 和 CD24 阴性。成熟 B-ALL 表达单一轻链的膜 IgM 和 CD19、CD20、CD22 及 CD10、BCL6、TdT 和 CD34 阴性。②前体 T-ALL，TdT、CD34、cytCD3 和 CD7 阳性；CD1a、CD2、CD4、CD5、CD8 有不同程度的表达，大多数 T 细胞受体克隆性重排阳性。ALL 中髓系相关抗原 CD13、CD33 等可以呈阳性，但该阳性不能排除 ALL 的诊断。

(3)细胞遗传学及分子生物学分型：①染色体数量改变，常见 2n＜45 的低二倍体和 2n＞50 的高超二倍体。②染色体结构改变，4 种常见的与预后相关的染色体易位及其形成的融合基因有 t(12;21)(p13;q22)/TEM-AML1(ETV6-RUNX1)、t(1;19)(q23;p13)/E2A-PBX1(TCF3-PBX1)、t(9;22)(q34;q11.2)/BCR-ABL1 以及 MLL 重排，其中 t(4;11)(q21;q23)/MLL-AF4 最常见。

3. 临床危险度分型　与儿童 ALL 预后确切相关的危险因素有以下几种。

(1)诊断时年龄＜1 岁或≥10 岁。

(2)诊断时外周血白细胞计数＞50×10^9/L。

(3)诊断时已发生 CNSL 或 TL。

(4)免疫表型为 T 细胞白血病。

(5)细胞及分子遗传学特征：染色体数目＜45 的低二倍体，t(9;22)(q34;q11.2)/BCR-ABL1、t(4;11)(q21;q23)/MLL-AF4 或其他 MLL 基因重排、t(1;19)(q23;p13)/E2A-PBX1。

(6)泼尼松反应不良。

(7)诱导缓解治疗第 15 天骨髓原始淋巴细胞及幼稚淋巴细胞≥25%。

(8)诱导缓解治疗结束(化疗第 33 天)骨髓未获得完全缓解，原始淋巴细胞及幼稚淋巴细胞＞5%。

(9)MRD 水平：在具备技术条件的中心可以检测 MRD。一般认为，诱导缓解治疗结束(化疗第 33 天)MRD≥1×10^{-2}的患儿预后差。

在上述危险因素的基础上进行儿童 ALL 的临床危险度分型，一般分为 3 型。①LR，不具备上述任何一项危险因素者。②IR，具备以下任何 1 项或多项者：诊断时年龄在≥10 岁或＜1 岁；诊断时外周血白细胞计数≥50×10^9/L；诊断时已发生 CNSL 和(或)TL；免疫表型为 T 系 ALL；t(1;19)(q23;p13)/E2A-PBX1 阳性；初诊危险度为 LR，在诱导治疗第 15 天骨髓原始淋巴细胞及幼稚淋巴细胞≥25%；诱导缓解治疗末(第 33 天)MRD≥1×10^{-4}，且＜1×10^{-2}。③HR，具备以下任何 1 项或多项者：t(9;22)(q34;q11.2)/BCR-ABL1 阳性；t(4;11)(q21;q23)/MLL-AF4 或其他 MLL 基因重排阳性；泼尼松反应不良；初诊危险度为 IR 经诱导缓解治疗第 15 天骨髓原始淋巴细胞及幼稚淋巴细胞≥25%；诱导缓解治疗结束(化疗第 33 天)骨髓未获得完全缓解，原始淋巴细胞及幼稚淋巴细胞＞5%；诱导缓解结束(化疗第 33 天)MRD≥1×10^{-2}或巩固治疗开始前(第 12 周)MRD≥1×10^{-3}。

(三)选择治疗方案的依据

1. 根据《儿童急性淋巴细胞白血病诊疗建议(2006 年)》(中华医学会儿科学分会血液学组，2006 年)选择治疗方案。

2. 急性淋巴细胞白血病(ICD-10：M98210/3)高危组的患儿。早期强化行 VP-16＋Ara-C 方案。

3. 签署化疗知情同意书。

(四)标准住院日 22～25 天

(五)进入路径标准

1. 诊断必须符合急性淋巴细胞白血病疾病(ICD-10:C91,M98210/3 伴 Z51.146)。

2. 高危组患儿完成早期强化 VDLDex 方案后,休疗 1～2 周,待中性粒细胞绝对值≥1.0×10^9/L、血小板计数≥100×10^9/L,肝功能、肾功能、心肌酶基本正常,无明确感染。

(六)入院评估

1. 必须检查的项目

(1)血常规、尿常规、粪常规,肝功能、肾功能、心肌酶和电解质。

(2)心电图。

(3)开始后隔日复查 1 次血常规,每周 3 次。

2. 根病情可选择的的检查项目　合并感染时做血培养、C 反应蛋白、血生化等检查。

3. 营养评估　根据《解放军总医院新入院患者营养风险筛查表(NRS-2002)》为新入院患儿进行营养评估,评分≥3 分者给予处置,必要时请营养科医师会诊。

4. 疼痛评估　根据《VAS 评分》实施疼痛评估,评分>7 分者给予处置,必要时请疼痛科医师会诊。

5. 康复评估　根据《入院患者康复筛查和评估表》,在新入院患儿入院后 24 小时内进行康复筛查和评估。任何一项结果为"是",则请康复科医师会诊。

(七)药物选择与使用时机

1. 化疗药物使用时机　根据《儿童急性淋巴细胞白血病诊疗建议(2006 年)》(中华医学会儿科学分会血液学组,2006 年),高危组患儿完成早期强化 VDLDex 方案后,休疗 1～2 周,待中性粒细胞绝对值≥1.0×10^9/L、血小板计数≥100×10^9/L,肝功能、肾功能、心肌酶基本正常,无明确感染。

2. 具体用药　早期强化 VP-16+Ara-C 方案具体用药如下:依托泊苷 200mg/m^2,静脉滴注 4 小时;阿糖胞苷 300mg/m^2,静脉滴注 2 小时,第 1、第 4、第 8 天(每次均是依托泊苷在前,阿糖胞苷在后)。

(2)支持治疗及防治感染的要点:①化疗同时用中枢镇吐药。②营养心肌、护肝、抑酸、纠正电解质紊乱等对症支持治疗,化疗同时及停化疗后 3 天常规使用;若出现生化指标异常,用至指标正常。③强烈化疗期间可酌情用成分输血以维持血红蛋白 70g/L、血小板计数>20×10^9/L,还可预防性大剂量静脉滴注丙种球蛋白。④非格司亭:停化疗 24 小时可开始使用,5～10μg/(kg·d),皮下注射,直至中性粒细胞绝对值(ANC)≥1.0×10^9/L。⑤加强口鼻黏膜、皮肤和肛周的清洁护理。⑥卡氏肺囊虫肺炎的预防,复方磺胺甲噁唑 25mg/(kg·d),每天 2 次,连用 3 天,间隔 4 天。⑦患儿如有明确感染灶,针对感染部位及临床特点与体征,经验性选择广谱抗生素给予抗感染治疗,及时留取病原学检查,后期根据药敏试验结果针对性治疗。其中当中性粒细胞绝对值<0.5×10^9/L 定义为粒细胞缺乏期。根据美国综合性癌症网制定的《癌症相关感染的防治指南》,粒细胞缺乏期出现体温>38.0℃并持续 30 分钟或体温>38.4℃或 24 小时内两次体温>37.5℃,立即抽血培养和行 C 反应蛋白检查,必要时行尿、粪、咽拭子培养,给予第三代以上头孢类抗生素或碳青霉烯抗生素静脉滴注;若用药 48～72 小时无效,加万古霉素或去甲万古霉素或替考拉林或利奈唑胺;若治疗 5～7 天体温未降至正常,考虑开始应用伊曲康唑等经验性抗真菌治疗。

(八)化疗日

1. 化疗方案　根据《儿童急性淋巴细胞白血病诊疗建议(2006 年)》(中华医学会儿科学分会血液学组,2006 年)选择早期强化 VP-16+Ara-C 方案。

2. 化疗剂量　依托泊苷 200mg/m^2,静脉滴注 4 小时;阿糖胞苷 300mg/m^2,静脉滴注 2 小时,第 1、第 4、第 8 天(每次均是依托泊苷在前,阿糖胞苷在后)。

3. 化疗注意事项

(1)每一个疗程的化疗完成后,一旦血常规恢复(白细胞计数>3×10^9/L,中性粒细胞绝对值>1.5×10^9/L),肝功能、肾功能无异常,须及时做下一阶段的化疗,尽量缩短两个疗程之间的间隔时间(一般是 2～3 周)。

(2)在每一个化疗疗程中,一旦疗程未完成时出现白细胞低下,尤其是诱导过程中出现骨髓抑制时,不能轻易终止化疗,应在积极支持治疗的同时,继续完成化疗。一旦出现严重感染,应减缓或暂时中断化疗,待积极控制感染后继续尽快完成化疗。

(3)维持化疗期间,尤其是维持化疗早期,应将白细胞计数控制在 3×10^9/L、中性粒细胞绝对值 1.5×10^9/L 左右;若白细胞计数始终>4×10^9/L,不能下降者易复发;若中性粒细胞绝对值过早或长时间<1.5×10^9/L,则易发生严重感染。

(4)遇严重出血时,及时大力止血,注意防治 DIC,血小板极低(<20×10^9/L)时,及时输注足量单采血小板悬液,以免发生致死性颅内出血。

(5)每一个疗程前后必须检查肝功能、肾功能,肝功能、肾功能异常时,须及时积极治疗,以期尽早恢复。

(6)在缓解后治疗过程中,如遇不能用与化疗相关、感染相关解释的不明原因的白细胞和(或)血小板低下时,并迟迟不能恢复者,要警惕早期复发,应及时做骨髓涂片检查,追查原因。不能盲目等待和延长休疗时间。

(九)必须复查的项目

出院前常规复查血常规、肝功能、肾功能。

(十)出院标准

1. 生命体征平稳,临床症状改善。

2. 患儿精神反应及饮食等一般情况好。

3. 已复查血常规,中性粒细胞绝对值≥0.5×10^9/L,血小板计数≥50×10^9/L,无感染和出血表现。

(十一)变异及原因分析

1. 医疗原因导致的变异　如改变治疗方案、转科治疗、操作失误、误诊等。

2. 患儿原因导致的变异　如不同意治疗方案、个人原因要求出院(转院)等。

3. 并发症原因导致的变异　化疗期间合并严重感染、脏器功能受损或其他难以预料的并发症,导致化疗减缓或中断、用药种类增多、住院时间延长,医疗费用增加等。

4. 病情原因导致的变异　如肝功能严重受损、严重骨髓抑制及感染等并发症,导致用药种类增多、住院时间延长,医疗费用增加。

5. 辅诊科室原因导致的变异　如检查、检验(不及时、结果报错、标本不合格等)、报告(不及时、结果错报、标本不合格)等原因延长住院天数、增加费用等。

6. 管理原因导致的变异　如系统暂不支持、系统瘫痪、需要修订流程、需要修订制度等。

二、儿童急性淋巴细胞白血病早期强化 VP-16＋Ara-C 方案临床路径表单

<table>
<tr><td colspan="3">适用对象</td><td colspan="2">第一诊断为急性淋巴细胞白血病（ICD-10：C91，M98210/3 伴 Z51.146）高危组的患儿</td></tr>
<tr><td colspan="3">患儿基本信息</td><td>姓名：____　性别：____　年龄：__　门诊号：____
住院号：______　过敏史：______
住院日期：__年__月__日　出院日期：__年__月__日</td><td>标准住院日：22～25 天</td></tr>
<tr><td colspan="3">时间</td><td>住院第 1 天（化疗前常规检查日）</td><td>住院第 2－15 天（化疗及骨髓抑制期）</td></tr>
<tr><td rowspan="5">主要诊疗工作</td><td colspan="2">制度落实</td><td>□ 入院 2 小时内经治医师或值班医师完成接诊
□ 入院 24 小时内主管医师查房</td><td>□ 主管医师查房
□ 入院 48 小时内主诊医师完成检诊
□ 专科会诊（必要时）</td></tr>
<tr><td colspan="2">病情评估</td><td>□ 经治医师询问病史及体格检查
□ 营养评估
□ 疼痛评估
□ 康复评估</td><td>□ 监测生命体征
□ 定期监测血常规、肝功能、肾功能</td></tr>
<tr><td colspan="2">病历书写</td><td>□ 入院 8 小时内完成首次病程记录
□ 入院 24 小时内完成入院记录</td><td>□ 入院 48 小时内完成主管医师查房记录
□ 入院 72 小时内完成主诊医师查房记录
□ 完成日常病程记录，详细记录医嘱变动情况（原因和更改内容）</td></tr>
<tr><td colspan="2">知情同意</td><td>□ 病情告知
□ 患儿家长签署授权委托书
□ 患儿家长在入院记录单上签字
□ 必要时签署病危病重告知书（病危、病重患儿）</td><td>□ 病情告知
□ 病情变化及时告知</td></tr>
<tr><td colspan="2">其他</td><td>□ 及时通知上级医师检诊
□ 注意防治并发症</td><td>□ 注意防治并发症</td></tr>
<tr><td rowspan="4">重点医嘱</td><td rowspan="4">长期医嘱</td><td>护理医嘱</td><td>□ 按儿科血液病护理常规
□ 一级护理</td><td>□ 按儿科血液病护理常规
□ 一级护理</td></tr>
<tr><td>处置医嘱</td><td>□ 有床陪伴
□ 房间紫外线消毒</td><td>□ 有床陪伴
□ 房间紫外线消毒</td></tr>
<tr><td>膳食医嘱</td><td>□ 儿科普食
□ 幼儿软食</td><td>□ 儿科普食
□ 幼儿软食</td></tr>
<tr><td>药物医嘱</td><td>□ 复方鱼肝油滴鼻液
□ 1:5000 呋喃西林漱口
□ 复方磺胺甲噁唑预防卡氏肺囊虫肺炎</td><td>□ 化疗药物
□ 水化、碱化液
□ 营养心肌、护肝、抑酸、镇吐、纠正电解质紊乱等对症支持治疗
□ 抗生素
□ 非格司亭
□ 对症治疗</td></tr>
</table>

（续　表）

<table>
<tr><td rowspan="3"></td><td rowspan="3">临时医嘱</td><td>检查检验</td><td>□ 血常规
□ 尿常规、粪常规
□ 肝功能、肾功能、心肌酶和电解质
□ 心电图</td><td>□ 隔日复查1次血常规，每周3次
□ 血培养、C反应蛋白(必要时)</td></tr>
<tr><td>药物医嘱</td><td></td><td></td></tr>
<tr><td>处置医嘱</td><td></td><td>□ 成分输血</td></tr>
<tr><td rowspan="7">主要护理工作</td><td colspan="2">健康宣教</td><td>□ 入院宣教：介绍责任护士，病区环境、设施、规章制度、基础护理服务项目
□ 进行护理安全指导
□ 进行等级护理、活动范围指导
□ 进行饮食指导
□ 进行用药指导
□ 进行关于疾病知识的宣教</td><td>□ 进行饮食指导
□ 进行用药指导</td></tr>
<tr><td colspan="2">护理处置</td><td>□ 患儿身份核对
□ 佩戴腕带
□ 建立入院病历，通知医师
□ 询问病史，填写护理记录单首页
□ 测量基本生命体征
□ 观察病情
□ 抽血
□ 输液
□ 心理护理与生活护理
□ 妥善固定各种管道
□ 根据评估结果采取相应的护理措施
□ 通知次日检查项目及检查注意事项</td><td>□ 测量基本生命体征
□ 观察病情
□ 抽血
□ 输液
□ 心理护理与生活护理
□ 指导并监督患儿治疗与活动
□ 遵医嘱用药
□ 遵医嘱留取标本
□ 根据评估结果采取相应的护理措施
□ 妥善固定各种管道
□ 观察药物不良反应</td></tr>
<tr><td colspan="2">护理评估</td><td>□ 一般评估：生命体征、神志、皮肤、药物过敏史等
□ 专科评估：饮食习惯、生活方式、体重、身高、家族史
□ 风险评估：评估有无跌倒、坠床、褥疮、导管滑脱、液体外渗的风险
□ 营养评估
□ 疼痛评估
□ 康复评估</td><td>□ 风险评估：评估有无跌倒、坠床、褥疮、导管滑脱、液体外渗的风险</td></tr>
<tr><td colspan="2">专科护理</td><td>□ 鼻腔、口腔及肛周护理</td><td>□ PICC置管
□ 观察尿液颜色</td></tr>
<tr><td colspan="2">饮食指导</td><td>□ 根据医嘱通知配餐员准备膳食
□ 协助患儿进餐</td><td>□ 协助患儿进餐</td></tr>
<tr><td colspan="2">活动体位</td><td>□ 根据护理等级指导活动</td><td>□ 根据护理等级指导活动</td></tr>
<tr><td colspan="2">洗浴要求</td><td>□ 协助患儿晨、晚间护理</td><td>□ 协助患儿晨、晚间护理</td></tr>
</table>

（续　表）

<table>
<tr><td colspan="3">病情变异记录</td><td colspan="3">□ 无　□ 有，原因：
□ 患儿　□ 疾病　□ 医疗
□ 护理　□ 保障　□ 管理</td><td colspan="3">□ 无　□ 有，原因：
□ 患儿　□ 疾病　□ 医疗
□ 护理　□ 保障　□ 管理</td></tr>
<tr><td colspan="3" rowspan="2">护士签名</td><td>白班</td><td>小夜班</td><td>大夜班</td><td>白班</td><td>小夜班</td><td>大夜班</td></tr>
<tr><td></td><td></td><td></td><td></td><td></td><td></td></tr>
<tr><td colspan="3">医师签名</td><td colspan="3"></td><td colspan="3"></td></tr>
<tr><td colspan="3">时间</td><td colspan="3">住院第 16—22 天（骨髓造血恢复期）</td><td colspan="3">住院第 23—25 天（出院日）</td></tr>
<tr><td rowspan="5">主要诊疗工作</td><td colspan="2">制度落实</td><td colspan="3">□ 上级医师查房</td><td colspan="3">□ 上级医师同意其出院</td></tr>
<tr><td colspan="2">病情评估</td><td colspan="3">□ 康复评估
□ 评估患儿治疗效果</td><td colspan="3"></td></tr>
<tr><td colspan="2">病历书写</td><td colspan="3">□ 完成上级医师查房记录
□ 科主任查房记录（疑难危重）
□ 完成病程记录，详细记录医嘱变动情况（原因和更改内容）</td><td colspan="3">□ 出院前一天有上级医师指示出院的病程记录
□ 出院后 24 小时内完成出院记录
□ 出院后 24 小时内完成病历首页
□ 开具出院介绍信
□ 开具诊断证明书</td></tr>
<tr><td colspan="2">知情同意</td><td colspan="3"></td><td colspan="3">□ 出院宣教</td></tr>
<tr><td colspan="2">其他</td><td colspan="3">□ 经治医师检查、整理病历资料
□ 检查住院押金使用情况</td><td colspan="3">□ 预约门诊复诊时间</td></tr>
<tr><td rowspan="7">重点医嘱</td><td rowspan="4">长期医嘱</td><td>护理医嘱</td><td colspan="3">□ 儿科血液病护理常规
□ 一级护理</td><td colspan="3"></td></tr>
<tr><td>处置医嘱</td><td colspan="3">□ 房间紫外线消毒</td><td colspan="3"></td></tr>
<tr><td>膳食医嘱</td><td colspan="3"></td><td colspan="3"></td></tr>
<tr><td>药物医嘱</td><td colspan="3">□ 复方鱼肝油滴鼻液
□ 1:5000 呋喃西林漱口
□ 复方磺胺甲噁唑预防卡氏肺囊虫肺炎
□ 抗生素
□ 非格司亭
□ 对症治疗</td><td colspan="3">□ 出院带药（必要时）</td></tr>
<tr><td rowspan="3">临时医嘱</td><td>检查检验</td><td colspan="3">□ 血常规
□ 生化检验项目（肝功能、肾功能、心肌酶、电解质）</td><td colspan="3"></td></tr>
<tr><td>药物医嘱</td><td colspan="3"></td><td colspan="3"></td></tr>
<tr><td>处置医嘱</td><td colspan="3">□ 成分输血（必要时）</td><td colspan="3">□ 今日出院</td></tr>
<tr><td rowspan="2">主要护理工作</td><td colspan="2">健康宣教</td><td colspan="3"></td><td colspan="3"></td></tr>
<tr><td colspan="2">护理处置</td><td colspan="3">□ 观察患儿的一般状况
□ 观察体温波动
□ 完成护理记录
□ 遵医嘱用药</td><td colspan="3">□ 出院宣教</td></tr>
</table>

（续　表）

	护理评估	□ 评估有无跌倒、坠床、褥疮、导管滑脱、液体外渗的风险					
	专科护理	□ PICC 置管护理					
	饮食指导	□ 协助患儿进餐					
	活动体位	□ 根据护理等级指导活动					
	洗浴要求	□ 更换病号服					
病情变异记录		□ 无　□ 有，原因： □ 患儿　□ 疾病　□ 医疗 □ 护理　□ 保障　□ 管理			□ 无　□ 有，原因： □ 患儿　□ 疾病　□ 医疗 □ 护理　□ 保障　□ 管理		
护士签名		白班	小夜班	大夜班	白班	小夜班	大夜班
医师签名							

第十一节　完全缓解的儿童 ALL 临床路径

一、完全缓解的儿童 ALL 临床路径标准住院流程

（一）适用对象

1. 第一诊断必须符合儿童急性淋巴细胞白血病（ALL）疾病编码（ICD-10：C91，M98210/3 伴 Z51.146）的标危组、中危组患儿。

2. 经诱导化疗达完全缓解（CR）。

3. 当患儿同时具有其他疾病诊断时，但在住院期间不需要特殊处理也不影响第一诊断的临床路径流程实施时，可以进入路径。

（二）诊断依据

根据《儿童急性淋巴细胞白血病诊疗建议（2006 年）》（中华医学会儿科学分会血液学组，2006 年）。

1. 急性淋巴细胞白血病（ALL）的基本诊断依据

（1）临床症状、体征：早期多表现为倦怠、发热、乏力；可有骨、关节疼痛，皮肤黏膜苍白；皮肤出血点、瘀斑、鼻出血也是常见症状；50％的患儿有肝、脾、淋巴结肿大等浸润灶表现。

（2）血常规改变：血红蛋白及红细胞计数大多降低，血小板减少，大多数患儿有白细胞计数增高，但也可正常或减低，淋巴细胞比例增高，分类可发现数量不等的原始淋巴细胞、幼稚淋巴细胞。

（3）中枢神经系统白血病的诊断：符合以下任何一项，并排除其他原因引起的中枢神经系统病变时，可诊断为 CNSL。①诊断时或治疗过程中脑脊液（CSF）中白细胞计数≥5×10^6/L，并在 CSF 离心制片中存在形态学明确的白血病细胞；②有脑神经麻痹症状；③有影像学检查（CT 或 MRI）显示脑或脑膜病变、脊膜病变。

（4）睾丸白血病的诊断：睾丸单侧或双侧无痛性肿大，质地变硬或呈结节状，缺乏弹性感，透光试验阴性，超声波检查可发现睾丸呈非均质性浸润灶，楔形活组织检查可见白血病细胞浸润。

2. 形态学-免疫学-细胞遗传学-分子生物学(MICM)分型　准确的 MICM 分型是 ALL 临床分型及治疗方案正确实施的基础与前提。

(1)细胞形态学分型：骨髓形态学改变是确诊本病的主要依据。骨髓涂片中有核细胞大多呈明显增生或极度增生，仅少数呈增生低下，均以淋巴细胞增生为主，原始淋巴细胞＋幼稚淋巴细胞≥25％诊断为 ALL。按原始淋巴细胞和幼稚淋巴细胞形态学特点可分为 L_1、L_2 和 L_3 型(FAB 分型)，但 L_1、L_2 型已不具有明显的预后意义。组织化学染色检查，有助于确定细胞的生物化学性质，并与其他类型的白血病鉴别。ALL 的组织化学特征为过氧化物酶染色和苏丹黑染色阴性；糖原染色(±)～(卌)；酸性磷酸酶染色(－)～(±)，T 细胞胞质呈块状或颗粒状弱阳性，其他亚型为阴性；非特异性酯酶染色阴性。

(2)免疫学分型：根据世界卫生组织(WHO)2008 分型标准，可将 ALL 分为前体 B-ALL 和前体 T-ALL 两型，将 FAB 分类中的 L_3 型(Burkitt 型)归入成熟 B 细胞肿瘤。①前体 B-ALL，TdT、CD34、HLA-DR、CD19、cytCD79a 阳性，大多数 CD10 阳性，CD22、CD24 和 CD20 多有不同程度的表达，CD45 可阴性。伴 t(4；11)(q21；q23)/MLL-AF4$^+$ 的患者 CD10 和 CD24 阴性。成熟 B-ALL 表达单一轻链的膜 IgM 和 CD19、CD20、CD22 及 CD10、BCL6、TdT 和 CD34 阴性。②前体 T-ALL，TdT、CD34、cytCD3 和 CD7 阳性；CD1a、CD2、CD4、CD5、CD8 有不同程度表达，大多数 T 细胞受体克隆性重排阳性。ALL 中髓系相关抗原 CD13、CD33 等可以呈阳性，该阳性不能排除 ALL 的诊断。

(3)细胞遗传学及分子生物学分型：①染色体数量改变：常见 2n＜45 的低二倍体和 2n＞50 的高超二倍体。②染色体结构改变：4 种常见的与预后相关的染色体易位及其形成的融合基因有 t(12；21)(p13；q22)/TEM-AML1(ETV6-RUNX1)、t(1；19)(q23；p13)/E2A-PBX1(TCF3-PBX1)、t(9；22)(q34；q11.2)/BCR-ABL1 以及 MLL 重排，其中 t(4；11)(q21；q23)/MLL-AF4 最常见。

3. 临床危险度分型　与儿童 ALL 预后确切相关的危险因素有以下几种。

(1)诊断时年龄＜1 岁或≥10 岁。

(2)诊断时外周血白细胞计数＞50×10^9/L。

(3)诊断时已发生 CNSL 或 TL。

(4)免疫表型为 T 细胞白血病。

(5)细胞及分子遗传学特征：染色体数目＜45 的低二倍体，t(9；22)(q34；q11.2)/BCR-ABL1、t(4；11)(q21；q23)/MLL-AF4 或其他 MLL 基因重排、t(1；19)(q23；p13)/E2A-PBX1。

(6)泼尼松反应不良。

(7)诱导缓解治疗第 15 天骨髓原始淋巴细胞及幼稚淋巴细胞≥25％。

(8)诱导缓解治疗结束(化疗第 33 天)骨髓未获得完全缓解，原始淋巴细胞及幼稚淋巴细胞＞5％。

(9)MRD 水平：在具备技术条件的中心可以检测 MRD。一般认为，诱导缓解治疗结束(化疗第 33 天)MRD≥1×10^{-3}的患儿预后差。

在上述危险因素的基础上进行儿童 ALL 的临床危险度分型，一般分为 3 型。①LR，不具备上述任何一项危险因素者。②IR，具备以下任何 1 项或多项者：诊断时年龄在≥10 岁或＜1 岁；诊断时外周血白细胞计数≥50×10^9/L；诊断时已发生 CNSL 和(或)TL；免疫表型为 T 系 ALL；t(1；19)(q23；p13)/E2A-PBX1 阳性；初诊危险度为 LR，在诱导治疗第 15 天骨髓原始淋巴细胞及幼稚淋巴细胞≥25%；诱导缓解治疗末（第 33 天）MRD≥1×10^{-4}，且<1×10^{-2}。③ HR，具备以下任何 1 项或多项者：t(9;22)(q34;q11.2)/BCR-ABL1 阳性；t(4;11)(q21;q23)/MLL-AF4 或其他 MLL 基因重排阳性；泼尼松反应不良；初诊危险度为 IR，经诱导缓解治疗第 15 天骨髓原始淋巴细胞及幼稚淋巴细胞≥25%；诱导缓解治疗结束（化疗第 33 天）骨髓未获得完全缓解，原始淋巴细胞及幼稚淋巴细胞>5%；诱导缓解结束（化疗第 33 天）MRD≥1×10^{-2}或巩固治疗开始前（第 12 周）MRD≥1×10^{-3}。

（三）选择治疗方案的依据

1. 根据《儿童急性淋巴细胞白血病诊疗建议（2006 年）》（中华医学会儿科学分会血液学组，2006 年）选择治疗方案。

2. 标危、中危组患者经诱导化疗达完全缓解（CR）后。

3. 签署化疗知情同意书。

（四）标准住院日为 18～21 天

（五）进入路径标准

1. 第一诊断必须符合儿童急性淋巴细胞白血病（ALL）疾病编码（ICD-10：C91，M98210/3 伴 Z51.146）的标危、中危组患者。

2. 经诱导化疗达完全缓解。

3. 当患儿同时具有其他疾病诊断时，但在住院期间不需要特殊处理也不影响第一诊断的临床路径流程实施时，可以进入路径。

（六）入院评估

1. 必须检查的项目

（1）血常规、尿常规、粪常规。

（2）肝功能、肾功能、电解质、凝血功能、血型、输血前检查。

（3）胸部 X 线片、心电图、腹部 B 超。

（4）发热或疑有某系统感染者可选择的病原微生物培养、影像学检查。

（5）骨髓涂片和（或）活检（必要时）、微小残留病变检测（有条件时）。

2. 根据病情可选择的检查项目

（1）血培养、C 反应蛋白、生化检验项目（必要时）。

（2）复查治疗前有白血病细胞浸润改变的各项检查。

3. 营养评估　根据《解放军总医院新入院患者营养风险筛查表（NRS-2002）》为新入院患儿进行营养评估，评分≥3 分者给予处置，必要时请营养科医师会诊。

4. 疼痛评估　根据《VAS 评分》实施疼痛评估，评分>7 分者给予处置，必要时请疼痛科医师会诊。

5. 康复评估　根据《入院患者康复筛查和评估表》，在新入院患儿入院后 24 小时内进行康复筛查和评估。任何一项结果为“是”，则请康复科医师会诊。

（七）药物选择与使用时机

1. 化疗药物使用时机　根据《儿童急性淋巴细胞白血病诊疗建议（2006 年）》（中华医学会儿科学分会血液学组，2006 年），标危、中危组患者经诱导化疗达完全缓解（CR），达到以下条件开始化疗：血常规中性粒细胞绝对值≥1.0×10^{9}/L、血小板计数≥100×10^{9}/L，肝功能、肾功能、心肌酶基本正常，无明确感染。

2. 具体用药

(1)化疗药物:①缓解后巩固治疗。CAM 方案:环磷酰胺 800～1000mg/(m^2·d),1 次;阿糖胞苷 75～100mg/(m^2·d),共 7～8 天;巯嘌呤 60～75mg/(m^2·d),共 7～14 天。中危组患者重复一次 CAM 方案。mM 方案:大剂量甲氨蝶呤 3～5g/(m^2·d),每 2 周 1 次,共 4～5 次;四氢叶酸钙(CF)15mg/m^2,6 小时 1 次,3～8 次,根据甲氨蝶呤血药浓度给予调整。巯嘌呤 25mg/(m^2·d),不超过 56 天,根据白细胞计数调整剂量。上述方案实施期间需要进行水化、碱化。②强化治疗。VDLP(D)方案:长春新碱 1.5mg/(m^2·d),每周 1 次,共 3 次,每次最大绝对量不超过 2mg;柔红霉素或多柔比星 25～30mg/(m^2·d),每周 1 次,共 1～3 次;门冬酰胺酶 5000～10 000U/(m^2·d),共 4～8 次;PDN 45～60mg/(m^2·d)或地塞米松 6～8mg/(m^2·d),第 1～7 天,第 15～21 天。CAM 方案:环磷酰胺 800～1000mg/(m^2·d),1 次;阿糖胞苷 75～100mg/(m^2·d),共 7～8 天;巯嘌呤 60～75mg/(m^2·d),共 7～14 天。中危患者可插入 8 周维持治疗(即用 8 周 6-MP＋MTX 方案,具体方案见下)。中危组患者重复一次上述 VDLP(D)和 CAM 方案。③维持治疗方案。6-MP＋MTX 方案:巯嘌呤 50mg/(m^2·d),持续睡前空腹口服;甲氨蝶呤 15～30mg/m^2,每周 1 次,口服或肌内注射,持续至终止治疗(男 2.5～3 年,女 2～2.5 年)。根据白细胞计数调整方案中的药物剂量。VD 方案(6-MP＋MTX 方案期间每 4～8 周插入):VCR 1.5mg/(m^2·d),1 次,每次最大绝对量不超过 2mg;地塞米松 6～8mg/(m^2·d),第 1～7 天。④中枢神经白血病(CNSL)的防治。腰椎穿刺及鞘内注射至少 16～24 次。根据危险度分组可单用 MTX 或三联鞘注,具体药物剂量如下。甲氨蝶呤,年龄＜12 个月 6mg,年龄 12～36 个月 9mg,年龄＞36 个月 12.5mg;阿糖胞苷年龄＜12 个月 15mg,年龄 12～36 个月 25mg,年龄＞36 个月 35mg;地塞米松,年龄＜12 个月 2.5mg,年龄 12～36 个月 2.5mg,年龄＞36 个月 5mg。初诊时即诊断为 CNSL 的患儿,年龄＜1 岁者不放疗,年龄≥1 岁者,需接受相应剂量的头颅放疗。

(2)支持治疗及防治感染的要点:①化疗同时用中枢镇吐药。②营养心肌、护肝、抑酸、纠正电解质紊乱等对症支持治疗:化疗同时及停化疗后 3 天常规使用;若出现生化指标异常,用至指标正常。③强烈化疗期间可酌情用成分输血以维持血红蛋白＞70g/L、血小板计数＞20×10^9/L 以上,还可预防性大剂量静脉滴注丙种球蛋白。④非格司亭:停化疗 24 小时可开始使用,5～10μg/(kg·d),皮下注射,直至中性粒细胞绝对值(ANC)≥1.0×10^9/L。⑤加强口鼻黏膜、皮肤和肛周的清洁护理。⑥卡氏肺囊虫肺炎的预防:复方磺胺甲噁唑 25mg/(kg·d),每天 2 次,连用 3 天,间隔 4 天。⑦粒细胞缺乏合并发热的抗生素使用:根据美国综合性癌症网制定的《癌症相关感染的防治指南》,粒细胞缺乏期出现体温＞38.0℃并持续 30 分钟或体温＞38.4℃或 24 小时内两次体温＞37.5℃,立即抽血培养和行 C 反应蛋白检查,必要时行尿、粪、咽拭子培养,给予第三代以上头孢类抗生素或碳青酶烯抗生素静脉滴注;若用药 48～72 小时无效,加万古霉素或去甲万古霉素或替考拉林或利奈唑胺;若治疗 5～7 天体温未降至正常,考虑开始应用伊曲康唑等经验性抗真菌治疗。

(八)化疗日

1. 化疗方案　根据《儿童急性淋巴细胞白血病诊疗建议(2006 年)》(中华医学会儿科学分会血液学组,2006 年)选择。

2. 化疗剂量

(1)缓解后巩固治疗。①CAM 方案:环磷酰胺 800～1000mg/(m^2·d),1 次;阿糖胞苷 75～

$100mg/(m^2\cdot d)$，共7～8天；巯嘌呤$60\sim75mg/(m^2\cdot d)$，共7～14天。中危组患儿重复一次CAM方案。②mM方案：大剂量甲氨蝶呤(MTX)$3\sim5g/(m^2\cdot d)$，每2周1次，共4～5次；四氢叶酸钙(CF)$15mg/m^2$，6小时1次，3～8次，根据甲氨蝶呤血药浓度给予调整。巯嘌呤$25mg/(m^2\cdot d)$，不超过56天，根据白细胞计数调整药物剂量。上述方案实施期间需要进行水化、碱化。

(2)强化治疗。①VDLP(D)方案：长春新碱$1.5mg/(m^2\cdot d)$，每周1次，共3次，每次最大绝对量不超过2mg；柔红霉素或多柔比星$25\sim30mg/(m^2\cdot d)$，每周1次，共1～3次；门冬酰胺酶$5000\sim10\,000U/(m^2\cdot d)$，共4～8次；PDN $45\sim60mg/(m^2\cdot d)$或DXM $6\sim8mg/(m^2\cdot d)$，第1～7天，第15～21天。②CAM方案：环磷酰胺$800\sim1000mg/(m^2\cdot d)$，1次；阿糖胞苷$75\sim100mg/(m^2\cdot d)$，共7～8天；巯嘌呤$60\sim75mg/(m^2\cdot d)$，共7～14天。中危患者可插入8周维持治疗(即用8周6-MP＋MTX方案，具体方案见下)。中危组患者重复一次上述VDLP(D)和CAM方案。

(3)维持治疗方案。①6-MP＋MTX方案：巯嘌呤$50mg/(m^2\cdot d)$，持续睡前空腹口服；甲氨蝶呤$15\sim30mg/m^2$，每周1次，口服或肌内注射，持续至终止治疗(男2.5～3年，女2～2.5年)。根据白细胞计数调整方案中的药物剂量。②VD方案(6-MP＋MTX方案期间每4～8周插入)：长春新碱$1.5mg/(m^2\cdot d)$，1次，每次最大绝对量不超过2mg；地塞米松$6\sim8mg/(m^2\cdot d)$，第1～7天。

(4)中枢神经白血病(CNSL)的防治。腰椎穿刺及鞘内注射至少16～24次。根据危险度分组可单用MTX或三联鞘注，具体药物剂量如下。MTX，年龄＜12个月6mg，年龄12～36个月9mg，年龄＞36个月12.5mg；阿糖胞苷，年龄＜12个月15mg，年龄12～36个月25mg，年龄＞36个月35mg；地塞米松，年龄＜12个月2.5mg，年龄12～36个月2.5mg，年龄＞36个月5mg。初诊时即诊断为CNSL的患儿，年龄＜1岁者不放疗，年龄≥1岁者，需接受相应剂量的头颅放疗。

3. 化疗注意事项　①给予复方磺胺甲噁唑预防卡氏肺囊虫肺炎。②发热患者建议立即进行病原微生物培养并使用抗菌药物，可选用头孢类(或青霉素类)抗感染治疗，3天后发热不缓解者，可考虑更换碳青酶烯类和(或)糖肽类和(或)抗真菌治疗；有明确脏器感染患者应根据感染部位及病原微生物培养结果选用相应的抗菌药物。③严重感染时可静脉滴注丙种球蛋白。④脏器功能损伤的相应防治：镇吐、保肝、水化、碱化。⑤成分输血：适用于血红蛋白＜80g/L，血小板计数$<20\times10^9/L$或有活动性出血的患者，分别输浓缩红细胞、单采或多采血小板。有心功能不全者可放宽输血指征。⑥造血生长因子：化疗后中性粒细胞绝对值(ANC)$\leqslant1.0\times10^9/L$，可使用非格司亭$5\mu g/(kg\cdot d)$。

(九)必须复查的项目

1. 血常规、肝功能、肾功能、电解质。

2. 脏器功能评估。

3. 骨髓检查(必要时)。

4. 微小残留病变检测(必要时)。

(十)出院标准

1. 生命体征平稳，临床症状改善。

2. 患儿精神反应及饮食等一般情况好。

3. 已复查血常规，中性粒细胞绝对值$\geqslant0.5\times10^9/L$，血小板计数$\geqslant50\times10^9/L$，无感染和出血表现。

(十一)变异及原因分析

1. 医疗原因导致的变异　如改变治疗方案、转科治疗、操作失误、误诊等。

2. 患儿原因导致的变异　如不同意治疗方案、个人原因要求出院(转院)等。

3. 并发症原因导致的变异　治疗中、后有感染、贫血、出血及其他合并症者，进行相关的诊断和治疗，可能延长住院时间并导致费用增加。

4. 病情原因导致的变异　如肝功能严重受损、严重骨髓抑制及感染等并发症，导致用药种类增多、住院时间延长，医疗费用增加。治疗期间髓内和(或)髓外复发者退出此路径。若治疗过程中出现 CNSL，退出此路径，进入相关路径。

5. 辅诊科室原因导致的变异　如检查、检验(不及时、结果报错、标本不合格等)、报告(不及时、结果错报、标本不合格)等原因延长住院天数、增加费用等。

6. 管理原因导致的变异　如系统暂不支持、系统瘫痪、需要修订流程、需要修订制度等。

二、完全缓解的儿童 ALL 临床路径表单

适用对象		第一诊断必须符合儿童急性淋巴细胞白血病(ALL)疾病编码(ICD-10:C91，M98210/3 伴 Z51.146)的标危、中危组患儿	
患儿基本信息		姓名:____　性别:____　年龄:__　门诊号:____ 住院号:______　过敏史:______ 住院日期:__年__月__日　出院日期:__年__月__日	标准住院日:18～21 天
时间		住院第 1 天(化疗前常规检查日)	住院第 2—21 天
主要诊疗工作	制度落实	□ 入院 2 小时内经治医师或值班医师完成接诊 □ 入院 24 小时内主管医师查房	□ 根据送检项目报告，及时向上级医师汇报，并给予相应处理 □ 入院 48 小时内主诊医师完成检诊 □ 主管医师查房
	病情评估	□ 经治医师询问病史及体格检查 □ 营养评估 □ 疼痛评估 □ 康复评估	□ 监测生命体征 □ 定期监测血常规、肝功能、肾功能
	病历书写	□ 入院 8 小时内完成首次病程记录 □ 入院 24 小时内完成入院记录	□ 入院 48 小时内完成主管医师查房记录 □ 入院 72 小时完成主诊医师查房记录 □ 完成日常病程记录，详细记录医嘱变动情况(原因和更改内容) □ 出院前一天有上级医师指示出院的病程记录 □ 出院后 24 小时内完成出院记录 □ 出院后 24 小时内完成病历首页 □ 开具出院介绍信 □ 开具诊断证明书
	知情同意	□ 患儿家长签署输血同意书、骨髓穿刺同意书、腰椎穿刺同意书、静脉插管同意书	□ 病情告知
	其他	□ 及时通知上级医师检诊 □ 注意防治并发症	□ 预约门诊复查时间

（续　表）

<table>
<tr><td rowspan="9">重点医嘱</td><td rowspan="4">长期医嘱</td><td>护理医嘱</td><td>□ 按儿科血液病护理常规
□ 一级护理</td><td>□ 按儿科血液病护理常规
□ 一级护理</td></tr>
<tr><td>处置医嘱</td><td>□ 有床陪伴
□ 房间紫外线消毒</td><td>□ 有床陪伴
□ 房间紫外线消毒
□ 静脉输液
□ 输液泵</td></tr>
<tr><td>膳食医嘱</td><td>□ 饮食：根据患儿年龄及病情选择饮食，如儿科普食、幼儿软食、婴儿奶等，并注意饮食卫生</td><td>□ 饮食：根据患儿年龄及病情选择饮食，如儿科普食、幼儿软食、婴儿奶等，并注意饮食卫生</td></tr>
<tr><td>药物医嘱</td><td>□ 复方鱼肝油滴鼻液
□ 1:5000 呋喃西林漱口
□ 复方磺胺甲噁唑预防卡氏肺囊虫肺炎</td><td>□ 抗菌药物（必要时）
□ 其他医嘱</td></tr>
<tr><td rowspan="3">临时医嘱</td><td>检查检验</td><td>□ 血常规
□ 尿常规、粪常规
□ 肝功能、肾功能、心肌酶和电解质
□ 心电图
□ X 线胸片
□ 腹部 B 超
□ 血培养、C 反应蛋白、生化检验项目（必要时）</td><td>□ 骨髓形态学、微小残留病检测（有条件并需要时）
□ 脑脊液常规、生化、细胞形态检查</td></tr>
<tr><td>药物医嘱</td><td>□ 感染灶影像学检查（必要时）</td><td></td></tr>
<tr><td>处置医嘱</td><td></td><td>□ 输血（必要时）
□ 骨髓穿刺（需要时）
□ 腰椎穿刺，鞘内注射（具体剂量见住院流程）</td></tr>
<tr><td rowspan="2">主要护理工作</td><td colspan="2">健康宣教</td><td>□ 入院宣教
□ 绍责任护士，病区环境、设施、规章制度、基础护理服务项目
□ 进行护理安全指导
□ 进行等级护理、活动范围指导
□ 进行饮食指导
□ 进行用药指导
□ 进行关于疾病知识的宣教</td><td>□ 宣教（血液病知识）</td></tr>
<tr><td colspan="2">护理处置</td><td>□ 患儿身份核对
□ 佩戴腕带
□ 建立入院病历，通知医师
□ 询问病史，填写护理记录单首页
□ 测量基本生命体征
□ 观察病情
□ 抽血
□ 输液
□ 心理护理与生活护理
□ 妥善固定各种管道</td><td>□ 测量基本生命体征
□ 观察病情
□ 抽血
□ 输液
□ 心理护理与生活护理
□ 指导并监督患儿治疗与活动
□ 遵医嘱用药
□ 遵医嘱留取标本
□ 根据评估结果采取相应的护理措施
□ 妥善固定各种管道</td></tr>
</table>

（续　表）

		□ 根据评估结果采取相应的护理措施 □ 通知次日检查项目及检查注意事项	□ 观察药物不良反应
	护理评估	□ 一般评估：生命体征、神志、皮肤、药物过敏史等 □ 专科评估：饮食习惯、生活方式、体重、身高、家族史 □ 风险评估：评估有无跌倒、坠床、褥疮、导管滑脱、液体外渗的风险 □ 营养评估 □ 疼痛评估 □ 康复评估	□ 风险评估：评估有无跌倒、坠床、褥疮、导管滑脱、液体外渗的风险
	专科护理	□ 鼻腔、口腔护理 □ 进行呋喃西林坐浴	□ 指导腰椎穿刺术后卧位及注意事项
	饮食指导	□ 根据医嘱通知配餐员准备膳食 □ 协助患儿进餐	□ 协助患儿进餐
	活动体位	□ 根据护理等级指导活动	□ 根据护理等级指导活动
	洗浴要求	□ 协助患儿晨、晚间护理	□ 协助患儿晨、晚间护理
病情变异记录		□ 无　□ 有，原因： □ 患儿　□ 疾病　□ 医疗 □ 护理　□ 保障　□ 管理	□ 无　□ 有，原因： □ 患儿　□ 疾病　□ 医疗 □ 护理　□ 保障　□ 管理
护士签名		白班　小夜班　大夜班	白班　小夜班　大夜班
医师签名			

第十二节　儿童急性髓细胞白血病根治性化疗 HA 方案的临床路径

一、儿童急性髓细胞白血病根治性化疗 HA 方案临床路径标准住院流程

（一）适用对象

根据中华医学会儿科学分会血液学组 2006 年制定的《儿童急性髓细胞白血病诊疗建议》确诊为急性髓细胞白血病（ICD-10：C92-C94，M984-M989 伴 Z51.146）（高危组、中危组和低危组）的患儿。

（二）诊断依据

根据《儿童急性髓细胞白血病诊疗建议（2006 年）》（中华医学会儿科学分会血液学组，2006 年）进行诊断。

1. 急性髓细胞白血病（AML）的基本诊断依据

(1)临床症状、体征:有发热、苍白、乏力、出血、骨关节疼痛及肝、脾、淋巴结肿大等浸润灶表现。

(2)血常规改变:血红蛋白及红细胞计数降低,血小板计数减少,白细胞计数增高、正常或减低,分类可发现数量不等的原始粒细胞、幼稚粒细胞(或幼稚单核细胞)细胞或未见原始粒细胞、幼稚粒细胞(或幼稚单核细胞)细胞。

(3)骨髓形态学改变:是确诊的主要依据。骨髓涂片中有核细胞大多呈明显增生或极度增生,仅少数呈增生低下,均以髓细胞增生为主,原始粒细胞+早幼稚单核细胞(或原始单核细胞+幼稚单核细胞)细胞必须≥20%才可确诊为 AML。红白血病(M_6)除上述外尚有红系≥50%且伴形态异常;急性巨核细胞白血病(M_7)骨髓中原巨核细胞≥30%。除了对骨髓涂片做瑞氏染色分类计数并观察细胞形态改变外,应做过氧化酶(POX)、糖原(PAS)、非特异性酯酶(NSE)和酯酶氟化钠(NaF)抑制试验等细胞化学染色检查,以进一步确定异常细胞性质并与急性淋巴细胞白血病(ALL)鉴别。

2. AML 的 MIC 分型　除了临床及细胞形态学(morphology,M)诊断以外,还必须做免疫表型(immunopheno type,I)及细胞遗传学(cytogenetics,C)检查,即 MIC 分型诊断,尽可能做分子生物学(molecular biology,M)融合基因检测,即 MICM 分型。

(1)细胞形态学分型:按照 FAB 分型标准分为 M_0 和 M_1～M_7 型。

(2)免疫表型:髓系免疫标志有 CD13、CD33、CD14、CD15、CDw65、CD45、MPO 等;红系免疫标志有 CD71、血型糖蛋白;巨核系免疫标志有 CD41、CD42、CD62、CD61。免疫表型常伴有淋系抗原表达,较常见的有 CD7、CD19 等,则诊断为伴有淋系标记的 AML(Ly^+-AML)。

(3)细胞遗传学改变:①染色体数量改变,高二倍体(≥47),低二倍体(≤45),+21,-7,-8,-11 等。②染色体核型改变:t(9;11),MLL-AF9 融合基因(儿童急性白血病中该融合基因阳性者 86%为 AML,其中 75%为 M_5);t(11;19),ENL-MLL 融合基因(该融合基因阳性者儿童可为 AML,也可为 ALL,成年人则均为 AML);t(8;21),AML1-ETO 融合基因(是 M_2b 的特异标记,预后较好);t(15;17),PM-RAR 融合基因[是急性早幼粒细胞白血病(APL,M_3)的特异标记];t(11;17),PML-PLZF 融合基因(是 APL 变异型的特异标记);inv16(多见于 M_4Eo,预后较好)等。

3. AML 的危险因素及临床危险度分型

(1)与小儿 AML 预后相关的危险因素:诊断时年龄≤1 岁;诊断时白细胞计数≥100×10^9/L;染色体核型-7;MDS-AML;标准方案 1 个疗程不缓解。

(2)临床危险度分型:低危 AML(LR-AML),APL(M_3)、M_2b、M_4Eo 及其他伴 inv16 者;中危 AML(MR-AML),非低危型以及不存在上述危险因素者;高危 AML(HR-AML),存在上述危险因素中的任何一项。

(三)选择治疗方案的依据

1. 根据《儿童急性髓细胞白血病诊疗建议(2006 年)》(中华医学会儿科学分会血液学组,2006 年)选择治疗方案。

2. 急性髓细胞白血病患儿,经诱导、巩固和中、大剂量阿糖胞苷化疗已达完全缓解者,选择 HA 方案。

3. 签署化疗知情同意书。

(四)标准住院日为 22～28 天

(五)进入路径标准

1. 第一诊断必须符合急性髓细胞白血病(ICD-10:C92-C94,M984-M989 伴 Z51.146)。

2. 经诱导、巩固和中、大剂量阿糖胞苷化疗已达完全缓解的患者,无明确感染,中性粒细胞绝对值≥1.0×10^9/L,血小板计数≥100×10^9/L,肝功能、肾功能、心肌酶基本正常等。

(六)入院评估

1. 必须检查的项目 血常规、尿常规、粪常规、肝功能、肾功能、心肌酶和电解质、心电图;化疗开始后隔日复查 1 次血常规,每周 3 次。

2. 根据病情可选择的检查 合并感染时根据病情做血培养、C 反应蛋白、生化等检查。

3. 营养评估 根据《解放军总医院新入院患者营养风险筛查表(NRS-2002)》为新入院患儿进行营养评估,评分≥3 分者给予处置,必要时请营养科医师会诊。

4. 疼痛评估 根据《VAS 评分》实施疼痛评估,评分>7 分者给予处置,必要时请疼痛科医师会诊。

5. 康复评估 根据《入院患者康复筛查和评估表》,在新入院患儿入院后 24 小时内进行康复筛查和评估。任何一项结果为"是",则请康复科医师会诊。

(七)药物选择与使用时机

1. 化疗药物使用时机 根据《儿童急性髓细胞白血病诊疗建议(2006 年)》(中华医学会儿科学分会血液学组,2006 年)选择治疗方案。经诱导、巩固和中、大剂量阿糖胞苷化疗已达完全缓解的患者,无明确感染,一般状况良好,血常规恢复,至少达到:白细胞计数≥2.0×10^9/L、粒细胞计数≥0.5×10^9/L、血小板计数≥50×10^9/L,肝功能正常,心电图正常,开始行化疗。

2. 具体药物

(1)HA 方案化疗药物选择:高三尖杉酯碱 3mg/(m^2·d),静脉滴注 2～3 小时,第 1～7 天;阿糖胞苷 200mg/(m^2·d),每 12 小时 1 次,皮下注射,第 1～7 天。

(2)支持治疗及防治感染药物选择及使用时机:化疗同时用中枢镇吐药;水化、碱化液,环磷酰胺同时及停化疗后 3 天 24 小时匀速给予,液体总量为 3000ml/(m^2·d),4%碳酸氢钠 120～150ml/(m^2·d);营养心肌、护肝、抑酸、纠正电解质紊乱等对症支持治疗,化疗同时及停化疗后 3 天常规使用;若出现生化指标异常,用至指标正常;强烈化疗期间可酌情用成分输血以维持血红蛋白>70g/L、血小板计数>20×10^9/L,还可预防性大剂量静脉滴注丙种球蛋白;非格司亭,停化疗 24 小时可开始使用,5～10μg/(kg·d),皮下注射,直至中性粒细胞绝对值(ANC)≥1.0×10^9/L;加强口鼻黏膜、皮肤和肛周的清洁护理;卡氏肺囊虫肺炎的预防,复方磺胺甲噁唑 25mg/(kg·d),每天 2 次,连用 3 天,间隔 4 天;患儿如有明确感染灶,针对感染部位及临床特点与体征,经验性选择抗生素给予广谱抗感染治疗,及时留取病原学检查,后期根据药敏试验结果针对性治疗。其中当中性粒细胞绝对值<0.5×10^9/L 定义为粒细胞缺乏期。根据美国综合性癌症网制定的《癌症相关感染的防治指南》,粒细胞缺乏期出现体温>38.0℃并持续 30 分钟或体温>38.4℃或 24 小时内两次体温>37.5℃,立即抽血培养和行 C 反应蛋白检查,必要时行尿、粪便、咽拭子培养,给予第三代以上头孢类抗生素或碳青酶烯抗生素静脉滴注;若用药 48～72 小时无效,加万古霉素或去甲万古霉素或替考拉林或利奈唑胺;若治疗 5～7 天体温未降至正常,考虑开始伊曲康唑等经验性抗真菌治疗。

(八)化疗日

1. 化疗方案　经诱导、巩固和中、大剂量阿糖胞苷化疗已达完全缓解的患者，符合化疗条件选择 HA 方案。

2. 化疗药物剂量　高三尖杉酯碱 3mg/(m^2 · d)，静脉滴注 2～3 小时，第 1～7 天；阿糖胞苷 200mg/(m^2 · d)，每 12 小时 1 次，皮下注射，第 1～7 天。

3. 化疗注意事项

(1)每一个疗程的化疗完成后，一旦血常规恢复(白细胞计数＞3×10^9/L，中性粒细胞绝对值＞1.5×10^9/L)，肝功能、肾功能无异常，须及时做下一阶段的化疗，尽量缩短两个疗程之间的间隔时间(一般是 2～3 周)。

(2)在每一个化疗疗程中，一旦疗程未完成时出现白细胞低下，尤其是诱导过程中出现骨髓抑制时，不能轻易终止化疗，应在积极支持治疗的同时，继续完成化疗。一旦出现严重感染，应减缓或暂时中断化疗，待积极控制感染后继续尽快完成化疗。

(3)遇严重出血时，及时大力止血，注意防治 DIC，血小板极低(＜20×10^9/L)时，及时输注足量单采血小板悬液，以免发生致死性颅内出血。

(4)每一个疗程前后必须检查肝功能、肾功能，肝功能、肾功能异常时，须及时积极治疗，以期尽早恢复。

(5)在缓解后治疗过程中，如遇不能用与化疗相关、感染相关解释的不明原因的白细胞和(或)血小板低下时，并迟迟不能恢复者，要警惕早期复发，应及时做骨髓涂片检查，追查原因。不能盲目等待和延长休疗时间。

(九)必须复查的项目

出院前常规复查血常规、肝功能、肾功能。

(十)出院标准

1. 生命体征平稳，临床症状改善。

2. 患儿精神反应及饮食等一般情况好。

3. 已复查血常规，中性粒细胞绝对值≥0.5×10^9/L，血小板计数≥50×10^9/L，无感染和出血表现。

(十一)变异及原因分析

1. 医疗原因导致的变异　如改变治疗方案、转科治疗、操作失误、误诊等。

2. 患儿原因导致的变异　如不同意治疗方案、个人原因要求出院(转院)等。

3. 并发症原因导致的变异　化疗期间合并严重感染、脏器功能受损或其他难以预料的并发症，导致化疗减缓或中断、用药种类增多、住院时间延长，医疗费用增加等。

4. 病情原因导致的变异　如肝功能严重受损、严重骨髓抑制及感染等并发症，导致用药种类增多、住院时间延长，医疗费用增加。

5. 辅诊科室原因导致的变异　如检查、检验(不及时、结果报错、标本不合格等)、报告(不及时、结果错报、标本不合格)等原因延长住院天数、增加费用等。

6. 管理原因导致的变异　如系统暂不支持、系统瘫痪、需要修订流程、需要修订制度等。

二、儿童急性髓细胞白血病根治性化疗 HA 方案临床路径表单

<table>
<tr><td colspan="3">适用对象</td><td colspan="2">第一诊断为急性髓细胞白血病(ICD-10:C92-C94,M984-M989 伴 Z51.146)(高危组、中危组和低危组)的患儿</td></tr>
<tr><td colspan="3">患儿基本信息</td><td>姓名:____　性别:____　年龄:__　门诊号:____
住院号:______　过敏史:______
住院日期:__年__月__日　出院日期:__年__月__日</td><td>标准住院日:22～28 天</td></tr>
<tr><td colspan="3">时间</td><td>住院第 1 天(化疗前常规检查日)</td><td>住院第 2—20 天(化疗及骨髓抑制期)</td></tr>
<tr><td rowspan="5">主要诊疗工作</td><td colspan="2">制度落实</td><td>□ 入院 2 小时内经治医师或值班医师完成接诊
□ 入院 24 小时内主管医师查房</td><td>□ 主管医师查房
□ 入院 48 小时内主诊医师完成检诊
□ 专科会诊(必要时)</td></tr>
<tr><td colspan="2">病情评估</td><td>□ 经治医师询问病史及体格检查
□ 营养评估
□ 疼痛评估
□ 康复评估</td><td>□ 监测生命体征
□ 定期监测血常规、肝功能、肾功能</td></tr>
<tr><td colspan="2">病历书写</td><td>□ 入院 8 小时内完成首次病程记录
□ 入院 24 小时内完成入院记录</td><td>□ 入院 48 小时内完成主管医师查房记录
□ 入院 72 小时内完成主诊医师查房记录
□ 完成日常病程记录,详细记录医嘱变动情况(原因和更改内容)</td></tr>
<tr><td colspan="2">知情同意</td><td>□ 病情告知
□ 患儿家长签署授权委托书
□ 患儿家长在入院记录单上签字
□ 签署化疗知情同意书</td><td>□ 病情变化时及时病情告知</td></tr>
<tr><td colspan="2">其他</td><td>□ 及时通知上级医师检诊
□ 注意防治并发症</td><td>□ 注意防治并发症</td></tr>
<tr><td rowspan="4">重点医嘱</td><td rowspan="4">长期医嘱</td><td>护理医嘱</td><td>□ 按儿科血液病护理常规
□ 一级护理</td><td>□ 按儿科血液病护理常规
□ 一级护理</td></tr>
<tr><td>处置医嘱</td><td>□ 有床陪伴
□ 房间紫外线消毒</td><td>□ 有床陪伴
□ 房间紫外线消毒
□ 静脉输液
□ 输液泵</td></tr>
<tr><td>膳食医嘱</td><td>□ 饮食:根据患儿年龄及病情选择饮食,如儿科普食、幼儿软食、婴儿奶等,并注意饮食卫生</td><td>□ 饮食:根据患儿年龄及病情选择饮食,如儿科普食、幼儿软食、婴儿奶等,并注意饮食卫生</td></tr>
<tr><td>药物医嘱</td><td>□ 复方鱼肝油滴鼻液
□ 1:5000 呋喃西林漱口
□ 复方磺胺甲噁唑预防卡氏肺囊虫肺炎</td><td>□ 化疗药物
□ 水化、碱化液
□ 营养心肌、护肝、抑酸、镇吐、纠正电解质紊乱等对症支持治疗
□ 抗生素
□ 非格司亭
□ 对症治疗
□ 复方鱼肝油滴鼻液
□ 1:5000 呋喃西林漱口
□ 复方磺胺甲噁唑预防卡氏肺囊虫肺炎</td></tr>
</table>

（续　表）

<table>
<tr><td rowspan="3"></td><td rowspan="2">临时医嘱</td><td>检查检验</td><td>□ 血常规
□ 尿常规、粪常规
□ 肝功能、肾功能、心肌酶和电解质
□ 心电图
□ 血培养、C 反应蛋白、血生化等检查(必要时)</td><td>□ 隔日复查 1 次血常规，每周 3 次
□ 血培养、C 反应蛋白、血生化等检查(必要时)
□ 感染灶的影像学检查(必要时)</td></tr>
<tr><td>药物医嘱</td><td>□ 感染灶的影像学检查(必要时)</td><td></td></tr>
<tr><td colspan="2">处置医嘱</td><td>□ 必要时成分输血</td><td>□ 必要时成分输血</td></tr>
<tr><td rowspan="7">主要护理工作</td><td colspan="2">健康宣教</td><td>□ 入院宣教：介绍责任护士，病区环境、设施、规章制度、基础护理服务项目
□ 进行护理安全指导
□ 进行等级护理、活动范围指导
□ 进行饮食指导
□ 进行用药指导
□ 进行关于疾病知识的宣教</td><td>□ 进行饮食指导
□ 进行用药指导</td></tr>
<tr><td colspan="2">护理处置</td><td>□ 患儿身份核对
□ 佩戴腕带
□ 建立入院病历，通知医师
□ 询问病史，填写护理记录单首页
□ 测量基本生命体征
□ 观察病情
□ 抽血
□ 输液
□ 心理护理与生活护理
□ 妥善固定各种管道
□ 根据评估结果采取相应的护理措施
□ 通知次日检查项目及检查注意事项</td><td>□ 测量基本生命体征
□ 观察病情
□ 抽血
□ 输液
□ 心理护理与生活护理
□ 指导并监督患儿治疗与活动
□ 遵医嘱用药
□ 遵医嘱留取标本
□ 根据评估结果采取相应的护理措施
□ 妥善固定各种管道
□ 观察药物不良反应</td></tr>
<tr><td colspan="2">护理评估</td><td>□ 一般评估：生命体征、神志、皮肤、药物过敏史等
□ 专科评估：饮食习惯、生活方式、体重、身高、家族史
□ 风险评估：评估有无跌倒、坠床、褥疮、导管滑脱、液体外渗的风险
□ 营养评估
□ 疼痛评估
□ 康复评估</td><td>□ 风险评估：评估有无跌倒、坠床、褥疮、导管滑脱、液体外渗的风险</td></tr>
<tr><td colspan="2">专科护理</td><td>□ 鼻腔、口腔护理
□ 进行呋喃西林坐浴</td><td>□ 观察尿液颜色
□ PICC 置管护理</td></tr>
<tr><td colspan="2">饮食指导</td><td>□ 根据医嘱通知配餐员准备膳食
□ 协助患儿进餐</td><td>□ 协助患儿进餐</td></tr>
<tr><td colspan="2">活动体位</td><td>□ 根据护理等级指导活动</td><td>□ 根据护理等级指导活动</td></tr>
<tr><td colspan="2">洗浴要求</td><td>□ 协助患儿晨、晚间护理</td><td>□ 协助患儿晨、晚间护理</td></tr>
</table>

（续 表）

<table>
<tr><td colspan="3">病情变异记录</td><td colspan="3">□ 无 □ 有，原因：
□ 患儿 □ 疾病 □ 医疗
□ 护理 □ 保障 □ 管理</td><td colspan="3">□ 无 □ 有，原因：
□ 患儿 □ 疾病 □ 医疗
□ 护理 □ 保障 □ 管理</td></tr>
<tr><td colspan="3" rowspan="2">护士签名</td><td>白班</td><td>小夜班</td><td>大夜班</td><td>白班</td><td>小夜班</td><td>大夜班</td></tr>
<tr><td></td><td></td><td></td><td></td><td></td><td></td></tr>
<tr><td colspan="3">医师签名</td><td colspan="3"></td><td colspan="3"></td></tr>
<tr><td colspan="3">时间</td><td colspan="3">住院第21—26天(骨髓造血恢复期)</td><td colspan="3">住院第27—28天(出院日)</td></tr>
<tr><td rowspan="5">主要诊疗工作</td><td colspan="2">制度落实</td><td colspan="3">□ 上级医师查房</td><td colspan="3">□ 上级医师同意其出院</td></tr>
<tr><td colspan="2">病情评估</td><td colspan="3">□ 康复评估
□ 评估患儿治疗效果</td><td colspan="3"></td></tr>
<tr><td colspan="2">病历书写</td><td colspan="3">□ 完成上级医师查房记录
□ 科主任查房记录
□ 完成当日病程记录，详细记录医嘱变动情况(原因和更改内容)</td><td colspan="3">□ 出院前一天有上级医师指示出院的病程记录
□ 出院后24小时内完成出院记录
□ 出院后24小时内完成病历首页
□ 开具出院介绍信
□ 开具诊断证明书</td></tr>
<tr><td colspan="2">知情同意</td><td colspan="3">□ 病情变化时及时告知</td><td colspan="3">□ 出院宣教</td></tr>
<tr><td colspan="2">其他</td><td colspan="3">□ 经治医师检查、整理病历资料
□ 检查住院押金使用情况</td><td colspan="3">□ 预约门诊复查时间</td></tr>
<tr><td rowspan="7">重点医嘱</td><td rowspan="4">长期医嘱</td><td>护理医嘱</td><td colspan="3">□ 儿科血液病护理常规
□ 一级护理</td><td colspan="3">□ 儿科血液病护理常规
□ 二级护理</td></tr>
<tr><td>处置医嘱</td><td colspan="3">□ 房间紫外线消毒</td><td colspan="3">□ 今日出院
□ 门诊随诊</td></tr>
<tr><td>膳食医嘱</td><td colspan="3">□ 饮食：根据患儿年龄及病情选择饮食，如儿科普食、幼儿软食、婴儿奶等，并注意饮食卫生</td><td colspan="3">□ 饮食：根据患儿年龄及病情选择饮食，如儿科普食、幼儿软食、婴儿奶等，并注意饮食卫生</td></tr>
<tr><td>药物医嘱</td><td colspan="3">□ 复方鱼肝油滴鼻液
□ 1∶5000呋喃西林漱口
□ 复方磺胺甲噁唑预防卡氏肺囊虫肺炎
□ 抗生素
□ 对症治疗</td><td colspan="3">□ 出院带药(必要时)</td></tr>
<tr><td rowspan="3">临时医嘱</td><td>检查检验</td><td colspan="3">□ 血常规(隔日复查1次，每周3次)
□ 生化检验项目(肝功能、肾功能、心肌酶、电解质)</td><td colspan="3">□ 合并感染时复查血常规、C反应蛋白、血培养、降钙素原</td></tr>
<tr><td>药物医嘱</td><td colspan="3"></td><td colspan="3"></td></tr>
<tr><td>处置医嘱</td><td colspan="3">□ 必要时成分输血</td><td colspan="3">□ 今日出院</td></tr>
</table>

（续　表）

<table>
<tr><td rowspan="7">主要护理工作</td><td>健康宣教</td><td colspan="3"></td><td colspan="3"></td></tr>
<tr><td>护理处置</td><td colspan="3">□ 观察患儿一般状况
□ 观察体温波动
□ 完成护理记录
□ 遵医嘱用药</td><td colspan="3">□ 出院宣教</td></tr>
<tr><td>护理评估</td><td colspan="3">□ 评估有无跌倒、坠床、褥疮、导管滑脱、液体外渗的风险</td><td colspan="3"></td></tr>
<tr><td>专科护理</td><td colspan="3">□ 鼻腔、口腔护理
□ PICC 置管护理</td><td colspan="3"></td></tr>
<tr><td>饮食指导</td><td colspan="3">□ 协助患儿进餐</td><td colspan="3"></td></tr>
<tr><td>活动体位</td><td colspan="3">□ 根据护理等级指导活动</td><td colspan="3"></td></tr>
<tr><td>洗浴要求</td><td colspan="3">□ 更换病号服</td><td colspan="3"></td></tr>
<tr><td colspan="2">病情变异记录</td><td colspan="3">□ 无　□ 有，原因：
□ 患儿　□ 疾病　□ 医疗
□ 护理　□ 保障　□ 管理</td><td colspan="3">□ 无　□ 有，原因：
□ 患儿　□ 疾病　□ 医疗
□ 护理　□ 保障　□ 管理</td></tr>
<tr><td colspan="2" rowspan="2">护士签名</td><td>白班</td><td>小夜班</td><td>大夜班</td><td>白班</td><td>小夜班</td><td>大夜班</td></tr>
<tr><td></td><td></td><td></td><td></td><td></td><td></td></tr>
<tr><td colspan="2">医师签名</td><td colspan="3"></td><td colspan="3"></td></tr>
</table>

第十三节　儿童急性髓细胞白血病根治性化疗中大剂量 Ara-C 方案的临床路径

一、儿童急性髓细胞白血病根治性化疗中大剂量 Ara-C 方案临床路径标准住院流程

（一）适用对象

根据中华医学会儿科学分会血液学组 2006 年制定的《儿童急性髓细胞白血病诊疗建议》确诊为急性髓细胞白血病（ICD-10：C92-C94，M984-M989 伴 Z51.146）（高危组、中危组和低危组）的患儿。

（二）诊断依据

根据《儿童急性髓细胞白血病诊疗建议（2006 年）》（中华医学会儿科学分会血液学组，2006 年）进行诊断。

1. 急性髓细胞白血病（AML）的基本诊断依据

（1）临床症状、体征：有发热、苍白、乏力、出血、骨关节疼痛及肝、脾、淋巴结肿大等浸润灶表现。

（2）血常规改变：血红蛋白及红细胞降低，血小板减少，白细胞增高、正常或减低，分类可发现数量不等的原始粒细胞、幼稚粒细胞（或幼稚单核细胞）或未见原始粒细胞、幼稚粒细胞（或幼稚单核细胞）。

（3）骨髓形态学改变：是确诊的主要依据。骨髓涂片中有核细胞大多呈明显增生或极度增

生，仅少数呈增生低下，均以髓细胞增生为主，原始粒细胞＋早幼稚粒细胞(或原始单核细胞＋幼稚单核细胞)细胞必须≥20%才可确诊为AML。红白血病(M_6)除上述外尚有红系≥50%且伴形态异常；急性巨核细胞白血病(M_7)骨髓中原巨核细胞≥30%。除了对骨髓涂片做瑞氏染色分类计数并观察细胞形态改变外，应做过氧化酶(POX)、糖原(PAS)、非特异性酯酶(NSE)和酯酶氟化钠(NaF)抑制试验等细胞化学染色检查，以进一步确定异常细胞性质并与急性淋巴细胞白血病(ALL)鉴别。

2. AML的MIC分型　除了临床及细胞形态学(morphology，M)诊断以外，还必须做免疫表型(immunopheno type，I)及细胞遗传学(cytogenetics，C)检查，即MIC分型诊断，尽可能做分子生物学(molecularbiology，M)融合基因检测，即MICM分型。

(1)细胞形态学分型：按照FAB分型标准分为M_0和M_1～M_7型。

(2)免疫表型：髓系免疫标志：CD13、CD33、CD14、CD15、CDw65、CD45、MPO等；红系免疫标志，CD71、血型糖蛋白；巨核系免疫标志，CD41、CD42、CD62、CD61。免疫表型常伴有淋系抗原表达，较常见的有CD7、CD19等，则诊断为伴有淋系标记的AML(Ly^+-AML)。

(3)细胞遗传学改变：①染色体数量改变，高二倍体(≥47)，低二倍体(≤45)，＋21，－7，－8，－11等。②染色体核型改变，t(9；11)，MLL-AF9融合基因(儿童急性白血病中该融合基因阳性者86%为AML，其中75%为M_5)；t(11；19)，ENL-MLL融合基因(该融合基因阳性者儿童可为AML，也可为ALL，成年人则均为AML)；t(8；21)，AML1-ETO融合基因(是M_2b的特异标记，预后较好)；t(15；17)，PM-RAR融合基因[是急性早幼粒细胞白血病(APL，M_3)的特异标记]；t(11；17)，PML-PLZF融合基因(是APL变异型的特异标记)；inv16(多见于M_4Eo，预后较好)等。

3. AML的危险因素及临床危险度分型

(1)与小儿AML预后相关的危险因素：诊断时年龄≤1岁；诊断时白细胞计数≥100×10^9/L；染色体核型-7；MDS-AML；应用标准方案治疗1个疗程不缓解。

(2)临床危险度分型：低危AML(LR-AML)，APL(M_3)、M_2b、M_4Eo及其他伴inv16者；中危AML(MR-AM L)，非低危型以及不存在上述危险因素者；高危AML(HR-AML)，存在上述危险因素中的任何一项。

(三)选择治疗方案的依据

1. 根据《儿童急性髓细胞白血病诊疗建议(2006年)》(中华医学会儿科学分会血液学组，2006年)选择治疗方案。

2. 儿童急性髓细胞白血病根治性化疗经诱导和巩固治疗已达完全缓解的患者，用中、大剂量Ara-C方案。

3. 签署化疗知情同意书。

(四)标准住院日为22～28天

(五)进入路径标准

1. 第一诊断必须符合急性髓细胞白血病(ICD-10：C92-C94，M984-M989伴Z51.146)。

2. 经诱导和巩固治疗已达完全缓解的患者，无明确感染，中性粒细胞绝对值≥1.0×10^9/L，血小板计数≥100×10^9/L，肝功能、肾功能、心肌酶基本正常等。

(六)入院评估

1. 必须检查的项目　血常规、尿常规、粪常规、肝功能、肾功能、心肌酶和血电解质、心电图；化疗开始后隔日复查 1 次血常规，每周 3 次。

2. 根据病情可选择的检查　合并感染时根据病情做血培养、C 反应蛋白、血生化等检查。

3. 营养评估　根据《解放军总医院新入院患者营养风险筛查表（NRS-2002）》为新入院患儿进行营养评估，评分≥3 分者给予处置，必要时请营养科医师会诊。

4. 疼痛评估　根据《VAS 评分》实施疼痛评估，评分＞7 分者给予处置，必要时请疼痛科医师会诊。

5. 康复评估　根据《入院患者康复筛查和评估表》，在新入院患儿入院后 24 小时内进行康复筛查和评估。任何一项结果为"是"，则请康复科医师会诊。

（七）药物选择与使用时机

1. 化疗药物使用时机　根据《儿童急性髓细胞白血病诊疗建议（2006 年）》（中华医学会儿科学分会血液学组，2006 年），急性髓细胞白血病儿童经诱导和巩固治疗已达完全缓解，无明确感染，中性粒细胞绝对值≥1.0×10^9/L，血小板计数≥100×10^9/L，肝功能、肾功能、心肌酶基本正常等，达到以上化疗条件后可以开始化疗。

2. 具体用药

（1）中、大剂量 Ara-C 方案的具体化疗药物：柔红霉素 40mg/（m^2·d），静脉滴注 30 分钟，第 1～2 天或依托泊苷 100mg/（m^2·d），静脉滴注 3～4 小时，第 1～2 天；阿糖胞苷 2g/m^2，每 12 小时 1 次，静脉滴注 2～3 小时，第 1～3 天或阿糖胞苷 1g/m^2，每 12 小时 1 次，静脉滴注2～3 小时，第 1～4 天。

（2）支持治疗及防治感染药物选择及使用时机：化疗同时用中枢镇吐药；水化、碱化液，环磷酰胺同时及停化疗后 3 天 24 小时匀速给予，液体总量为 3000ml/（m^2·d），4%碳酸氢钠 120～150ml/（m^2·d）；营养心肌、护肝、抑酸、纠正电解质紊乱等对症支持治疗，化疗同时及停化疗后 3 天常规使用；若出现生化指标异常，用至指标正常；强烈化疗期间可酌情用成分输血以维持血红蛋白＞70g/L、血小板计数＞20×10^9/L 以上，还可预防性大剂量静脉滴注丙种球蛋白；非格司亭，停化疗 24 小时可开始使用，5～10μg/（kg·d），皮下注射，直至中性粒细胞绝对值（ANC）≥1.0×10^9/L；加强口鼻黏膜、皮肤和肛周的清洁护理；卡氏肺囊虫肺炎的预防，复方磺胺甲噁唑 25mg/（kg·d），每天 2 次，连用 3 天，间隔 4 天；患儿如有明确感染灶，针对感染部位及临床特点与体征，经验性选择抗生素给予广谱抗感染治疗，及时留取病原学检查，后期根据药敏试验结果针对性治疗。其中当中性粒细胞绝对值＜0.5×10^9/L 定义为粒细胞缺乏期。根据美国综合性癌症网制定的《癌症相关感染的防治指南》，粒细胞缺乏期出现体温＞38.0℃并持续 30 分钟或体温＞38.4℃或 24 小时内两次体温＞37.5℃，立即抽血培养和行 C 反应蛋白检查，必要时行尿、粪、咽拭子培养，给予第三代以上头孢类抗生素或碳青酶烯抗生素静脉滴注；若用药 48～72 小时无效，加万古霉素或去甲万古霉素或替考拉林或利奈唑胺；若治疗 5～7 天体温未降至正常，考虑开始应用伊曲康唑等经验性抗真菌治疗。

（八）化疗日

1. 化疗方案　急性髓细胞白血病儿童经诱导和巩固治疗已达完全缓解，且符合化疗条件，行中、大剂量 Ara-C 方案。

2. 化疗药物剂量　柔红霉素 40mg/（m^2·d），静脉滴注 30 分钟，第 1～2 天或依托泊苷 100mg/（m^2·d），静脉滴注 3～4 小时，第 1～2 天；阿糖胞苷 2g/m^2，每 12 小时 1 次，静脉滴注 2～3 小时，第 1～3 天或阿糖胞苷 1g/m^2，每 12 小时 1 次，静脉滴注 2～3 小时，第 1～4 天。

3. 化疗注意事项

(1)每一个疗程化疗完成后，一旦血常规恢复(白细胞计数＞3×10^9/L，中性粒细胞绝对值＞1.5×10^9/L)，肝、肾功能无异常，须及时做下一阶段的化疗，尽量缩短两个疗程之间的间隔时间(一般是 2～3 周)。

(2)在每一个化疗疗程中，一旦疗程未完成时出现白细胞低下，尤其是诱导过程中出现骨髓抑制时，不能轻易终止化疗，应在积极支持治疗的同时，继续完成化疗。一旦出现严重感染，应减缓或暂时中断化疗，待积极控制感染后继续尽快完成化疗。

(3)遇严重出血时，及时大力止血，注意防治 DIC，血小板极低(＜20×10^9/L)时，及时输注足量单采血小板悬液，以免发生致死性颅内出血。

(4)每一个疗程前后必须检查肝功能、肾功能，肝功能、肾功能异常时，须及时积极治疗，以期尽早恢复。

(5)在缓解后治疗过程中，如遇不能用与化疗相关、感染相关解释的不明原因的白细胞和(或)血小板低下时，并迟迟不能恢复者，要警惕早期复发，应及时做骨髓涂片检查，追查原因。不能盲目等待和延长休疗时间。

(九)必须复查的项目

出院前常规复查血常规、肝功能、肾功能。

(十)出院标准

1. 生命体征平稳，临床症状改善。

2. 患儿精神反应及饮食等一般情况好。

3. 已复查血常规，中性粒细胞绝对值≥0.5×10^9/L，血小板计数≥50×10^9/L，无感染和出血表现。

(十一)变异及原因分析

1. 医疗原因导致的变异　如改变治疗方案、转科治疗、操作失误、误诊等。

2. 患儿原因导致的变异　如不同意治疗方案、个人原因要求出院(转院)等。

3. 并发症原因导致的变异　化疗期间合并严重感染、脏器功能受损或其他难以预料的并发症，导致化疗减缓或中断、用药种类增多、住院时间延长，医疗费用增加等。

4. 病情原因导致的变异　如肝功能严重受损、严重骨髓抑制及感染等并发症，导致用药种类增多、住院时间延长，医疗费用增加。

5. 辅诊科室原因导致的变异　如检查、检验(不及时、结果报错、标本不合格等)、报告(不及时、结果错报、标本不合格)等原因延长住院天数、增加费用等。

6. 管理原因导致的变异　如系统暂不支持、系统瘫痪、需要修订流程、需要修订制度等。

二、儿童急性髓细胞白血病根治性化疗中大剂量 Ara-C 方案临床路径表单

适用对象	第一诊断为急性髓细胞白血病(ICD-10：C92-C94，M984-M989 伴 Z51.146)(高危组、中危组和低危组)的患儿	
患儿基本信息	姓名：____　性别：____　年龄：__　门诊号：____ 住院号：______　过敏史：______ 住院日期：__年__月__日　出院日期：__年__月__日	标准住院日：22～28 天

（续　表）

时间			住院第1天(化疗前常规检查日)	住院第2—20天(化疗及骨髓抑制期)
主要诊疗工作	制度落实		□ 入院2小时内经治医师或值班医师完成接诊 □ 入院24小时内主管医师查房	□ 主管医师查房 □ 入院48小时内主诊医师完成检诊 □ 专科会诊(必要时)
	病情评估		□ 经治医师询问病史及体格检查 □ 营养评估 □ 疼痛评估 □ 康复评估	□ 监测生命体征 □ 定期监测血常规、肝功能、肾功能
	病历书写		□ 入院8小时内完成首次病程记录 □ 入院24小时内完成入院记录	□ 入院48小时内完成主管医师查房记录 □ 入院72小时内完成主诊医师查房记录 □ 完成日常病程记录,详细记录医嘱变动情况(原因和更改内容)
	知情同意		□ 病情告知 □ 患儿家长签署授权委托书 □ 患儿家长在入院记录单上签字 □ 签署化疗知情同意书	□ 病情告知
	其他		□ 及时通知上级医师检诊 □ 注意防治并发症	□ 注意防治并发症
重点医嘱	长期医嘱	护理医嘱	□ 按儿科血液病护理常规 □ 一级护理	□ 按儿科血液病护理常规 □ 一级护理
		处置医嘱	□ 有床陪伴 □ 房间紫外线消毒	□ 有床陪伴 □ 房间紫外线消毒 □ 静脉输液 □ 输液泵
		膳食医嘱	□ 饮食:根据患儿年龄及病情选择饮食,如儿科普食、幼儿软食、婴儿奶等,并注意饮食卫生	□ 饮食:根据患儿年龄及病情选择饮食,如儿科普食、幼儿软食、婴儿奶等,并注意饮食卫生
		药物医嘱	□ 复方鱼肝油滴鼻液 □ 1:5000呋喃西林漱口 □ 复方磺胺甲噁唑预防卡氏肺囊虫肺炎	□ 化疗药物 □ 水化、碱化液 □ 营养心肌、护肝、抑酸、镇吐、纠正电解质紊乱等对症支持治疗 □ 抗生素 □ 对症治疗 □ 复方鱼肝油滴鼻液 □ 1:5000呋喃西林漱口 □ 复方磺胺甲噁唑预防卡氏肺囊虫肺炎
	临时医嘱	检查检验	□ 血常规 □ 尿常规、粪常规 □ 肝功能、肾功能、心肌酶和电解质 □ 心电图 □ 感染灶的影像学检查(必要时)、血培养、C反应蛋白、生化(必要时)检验	□ 隔日复查1次血常规,每周3次 □ 感染灶的影像学检查(必要时) □ 血培养、C反应蛋白(必要时)
		药物医嘱		

（续　表）

<table>
<tr><td></td><td></td><td>处置医嘱</td><td colspan="3">□ 必要时成分输血</td><td colspan="3">□ 必要时成分输血</td></tr>
<tr><td rowspan="8">主要护理工作</td><td colspan="2">健康宣教</td><td colspan="3">□ 入院宣教：介绍责任护士，病区环境、设施、规章制度、基础护理服务项目
□ 进行护理安全指导
□ 进行等级护理、活动范围指导
□ 进行饮食指导
□ 进行用药指导
□ 进行关于疾病知识的宣教</td><td colspan="3">□ 进行饮食指导
□ 进行用药指导</td></tr>
<tr><td colspan="2">护理处置</td><td colspan="3">□ 患儿身份核对
□ 佩戴腕带
□ 建立入院病历，通知医师
□ 询问病史，填写护理记录单首页
□ 测量基本生命体征
□ 观察病情
□ 抽血
□ 输液
□ 心理护理与生活护理
□ 妥善固定各种管道
□ 根据评估结果采取相应的护理措施
□ 通知次日检查项目及检查注意事项</td><td colspan="3">□ 测量基本生命体征
□ 观察病情
□ 抽血
□ 输液
□ 心理护理与生活护理
□ 指导并监督患儿治疗与活动
□ 遵医嘱用药
□ 遵医嘱留取标本
□ 根据评估结果采取相应的护理措施
□ 妥善固定各种管道
□ 观察药物不良反应</td></tr>
<tr><td colspan="2">护理评估</td><td colspan="3">□ 一般评估：生命体征、神志、皮肤、药物过敏史等
□ 专科评估：饮食习惯、生活方式、体重、身高、家族史
□ 风险评估：评估有无跌倒、坠床、褥疮、导管滑脱、液体外渗的风险
□ 营养评估
□ 疼痛评估
□ 康复评估</td><td colspan="3">□ 风险评估：评估有无跌倒、坠床、褥疮、导管滑脱、液体外渗的风险</td></tr>
<tr><td colspan="2">专科护理</td><td colspan="3">□ 鼻腔、口腔护理
□ 进行肛周坐浴</td><td colspan="3">□ 观察尿液颜色
□ 心电监护</td></tr>
<tr><td colspan="2">饮食指导</td><td colspan="3">□ 根据医嘱通知配餐员准备膳食
□ 协助患儿进餐</td><td colspan="3">□ 协助患儿进餐</td></tr>
<tr><td colspan="2">活动体位</td><td colspan="3">□ 根据护理等级指导活动</td><td colspan="3">□ 根据护理等级指导活动</td></tr>
<tr><td colspan="2">洗浴要求</td><td colspan="3">□ 协助患儿晨、晚间护理</td><td colspan="3">□ 协助患儿晨、晚间护理</td></tr>
<tr><td colspan="3">病情变异记录</td><td colspan="3">□ 无　□ 有，原因：
□ 患儿　□ 疾病　□ 医疗
□ 护理　□ 保障　□ 管理</td><td colspan="3">□ 无　□ 有，原因：
□ 患儿　□ 疾病　□ 医疗
□ 护理　□ 保障　□ 管理</td></tr>
<tr><td colspan="3" rowspan="2">护士签名</td><td>白班</td><td>小夜班</td><td>大夜班</td><td>白班</td><td>小夜班</td><td>大夜班</td></tr>
<tr><td></td><td></td><td></td><td></td><td></td><td></td></tr>
<tr><td colspan="3">医师签名</td><td colspan="3"></td><td colspan="3"></td></tr>
</table>

（续　表）

<table>
<tr><td colspan="3">时间</td><td>住院第 21－26 天(骨髓造血恢复期)</td><td>住院第 27－28 天(出院日)</td></tr>
<tr><td rowspan="5">主要诊疗工作</td><td colspan="2">制度落实</td><td>□ 上级医师查房意见</td><td>□ 上级医师同意其出院</td></tr>
<tr><td colspan="2">病情评估</td><td>□ 经治医师询问病史及体格检查
□ 营养评估
□ 疼痛评估
□ 康复评估</td><td></td></tr>
<tr><td colspan="2">病历书写</td><td>□ 完成上级医师查房记录
□ 科主任查房记录
□ 完成病程记录，详细记录医嘱变动情况(原因和更改内容)</td><td>□ 出院前一天有上级医师指示出院的病程记录
□ 出院后 24 小时内完成出院记录
□ 出院后 24 小时内完成病历首页
□ 开具出院介绍信
□ 开具诊断证明书</td></tr>
<tr><td colspan="2">知情同意</td><td>□ 病情变化时及时告知</td><td>□ 病情变化时及时告知</td></tr>
<tr><td colspan="2">其他</td><td>□ 经治医师检查、整理病历资料
□ 检查住院押金使用情况</td><td>□ 预约门诊复查时间</td></tr>
<tr><td rowspan="7">重点医嘱</td><td rowspan="4">长期医嘱</td><td>护理医嘱</td><td>□ 儿科血液病护理常规
□ 一级护理</td><td>□ 儿科血液病护理常规
□ 二级护理</td></tr>
<tr><td>处置医嘱</td><td>□ 房间紫外线消毒</td><td>□ 门诊随诊</td></tr>
<tr><td>膳食医嘱</td><td>□ 饮食：根据患儿年龄及病情选择饮食，如儿科普食、幼儿软食、婴儿奶等，并注意饮食卫生</td><td>□ 饮食：根据患儿年龄及病情选择饮食，如儿科普食、幼儿软食、婴儿奶等，并注意饮食卫生</td></tr>
<tr><td>药物医嘱</td><td>□ 复方鱼肝油滴鼻液
□ 1:5000 呋喃西林漱口
□ 复方磺胺甲噁唑预防卡氏肺囊虫肺炎
□ 抗生素
□ 对症治疗</td><td>□ 出院带药</td></tr>
<tr><td rowspan="3">临时医嘱</td><td>检查检验</td><td>□ 血常规
□ 生化检验项目(肝功能、肾功能、心肌酶、电解质)</td><td></td></tr>
<tr><td>药物医嘱</td><td></td><td></td></tr>
<tr><td>处置医嘱</td><td>□ 成分输血</td><td>□ 今日出院</td></tr>
<tr><td rowspan="5">主要护理工作</td><td colspan="2">健康宣教</td><td>□ 嘱避免感染</td><td>□ 嘱避免感染</td></tr>
<tr><td colspan="2">护理处置</td><td>□ 观察患儿一般状况
□ 观察体温波动
□ 完成护理记录
□ 遵医嘱用药</td><td>□ 出院宣教</td></tr>
<tr><td colspan="2">护理评估</td><td>□ 评估有无跌倒、坠床、褥疮、导管滑脱、液体外渗的风险</td><td></td></tr>
<tr><td colspan="2">专科护理</td><td>□ 鼻腔、口腔护理及肛周坐浴
□ PICC 置管护理</td><td></td></tr>
<tr><td colspan="2">饮食指导</td><td>□ 协助患儿进餐</td><td></td></tr>
</table>

（续　表）

<table>
<tr><td rowspan="2"></td><td>活动体位</td><td colspan="3">□ 根据护理等级指导活动</td><td colspan="3"></td></tr>
<tr><td>洗浴要求</td><td colspan="3">□ 更换病号服</td><td colspan="3"></td></tr>
<tr><td colspan="2">病情变异记录</td><td colspan="3">□ 无　□ 有，原因：
□ 患儿　□ 疾病　□ 医疗
□ 护理　□ 保障　□ 管理</td><td colspan="3">□ 无　□ 有，原因：
□ 患儿　□ 疾病　□ 医疗
□ 护理　□ 保障　□ 管理</td></tr>
<tr><td colspan="2" rowspan="2">护士签名</td><td>白班</td><td>小夜班</td><td>大夜班</td><td>白班</td><td>小夜班</td><td>大夜班</td></tr>
<tr><td></td><td></td><td></td><td></td><td></td><td></td></tr>
<tr><td colspan="2">医师签名</td><td colspan="3"></td><td colspan="3"></td></tr>
</table>

第十四节　儿童急性髓细胞白血病巩固化疗 DAE 方案的临床路径

一、儿童急性髓细胞白血病巩固化疗 DAE 方案临床路径标准住院流程

（一）适用对象

根据中华医学会儿科学分会血液学组 2006 年制定的《儿童急性髓细胞白血病诊疗建议》确诊为急性髓细胞白血病（ICD-10：C92-C94，M984-M989 伴 Z51.146）（高危组、中危组和低危组）的患儿。

（二）诊断依据

根据《儿童急性髓细胞白血病诊疗建议（2006 年）》（儿科学分会血液学组，2006 年）。

1. 急性髓细胞白血病（AML）的基本诊断依据

（1）临床症状、体征：有发热、苍白、乏力、出血、骨关节疼痛及肝、脾、淋巴结肿大等浸润灶表现。

（2）血常规改变：血红蛋白及红细胞降低，血小板减少，白细胞增高、正常或减低，分类可发现数量不等的原始粒细胞、幼稚粒细胞（或幼稚单核细胞）或未见原始粒细胞、幼稚粒细胞（或幼稚单核细胞）。

（3）骨髓形态学改变：是确诊的主要依据。骨髓涂片中有核细胞大多呈明显增生或极度增生，仅少数呈增生低下，均以髓细胞增生为主，原始粒细胞＋早幼稚粒细胞（或原始单核细胞＋幼稚单核细胞）细胞必须≥20%才可确诊为 AML。红白血病（M_6）除上述外尚有红系≥50%且伴形态异常；急性巨核细胞白血病（M_7）骨髓中原巨核细胞≥30%。除了对骨髓涂片做瑞氏染色分类计数并观察细胞形态改变外，应做过氧化酶（POX）、糖原（PAS）、非特异性酯酶（NSE）和酯酶氟化钠（NaF）抑制试验等细胞化学染色检查，以进一步确定异常细胞性质并与急性淋巴细胞白血病（ALL）鉴别。

2. AML 的 MIC 分型　除了临床及细胞形态学（morphology，M）诊断以外，还必须做免疫表型（immunopheno type，I）及细胞遗传学（cytogenetics，C）检查，即 MIC 分型诊断，尽可能做

分子生物学(molecularbiology,M)融合基因检测,即 MICM 分型。

(1)细胞形态学分型:按照 FAB 分型标准分为 M_0 和 M_1～M_7 型。

(2)免疫表型:髓系免疫标志有 CD13、CD33、CD14、CD15、CDw65、CD45、MPO 等;红系免疫标志有 CD71、血型糖蛋白;巨核系免疫标志有 CD41、CD42、CD62、CD61。免疫表型常伴有淋系抗原表达,较常见的有 CD7、CD19 等,则诊断为伴有淋系标志的 AML(Ly^+-AML)。

(3)细胞遗传学改变:①染色体数量改变,高二倍体(≥47),低二倍体(≤45),+21,-7,-8,-11 等。②染色体核型改变:t(9;11),MLL-AF9 融合基因(儿童急性白血病中该融合基因阳性者 86%为 AML,其中 75%为 M_5);t(11;19),ENL-MLL 融合基因(该融合基因阳性者儿童可为 AML,也可为 ALL,成年人则均为 AML);t(8;21),AML1-ETO 融合基因(是 M_2b 的特异标志,预后较好);t(15;17),PM-RAR 融合基因[是急性早幼粒细胞白血病(APL,M_3)的特异标志];t(11;17),PML-PLZF 融合基因(是 APL 变异型的特异标记);inv16(多见于 M_4Eo,预后较好)等。

3. AML 的危险因素及临床危险度分型

(1)与小儿 AML 预后相关的危险因素:诊断时年龄≤1 岁;诊断时白细胞计数≥100×10^9/L;染色体核型-7;MDS-AML;应用标准方案治疗 1 个疗程不缓解。

(2)临床危险度分型:低危 AML(LR-AML),APL(M_3)、M_2b、M_4Eo 及其他伴 inv16 者;中危 AML(MR-AML),非低危型以及不存在上述危险因素者;高危 AML(HR-AML),存在上述危险因素中任何一项。

(三)治疗方案的选择及依据

1. 根据《儿童急性髓细胞白血病诊疗建议(2006 年)》(儿科学分会血液学组,2006 年)选择治疗方案。

2. DAE 方案化疗的具体用药为:柔红霉素 40mg/(m^2・d),静脉滴注 30 分钟,第 1～3 天;阿糖胞苷 200mg/(m^2・d),每 12 小时 1 次,皮下注射,第 1～7 天;依托泊苷 100mg/(m^2・d),静脉滴注 4 小时,第 5～7 天。同时给予支持治疗及防治感染;化疗同时用中枢镇吐药;营养心肌、护肝、抑酸、纠正电解质紊乱等对症支持治疗,化疗同时及停化疗后 3 天常规使用;若出现生化指标异常,用至指标正常;强烈化疗期间可酌情用成分输血以维持血红蛋白>70g/L、血小板计数>20×10^9/L,还可预防性大剂量静脉滴注丙种球蛋白;加强口鼻黏膜、皮肤和肛周的清洁护理;卡氏肺囊虫肺炎的预防,复方磺胺甲噁唑 25mg/(kg・d),每天 2 次,每周连用 3 天,间隔 4 天;粒细胞缺乏合并发热的抗生素使用,根据美国综合性癌症网制定的《癌症相关感染的防治指南》,粒细胞缺乏期出现体温>38.0℃并持续 30 分钟或体温>38.4℃或 24 小时内两次体温>37.5℃,立即抽血培养和行 C 反应蛋白检查,必要时行尿、粪、咽拭子培养,给予第三代以上头孢类抗生素或碳青酶烯抗生素静脉滴注;若用药 48～72 小时无效,加万古霉素或去甲万古霉素或替考拉林或利奈唑胺;若治疗 5～7 天体温未降至正常,考虑开始应用伊曲康唑等经验性抗真菌治疗。

(四)标准住院日为 22～28 天

(五)进入路径标准

1. 第一诊断必须符合急性髓细胞白血病(ICD-10:C92-C94,M984-M989 伴 Z51.146)。

2. 完成诱导缓解化疗,患者无明确感染,中性粒细胞绝对值≥1.0×10^9/L,血小板计数≥100×10^9/L,肝功能、肾功能、心肌酶基本正常等。

(六)入院评估

1. 必须检查的项目 血常规、尿常规、粪常规、肝功能、肾功能、心肌酶和电解质、心电图；化疗开始后隔日复查 1 次血常规，每周 3 次。

2. 根据病情可选择的检查项目 合并感染时根据病情做血培养、C 反应蛋白、血生化等检查。

3. 营养评估 根据《解放军总医院新入院患者营养风险筛查表(NRS-2002)》为新入院患儿进行营养评估，评分≥3 分者给予处置，必要时请营养科医师会诊。

4. 疼痛评估 根据《VAS 评分》实施疼痛评估，评分>7 分者给予处置，必要时请疼痛科医师会诊。

5. 康复评估 根据《入院患者康复筛查和评估表》，在新入院患儿入院后 24 小时内进行康复筛查和评估。任何一项结果为"是"，则请康复科医师会诊。

(七)药物选择与使用时机

1. 化疗药物使用时机 急性髓细胞白血病患儿完成诱导缓解化疗，无明确感染，一般状况良好，血常规恢复，至少达到白细胞计数≥2.0×10^9/L、粒细胞计数≥0.5×10^9/L、血小板计数≥50×10^9/L，肝功能正常，心电图正常。

2. DAE 方案的具体化疗药物 柔红霉素 40mg/(m^2·d)，静脉滴注 30 分钟，第 1～3 天；阿糖胞苷 200mg/(m^2·d)，每 12 小时 1 次，皮下注射，第 1～7 天；依托泊苷 100mg/(m^2·d)，静脉滴注 4 小时，第 5～7 天。

(八)化疗日

1. 化疗方案 急性髓细胞白血病患儿完成诱导缓解化疗可选择 DAE 方案。

2. 化疗药物剂量 柔红霉素 40mg/(m^2·d)，静脉滴注 30 分钟，第 1～3 天；阿糖胞苷 200mg/(m^2·d)，每 12 小时 1 次，皮下注射，第 1～7 天；依托泊苷 100mg/(m^2·d)，静脉滴注 4 小时，第 5～7 天。

3. 化疗注意事项

(1)每一个疗程的化疗完成后，一旦血常规恢复(白细胞计数>3×10^9/L，中性粒细胞绝对值>1.5×10^9/L)，肝功能、肾功能无异常，须及时做下一阶段的化疗，尽量缩短两个疗程之间的间隔时间(一般是 2～3 周)。

(2)在每一个化疗疗程中，一旦疗程未完成时出现白细胞低下，尤其是诱导过程中出现骨髓抑制时，不能轻易终止化疗，应在积极支持治疗的同时，继续完成化疗。一旦出现严重感染，应减缓或暂时中断化疗，待积极控制感染后继续尽快完成化疗。

(3)遇严重出血时，及时大力止血，注意防治 DIC，血小板极低(<20×10^9/L)时，及时输注足量单采血小板悬液，以免发生致死性颅内出血。

(4)每一个疗程前后必须检查肝功能、肾功能，肝功能、肾功能异常时，须及时积极治疗，以期尽早恢复。

(5)在缓解后治疗过程中，如遇不能用与化疗相关、感染相关解释的不明原因的白细胞和(或)血小板低下时，并迟迟不能恢复者，要警惕早期复发，应及时做骨髓涂片检查，追查原因。不能盲目等待和延长休疗时间。

(九)必须复查的项目

出院前常规复查血常规、肝功能、肾功能。

(十)出院标准

1. 生命体征平稳,临床症状改善。

2. 患儿精神反应及饮食等一般情况好。

3. 已复查血常规,中性粒细胞绝对值≥0.5×10^9/L,血小板计数≥50×10^9/L,无感染和出血表现。

(十一)变异及原因分析

1. 医疗原因导致的变异　如改变治疗方案、转科治疗、操作失误、误诊等。

2. 患儿原因导致的变异　如不同意治疗方案、个人原因要求出院(转院)等。

3. 并发症原因导致的变异　化疗期间合并严重感染、脏器功能受损或其他难以预料的并发症,导致化疗减缓或中断、用药种类增多、住院时间延长,医疗费用增加等。

4. 病情原因导致的变异　如肝功能严重受损、严重骨髓抑制及感染等并发症,导致用药种类增多、住院时间延长,医疗费用增加。

5. 辅诊科室原因导致的变异　如检查、检验(不及时、结果报错、标本不合格等)、报告(不及时、结果错报、标本不合格)等原因延长住院天数、增加费用等。

6. 管理原因导致的变异　如系统暂不支持、系统瘫痪、需要修订流程、需要修订制度等。

二、儿童急性髓细胞白血病巩固化疗 DAE 方案临床路径表单

适用对象		第一诊断为急性髓细胞白血病(ICD-10:C92-C94,M984-M989 伴 Z51.146)(高危组、中危组和低危组)的患儿	
患儿基本信息		姓名:____　性别:____　年龄:__　门诊号:____ 住院号:______　过敏史:______ 住院日期:__年__月__日　出院日期:__年__月__日	标准住院日:22～28 天
时间		住院第 1 天(化疗前常规检查日)	住院第 2－20 天(化疗及骨髓抑制期)
主要诊疗工作	制度落实	□ 入院 2 小时内经治医师或值班医师完成接诊 □ 入院 24 小时内主管医师查房	□ 主管医师查房 □ 入院 48 小时内主诊医师完成检诊 □ 专科会诊(必要时)
	病情评估	□ 经治医师询问病史及体格检查 □ 营养评估 □ 疼痛评估 □ 康复评估	□ 监测生命体征 □ 定期监测血常规、肝功能、肾功能
	病历书写	□ 入院 8 小时内完成首次病程记录 □ 入院 24 小时内完成入院记录	□ 入院 48 小时内完成主管医师查房记录 □ 入院 72 小时内完成主诊医师查房记录 □ 完成日常病程记录,详细记录医嘱变动情况(原因和更改内容)
	知情同意	□ 病情告知 □ 患儿家长签署授权委托书 □ 患儿家长在入院记录单上签字 □ 签署化疗知情同意书	□ 病情告知
	其他	□ 及时通知上级医师检诊 □ 注意防治并发症	□ 注意防治并发症

（续 表）

<table>
<tr><td rowspan="7">重点医嘱</td><td rowspan="4">长期医嘱</td><td>护理医嘱</td><td>□ 按儿科血液病护理常规
□ 一级护理</td><td>□ 按儿科血液病护理常规
□ 一级护理</td></tr>
<tr><td>处置医嘱</td><td>□ 有床陪伴
□ 房间紫外线消毒</td><td>□ 有床陪伴
□ 房间紫外线消毒
□ 静脉输液
□ 输液泵</td></tr>
<tr><td>膳食医嘱</td><td>□ 饮食:根据患儿年龄及病情选择饮食,如儿科普食、幼儿软食、婴儿奶等,并注意饮食卫生</td><td>□ 饮食:根据患儿年龄及病情选择饮食,如儿科普食、幼儿软食、婴儿奶等,并注意饮食卫生</td></tr>
<tr><td>药物医嘱</td><td>□ 复方鱼肝油滴鼻液
□ 1:5000 呋喃西林漱口
□ 复方磺胺甲噁唑预防卡氏肺囊虫肺炎</td><td>□ 化疗药物
□ 水化、碱化液
□ 营养心肌、护肝、抑酸、镇吐、纠正电解质紊乱等对症支持治疗
□ 抗生素
□ 对症治疗
□ 复方鱼肝油滴鼻液
□ 1:5000 呋喃西林漱口
□ 复方磺胺甲噁唑预防卡氏肺囊虫肺炎</td></tr>
<tr><td rowspan="3">临时医嘱</td><td>检查检验</td><td>□ 血常规
□ 尿常规、粪常规
□ 肝功能、肾功能、心肌酶和电解质
□ 心电图
□ 血培养、C 反应蛋白、生化检验项目(必要时)</td><td>□ 隔日复查 1 次血常规,每周 3 次
□ 感染灶的影像学检查</td></tr>
<tr><td>药物医嘱</td><td>□ 感染灶影像学检查(必要时)</td><td></td></tr>
<tr><td>处置医嘱</td><td>□ 必要时成分输血</td><td>□ 必要时成分输血</td></tr>
<tr><td rowspan="2">主要护理工作</td><td colspan="2">健康宣教</td><td>□ 入院宣教:介绍责任护士,病区环境、设施、规章制度、基础护理服务项目
□ 进行护理安全指导
□ 进行等级护理、活动范围指导
□ 进行饮食指导
□ 进行用药指导
□ 进行关于疾病知识的宣教</td><td>□ 进行饮食指导
□ 进行用药指导</td></tr>
<tr><td colspan="2">护理处置</td><td>□ 患儿身份核对
□ 佩戴腕带
□ 建立入院病历,通知医师
□ 询问病史,填写护理记录单首页
□ 测量基本生命体征
□ 观察病情
□ 抽血
□ 输液
□ 心理护理与生活护理
□ 妥善固定各种管道</td><td>□ 测量基本生命体征
□ 观察病情
□ 抽血
□ 输液
□ 心理护理与生活护理
□ 指导并监督患儿治疗与活动
□ 遵医嘱用药
□ 遵医嘱留取标本
□ 根据评估结果采取相应的护理措施
□ 妥善固定各种管道</td></tr>
</table>

（续 表）

<table>
<tr><td rowspan="6">主要护理工作</td><td></td><td colspan="3">□ 根据评估结果采取相应的护理措施
□ 通知次日检查项目及检查注意事项</td><td colspan="3">□ 观察药物不良反应</td></tr>
<tr><td>护理评估</td><td colspan="3">□ 一般评估:生命体征、神志、皮肤、药物过敏史等
□ 专科评估:饮食习惯、生活方式、体重、身高、家族史
□ 风险评估:评估有无跌倒、坠床、褥疮、导管滑脱、液体外渗的风险
□ 营养评估</td><td colspan="3">□ 风险评估:评估有无跌倒、坠床、褥疮、导管滑脱、液体外渗的风险</td></tr>
<tr><td>专科护理</td><td colspan="3">□ 饮食卫生宣教
□ 鼻腔、口腔护理</td><td colspan="3">□ 心电监护
□ PICC 置管护理
□ 观察尿液颜色</td></tr>
<tr><td>饮食指导</td><td colspan="3">□ 根据医嘱通知配餐员准备膳食
□ 协助患儿进餐</td><td colspan="3">□ 协助患儿进餐</td></tr>
<tr><td>活动体位</td><td colspan="3">□ 根据护理等级指导活动</td><td colspan="3">□ 根据护理等级指导活动</td></tr>
<tr><td>洗浴要求</td><td colspan="3">□ 协助患儿晨、晚间护理</td><td colspan="3">□ 协助患儿晨、晚间护理</td></tr>
<tr><td colspan="2">病情变异记录</td><td colspan="3">□ 无　□ 有,原因:
□ 患儿　□ 疾病　□ 医疗
□ 护理　□ 保障　□ 管理</td><td colspan="3">□ 无　□ 有,原因:
□ 患儿　□ 疾病　□ 医疗
□ 护理　□ 保障　□ 管理</td></tr>
<tr><td colspan="2" rowspan="2">护士签名</td><td>白班</td><td>小夜班</td><td>大夜班</td><td>白班</td><td>小夜班</td><td>大夜班</td></tr>
<tr><td></td><td></td><td></td><td></td><td></td><td></td></tr>
<tr><td colspan="2">医师签名</td><td colspan="3"></td><td colspan="3"></td></tr>
<tr><td colspan="2">时间</td><td colspan="3">住院第 21—26 天(骨髓造血恢复期)</td><td colspan="3">住院第 27—28 天(出院日)</td></tr>
<tr><td rowspan="6">主要诊疗工作</td><td>制度落实</td><td colspan="3">□ 上级医师查房</td><td colspan="3">□ 上级医师查房后同意其出院</td></tr>
<tr><td>病情评估</td><td colspan="3">□ 康复评估
□ 评估患儿治疗效果</td><td colspan="3"></td></tr>
<tr><td>病历书写</td><td colspan="3">□ 完成上级医师查房记录
□ 完成日常病程记录,详细记录医嘱变动情况(原因和更改内容)</td><td colspan="3">□ 出院前一天有上级医师指示出院的病程记录
□ 出院后 24 小时内完成出院记录
□ 出院后 24 小时内完成病历首页
□ 开具出院介绍信
□ 开具诊断证明书</td></tr>
<tr><td>知情同意</td><td colspan="3">□ 病情变化时及时告知</td><td colspan="3">□ 出院宣教</td></tr>
<tr><td>其他</td><td colspan="3">□ 经治医师检查、整理病历资料
□ 检查住院押金使用情况</td><td colspan="3">□ 预约门诊复查</td></tr>
</table>

（续　表）

重点医嘱	长期医嘱	护理医嘱	□ 儿科血液病护理常规 □ 一级护理	□ 儿科血液病护理常规 □ 二级护理
		处置医嘱	□ 房间紫外线消毒	□ 门诊随诊
		膳食医嘱	□ 饮食：根据患儿年龄及病情选择饮食，如儿科普食、幼儿软食、婴儿奶等，并注意饮食卫生	□ 饮食：根据患儿年龄及病情选择饮食，如儿科普食、幼儿软食、婴儿奶等，并注意饮食卫生
		药物医嘱	□ 复方鱼肝油滴鼻液 □ 1∶5000 呋喃西林漱口 □ 复方磺胺甲噁唑预防卡氏肺囊虫肺炎 □ 抗生素 □ 对症治疗	□ 出院带药
	临时医嘱	检查检验	□ 血常规（隔日复查 1 次，每周 3 次） □ 生化检验项目（肝功能、肾功能、心肌酶、电解质）	
		药物医嘱		
		处置医嘱	□ 成分输血	□ 今日出院
主要护理工作	健康宣教			
	护理处置		□ 观察患儿的一般状况 □ 观察体温波动 □ 完成护理记录 □ 遵医嘱用药	□ 出院宣教
	护理评估		□ 评估有无跌倒、坠床、褥疮、导管滑脱、液体外渗的风险	
	专科护理		□ 进行呋喃西林坐浴 □ 鼻腔、口腔护理 □ PICC 置管	
	饮食指导		□ 协助患儿进餐	
	活动体位		□ 根据护理等级指导活动	
	洗浴要求		□ 更换病号服	
病情变异记录			□ 无　□ 有，原因： □ 患儿　□ 疾病　□ 医疗 □ 护理　□ 保障　□ 管理	□ 无　□ 有，原因： □ 患儿　□ 疾病　□ 医疗 □ 护理　□ 保障　□ 管理
护士签名			白班　小夜班　大夜班	白班　小夜班　大夜班
医师签名				

第十五节　儿童急性髓细胞白血病诱导缓解化疗DAE方案临床路径

一、儿童急性髓细胞白血病诱导缓解化疗DAE方案临床路径的标准住院流程

(一)适用对象

根据中华医学会儿科学分会血液学组2006年制定的《儿童急性髓细胞白血病诊疗建议》确诊为急性髓细胞白血病(ICD-10:C92-C94,M984-M989伴Z51.146)(高危组、中危组和低危组)的患儿。

(二)诊断依据

根据《儿童急性髓细胞白血病诊疗建议(2006年)》(中华医学会儿科学分会血液学组,2006年)。

1. 急性髓细胞白血病(AML)的基本诊断依据

(1)临床症状、体征:有发热、苍白、乏力、出血、骨关节疼痛及肝、脾、淋巴结肿大等浸润灶表现。

(2)血常规改变:血红蛋白及红细胞计数降低,血小板计数减少,白细胞计数增高、正常或减低,分类可发现数量不等的原始粒细胞、幼稚粒细胞(或幼稚单核细胞)或未见原始粒细胞、幼稚粒细胞(或幼稚单核细胞)细胞。

(3)骨髓形态学改变:是确诊的主要依据。骨髓涂片中有核细胞大多呈明显增生或极度增生,仅少数呈增生低下,均以髓细胞增生为主,原始粒细胞+早幼稚粒细胞(或原始单核细胞+幼稚单核细胞)必须≥20%才可确诊为AML。红白血病(M_6)除上述外尚有红系≥50%且伴形态异常;急性巨核细胞白血病(M_7)骨髓中原巨核细胞≥30%。除了对骨髓涂片做瑞氏染色分类计数并观察细胞形态改变外,应做过氧化酶(POX)、糖原(PAS)、非特异性酯酶(NSE)和酯酶氟化钠(NaF)抑制试验等细胞化学染色检查,以进一步确定异常细胞性质并与急性淋巴细胞白血病(ALL)鉴别。

2. AML的MIC分型　除了临床及细胞形态学(morphology,M)诊断以外,还必须做免疫表型(immunopheno type,I)及细胞遗传学(cytogenetics,C)检查,即MIC分型诊断,尽可能做分子生物学(molecularbiology,M)融合基因检测,即MICM分型。

(1)细胞形态学分型:按照FAB分型标准分为M_0和M_1~M_7型。

(2)免疫表型:髓系免疫标志有CD13、CD33、CD14、CD15、CDw65、CD45、MPO等;红系免疫标志有CD71、血型糖蛋白;巨核系免疫标志有CD41、CD42、CD62、CD61。免疫表型常伴有淋系抗原表达,较常见的有CD7、CD19等,则诊断为伴有淋系标记的AM L(Ly^+-AML)。

(3)细胞遗传学改变:①染色体数量改变,高二倍体(≥47),低二倍体(≤45),+21、-7、-8、-11等。②染色体核型改变:t(9;11),MLL-AF9融合基因(儿童急性白血病中该融合基因阳性者86%为AML,其中75%为M_5);t(11;19),ENL-MLL融合基因(该融合基因阳性儿童可为AML,也可为ALL,成年人则均为AML);t(8;21),AML1-ETO融合基因(是M_2b的特异标记,预后较好);t(15;17),PM-RAR融合基因[是急性早幼粒细胞白血病(APL,M_3)的特

异标记]；t(11；17)，PML-PLZF 融合基因(是 APL 变异型的特异标记)；inv16(多见于 M_4Eo，预后较好)等。

3. AML 的危险因素及临床危险度分型

(1)与小儿 AML 预后相关的危险因素：诊断时年龄≤1 岁；诊断时白细胞计数≥100×10^9/L；染色体核型-7；MDS-AML；应用标准方案治疗 1 个疗程不缓解。

(2)临床危险度分型：低危 AML(LR-AML)，APL(M_3)、M_2b、M_4Eo 及其他伴 inv16 者；中危 AML(MR-AML)，非低危型以及不存在上述危险因素者；高危 AML(HR-AML)，存在上述危险因素中的任何一项。

(三)治疗方案的选择及依据

1. 根据《儿童急性髓细胞白血病诊疗建议(2006 年)》(中华医学会儿科学分会血液学组，2006 年)。

2. MR-ALL 及除 APL 以外的 LR-AML 患儿诱导缓解治疗首选 DAE 方案。

3. 签署化疗知情同意书。

(四)标准住院日为 22～28 天

(五)进入路径标准

第一诊断必须符合急性髓细胞白血病(ICD-10：C92-C94，M984-M989 伴 Z51.146)。

(六)入院评估

1. 必须检查的项目　血常规、尿常规、粪常规、肝功能、肾功能、心肌酶和电解质、血型、血清四项、凝血指标、结核三项、EB 病毒、巨细胞病毒、单纯疱疹病毒和人类疱疹病毒(HHV)-6、HHV-7、HHV-8 的 DNA 定性、肺炎支原体抗体、骨髓常规、免疫分型、染色体和白血病 31 种融合基因检查，头颅、胸、腹 CT，心电图，心脏超声和睾丸超声等；结核菌素试验；脑脊液常规、生化和查白血病细胞检查；隔日复查 1 次血常规，每周 3 次。

2. 根据病情可选择的检查　感染时血培养、C 反应蛋白、生化检验、凝血指标等检查；诱导缓解化疗第 33 天复查骨髓常规并做骨髓微小残留病检测；感染灶的影像学检查。

3. 营养评估　根据《解放军总医院新入院患者营养风险筛查表(NRS-2002)》为新入院患儿进行营养评估，评分≥3 分者给予处置，必要时请营养科医师会诊。

4. 疼痛评估　根据《VAS 评分》实施疼痛评估，评分>7 分者给予处置，必要时请疼痛科医师会诊。

5. 康复评估　根据《入院患者康复筛查和评估表》，在新入院患儿入院后 24 小时内进行康复筛查和评估。任何一项结果为"是"，则请康复科医师会诊。

(七)药物选择与使用时机

1. 化疗药物使用时机　根据《儿童急性髓细胞白血病诊疗建议(2006 年)》(中华医学会儿科学分会血液学组，2006 年)，急性髓细胞白血病 MR-ALL 及除 APL 以外的 LR-AML 患儿诱导缓解治疗首选 DAE 方案。达到以下条件：无明确感染、一般状况良好、血常规恢复，至少达到白细胞计数≥2.0×10^9/L、粒细胞计数≥0.5×10^9/L、血小板计数≥50×10^9/L，肝功能正常，心电图正常，可开始行化疗。

2. 具体用药

(1)化疗药物：①柔红霉素 40mg/(m^2·d)，静脉滴注 30 分钟，第 1～3 天；②阿糖胞苷 200mg/(m^2·d)，每 12 小时 1 次，皮下注射，第 1～7 天；③依托泊苷 100mg/(m^2·d)，静脉滴

注 4 小时，第 5～7 天。

(2)支持治疗及抗感染治疗要点：诱导缓解化疗前尽可能清除急、慢性感染灶，对疑似结核病者需用抗结核等保护性治疗；预防高尿酸血症，在诱导化疗期间充分水化及碱化尿液并口服别嘌醇 200～300mg/(m^2·d)，共 1～2 周；化疗同时用中枢镇吐药；营养心肌、护肝、抑酸、纠正电解质紊乱等对症支持治疗，化疗同时及停化疗后 3 天常规使用；若出现生化指标异常，用至指标正常；强烈化疗期间可酌情用成分输血以维持血红蛋白＞70g/L、血小板计数＞20×10^9/L，还可预防性大剂量静脉滴注丙种球蛋白；加强口鼻黏膜、皮肤和肛周的清洁护理；卡氏肺囊虫肺炎的预防，复方磺胺甲噁唑 25mg/(kg·d)，每天 2 次，每周连用 3 天，间隔 4 天；粒细胞缺乏合并发热的抗生素使用，根据美国综合性癌症网制定的《癌症相关感染的防治指南》，粒细胞缺乏期出现体温＞38.0℃并持续 30 分钟或体温＞38.4℃或 24 小时内两次体温＞37.5℃，立即抽血培养和做 C 反应蛋白检查，必要时行尿、粪、咽拭子培养，给予第三代以上头孢类或碳青酶烯抗生素静脉滴注；若用药 48～72 小时无效，加万古霉素或去甲万古霉素或替考拉林或利奈唑胺；若治疗 5～7 天体温未降至正常，考虑开始应用伊曲康唑等经验性抗真菌治疗。

(八)化疗日

1. 化疗方案　急性髓细胞白血病 MR-ALL 及除 APL 以外的 LR-AML 患儿诱导缓解治疗首选 DAE 方案。

2. 化疗药物剂量　柔红霉素 40mg/(m^2·d)，静脉滴注 30 分钟，第 1～3 天；阿糖胞苷 200mg/(m^2·d)，每 12 小时 1 次，皮下注射，第 1～7 天；依托泊苷 100mg/(m^2·d)，静脉滴注 4 小时，第 5～7 小时。诱导治疗期间行 MTX＋Ara-C＋Dex 三联鞘内注射 1 次。

3. 化疗注意事项

(1)诱导缓解化疗前尽可能清除急、慢性感染灶，对疑似结核病者需用抗结核等保护性治疗。

(2)预防高尿酸血症：在诱导化疗期间充分水化及碱化尿液并口服别嘌呤醇 200～300mg/(m^2·d)，共 1～2 周。

(3)每一个疗程的化疗完成后，一旦血常规恢复(白细胞计数＞3×10^9/L，中性粒细胞绝对值＞1.5×10^9/L)，肝功能、肾功能无异常，须及时做下一阶段的化疗，尽量缩短两个疗程之间的间隔时间(一般是 2～3 周)。

(4)在每一个化疗疗程中，一旦疗程未完成时出现白细胞计数低下，尤其是诱导过程中出现骨髓抑制时，不能轻易终止化疗，应在积极支持治疗的同时，继续完成化疗。一旦出现严重感染，应减缓或暂时中断化疗，待积极控制感染后继续尽快完成化疗。

(5)遇严重出血时，及时大力止血，注意防治 DIC，血小板极低(＜20×10^9/L)时，及时输注足量单采血小板悬液，以免发生致死性颅内出血。

(6)每一个疗程前后必须检查肝功能、肾功能，肝功能、肾功能异常时，须及时积极治疗，以期尽早恢复。

(九)必须复查的项目

出院前常规复查血常规、肝功能、肾功能。

(十)出院标准

1. 生命体征平稳，临床症状改善。

2. 患儿精神反应及饮食等一般情况好。

3. 诱导缓解化疗结束，骨髓正常造血开始恢复，中性粒细胞绝对值≥0.5×10^9/L，血小板计数≥50×10^9/L，无感染和出血表现。

(十一)变异及原因分析

1. 医疗原因导致的变异　如改变治疗方案、转科治疗、操作失误、误诊等。

2. 患儿原因导致的变异　如不同意治疗方案、个人原因要求出院(转院)等。

3. 并发症原因导致的变异　化疗期间合并严重感染、脏器功能受损或其他难以预料的并发症，导致化疗减缓或中断、用药种类增多、住院时间延长，医疗费用增加等。

4. 病情原因导致的变异　如肝功能严重受损、严重骨髓抑制及感染等并发症，导致用药种类增多、住院时间延长，医疗费用增加。

5. 辅诊科室原因导致的变异　如检查、检验(不及时、结果报错、标本不合格等)、报告(不及时、结果错报、标本不合格)等原因延长住院天数、增加费用等。

6. 管理原因导致的变异　如系统暂不支持、系统瘫痪、需要修订流程、需要修订制度等。

二、儿童急性髓细胞白血病诱导缓解化疗 DAE 方案临床路径表单

<table>
<tr><td colspan="2">适用对象</td><td colspan="2">第一诊断为急性髓细胞白血病(高危组、中危组和低危组)(ICD-10：C92-C94，M984-M989 伴 Z51.146)的患儿</td></tr>
<tr><td colspan="2">患儿基本信息</td><td>姓名：____　性别：____　年龄：__　门诊号：____
住院号：______　过敏史：______
住院日期：__年__月__日　出院日期：__年__月__日</td><td>标准住院日：22～28 天</td></tr>
<tr><td colspan="2">时间</td><td>住院第 1 天(化疗前常规检查日)</td><td>住院第 2—20 天(化疗及骨髓抑制期)</td></tr>
<tr><td rowspan="5">主要诊疗工作</td><td>制度落实</td><td>□ 入院 2 小时内经治医师或值班医师完成接诊
□ 入院 24 小时内主管医师查房</td><td>□ 主管医师查房
□ 入院 48 小时内主诊医师完成检诊
□ 专科会诊(必要时)</td></tr>
<tr><td>病情评估</td><td>□ 经治医师询问病史及体格检查
□ 营养评估
□ 疼痛评估
□ 康复评估</td><td>□ 监测生命体征
□ 定期监测血常规、肝功能、肾功能</td></tr>
<tr><td>病历书写</td><td>□ 入院 8 小时内完成首次病程记录
□ 入院 24 小时内完成入院记录</td><td>□ 入院 48 小时内完成主管医师查房记录
□ 入院 72 小时内完成主诊医师查房记录
□ 完成日常病程记录，详细记录医嘱变动情况(原因和更改内容)</td></tr>
<tr><td>知情同意</td><td>□ 病情告知
□ 患儿家长签署授权委托书
□ 患儿家长在入院记录单上签字
□ 签署化疗知情同意书</td><td>□ 病情告知</td></tr>
<tr><td>其他</td><td>□ 及时通知上级医师检诊
□ 注意防治并发症</td><td>□ 注意防治并发症</td></tr>
</table>

（续　表）

重点医嘱	长期医嘱	护理医嘱	□ 按儿科血液病护理常规 □ 一级护理	□ 按儿科血液病护理常规 □ 一级护理
		处置医嘱	□ 有床陪伴 □ 房间紫外线消毒	□ 有床陪伴 □ 房间紫外线消毒 □ 静脉输液 □ 输液泵
		膳食医嘱	□ 饮食：根据患儿年龄及病情选择饮食，如儿科普食、幼儿软食、婴儿奶等，并注意饮食卫生 □ 注意饮食卫生	□ 饮食：根据患儿年龄及病情选择饮食，如儿科普食、幼儿软食、婴儿奶等，并注意饮食卫生 □ 注意饮食卫生
		药物医嘱	□ 复方鱼肝油滴鼻液 □ 1∶5000 呋喃西林漱 □ 复方磺胺甲噁唑预防卡氏肺囊虫肺炎	□ 化疗药物 □ 水化、碱化液 □ 营养心肌、护肝、抑酸、镇吐、纠正电解质紊乱等对症支持治疗 □ 抗生素 □ 对症治疗 □ 复方鱼肝油滴鼻液 □ 1∶5000 呋喃西林漱 □ 复方磺胺甲噁唑预防卡氏肺囊虫肺炎
	临时医嘱	检查检验	□ 血常规、尿常规、粪常规 □ 肝功能、肾功能、心肌酶和电解质 □ 血型、血清八项、凝血指标、结核三项 □ EB 病毒、巨细胞病毒、单纯疱疹病毒和 HHV-6、HHV-7、HHV-8 的 DNA 定性、肺炎支原体抗；体结核菌素试验 □ 脑脊液常规、生化和找白血病细胞检查 □ 骨髓常规、免疫分型、染色体和白血病 31 种融合基因检查，头颅、胸、腹 CT，心电图，心脏超声和睾丸超声等 □ 隔日复查 1 次血常规、每周 3 次 □ 血培养、C 反应蛋白、生化检验项目、凝血等（必要时） □ 感染灶的影像学检查（必要时）	□ 隔日 1 次血常规，每周 3 次 □ 感染灶的影像学检查 □ 诱导缓解化疗第 33 天复查骨髓常规并做骨髓微小残留病检测
		药物医嘱		
		处置医嘱	□ 必要时成分输血	□ 必要时成分输血
主要护理工作	健康宣教		□ 入院宣教：介绍责任护士，病区环境、设施、规章制度、基础护理服务项目 □ 进行护理安全指导 □ 进行等级护理、活动范围指导 □ 进行饮食指导 □ 进行用药指导 □ 进行关于疾病知识的宣教	□ 进行饮食指导 □ 进行用药指导

（续　表）

<table>
<tr><td rowspan="6"></td><td>护理处置</td><td colspan="3">□ 患儿身份核对
□ 佩戴腕带
□ 建立入院病历，通知医师
□ 询问病史，填写护理记录单首页
□ 测量基本生命体征
□ 观察病情
□ 抽血
□ 输液
□ 心理护理与生活护理
□ 妥善固定各种管道
□ 根据评估结果采取相应的护理措施
□ 通知次日检查项目及检查注意事项</td><td colspan="3">□ 测量基本生命体征
□ 观察病情
□ 抽血
□ 输液
□ 心理护理与生活护理
□ 指导并监督患儿治疗与活动
□ 遵医嘱用药
□ 遵医嘱留取标本
□ 根据评估结果采取相应的护理措施
□ 妥善固定各种管道
□ 观察药物不良反应</td></tr>
<tr><td>护理评估</td><td colspan="3">□ 一般评估：生命体征、神志、皮肤、药物过敏史等
□ 专科评估：饮食习惯、生活方式、体重、身高、家族史
□ 风险评估：评估有无跌倒、坠床、褥疮、导管滑脱、液体外渗的风险
□ 营养评估
□ 疼痛评估
□ 康复评估</td><td colspan="3">□ 风险评估：评估有无跌倒、坠床、褥疮、导管滑脱、液体外渗的风险</td></tr>
<tr><td>专科护理</td><td colspan="3">□ 饮食卫生宣教
□ 鼻腔、口腔护理</td><td colspan="3">□ 心电监护、监测生命体征
□ PICC 置管护理
□ 观察尿液颜色</td></tr>
<tr><td>饮食指导</td><td colspan="3">□ 根据医嘱通知配餐员准备膳食
□ 协助患儿进餐</td><td colspan="3">□ 协助患儿进餐</td></tr>
<tr><td>活动体位</td><td colspan="3">□ 根据护理等级指导活动</td><td colspan="3">□ 根据护理等级指导活动</td></tr>
<tr><td>洗浴要求</td><td colspan="3">□ 协助患儿晨、晚间护理</td><td colspan="3">□ 协助患儿晨、晚间护理</td></tr>
<tr><td colspan="2">病情变异记录</td><td colspan="3">□ 无　□ 有，原因：
□ 患儿　□ 疾病　□ 医疗
□ 护理　□ 保障　□ 管理</td><td colspan="3">□ 无　□ 有，原因：
□ 患儿　□ 疾病　□ 医疗
□ 护理　□ 保障　□ 管理</td></tr>
<tr><td colspan="2" rowspan="2">护士签名</td><td>白班</td><td>小夜班</td><td>大夜班</td><td>白班</td><td>小夜班</td><td>大夜班</td></tr>
<tr><td></td><td></td><td></td><td></td><td></td><td></td></tr>
<tr><td colspan="2">医师签名</td><td colspan="3"></td><td colspan="3"></td></tr>
<tr><td colspan="2">时间</td><td colspan="3">住院第 21－26 天（骨髓造血恢复期）</td><td colspan="3">住院第 27－28 天（出院日）</td></tr>
<tr><td rowspan="3">主要诊疗工作</td><td>制度落实</td><td colspan="3">□ 上级医师查房</td><td colspan="3">□ 上级医师查房后同意其出院</td></tr>
<tr><td>制度落实</td><td colspan="3">□ 康复评估
□ 患儿治疗效果评估</td><td colspan="3"></td></tr>
<tr><td>病历书写</td><td colspan="3">□ 完成上级医师查房记录
□ 科主任查房记录
□ 完成病程记录，详细记录医嘱变动情况（原因和更改内容）</td><td colspan="3">□ 出院前一天有上级医师指示出院的病程记录
□ 出院后 24 小时内完成出院记录
□ 出院后 24 小时内完成病历首页</td></tr>
</table>

（续　表）

<table>
<tr><td rowspan="3"></td><td colspan="2"></td><td colspan="3"></td><td colspan="3">□ 开具出院介绍信
□ 开具诊断证明书</td></tr>
<tr><td colspan="2">知情同意</td><td colspan="3"></td><td colspan="3">□ 出院宣教</td></tr>
<tr><td colspan="2">其他</td><td colspan="3">□ 经治医师检查、整理病历资料
□ 检查住院押金使用情况</td><td colspan="3">□ 预约门诊复查时间</td></tr>
<tr><td rowspan="7">重点医嘱</td><td rowspan="4">长期医嘱</td><td>护理医嘱</td><td colspan="3">□ 儿科血液病护理常规
□ 一级护理</td><td colspan="3">□ 儿科血液病护理常规
□ 二级护理</td></tr>
<tr><td>处置医嘱</td><td colspan="3">□ 房间紫外线消毒</td><td colspan="3">□ 门诊随诊</td></tr>
<tr><td>膳食医嘱</td><td colspan="3">□ 饮食：根据患儿年龄及病情选择饮食，如儿科普食、幼儿软食、婴儿奶等，并注意饮食卫生</td><td colspan="3">□ 饮食：根据患儿年龄及病情选择饮食，如儿科普食、幼儿软食、婴儿奶等，并注意饮食卫生</td></tr>
<tr><td>药物医嘱</td><td colspan="3">□ 复方鱼肝油滴鼻液
□ 1∶5000 呋喃西林漱口
□ 复方磺胺甲噁唑预防卡氏肺囊虫肺炎
□ 抗生素
□ 对症治疗</td><td colspan="3">□ 出院带药（必要时）</td></tr>
<tr><td rowspan="3">临时医嘱</td><td>检查检验</td><td colspan="3">□ 血常规（隔日复查 1 次，每周 3 次）
□ 生化检验项目（肝功能、肾功能、心肌酶、电解质）</td><td colspan="3">□ 血常规、生化检验项目</td></tr>
<tr><td>药物医嘱</td><td colspan="3"></td><td colspan="3"></td></tr>
<tr><td>处置医嘱</td><td colspan="3">□ 成分输血</td><td colspan="3">□ 今日出院</td></tr>
<tr><td rowspan="7">主要护理工作</td><td colspan="2">健康宣教</td><td colspan="3"></td><td colspan="3"></td></tr>
<tr><td colspan="2">护理处置</td><td colspan="3">□ 观察患儿的一般状况
□ 观察体温波动
□ 完成护理记录
□ 遵医嘱用药</td><td colspan="3">□ 出院宣教</td></tr>
<tr><td colspan="2">护理评估</td><td colspan="3">□ 评估有无跌倒、坠床、褥疮、导管滑脱、液体外渗的风险</td><td colspan="3"></td></tr>
<tr><td colspan="2">专科护理</td><td colspan="3">□ 鼻腔、口腔护理
□ 进行肛周坐浴
□ PICC 置管护理</td><td colspan="3"></td></tr>
<tr><td colspan="2">饮食指导</td><td colspan="3">□ 协助患儿进餐</td><td colspan="3"></td></tr>
<tr><td colspan="2">活动体位</td><td colspan="3">□ 根据护理等级指导活动</td><td colspan="3"></td></tr>
<tr><td colspan="2">洗浴要求</td><td colspan="3">□ 更换病号服</td><td colspan="3"></td></tr>
<tr><td colspan="3">病情变异记录</td><td colspan="3">□ 无　□ 有，原因：
□ 患儿　□ 疾病　□ 医疗
□ 护理　□ 保障　□ 管理</td><td colspan="3">□ 无　□ 有，原因：
□ 患儿　□ 疾病　□ 医疗
□ 护理　□ 保障　□ 管理</td></tr>
<tr><td colspan="3" rowspan="2">护士签名</td><td>白班</td><td>小夜班</td><td>大夜班</td><td>白班</td><td>小夜班</td><td>大夜班</td></tr>
<tr><td></td><td></td><td></td><td></td><td></td><td></td></tr>
<tr><td colspan="3">医师签名</td><td colspan="3"></td><td colspan="3"></td></tr>
</table>

第十六节 儿童霍奇金淋巴瘤 CHOP 方案化疗临床路径

一、儿童霍奇金淋巴瘤 CHOP 方案化疗临床路径标准住院流程

(一)适用对象

1. 病理确诊为霍奇金淋巴瘤(ICD-10:C81,M965-M966 伴 Z51.146)的 18 岁以下儿童及青少年。

2. 临床分期为Ⅳ期。

(二)诊断依据

根据《儿童霍奇金淋巴瘤诊疗建议(2004 年)》(中华医学会儿科学分会血液学组,2014 年),霍奇金淋巴瘤(ICD-10:M96500/3)的诊断应为临床检查、影像学检查及病理组织检查综合考虑后做出,其中最重要的是取得肿瘤病理组织的检查结果。

1. 临床表现 分为全身症状(低热、体重减轻等)和淋巴结受侵犯表现(持续的无痛性颈部或锁骨上淋巴结肿大为儿童霍奇金淋巴瘤最常见的临床表现)。

2. 辅助检查

(1)实验室检查:非特异的血常规异常包括白细胞计数升高、淋巴细胞减少、嗜酸性粒细胞增多以及单核细胞增多。1%～2%的患儿可合并副瘤表现,多为自身免疫性疾病。通常活动性霍奇金淋巴瘤患者细胞免疫功能缺陷,需要测定细胞免疫功能及体液免疫功能。不能通过单纯骨髓穿刺诊断骨髓受累。所有晚期(临床Ⅲ或Ⅳ期或症状明显以及复发需重新分期的患者都应进行骨髓活检。

(2)影像学检查:①B 超可以观察淋巴结结构及肿瘤范围、大小。②CT 扫描颈、胸、腹、盆腔以了解肿瘤浸润范围及计算肿瘤负荷,特别要求明确有无巨大肿块、结外浸润以及肿瘤播散转移瘤灶。③PET-CT 可用于初诊临床分期以及治疗中、后期评价疗效反应。

(3)病理诊断:肿瘤病理检查结果可确诊。根据肿瘤的免疫特征分为结节性淋巴细胞为主型霍奇金淋巴瘤以及经典型霍奇金淋巴瘤。后者根据不同的炎性背景细胞的情况分为结节硬化型、淋巴细胞丰富型、混合细胞型以及淋巴细胞消减型 4 种不同亚型。

(4)临床分期:1971 年制定 Ann Arbor 分期是霍奇金淋巴瘤分期的基础,其将淋巴结归为不同的淋巴结区,而具体分期则根据受累淋巴结区的数量、位置。①Ⅰ期,侵及单一淋巴结区或淋巴样结构,如脾、甲状腺、韦氏环等或其他结外器官(或部位)。②Ⅱ期,在横膈一侧,侵及两个或更多淋巴结区,或外加局限侵犯 1 个结外器官(或部位)。③Ⅲ期,受侵犯的淋巴结区在横膈的两侧,或外加局限侵犯 1 个结外器官(或部位)或脾或两者均有受累。④Ⅳ期,弥漫性或播散性侵犯 1 个或更多的结外器官,同时伴或不伴有淋巴结受累。

(三)选择治疗方案的依据

1. 根据《儿童霍奇金淋巴瘤的诊疗建议(2014 年)》(中华医学会儿科学分会血液学组,2014 年)选择治疗方案。

2. 第一诊断必须符合霍奇金淋巴瘤编码、分期Ⅳ期的 18 岁以下儿童及青少年,首选 CHOP 方案。

3. 签署化疗知情同意书。

(四)标准住院日为 17～21 天

(五)进入路径标准

1. 第一诊断必须符合霍奇金淋巴瘤(ICD-10:C81,M965-M966 伴 Z51.146);分期Ⅳ期。

2. 18 岁以下的儿童及青少年。

3. 患儿无明确感染。

4. 中性粒细胞绝对值≥1.0×10^9/L、血小板计数≥100×10^9/L、肝功能、肾功能、心肌酶基本正常等。

(六)入院评估

1. *必须检查的项目* 血常规、尿常规、粪常规、肝功能、肾功能、心肌酶和电解质、心电图;化疗开始后隔日复查 1 次血常规,每周 3 次。

2. *根据病情可选择的检查项目* 合并感染时根据病情做血培养、C 反应蛋白、血生化等检查。

3. *营养评估* 根据《解放军总医院新入院患者营养风险筛查表(NRS-2002)》为新入院患儿进行营养评估,评分≥3 分者给予处置,必要时请营养科医师会诊。

4. *疼痛评估* 根据《VAS 评分》实施疼痛评估,评分>7 分者给予处置,必要时请疼痛科医师会诊。

5. *康复评估* 根据《入院患者康复筛查和评估表》,在新入院患儿入院后 24 小时内进行康复筛查和评估。任何一项结果为"是",则请康复科医师会诊。

(七)药物选择与使用时机

1. 根据《儿童霍奇金淋巴瘤诊疗建议(2004 年)》(中华医学会儿科学分会血液学组,2014 年)病理确诊为霍奇金淋巴瘤(ICD-10:M96500/3)的 18 岁以下儿童及青少年、临床分期为Ⅳ期者首选 CHOP 方案。患儿符合化疗条件即无明确感染,中性粒细胞绝对值≥1.0×10^9/L、血小板计数≥100×10^9/L、肝功能、肾功能、心肌酶基本正常时开始化疗。

2. 具体用药。

(1)化疗药物选择:环磷酰胺 1200mg/(m^2·2h),第 1～2 天,应用环磷酰胺同时和应用环磷酰胺后每 3 小时 1 次,共用 4 次应用美司钠解救,美司钠总量是环磷酰胺的 120%～160%;长春新碱 1.4mg/m^2,静脉滴注(最大量为 2mg),第 1 天;多柔比星 25mg/(m^2·2h),第 1～3 天;甲泼尼龙 250mg/m^2,静脉注射,每 6 小时 1 次,共 4 次,第 1 天;泼尼松 60mg/(m^2·d),第 2～5 天。

(2)支持治疗及防治感染的要点:化疗同时用中枢镇吐药;营养心肌、护肝、抑酸、纠正电解质紊乱等对症支持治疗,化疗同时及停化疗后 3 天常规使用;若出现生化指标异常,用至指标正常;强烈化疗期间可酌情用成分输血以维持血红蛋白>70g/L、血小板计数>20×10^9/L,还可预防性大剂量静脉滴注丙种球蛋白;加强口鼻黏膜、皮肤和肛周的清洁护理;卡氏肺囊虫肺炎的预防,复方磺胺甲噁唑 25mg/(kg·d),每天 2 次,每周连用 3 天,间隔 4 天;粒细胞缺乏合并发热的抗生素使用,根据美国综合性癌症网制定的《癌症相关感染的防治指南》:粒细胞缺乏期出现体温>38.0℃并持续 30 分钟或体温>38.4℃或 24 小时内两次体温>37.5℃,立即抽血培养和行 C 反应蛋白检查,必要时行尿、粪、咽拭子培养,给予第三代以上头孢类或碳青霉烯抗生素静脉滴注;若用药 48～72 小时无效,加万古霉素或去甲万古霉素或替考拉林或利奈唑胺;若治疗 5～7 天体温未降至正常,考虑开始应用伊曲康唑等经验性抗真菌治疗。

(八)化疗日

1. 化疗方案 病理确诊为霍奇金淋巴瘤的18岁以下儿童及青少年;临床分期为Ⅳ期者首选CHOP方案。

2. 化疗剂量 环磷酰胺1200mg/(m^2·2h),第1～2天,应用环磷酰胺同时和CTX后每3小时1次,共用4次美司钠解救,美司钠总量是环磷酰胺的120%～160%;长春新碱1.4mg/m^2,静脉注射(最大量2mg),第1天;多柔比星25mg/(m^2·2h),第1～3天;甲泼尼龙250mg/m^2,静脉注射,每6小时1次,共4次,第1天;泼尼松60mg/(m^2·d),第2～5天。

3. 化疗注意事项

(1)每一个疗程的化疗完成后,一旦血常规恢复(白细胞计数>3×10^9/L,中性粒细胞绝对值>1.5×10^9/L),肝功能、肾功能无异常,须及时做下一阶段的化疗,尽量缩短两个疗程之间的间隔时间(一般是2～3周)。

(2)在每一个化疗疗程中,一旦疗程未完成时出现白细胞计数低下,尤其是诱导过程中出现骨髓抑制时,不能轻易终止化疗,应在积极支持治疗的同时,继续完成化疗。一旦出现严重感染,应减缓或暂时中断化疗,待积极控制感染后继续尽快完成化疗。

(3)维持化疗期间,尤其是维持化疗早期,应将白细胞计数控制在3×10^9/L、中性粒细胞绝对值1.5×10^9/L左右;若白细胞计数始终>4×10^9/L,不能下降者易复发;若中性粒细胞绝对值过早或长时间<1.5×10^9/L,则易发生严重感染。

(4)遇严重出血时,及时大力止血,注意防治DIC,血小板计数极低(<20×10^9/L)时,及时输注足量单采血小板悬液,以免发生致死性颅内出血。

(5)每一个疗程前后必须检查肝功能、肾功能,肝功能、肾功能异常时,须及时积极治疗,以期尽早恢复。

(九)必须复查的项目

出院前常规复查血常规、肝功能、肾功能。

(十)出院标准

1. 生命体征平稳,临床症状改善。

2. 患儿精神反应及饮食等一般情况好。

3. 已复查血常规,中性粒细胞绝对值≥0.5×10^9/L,血小板计数≥50×10^9/L,无感染和出血表现。

(十一)变异及原因分析

1. 医疗原因导致的变异 如改变治疗方案、转科治疗、操作失误、误诊等。

2. 患儿原因导致的变异 如不同意治疗方案、个人原因要求出院(转院)等。

3. 并发症原因导致的变异 化疗期间合并严重感染、脏器功能受损或其他难以预料的并发症,导致化疗减缓或中断、用药种类增多、住院时间延长、医疗费用增加等。

4. 病情原因导致的变异 如肝功能严重受损、严重骨髓抑制及感染等并发症,导致用药种类增多、住院时间延长,医疗费用增加。

5. 辅诊科室原因导致的变异 如检查、检验(不及时、结果报错、标本不合格等)、报告(不及时、结果错报、标本不合格)等原因延长住院天数、增加费用等。

6. 管理原因导致的变异 如系统暂不支持、系统瘫痪、需要修订流程、需要修订制度等。

二、儿童霍奇金淋巴瘤CHOP方案化疗临床路径表单

<table>
<tr><td colspan="3">适用对象</td><td colspan="2">第一诊断为霍奇金淋巴瘤(Ⅳ)(ICD-10:C81,M965-M966 伴 Z51.146)的患儿</td></tr>
<tr><td colspan="3">患儿基本信息</td><td>姓名:____ 性别:____ 年龄:__ 门诊号:____
住院号:______ 过敏史:______
住院日期:__年__月__日 出院日期:__年__月__日</td><td>标准住院日:17～21 天</td></tr>
<tr><td colspan="3">时间</td><td>住院第 1 天(化疗前常规检查日)</td><td>住院第 2－15 天(化疗及骨髓抑制期)</td></tr>
<tr><td rowspan="5">主要诊疗工作</td><td colspan="2">制度落实</td><td>□ 入院 2 小时内经治医师或值班医师完成接诊
□ 入院 24 小时内主管医师查房</td><td>□ 主管医师查房
□ 入院 48 小时内主诊医师完成检诊
□ 专科会诊(必要时)</td></tr>
<tr><td colspan="2">病情评估</td><td>□ 经治医师询问病史及体格检查
□ 营养评估
□ 疼痛评估
□ 康复评估</td><td>□ 监测生命体征
□ 定期监测血常规、肝功能、肾功能</td></tr>
<tr><td colspan="2">病历书写</td><td>□ 入院 8 小时内完成首次病程记录
□ 入院 24 小时内完成入院记录</td><td>□ 入院 48 小时内完成主管医师查房记录
□ 入院 72 小时内完成主诊医师查房记录
□ 完成日常病程记录,详细记录医嘱变动情况(原因和更改内容)</td></tr>
<tr><td colspan="2">知情同意</td><td>□ 病情告知
□ 患儿家长签署授权委托书
□ 患儿家长在入院记录单上签字
□ 签署化疗知情同意书</td><td>□ 病情告知</td></tr>
<tr><td colspan="2">其他</td><td>□ 及时通知上级医师检诊
□ 注意防治并发症</td><td>□ 注意防治并发症</td></tr>
<tr><td rowspan="5">重点医嘱</td><td rowspan="5">长期医嘱</td><td>护理医嘱</td><td>□ 按儿科血液病护理常规
□ 一级护理</td><td>□ 按儿科血液病护理常规
□ 一级护理</td></tr>
<tr><td>处置医嘱</td><td>□ 有床陪伴
□ 房间紫外线消毒</td><td>□ 有床陪伴
□ 房间紫外线消毒
□ 静脉输液
□ 输液泵</td></tr>
<tr><td>膳食医嘱</td><td>□ 饮食:根据患儿年龄及病情选择饮食,如儿科普食、幼儿软食、婴儿奶等,并注意饮食卫生</td><td>□ 饮食:根据患儿年龄及病情选择饮食,如儿科普食、幼儿软食、婴儿奶等,并注意饮食卫生</td></tr>
<tr><td>药物医嘱</td><td>□ 复方鱼肝油滴鼻液
□ 1:5000 呋喃西林漱口
□ 复方磺胺甲噁唑预防卡氏肺囊虫肺炎</td><td>□ 化疗药物
□ 水化、碱化液
□ 营养心肌、护肝、抑酸、镇吐、纠正电解质紊乱等对症支持治疗
□ 抗生素
□ 对症治疗
□ 非格司亭
□ 复方鱼肝油滴鼻液
□ 1:5000 呋喃西林漱口
□ 复方磺胺甲噁唑预防卡氏肺囊虫肺炎</td></tr>
</table>

（续　表）

	临时医嘱	检查检验	□ 血常规 □ 尿常规、粪常规 □ 肝功能、肾功能、心肌酶和电解质 □ 心电图	□ 隔日复查 1 次血常规，每周 3 次 □ 血培养、C 反应蛋白（必要时）
		药物医嘱		
		处置医嘱	□ 必要时成分输血	□ 必要时成分输血
主要护理工作	健康宣教		□ 入院宣教：介绍责任护士，病区环境、设施、规章制度、基础护理服务项目 □ 进行护理安全指导 □ 进行等级护理、活动范围指导 □ 进行饮食指导 □ 进行用药指导 □ 进行关于疾病知识的宣教	□ 进行饮食指导 □ 进行用药指导
	护理处置		□ 患儿身份核对 □ 佩戴腕带 □ 建立入院病历，通知医师 □ 询问病史，填写护理记录单首页 □ 测量基本生命体征 □ 观察病情 □ 抽血 □ 输液 □ 心理护理与生活护理 □ 妥善固定各种管道 □ 根据评估结果采取相应的护理措施 □ 通知次日检查项目及检查注意事项	□ 测量基本生命体征 □ 观察病情 □ 抽血 □ 输液 □ 心理护理与生活护理 □ 指导并监督患儿治疗与活动 □ 遵医嘱用药 □ 遵医嘱留取标本 □ 根据评估结果采取相应的护理措施 □ 妥善固定各种管道 □ 观察药物不良反应
	护理评估		□ 一般评估：生命体征、神志、皮肤、药物过敏史等 □ 专科评估：饮食习惯、生活方式、体重、身高、家族史 □ 风险评估：评估有无跌倒、坠床、褥疮、导管滑脱、液体外渗的风险 □ 营养评估 □ 疼痛评估 □ 康复评估	□ 风险评估：评估有无跌倒、坠床、褥疮、导管滑脱、液体外渗的风险
	专科护理		□ 饮食卫生宣教 □ 鼻腔、口腔护理及肛周护理	□ 心电监护，监测生命体征 □ 观察尿液颜色 □ PICC 置管护理
	饮食指导		□ 根据医嘱通知配餐员准备膳食 □ 协助患儿进餐	□ 协助患儿进餐
	活动体位		□ 根据护理等级指导活动	□ 根据护理等级指导活动
	洗浴要求		□ 协助患儿晨、晚间护理	□ 协助患儿晨、晚间护理

（续 表）

病情变异记录			□ 无 □ 有，原因： □ 患儿 □ 疾病 □ 医疗 □ 护理 □ 保障 □ 管理	□ 无 □ 有，原因： □ 患儿 □ 疾病 □ 医疗 □ 护理 □ 保障 □ 管理
护士签名			白班 小夜班 大夜班	白班 小夜班 大夜班
医师签名				
时间			住院第 16－19 天（骨髓造血恢复期）	住院第 20－21 天（出院日）
主要诊疗工作	制度落实		□ 上级医师查房	□ 上级医师查房后同意其出院
	病情评估		□ 康复评估 □ 评估患儿治疗效果	
	病历书写		□ 完成上级医师查房记录 □ 科主任查房记录 □ 完成病程记录，详细记录医嘱变动情况（原因和更改内容）	□ 出院前一天有上级医师指示出院的病程记录 □ 出院后 24 小时内完成出院记录 □ 出院后 24 小时内完成病历首页 □ 开具出院介绍信 □ 开具诊断证明书
	知情同意		□ 如有病情变化及时告知	□ 出院宣教
	其他		□ 经治医师检查、整理病历资料 □ 检查住院押金使用情况	□ 预约门诊复查时间
重点医嘱	长期医嘱	护理医嘱	□ 儿科血液病护理常规 □ 一级护理	□ 儿科血液病护理常规 □ 二级护理
		处置医嘱	□ 房间紫外线消毒	
		膳食医嘱	□ 饮食：根据患儿年龄及病情选择饮食，如儿科普食、幼儿软食、婴儿奶等，并注意饮食卫生	□ 饮食：根据患儿年龄及病情选择饮食，如儿科普食、幼儿软食、婴儿奶等，并注意饮食卫生
		药物医嘱	□ 复方鱼肝油滴鼻液 □ 1:5000 呋喃西林漱口 □ 复方磺胺甲噁唑预防卡氏肺囊虫肺炎 □ 抗生素 □ 对症治疗	□ 出院带药（必要时）
	临时医嘱	检查检验	□ 血常规 □ 生化检验项目	
		药物医嘱		
		处置医嘱	□ 必要时成分输血	□ 今日出院
主要护理工作	健康宣教		□ 嘱避免感染	□ 出院宣教
	护理处置		□ 观察患儿的一般状况 □ 观察体温波动 □ 完成护理记录 □ 遵医嘱用药	

（续　表）

	护理评估	□ 评估有无跌倒、坠床、褥疮、导管滑脱、液体外渗的风险					
	专科护理	□ 鼻腔、口腔护理 □ 进行肛周坐浴					
	饮食指导	□ 协助患儿进餐					
	活动体位	□ 根据护理等级指导活动					
	洗浴要求	□ 更换病号服					
病情变异记录		□ 无　□ 有，原因： □ 患儿　□ 疾病　□ 医疗 □ 护理　□ 保障　□ 管理			□ 无　□ 有，原因： □ 患儿　□ 疾病　□ 医疗 □ 护理　□ 保障　□ 管理		
护士签名		白班	小夜班	大夜班	白班	小夜班	大夜班
医师签名							

第十七节　儿童霍奇金淋巴瘤 COPP/ABV 方案化疗的临床路径

一、儿童霍奇金淋巴瘤 COPP/ABV 方案化疗临床路径标准住院流程

（一）适用对象

1. 病理确诊为霍奇金淋巴瘤（ICD-10：C81，M965-M966 伴 Z51.146）的 18 岁以下儿童及青少年。

2. 临床分期为Ⅰ期、Ⅱ期、Ⅲ期和Ⅳ期的患儿。

（二）诊断依据

根据《儿童霍奇金淋巴瘤诊疗建议（2004 年）》（中华医学会儿科学分会血液学组，2014 年）霍奇金淋巴瘤（ICD-10：M96500/3）的诊断应为临床检查、影像学检查及病理组织检查综合考虑后做出，其中最重要的是取得肿瘤病理组织的检查结果。

1. 临床表现　分为全身症状（低热、体重减轻等）、淋巴结受侵犯表现（持续的无痛性颈部或锁骨上淋巴结肿大为儿童霍奇金淋巴瘤最常见的临床表现）。

2. 辅助检查

（1）实验室检查：非特异的血常规异常包括白细胞计数升高、淋巴细胞减少、嗜酸性粒细胞增多以及单核细胞增多。1%～2%的患儿可合并副瘤表现，多为自身免疫性疾病。通常活动性霍奇金淋巴瘤患者细胞免疫功能缺陷，需要测定细胞免疫功能及体液免疫功能。不能通过单纯骨髓穿刺诊断骨髓受累。所有晚期（临床Ⅲ或Ⅳ期或症状明显以及复发需重新分期的患者都应进行骨髓活检。

（2）影像学检查：①B 超可以观察淋巴结结构及肿瘤范围、大小。②CT 扫描颈、胸、腹、盆腔以了解肿瘤浸润范围及计算肿瘤负荷，特别要求明确有无巨大肿块、结外浸润以及肿瘤播散

转移瘤灶。③PET-CT 可用于初诊临床分期以及治疗中、后期评价疗效反应。

(3)病理诊断:肿瘤病理检查结果可确诊。根据肿瘤的免疫特征分为结节性淋巴细胞为主型霍奇金淋巴瘤以及经典型霍奇金淋巴瘤。后者根据不同的炎性背景细胞的情况分为结节硬化型、淋巴细胞丰富型、混合细胞型以及淋巴细胞消减型 4 种不同亚型。

(4)临床分期:1971 年制定 Ann Arbor 分期是霍奇金淋巴瘤分期的基础,其将淋巴结归为不同的淋巴结区,而具体分期则根据受累淋巴结区的数量、位置。①Ⅰ期,侵及单一淋巴结区或淋巴样结构,如脾、甲状腺、韦氏环等或其他结外器官(或部位)。②Ⅱ期,在横膈一侧,侵及两个或更多淋巴结区,或外加局限侵犯 1 个结外器官(或部位)。③Ⅲ期,受侵犯的淋巴结区在横膈的两侧,或外加局限侵犯 1 个结外器官(或部位)或脾或两者均有受累。④Ⅳ期,弥漫性或播散性侵犯 1 个或更多的结外器官,同时伴或不伴有淋巴结受累。

(三)选择治疗方案的依据

1. 根据《儿童霍奇金淋巴瘤诊疗建议(2004 年)》(中华医学会儿科学分会血液学组,2014 年)选择治疗方案。

2. 病理检查确诊为霍奇金淋巴瘤的 18 岁以下儿童及青少年,临床分期为Ⅰ期、Ⅱ期和Ⅲ期,首选 COPP/ABV 方案。

3. 签署化疗知情同意书。

(四)标准住院日为 17～21 天

(五)进入路径标准

1. 第一诊断必须符合霍奇金淋巴瘤(ICD-10:C81,M965-M966 伴 Z51.146);分期Ⅳ期。

2. 18 岁以下儿童及青少年。

3. 患儿无明确感染。

4. 中性粒细胞绝对值≥1.0×10^9/L、血小板计数≥100×10^9/L,肝功能、肾功能、心肌酶基本正常等。

(六)入院评估

1. 必须检查的项目　血常规、尿常规、粪便常规、肝功能、肾功能、心肌酶和电解质、心电图;化疗开始后隔日复查 1 次血常规,每周 3 次。

2. 根据病情可选择的检查项目　合并感染时根据病情做血培养、C 反应蛋白、血生化等检查。

3. 营养评估　根据《解放军总医院新入院患者营养风险筛查表(NRS-2002)》为新入院患儿进行营养评估,评分≥3 分者给予处置,必要时请营养科医师会诊。

4. 疼痛评估　根据《VAS 评分》实施疼痛评估,评分＞7 分者给予处置,必要时请疼痛科医师会诊。

5. 康复评估　根据《入院患者康复筛查和评估表》,在新入院患儿入院后 24 小时内进行康复筛查和评估。任何一项结果为"是",则请康复科医师会诊。

(七)药物选择与使用时机

1. 根据《儿童霍奇金淋巴瘤诊疗建议(2004 年)》(中华医学会儿科学分会血液学组,2006 年)病理确诊为霍奇金淋巴瘤(ICD-10:M96500/3)的 18 岁以下儿童及青少年,临床分期为Ⅰ期、Ⅱ期和Ⅲ期,首选 COPP/ABV 方案。患儿符合化疗条件即无明确感染,中性粒细胞绝对值≥1.0×10^9/L、血小板计数≥100×10^9/L,肝功能、肾功能、心肌酶基本正常时开始化疗。

2. 具体用药

(1)化疗药物选择:环磷酰胺、美司钠、长春新碱、丙卡巴肼、泼尼松、多柔比星、博来霉素、长春地辛。

(2)支持治疗及抗感染治疗要点:化疗同时用中枢镇吐药;水化、碱化液,应用环磷酰胺同时及停化疗后 3 天 24 小时匀速给予,液体总量为 3000ml/(m^2·d),4%碳酸氢钠 120～150ml/(m^2·d);营养心肌、护肝、抑酸、纠正电解质紊乱等对症支持治疗,化疗同时及停化疗后 3 天常规使用;若出现生化指标异常,用至指标正常;强烈化疗期间可酌情用成分输血以维持血红蛋白>70g/L、血小板计数>20×10^9/L,还可预防性大剂量静脉滴注丙种球蛋白;非格司亭,停化疗 24 小时可开始使用,5～10μg/(kg·d),皮下注射,直至中性粒细胞绝对值(ANC)≥1.0×10^9/L;卡氏肺囊虫肺炎的预防,复方磺胺甲噁唑 25mg/(kg·d),每天 2 次,每周连用 3 天,间隔 4 天;粒细胞缺乏合并发热的抗生素使用,根据美国综合性癌症网制定的《癌症相关感染的防治指南》,粒细胞缺乏期出现体温>38.0℃并持续 30 分钟或体温>38.4℃或 24 小时内两次体温>37.5℃,立即抽血培养和行 C 反应蛋白检查,必要时行尿、粪、咽拭子培养,给予第三代以上头孢类或碳青酶烯抗生素静脉滴注;若用药 48～72 小时无效,加万古霉素或去甲万古霉素或替考拉林或利奈唑胺;若治疗 5～7 天体温未降至正常,考虑开始应用伊曲康唑等经验性抗真菌治疗。

(八)化疗日

1. 化疗方案　病理确诊为霍奇金淋巴瘤的 18 岁以下儿童及青少年,临床分期为Ⅰ期、Ⅱ期和Ⅲ期,首选 COPP/ABV 方案。

2. 化疗剂量　环磷酰胺 600mg/(m^2·2h),第 1 天,应用 CTX 同时和 CTX 后每 3 小时 1 次,共用 4 次美司钠解救,美司钠总量是环磷酰胺的 120%～160%;长春新碱 1.4mg/m^2(最大量为 2mg),静脉注射,第 1 天;丙卡巴肼 100mg/(m^2·d),口服,第 1～7 天;泼尼松 40mg/(m^2·d),口服,第 1～14 天;多柔比星 35mg/(m^2·2h),第 8 天;博来霉素 10mg/m^2,第 8 天;长春地辛 6mg/m^2,静脉注射,第 8 天。

(九)必须复查的项目

出院前常规复查血常规、肝功能、肾功能。

(十)出院标准

1. 生命体征平稳,临床症状改善。

2. 患儿精神反应及饮食等一般情况好。

3. 已复查血常规,中性粒细胞绝对值≥0.5×10^9/L,血小板计数≥50×10^9/L,无感染和出血表现。

(十一)变异及原因分析

1. 医疗原因导致的变异　如改变治疗方案、转科治疗、操作失误、误诊等。

2. 患儿原因导致的变异　如不同意治疗方案、个人原因要求出院(转院)等。

3. 并发症原因导致的变异　化疗期间合并严重感染、脏器功能受损或其他难以预料的并发症,导致化疗减缓或中断、用药种类增多、住院时间延长、医疗费用增加等。

4. 病情原因导致的变异　如肝功能严重受损、严重骨髓抑制及感染等并发症,导致用药种类增多、住院时间延长,医疗费用增加。

5. 辅诊科室原因导致的变异　如检查、检验(不及时、结果报错、标本不合格等)、报告(不及时、结果错报、标本不合格)等原因延长住院天数、增加费用等。

6. 管理原因导致的变异　如系统暂不支持、系统瘫痪、需要修订流程、需要修订制度等。

二、儿童霍奇金淋巴瘤 COPP/ABV 方案化疗临床路径表单

<table>
<tr><td colspan="3">适用对象</td><td colspan="2">第一诊断为霍奇金淋巴瘤（ICD-10：C81，M965-M966 伴 Z51.146）Ⅰ期、Ⅱ期、Ⅲ期和Ⅳ期的患儿</td></tr>
<tr><td colspan="3">患儿基本信息</td><td>姓名：____ 性别：____ 年龄：__ 门诊号：____
住院号：______ 过敏史：______
住院日期：__年__月__日 出院日期：__年__月__日</td><td>标准住院日：17～21 天</td></tr>
<tr><td colspan="3">时间</td><td>住院第 1 天（化疗前常规检查日）</td><td>住院第 2－15 天（化疗及骨髓抑制期）</td></tr>
<tr><td rowspan="5">主要诊疗工作</td><td colspan="2">制度落实</td><td>□ 入院 2 小时内经治医师或值班医师完成接诊
□ 入院 24 小时内主管医师查房</td><td>□ 主管医师查房
□ 入院 48 小时内主诊医师完成检诊
□ 专科会诊（必要时）</td></tr>
<tr><td colspan="2">病情评估</td><td>□ 经治医师询问病史及体格检查
□ 营养评估
□ 疼痛评估
□ 康复评估</td><td>□ 监测生命体征
□ 定期监测血常规、肝功能、肾功能</td></tr>
<tr><td colspan="2">病历书写</td><td>□ 入院 8 小时内完成首次病程记录
□ 入院 24 小时内完成入院记录</td><td>□ 入院 48 小时内完成主管医师查房记录
□ 入院 72 小时内完成主诊医师查房记录
□ 完成日常病程记录，详细记录医嘱变动情况（原因和更改内容）</td></tr>
<tr><td colspan="2">知情同意</td><td>□ 病情告知
□ 患儿家长在入院记录单上签字
□ 签署化疗知情同意书</td><td>□ 病情告知</td></tr>
<tr><td colspan="2">其他</td><td>□ 及时通知上级医师检诊
□ 注意防治并发症</td><td>□ 注意防治并发症</td></tr>
<tr><td rowspan="4">重点医嘱</td><td rowspan="4">长期医嘱</td><td>护理医嘱</td><td>□ 按儿科血液病护理常规
□ 一级护理</td><td>□ 按儿科血液病护理常规
□ 一级护理</td></tr>
<tr><td>处置医嘱</td><td>□ 有床陪伴
□ 房间紫外线消毒</td><td>□ 有床陪伴
□ 房间紫外线消毒
□ 静脉输液
□ 输液泵</td></tr>
<tr><td>膳食医嘱</td><td>□ 饮食：根据患儿年龄及病情选择饮食，如儿科普食、幼儿软食、婴儿奶等，并注意饮食卫生</td><td>□ 饮食：根据患儿年龄及病情选择饮食，如儿科普食、幼儿软食、婴儿奶等，并注意饮食卫生</td></tr>
<tr><td>药物医嘱</td><td>□ 复方鱼肝油滴鼻液
□ 1:5000 呋喃西林漱口
□ 复方磺胺甲噁唑预防卡氏肺囊虫肺炎</td><td>□ 化疗药物
□ 水化、碱化液
□ 营养心肌、护肝、抑酸、镇吐、纠正电解质紊乱等对症支持治疗
□ 抗生素
□ 对症治疗
□ 非格司亭
□ 复方鱼肝油滴鼻液
□ 1:5000 呋喃西林漱口
□ 复方磺胺甲噁唑预防卡氏肺囊虫肺炎</td></tr>
</table>

（续　表）

	临时医嘱	检查检验	□ 血常规 □ 尿常规、粪常规 □ 肝功能、肾功能、心肌酶和电解质 □ 心电图	□ 隔日复查 1 次血常规，每周 3 次 □ 血培养、C 反应蛋白（必要时）
		药物医嘱		
		处置医嘱	□ 必要时成分输血	□ 必要时成分输血
主要护理工作	健康宣教		□ 入院宣教：介绍责任护士，病区环境、设施、规章制度、基础护理服务项目 □ 进行护理安全指导 □ 进行等级护理、活动范围指导 □ 进行饮食指导 □ 进行用药指导 □ 进行关于疾病知识的宣教	□ 进行饮食指导 □ 进行用药指导
	护理处置		□ 患儿身份核对 □ 佩戴腕带 □ 建立入院病历，通知医师 □ 询问病史，填写护理记录单首页 □ 测量基本生命体征 □ 观察病情 □ 抽血 □ 输液 □ 心理护理与生活护理 □ 妥善固定各种管道 □ 根据评估结果采取相应的护理措施 □ 通知次日检查项目及检查注意事项	□ 测量基本生命体征 □ 观察病情 □ 抽血 □ 输液 □ 心理护理与生活护理 □ 指导并监督患儿治疗与活动 □ 遵医嘱用药 □ 遵医嘱留取标本 □ 根据评估结果采取相应的护理措施 □ 妥善固定各种管道 □ 观察药物不良反应
	护理评估		□ 一般评估：生命体征、神志、皮肤、药物过敏史等 □ 专科评估：饮食习惯、生活方式、体重、身高、家族史 □ 风险评估：评估有无跌倒、坠床、褥疮、导管滑脱、液体外渗的风险 □ 营养评估 □ 疼痛评估 □ 康复评估	□ 风险评估：评估有无跌倒、坠床、褥疮、导管滑脱、液体外渗的风险
	专科护理		□ 饮食卫生宣教 □ 鼻腔、口腔护理 □ 指导肛周坐浴	□ 心电监护 □ 观察尿液颜色 □ PICC 置管护理
	饮食指导		□ 根据医嘱通知配餐员准备膳食 □ 协助患儿进餐	□ 协助患儿进餐
	活动体位		□ 根据护理等级指导活动	□ 根据护理等级指导活动
	洗浴要求		□ 协助患儿晨、晚间护理	□ 协助患儿晨、晚间护理

（续　表）

病情变异记录			□ 无　□ 有，原因： □ 患儿　□ 疾病　□ 医疗 □ 护理　□ 保障　□ 管理	□ 无　□ 有，原因： □ 患儿　□ 疾病　□ 医疗 □ 护理　□ 保障　□ 管理
护士签名			白班　小夜班　大夜班	白班　小夜班　大夜班
医师签名				
时间			住院第16—19天（骨髓造血恢复期）	住院第20—21天（出院日）
主要诊疗工作		制度落实	□ 上级医师查房	□ 上级医师查房后同意其出院
		病情评估	□ 康复评估 □ 评估患儿治疗效果	
		病历书写	□ 完成主诊医师查房记录 □ 科主任查房记录 □ 完成日常病程记录，详细记录医嘱变动情况（原因和更改内容）	□ 出院前一天有上级医师指示出院的病程记录 □ 出院后24小时内完成出院记录 □ 出院后24小时内完成病历首页 □ 开具出院介绍信 □ 开具诊断证明书
		知情同意	□ 如有病情变化及时告知	□ 出院宣教
		其他	□ 经治医师检查、整理病历资料 □ 检查住院押金使用情况	□ 预约门诊复查时间
重点医嘱	长期医嘱	护理医嘱	□ 儿科血液病护理常规 □ 一级护理	□ 儿科血液病护理常规 □ 二级护理
		处置医嘱	□ 房间紫外线消毒	□ 门诊随诊
		膳食医嘱	□ 饮食：根据患儿年龄及病情选择饮食，如儿科普食、幼儿软食、婴儿奶等，并注意饮食卫生	□ 饮食：根据患儿年龄及病情选择饮食，如儿科普食、幼儿软食、婴儿奶等，并注意饮食卫生
		药物医嘱	□ 复方鱼肝油滴鼻液 □ 1∶5000呋喃西林漱口 □ 复方磺胺甲噁唑预防卡氏肺囊虫肺炎 □ 抗生素 □ 对症治疗	□ 出院带药（必要时）
	临时医嘱	检查检验	□ 血常规 □ 生化检验项目（肝功能、肾功能、心肌酶、电解质）	
		药物医嘱		
		处置医嘱	□ 成分输血	□ 今日出院

（续　表）

主要护理工作	健康宣教	□ 嘱避免感染			□ 嘱出院后避免感染		
	护理处置	□ 观察患儿的一般状况 □ 观察体温波动 □ 完成护理记录 □ 遵医嘱用药			□ 出院宣教		
	护理评估	□ 评估有无跌倒、坠床、褥疮、导管滑脱、液体外渗的风险					
	专科护理	□ 鼻腔、口腔护理 □ 肛周坐浴					
	饮食指导	□ 协助患儿进餐					
	活动体位	□ 根据护理等级指导活动					
	洗浴要求	□ 更换病号服					
病情变异记录		□ 无　□ 有，原因： □ 患儿　□ 疾病　□ 医疗 □ 护理　□ 保障　□ 管理			□ 无　□ 有，原因： □ 患儿　□ 疾病　□ 医疗 □ 护理　□ 保障　□ 管理		
护士签名		白班	小夜班	大夜班	白班	小夜班	大夜班
医师签名							

第十八节　儿童霍奇金淋巴瘤行大剂量 Ara-C+VP-16 方案化疗临床路径

一、儿童霍奇金淋巴瘤行大剂量 Ara-C+VP-16 方案化疗临床路径标准住院流程

（一）适用对象

1. 病理确诊为霍奇金淋巴瘤（ICD-10：C81，M965-M966 伴 Z51.146）的 18 岁以下儿童及青少年。

2. 临床分期为Ⅳ期的患儿。

（二）诊断依据

根据《儿童霍奇金淋巴瘤诊疗建议（2004 年）》（中华医学会儿科学分会血液学组，2014 年）病理确诊为霍奇金淋巴瘤的 18 岁以下儿童及青少年。霍奇金淋巴瘤的诊断应为临床检查、影像学检查及病理组织检查综合考虑后做出，其中最重要的是取得肿瘤病理组织的检查结果。

1. 临床表现　分为全身症状（低热、体重减轻等）、淋巴结受侵犯表现（持续的无痛性颈部或锁骨上淋巴结肿大为儿童霍奇金淋巴瘤最常见的临床表现）。

2. 辅助检查

（1）实验室检查：非特异的血常规异常包括白细胞计数升高、淋巴细胞减少、嗜酸性粒细胞

增多以及单核细胞增多。1%～2%的患儿可合并副瘤表现，多为自身免疫性疾病。通常活动性霍奇金淋巴瘤患者细胞免疫功能缺陷，需要测定细胞免疫功能及体液免疫功能。不能通过单纯骨髓穿刺诊断骨髓受累。所有晚期(临床Ⅲ期或Ⅳ期或症状明显以及复发需重新分期的患者都应进行骨髓活检。

(2)影像学检查：①B超可以观察淋巴结结构及肿瘤范围、大小。②CT扫描颈、胸、腹、盆腔以了解肿瘤浸润范围及计算肿瘤负荷，特别要求明确有无巨大肿块、结外浸润以及肿瘤播散转移瘤灶。③PET-CT可用于初诊临床分期以及治疗中、后期评价疗效反应。

(3)病理诊断：肿瘤病理检查结果可确诊。根据肿瘤的免疫特征分为结节性淋巴细胞为主型霍奇金淋巴瘤以及经典型霍奇金淋巴瘤。后者根据不同的炎性背景细胞的情况分为结节硬化型、淋巴细胞丰富型、混合细胞型以及淋巴细胞消减型4种不同亚型。

(4)临床分期：1971年制定Ann Arbor分期是霍奇金淋巴瘤分期的基础，其将淋巴结归为不同的淋巴结区，而具体分期则根据受累淋巴结区的数量、位置。①Ⅰ期，侵及单一淋巴结区或淋巴样结构，如脾、甲状腺、韦氏环等或其他结外器官(或部位)。②Ⅱ期，在横膈一侧，侵及两个或更多淋巴结区，或外加局限侵犯1个结外器官(或部位)。③Ⅲ期，受侵犯的淋巴结区在横膈的两侧，或外加局限侵犯1个结外器官(或部位)或脾或两者均有受累。④Ⅳ期，弥漫性或播散性侵犯1个或更多的结外器官，同时伴或不伴有淋巴结受累。

(三)治疗方案的选择及依据

1. 根据《儿童霍奇金淋巴瘤的诊疗建议(2014年)》(中华医学会儿科学分会血液学组)。

2. 病理确诊为霍奇金淋巴瘤的18岁以下儿童及青少年，临床分期为Ⅳ期，选择大剂量Ara-C+VP-16方案。

3. 签署化疗知情同意书。

(四)标准住院日为17～21天

(五)进入路径标准

1. 第一诊断必须符合霍奇金淋巴瘤(ICD-10：C81，M965-M966伴Z51.146)；临床分期Ⅳ期。

2. 18岁以下的儿童及青少年。

3. 患儿无明确感染。

4. 中性粒细胞绝对值≥1.0×10^9/L、血小板计数≥100×10^9/L，肝功能、肾功能、心肌酶基本正常等。

(六)入院评估

1. 必须检查的项目　血常规、尿常规、粪常规、肝功能、肾功能、心肌酶和电解质、心电图；化疗开始后隔日复查1次血常规，每周3次。

2. 根据病情可选择的检查项目　合并感染时根据病情做血培养、C反应蛋白、血生化、感染灶的影像学检查等检查。

(七)药物选择与使用时机

1. 根据《儿童霍奇金淋巴瘤诊疗建议(2004年)》(中华医学会儿科学分会血液学组，2014年)选择治疗方案。病理确诊为霍奇金淋巴瘤的18岁以下儿童及青少年，临床分期为Ⅳ期，选择大剂量Ara-C+VP-16方案。患者符合化疗条件即无明确感染，中性粒细胞绝对值≥1.0×10^9/L、血小板计数≥100×10^9/L，肝功能、肾功能、心肌酶基本正常时开始化疗。

2. 具体用药

(1)化疗药物选择:阿糖胞苷 $3g/m^2$,每 12 小时 1 次,静脉滴注 3 小时,第 1～2 天(共 4 次);依托泊苷 $200mg/m^2$,每 12 小时 1 次,每次阿糖胞苷输入完毕后,4 小时内输完,第 1～2 天。

(2)支持治疗及抗感染治疗要点:化疗同时用中枢镇吐药;水化、碱化液,化疗同时及停化疗后 3 天给予适当水化、碱化液;营养心肌、护肝、抑酸、纠正电解质紊乱等对症支持治疗,化疗同时及停化疗后 3 天常规使用;若出现生化指标异常,用至指标正常;强烈化疗期间可酌情用成分输血以维持血红蛋白＞70g/L、血小板计数＞20×10^9/L,还可预防性大剂量静脉滴注丙种球蛋白;非格司亭,停化疗 24 小时可开始使用,5～10μg/(kg·d),皮下注射,直至中性粒细胞绝对值(ANC)≥1.0×10^9/L;卡氏肺囊虫肺炎的预防,复方磺胺甲噁唑 25mg/(kg·d),每天 2 次,每周连用 3 天,间隔 4 天;粒细胞缺乏合并发热的抗生素使用,根据美国综合性癌症网制定的《癌症相关感染的防治指南》,粒细胞缺乏期出现体温＞38.0℃并持续 30 分钟或体温＞38.4℃或 24 小时内两次体温＞37.5℃,立即抽血培养和行 C 反应蛋白检查,必要时行尿、粪便、咽拭子培养,给予第三代以上头孢类或碳青霉烯抗生素静脉滴注;若用药 48～72 小时无效,加万古霉素或去甲万古霉素或替考拉林或利奈唑胺;若治疗 5～7 天体温未降至正常,考虑开始应用伊曲康唑等经验性抗真菌治疗。

(八)化疗日

1. 化疗方案　病理检查确诊为霍奇金淋巴瘤的 18 岁以下儿童及青少年,临床分期为Ⅳ期,选择大剂量 Ara-C+VP-16 方案。

2. 化疗剂量　阿糖胞苷 $3g/m^2$,每 12 小时 1 次,静脉滴注 3 小时,第 1～2 天(共 4 次);依托泊苷 $200mg/m^2$,每 12 小时 1 次,每次阿糖胞苷输入完毕后,4 小时内输完,第 1～2 天。

3. 化疗注意事项

(1)每一个疗程化疗完成后,一旦血常规恢复(白细胞计数＞3×10^9/L,中性粒细胞绝对值＞1.5×10^9/L),肝功能、肾功能无异常,须及时做下一阶段的化疗,尽量缩短两个疗程之间的间隔时间(一般是 2～3 周)。

(2)在每一个化疗疗程中,一旦疗程未完成时出现白细胞低下,尤其是诱导过程中出现骨髓抑制时,不能轻易终止化疗,应在积极支持治疗的同时,继续完成化疗。一旦出现严重感染,应减缓或暂时中断化疗,待积极控制感染后继续尽快完成化疗。

(3)维持化疗期间,尤其是维持化疗早期,应将白细胞计数控制在 3×10^9/L、中性粒细胞绝对值 1.5×10^9/L 左右;若白细胞计数始终＞4×10^9/L,不能下降者易复发;若中性粒细胞绝对值过早或长时间＜1.5×10^9/L,则易发生严重感染。

(4)遇严重出血时,及时大力止血,注意防治 DIC,血小板极低(＜20×10^9/L)时,及时输注足量单采血小板悬液,以免发生致死性颅内出血。

(5)每一个疗程前后必须检查肝功能、肾功能,肝功能、肾功能异常时,须及时积极治疗,以期尽早恢复。

(九)必须复查的项目

出院前常规复查血常规、肝功能、肾功能。

(十)出院标准

1. 生命体征平稳,临床症状改善。

2. 患儿精神反应及饮食等一般情况好。

3. 已复查血常规,中性粒细胞绝对值≥0.5×10^9/L,血小板计数≥50×10^9/L,无感染和出血表现。

(十一)变异及原因分析

1. 医疗原因导致的变异　如改变治疗方案、转科治疗、操作失误、误诊等。

2. 患儿原因导致的变异　如不同意治疗方案、个人原因要求出院(转院)等。

3. 并发症原因导致的变异　化疗期间合并严重感染、脏器功能受损或其他难以预料的并发症，导致化疗减缓或中断、用药种类增多、住院时间延长、医疗费用增加等。

4. 病情原因导致的变异　如肝功能严重受损、严重骨髓抑制及感染等并发症，导致用药种类增多、住院时间延长，医疗费用增加。

5. 辅诊科室原因导致的变异　如检查、检验(不及时、结果报错、标本不合格等)、报告(不及时、结果错报、标本不合格)等原因延长住院天数、增加费用等。

6. 管理原因导致的变异　如系统暂不支持、系统瘫痪、需要修订流程、需要修订制度等。

二、儿童霍奇金淋巴瘤大剂量 Ara-C＋VP-16 方案化疗临床路径表单

<table>
<tr><td colspan="2">适用对象</td><td colspan="2">第一诊断为霍奇金淋巴瘤(ICD-10：C81，M965-M966 伴 Z51.146)(Ⅳ期)的患儿</td></tr>
<tr><td colspan="2">患儿基本信息</td><td>姓名：____　性别：____　年龄：____　门诊号：____
住院号：____　过敏史：____
住院日期：__年__月__日　出院日期：__年__月__日</td><td>标准住院日：17～21 天</td></tr>
<tr><td colspan="2">时间</td><td>住院第 1 天(化疗前常规检查日)</td><td>住院第 2－15 天(化疗及骨髓抑制期)</td></tr>
<tr><td rowspan="5">主要诊疗工作</td><td>制度落实</td><td>□ 入院 2 小时内经治医师或值班医师完成接诊
□ 入院 24 小时内主管医师查房</td><td>□ 主管医师查房
□ 入院 48 小时内主诊医师完成检诊</td></tr>
<tr><td>病情评估</td><td>□ 经治医师询问病史及体格检查
□ 营养评估
□ 疼痛评估
□ 康复评估</td><td>□ 监测生命体征
□ 定期监测血常规、肝功能、肾功能</td></tr>
<tr><td>病历书写</td><td>□ 入院 8 小时内完成首次病程记录
□ 入院 24 小时内完成入院记录</td><td>□ 入院 48 小时内完成主管医师查房记录
□ 入院 72 小时内完成主诊医师查房记录
□ 完成日常病程记录，详细记录医嘱变动情况(原因和更改内容)</td></tr>
<tr><td>知情同意</td><td>□ 病情告知
□ 患儿家长签署授权委托书
□ 患儿家长在入院记录单上签字
□ 签署化疗知情同意书</td><td>□ 病情告知</td></tr>
<tr><td>其他</td><td>□ 及时通知上级医师检诊
□ 注意防治并发症</td><td>□ 注意防治并发症</td></tr>
</table>

（续　表）

<table>
<tr><td rowspan="8">重点医嘱</td><td rowspan="4">长期医嘱</td><td>护理医嘱</td><td>□ 按儿科血液病护理常规
□ 一级护理</td><td>□ 按儿科血液病护理常规
□ 一级护理</td></tr>
<tr><td>处置医嘱</td><td>□ 有床陪伴
□ 房间紫外线消毒</td><td>□ 有床陪伴
□ 房间紫外线消毒
□ 静脉输液
□ 输液泵</td></tr>
<tr><td>膳食医嘱</td><td>□ 饮食：根据患儿年龄及病情选择饮食，如儿科普食、幼儿软食、婴儿奶等，并注意饮食卫生</td><td>□ 饮食：根据患儿年龄及病情选择饮食，如儿科普食、幼儿软食、婴儿奶等，并注意饮食卫生</td></tr>
<tr><td>药物医嘱</td><td>□ 复方鱼肝油滴鼻液
□ 1∶5000 呋喃西林漱口
□ 复方磺胺甲噁唑预防卡氏肺囊虫肺炎</td><td>□ 化疗药物
□ 水化、碱化液
□ 营养心肌、护肝、抑酸、镇吐、纠正电解质紊乱等对症支持治疗
□ 抗生素
□ 对症治疗
□ 非格司亭
□ 复方鱼肝油滴鼻液
□ 1∶5000 呋喃西林漱口
□ 复方磺胺甲噁唑预防卡氏肺囊虫肺炎</td></tr>
<tr><td rowspan="3">临时医嘱</td><td>检查检验</td><td>□ 血常规
□ 尿常规
□ 粪常规
□ 肝功能、肾功能
□ 心肌酶
□ 血电解质
□ 心电图
□ 血培养、C 反应蛋白、生化检验项目（必要时）
□ 感染灶的影像学检查（必要时）
□ 化疗开始后隔日复查 1 次血常规，每周 3 次
□ 合并感染时根据病情做血培养、C 反应蛋白、血生化检查（必要时）</td><td>□ 隔日复查 1 次血常规，每周 3 次
□ 血培养、C 反应蛋白、生化检验项目（必要时）
□ 感染灶的影像学检查（必要时）</td></tr>
<tr><td>药物医嘱</td><td></td><td></td></tr>
<tr><td>处置医嘱</td><td>□ 成分输血</td><td>□ 成分输血</td></tr>
<tr><td>主要护理工作</td><td colspan="2">健康宣教</td><td>□ 入院宣教：介绍责任护士，病区环境、设施、规章制度、基础护理服务项目
□ 进行护理安全指导
□ 进行等级护理、活动范围指导
□ 进行饮食指导
□ 进行用药指导
□ 进行关于疾病知识的宣教</td><td>□ 进行饮食指导
□ 进行用药指导</td></tr>
</table>

(续 表)

<table>
<tr><td rowspan="6"></td><td>护理处置</td><td colspan="3">□ 患儿身份核对
□ 佩戴腕带
□ 建立入院病历,通知医师
□ 询问病史,填写护理记录单首页
□ 测量基本生命体征
□ 观察病情
□ 抽血
□ 输液
□ 心理护理与生活护理
□ 妥善固定各种管道
□ 根据评估结果采取相应的护理措施
□ 通知次日检查项目及检查注意事项</td><td colspan="3">□ 测量基本生命体征
□ 观察病情
□ 抽血
□ 输液
□ 心理护理与生活护理
□ 指导并监督患儿治疗与活动
□ 遵医嘱用药
□ 遵医嘱留取标本
□ 根据评估结果采取相应的护理措施
□ 妥善固定各种管道
□ 观察药物不良反应</td></tr>
<tr><td>护理评估</td><td colspan="3">□ 一般评估:生命体征、神志、皮肤、药物过敏史等
□ 专科评估:饮食习惯、生活方式、体重、身高、家族史
□ 风险评估:评估有无跌倒、坠床、褥疮、导管滑脱、液体外渗的风险
□ 营养评估
□ 疼痛评估
□ 康复评估</td><td colspan="3">□ 风险评估:评估有无跌倒、坠床、褥疮、导管滑脱、液体外渗的风险</td></tr>
<tr><td>专科护理</td><td colspan="3">□ 饮食卫生宣教
□ 鼻腔、口腔护理
□ 呋喃西林坐浴</td><td colspan="3">□ 心电监护
□ 观察尿液颜色
□ PICC 置管护理</td></tr>
<tr><td>饮食指导</td><td colspan="3">□ 根据医嘱通知配餐员准备膳食
□ 协助患儿进餐</td><td colspan="3">□ 协助患儿进餐</td></tr>
<tr><td>活动体位</td><td colspan="3">□ 根据护理等级指导活动</td><td colspan="3">□ 根据护理等级指导活动</td></tr>
<tr><td>洗浴要求</td><td colspan="3">□ 协助患儿晨、晚间护理</td><td colspan="3">□ 协助患儿晨、晚间护理</td></tr>
<tr><td colspan="2">病情变异记录</td><td colspan="3">□ 无 □ 有,原因:
□ 患儿 □ 疾病 □ 医疗
□ 护理 □ 保障 □ 管理</td><td colspan="3">□ 无 □ 有,原因:
□ 患儿 □ 疾病 □ 医疗
□ 护理 □ 保障 □ 管理</td></tr>
<tr><td colspan="2" rowspan="2">护士签名</td><td>白班</td><td>小夜班</td><td>大夜班</td><td>白班</td><td>小夜班</td><td>大夜班</td></tr>
<tr><td></td><td></td><td></td><td></td><td></td><td></td></tr>
<tr><td colspan="2">医师签名</td><td colspan="3"></td><td colspan="3"></td></tr>
<tr><td colspan="2">时间</td><td colspan="3">住院第 16—19 天(骨髓造血恢复期)</td><td colspan="3">住院第 20—21 天(出院日)</td></tr>
<tr><td rowspan="2">主要诊疗工作</td><td>制度落实</td><td colspan="3">□ 上级医师查房</td><td colspan="3">□ 上级医师查房后同意其出院</td></tr>
<tr><td>制度落实</td><td colspan="3">□ 康复评估
□ 评估患儿治疗效果</td><td colspan="3">□ 出院当天病程记录(有上级医师指示出院)
□ 出院后 24 小时内完成出院记录
□ 出院后 24 小时内完成病历首页</td></tr>
</table>

（续　表）

<table>
<tr><td rowspan="3"></td><td colspan="2">病历书写</td><td>□ 完成上级医师查房记录
□ 科主任查房记录
□ 完成病程记录，详细记录医嘱变动情况（原因和更改内容）</td><td>□ 出院前一天有上级医师指示出院的病程记录
□ 出院后24小时内完成出院记录
□ 出院后24小时内完成病历首页
□ 开具出院介绍信
□ 开具诊断证明书</td></tr>
<tr><td colspan="2">知情同意</td><td></td><td>□ 出院宣教</td></tr>
<tr><td colspan="2">其他</td><td>□ 经治医师检查、整理病历资料
□ 检查住院押金使用情况</td><td>□ 预约门诊复查时间</td></tr>
<tr><td rowspan="7">重点医嘱</td><td rowspan="4">长期医嘱</td><td>护理医嘱</td><td>□ 儿科血液病护理常规
□ 一级护理</td><td>□ 儿科血液病护理常规
□ 二级护理</td></tr>
<tr><td>处置医嘱</td><td>□ 房间紫外线消毒</td><td>□ 门诊随诊</td></tr>
<tr><td>膳食医嘱</td><td>□ 饮食：根据患儿年龄及病情选择饮食，如儿科普食、幼儿软食、婴儿奶等，并注意饮食卫生</td><td>□ 饮食：根据患儿年龄及病情选择饮食，如儿科普食、幼儿软食、婴儿奶等，并注意饮食卫生</td></tr>
<tr><td>药物医嘱</td><td>□ 复方鱼肝油滴鼻液
□ 1∶5000呋喃西林漱口
□ 复方磺胺甲噁唑预防卡氏肺囊虫肺炎
□ 抗生素
□ 对症治疗</td><td>□ 出院带药（必要时）</td></tr>
<tr><td rowspan="3">临时医嘱</td><td>检查检验</td><td>□ 血常规
□ 生化检验项目（肝功能、肾功能、心肌酶、电解质）</td><td></td></tr>
<tr><td>药物医嘱</td><td></td><td></td></tr>
<tr><td>处置医嘱</td><td>□ 成分输血</td><td>□ 今日出院</td></tr>
<tr><td rowspan="7">主要护理工作</td><td colspan="2">健康宣教</td><td></td><td>□ 门诊随诊</td></tr>
<tr><td colspan="2">护理处置</td><td>□ 观察患儿的一般状况
□ 观察体温波动
□ 完成护理记录
□ 遵医嘱用药</td><td>□ 出院宣教</td></tr>
<tr><td colspan="2">护理评估</td><td>□ 评估有无跌倒、坠床、褥疮、导管滑脱、液体外渗的风险</td><td></td></tr>
<tr><td colspan="2">专科护理</td><td>□ 鼻腔、口腔护理
□ 呋喃西林坐浴</td><td></td></tr>
<tr><td colspan="2">饮食指导</td><td>□ 协助患儿进餐</td><td></td></tr>
<tr><td colspan="2">活动体位</td><td>□ 根据护理等级指导活动</td><td></td></tr>
<tr><td colspan="2">洗浴要求</td><td>□ 更换病号服</td><td></td></tr>
<tr><td colspan="3">病情变异记录</td><td>□ 无　□ 有，原因：
□ 患儿　□ 疾病　□ 医疗
□ 护理　□ 保障　□ 管理</td><td>□ 无　□ 有，原因：
□ 患儿　□ 疾病　□ 医疗
□ 护理　□ 保障　□ 管理</td></tr>
</table>

（续　表）

护士签名	白班	小夜班	大夜班	白班	小夜班	大夜班
医师签名						

第十九节　儿童B细胞型非霍奇金淋巴瘤行A方案化疗的临床路径

一、儿童B细胞型非霍奇金淋巴瘤行A方案化疗临床路径标准住院流程

（一）适用对象

1. 未治成熟B细胞型非霍奇金淋巴瘤（ICD-10：C85.101，M95910/3伴Z51.146）的患儿，包括：①Burkitt′s型（样）非霍奇金淋巴瘤。②大B细胞型非霍奇金淋巴瘤。③成熟B-ALL［表达sIgM和（或）μ重链、λ轻链、κ轻链，和（或）肿瘤细胞有t（8；14）、t（8；22），t（8；2）］。

2. 间变大细胞型非霍奇金淋巴瘤也可借用本方案。

3. 分组为R1、R2、R3和R4。

（二）诊断依据

根据《儿童非霍奇金淋巴瘤诊疗建议（2009年）》（中华医学会儿科学分会血液学组）怀疑非霍奇金淋巴瘤应首选快速、简便并可能明确诊断的检查，如骨髓涂片、体液（如胸腔积液、腹水等）肿瘤细胞形态学检查及免疫分型检查。如不能明确形态及免疫分型应及时做病理活检，尽量争取获得组织标本以明确诊断及分型。细针穿刺活检标本量少，常使病理诊断困难，因此不做首选。尽量避免诊断不明时使用激素及化疗药物。WHO有关淋巴造血组织肿瘤分类中规定了LBL的诊断标准。除依据患者临床特点外，均需经过受累组织活检，进行病理组织学、免疫表型、细胞遗传学和分子病因学的检测确诊。并应根据影像学检查及脑脊液、骨髓等检查。

1. 临床表现

（1）前体T淋巴母细胞淋巴瘤（T-LBL）：典型临床表现为前纵隔肿物，出现轻重不等的气道压迫症状，伴胸膜侵犯可合并胸腔积液，加重呼吸困难；纵隔肿物压迫食管可引起吞咽困难；压迫上腔静脉可致静脉回流受阻、颈面部和上肢水肿，即"上腔静脉压迫综合征"；侵犯心包，导致恶性的心包积液和心脏压塞。淋巴结病变约占70％，以颈部淋巴结、锁骨上淋巴结和腋下淋巴结多见。部分患者合并肝、脾大。本病往往进展快。

（2）前体B淋巴细胞淋巴瘤（B-LBL）：常见淋巴结肿大及皮肤、软组织（尤其是头颈部）、骨等淋巴结外侵犯，表现为皮肤多发性结节，骨内孤立性肿块，影像学检查示溶骨性或硬化性病变；也易发生骨髓和中枢神经系统浸润。

2. 分期　按照St Jude分期系统确定分期，小儿分期系统是Wollne分期与St Jude分期。Ⅰ期：单个淋巴结区或结外肿瘤，但纵隔及腹部肿块除外。Ⅱ期：单个结外肿瘤伴局部淋巴结受累，膈肌同侧2个或2个以上淋巴结区受累，膈肌同侧2个单独的结外肿瘤，伴或不伴区域

淋巴结受累；原发于胃肠道肿瘤，常在回盲部伴或不伴有肠系膜淋巴结受累，均为完全切除的。Ⅲ期：膈肌两侧有单独的结外肿瘤，膈肌两侧有 2 个或更多的淋巴结病变，所有原发于胸腔的肿瘤（纵隔、胸膜、胸腺），所有广泛原发于腹腔内的病变，未完全切除，所有脊柱旁或硬膜下的肿物，不论其他部位是否受累。Ⅳ期：以上任何病变加中枢神经系统或骨髓受累。

3. 病理类型

（1）淋巴母细胞淋巴瘤：包括前 T 淋巴母细胞淋巴瘤（或白血病）和前 B 淋巴母细胞淋巴瘤（或白血病）。

（2）成熟阶段淋巴细胞淋巴瘤：包括成熟 B 细胞淋巴瘤和成熟 T 细胞淋巴瘤。

（三）选择治疗方案的依据

1. 根据《儿童非霍奇金淋巴瘤诊疗建议（2009 年）》（中华医学会儿科学分会血液学组，2009 年）选择 B-NHL-2009 治疗方案。

2. 病理诊断为成熟 B 细胞型非霍奇金淋巴瘤，包括：①Burkitt′s 型（样）非霍奇金淋巴瘤。②大 B 细胞型非霍奇金淋巴瘤。③成熟 B-ALL［表达 sIgM 和（或）μ 重链、λ 轻链、κ 轻链，和（或）肿瘤细胞有 t(8;14)、t(8;22)，t(8;2)］；间变大细胞型非霍奇金淋巴瘤，分组为 R1、R2、R3 和 R4 的患儿，选择 A 方案。

3. 签署化疗知情同意书。

（四）标准住院日为 17～21 天

（五）进入路径标准

1. 第一诊断必须符合 B 细胞型非霍奇金淋巴瘤（ICD-10：C85.101，M95910/3 伴 Z51.146）。

2. 18 岁以下的儿童及青少年。

3. 患儿无明确感染。

4. 中性粒细胞绝对值≥1.0×10^9/L、血小板计数≥100×10^9/L，肝功能、肾功能、心肌酶基本正常等。

（六）入院评估

1. 必须检查的项目　血常规、尿常规、粪常规、肝功能、肾功能、心肌酶和电解质、心电图；化疗开始后隔日复查 1 次血常规，每周 3 次。

2. 根据病情可选择的检查项目　合并感染时根据病情做血培养、C 反应蛋白、生化项目检验及感染灶的影像学检查。

3. 营养评估　根据《解放军总医院新入院患者营养风险筛查表（NRS-2002）》为新入院患儿进行营养评估，评分≥3 分者给予处置，必要时请营养科医师会诊。

4. 疼痛评估　根据《VAS 评分》实施疼痛评估，评分＞7 分者给予处置，必要时请疼痛科医师会诊。

5. 康复评估　根据《入院患者康复筛查和评估表》，在新入院患儿入院后 24 小时内进行康复筛查和评估。任何一项结果为“是”，则请康复科医师会诊。

（七）药物选择与使用时机

1. 根据《儿童非霍奇金淋巴瘤诊疗建议（2009 年）》（中华医学会儿科学分会血液学组，2009 年）选择 B-NHL-2009 治疗方案。病理诊断为成熟 B 细胞型非霍奇金淋巴瘤，包括：①Burkitt′s型（样）非霍奇金淋巴瘤。②大 B 细胞型非霍奇金淋巴瘤。③成熟 B-ALL［表达

sIgM 和(或)μ 重链、λ 轻链、κ 轻链，和(或)肿瘤细胞有 t(8;14)、t(8;22)，t(8;2)]；间变大细胞型非霍奇金淋巴瘤，分组为 R1、R2、R3 和 R4 的患儿，选择 A 方案。患儿符合化疗条件即无明确感染，中性粒细胞绝对值≥1.0×10^9/L、血小板计数≥100×10^9/L，肝功能、肾功能、心肌酶基本正常时开始化疗。

2. 具体用药

(1)化疗药物：环磷酰胺 800mg/(m^2·2h)，第 1 天；200mg/(m^2·2h)，第 2～4 天，应用环磷酰胺同时和环磷酰胺后每 3 小时 1 次，共用 4 次美司钠解救，美司钠总量是 CTX 的120%～160%；长春新碱 1.5mg/m^2 静脉注射(最大量 2mg)，第 1、第 8、第 15 天；多柔比星 20mg/(m^2·2h)，第 1～2 天；阿糖胞苷 500mg/(m^2·2h)，每 12 小时 1 次，共 2 次(第二疗程起增加至 1500mg/m^2)，第 1 天；泼尼松 60mg/(m^2·d)，第 1～7 天；MTX＋Ara-C＋Dex 三联鞘注，第 1 天(R2 仅第一疗程加 8，R3 加 8)。

(2)对症支持治疗及抗感染治疗要点：化疗同时用中枢镇吐药；水化、碱化液，应用环磷酰胺同时及停化疗后 3 天 24 小时匀速给予，液体总量为 3000ml/(m^2·d)，4%碳酸氢钠 120～150ml/(m^2·d)；营养心肌、护肝、抑酸、纠正电解质紊乱等对症支持治疗，化疗同时及停化疗后 3 天常规使用；若出现生化指标异常，用至指标正常；强烈化疗期间可酌情用成分输血以维持血红蛋白＞70g/L、血小板计数＞20×10^9/L，还可预防性大剂量静脉滴注丙种球蛋白；非格司亭，停化疗 24 小时可开始使用，5～10μg/(kg·d)，皮下注射，直至中性粒细胞绝对值(ANC)≥1.0×10^9/L；加强口鼻黏膜、皮肤和肛周的清洁护理；卡氏肺囊虫肺炎的预防，复方磺胺甲噁唑 25mg/(kg·d)，每天 2 次，每周连用 3 天，间隔 4 天；粒细胞缺乏合并发热的抗生素使用，根据美国综合性癌症网制定的《癌症相关感染的防治指南》，粒细胞缺乏期出现体温＞38.0℃并持续 30 分钟或体温＞38.4℃或 24 小时内两次体温＞37.5℃，立即抽血培养和行 C 反应蛋白检查，必要时行尿、粪、咽拭子培养，给予第三代以上头孢类或碳青酶烯抗生素静脉滴注；若用药 48～72 小时无效，加万古霉素或去甲万古霉素或替考拉林或利奈唑胺；若治疗5～7 天体温未降至正常，考虑开始应用伊曲康唑等经验性抗真菌治疗。

(八)化疗日

1. 化疗方案　病理诊断为成熟 B 细胞型非霍奇金淋巴瘤，包括：①Burkitt's 型(样)非霍奇金淋巴瘤。②大 B 细胞型非霍奇金淋巴瘤。③成熟 B-ALL[表达 sIgM 和(或)μ 重链、λ 轻链、κ 轻链，和(或)肿瘤细胞有 t(8;14)、t(8;22)，t(8;2)]；间变大细胞型非霍奇金淋巴瘤，分组为 R1、R2、R3 和 R4 的患儿，选择 A 方案。

2. 化疗剂量　环磷酰胺 800mg/(m^2·2h)，第 1 天，200mg/(m^2·2h)，第 2～4 天，应用环磷酰胺同时和环磷酰胺后每 3 小时 1 次，共用 4 次美司钠解救，美司钠总量是 CTX 的 120%～160%；长春新碱 1.5mg/m^2，静脉注射(最大量 2mg)，第 1、第 8、第 15 天；多柔比星 20mg/(m^2·2h)，第 1～2 天；阿糖胞苷 500mg/(m^2·2h)，每 12 小时 1 次，共 2 次(第二疗程起增加至 1500mg/m^2)，第 1 天；泼尼松 60mg/(m^2·d)，第 1～7 天；MTX＋Ara-C＋Dex 三联鞘内注射，第 1 天(R2 仅第一疗程加 8，R3 加 8)。

3. 化疗注意事项

(1)每一个疗程化疗完成后，一旦血常规恢复(白细胞计数＞3×10^9/L，中性粒细胞绝对值＞1.5×10^9/L)，肝、肾功能无异常，须及时做下一阶段的化疗，尽量缩短两个疗程之间的间隔时间(一般是 2～3 周)。

(2)在每一个化疗疗程中，一旦疗程未完成时出现白细胞计数低下，尤其是诱导过程中出现骨髓抑制时，不能轻易终止化疗，应在积极支持治疗的同时，继续完成化疗。一旦出现严重感染，应减缓或暂时中断化疗，待积极控制感染后继续尽快完成化疗。

(3)每一个疗程前后必须检查肝功能、肾功能，肝功能、肾功能异常时，须及时积极治疗，以期尽早恢复。

(九)必须复查的项目

出院前常规复查血常规、肝功能、肾功能。

(十)出院标准

1. 生命体征平稳，临床症状改善。

2. 患儿精神反应及饮食等一般情况好。

3. 已复查血常规，中性粒细胞绝对值≥0.5×10^9/L，血小板计数≥50×10^9/L，无感染和出血表现。

(十一)变异及原因分析

1. 医疗原因导致的变异　如改变治疗方案、转科治疗、操作失误、误诊等。

2. 患儿原因导致的变异　如不同意治疗方案、个人原因要求出院(转院)等。

3. 并发症原因导致的变异　化疗期间合并严重感染、脏器功能受损或其他难以预料的并发症，导致化疗减缓或中断、用药种类增多、住院时间延长、医疗费用增加等。

4. 病情原因导致的变异　如肝功能严重受损、严重骨髓抑制及感染等并发症，导致用药种类增多、住院时间延长，医疗费用增加。

5. 辅诊科室原因导致的变异　如检查、检验(不及时、结果报错、标本不合格等)、报告(不及时、结果错报、标本不合格)等原因延长住院天数、增加费用等。

6. 管理原因导致的变异　如系统暂不支持、系统瘫痪、需要修订流程、需要修订制度等。

二、儿童 B 细胞型非霍奇金淋巴瘤 A 方案化疗临床路径表单

<table>
<tr><td colspan="2">适用对象</td><td colspan="2">第一诊断为 B 细胞型非霍奇金淋巴瘤(ICD-10:C85.101,M95910/3 伴 Z51.146)的患儿</td></tr>
<tr><td colspan="2">患儿基本信息</td><td>姓名:____　性别:____　年龄:__　门诊号:____
住院号:______　过敏史:______
住院日期:__年__月__日　出院日期:__年__月__日</td><td>标准住院日:17～21 天</td></tr>
<tr><td colspan="2">时间</td><td>住院第 1 天(化疗前常规检查日)</td><td>住院第 2—15 天(化疗及骨髓抑制期)</td></tr>
<tr><td rowspan="3">主要诊疗工作</td><td>制度落实</td><td>□ 入院 2 小时内经治医师或值班医师完成接诊
□ 入院 24 小时内主管医师查房</td><td>□ 主管医师查房
□ 入院 48 小时内主诊医师完成检诊
□ 专科会诊(必要时)</td></tr>
<tr><td>病情评估</td><td>□ 经治医师询问病史及体格检查
□ 营养评估
□ 疼痛评估
□ 康复评估</td><td>□ 监测生命体征
□ 定期监测血常规、肝功能、肾功能</td></tr>
<tr><td>病历书写</td><td>□ 入院 8 小时内完成首次病程记录
□ 入院 24 小时内完成入院记录</td><td>□ 入院 48 小时内完成主管医师查房记录
□ 入院 72 小时内完成主诊医师查房记录
□ 完成日常病程记录，详细记录医嘱变动情况(原因和更改内容)</td></tr>
</table>

（续　表）

	知情同意		□ 病情告知 □ 患儿家长在入院记录单上签字 □ 签署化疗知情同意书	□ 病情告知
	其他		□ 及时通知上级医师检诊 □ 注意防治并发症	□ 注意防治并发症
重点医嘱	长期医嘱	护理医嘱	□ 按儿科血液病护理常规 □ 一级护理	□ 按儿科血液病护理常规 □ 一级护理
		处置医嘱	□ 有床陪伴 □ 房间紫外线消毒	□ 有床陪伴 □ 房间紫外线消毒 □ 静脉输液 □ 输液泵
		膳食医嘱	□ 饮食：根据患儿年龄及病情选择饮食，如儿科普食、幼儿软食、婴儿奶等，并注意饮食卫生	□ 饮食：根据患儿年龄及病情选择饮食，如儿科普食、幼儿软食、婴儿奶等，并注意饮食卫生
		药物医嘱	□ 复方鱼肝油滴鼻液 □ 1∶5000 呋喃西林漱口 □ 复方磺胺甲噁唑预防卡氏肺囊虫肺炎	□ 化疗药物 □ 水化、碱化液 □ 营养心肌、护肝、抑酸、镇吐、纠正电解质紊乱等对症支持治疗 □ 抗生素 □ 对症治疗 □ 非格司亭 □ 复方鱼肝油滴鼻液 □ 1∶5000 呋喃西林漱口 □ 复方磺胺甲噁唑预防卡氏肺囊虫肺炎
	临时医嘱	检查检验	□ 血常规 □ 尿常规 □ 粪常规 □ 肝功能、肾功能 □ 心肌酶 □ 血电解质 □ 心电图 □ 化疗开始后隔日复查 1 次血常规，每周 3 次 □ 合并感染时根据病情做血培养、C 反应蛋白、生化项目检验及感染灶的影像学检查（必要时）	□ 隔日复查 1 次血常规，每周 3 次 □ 感染灶的影像学检查
		药物医嘱		
		处置医嘱	□ 必要时输血	□ 必要时输血

（续　表）

<table>
<tr><td rowspan="8">主要护理工作</td><td>健康宣教</td><td colspan="3">□ 入院宣教：介绍责任护士，病区环境、设施、规章制度、基础护理服务项目
□ 进行护理安全指导
□ 进行等级护理、活动范围指导
□ 进行饮食指导
□ 进行用药指导
□ 进行关于疾病知识的宣教</td><td colspan="3">□ 进行饮食指导
□ 进行用药指导</td></tr>
<tr><td>护理处置</td><td colspan="3">□ 患儿身份核对
□ 佩戴腕带
□ 建立入院病历，通知医师
□ 询问病史，填写护理记录单首页
□ 测量基本生命体征
□ 观察病情
□ 抽血
□ 输液
□ 心理护理与生活护理
□ 妥善固定各种管道
□ 根据评估结果采取相应的护理措施
□ 通知次日检查项目及检查注意事项</td><td colspan="3">□ 测量基本生命体征
□ 观察病情
□ 抽血
□ 输液
□ 心理护理与生活护理
□ 指导并监督患儿治疗与活动
□ 遵医嘱用药
□ 遵医嘱留取标本
□ 根据评估结果采取相应的护理措施
□ 妥善固定各种管道
□ 观察药物不良反应</td></tr>
<tr><td>护理评估</td><td colspan="3">□ 一般评估：生命体征、神志、皮肤、药物过敏史等
□ 专科评估：饮食习惯、生活方式、体重、身高、家族史
□ 风险评估：评估有无跌倒、坠床、褥疮、导管滑脱、液体外渗的风险
□ 营养评估
□ 疼痛评估
□ 康复评估</td><td colspan="3">□ 风险评估：评估有无跌倒、坠床、褥疮、导管滑脱、液体外渗的风险</td></tr>
<tr><td>专科护理</td><td colspan="3">□ 饮食卫生宣教
□ 鼻腔、口腔护理</td><td colspan="3">□ 心电监护，监测生命体征
□ 观察尿液颜色
□ PICC 置管护理</td></tr>
<tr><td>饮食指导</td><td colspan="3">□ 根据医嘱通知配餐员准备膳食
□ 协助患儿进餐</td><td colspan="3">□、协助患儿进餐</td></tr>
<tr><td>活动体位</td><td colspan="3">□ 根据护理等级指导活动</td><td colspan="3">□ 根据护理等级指导活动</td></tr>
<tr><td>洗浴要求</td><td colspan="3">□ 协助患儿晨、晚间护理</td><td colspan="3">□ 协助患儿晨、晚间护理</td></tr>
<tr><td colspan="2">病情变异记录</td><td colspan="3">□ 无　□ 有，原因：
□ 患儿　□ 疾病　□ 医疗
□ 护理　□ 保障　□ 管理</td><td colspan="3">□ 无　□ 有，原因：
□ 患儿　□ 疾病　□ 医疗
□ 护理　□ 保障　□ 管理</td></tr>
<tr><td colspan="2" rowspan="2">护士签名</td><td>白班</td><td>小夜班</td><td>大夜班</td><td>白班</td><td>小夜班</td><td>大夜班</td></tr>
<tr><td></td><td></td><td></td><td></td><td></td><td></td></tr>
<tr><td colspan="2">医师签名</td><td colspan="3"></td><td colspan="3"></td></tr>
</table>

（续　表）

时间			住院第16－19天（骨髓造血恢复期）	住院第20－21天（出院日）
主要诊疗工作	制度落实		□ 上级医师查房	□ 上级医师查房后同意其出院
	病情评估		□ 康复评估 □ 评估患儿治疗效果	
	病历书写		□ 完成上级医师查房记录 □ 科主任查房记录 □ 完成病程记录，详细记录医嘱变动情况（原因和更改内容）	□ 出院前一天有上级医师指示出院的病程记录 □ 出院后24小时内完成出院记录 □ 出院后24小时内完成病历首页 □ 开具出院介绍信 □ 开具诊断证明书
	知情同意			□ 出院宣教
	其他		□ 经治医师检查、整理病历资料 □ 检查住院押金使用情况	□ 预约门诊复查时间
重点医嘱	长期医嘱	护理医嘱	□ 儿科血液病护理常规 □ 一级护理	□ 儿科血液病护理常规 □ 二级护理
		处置医嘱	□ 房间紫外线消毒	□ 今日出院 □ 门诊随诊
		膳食医嘱	□ 饮食：根据患儿年龄及病情选择饮食，如儿科普食、幼儿软食、婴儿奶等，并注意饮食卫生	□ 饮食：根据患儿年龄及病情选择饮食，如儿科普食、幼儿软食、婴儿奶等，并注意饮食卫生
		药物医嘱	□ 复方鱼肝油滴鼻液 □ 1∶5000呋喃西林漱口 □ 复方磺胺甲噁唑预防卡氏肺囊虫肺炎 □ 抗生素 □ 对症治疗	□ 出院带药（必要时）
	临时医嘱	检查检验	□ 血常规 □ 生化检验项目（肝功能、肾功能、心肌酶、电解质）	
		药物医嘱		
		处置医嘱	□ 成分输血	□ 今日出院
主要护理工作	健康宣教			
	护理处置		□ 观察患儿的一般状况 □ 观察体温波动 □ 完成护理记录 □ 遵医嘱用药	□ 出院宣教
	护理评估		□ 评估有无跌倒、坠床、褥疮、导管滑脱、液体外渗的风险	
	专科护理		□ 鼻腔、口腔护理 □ 呋喃西林坐浴	
	饮食指导		□ 协助患儿进餐	
	活动体位		□ 根据护理等级指导活动	

（续　表）

	洗浴要求	□ 更换病号服					
病情变异记录		□ 无　□ 有，原因： □ 患儿　□ 疾病　□ 医疗 □ 护理　□ 保障　□ 管理			□ 无　□ 有，原因： □ 患儿　□ 疾病　□ 医疗 □ 护理　□ 保障　□ 管理		
护士签名		白班	小夜班	大夜班	白班	小夜班	大夜班
医师签名							

第二十节　儿童 B 细胞型非霍奇金淋巴瘤行 BB 方案化疗的临床路径

一、儿童 B 细胞型非霍奇金淋巴瘤行 BB 方案化疗临床路径标准住院流程

（一）适用对象

1. 未治成熟 B 细胞型非霍奇金淋巴瘤（ICD-10：C85.101，M95910/3 伴 Z51.146）的患儿，包括：①Burkitt's 型（样）非霍奇金淋巴瘤。②大 B 细胞型非霍奇金淋巴瘤。③成熟 B-ALL［表达 sIgM 和（或）μ 重链、λ 轻链、κ 轻链，和（或）肿瘤细胞有 t(8;14)、t(8;22)，t(8;2)］。

2. 间变大细胞型非霍奇金淋巴瘤也可借用本方案。

3. 分组为 R3 和 R4。

（二）诊断依据

根据《儿童非霍奇金淋巴瘤诊疗建议（2009 年）》（中华医学会儿科学分会血液学组）。怀疑非霍奇金淋巴瘤应首选快速、简便并可能明确诊断的检查，如骨髓涂片、体液（如胸腔积液、腹水等）肿瘤细胞形态学检查及免疫分型检查。如不能明确形态及免疫分型应及时做病理活检，尽量争取获得组织标本以明确诊断及分型。细针穿刺活检标本量少，常使病理诊断困难，因此不做首选。尽量避免诊断不明时使用激素及化疗药物。WHO 有关淋巴造血组织肿瘤分类中规定了 LBL 的诊断标准。除依据患者临床特点外，均需经过受累组织活检，进行病理组织学、免疫表型、细胞遗传学和分子病因学的检测确诊。并应根据影像学检查及脑脊液、骨髓等检查。

1. 临床表现

（1）前体 T 淋巴母细胞淋巴瘤（T-LBL）：典型临床表现为前纵隔肿物，出现轻重不等的气道压迫症状；伴胸膜侵犯可合并胸腔积液，加重呼吸困难；纵隔肿物压迫食管可引起吞咽困难；压迫上腔静脉可致静脉回流受阻、颈面部和上肢水肿，即"上腔静脉压迫综合征"；侵犯心包，导致恶性的心包积液和心脏压塞。淋巴结病变约占 70%，以颈部淋巴结、锁骨上淋巴结和腋下淋巴结多见。部分患者合并肝、脾大。本病往往进展快。

（2）前体 B 淋巴细胞淋巴瘤（B-LBL）：常见淋巴结肿大及皮肤、软组织（尤其是头颈部）、骨等结外侵犯，表现为皮肤多发性结节，骨内孤立性肿块，影像学检查示溶骨性或硬化性病变；也

易发生骨髓和中枢神经系统浸润。

2. 分期　按照 St Jude 分期系统确定分期，小儿分期系统是 Wollne 分期与 St Jude 分期。Ⅰ期：单个淋巴结区或结外肿瘤，但纵隔及腹部肿块除外。Ⅱ期：单个结外肿瘤伴局部淋巴结受累，膈肌同侧 2 个或 2 个以上淋巴结区受累，膈肌同侧 2 个单独的结外肿瘤，伴或不伴区域淋巴结受累；原发于胃肠道肿瘤，常在回盲部伴或不伴有肠系膜淋巴结受累，均为完全切除的。Ⅲ期：膈肌两侧有单独的结外肿瘤，膈肌两侧有 2 个或更多的淋巴结病变，所有原发于胸腔的肿瘤（纵隔、胸膜、胸腺），所有广泛原发于腹腔内的病变，未完全切除，所有脊柱旁或硬膜下的肿物，不论其他部位是否受累。Ⅳ期：以上任何病变加中枢神经系统或骨髓受累。

3. 病理类型

(1)淋巴母细胞淋巴瘤：包括前 T 淋巴母细胞淋巴瘤（或白血病）和前 B 淋巴母细胞淋巴瘤（或白血病）。

(2)成熟阶段淋巴细胞淋巴瘤：包括成熟 B 细胞淋巴瘤和成熟 T 细胞淋巴瘤。

(三)治疗方案的选择和依据

1. 根据《儿童非霍奇金淋巴瘤诊疗建议(2009 年)》(中华医学会儿科学分会血液学组)选择 B-NHL-2009 治疗方案。

2. 病理诊断为成熟 B 细胞型非霍奇金淋巴瘤，包括：①Burkitt′s 型（样）非霍奇金淋巴瘤。②大 B 细胞型非霍奇金淋巴瘤。③成熟 B-ALL[表达 sIgM 和（或）μ 重链、λ 轻链、κ 轻链，和（或）肿瘤细胞有 t(8;14)、t(8;22)，t(8;2)]；间变大细胞型 NHL 也可借用本方案；分组为 R3 和 R4。

3. 签署化疗知情同意书。

(四)标准住院日为 17～21 天

(五)进入路径标准

1. 第一诊断必须符合 B 细胞型非霍奇金淋巴瘤(ICD-10：C85.101，M95910/3 伴 Z51.146)。

2. 18 岁以下的儿童及青少年。

3. 患儿无明确感染。

4. 中性粒细胞绝对值≥1.0×10^9/L、血小板计数≥100×10^9/L，肝功能、肾功能、心肌酶基本正常等。

(六)入院评估

1. 必须检查的项目　血常规、尿常规、粪常规、肝功能、肾功能、心肌酶和电解质、心电图；化疗开始后隔日复查 1 次血常规，每周 3 次。

2. 根据病情可选择的检查项目　合并感染时根据病情做血培养、C 反应蛋白、生化检验项目，感染灶的影像学检查。

3. 营养评估　根据《解放军总医院新入院患者营养风险筛查表(NRS-2002)》为新入院患儿进行营养评估，评分≥3 分者给予处置，必要时请营养科医师会诊。

4. 疼痛评估　根据《VAS 评分》实施疼痛评估，评分＞7 分者给予处置，必要时请疼痛科医师会诊。

5. 康复评估　根据《入院患者康复筛查和评估表》，在新入院患儿入院后 24 小时内进行康复筛查和评估。任何一项结果为“是”，则请康复科医师会诊。

(七)药物选择与使用时机

1. 根据《儿童非霍奇金淋巴瘤诊疗建议(2009 年)》(中华医学会儿科学分会血液学组,2009 年)选择 B-NHL-2009 治疗方案。病理诊断为成熟 B 细胞型非霍奇金淋巴瘤,包括:①Burkitt′s 型(样)非霍奇金淋巴瘤。②大 B 细胞型非霍奇金淋巴瘤。③成熟 B-ALL[表达 sIgM 和(或)μ 重链、λ 轻链、κ 轻链,和(或)肿瘤细胞有 t(8;14)、t(8;22),t(8;2)];间变大细胞型 NHL 也可借用本方案;分组为 R3 和 R4。选择 BB 方案。患儿符合化疗条件即无明确感染,中性粒细胞绝对值≥1.0×10^9/L、血小板计数≥100×10^9/L,肝功能、肾功能、心肌酶基本正常时开始化疗。

2. 具体用药

(1)BB 方案的具体用药:①异环磷酰胺 1200mg/(m^2·2h),第 1～5 天,应用异环磷酰胺同时和应用异环磷酰胺后每 3 小时 1 次,共用 4 次美司钠解救,美司钠总量是异环磷酰胺的 120%～160%;②依托泊苷 60mg/(m^2·4h),第 1～3 天;③大剂量甲氨蝶呤:3g/m^2,第 1 天,1/6 量(每次不超过 500mg)作为突击量在 30 分钟内快速静脉滴入,余量于 12 小时内均匀滴入,突击量 MTX 滴入后 0.5～2 小时内行 MTX+Ara-C+Dex 三联鞘内注射 1 次;开始滴注 MTX 36 小时后用四氢叶酸钙(CF)解救,剂量为 15mg/m^2,每 6 小时 1 次,肌内注射,共 6～8 次;开始滴注 MTX 48 小时和(或)72 小时检测 MTX 血药浓度,以调整 CF 应用的次数和剂量,<0.1μmol 为无毒浓度,可停止 CF 解救。④长春新碱 1.5mg/m^2(最大量为 2mg),第 8 天;泼尼松 60mg/(m^2·d),第 1～7 天;MTX+Ara-C+Dex 三联鞘注,第 1、第 8 天。

(2)支持治疗及抗感染治疗要点:化疗同时用中枢镇吐药;水化、碱化液,异环磷酰胺和大剂量甲氨蝶呤同时及停化疗后 3 天 24 小时匀速给予,液体总量为 3000ml/(m^2·d),4%碳酸氢钠 120～150ml/(m^2·d);营养心肌、护肝、抑酸、纠正电解质紊乱等对症支持治疗,化疗同时及停化疗后 3 天常规使用;若出现生化指标异常,用至指标正常;强烈化疗期间可酌情用成分输血以维持血红蛋白>70g/L、血小板计数>20×10^9/L,还可预防性大剂量静脉滴注丙种球蛋白;非格司亭,停化疗 24 小时可开始使用,5～10μg/(kg·d),皮下注射,直至中性粒细胞绝对值(ANC)≥1.0×10^9/L;加强口鼻黏膜、皮肤和肛周的清洁护理;卡氏肺囊虫肺炎的预防,复方磺胺甲噁唑 25mg/(kg·d),每天 2 次,每周连用 3 天,间隔 4 天;粒细胞缺乏合并发热的抗生素使用,根据美国综合性癌症网制定的《癌症相关感染的防治指南》,粒细胞缺乏期出现体温>38.0℃并持续 30 分钟或体温>38.4℃或 24 小时内两次体温>37.5℃,立即抽血培养和行 C 反应蛋白检查,必要时行尿、粪、咽拭子培养,给予第三代以上头孢类或碳青霉烯抗生素静脉滴注;若用药 48～72 小时无效,加万古霉素或去甲万古霉素或替考拉林或利奈唑胺;若治疗 5～7 天体温未降至正常,考虑开始应用伊曲康唑等经验性抗真菌治疗。

(八)化疗日

1. 放疗方案 病理诊断为成熟 B 细胞型非霍奇金淋巴瘤,包括:①Burkitt′s 型(样)非霍奇金淋巴瘤。②大 B 细胞型非霍奇金淋巴瘤。③成熟 B-ALL[表达 sIgM 和(或)μ 重链、λ 轻链、κ 轻链,和(或)肿瘤细胞有 t(8;14)、t(8;22),t(8;2)];间变大细胞型 NHL 也可借用本方案;分组为 R3 和 R4。选择 BB 方案。

2. 化疗剂量 ①异环磷酰胺 1200mg/(m^2·2h),第 1～5 天,应用异环磷酰胺同时和应用异环磷酰胺后每 3 小时 1 次,共用 4 次美司钠解救,美司钠总量是异环磷酰胺的 120%～160%;②依托泊苷 60mg/(m^2·4h),第 1～3 天;③大剂量甲氨蝶呤 3g/m^2,第 1 天,1/6 量(每次不超过500mg)作为突击量在30分钟内快速静脉滴注,余量于12小时内均匀滴入,突击量MTX滴入后0.5～2小时行MTX+Ara-C+Dex三联鞘内注射1次;开始滴注甲氨蝶呤36小时后用四氢叶酸钙(CF)解救,剂量为15mg/m^2,每6小时1次,肌内注射,共6～8次;开始滴注甲氨蝶呤48小时和(或)72小时检测甲氨蝶呤血药浓度,以调整四氢叶酸钙应用的次数和剂量,<0.1μmol为无毒浓度,可停止四氢叶酸钙解救。④长春新碱1.5mg/(m^2·d)(最大量为2mg),第8天;泼尼松60mg/(m^2·d),第1～7天;MTX+Ara-C+Dex三联鞘内注射,第1、第8天。

3. 化疗注意事项

(1)每一个疗程化疗完成后,一旦血常规恢复(白细胞计数>3×10^9/L,中性粒细胞绝对值>1.5×10^9/L),肝功能、肾功能无异常,须及时做下一阶段的化疗,尽量缩短两个疗程之间的间隔时间(一般是2～3周)。

(2)在每一化疗疗程中,一旦疗程未完成时出现白细胞计数低下,尤其是诱导过程中出现骨髓抑制时,不能轻易终止化疗,应在积极支持治疗的同时,继续完成化疗。一旦出现严重感染,应减缓或暂时中断化疗,待积极控制感染后继续尽快完成化疗。

(3)每一个疗程前后必须检查肝功能、肾功能,肝功能、肾功能异常时,须及时积极治疗,以期尽早恢复。

(九)必须复查的项目

出院前常规复查血常规、肝功能、肾功能。

(十)出院标准

1. 生命体征平稳,临床症状改善。

2. 患儿精神反应及饮食等一般情况好。

3. 已复查血常规,中性粒细胞绝对值≥0.5×10^9/L,血小板计数≥50×10^9/L,无感染和出血表现。

(十一)变异及原因分析

1. 医疗原因导致的变异　如改变治疗方案、转科治疗、操作失误、误诊等。

2. 患儿原因导致的变异　如不同意治疗方案、个人原因要求出院(转院)等。

3. 并发症原因导致的变异　化疗期间合并严重感染、脏器功能受损或其他难以预料的并发症,导致化疗减缓或中断、用药种类增多、住院时间延长、医疗费用增加等。

4. 病情原因导致的变异　如肝功能严重受损、严重骨髓抑制及感染等并发症,导致用药种类增多、住院时间延长,医疗费用增加。

5. 辅诊科室原因导致的变异　如检查、检验(不及时、结果报错、标本不合格等)、报告(不及时、结果错报、标本不合格)等原因延长住院天数、增加费用等。

6. 管理原因导致的变异　如系统暂不支持、系统瘫痪、需要修订流程、需要修订制度等。

二、儿童B细胞型非霍奇金淋巴瘤BB方案化疗临床路径表单

适用对象	第一诊断为B细胞型非霍奇金淋巴瘤(ICD-10:C85.101,M95910/3伴Z51.146)(R3和R4组)的患儿	
患儿基本信息	姓名:____ 性别:____ 年龄:__ 门诊号:____ 住院号:______ 过敏史:______ 住院日期:__年__月__日 出院日期:__年__月__日	标准住院日:17～21天

（续　表）

时间			住院第 1 天（化疗前常规检查日）	住院第 2—15 天（化疗及骨髓抑制期）
主要诊疗工作	制度落实		□ 入院 2 小时内经治医师或值班医师完成接诊 □ 入院 24 小时内主管医师查房	□ 主管医师查房 □ 入院 48 小时内主诊医师完成检诊 □ 专科会诊（必要时）
	病情评估		□ 经治医师询问病史及体格检查 □ 营养评估 □ 疼痛评估 □ 康复评估	□ 监测生命体征 □ 定期监测血常规、肝功能、肾功能
	病历书写		□ 入院 8 小时内完成首次病程记录 □ 入院 24 小时内完成入院记录	□ 入院 48 小时内完成主管医师查房记录 □ 入院 72 小时内完成主诊医师查房记录 □ 完成日常病程记录，详细记录医嘱变动情况（原因和更改内容）
	知情同意		□ 病情告知 □ 患儿家长签署授权委托书 □ 患儿家长在入院记录单上签字 □ 签署化疗知情同意书	□ 病情告知
	其他		□ 及时通知上级医师检诊 □ 注意防治并发症	□ 注意防治并发症
重点医嘱	长期医嘱	护理医嘱	□ 按儿科血液病护理常规 □ 一级护理 □ 有床陪伴	□ 按儿科血液病护理常规 □ 一级护理
		处置医嘱	□ 有床陪伴 □ 吸氧（必要时） □ 心电血压监护（高危患者） □ 房间紫外线消毒	□ 静脉输液 □ 输液泵
		膳食医嘱	□ 饮食：根据患儿年龄及病情选择饮食，如儿科普食、幼儿软食、婴儿奶等，并注意饮食卫生	□ 饮食：根据患儿年龄及病情选择饮食，如儿科普食、幼儿软食、婴儿奶等，并注意饮食卫生
		药物医嘱	□ 复方鱼肝油滴鼻液 □ 1∶5000 呋喃西林漱口 □ 复方磺胺甲噁唑预防卡氏肺囊虫肺炎	□ 化疗药物 □ 水化、碱化液 □ 营养心肌、护肝、抑酸、镇吐、纠正电解质紊乱等对症支持治疗 □ 抗生素 □ 对症治疗 □ 非格司亭

（续　表）

	临时医嘱	检查检验	□ 血常规 □ 尿常规 □ 粪常规 □ 肝功能、肾功能 □ 心肌酶 □ 血电解质 □ 心电图 □ 血培养、C 反应蛋白、生化检验项目（必要时） □ 感染灶的影像学检查（必要时） □ 化疗开始后隔日复查 1 次血常规，每周 3 次	□ 隔日复查 1 次血常规，每周 3 次 □ 感染灶的影像学检查
		药物医嘱		
		处置医嘱	□ 必要时成分输血	□ 必要时成分输血
主要护理工作	健康宣教		□ 入院宣教：介绍责任护士，病区环境、设施、规章制度、基础护理服务项目 □ 进行护理安全指导 □ 进行等级护理、活动范围指导 □ 进行饮食指导 □ 进行用药指导 □ 进行关于疾病知识的宣教	□ 进行饮食指导 □ 进行用药指导
	护理处置		□ 患儿身份核对 □ 佩戴腕带 □ 建立入院病历，通知医师 □ 询问病史，填写护理记录单首页 □ 测量基本生命体征 □ 观察病情 □ 抽血 □ 输液 □ 心理护理与生活护理 □ 妥善固定各种管道 □ 根据评估结果采取相应的护理措施 □ 通知次日检查项目及检查注意事项	□ 测量基本生命体征 □ 观察病情 □ 抽血 □ 输液 □ 心理护理与生活护理 □ 指导并监督患儿治疗与活动 □ 遵医嘱用药 □ 遵医嘱留取标本 □ 根据评估结果采取相应的护理措施 □ 妥善固定各种管道 □ 观察药物不良反应
	护理评估		□ 一般评估：生命体征、神志、皮肤、药物过敏史等 □ 专科评估：饮食习惯、生活方式、体重、身高、家族史 □ 风险评估：评估有无跌倒、坠床、褥疮、导管滑脱、液体外渗的风险 □ 营养评估 □ 疼痛评估 □ 康复评估	□ 风险评估：评估有无跌倒、坠床、褥疮、导管滑脱、液体外渗的风险

（续 表）

<table>
<tr><td rowspan="4"></td><td colspan="2">专科护理</td><td colspan="3">□ 饮食卫生宣教
□ 鼻腔、口腔护理</td><td colspan="3">□ 心电监护，监测生命体征
□ 观察尿液颜色
□ PICC 置管护理</td></tr>
<tr><td colspan="2">饮食指导</td><td colspan="3">□ 根据医嘱通知配餐员准备膳食
□ 协助患儿进餐</td><td colspan="3">□ 协助患儿进餐</td></tr>
<tr><td colspan="2">活动体位</td><td colspan="3">□ 根据护理等级指导活动</td><td colspan="3">□ 根据护理等级指导活动</td></tr>
<tr><td colspan="2">洗浴要求</td><td colspan="3">□ 协助患儿晨、晚间护理</td><td colspan="3">□ 协助患儿晨、晚间护理</td></tr>
<tr><td colspan="3">病情变异记录</td><td colspan="3">□ 无 □ 有，原因：
□ 患儿 □ 疾病 □ 医疗
□ 护理 □ 保障 □ 管理</td><td colspan="3">□ 无 □ 有，原因：
□ 患儿 □ 疾病 □ 医疗
□ 护理 □ 保障 □ 管理</td></tr>
<tr><td colspan="3" rowspan="2">护士签名</td><td>白班</td><td>小夜班</td><td>大夜班</td><td>白班</td><td>小夜班</td><td>大夜班</td></tr>
<tr><td></td><td></td><td></td><td></td><td></td><td></td></tr>
<tr><td colspan="3">医师签名</td><td colspan="3"></td><td colspan="3"></td></tr>
<tr><td colspan="3">时间</td><td colspan="3">住院第 16－19 天（骨髓造血恢复期）</td><td colspan="3">住院第 20－21 天（出院日）</td></tr>
<tr><td rowspan="6">主要诊疗工作</td><td colspan="2">制度落实</td><td colspan="3">□ 上级医师查房</td><td colspan="3">□ 上级医师查房后同意其出院</td></tr>
<tr><td colspan="2">制度落实</td><td colspan="3">□ 康复评估
□ 评估患儿治疗效果</td><td colspan="3"></td></tr>
<tr><td colspan="2">病历书写</td><td colspan="3">□ 完成上级医师查房记录
□ 科主任查房记录
□ 完成病程记录，详细记录医嘱变动情况（原因和更改内容）</td><td colspan="3">□ 出院前一天有上级医师指示出院的病程记录
□ 出院后 24 小时内完成出院记录
□ 出院后 24 小时内完成病历首页
□ 开具出院介绍信
□ 开具诊断证明书</td></tr>
<tr><td colspan="2">知情同意</td><td colspan="3"></td><td colspan="3">□ 出院宣教</td></tr>
<tr><td colspan="2">其他</td><td colspan="3">□ 经治医师检查、整理病历资料
□ 检查住院押金使用情况</td><td colspan="3">□ 预约门诊复查时间</td></tr>
<tr style="display:none"></tr>
<tr><td rowspan="4">重点医嘱</td><td rowspan="4">长期医嘱</td><td>护理医嘱</td><td colspan="3">□ 儿科血液病护理常规
□ 一级护理</td><td colspan="3">□ 儿科血液病护理常规
□ 二级护理</td></tr>
<tr><td>处置医嘱</td><td colspan="3">□ 房间紫外线消毒
□ 静脉输液</td><td colspan="3">□ 门诊随诊</td></tr>
<tr><td>膳食医嘱</td><td colspan="3">□ 饮食：根据患儿年龄及病情选择饮食，如儿科普食、幼儿软食、婴儿奶等，并注意饮食卫生</td><td colspan="3">□ 饮食：根据患儿年龄及病情选择饮食，如儿科普食、幼儿软食、婴儿奶等，并注意饮食卫生</td></tr>
<tr><td>药物医嘱</td><td colspan="3">□ 复方鱼肝油滴鼻液
□ 1∶5000 呋喃西林漱口
□ 复方磺胺甲噁唑预防卡氏肺囊虫肺炎
□ 抗生素
□ 对症治疗</td><td colspan="3">□ 出院带药（必要时）</td></tr>
</table>

（续　表）

<table>
<tr><td rowspan="3"></td><td rowspan="3">临时医嘱</td><td>检查检验</td><td colspan="3">□ 血常规
□ 生化检验项目(肝功能、肾功能、心肌酶、电解质)</td><td colspan="3"></td></tr>
<tr><td>药物医嘱</td><td colspan="3"></td><td colspan="3"></td></tr>
<tr><td>处置医嘱</td><td colspan="3">□ 成分输血</td><td colspan="3">□ 今日出院</td></tr>
<tr><td rowspan="7">主要护理工作</td><td colspan="2">健康宣教</td><td colspan="3">□ 嘱避免感染</td><td colspan="3">□ 嘱院外避免感染</td></tr>
<tr><td colspan="2">护理处置</td><td colspan="3">□ 观察患儿的一般状况
□ 观察体温波动
□ 完成护理记录
□ 遵医嘱用药</td><td colspan="3">□ 出院宣教</td></tr>
<tr><td colspan="2">护理评估</td><td colspan="3">□ 评估有无跌倒、坠床、褥疮、导管滑脱、液体外渗的风险</td><td colspan="3"></td></tr>
<tr><td colspan="2">专科护理</td><td colspan="3">□ 鼻腔、口腔护理
□ 呋喃西林坐浴</td><td colspan="3"></td></tr>
<tr><td colspan="2">饮食指导</td><td colspan="3">□ 协助患儿进餐</td><td colspan="3"></td></tr>
<tr><td colspan="2">活动体位</td><td colspan="3">□ 根据护理等级指导活动</td><td colspan="3"></td></tr>
<tr><td colspan="2">洗浴要求</td><td colspan="3">□ 更换病号服</td><td colspan="3"></td></tr>
<tr><td colspan="3">病情变异记录</td><td colspan="3">□ 无　□ 有，原因：
□ 患儿　□ 疾病　□ 医疗
□ 护理　□ 保障　□ 管理</td><td colspan="3">□ 无　□ 有，原因：
□ 患儿　□ 疾病　□ 医疗
□ 护理　□ 保障　□ 管理</td></tr>
<tr><td colspan="3" rowspan="2">护士签名</td><td>白班</td><td>小夜班</td><td>大夜班</td><td>白班</td><td>小夜班</td><td>大夜班</td></tr>
<tr><td></td><td></td><td></td><td></td><td></td><td></td></tr>
<tr><td colspan="3">医师签名</td><td colspan="3"></td><td colspan="3"></td></tr>
</table>

第二十一节　儿童B细胞型非霍奇金淋巴瘤行B方案化疗的临床路径

一、儿童B细胞型非霍奇金淋巴瘤行B方案化疗临床路径标准住院流程

(一)适用对象

1. 未治成熟B细胞型非霍奇金淋巴瘤(ICD-10：C85.101，M95910/3伴Z51.146)的患儿，包括①Burkitt′s型(样)非霍奇金淋巴瘤。②大B细胞型非霍奇金淋巴瘤。③成熟B-ALL[表达sIgM和(或)μ重链、λ轻链、κ轻链，和(或)肿瘤细胞有t(8;14)、t(8;22)，t(8;2)]。

2. 间变大细胞型非霍奇金淋巴瘤也可借用本方案。

3. 分组为R1和R2。

(二)诊断依据

根据《儿童非霍奇金淋巴瘤诊疗建议(2009年)》(中华医学会儿科学分会血液学组)怀疑

非霍奇金淋巴瘤应首选快速、简便并可能明确诊断的检查，如骨髓涂片、体液（如胸腔积液、腹水等）肿瘤细胞形态学检查及免疫分型检查。如不能明确形态及免疫分型应及时做病理活检，尽量争取获得组织标本以明确诊断及分型。细针穿刺活检标本量少，常使病理诊断困难，因此不作首选。尽量避免诊断不明时使用激素及化疗药物。WHO 有关淋巴造血组织肿瘤分类中规定了 LBL 的诊断标准。除依据患者临床特点外，均需经过受累组织活检，进行病理组织学、免疫表型、细胞遗传学和分子病因学的检测确诊。并应根据影像学检查及脑脊液、骨髓等检查。

1. 临床表现

(1)前体 T 淋巴母细胞淋巴瘤（T-LBL）：典型临床表现为前纵隔肿物，出现轻重不等的气道压迫症状，伴胸膜侵犯可合并胸腔积液，加重呼吸困难；纵隔肿物压迫食管可引起吞咽困难；压迫上腔静脉可致静脉回流受阻、颈面部和上肢水肿，即“上腔静脉压迫综合征”；侵犯心包，导致恶性的心包积液和心脏压塞。淋巴结病变约占 70%，以颈部淋巴结、锁骨上淋巴结和腋下淋巴结多见。部分患儿合并肝、脾大。本病往往进展快。

(2)前体 B 淋巴细胞淋巴瘤（B-LBL）：常见淋巴结肿大及皮肤、软组织（尤其是头颈部）骨等结外侵犯，表现为皮肤多发性结节，骨内孤立性肿块，影像学检查示溶骨性或硬化性病变；也易发生骨髓和中枢神经系统浸润。

2. 分期　按照 St Jude 分期系统确定分期，小儿分期系统是 Wollne 分期与 St Jude 分期。Ⅰ期：单个淋巴结区或结外肿瘤，但纵隔及腹部肿块除外。Ⅱ期：单个结外肿瘤伴局部淋巴结受累，膈肌同侧 2 个或 2 个以上淋巴结区受累，膈肌同侧 2 个单独的结外肿瘤，伴或不伴区域淋巴结受累；原发于胃肠道肿瘤，常在回盲部伴或不伴有肠系膜淋巴结受累，均为完全切除的。Ⅲ期：膈肌两侧有单独的结外肿瘤，膈肌两侧有 2 个或更多的淋巴结病变，所有原发于胸腔的肿瘤（纵隔、胸膜、胸腺），所有广泛原发于腹腔内的病变，未完全切除，所有脊柱旁或硬膜下的肿物，不论其他部位是否受累。Ⅳ期：以上任何病变加中枢神经系统或骨髓受累。

3. 病理类型

(1)淋巴母细胞淋巴瘤：包括前 T 淋巴母细胞淋巴瘤（和白血病）和前 B 淋巴母细胞淋巴瘤（或白血病）。

(2)成熟阶段淋巴细胞淋巴瘤：包括成熟 B 细胞淋巴瘤和成熟 T 细胞淋巴瘤。

(三)选择治疗方案的依据

1. 根据《儿童非霍奇金淋巴瘤诊疗建议（2009 年）》（中华医学会儿科学分会血液学组，2009 年）选择 B-NHL-2009 治疗方案。

2. 未治成熟 B 细胞型非霍奇金淋巴瘤，包括：①Burkitt's 型（样）非霍奇金淋巴瘤。②大 B 细胞型非霍奇金淋巴瘤。③成熟 B-ALL[表达 sIgM 和（或）μ 重链、λ 轻链、κ 轻链，和（或）肿瘤细胞有 t(8;14)、t(8;22)，t(8;2)]；间变大细胞型非霍奇金淋巴瘤也可借用本方案；分组为 R1 和 R2。

3. 签署化疗知情同意书。

(四)标准住院日为 17～21 天

(五)进入路径标准

1. 第一诊断必须符合 B 细胞型非霍奇金淋巴瘤（ICD-10：C85.101，M95910/3 伴 Z51.146）。

2. 18岁以下的儿童及青少年。

3. 患儿无明确感染。

4. 中性粒细胞绝对值≥1.0×10^9/L、血小板计数≥100×10^9/L，肝功能、肾功能、心肌酶基本正常等。

（六）住院期间检查

1. 必须检查的项目　血常规、尿常规、粪常规、肝功能、肾功能、心肌酶和电解质、心电图；化疗开始后隔日复查1次血常规，每周3次。

2. 根据病情可选择的检查项目　合并感染时根据病情做血培养、C反应蛋白、生化项目等检查。

3. 营养评估　根据《解放军总医院新入院患者营养风险筛查表（NRS-2002）》为新入院患儿进行营养评估，评分≥3分者给予处置，必要时请营养科医师会诊。

4. 疼痛评估　根据《VAS评分》实施疼痛评估，评分＞7分者给予处置，必要时请疼痛科医师会诊。

5. 康复评估　根据《入院患者康复筛查和评估表》，在新入院患儿入院后24小时内进行康复筛查和评估。任何一项结果为"是"，则请康复科医师会诊。

（七）药物选择与使用时机

1. 根据《儿童非霍奇金淋巴瘤诊疗建议（2009年）》（中华医学会儿科学分会血液学组，2009年）选择B-NHL-2009治疗方案。未治成熟B细胞型非霍奇金淋巴瘤，包括：①Burkitt's型（样）非霍奇金淋巴瘤。②大B细胞型非霍奇金淋巴瘤。③成熟B-ALL[表达sIgM和（或）μ重链、λ轻链、κ轻链，和（或）肿瘤细胞有t(8;14)、t(8;22)，t(8;2)]；间变大细胞型非霍奇金淋巴瘤也可借用本方案；分组为R1和R2。以上患者均选择该方案。患者符合化疗条件即无明确感染，中性粒细胞绝对值≥1.0×10^9/L、血小板计数≥100×10^9/L，肝功能、肾功能、心肌酶基本正常时开始化疗。

2. 具体用药

B方案使用的化疗药物：异环磷酰胺1200mg/(m^2·2h)，第1～5天，应用异环磷酰胺同时和应用异环磷酰胺后每3小时1次，共用4次美司钠解救，美司钠总量是异环磷酰胺的120%～160%；依托泊苷60mg/(m^2·4h)，第1～3天；甲氨蝶呤300mg/(m^2·3h)，第1天；长春新碱1.5mg/m^2，静脉注射（最大量为2mg），第8天；泼尼松60mg/(m^2·d)，第1～7天；MTX＋Ara-C＋Dex三联鞘内注射，第1天。

3. 支持治疗及防治感染的要点：化疗同时用中枢镇吐药；水化、碱化液，应用异环磷酰胺同时及停化疗后3天24小时匀速给予，液体总量为3000ml/(m^2·d)，4%碳酸氢钠120～150ml/(m^2·d)；营养心肌、护肝、抑酸、纠正电解质紊乱等对症支持治疗，化疗同时及停化疗后3天常规使用；若出现生化指标异常，用至指标正常；强烈化疗期间可酌情用成分输血以维持血红蛋白＞70g/L、血小板计数＞20×10^9/L，还可预防性大剂量静脉滴注丙种球蛋白；非格司亭，停化疗24小时可开始使用，5～10μg/(kg·d)，皮下注射，直至中性粒细胞绝对值（ANC）≥1.0×10^9/L；加强口鼻黏膜、皮肤和肛周的清洁护理；卡氏肺囊虫肺炎的预防，复方磺胺甲噁唑25mg/(kg·d)，每天2次，每周连用3天，间隔4天；粒细胞缺乏合并发热的抗生素使用，根据美国综合性癌症网制定的《癌症相关感染的防治指南》，粒细胞缺乏期出现体温＞38.0℃并持续30分钟或体温＞38.4℃或24小时内两次体温＞37.5℃，立即抽血培养和行C

反应蛋白检查，必要时行尿、粪、咽拭子培养，给予第三代以上头孢类或碳青霉烯抗生素静脉滴注；若用药 48～72 小时无效，加万古霉素或去甲万古霉素或替考拉林或利奈唑胺；若治疗5～7天体温未降至正常，考虑开始应用伊曲康唑等经验性抗真菌治疗。

(八)化疗日

1. 化疗方案　未治成熟 B 细胞型非霍奇金淋巴瘤，包括：①Burkitt's 型(样)非霍奇金淋巴瘤。②大 B 细胞型非霍奇金淋巴瘤。③成熟 B-ALL[表达 sIgM 和(或)μ 重链、λ 轻链、κ 轻链，和(或)肿瘤细胞有 t(8;14)、t(8;22)，t(8;2)]；间变大细胞型非霍奇金淋巴瘤也可借用本方案；分组为 R1 和 R2。选择 B 方案。

2. 化疗剂量　异环磷酰胺 1200mg/(m^2·2h)，第 1～5 天，应用异环磷酰胺同时和应用异环磷酰胺后每 3 小时 1 次，共用 4 次美司钠解救，美司钠总量是异环磷酰胺的 120%～160%；依托泊苷 60mg/(m^2·4h)，第 1～3 天；甲氨蝶呤 300mg/(m^2·3h)，第 1 天；长春新碱 1.5mg/m^2，静脉注射(最大量为 2mg)，第 8 天；泼尼松 60mg/(m^2·d)，第 1～7 天；MTX+Ara-C+Dex 三联鞘内注射，第 1 天。

3. 化疗注意事项

(1)每一个疗程化疗完成后，一旦血常规恢复(白细胞计数>3×10^9/L，中性粒细胞绝对值>1.5×10^9/L)，肝、肾功能无异常，须及时做下一阶段的化疗，尽量缩短两个疗程之间的间隔时间(一般是 2～3 周)。

(2)在每一个化疗疗程中，一旦疗程未完成时出现白细胞低下，尤其是诱导过程中出现骨髓抑制时，不能轻易终止化疗，应在积极支持治疗的同时，继续完成化疗。一旦出现严重感染，应减缓或暂时中断化疗，待积极控制感染后继续尽快完成化疗。

(3)每一个疗程前后必须检查肝功能、肾功能，肝功能、肾功能异常时，须及时积极治疗，以期尽早恢复。

(九)必须复查的项目

出院前常规复查血常规、肝功能、肾功能。

(十)出院标准

1. 生命体征平稳，临床症状改善。

2. 患儿精神反应及饮食等一般情况好。

3. 已复查血常规，中性粒细胞绝对值≥0.5×10^9/L，血小板计数≥50×10^9/L，无感染和出血表现。

(十一)变异及原因分析

1. 医疗原因导致的变异　如改变治疗方案、转科治疗、操作失误、误诊等。

2. 患儿原因导致的变异　如不同意治疗方案、个人原因要求出院(转院)等。

3. 并发症原因导致的变异　化疗期间合并严重感染、脏器功能受损或其他难以预料的并发症，导致化疗减缓或中断、用药种类增多、住院时间延长、医疗费用增加等。

4. 病情原因导致的变异　如肝功能严重受损、严重骨髓抑制及感染等并发症，导致用药种类增多、住院时间延长，医疗费用增加。

5. 辅诊科室原因导致的变异　如检查、检验(不及时、结果报错、标本不合格等)、报告(不及时、结果错报、标本不合格)等原因延长住院天数、增加费用等。

6. 管理原因导致的变异　如系统暂不支持、系统瘫痪、需要修订流程、需要修订制度等。

二、儿童B细胞型非霍奇金淋巴瘤B方案化疗临床路径表单

<table>
<tr><td colspan="3">适用对象</td><td colspan="2">第一诊断为B细胞型非霍奇金淋巴瘤(ICD-10:C85.101,M95910/3 伴 Z51.146)(R1和R2组)的患儿</td></tr>
<tr><td colspan="3">患儿基本信息</td><td>姓名:____ 性别:____ 年龄:__ 门诊号:____
住院号:______ 过敏史:______
住院日期:__年__月__日 出院日期:__年__月__日</td><td>标准住院日:17~21天</td></tr>
<tr><td colspan="3">时间</td><td>住院第1天(化疗前常规检查日)</td><td>住院第2—15天(化疗及骨髓抑制期)</td></tr>
<tr><td rowspan="5">主要诊疗工作</td><td colspan="2">制度落实</td><td>□ 入院2小时内经治医师或值班医师完成接诊
□ 入院24小时内主管医师查房</td><td>□ 主管医师查房
□ 入院48小时内主诊医师完成检诊
□ 专科会诊(必要时)</td></tr>
<tr><td colspan="2">病情评估</td><td>□ 经治医师询问病史及体格检查
□ 营养评估
□ 疼痛评估
□ 康复评估</td><td>□ 监测生命体征
□ 定期监测血常规、肝功能、肾功能</td></tr>
<tr><td colspan="2">病历书写</td><td>□ 入院8小时内完成首次病程记录
□ 入院24小时内完成入院记录</td><td>□ 入院48小时内完成主管医师查房记录
□ 入院72小时内完成主诊医师查房记录
□ 完成日常病程记录,详细记录医嘱变动情况(原因和更改内容)</td></tr>
<tr><td colspan="2">知情同意</td><td>□ 病情告知
□ 患儿家长在入院记录单上签字
□ 签署化疗知情同意书</td><td>□ 病情告知</td></tr>
<tr><td colspan="2">其他</td><td>□ 及时通知上级医师检诊
□ 注意防治并发症</td><td>□ 注意防治并发症</td></tr>
<tr><td rowspan="4">重点医嘱</td><td rowspan="4">长期医嘱</td><td>护理医嘱</td><td>□ 按儿科血液病护理常规
□ 一级护理</td><td>□ 按儿科血液病护理常规
□ 一级护理</td></tr>
<tr><td>处置医嘱</td><td>□ 有床陪伴
□ 房间紫外线消毒
□ 吸氧(必要时)
□ 心电血压监护(高危患者)</td><td>□ 有床陪伴
□ 房间紫外线消毒
□ 静脉输液
□ 输液泵</td></tr>
<tr><td>膳食医嘱</td><td>□ 饮食:根据患儿年龄及病情选择饮食,如儿科普食、幼儿软食、婴儿奶等,并注意饮食卫生</td><td>□ 饮食:根据患儿年龄及病情选择饮食,如儿科普食、幼儿软食、婴儿奶等,并注意饮食卫生</td></tr>
<tr><td>药物医嘱</td><td>□ 复方鱼肝油滴鼻液
□ 1:5000 呋喃西林漱口
□ 复方磺胺甲噁唑预防卡氏肺囊虫肺炎</td><td>□ 化疗药物
□ 水化、碱化液
□ 营养心肌、护肝、抑酸、镇吐、纠正电解质紊乱等对症支持治疗
□ 抗生素
□ 对症治疗
□ 非格司亭
□ 复方鱼肝油滴鼻液
□ 1:5000 呋喃西林漱口
□ 复方磺胺甲噁唑预防卡氏肺囊虫肺炎</td></tr>
</table>

（续　表）

	临时医嘱	检查检验	□ 血常规 □ 尿常规 □ 粪常规 □ 肝功能、肾功能 □ 心肌酶 □ 电解质 □ 心电图 □ 血培养、C 反应蛋白、生化检验项目（必要时） □ 感染灶的影像学检查（必要时） □ 化疗开始后隔日复查 1 次血常规，每周 3 次	□ 隔日复查 1 次血常规，每周 3 次 □ 感染灶的影像学检查（必要时）
		药物医嘱		
		处置医嘱		□ 成分输血
主要护理工作	健康宣教		□ 入院宣教：介绍责任护士，病区环境、设施、规章制度、基础护理服务项目 □ 进行护理安全指导 □ 进行等级护理、活动范围指导 □ 进行饮食指导 □ 进行用药指导 □ 进行关于疾病知识的宣教	□ 进行饮食指导 □ 进行用药指导
	护理处置		□ 患儿身份核对 □ 佩戴腕带 □ 建立入院病历，通知医师 □ 询问病史，填写护理记录单首页 □ 测量基本生命体征 □ 观察病情 □ 抽血 □ 输液 □ 心理护理与生活护理 □ 妥善固定各种管道 □ 根据评估结果采取相应的护理措施 □ 通知次日检查项目及检查注意事项	□ 测量基本生命体征 □ 观察病情 □ 抽血 □ 输液 □ 心理护理与生活护理 □ 指导并监督患儿治疗与活动 □ 遵医嘱用药 □ 遵医嘱留取标本 □ 根据评估结果采取相应的护理措施 □ 妥善固定各种管道 □ 观察药物不良反应
	护理评估		□ 一般评估：生命体征、神志、皮肤、药物过敏史等 □ 专科评估：饮食习惯、生活方式、体重、身高、家族史 □ 风险评估：评估有无跌倒、坠床、褥疮、导管滑脱、液体外渗的风险 □ 营养评估 □ 疼痛评估 □ 康复评估	□ 风险评估：评估有无跌倒、坠床、褥疮、导管滑脱、液体外渗的风险

（续　表）

<table>
<tr><td rowspan="4"></td><td colspan="2">专科护理</td><td colspan="3">□ 饮食卫生宣教
□ 鼻腔、口腔护理</td><td colspan="3">□ 心电监护，监测生命体征
□ 观察尿液颜色
□ PICC 置管护理</td></tr>
<tr><td colspan="2">饮食指导</td><td colspan="3">□ 根据医嘱通知配餐员准备膳食
□ 协助患儿进餐</td><td colspan="3">□ 协助患儿进餐</td></tr>
<tr><td colspan="2">活动体位</td><td colspan="3">□ 根据护理等级指导活动</td><td colspan="3">□ 根据护理等级指导活动</td></tr>
<tr><td colspan="2">洗浴要求</td><td colspan="3">□ 协助患儿晨、晚间护理</td><td colspan="3">□ 协助患儿晨、晚间护理</td></tr>
<tr><td colspan="3">病情变异记录</td><td colspan="3">□ 无　□ 有，原因：
□ 患儿　□ 疾病　□ 医疗
□ 护理　□ 保障　□ 管理</td><td colspan="3">□ 无　□ 有，原因：
□ 患儿　□ 疾病　□ 医疗
□ 护理　□ 保障　□ 管理</td></tr>
<tr><td colspan="3" rowspan="2">护士签名</td><td>白班</td><td>小夜班</td><td>大夜班</td><td>白班</td><td>小夜班</td><td>大夜班</td></tr>
<tr><td></td><td></td><td></td><td></td><td></td><td></td></tr>
<tr><td colspan="3">医师签名</td><td colspan="3"></td><td colspan="3"></td></tr>
<tr><td colspan="3">时间</td><td colspan="3">住院第 16－19 天(骨髓造血恢复期)</td><td colspan="3">住院第 20－21 天(出院日)</td></tr>
<tr><td rowspan="5">主要诊疗工作</td><td colspan="2">制度落实</td><td colspan="3">□ 上级医师查房</td><td colspan="3">□ 上级医师查房后同意其出院</td></tr>
<tr><td colspan="2">病情评估</td><td colspan="3">□ 康复评估
□ 评估患儿治疗效果</td><td colspan="3"></td></tr>
<tr><td colspan="2">病历书写</td><td colspan="3">□ 完成上级医师查房记录
□ 科主任查房记录
□ 完成病程记录，详细记录医嘱变动情况(原因和更改内容)</td><td colspan="3">□ 出院前一天有上级医师指示出院的病程记录
□ 出院后 24 小时内完成出院记录
□ 出院后 24 小时内完成病历首页
□ 开具出院介绍信
□ 开具诊断证明书</td></tr>
<tr><td colspan="2">知情同意</td><td colspan="3"></td><td colspan="3">□ 出院宣教</td></tr>
<tr><td colspan="2">其他</td><td colspan="3">□ 经治医师检查、整理病历资料
□ 检查住院押金使用情况</td><td colspan="3">□ 预约门诊复查时间</td></tr>
<tr><td rowspan="4">重点医嘱</td><td rowspan="4">长期医嘱</td><td>护理医嘱</td><td colspan="3">□ 儿科血液病护理常规
□ 一级护理</td><td colspan="3">□ 儿科血液病护理常规
□ 二级护理</td></tr>
<tr><td>处置医嘱</td><td colspan="3">□ 房间紫外线消毒
□ 静脉输液
□ 输液泵</td><td colspan="3">□ 门诊随诊</td></tr>
<tr><td>膳食医嘱</td><td colspan="3">□ 饮食：根据患儿年龄及病情选择饮食，如儿科普食、幼儿软食、婴儿奶等，并注意饮食卫生</td><td colspan="3">□ 饮食：根据患儿年龄及病情选择饮食，如儿科普食、幼儿软食、婴儿奶等，并注意饮食卫生</td></tr>
<tr><td>药物医嘱</td><td colspan="3">□ 复方鱼肝油滴鼻液
□ 1∶5000 呋喃西林漱口
□ 复方磺胺甲噁唑预防卡氏肺囊虫肺炎
□ 抗生素
□ 对症治疗</td><td colspan="3">□ 出院带药(必要时)</td></tr>
</table>

（续　表）

	临时医嘱	检查检验	□ 血常规 □ 生化检验项目（肝功能、肾功能、心肌酶、电解质）	
	临时医嘱	药物医嘱		
	临时医嘱	处置医嘱	□ 成分输血	□ 今日出院
主要护理工作	健康宣教			
主要护理工作	护理处置		□ 观察患儿的一般状况 □ 观察体温波动 □ 完成护理记录 □ 遵医嘱用药	□ 出院宣教
主要护理工作	护理评估		□ 评估有无跌倒、坠床、褥疮、导管滑脱、液体外渗的风险	
主要护理工作	专科护理		□ 有关预防交叉感染的宣教 □ 鼻腔、口腔护理 □ 呋喃西林坐浴	
主要护理工作	饮食指导		□ 协助患儿进餐	
主要护理工作	活动体位		□ 根据护理等级指导活动	
主要护理工作	洗浴要求		□ 更换病号服	
病情变异记录			□ 无　□ 有，原因： □ 患儿　□ 疾病　□ 医疗 □ 护理　□ 保障　□ 管理	□ 无　□ 有，原因： □ 患儿　□ 疾病　□ 医疗 □ 护理　□ 保障　□ 管理
护士签名			白班　小夜班　大夜班	白班　小夜班　大夜班
医师签名				

第二十二节　儿童 B 细胞型非霍奇金淋巴瘤行 CC 方案化疗的临床路径

一、儿童 B 细胞型非霍奇金淋巴瘤行 CC 方案化疗临床路径标准住院流程

（一）适用对象

1. 未治成熟 B 细胞型非霍奇金淋巴瘤（ICD-10：C85.101，M95910/3 伴 Z51.146）的患儿，包括：①Burkitt′s 型（样）非霍奇金淋巴瘤。②大 B 细胞型非霍奇金淋巴瘤。③成熟 B-ALL [表达 sIgM 和（或）μ 重链、λ 轻链、κ 轻链，和（或）肿瘤细胞有 t(8;14)、t(8;22)，t(8;2)]。

2. 间变大细胞型非霍奇金淋巴瘤也可借用本方案。

3. 分组为 R4。

(二)诊断依据

根据《儿童非霍奇金淋巴瘤诊疗建议(2009年)》(中华医学会儿科学分会血液学组)怀疑非霍奇金淋巴瘤应首选快速、简便并可能明确诊断的检查,如骨髓涂片、体液(如胸腔积液、腹水等)肿瘤细胞形态学检查及免疫分型检查。如不能明确形态及免疫分型应及时做病理活检,尽量争取获得组织标本以明确诊断及分型。细针穿刺活检标本量少,常使病理诊断困难,因此不作首选。尽量避免诊断不明时使用激素及化疗药物。WHO有关淋巴造血组织肿瘤分类中规定了LBL的诊断标准。除依据患者临床特点外,均需经过受累组织活检,进行病理组织学、免疫表型、细胞遗传学和分子病因学的检测确诊。并应根据影像学检查及脑脊液、骨髓等检查。

1. 临床表现

(1)前体T淋巴母细胞淋巴瘤(T-LBL):典型临床表现为前纵隔肿物,出现轻重不等的气道压迫症状,伴胸膜侵犯可合并胸腔积液,加重呼吸困难;纵隔肿物压迫食管可引起吞咽困难;压迫上腔静脉可致静脉回流受阻、颈面部和上肢水肿,即"上腔静脉压迫综合征";侵犯心包,导致恶性的心包积液和心脏压塞。淋巴结病变约占70%,以颈部淋巴结、锁骨上淋巴结和腋下淋巴结多见。部分患者合并肝、脾大。本病往往进展快。

(2)前体B淋巴细胞淋巴瘤(B-LBL):常见淋巴结肿大及皮肤、软组织(尤其是头颈部)、骨等结外侵犯,表现为皮肤多发性结节,骨内孤立性肿块,影像学检查示溶骨性或硬化性病变;也易发生骨髓和中枢神经系统浸润。

2. 分期　按照St Jude分期系统确定分期,小儿分期系统是Wollne分期与St Jude分期。Ⅰ期,单个淋巴结区或结外肿瘤,但纵隔及腹部肿块除外。Ⅱ期,单个结外肿瘤伴局部淋巴结受累,膈肌同侧2个或2个以上淋巴结区受累,膈肌同侧2个单独的结外肿瘤,伴或不伴区域淋巴结受累;原发于胃肠道肿瘤,常在回盲部伴或不伴有肠系膜淋巴结受累,均为完全切除的。Ⅲ期:膈肌两侧有单独的结外肿瘤,膈肌两侧有2个或更多的淋巴结病变,所有原发于胸腔的肿瘤(纵隔、胸膜、胸腺),所有广泛原发于腹腔内的病变,未完全切除,所有脊柱旁或硬膜下的肿物,不论其他部位是否受累。Ⅳ期:以上任何病变加中枢神经系统或骨髓受累。

3. 病理类型

(1)淋巴母细胞淋巴瘤:包括前T淋巴母细胞淋巴瘤(或白血病)和前B淋巴母细胞淋巴瘤(或白血病)。

(2)成熟阶段淋巴细胞淋巴瘤:包括成熟B细胞淋巴瘤和成熟T细胞淋巴瘤。

(三)选择治疗方案的依据

1. 根据《儿童非霍奇金淋巴瘤诊疗建议(2009年)》(中华医学会儿科学分会血液学组,2009年)选择B-NHL-2009治疗方案。

2. 病理诊断为成熟B细胞型非霍奇金淋巴瘤,包括:①Burkitt′s型(样)非霍奇金淋巴瘤。②大B细胞型非霍奇金淋巴瘤。③成熟B-ALL[表达sIgM和(或)μ重链、λ轻链、κ轻链,和(或)肿瘤细胞有t(8;14)、t(8;22),t(8;2)];间变大细胞型NHL。分组为R4。选择CC方案。

3. 签署化疗知情同意书。

(四)标准住院日为 17～21 天

(五)进入路径标准

1. 第一诊断必须符合 B 细胞型非霍奇金淋巴瘤(ICD-10:C85.101,M95910/3 伴 Z51.146)。

2. 18 岁以下的儿童及青少年。

3. 患儿无明确感染。

4. 中性粒细胞绝对值≥1.0×10^9/L、血小板计数≥100×10^9/L,肝功能、肾功能、心肌酶基本正常等。

(六)入院评估

1. *必须检查的项目*　血常规、尿常规、粪常规、肝功能、肾功能、心肌酶和电解质、心电图;化疗开始后隔日复查 1 次血常规,每周 3 次。

2. *根据情况可选择的检查*　合并感染时根据病情做血培养、C 反应蛋白、生化检验项目及感染灶的影像学检查。

3. *营养评估*　根据《解放军总医院新入院患者营养风险筛查表(NRS-2002)》为新入院患儿进行营养评估,评分≥3 分者给予处置,必要时请营养科医师会诊。

4. *疼痛评估*　根据《VAS 评分》实施疼痛评估,评分>7 分者给予处置,必要时请疼痛科医师会诊。

5. *康复评估*　根据《入院患者康复筛查和评估表》,在新入院患儿入院后 24 小时内进行康复筛查和评估。任何一项结果为"是",则请康复科医师会诊。

(七)药物选择与使用时机

1. 根据《儿童非霍奇金淋巴瘤诊疗建议(2009 年)》(中华医学会儿科学分会血液学组,2009 年)选择 B-NHL-2009 治疗方案。病理诊断为成熟 B 细胞型非霍奇金淋巴瘤,包括:①Burkitt's型(样)非霍奇金淋巴瘤。②大 B 细胞型非霍奇金淋巴瘤。③成熟 B-ALL[表达 sIgM 和(或)μ 重链、λ 轻链、κ 轻链,和(或)肿瘤细胞有 t(8;14)、t(8;22),t(8;2)];间变大细胞型 NHL。分组为 R4。选择 CC 方案。患者符合化疗条件即无明确感染,中性粒细胞绝对值≥1.0×10^9/L、血小板计数≥100×10^9/L,肝功能、肾功能、心肌酶基本正常时开始化疗。

2. 具体用药

(1)化疗药物:顺铂 100mg/m^2,加入 200ml 生理盐水中持续静脉滴注 2 小时以上,第 1 天,顺铂前甘露醇 8g/m^2,静脉注射,顺铂后甘露醇 35ml/(m^2·h)持续静脉滴注 6 小时;地塞米松 20mg/m^2,第 1～5 天;依托泊苷 100mg/(m^2·2h),第 3～5 天;长春地辛 3mg/m^2(最大量为 4mg),第 1 天;MTX+Ara-C+Dex 三联鞘内注射,第 1、第 8 天。

(2)支持治疗及防治感染的要点:化疗同时用中枢镇吐药;水化、碱化液,应用顺铂同时及停顺铂后 3 天 24 小时匀速给予,液体总量为 3000ml/(m^2·d),4%碳酸氢钠 120～150ml/(m^2·d);营养心肌、护肝、抑酸、纠正电解质紊乱等对症支持治疗,化疗同时及停化疗后 3 天常规使用;若出现生化指标异常,用至指标正常;强烈化疗期间可酌情用成分输血以维持血红蛋白>70g/L、血小板计数>20×10^9/L,还可预防性大剂量静脉滴注丙种球蛋白;非格司亭,停化疗 24 小时可开始使用,5～10μg/(kg·d),皮下注射,直至中性粒细胞绝对值(ANC)≥1.0×10^9/L;加强口鼻黏膜、皮肤和肛周的清洁护理;卡氏肺囊虫肺炎的预防,复方磺胺甲噁唑 25mg/(kg·d),每天 2 次,每周连用 3 天,间隔 4 天;粒细胞缺乏合并发热的抗生素使用,根据美国综合性癌症网制定的《癌症相关感染的防治指南》，粒细胞缺乏期出现体温＞38.0℃并持续30分钟或体温＞38.4℃或24小时内两次体温＞37.5℃，立即抽血培养和行C反应蛋白检查，必要时行尿、粪、咽拭子培养，给予第三代以上头孢类或碳青酶烯抗生素静脉滴注；若用药48～72小时无效，加万古霉素或去甲万古霉素或替考拉林或利奈唑胺；若用药5～7天体温未降至正常，考虑开始应用伊曲康唑等经验性抗真菌治疗。

(八)化疗日

1. 化疗方案　CC方案。

2. 化疗剂量　顺铂100mg/m^2，加入200ml生理盐水中持续静脉滴注2小时以上，第1天，应用顺铂前甘露醇8g/m^2静脉注射，顺铂后甘露醇35ml/(m^2·h)持续静脉滴注6小时；地塞米松20mg/m^2，第1～5天；依托泊苷100mg/(m^2·2h)，第3～5天；长春地辛3mg/m^2(最大量为4mg)，第1天；MTX＋Ara-C＋Dex三联鞘内注射，第1、第8天。

3. 化疗注意事项

(1)每一个疗程化疗完成后，一旦血常规恢复(白细胞计数＞3×10^9/L，中性粒细胞绝对值＞1.5×10^9/L)，肝、肾功能无异常，须及时做下一阶段的化疗，尽量缩短两个疗程之间的间隔时间(一般是2～3周)。

(2)在每一个化疗疗程中，一旦疗程未完成时出现白细胞低下，尤其是诱导过程中出现骨髓抑制时，不能轻易终止化疗，应在积极支持治疗的同时，继续完成化疗。一旦出现严重感染，应减缓或暂时中断化疗，待积极控制感染后继续尽快完成化疗。

(3)每一个疗程前后必须检查肝功能、肾功能，肝功能、肾功能异常时，须及时积极治疗，以期尽早恢复。

(九)必须复查的项目

出院前常规复查血常规、肝功能、肾功能。

(十)出院标准

1. 生命体征平稳，临床症状改善。

2. 患儿精神反应及饮食等一般情况好。

3. 已复查血常规，中性粒细胞绝对值≥0.5×10^9/L，血小板计数≥50×10^9/L，无感染和出血表现。

(十一)变异及原因分析

1. 医疗原因导致的变异　如改变治疗方案、转科治疗、操作失误、误诊等。

2. 患儿原因导致的变异　如不同意治疗方案、个人原因要求出院(转院)等。

3. 并发症原因导致的变异　化疗期间合并严重感染、脏器功能受损或其他难以预料的并发症，导致化疗减缓或中断、用药种类增多、住院时间延长、医疗费用增加等。

4. 病情原因导致的变异　如肝功能严重受损、严重骨髓抑制及感染等并发症，导致用药种类增多、住院时间延长，医疗费用增加。

5. 辅诊科室原因导致的变异　如检查、检验(不及时、结果报错、标本不合格等)、报告(不及时、结果错报、标本不合格)等原因延长住院天数、增加费用等。

6. 管理原因导致的变异　如系统暂不支持、系统瘫痪、需要修订流程、需要修订制度等。

二、儿童B细胞型非霍奇金淋巴瘤CC方案化疗临床路径表单

<table>
<tr><td colspan="3">适用对象</td><td colspan="2">第一诊断为B细胞型非霍奇金淋巴瘤(ICD-10:C85.101,M95910/3伴Z51.146)(R4组)</td></tr>
<tr><td colspan="3">患儿基本信息</td><td>姓名:____ 性别:____ 年龄:__ 门诊号:____
住院号:______ 过敏史:______
住院日期:__年__月__日 出院日期:__年__月__日</td><td>标准住院日:17~21天</td></tr>
<tr><td colspan="3">时间</td><td>住院第1天(化疗前常规检查日)</td><td>住院第2—15天(化疗及骨髓抑制期)</td></tr>
<tr><td rowspan="5">主要诊疗工作</td><td colspan="2">制度落实</td><td>□ 入院2小时内经治医师或值班医师完成接诊
□ 入院24小时内主管医师查房</td><td>□ 主管医师查房
□ 入院48小时内主诊医师完成检诊
□ 专科会诊(必要时)</td></tr>
<tr><td colspan="2">病情评估</td><td>□ 经治医师询问病史及体格检查
□ 营养评估
□ 疼痛评估
□ 康复评估</td><td>□ 监测生命体征
□ 定期监测血常规、肝功能、肾功能</td></tr>
<tr><td colspan="2">病历书写</td><td>□ 入院8小时内完成首次病程记录
□ 入院24小时内完成入院记录</td><td>□ 入院48小时内完成主管医师查房记录
□ 入院72小时内完成主诊医师查房记录
□ 完成日常病程记录,详细记录医嘱变动情况(原因和更改内容)</td></tr>
<tr><td colspan="2">知情同意</td><td>□ 病情告知
□ 患儿家长在入院记录单上签字
□ 签署化疗知情同意书</td><td>□ 病情告知</td></tr>
<tr><td colspan="2">其他</td><td>□ 及时通知上级医师检诊
□ 注意防治并发症</td><td>□ 注意防治并发症</td></tr>
<tr><td rowspan="4">重点医嘱</td><td rowspan="4">长期医嘱</td><td>护理医嘱</td><td>□ 按儿科血液病护理常规
□ 一级护理</td><td>□ 按儿科血液病护理常规
□ 一级护理</td></tr>
<tr><td>处置医嘱</td><td>□ 有床陪伴
□ 房间紫外线消毒
□ 吸氧(必要时)
□ 心电血压监护(高危患者)</td><td>□ 静脉输液
□ 输液泵</td></tr>
<tr><td>膳食医嘱</td><td>□ 饮食:根据患儿年龄及病情选择饮食,如儿科普食、幼儿软食、婴儿奶等,并注意饮食卫生</td><td>□ 饮食:根据患儿年龄及病情选择饮食,如儿科普食、幼儿软食、婴儿奶等,并注意饮食卫生</td></tr>
<tr><td>药物医嘱</td><td>□ 复方鱼肝油滴鼻液
□ 1:5000呋喃西林漱口
□ 复方磺胺甲噁唑预防卡氏肺囊虫肺炎</td><td>□ 化疗药物
□ 水化、碱化液
□ 营养心肌、护肝、抑酸、镇吐、纠正电解质紊乱等对症支持治疗
□ 抗生素
□ 对症治疗
□ 非格司亭
□ 复方鱼肝油滴鼻液
□ 1:5000呋喃西林漱口
□ 复方磺胺甲噁唑预防卡氏肺囊虫肺炎</td></tr>
</table>

（续　表）

<table>
<tr><td rowspan="3"></td><td rowspan="3">临时医嘱</td><td>检查检验</td><td>□ 血常规
□ 尿常规
□ 粪常规
□ 肝功能、肾功能
□ 心肌酶
□ 电解质
□ 心电图
□ 血培养、C 反应蛋白、生化检验项目（必要时）
□ 感染灶的影像学检查（必要时）
□ 化疗开始后隔日复查 1 次血常规，每周 3 次</td><td>□ 隔日复查 1 次血常规，每周 3 次
□ 感染灶的影像学检查</td></tr>
<tr><td>药物医嘱</td><td></td><td></td></tr>
<tr><td>处置医嘱</td><td>□ 必要时成分输血</td><td>□ 必要时成分输血</td></tr>
<tr><td rowspan="3">主要护理工作</td><td colspan="2">健康宣教</td><td>□ 入院宣教：介绍责任护士，病区环境、设施、规章制度、基础护理服务项目
□ 进行护理安全指导
□ 进行等级护理、活动范围指导
□ 进行饮食指导
□ 进行用药指导
□ 进行关于疾病知识的宣教</td><td>□ 进行饮食指导
□ 进行用药指导</td></tr>
<tr><td colspan="2">护理处置</td><td>□ 患儿身份核对
□ 佩戴腕带
□ 建立入院病历，通知医师
□ 询问病史，填写护理记录单首页
□ 测量基本生命体征
□ 观察病情
□ 抽血
□ 输液
□ 心理护理与生活护理
□ 妥善固定各种管道
□ 根据评估结果采取相应的护理措施
□ 通知次日检查项目及检查注意事项</td><td>□ 测量基本生命体征
□ 观察病情
□ 抽血
□ 输液
□ 心理护理与生活护理
□ 指导并监督患儿治疗与活动
□ 遵医嘱用药
□ 遵医嘱留取标本
□ 根据评估结果采取相应的护理措施
□ 妥善固定各种管道
□ 观察药物不良反应</td></tr>
<tr><td colspan="2">护理评估</td><td>□ 一般评估：生命体征、神志、皮肤、药物过敏史等
□ 专科评估：饮食习惯、生活方式、体重、身高、家族史
□ 风险评估：评估有无跌倒、坠床、褥疮、导管滑脱、液体外渗的风险
□ 营养评估
□ 疼痛评估
□ 康复评估</td><td>□ 风险评估：评估有无跌倒、坠床、褥疮、导管滑脱、液体外渗的风险</td></tr>
</table>

（续 表）

<table>
<tr><td rowspan="4"></td><td>专科护理</td><td colspan="3">□ 饮食卫生宣教
□ 鼻腔、口腔护理</td><td colspan="3">□ 饮食卫生宣教
□ 鼻腔、口腔护理</td></tr>
<tr><td>饮食指导</td><td colspan="3">□ 根据医嘱通知配餐员准备膳食
□ 协助患儿进餐</td><td colspan="3">□ 协助患儿进餐</td></tr>
<tr><td>活动体位</td><td colspan="3">□ 根据护理等级指导活动</td><td colspan="3">□ 根据护理等级指导活动</td></tr>
<tr><td>洗浴要求</td><td colspan="3">□ 协助患儿晨、晚间护理</td><td colspan="3">□ 协助患儿晨、晚间护理</td></tr>
<tr><td colspan="2">病情变异记录</td><td colspan="3">□ 无 □ 有，原因：
□ 患儿 □ 疾病 □ 医疗
□ 护理 □ 保障 □ 管理</td><td colspan="3">□ 无 □ 有，原因：
□ 患儿 □ 疾病 □ 医疗
□ 护理 □ 保障 □ 管理</td></tr>
<tr><td colspan="2" rowspan="2">护士签名</td><td>白班</td><td>小夜班</td><td>大夜班</td><td>白班</td><td>小夜班</td><td>大夜班</td></tr>
<tr><td></td><td></td><td></td><td></td><td></td><td></td></tr>
<tr><td colspan="2">医师签名</td><td colspan="3"></td><td colspan="3"></td></tr>
<tr><td colspan="2">时间</td><td colspan="3">住院第 16—19 天（骨髓造血恢复期）</td><td colspan="3">住院第 20—21 天（出院日）</td></tr>
<tr><td rowspan="6">主要诊疗工作</td><td>制度落实</td><td colspan="3">□ 上级医师查房</td><td colspan="3">□ 上级医师查房后同意其出院</td></tr>
<tr><td>病情评估</td><td colspan="3">□ 康复评估
□ 评估患儿治疗效果</td><td colspan="3"></td></tr>
<tr><td>病历书写</td><td colspan="3">□ 完成上级医师查房记录
□ 科主任查房记录
□ 完成当日病程记录，详细记录医嘱变动情况（原因和更改内容）</td><td colspan="3">□ 出院前一天有上级医师指示出院的病程记录
□ 出院后 24 小时内完成出院记录
□ 出院后 24 小时内完成病历首页
□ 开具出院介绍信
□ 开具诊断证明书</td></tr>
<tr><td>知情同意</td><td colspan="3">□ 病情变化时及时告知</td><td colspan="3">□ 出院宣教</td></tr>
<tr><td>其他</td><td colspan="3">□ 经治医师检查、整理病历资料
□ 检查住院押金使用情况</td><td colspan="3">□ 预约门诊复查时间</td></tr>
<tr><td></td><td colspan="3"></td><td colspan="3"></td></tr>
<tr><td rowspan="4">重点医嘱</td><td rowspan="4">长期医嘱</td><td>护理医嘱</td><td colspan="2">□ 儿科血液病护理常规
□ 一级护理</td><td colspan="3">□ 儿科血液病护理常规
□ 二级护理</td></tr>
<tr><td>处置医嘱</td><td colspan="2">□ 房间紫外线消毒
□ 静脉输液
□ 输液泵</td><td colspan="3">□ 门诊随诊</td></tr>
<tr><td>膳食医嘱</td><td colspan="2">□ 饮食：根据患儿年龄及病情选择饮食，如儿科普食、幼儿软食、婴儿奶等，并注意饮食卫生</td><td colspan="3">□ 饮食：根据患儿年龄及病情选择饮食，如儿科普食、幼儿软食、婴儿奶等，并注意饮食卫生</td></tr>
<tr><td>药物医嘱</td><td colspan="2">□ 复方鱼肝油滴鼻液
□ 1∶5000 呋喃西林漱口
□ 复方磺胺甲噁唑预防卡氏肺囊虫肺炎
□ 抗生素
□ 对症治疗</td><td colspan="3">□ 出院带药</td></tr>
</table>

（续　表）

<table>
<tr><td rowspan="3"></td><td rowspan="3">临时医嘱</td><td>检查检验</td><td colspan="3">□ 血常规
□ 生化检验项目（肝功能、肾功能、心肌酶、电解质）</td><td colspan="3"></td></tr>
<tr><td>药物医嘱</td><td colspan="3"></td><td colspan="3"></td></tr>
<tr><td>处置医嘱</td><td colspan="3">□ 成分输血</td><td colspan="3">□ 今日出院</td></tr>
<tr><td rowspan="8">主要护理工作</td><td colspan="2">健康宣教</td><td colspan="3">□ 嘱避免感染</td><td colspan="3">□ 嘱出院后避免感染</td></tr>
<tr><td colspan="2">护理处置</td><td colspan="3">□ 观察患儿的一般状况
□ 观察体温波动
□ 完成护理记录
□ 遵医嘱用药</td><td colspan="3">□ 出院宣教</td></tr>
<tr><td colspan="2">护理评估</td><td colspan="3">□ 评估有无跌倒、坠床、褥疮、导管滑脱、液体外渗的风险</td><td colspan="3"></td></tr>
<tr><td colspan="2">专科护理</td><td colspan="3">□ 有关预防交叉感染的宣教
□ 鼻腔、口腔护理
□ 呋喃西林坐浴</td><td colspan="3">□ PICC 置管护理</td></tr>
<tr><td colspan="2">饮食指导</td><td colspan="3">□ 协助患儿进餐</td><td colspan="3"></td></tr>
<tr><td colspan="2">活动体位</td><td colspan="3">□ 根据护理等级指导活动</td><td colspan="3"></td></tr>
<tr><td colspan="2">洗浴要求</td><td colspan="3">□ 更换病号服</td><td colspan="3"></td></tr>
<tr><td colspan="3">病情变异记录</td><td colspan="3">□ 无　□ 有，原因：
□ 患儿　□ 疾病　□ 医疗
□ 护理　□ 保障　□ 管理</td><td colspan="3">□ 无　□ 有，原因：
□ 患儿　□ 疾病　□ 医疗
□ 护理　□ 保障　□ 管理</td></tr>
<tr><td colspan="3" rowspan="2">护士签名</td><td>白班</td><td>小夜班</td><td>大夜班</td><td>白班</td><td>小夜班</td><td>大夜班</td></tr>
<tr><td></td><td></td><td></td><td></td><td></td><td></td></tr>
<tr><td colspan="3">医师签名</td><td colspan="3"></td><td colspan="3"></td></tr>
</table>

第二十三节　儿童淋巴母细胞型非霍奇金淋巴瘤 HDMTX 方案治疗临床路径

一、儿童淋巴母细胞型非霍奇金淋巴瘤 HDMTX 方案临床路径标准住院流程

（一）适用对象

通过病理学（或细胞学）和免疫表型新诊断的淋巴母细胞型淋巴瘤（ICD-10：C85.7，M972 伴 Z51.146）的患儿，包括免疫表型为前 B 的淋巴母细胞型的患儿。

（二）诊断依据

《儿童非霍奇金淋巴瘤诊疗建议（2009 年）》（中华医学会儿科学会血液学组，2011 年）。

1. 临床表现　无痛性、进行性淋巴结大是淋巴瘤的常见表现。全身症状包括发热、消瘦、

乏力和盗汗等。肿瘤侵犯周围组织引起的症状取决于肿瘤部位及肿瘤的生长速度。如 LBL 患儿常以肿块压迫引起的上腔静脉压迫综合征就诊，而 B 细胞淋巴瘤患儿，原发部位以腹腔肿块最为常见，临床上常表现为腹痛、肠梗阻和肠穿孔。此外，儿童非霍奇金淋巴瘤易有骨髓转移，特别是 LBL，贫血、出血和肝脾大等白血病表现也可以是初发症状。

2. 影像学检查　淋巴瘤内、外占位及压迫表现。

3. 病理诊断　非霍奇金淋巴瘤诊断必须依靠病理检查确诊。同时根据组织细胞形态特点，结合免疫表型和细胞遗传学特征可以明确病理类型。①B 细胞类型：弥漫大 B 细胞淋巴瘤、滤泡淋巴瘤、套细胞淋巴瘤、黏膜相关淋巴组织淋巴瘤；②T 细胞类型：外周 T 细胞淋巴瘤、血管免疫母细胞型淋巴瘤、间变大细胞淋巴瘤；③NK/T 细胞淋巴瘤-鼻型、侵袭性 NK/T 细胞白血病。

4. 生物学特性检测　单克隆抗体免疫表型检查可识别淋巴瘤细胞的细胞谱系及分化水平，用于诊断及分型常用的单克隆抗体标志物包括 CD45（白细胞共同抗原），用于鉴定其白细胞来源；CDl9、CD20、CD22、CD45RA、CD5、CDl0、CD23、免疫球蛋白轻链 κ 及 γ 等用于鉴定 B 淋巴细胞表型；CD2、CD3、CD5、CD7、CD45RO、CD4、CD8 等鉴定 T 淋巴细胞表型；CD30 和 CD56 分别用于识别间变性大细胞淋巴瘤及 NK 细胞淋巴瘤，CD34 及 TdT 常见于淋巴母细胞淋巴瘤表型。另外，90％的非霍奇金淋巴瘤存在非随机性染色体核型异常，常见为染色体易位、部分缺失和扩增等。IgH 基因重排常作为 B 细胞淋巴瘤的基因标志，TCR γ 或 β 基因重排常作为 T 细胞淋巴瘤的基因标志，阳性率均可达 70％～80％。

（三）选择治疗方案的依据

《儿童非霍奇金淋巴瘤诊疗建议（2009 年）》（中华医学会儿科学会血液学组，2011 年）。

（四）标准住院日为 5～7 天

（五）进入路径标准

1. 通过病理学（或细胞学）和免疫表型，明确诊断为淋巴母细胞型淋巴瘤，包括免疫表型为前 B 的淋巴母细胞型（ICD-10：C85.7，M972 伴 Z51.146）。

2. 骨髓幼稚细胞＜30％。

3. 患者年龄＜14 岁。

4. 既往未接受抗肿瘤治疗。

5. 无先天性免疫缺陷病，无器官移植史，非第二肿瘤。

（六）入院评估

1. 必须检查的项目

（1）血常规、尿常规、粪常规。

（2）肝功能、肾功能、电解质、血糖、电解质、心肌酶。

（3）心电图。

（4）用药后隔日复查 1 次血常规，监测甲氨蝶呤血药浓度和生化检验项目。

2. 根据患儿病情可选择的检查项目

（1）凝血四项、血型、血清八项、体液免疫功能及细胞免疫功能、结核三项、结核菌素试验、血培养、降钙素原、真菌 D-试验。

（2）脑脊液检查、骨髓穿刺形态学及免疫分型检查；全身或局部 CT 或 PET-CT、骨扫描等检查。

3. 营养评估　根据《解放军总医院新入院患者营养风险筛查表(NRS-2002)》为新入院患儿进行营养评估，评分≥3分者给予处置，必要时请营养科医师会诊。

4. 疼痛评估　根据《VAS评分》实施疼痛评估，评分>7分者给予处置，必要时请疼痛科医师会诊。

5. 康复评估　根据《入院患者康复筛查和评估表》，在新入院患儿入院后24小时内进行康复筛查和评估。任何一项结果为"是"，则请康复科医师会诊。

(七)药物选择与选用时机

1. 保肝药物　化疗期间及化疗后3天，其他时间根据化验情况酌情使用。

2. 抑酸、镇吐药物　化疗期间及化疗后3天，其他时间根据化验情况酌情使用。

3. 保心肌药物　化疗期间及化疗后3天，其他时间根据化验情况酌情使用。

4. 退热药物　体温>38.5℃或体温达到38℃持续1小时以上。

5. 止血药物　有出血倾向，有穿刺等有创操作后局部出血者，给予预防治疗。

6. 调节水、电解质紊乱的药物　根据患儿的病情及检查、检验结果酌情应用。

7. 抗生素　合并细菌感染时按照《抗菌药物临床应用指导原则》(卫医发[2004]285号)执行。粒细胞缺乏症伴发热时，按照美国综合性癌症网制定的《癌症相关感染的防治指南》执行。

8. 增强免疫药物　骨髓抑制期酌情应用。

9. 伴随药物　伴随疾病的治疗药物等。

(八)HDMTX治疗方案与药物选择

1. 化疗日　HDMTX 5g/m^2，1/6量(每次不超过500mg)作为突击量在30分钟内快速静脉滴注，余量于12小时内均匀滴入。突击量甲氨蝶呤滴入后0.5～2小时内行MTX+Ara-C+Dex三联鞘内注射1次；开始静脉滴注甲氨蝶呤36小时后用四氢叶酸钙(CF)解救，剂量为15mg/m^2，每6小时1次，肌内注射，共6～8次。开始滴注甲氨蝶呤48小时和(或)72小时检测甲氨蝶呤血药浓度，以调整四氢叶酸钙应用的次数和剂量，<0.1μmol为无毒浓度，可停止四氢叶酸钙解救。用HDMTX同时，每晚顿服巯嘌呤25mg/m^2，共7天。

2. 化疗后期支持治疗及防治感染的要点(住院第3～4天)

(1)化疗后化验及检查：隔日复查血常规，每周复查血生化，必要时给予凝血及胰腺功能筛查。

(2)水化、碱化液：化疗停药后3天24小时匀速给予，液体总量为3000ml/(m^2·d)，4%碳酸氢钠120～150ml/(m^2·d)。

(3)化疗同时用中枢镇吐药。

(4)营养心肌、护肝、抑酸、纠正电解质紊乱等对症支持治疗：化疗停药后3天常规使用；若出现肝功能或心肌酶异常，用至指标正常。

(5)非格司亭：停化疗24小时后可开始使用，5～10μg/(kg·d)，皮下注射，直至中性粒细胞绝对值(ANC)≥1.0×10^9/L。

(6)卡氏肺囊虫肺炎的预防：复方磺胺甲噁唑25mg/(kg·d)，每天2次，每周连用3天，间隔4天。

(7)患儿如有明确感染灶，针对感染部位及临床特点与体征，经验性选择抗生素给予广谱的抗感染治疗，及时留取病原学检查，后期根据药敏试验结果针对性治疗。其中当中性粒细胞绝对值<0.5×10^9/L定义为粒细胞缺乏期。根据美国综合性癌症网制定的《癌症相关感染的防治指南》，粒细胞缺乏期出现体温>38.0℃并持续30分钟或体温>38.4℃或24小时内两次体温

＞37.5℃，立即抽血培养和做 C 反应蛋白检查，必要时行尿、粪、咽拭子培养，给予第三代以上头孢类或碳青霉烯抗生素静脉滴注；若用药 48～72 小时无效，加万古霉素或去甲万古霉素或替考拉林；若治疗 5～7 天体温未降至正常，考虑开始应用伊曲康唑等经验性抗真菌治疗。

(8)骨髓抑制期成分输血：维持血红蛋白＞70g/L、血小板计数＞20×10^9/L。

(九)必须复查检查

复查血常规、肝功能、肾功能。

(十)出院标准

骨髓造血恢复期，中性粒细胞绝对值≥0.5×10^9/L，血小板计数≥50×10^9/L，体温正常 3 天以上且无其他感染表现。

(十一)变异及原因分析

1. 医疗原因导致的变异　如改变治疗方案、转科治疗、操作失误、误诊等。

2. 患儿原因导致的变异　如不同意治疗方案、个人原因要求出(转院)等。

3. 并发症原因导致的变异　化疗期间合并严重感染、脏器功能受损或其他难以预料的并发症，导致化疗减缓或中断、用药种类增多、住院时间延长、医疗费用增加等。

4. 病情原因导致的变异　如肝功能严重受损、严重骨髓抑制及感染等并发症，导致用药种类增多、住院时间延长、医疗费用增加。

5. 辅诊科室原因导致的变异　如检查、检验(不及时、结果错报、标本不合格)、报告(不及时、结果错报、标本不合格)等原因延长住院天数、增加费用等。

6. 管理原因导致的变异　如系统暂不支持、系统瘫痪、需要修订流程、需要修订制度等。

二、儿童淋巴母细胞型非霍奇金淋巴瘤行 HDMTX 方案化疗临床路径表单

适用对象		第一诊断为淋巴母细胞型非霍奇金淋巴瘤(Ⅰ、Ⅱ、Ⅲ、Ⅳ期)(ICD-10：C85.7，M972 伴 Z51.146)的患儿	
患儿基本信息		姓名：____　性别：____　年龄：　门诊号：____ 住院号：______　过敏史：______ 住院日期：__年__月__日　出院日期：__年__月__日	标准住院日：5～7 天
时间		住院第 1 天	住院第 2 天
主要诊疗工作	制度落实	□ 入院 2 小时内经治医师或值班医师完成接诊 □ 入院 24 小时内主管医师查房	□ 经治医师查房(早、晚各 1 次) □ 经治医师向上级医师汇报送检项目报告，并给予相应处理 □ 入院 48 小时内主诊医师完成检诊 □ 专科会诊(必要时)
	病情评估	□ 经治医师询问病史及体格检查 □ 营养评估 □ 疼痛评估 □ 康复评估	□ 注意防治并发症
	病历书写	□ 入院 8 小时内完成首次病程记录 □ 入院 24 小时内完成入院记录	□ 入院 48 小时内完成主管医师查房记录

（续　表）

	知情同意		□ 病情告知 □ 患儿家长签署授权委托书 □ 患儿家长在入院记录单上签字 □ 签署病危病重告知书(病危、病重患儿)	□ 病情告知 □ 化疗知情同意书签字 □ 腰椎穿刺术＋三联鞘内注射知情同意签字
	手术治疗			□ MTX＋Ara-C＋Dex 三联鞘内注射 1 次
	其他		□ 及时通知上级医师检诊	
重点医嘱	长期医嘱	护理医嘱	□ 按儿科血液病护理常规 □ 一级护理	□ 按儿科血液病护理常规 □ 一级护理
		处置医嘱	□ 有床陪伴 □ 房间紫外线消毒	□ 有床陪伴 □ 房间紫外线消毒
		膳食医嘱	□ 儿科饮食 □ 幼儿饮食 □ 婴儿饮食 □ 回民饮食	□ 儿科饮食 □ 幼儿饮食 □ 婴儿饮食 □ 回民饮食
		药物医嘱	□ 复方磺胺甲噁唑预防卡氏肺囊虫肺炎 □ 水化、碱化液	□ 复方磺胺甲噁唑复方卡氏肺囊虫肺炎 □ HDMTX、巯嘌呤 □ 水化、碱化液 □ 中枢镇吐药 □ 护肝抑酸治疗 □ 抗感染治疗：头孢他定他唑巴坦钠、亚胺培西司他丁钠、替考拉宁、氟康唑、伏立康唑
	临时医嘱	检查检验	□ 血常规 □ 尿常规 □ 粪常规 □ 肝功能、肾功能 □ 心肌酶 □ 电解质 □ 血糖 □ 心电图 □ 凝血四项(必要时) □ 血型(必要时) □ 血清八项(必要时) □ 体液免疫及细胞免疫(必要时) □ 结核三项、结核菌素试验(必要时) □ 用药后隔日复查 1 次血常规，监测甲氨蝶呤血药浓度和生化检验项目 □ 血培养(必要时) □ 降钙素原(必要时) □ 真菌 D-试验(必要时) □ 脑脊液检查(必要时) □ 骨髓穿刺形态学及免疫分型检查(必要时)	□ 脑脊液检查(必要时) □ 血培养、降钙素原、真菌 D-试验(必要时) □ 骨髓穿刺形态学及免疫分型检查(必要时) □ 全身或局部 CT 或 PET-CT、骨扫描等检查(必要时)

（续　表）

	临时医嘱		□ 全身或局部 CT 或 PET-CT(必要时) □ 骨扫描等检查(必要时)	
	临时医嘱	药物医嘱		
	临时医嘱	手术医嘱		
	临时医嘱	处置医嘱		
主要护理工作	健康宣教		□ 入院宣教:介绍责任护士,病区环境、设施、规章制度、基础护理服务项目 □ 叮嘱患儿避免交叉感染,定时测量体温 □ 进行护理安全指导 □ 进行等级护理、活动范围指导 □ 进行饮食指导 □ 进行用药指导 □ 进行关于疾病知识的宣教	
主要护理工作	护理处置		□ 患儿身份核对 □ 佩戴腕带 □ 建立入院病历,通知医师 □ 询问病史,填写护理记录单首页 □ 测量基本生命体征 □ 观察病情 □ 抽血 □ 输液 □ 心理护理与生活护理 □ 妥善固定各种管道 □ 根据营养、疼痛及心理评估结果,针对给予处置,必要时请相应科室医师会诊 □ 通知次日检查项目及检查注意事项	□ 观察体温波动及一般状况 □ 观察药物不良反应(过敏反应、胃肠道反应等)
主要护理工作	护理评估		□ 一般评估:生命体征、神志、皮肤、药物过敏史等 □ 专科评估:饮食习惯、生活方式、体重、身高、体表面积、家族史 □ 风险评估:评估有无跌倒、坠床、褥疮、导管滑脱、液体外渗的风险 □ 心理评估 □ 营养评估 □ 康复评估	
主要护理工作	专科护理		□ 鼻腔、口腔护理 □ 指导肛周坐浴	□ 观察尿液颜色 □ PICC 置管护理(置管患者) □ 进行 PICC 置管宣教
主要护理工作	饮食指导		□ 根据医嘱通知配餐员准备膳食 □ 协助患儿进餐	
主要护理工作	活动体位		□ 根据护理等级指导活动	
主要护理工作	洗浴要求		□ 卫生整理:更衣、剪短指甲	

（续　表）

<table>
<tr><td colspan="3">病情变异记录</td><td colspan="3">□ 无　□ 有，原因：
□ 患儿　□ 疾病　□ 医疗
□ 护理　□ 保障　□ 管理</td><td colspan="3">□ 无　□ 有，原因：
□ 患儿　□ 疾病　□ 医疗
□ 护理　□ 保障　□ 管理</td></tr>
<tr><td colspan="3" rowspan="2">护士签名</td><td>白班</td><td>小夜班</td><td>大夜班</td><td>白班</td><td>小夜班</td><td>大夜班</td></tr>
<tr><td></td><td></td><td></td><td></td><td></td><td></td></tr>
<tr><td colspan="3">医师签名</td><td colspan="3"></td><td colspan="3"></td></tr>
<tr><td colspan="3">时间</td><td colspan="3">住院第 3－4 天</td><td colspan="3">住院第 5－7 天(出院日)</td></tr>
<tr><td rowspan="5">主要诊疗工作</td><td colspan="2">制度落实</td><td colspan="3">□ 上级医师查房</td><td colspan="3">□ 上级医师查房，同意其出院</td></tr>
<tr><td colspan="2">病情评估</td><td colspan="3">□ 评估患儿治疗效果</td><td colspan="3"></td></tr>
<tr><td colspan="2">病历书写</td><td colspan="3">□ 入院 72 小时完成主诊医师查房记录
□ 完成日常病程记录，详细记录医嘱变动情况(原因和更改内容)</td><td colspan="3">□ 出院前一天有上级医师指示出院的病程记录
□ 出院后 24 小时内完成出院记录
□ 出院后 24 小时内完成病历首页
□ 开具出院介绍信
□ 开具诊断证明书</td></tr>
<tr><td colspan="2">知情同意</td><td colspan="3"></td><td colspan="3">□ 出院宣教</td></tr>
<tr><td colspan="2">其他</td><td colspan="3">□ 记录观察病情变化情况
□ 经治医师检查、整理病历资料
□ 检查住院押金使用情况</td><td colspan="3">□ 预约门诊复诊时间</td></tr>
<tr><td rowspan="4">重点医嘱</td><td rowspan="4">长期医嘱</td><td>护理医嘱</td><td colspan="3">□ 按儿科血液病护理常规
□ 一级护理</td><td colspan="3">□ 按儿科血液病护理常规
□ 二级护理</td></tr>
<tr><td>处置医嘱</td><td colspan="3">□ 吸氧(必要时)
□ 有床陪伴
□ 房间紫外线消毒</td><td colspan="3"></td></tr>
<tr><td>膳食医嘱</td><td colspan="3">□ 儿科饮食
□ 幼儿饮食
□ 婴儿饮食
□ 回民饮食</td><td colspan="3">□ 儿科饮食
□ 幼儿饮食
□ 婴儿饮食
□ 回民饮食</td></tr>
<tr><td>药物医嘱</td><td colspan="3">□ 复方磺胺甲噁唑预防卡氏肺囊虫肺炎
□ 四氢叶酸钙
□ 水化、碱化液
□ 护肝抑酸等对症治疗
□ 巯嘌呤
□ 抗生素：头孢他定他唑巴坦钠、亚胺培西司他丁钠、替考拉宁、氟康唑、伏立康唑
□ 非格司亭</td><td colspan="3">□ 停所有长期医嘱</td></tr>
</table>

（续　表）

<table>
<tr><td rowspan="3"></td><td rowspan="3">临时医嘱</td><td>检查检验</td><td colspan="3">□ 隔日复查血常规 1 次
□ 甲氨蝶呤血药浓度
□ 生化检验项目</td><td colspan="3">□ 血常规、肝功能、肾功能</td></tr>
<tr><td>药物医嘱</td><td colspan="3">□ 四氢叶酸钙</td><td colspan="3"></td></tr>
<tr><td>处置医嘱</td><td colspan="3">□ 成分输血
□ 必要时四氢叶酸钙漱口或局部涂抹</td><td colspan="3">□ 出院</td></tr>
<tr><td rowspan="7">主要护理工作</td><td colspan="2">健康宣教</td><td colspan="3"></td><td colspan="3">□ 出院健康指导</td></tr>
<tr><td colspan="2">护理处置</td><td colspan="3">□ 观察患儿的一般状况
□ 观察体温波动
□ 观察皮肤黏膜溃疡
□ 抽血(根据医嘱)
□ 完成护理记录
□ 遵医嘱用药</td><td colspan="3">□ 核对患儿住院费用
□ 指导患儿家长结账
□ 指导患儿家长取出院带药
□ 取消患儿住院信息
□ 整理床单元</td></tr>
<tr><td colspan="2">护理评估</td><td colspan="3">□ 评估有无跌倒、坠床、褥疮、导管滑脱、液体外渗的风险</td><td colspan="3">□ 评估患儿对疾病、预防、保健方面的能力</td></tr>
<tr><td colspan="2">专科护理</td><td colspan="3">□ 口腔护理
□ PICC 护理</td><td colspan="3"></td></tr>
<tr><td colspan="2">饮食指导</td><td colspan="3">□ 协助患儿进餐</td><td colspan="3"></td></tr>
<tr><td colspan="2">活动体位</td><td colspan="3">□ 根据护理等级指导活动</td><td colspan="3"></td></tr>
<tr><td colspan="2">洗浴要求</td><td colspan="3"></td><td colspan="3"></td></tr>
<tr><td colspan="3">病情变异记录</td><td colspan="3">□ 无　□ 有，原因：
□ 患儿　□ 疾病　□ 医疗
□ 护理　□ 保障　□ 管理</td><td colspan="3">□ 无　□ 有，原因：
□ 患儿　□ 疾病　□ 医疗
□ 护理　□ 保障　□ 管理</td></tr>
<tr><td colspan="3" rowspan="2">护士签名</td><td>白班</td><td>小夜班</td><td>大夜班</td><td>白班</td><td>小夜班</td><td>大夜班</td></tr>
<tr><td></td><td></td><td></td><td></td><td></td><td></td></tr>
<tr><td colspan="3">医师签名</td><td colspan="3"></td><td colspan="3"></td></tr>
</table>

第二十四节　儿童淋巴母细胞型非霍奇金淋巴瘤诱导缓解化疗 CAM 方案治疗临床路径

一、儿童淋巴母细胞型非霍奇金淋巴瘤诱导缓解化疗 CAM 方案治疗临床路径标准住院流程

（一）适用对象

通过病理学（或细胞学）和免疫表型新诊断的淋巴母细胞型淋巴瘤（ICD-10：C85.7，M972 伴 Z51.146）的患儿，包括免疫表型为前 B 的淋巴母细胞型。

（二）诊断依据

《儿童非霍奇金淋巴瘤诊疗建议（2009 年）》（中华医学会儿科学会血液学组，2011 年）。

1. 临床表现　无痛性、进行性淋巴结大是淋巴瘤的常见表现。全身症状包括发热、消瘦、乏力和盗汗等。肿瘤侵犯周围组织引起的症状取决于肿瘤部位及肿瘤的生长速度。如 LBL 患儿常以肿块压迫引起的上腔静脉压迫综合征就诊，而 B 细胞淋巴瘤患者，原发部位以腹腔肿块最为常见，临床上常表现为腹痛、肠梗阻和肠穿孔。此外，儿童非霍奇金淋巴瘤易有骨髓转移，特别是 LBL，贫血、出血和肝、脾大等白血病表现也可以是初发症状。

2. 影像学检查　淋巴瘤结内、外占位及压迫表现。

3. 病理诊断　非霍奇金淋巴瘤诊断必须依靠病理确诊。同时根据组织细胞形态特点，结合免疫表型和细胞遗传学特征可以明确病理类型。①B 细胞类型：弥漫大 B 细胞淋巴瘤、滤泡淋巴瘤、套细胞淋巴瘤、黏膜相关淋巴组织淋巴瘤；②T 细胞类型：外周 T 细胞淋巴瘤、血管免疫母细胞型淋巴瘤、间变大细胞淋巴瘤；③NK/T 细胞淋巴瘤-鼻型、侵袭性 NK/T 细胞白血病。

4. 生物学特性检测　单克隆抗体免疫表型检查可识别淋巴瘤细胞的细胞谱系及分化水平，用于诊断及分型常用的单克隆抗体标记物包括 CD45（白细胞共同抗原），用于鉴定其白细胞来源；CDl9、CD20、CD22、CD45RA、CD5、CDl0、CD23、免疫球蛋白轻链 κ 及 γ 等用于鉴定 B 淋巴细胞表型；CD2、CD3、CD5、CD7、CD45RO、CD4、CD8 等鉴定 T 淋巴细胞表型；CD30 和 CD56 分别用于识别间变性大细胞淋巴瘤及 NK 细胞淋巴瘤，CD34 及 TdT 常见于淋巴母细胞淋巴瘤表型。另外，90％的非霍奇金淋巴瘤存在非随机性染色体核型异常，常见为染色体易位、部分缺失和扩增等。IgH 基因重排常作为 B 细胞淋巴瘤的基因标志，TCR γ 或 β 基因重排常作为 T 细胞淋巴瘤的基因标志，阳性率均可达 70％～80％。

（三）选择治疗方案的依据

《儿童非霍奇金淋巴瘤诊疗建议（2011 年）》（中华医学会儿科学会血液学组，2011 年）。

（四）标准住院日为 22～24 天

（五）进入路径标准

1. 通过病理学（或细胞学）和免疫表型，明确诊断为淋巴母细胞型淋巴瘤，包括免疫表型为前 B 的淋巴母细胞型（ICD-10：C85.7，M972 伴 Z51.146）。

2. 骨髓幼稚细胞＜30％。

3. 患儿年龄＜14 岁。

4. 既往未接受抗肿瘤治疗。

5. 无先天性免疫缺陷病，无器官移植史，非第二肿瘤。

（六）入院评估

1. 必须检查的项目

（1）血常规、尿常规、粪常规。

（2）肝功能、肾功能、电解质、血糖、电解质、心肌酶。

（3）心电图。

（4）用药开始后隔日复查血常规 1 次。

2. 根据患儿病情可选择的检查项目

（1）凝血四项、血型、血清八项、体液免疫及细胞免疫、结核三项、结核菌素试验、血培养、降钙素原、真菌 D-试验。

（2）脑脊液检查、骨髓穿刺形态学及免疫分型检查；全身或局部 CT 或 PET-CT、骨扫描等检查。

3. 营养评估　根据《解放军总医院新入院患者营养风险筛查表(NRS-2002)》为新入院患儿进行营养评估,评分≥3 分者给予处置,必要时请营养科医师会诊。

4. 疼痛评估　根据《VAS 评分》实施疼痛评估,评分>7 分者给予处置,必要时请疼痛科医师会诊。

5. 康复评估　根据《入院患者康复筛查和评估表》,在新入院患儿入院后 24 小时内进行康复筛查和评估。任何一项结果为"是",则请康复科医师会诊。

(七)药物选择与选用

1. 保肝药物　化疗期间及化疗后 3 天,其他时间根据化验情况酌情使用。

2. 抑酸、镇吐药物　化疗期间及化疗后 3 天,其他时间根据化验情况酌情使用。

3. 保心肌药物　化疗期间及化疗后 3 天,其他时间根据化验情况酌情使用。

4. 退热药物　体温>38.5℃,或体温达到 38℃持续 1 小时以上。

5. 止血药物　有出血倾向,有穿刺等有创操作后局部出血者,给予预防治疗。

6. 调节水、电解质紊乱的药物　根据患儿的病情及检查、检验结果酌情应用。

7. 抗生素　合并细菌感染时按照《抗菌药物临床应用指导原则》(卫医发[2004]285 号)执行。粒细胞缺乏症伴发热时,按照美国综合性癌症网制定的《癌症相关感染的防治指南》执行。

8. 增强免疫药物　骨髓抑制期酌情应用。

9. 伴随药物　伴随疾病的治疗药物等。

(八)诱导缓解化疗 CAM 治疗方案与药物选择

1. 化疗日　环磷酰胺 1000mg/m^2,置于 0.9%氯化钠 250ml 中快速静脉滴注,第 2 天,应用环磷酰胺同时和应用环磷酰胺后每 3 小时 1 次,共用 4 次美司钠解救,美司钠总量是环磷酰胺的 120%~160%;阿糖胞苷 75mg/(m^2·d),每 12 小时 1 次,皮下注射,第 4~7 天、第 11~14 天;巯嘌呤 60mg/(m^2·d),晚间一次口服,第 2~15 天;MTX+Ara-C+Dex 三联鞘内注射,第 11 天。

2. 化疗后期支持治疗及防治感染的要点

(1)化疗后化验及检查:隔日复查血常规,每周复查血生化,必要时给予凝血及胰腺功能筛查。

(2)水化、碱化液:化疗停药后 3 天 24 小时匀速给予,液体总量为 3000ml/(m^2·d),4%碳酸氢钠 120~150ml/(m^2·d)。

(3)化疗同时用中枢镇吐药。

(4)营养心肌、护肝、抑酸、纠正电解质紊乱等对症支持治疗:化疗停药后 3 天常规使用;若出现肝功能或心肌酶异常,用至指标正常。

(5)非格司亭:停化疗 24 小时可开始使用,5~10μg/(kg·d),皮下注射,直至中性粒细胞绝对值(ANC)≥1.0×10^9/L。

(6)卡氏肺囊虫肺炎的预防:复方磺胺甲噁唑 25mg/(kg·d),每天 2 次,每周连用 3 天,间隔 4 天。

(7)患儿如有明确感染灶,针对感染部位及临床特点与体征,经验性选择抗生素给予广谱的抗感染治疗,及时留取病原学检查,后期根据药敏试验结果针对性治疗。其中当中性粒细胞绝对值<0.5×10^9/L 定义为粒细胞缺乏期。根据美国综合性癌症网制定的《癌症相关感染的

防治指南》，粒细胞缺乏期出现体温＞38.0℃并持续30分钟或体温＞38.4℃或24小时内两次体温＞37.5℃，立即抽血培养和做C反应蛋白检查，必要时行尿、粪、咽拭子培养，给予第三代以上头孢类或碳青酶烯抗生素静脉滴注；若用药48～72小时无效，加万古霉素或去甲万古霉素或替考拉林；若治疗5～7天体温未降至正常，考虑开始应用伊曲康唑等经验性抗真菌治疗。

(8)骨髓抑制期成分输血：维持血红蛋白＞70g/L、血小板计数＞20×10^9/L。

(九)必须复查的项目

血常规、肝功能、肾功能。

(十)出院标准

骨髓造血恢复期，中性粒细胞绝对值≥0.5×10^9/L，血小板计数≥50×10^9/L，体温正常3天以上且无其他感染表现。

(十一)变异及原因分析

1. 医疗原因导致的变异　如改变治疗方案、转科治疗、操作失误、误诊等。

2. 患者原因导致的变异　如不同意治疗方案、个人原因要求出院(转院)等。

3. 并发症原因导致的变异　化疗期间合并严重感染、脏器功能受损或其他难以预料的并发症，导致化疗减缓或中断、用药种类增多、住院时间延长、医疗费用增加等。

4. 病情原因导致的变异　如肝功能严重受损、严重骨髓抑制及感染等并发症，导致用药种类增多、住院时间延长、医疗费用增加。

5. 辅诊科室原因导致的变异　如检查、检验(不及时、结果错报、标本不合格)、报告(不及时、结果错报、标本不合格)等原因延长住院天数、增加费用等。

6. 管理原因导致的变异　如系统暂不支持、系统瘫痪、需要修订流程、需要修订制度等。

二、儿童淋巴母细胞型非霍奇金淋巴瘤行诱导缓解化疗CAM方案化疗临床路径表单

<table>
<tr><td colspan="2">适用对象</td><td colspan="2">第一诊断为淋巴母细胞型非霍奇金淋巴瘤(Ⅰ、Ⅱ、Ⅲ、Ⅳ期)(ICD-10:C85.7,M972伴Z51.146)的患儿</td></tr>
<tr><td colspan="2">患儿基本信息</td><td>姓名:____　性别:____　年龄:__　门诊号:____
住院号:______　过敏史:______
住院日期:__年__月__日　出院日期:__年__月__日</td><td>标准住院日:22～24天</td></tr>
<tr><td colspan="2">时间</td><td>住院第1天(化疗前常规检查日)</td><td>住院第2－15天(化疗及骨髓抑制期)</td></tr>
<tr><td rowspan="2">主要诊疗工作</td><td>制度落实</td><td>□ 入院2小时内经治医师或值班医师完成接诊
□ 入院24小时内主管医师查房</td><td>□ 经治医师查房(早、晚各1次)
□ 经治医师向上级医师汇报送检项目报告,并给予相应处理
□ 主管医师查房
□ 入院48小时内主诊医师完成检诊
□ 专科会诊(必要时)</td></tr>
<tr><td>病情评估</td><td>□ 经治医师询问病史及体格检查
□ 营养评估
□ 疼痛评估
□ 康复评估</td><td>□ 注意防治并发症</td></tr>
</table>

（续 表）

	病历书写		□ 入院 8 小时内完成首次病程记录 □ 入院 24 小时内完成入院记录	□ 入院 48 小时内完成主管医师查房记录 □ 入院 72 小时内完成主诊医师查房记录 □ 完成日常病程记录，详细记录医嘱变动情况（原因和更改内容）
	知情同意		□ 病情告知 □ 患者家属签署授权委托书 □ 患者家属在入院记录单上签字 □ 签署病危病重告知书（病危、病重患儿）	□ 病情告知 □ 化疗知情同意书签字 □ 腰椎穿刺术＋三联鞘内注射知情同意签字
	手术治疗			□ MTX＋Ara-C＋Dex 三联鞘内注射 1 次
	其他		□ 及时通知上级医师检诊	
重点医嘱	长期医嘱	护理医嘱	□ 按儿科血液病护理常规 □ 一级护理	□ 按儿科血液病护理常规 □ 一级护理
		处置医嘱	□ 有床陪伴 □ 房间紫外线消毒	□ 有床陪伴 □ 房间紫外线消毒
		膳食医嘱	□ 儿科饮食 □ 幼儿饮食 □ 婴儿饮食 □ 回民饮食	□ 儿科饮食 □ 幼儿饮食 □ 婴儿饮食 □ 回民饮食
		药物医嘱	□ 复方磺胺甲嘧唑预防卡氏肺囊虫肺炎 □ 复方鱼肝油滴鼻液	□ 复方磺胺甲嘧唑预防卡氏肺囊虫肺炎 □ 复方鱼肝油滴鼻液 □ 环磷酰胺（美司钠解救）、阿糖胞苷、巯嘌呤 □ 水化、碱化液 □ 中枢镇吐药 □ 护肝抑酸治疗 □ 抗感染治疗：头孢他定他唑巴坦钠、亚胺培西司他丁钠、替考拉宁、氟康唑、伏立康唑
	临时医嘱	检查检验	□ 血常规 □ 尿常规 □ 粪常规 □ 肝功能、肾功能 □ 心肌酶 □ 血糖 □ 电解质 □ 心电图 □ 用药开始后隔日一次血常规 □ 凝血四项（必要时） □ 血型（必要时） □ 血清八项（必要时） □ 体液免疫及细胞免疫（必要时） □ 结核三项（必要时） □ 结核菌素试验（必要时）	□ 隔日复查 1 次血常规 □ 凝血四项、血型、血清八项（必要时） □ 体液及细胞免疫（必要时） □ 结核三项、结核菌素试验（必要时） □ 血培养、降钙素原（必要时） □ 真菌 D-试验（必要时） □ 脑脊液检查（必要时） □ 骨髓穿刺形态学及免疫分型检查（必要时） □ 全身或局部 CT 或 PET-CT、骨扫描等检查（必要时）

(续　表)

<table>
<tr><td rowspan="4"></td><td rowspan="4"></td><td></td><td>□ 血培养(必要时)
□ 降钙素原(必要时)
□ 真菌 D-试验(必要时)
□ 脑脊液检查(必要时)
□ 骨髓穿刺形态学及免疫分型检查(必要时)
□ 全身或局部 CT 或 PET-CT(必要时)
□ 骨扫描等检查(必要时)</td><td></td></tr>
<tr><td>药物医嘱</td><td></td><td></td></tr>
<tr><td>手术医嘱</td><td></td><td>□ MTX＋Ara-C＋Dex 三联鞘内注射</td></tr>
<tr><td>处置医嘱</td><td></td><td>□ 成分输血</td></tr>
<tr><td rowspan="3">主要护理工作</td><td colspan="2">健康宣教</td><td>□ 入院宣教:介绍责任护士,病区环境、设施、规章制度、基础护理服务项目
□ 叮嘱患儿避免交叉感染,定时测量体温
□ 进行护理安全指导
□ 进行等级护理、活动范围指导
□ 进行饮食指导
□ 进行用药指导
□ 进行关于疾病知识的宣教</td><td></td></tr>
<tr><td colspan="2">护理处置</td><td>□ 患儿身份核对
□ 佩戴腕带
□ 建立入院病历,通知医师
□ 询问病史,填写护理记录单首页
□ 测量基本生命体征
□ 观察病情
□ 抽血
□ 输液
□ 心理护理与生活护理
□ 妥善固定各种管道
□ 根据营养、疼痛及心理评估结果,针对性给予处置,必要时请相应科室医师会诊
□ 通知次日检查项目及检查注意事项</td><td>□ 观察体温波动及一般状况
□ 观察药物不良反应(过敏反应、胃肠道反应等)</td></tr>
<tr><td colspan="2">护理评估</td><td>□ 一般评估:生命体征、神志、皮肤、药物过敏史等
□ 专科评估:饮食习惯、生活方式、体重、身高、体表面积、家族史
□ 风险评估:评估有无跌倒、坠床、褥疮、导管滑脱、液体外渗的风险
□ 营养评估
□ 疼痛评估
□ 康复评估</td><td></td></tr>
</table>

（续　表）

	专科护理		□ 加强口鼻黏膜、皮肤和肛周的护理	□ 观察尿液颜色 □ 化疗过程中加强血管的管理，加强巡视
	饮食指导		□ 根据医嘱通知配餐员准备膳食 □ 协助患儿进餐	
	活动体位		□ 根据护理等级指导活动	
	洗浴要求		□ 卫生整理：更衣、剪短指甲	
病情变异记录			□ 无　□ 有，原因： □ 患儿　□ 疾病　□ 医疗 □ 护理　□ 保障　□ 管理	□ 无　□ 有，原因： □ 患儿　□ 疾病　□ 医疗 □ 护理　□ 保障　□ 管理
护士签名			白班　小夜班　大夜班	白班　小夜班　大夜班
医师签名				
时间			住院第 16—22 天（骨髓造血恢复期）	住院第 23—24 天（出院日）
主要诊疗工作	制度落实		□ 上级医师查房	□ 上级医师查房，同意其出院
	病情评估		□ 评估患儿治疗效果	
	病历书写		□ 上级医师查房记录 □ 完成日常病程记录，详细记录医嘱变动情况（原因和更改内容）	□ 出院前一天有上级医师指示出院的病程记录 □ 出院后 24 小时内完成出院记录 □ 出院后 24 小时内完成病历首页 □ 开具出院介绍信 □ 开具诊断证明书
	知情同意			□ 健康宣教
	其他		□ 记录观察病情变化情况 □ 经治医师检查、整理病历资料 □ 检查住院押金使用情况	□ 预约门诊复诊时间
重点医嘱	长期医嘱	护理医嘱	□ 按儿科血液病护理常规 □ 一级护理	□ 按儿科血液病护理常规 □ 二级护理
		处置医嘱	□ 吸氧（必要时） □ 有床陪伴 □ 房间紫外线消毒	
		膳食医嘱	□ 儿科饮食 □ 幼儿饮食 □ 婴儿饮食 □ 回民饮食	□ 儿科饮食 □ 幼儿饮食 □ 婴儿饮食 □ 回民饮食
		药物医嘱	□ 复方磺胺甲噁唑预防卡氏肺囊虫肺炎 □ 水化、碱化液 □ 护肝抑酸等对症治疗 □ 抗生素：头孢他定他唑巴坦钠、亚胺培西司他丁钠、替考拉宁、氟康唑、伏立康唑 □ 非格司亭	□ 停所有长期医嘱

（续 表）

<table>
<tr><td rowspan="4"></td><td rowspan="4">临时医嘱</td><td>检查检验</td><td colspan="3">□ 隔日复查血常规1次，每周3次
□ 生化检验项目</td><td colspan="3"></td></tr>
<tr><td>药物医嘱</td><td colspan="3"></td><td colspan="3">□ 出院带药</td></tr>
<tr><td>手术医嘱</td><td colspan="3"></td><td colspan="3"></td></tr>
<tr><td>处置医嘱</td><td colspan="3">□ 成分输血</td><td colspan="3">□ 出院</td></tr>
<tr><td rowspan="8">主要护理工作</td><td colspan="2">健康宣教</td><td colspan="3"></td><td colspan="3">□ 出院健康指导</td></tr>
<tr><td colspan="2">护理处置</td><td colspan="3">□ 观察患儿的一般状况
□ 观察体温波动
□ 完成护理记录
□ 遵医嘱用药</td><td colspan="3">□ 核对患儿住院费用
□ 指导患儿家长结账
□ 指导患儿家长取出院带药
□ 取消患儿住院信息
□ 整理床单元</td></tr>
<tr><td colspan="2">护理评估</td><td colspan="3">□ 评估有无跌倒、坠床、褥疮、导管滑脱、液体外渗的风险</td><td colspan="3">□ 评估患儿对疾病、预防、保健方面的能力</td></tr>
<tr><td colspan="2">专科护理</td><td colspan="3">□ 鼻腔、口腔护理
□ 指导肛周坐浴</td><td colspan="3"></td></tr>
<tr><td colspan="2">饮食指导</td><td colspan="3">□ 协助患儿进餐</td><td colspan="3"></td></tr>
<tr><td colspan="2">活动体位</td><td colspan="3">□ 根据护理等级指导活动</td><td colspan="3"></td></tr>
<tr><td colspan="2">洗浴要求</td><td colspan="3"></td><td colspan="3"></td></tr>
<tr><td colspan="3">病情变异记录</td><td colspan="3">□ 无 □ 有，原因：
□ 患儿 □ 疾病 □ 医疗
□ 护理 □ 保障 □ 管理</td><td colspan="3">□ 无 □ 有，原因：
□ 患儿 □ 疾病 □ 医疗
□ 护理 □ 保障 □ 管理</td></tr>
<tr><td colspan="3" rowspan="2">护士签名</td><td>白班</td><td>小夜班</td><td>大夜班</td><td>白班</td><td>小夜班</td><td>大夜班</td></tr>
<tr><td></td><td></td><td></td><td></td><td></td><td></td></tr>
<tr><td colspan="3">医师签名</td><td colspan="3"></td><td colspan="3"></td></tr>
</table>

第二十五节　儿童淋巴母细胞型非霍奇金淋巴瘤行诱导缓解化疗 VDLP 方案治疗临床路径

一、儿童淋巴母细胞型非霍奇金淋巴瘤诱导缓解化疗 VDLP 方案临床路径标准住院流程

（一）适用对象

通过病理学（或细胞学）和免疫表型新诊断的淋巴母细胞型淋巴瘤（ICD-10：C85.7，M972 伴 Z51.146）的患儿，包括免疫表型为前 B 的淋巴母细胞型。

（二）诊断依据

《儿童非霍奇金淋巴瘤诊疗建议（2009 年）》（中华医学会儿科学会血液学组，2011 年）。

1. 临床表现　无痛性、进行性淋巴结大是淋巴瘤的常见表现。全身症状包括发热、消瘦、

乏力和盗汗等。肿瘤侵犯周围组织引起的症状取决于肿瘤部位及肿瘤的生长速度。如 LBL 患者常以肿块压迫引起的上腔静脉压迫综合征就诊,而 B 细胞淋巴瘤患者,原发部位以腹腔肿块最为常见,临床上常表现为腹痛、肠梗阻和肠穿孔。此外,儿童非霍奇金淋巴瘤易有骨髓转移,特别是 LBL,贫血、出血和肝、脾大等白血病表现也可以是初发症状。

2. 影像学检查　淋巴瘤结内外占位及压迫表现。

3. 病理诊断　非霍奇金淋巴瘤诊断必须依靠病理检查确诊。同时根据组织细胞形态特点,结合免疫表型和细胞遗传学特征可以明确病理类型。①B 细胞类型:弥漫大 B 细胞淋巴瘤、滤泡淋巴瘤、套细胞淋巴瘤、黏膜相关淋巴组织淋巴瘤;②T 细胞类型:外周 T 细胞淋巴瘤、血管免疫母细胞型淋巴瘤、间变大细胞淋巴瘤;③NK/T 细胞淋巴瘤-鼻型、侵袭性 NK/T 细胞白血病。

4. 生物学特性检测　单克隆抗体免疫表型检查可识别淋巴瘤细胞的细胞谱系及分化水平,用于诊断及分型常用的单克隆抗体标志物包括 CD45(白细胞共同抗原),用于鉴定其白细胞来源;CDl9、CD20、CD22、CD45RA、CD5、CDl0、CD23、免疫球蛋白轻链 κ 及 γ 等用于鉴定 B 淋巴细胞表型;CD2、CD3、CD5、CD7、CD45RO、CD4、CD8 等鉴定 T 淋巴细胞表型;CD30 和 CD56 分别用于识别间变性大细胞淋巴瘤及 NK 细胞淋巴瘤,CD34 及 TdT 常见于淋巴母细胞淋巴瘤表型。另外,90%的非霍奇金淋巴瘤存在非随机性染色体核型异常,常见为染色体易位、部分缺失和扩增等。IgH 基因重排常作为 B 细胞淋巴瘤的基因标志,TCR γ 或 β 基因重排常作为 T 细胞淋巴瘤的基因标志,阳性率均可达 70%~80%。

(三)选择治疗方案的依据

《儿童非霍奇金淋巴瘤诊疗建议(2009 年)》(中华医学会儿科学会血液学组,2011 年)。

(四)标准住院日为 45~52 天

(五)进入路径标准

1. 通过病理学(或细胞学)和免疫表型,明确诊断为淋巴母细胞型淋巴瘤,包括免疫表型为前 B 的淋巴母细胞型(ICD-10:C85.7,M972 伴 Z51.146)。

2. 骨髓幼稚细胞<30%。

3. 患者年龄<14 岁。

4. 既往未接受抗肿瘤治疗。

5. 无先天性免疫缺陷病,无器官移植史,非第二肿瘤。

(六)入院评估

1. 必须检查的项目

(1)血常规、尿常规、粪常规。

(2)肝功能、肾功能、电解质、血糖、电解质、心肌酶。

(3)心电图。

(4)化疗开始后隔日复查血常规 1 次,每周 3 次,每周检查 1 次凝血指标、生化检验项目。

2. 根据患儿病情可选择的检查项目

(1)凝血四项、血型、血清八项、体液免疫及细胞免疫、结核三项、结核菌素试验、血培养、降钙素原、真菌 D-试验。

(2)脑脊液检查、骨髓穿刺形态学及免疫分型检查;全身或局部 CT 或 PET-CT、骨扫描等检查。

3. 营养评估　根据《解放军总医院新入院患者营养风险筛查表(NRS-2002)》为新入院患儿进行营养评估,评分≥3 分者给予处置,必要时请营养科医师会诊。

4. 疼痛评估　根据《VAS 评分》实施疼痛评估,评分>7 分者给予处置,必要时请疼痛科医师会诊。

5. 康复评估　根据《入院患者康复筛查和评估表》,在新入院患儿入院后 24 小时内进行康复筛查和评估。任何一项结果为“是”,则请康复科医师会诊。

(七)药物选择与选用时机

1. 保肝药物　化疗期间及化疗后 3 天,其他时间根据化验情况酌情使用。

2. 抑酸、镇吐药物　化疗期间及化疗后 3 天,其他时间根据化验情况酌情使用。

3. 保心肌药物　化疗期间及化疗后 3 天,其他时间根据化验情况酌情使用。

4. 退热药物　体温>38.5℃,或体温达到 38℃持续 1 小时以上。

5. 止血药物　有出血倾向,有穿刺等有创操作后局部出血者,给予预防治疗。

6. 调节水、电解质紊乱的药物　根据患儿的病情及检查、检验结果酌情应用。

7. 抗生素　合并细菌感染时按照《抗菌药物临床应用指导原则》(卫医发[2004]285 号)执行。粒细胞缺乏症伴发热时,按照美国综合性癌症网制定的《癌症相关感染的防治指南》执行。

8. 增强免疫药物　骨髓抑制期酌情应用。

9. 伴随药物　伴随疾病的治疗药物等。

(八)诱导缓解化疗 VDLP 治疗方案与药物选择

1. 化疗日　长春新碱 1.5mg/m^2(每次最大量≤2mg),静脉注射,第 19、第 25、第 32、第 39 天;柔红霉素 30mg/m^2,用 5%葡萄糖液 100ml 稀释后快速静脉滴注(30 分钟),第 18、第 24、第 32、第 39 天;门冬酰胺酶 6000～10 000U/m^2,静脉滴注或肌内注射,第 19、第 22、第 25、第 28、第 31、第 34、第 37、第 40 天,共 8 次;泼尼松 60mg/(m^2·d),分次口服,从第 39 天起每 3 天减半;MTX+Ara-C+Dex 三联鞘内注射,分别于第 11、第 25、第 39 天。

2. 化疗后期支持治疗及防治感染的要点

(1)化疗后化验及检查:隔日复查血常规,每周复查血生化,必要时给予凝血及胰腺功能筛查。

(2)水化、碱化液:化疗停药后 3 天 24 小时匀速给予,液体总量为 3000ml/(m^2·d),4%碳酸氢钠 120～150ml/(m^2·d)。

(3)化疗同时用中枢镇吐药。

(4)营养心肌、护肝、抑酸、纠正电解质紊乱等对症支持治疗:化疗停药后 3 天常规使用;若出现肝功能或心肌酶异常,用至指标正常。

(5)非格司亭:停化疗后 24 小时可开始使用,5～10μg/(kg·d),皮下注射,直至中性粒细胞绝对值(ANC)≥1.0×10^9/L。

(6)卡氏肺囊虫肺炎的预防:复方磺胺甲噁唑 25mg/(kg·d),每天 2 次,每周连用 3 天,间隔 4 天。

(7)患儿如有明确感染灶,针对感染部位及临床特点与体征,经验性选择抗生素给予广谱的抗感染治疗,及时留取病原学检查,后期根据药敏试验结果针对性治疗。其中当中性粒细胞绝对值<0.5×10^9/L 定义为粒细胞缺乏期。根据美国综合性癌症网制定的《癌症相关感染的防治指南》,粒细胞缺乏期出现体温>38.0℃并持续 30 分钟或体温>38.4℃或 24 小时内两次体温＞37.5℃，立即抽血培养和 C 反应蛋白检查，必要时行尿、粪便、咽拭子培养，给予第三代以上头孢类或碳青酶烯抗生素静脉滴注；若用药 48～72 小时无效，加万古霉素或去甲万古霉素或替考拉林；若治疗 5～7 天体温未降至正常，考虑开始应用伊曲康唑等经验性抗真菌治疗。

(8)骨髓抑制期成分输血：维持血红蛋白＞70g/L、血小板计数＞20×10^9/L。

(九)必须复查检查

血常规、肝功能、肾功能。

(十)出院标准

骨髓造血恢复期，中性粒细胞绝对值≥0.5×10^9/L，血小板计数≥50×10^9/L，体温正常 3 天以上且无其他感染表现。

(十一)变异及原因分析

1. 医疗原因导致的变异　如改变治疗方案、转科治疗、操作失误、误诊等。

2. 患者原因导致的变异　如不同意治疗方案、个人原因要求出院(转院)等。

3. 并发症原因导致的变异　化疗期间合并严重感染、脏器功能受损或其他难以预料的并发症，导致化疗减缓或中断、用药种类增多、住院时间延长、医疗费用增加等。

4. 病情原因导致的变异　如肝功能严重受损、严重骨髓抑制及感染等并发症，导致用药种类增多、住院时间延长、医疗费用增加。

5. 辅诊科室原因导致的变异　如检查、检验(不及时、结果错报、标本不合格)、报告(不及时、结果错报、标本不合格)等原因延长住院天数、增加费用等；

6. 管理原因导致的变异　如系统暂不支持、系统瘫痪、需要修订流程、需要修订制度等。

二、儿童淋巴母细胞型非霍奇金淋巴瘤行诱导缓解化疗 VDLP 方案治疗临床路径表单

适用对象		第一诊断为淋巴母细胞型非霍奇金淋巴瘤(Ⅰ、Ⅱ、Ⅲ、Ⅳ期)(ICD-10：C85.7，M972 伴 Z51.146)的患儿	
患儿基本信息		姓名：____　性别：____　年龄：　门诊号：____ 住院号：______　过敏史：______ 住院日期：__年__月__日　出院日期：__年__月__日	标准住院日：45～52 天
时间		住院第 1－10 天(诊断日)	住院第 11－45 天(化疗日)
主要诊疗工作	制度落实	□ 入院 2 小时内经治医师或值班医师完成接诊 □ 入院 24 小时内主管医师查房 □ 入院 48 小时内主诊医师完成检诊 □ 上级医师查房	□ 上级医师查房 □ 专科会诊(必要时)
	病情评估	□ 经治医师询问病史及体格检查 □ 营养评估 □ 疼痛评估 □ 康复评估估	□ 注意防治并发症

（续　表）

<table>
<tr><td rowspan="4"></td><td colspan="2">病历书写</td><td>□ 入院 8 小时内完成首次病程记录
□ 入院 48 小时内完成主管医师查房记录
□ 入院 72 小时内完成主诊医师查房记录
□ 完成日常病程记录，详细记录医嘱变动情况（原因和更改内容）</td><td>□ 上级医师查房记录
□ 完成病程记录，详细记录医嘱变动情况（原因和更改内容）</td></tr>
<tr><td colspan="2">知情同意</td><td>□ 病情告知
□ 患儿家长签署授权委托书
□ 患儿家长在入院记录单上签字
□ 签署病危病重告知书（病危、病重患儿）</td><td>□ 病情告知
□ 化疗知情同意书签字
□ 腰椎穿刺术＋三联鞘内注射知情同意签字</td></tr>
<tr><td colspan="2">手术治疗</td><td></td><td>□ MTX＋Ara-C＋Dex 三联鞘内注射</td></tr>
<tr><td colspan="2">其他</td><td></td><td></td></tr>
<tr><td rowspan="5">重点医嘱</td><td rowspan="4">长期医嘱</td><td>护理医嘱</td><td>□ 按儿科血液病护理常规
□ 一级护理</td><td>□ 按儿科血液病护理常规
□ 一级护理</td></tr>
<tr><td>处置医嘱</td><td>□ 有床陪伴
□ 房间紫外线消毒
□ 1:5000 呋喃西林漱口</td><td>□ 每日监测血压、血糖</td></tr>
<tr><td>膳食医嘱</td><td>□ 儿科饮食
□ 幼儿饮食
□ 婴儿饮食
□ 回民饮食</td><td>□ 门冬餐</td></tr>
<tr><td>药物医嘱</td><td>□ 复方磺胺甲噁唑预防卡氏肺囊虫肺炎
□ 复方鱼肝油滴鼻液
□ 水化、碱化液
□ 别嘌醇
□ 抗生素</td><td>□ 复方磺胺甲噁唑预防卡氏肺囊虫肺炎
□ 复方鱼肝油滴鼻液
□ 长春新碱、柔红霉素、门冬酰胺酶、泼尼松
□ 水化、碱化液
□ 别嘌醇
□ 营养心肌、护肝、抑酸、镇吐、纠正电解质紊乱等对症支持治疗
□ 抗感染治疗：头孢他定他唑巴坦钠、亚胺培西司他丁钠、替考拉宁、氟康唑、伏立康唑
□ 非格司亭
□ 预防性应用大剂量丙种球蛋白静脉注射</td></tr>
<tr><td>临时医嘱</td><td>检查检验</td><td>□ 血常规
□ 尿常规
□ 粪常规
□ 肝功能、肾功能
□ 心肌酶
□ 血电解质
□ 血糖
□ 血型
□ 心电图</td><td>□ 隔日复查 1 次血常规，每周 3 次
□ 每周复查 1 次凝血指标、血生化
□ 必要时血培养、C 反应蛋白、血生化等检查</td></tr>
</table>

（续　表）

<table>
<tr><td rowspan="4"></td><td rowspan="4"></td><td></td><td>□ 凝血四项（必要时）
□ 血型（必要时）
□ 血清八项（必要时）
□ 体液及细胞免疫（必要时）
□ 结核三项（必要时）
□ 结核菌素试验（必要时）
□ 血培养（必要时）
□ 降钙素原（必要时）
□ 真菌 D-试验（必要时）
□ 脑脊液检查（必要时）
□ 骨髓穿刺形态学及免疫分型检查（必要时）
□ 全身或局部 CT 或 PET-CT（必要时）
□ 骨扫描等检查（必要时）
□ 化疗开始后隔日复查 1 次血常规，每周 3 次，每周复查 1 次凝血指标、生化检验项目</td><td></td></tr>
<tr><td>药物医嘱</td><td></td><td></td></tr>
<tr><td>手术医嘱</td><td></td><td></td></tr>
<tr><td>处置医嘱</td><td></td><td>□ 成分输血</td></tr>
<tr><td rowspan="2">主要护理工作</td><td colspan="2">健康宣教</td><td>□ 入院宣教：介绍责任护士，病区环境、设施、规章制度、基础护理服务项目
□ 叮嘱患儿避免交叉感染，定时测量体温
□ 进行护理安全指导
□ 进行等级护理、活动范围指导
□ 进行饮食指导
□ 进行用药指导
□ 进行关于疾病知识的宣教</td><td></td></tr>
<tr><td colspan="2">护理处置</td><td>□ 患儿身份核对
□ 佩戴腕带
□ 建立入院病历，通知医师
□ 询问病史，填写护理记录单首页
□ 测量基本生命体征
□ 观察病情
□ 抽血
□ 输液
□ 心理护理与生活护理
□ 妥善固定各种管道
□ 根据营养、疼痛及心理评估结果，针对性给予处置，必要时请相应科室会诊
□ 通知次日检查项目及检查注意事项</td><td>□ 观察体温波动及一般状况
□ 观察药物不良反应（过敏反应、胃肠道反应等）</td></tr>
</table>

(续　表)

<table>
<tr><td rowspan="5"></td><td colspan="2">护理评估</td><td colspan="3">□ 一般评估:生命体征、神志、皮肤、药物过敏史等
□ 专科评估:饮食习惯、生活方式、体重、身高、体表面积、家族史
□ 风险评估:评估有无跌倒、坠床、褥疮、导管滑脱、液体外渗的风险
□ 营养评估
□ 疼痛评估
□ 康复评估</td><td colspan="3"></td></tr>
<tr><td colspan="2">专科护理</td><td colspan="3">□ 鼻腔、口腔护理
□ 指导肛周坐浴</td><td colspan="3">□ 观察尿液颜色
□ PICC 置管护理(置管患者)
□ 进行 PICC 置管宣教</td></tr>
<tr><td colspan="2">饮食指导</td><td colspan="3">□ 根据医嘱通知配餐员准备膳食
□ 协助患儿进餐</td><td colspan="3"></td></tr>
<tr><td colspan="2">活动体位</td><td colspan="3">□ 根据护理等级指导活动</td><td colspan="3"></td></tr>
<tr><td colspan="2">洗浴要求</td><td colspan="3">□ 卫生整理:更衣、剪短指甲</td><td colspan="3"></td></tr>
<tr><td colspan="3">病情变异记录</td><td colspan="3">□ 无　□ 有,原因:
□ 患儿　□ 疾病　□ 医疗
□ 护理　□ 保障　□ 管理</td><td colspan="3">□ 无　□ 有,原因:
□ 患儿　□ 疾病　□ 医疗
□ 护理　□ 保障　□ 管理</td></tr>
<tr><td colspan="3" rowspan="2">护士签名</td><td>白班</td><td>小夜班</td><td>大夜班</td><td>白班</td><td>小夜班</td><td>大夜班</td></tr>
<tr><td></td><td></td><td></td><td></td><td></td><td></td></tr>
<tr><td colspan="3">医师签名</td><td colspan="3"></td><td colspan="3"></td></tr>
<tr><td colspan="3">时间</td><td colspan="6">住院第 45～52 天(出院日)</td></tr>
<tr><td rowspan="6">主要诊疗工作</td><td colspan="2">制度落实</td><td colspan="6">□ 上级医师查房,同意其出院</td></tr>
<tr><td colspan="2">病情评估</td><td colspan="6">□ 评估患儿治疗效果</td></tr>
<tr><td colspan="2">病历书写</td><td colspan="6">□ 出院前一天有上级医师指示出院的病程记录
□ 出院后 24 小时内完成出院记录
□ 出院后 24 小时内完成病历首页
□ 开具出院介绍信
□ 开具诊断证明书</td></tr>
<tr><td colspan="2">知情同意</td><td colspan="6">□ 出院宣教</td></tr>
<tr><td colspan="2">手术治疗</td><td colspan="6"></td></tr>
<tr><td colspan="2">其他</td><td colspan="6">□ 预约门诊复诊时间</td></tr>
<tr><td rowspan="3">重点医嘱</td><td rowspan="3">长期医嘱</td><td>护理医嘱</td><td colspan="6">□ 按儿科血液病护理常规
□ 二级护理</td></tr>
<tr><td>处置医嘱</td><td colspan="6"></td></tr>
<tr><td>膳食医嘱</td><td colspan="6">□ 儿科饮食
□ 幼儿饮食
□ 婴儿饮食
□ 回民饮食</td></tr>
</table>

（续　表）

<table>
<tr><td rowspan="6"></td><td></td><td>药物医嘱</td><td colspan="3">□ 停所有长期医嘱</td></tr>
<tr><td rowspan="4">临时医嘱</td><td>检查检验</td><td colspan="3">□ 血常规、生化检验项目</td></tr>
<tr><td>药物医嘱</td><td colspan="3">□ 出院带药</td></tr>
<tr><td>手术医嘱</td><td colspan="3"></td></tr>
<tr><td>处置医嘱</td><td colspan="3">□ 出院</td></tr>
<tr><td colspan="5"></td></tr>
<tr><td rowspan="7">主要护理工作</td><td colspan="2">健康宣教</td><td colspan="3">□ 出院健康指导</td></tr>
<tr><td colspan="2">护理处置</td><td colspan="3">□ 核对患儿住院费用
□ 指导患儿家长结账
□ 指导患儿家长取出院带药
□ 取消患儿住院信息
□ 整理床单元</td></tr>
<tr><td colspan="2">护理评估</td><td colspan="3">□ 评估患儿对疾病、预防、保健方面的能力</td></tr>
<tr><td colspan="2">专科护理</td><td colspan="3"></td></tr>
<tr><td colspan="2">饮食指导</td><td colspan="3"></td></tr>
<tr><td colspan="2">活动体位</td><td colspan="3"></td></tr>
<tr><td colspan="2">洗浴要求</td><td colspan="3"></td></tr>
<tr><td colspan="3">病情变异记录</td><td colspan="3">□ 无　□ 有，原因：
□ 患儿　□ 疾病　□ 医疗　□ 护理　□ 保障　□ 管理</td></tr>
<tr><td colspan="3" rowspan="2">护士签名</td><td>白班</td><td>小夜班</td><td>大夜班</td></tr>
<tr><td></td><td></td><td></td></tr>
<tr><td colspan="3">医师签名</td><td colspan="3"></td></tr>
</table>

第二十六节　儿童淋巴母细胞型非霍奇金淋巴瘤再诱导化疗 CAM 方案治疗临床路径

一、儿童淋巴母细胞型非霍奇金淋巴瘤再诱导化疗 CAM 方案临床路径标准住院流程

（一）适用对象

通过病理学（或）细胞学和免疫表型新诊断的淋巴母细胞型淋巴瘤（ICD-10：C85.7，M972 伴 Z51.146）的患儿，包括免疫表型为前 B 的淋巴母细胞型。

（二）诊断依据

《儿童非霍奇金淋巴瘤诊疗建议（2011 年）》（中华医学会儿科学会血液学组，2011 年）。

1. 临床表现　无痛性、进行性淋巴结大是淋巴瘤的常见表现。全身症状包括发热、消瘦、乏力和盗汗等。肿瘤侵犯周围组织引起的症状取决于肿瘤部位及肿瘤的生长速度。如 LBL 患者常以肿块压迫引起的上腔静脉压迫综合征就诊，而 B 细胞淋巴瘤患者，原发部位以腹腔

肿块最为常见，临床上常表现为腹痛、肠梗阻和肠穿孔。此外，儿童非霍奇金淋巴瘤易有骨髓转移，特别是LBL，贫血、出血和肝、脾大等白血病表现也可以是初发症状。

2. 影像学检查　淋巴瘤结内外占位及压迫表现。

3. 病理诊断　非霍奇金淋巴瘤诊断必须依靠病理检查确诊。同时根据组织细胞形态特点，结合免疫表型和细胞遗传学特征可以明确病理类型①B细胞类型：弥漫大B细胞淋巴瘤、滤泡淋巴瘤、套细胞淋巴瘤、黏膜相关淋巴组织淋巴瘤。②T细胞类型：外周T细胞淋巴瘤、血管免疫母细胞型淋巴瘤、间变大细胞淋巴瘤。③NK/T细胞淋巴瘤-鼻型、侵袭性NK/T细胞白血病。

4. 生物学特性检测　单克隆抗体免疫表型检查可识别淋巴瘤细胞的细胞谱系及分化水平，用于诊断及分型常用的单克隆抗体标志物包括CD45(白细胞共同抗原)，用于鉴定其白细胞来源；CD19、CD20、CD22、CD45RA、CD5、CD10、CD23、免疫球蛋白轻链κ及γ等用于鉴定B淋巴细胞表型；CD2、CD3、CD5、CD7、CD45RO、CD4、CD8等鉴定T淋巴细胞表型；CD30和CD56分别用于识别间变性大细胞淋巴瘤及NK细胞淋巴瘤，CD34及TdT常见于淋巴母细胞淋巴瘤表型。另外，90%的非霍奇金淋巴瘤存在非随机性染色体核型异常，常见为染色体易位、部分缺失和扩增等。IgH基因重排常作为B细胞淋巴瘤的基因标志，TCR γ或β基因重排常作为T细胞淋巴瘤的基因标志，阳性率均可达70%～80%。

(三)选择治疗方案的依据

《儿童非霍奇金淋巴瘤诊疗建议(2011年)》(中华医学会儿科学会血液学组，2011年)。

(四)标准住院日为22～24天

(五)进入路径标准

1. 通过病理学(或)细胞学和免疫表型，明确诊断为淋巴母细胞型淋巴瘤，包括免疫表型为前B的淋巴母细胞型(ICD-10：C85.7，M972伴Z51.146)。

2. 骨髓幼稚细胞＜30%。

3. 患者年龄＜14岁。

4. 既往未接受抗肿瘤治疗。

5. 无先天性免疫缺陷病，无器官移植史，非第二肿瘤。

(六)入院评估

1. 必须检查的项目

(1)血常规、尿常规、粪常规。

(2)肝功能、肾功能、电解质、血糖、心肌酶。

(3)心电图。

(4)脑脊液常规、生化和找白血病细胞检查。

2. 根据患儿病情可选择的检查项目　化疗开始后隔日复查1次血常规，每周3次；合并感染时做血培养、C反应蛋白、感染灶的影像学检查等。

3. 营养评估　根据《解放军总医院新入院患者营养风险筛查表(NRS-2002)》为新入院患儿进行营养评估，评分≥3分者给予处置，必要时请营养科医师会诊。

4. 疼痛评估　根据《VAS评分》实施疼痛评估，评分＞7分者给予处置，必要时请疼痛科医师会诊。

5. 康复评估　根据《入院患者康复筛查和评估表》，在新入院患儿入院后24小时内进行康复筛查和评估。任何一项结果为“是”，则请康复科医师会诊。

(七)药物选择与选用时机

1. 保肝药物　化疗期间及化疗后 3 天，其他时间根据化验情况酌情使用。

2. 抑酸、镇吐药物　化疗期间及化疗后 3 天，其他时间根据化验情况酌情使用。

3. 保心肌药物　化疗期间及化疗后 3 天，其他时间根据化验情况酌情使用。

4. 退热药物　体温＞38.5℃，或体温达到 38℃持续 1 小时以上。

5. 止血药物　有出血倾向，有穿刺等有创操作后局部出血者，给予预防治疗。

6. 调节水、电解质紊乱的药物　根据患儿的病情及检查、检验结果酌情应用。

7. 抗生素　合并细菌感染时按照《抗菌药物临床应用指导原则》(卫医发[2004]285 号)执行。粒细胞缺乏症伴发热时，按照美国综合性癌症网制定的《癌症相关感染的防治指南》执行。

8. 增强免疫药物　骨髓抑制期酌情应用。

9. 伴随药物　伴随疾病的治疗药物等。

(八)再诱导化疗 CAM 治疗方案与药物选择

1. 化疗日　环磷酰胺 1000mg/m^2，置于 0.9％氯化钠溶液 250ml 中快速静脉滴注，第 2 天，应用环磷酰胺同时和应用环磷酰胺后每 12 小时 1 次，共用 4 次美司钠解救，美司钠总量是环磷酰胺的 120％～160％；阿糖胞苷：75mg/(m^2・d)，每 12 小时 1 次，皮下注射，第 4～7 天、第 11～14 天；巯嘌呤 60mg/(m^2・d)，晚间一次口服，第 2～15 天；MTX＋Ara-C＋Dex 三联鞘内注射，第 4、第 11 天。

2. 化疗后期支持治疗及防治感染的要点

(1)化疗后化验及检查：隔日复查血常规，每周复查血生化，必要时给予凝血及胰腺功能筛查。

(2)水化、碱化液：化疗停药后 3 天 24 小时匀速给予，液体总量为 3000ml/(m^2・d)，4％碳酸氢钠 120～150ml/(m^2・d)。

(3)化疗同时用中枢镇吐药。

(4)营养心肌、护肝、抑酸、纠正电解质紊乱等对症支持治疗：化疗停药后 3 天常规使用；若出现肝功能或心肌酶异常，用至指标正常。

(5)非格司亭：停化疗 24 小时可开始使用，5～10μg/(kg・d)，皮下注射，直至中性粒细胞绝对值(ANC)≥1.0×10^9/L。

(6)卡氏肺囊虫肺炎的预防：复方磺胺甲噁唑 25mg/(kg・d)，每天 2 次，每周连用 3 天，间隔 4 天。

(7)患儿如有明确感染灶，针对感染部位及临床特点与体征，经验性选择抗生素给予广谱的抗感染治疗，及时留取病原学检查，后期根据药敏试验结果针对性治疗。其中当中性粒细胞绝对值＜0.5×10^9/L 定义为粒细胞缺乏期。根据美国综合性癌症网制定的《癌症相关感染的防治指南》，粒细胞缺乏期出现体温＞38.0℃并持续 30 分钟或体温＞38.4℃或 24 小时内两次体温＞37.5℃，立即抽血培养和行 C 反应蛋白检查，必要时行尿、粪、咽拭子培养，给予第三代以上头孢类或碳青霉烯抗生素静脉滴注；若用药 48～72 小时无效，加万古霉素或去甲万古霉素或替考拉林；若治疗 5～7 天体温未降至正常，考虑开始应用伊曲康唑等经验性抗真菌治疗。

(8)骨髓抑制期成分输血：维持血红蛋白＞70g/L，血小板计数＞20×10^9/L。

(九)必须复查的项目

血常规、肝功能、肾功能。

(十)出院标准

骨髓造血恢复期，中性粒细胞绝对值≥0.5×10^9/L，血小板计数≥50×10^9/L，体温正常3天以上且无其他感染表现。

(十一)变异及原因分析

1. 医疗原因导致的变异　如改变治疗方案、转科治疗、操作失误、误诊等。

2. 患者原因导致的变异　如不同意治疗方案、个人原因要求出院(转院)等。

3. 并发症原因导致的变异　化疗期间合并严重感染、脏器功能受损或其他难以预料的并发症，导致化疗减缓或中断、用药种类增多、住院时间延长、医疗费用增加等。

4. 病情原因导致的变异　如肝功能严重受损、严重骨髓抑制及感染等并发症，导致用药种类增多、住院时间延长、医疗费用增加。

5. 辅诊科室原因导致的变异　如检查、检验(不及时、结果错报、标本不合格)、报告(不及时、结果错报、标本不合格)等原因延长住院天数、增加费用等。

6. 管理原因导致的变异　如系统暂不支持、系统瘫痪、需要修订流程、需要修订制度等。

二、儿童淋巴母细胞型非霍奇金淋巴瘤行再诱导化疗CAM方案化疗临床路径表单

<table>
<tr><td colspan="2">适用对象</td><td colspan="2">第一诊断为淋巴母细胞型非霍奇金淋巴瘤(Ⅲ、Ⅳ期)(ICD-10：C85.7，M972 伴 Z51.146)</td></tr>
<tr><td colspan="2">患儿基本信息</td><td colspan="2">姓名：____　性别：____　年龄：__　门诊号：____
住院号：______　过敏史：______
住院日期：__年__月__日　出院日期：__年__月__日　　标准住院日：22～24天</td></tr>
<tr><td colspan="2">时间</td><td>住院第1天(化疗前常规检查日)</td><td>住院第2—15天(化疗及骨髓抑制期)</td></tr>
<tr><td rowspan="3">主要诊疗工作</td><td>制度落实</td><td>□ 入院2小时内经治医师或值班医师完成接诊
□ 入院24小时内主管医师查房</td><td>□ 经治医师查房(早、晚各1次)
□ 经治医师向上级医师汇报送检项目报告，并给予相应处理
□ 主管医师查房
□ 入院48小时内主诊医师完成检诊
□ 专科会诊(必要时)</td></tr>
<tr><td>病情评估</td><td>□ 经治医师询问病史及体格检查
□ 营养评估
□ 疼痛评估
□ 康复评估</td><td>□ 注意防治并发症</td></tr>
<tr><td>病历书写</td><td>□ 入院8小时内完成首次病程记录
□ 入院24小时内完成入院记录</td><td>□ 入院48小时内完成主管医师查房记录
□ 入院72小时内完成主诊医师查房记录
□ 完成日常病程记录，详细记录医嘱变动情况(原因和更改内容)</td></tr>
</table>

（续　表）

	知情同意		□ 病情告知 □ 患儿家长签署授权委托书 □ 患儿家长在入院记录单上签字 □ 签署病危病重告知书（病危、病重患儿）	□ 病情告知 □ 化疗知情同意书签字 □ 腰椎穿刺术＋三联鞘内注射知情同意签字
	手术治疗			□ MTX＋Ara-C＋Dex 三联鞘内注射
	其他		□ 及时通知上级医师检诊	
重点医嘱	长期医嘱	护理医嘱	□ 按儿科血液病护理常规 □ 一级护理	□ 按儿科血液病护理常规 □ 一级护理
		处置医嘱	□ 有床陪伴 □ 房间紫外线消毒	□ 房间紫外线消毒 □ 静脉输液 □ 输液泵
		膳食医嘱	□ 儿科饮食 □ 幼儿饮食 □ 婴儿饮食 □ 回民饮食	□ 儿科饮食 □ 幼儿饮食 □ 婴儿饮食 □ 回民饮食
		药物类医嘱	□ 复方磺胺甲噁唑预防卡氏肺囊虫肺炎 □ 复方鱼肝油滴鼻液	□ 复方磺胺甲噁唑预防卡氏肺囊虫肺炎 □ 复方鱼肝油滴鼻液 □ 环磷酰胺（美司钠解救）、阿糖胞苷、巯嘌呤 □ 水化、碱化液 □ 中枢镇吐药 □ 护肝抑酸治疗 □ 抗感染治疗：头孢他定他唑巴坦钠、亚胺培西司他丁钠、替考拉宁、氟康唑、伏立康唑
	临时医嘱	检查检验	□ 血常规 □ 尿常规 □ 粪常规 □ 肝功能、肾功能 □ 心肌酶 □ 电解质 □ 血糖 □ 心电图 □ 脑脊液常规、生化检验项目和找白血病细胞检查 □ 化疗开始后隔日复查 1 次血常规，每周 3 次；合并感染时做血培养、C 反应蛋白、感染灶的影像学检查等	□ 脑脊液常规、生化和找白血病细胞检查 □ 隔日复查 1 次血常规，每周 3 次 □ 血培养、C 反应蛋白、血生化等检查（必要时） □ 感染灶的影像学检查（必要时）
		药物医嘱		
		手术医嘱		□ MTX＋Ara-C＋Dex 三联鞘内注射
		处置医嘱		□ 成分输血

（续　表）

<table>
<tr><td rowspan="7">主要护理工作</td><td>健康宣教</td><td colspan="3">□ 入院宣教：介绍责任护士，病区环境、设施、规章制度、基础护理服务项目
□ 叮嘱患儿避免交叉感染，定时测量体温
□ 进行护理安全指导
□ 进行等级护理、活动范围指导
□ 进行饮食指导
□ 进行用药指导
□ 进行关于疾病知识的宣教</td><td colspan="3"></td></tr>
<tr><td>护理处置</td><td colspan="3">□ 患儿身份核对
□ 佩戴腕带
□ 建立入院病历，通知医师
□ 询问病史，填写护理记录单首页
□ 测量基本生命体征
□ 观察病情
□ 抽血
□ 输液
□ 心理护理与生活护理
□ 妥善固定各种管道
□ 根据营养、疼痛及心理评估结果，针对性给予处置，必要时请相应科室医师会诊
□ 通知次日检查项目及检查注意事项</td><td colspan="3">□ 观察体温波动及一般状况
□ 观察药物不良反应（过敏反应、胃肠道反应等）</td></tr>
<tr><td>护理评估</td><td colspan="3">□ 一般评估：生命体征、神志、皮肤、药物过敏史等
□ 专科评估：饮食习惯、生活方式、体重、身高、体表面积、家族史
□ 风险评估：评估有无跌倒、坠床、褥疮、导管滑脱、液体外渗的风险
□ 营养评估
□ 疼痛评估
□ 康复评估</td><td colspan="3"></td></tr>
<tr><td>专科护理</td><td colspan="3">□ 鼻腔、口腔护理
□ 指导肛周坐浴</td><td colspan="3">□ 观察尿液颜色
□ PICC 置管护理（置管患者）
□ 进行 PICC 置管宣教</td></tr>
<tr><td>饮食指导</td><td colspan="3">□ 根据医嘱通知配餐员准备膳食
□ 协助患儿进餐</td><td colspan="3"></td></tr>
<tr><td>活动体位</td><td colspan="3">□ 根据护理等级指导活动</td><td colspan="3"></td></tr>
<tr><td>洗浴要求</td><td colspan="3">□ 卫生整理：更衣、剪短指甲</td><td colspan="3"></td></tr>
<tr><td colspan="2">病情变异记录</td><td colspan="3">□ 无　□ 有，原因：
□ 患儿　□ 疾病　□ 医疗
□ 护理　□ 保障　□ 管理</td><td colspan="3">□ 无　□ 有，原因：
□ 患儿　□ 疾病　□ 医疗
□ 护理　□ 保障　□ 管理</td></tr>
<tr><td colspan="2" rowspan="2">护士签名</td><td>白班</td><td>小夜班</td><td>大夜班</td><td>白班</td><td>小夜班</td><td>大夜班</td></tr>
<tr><td></td><td></td><td></td><td></td><td></td><td></td></tr>
</table>

（续　表）

<table>
<tr><td colspan="3">医师签名</td><td></td><td></td></tr>
<tr><td colspan="3">时间</td><td>住院第 16－22 天（骨髓造血恢复期）</td><td>住院第 23－24 天（出院日）</td></tr>
<tr><td rowspan="6">主要诊疗工作</td><td colspan="2">制度落实</td><td>□ 上级医师查房</td><td>□ 上级医师查房，同意其出院</td></tr>
<tr><td colspan="2">病情评估</td><td>□ 评估患儿治疗效果</td><td></td></tr>
<tr><td colspan="2">病历书写</td><td>□ 上级医师查房记录
□ 完成日常病程记录，详细记录医嘱变动情况（原因和更改内容）</td><td>□ 出院前一天有上级医师指示出院的病程记录
□ 出院后 24 小时内完成出院记录
□ 出院后 24 小时内完成病历首页
□ 开具出院介绍信
□ 开具诊断证明书</td></tr>
<tr><td colspan="2">知情同意</td><td></td><td>□ 出院宣教</td></tr>
<tr><td colspan="2">手术治疗</td><td></td><td></td></tr>
<tr><td colspan="2">其他</td><td>□ 记录观察病情变化情况
□ 经治医师检查、整理病历资料
□ 检查住院押金使用情况</td><td>□ 预约门诊复诊时间</td></tr>
<tr><td rowspan="8">重点医嘱</td><td rowspan="4">长期医嘱</td><td>护理医嘱</td><td>□ 按儿科血液病护理常规
□ 一级护理</td><td>□ 按儿科血液病护理常规
□ 二级护理</td></tr>
<tr><td>处置医嘱</td><td>□ 吸氧（必要时）
□ 有床陪伴
□ 房间紫外线消毒</td><td></td></tr>
<tr><td>膳食医嘱</td><td>□ 儿科饮食
□ 幼儿饮食
□ 婴儿饮食
□ 回民饮食</td><td>□ 儿科饮食
□ 幼儿饮食
□ 婴儿饮食
□ 回民饮食</td></tr>
<tr><td>药物医嘱</td><td>□ 复方磺胺甲噁唑预防卡氏肺囊虫肺炎
□ 水化、碱化液
□ 护肝抑酸等对症治疗
□ 抗生素：头孢他定他唑巴坦钠、亚胺培西司他丁钠、替考拉宁、氟康唑、伏立康唑
□ 非格司亭</td><td>□ 停所有长期医嘱</td></tr>
<tr><td rowspan="4">临时医嘱</td><td>检查检验</td><td>□ 隔日复查 1 次血常规，每周 3 次
□ 生化检验项目
□ 必要时血培养、C 反应蛋白检查</td><td></td></tr>
<tr><td>药物医嘱</td><td></td><td>□ 出院带药</td></tr>
<tr><td>手术医嘱</td><td></td><td></td></tr>
<tr><td>处置医嘱</td><td>□ 成分输血</td><td>□ 出院</td></tr>
</table>

（续　表）

<table>
<tr><td rowspan="7">主要护理工作</td><td>健康宣教</td><td colspan="3"></td><td colspan="3">□ 出院健康指导</td></tr>
<tr><td>护理处置</td><td colspan="3">□ 观察患儿的一般状况
□ 观察体温波动
□ 完成护理记录
□ 遵医嘱用药</td><td colspan="3">□ 核对患儿住院费用
□ 指导患儿家长结账
□ 指导患儿家长取出院带药
□ 取消患儿住院信息
□ 整理床单元</td></tr>
<tr><td>护理评估</td><td colspan="3">□ 评估有无跌倒、坠床、褥疮、导管滑脱、液体外渗的风险</td><td colspan="3">□ 评估患儿对疾病、预防、保健方面的能力</td></tr>
<tr><td>专科护理</td><td colspan="3">□ 鼻腔、口腔护理
□ 指导肛周坐浴</td><td colspan="3"></td></tr>
<tr><td>饮食指导</td><td colspan="3">□ 协助患儿进餐</td><td colspan="3"></td></tr>
<tr><td>活动体位</td><td colspan="3">□ 根据护理等级指导活动</td><td colspan="3"></td></tr>
<tr><td>洗浴要求</td><td colspan="3"></td><td colspan="3"></td></tr>
<tr><td colspan="2">病情变异记录</td><td colspan="3">□ 无　□ 有，原因：
□ 患儿　□ 疾病　□ 医疗
□ 护理　□ 保障　□ 管理</td><td colspan="3">□ 无　□ 有，原因：
□ 患儿　□ 疾病　□ 医疗
□ 护理　□ 保障　□ 管理</td></tr>
<tr><td colspan="2" rowspan="2">护士签名</td><td>白班</td><td>小夜班</td><td>大夜班</td><td>白班</td><td>小夜班</td><td>大夜班</td></tr>
<tr><td></td><td></td><td></td><td></td><td></td><td></td></tr>
<tr><td colspan="2">医师签名</td><td colspan="3"></td><td colspan="3"></td></tr>
</table>

第二十七节　儿童淋巴母细胞型非霍奇金淋巴瘤行再诱导化疗 VDLD 方案治疗临床路径

一、儿童淋巴母细胞型非霍奇金淋巴瘤再诱导化疗 VDLD 方案治疗临床路径标准住院流程

（一）适用对象

通过病理学（或）细胞学和免疫表型新诊断的淋巴母细胞型淋巴瘤（ICD-10：C85.7，M972 伴 Z51.146）的患儿，包括免疫表型为前 B 的淋巴母细胞型。

（二）诊断依据

《儿童非霍奇金淋巴瘤诊疗建议（2011 年）》（中华医学会儿科学会血液学组，2011 年）。

1. 临床表现　无痛性、进行性淋巴结大是淋巴瘤的常见表现。全身症状包括发热、消瘦、乏力和盗汗等。肿瘤侵犯周围组织引起的症状取决于肿瘤部位及肿瘤的生长速度。如 LBL 患儿常以肿块压迫引起的上腔静脉压迫综合征就诊，而 B 细胞淋巴瘤患儿，原发部位以腹腔肿块最为常见，临床上常表现为腹痛、肠梗阻和肠穿孔。此外，儿童非霍奇金淋巴瘤易有骨髓转移，特别是 LBL，贫血、出血和肝、脾大等白血病表现也可以是初发症状。

2. 影像学检查　淋巴结内外占位及压迫表现。

3. 病理诊断　非霍奇金淋巴瘤诊断必须依靠病理检查确诊。同时根据组织细胞形态特点，结合免疫表型和细胞遗传学特征可以明确病理类型。①B 细胞类型：弥漫大 B 细胞淋巴瘤、滤泡淋巴瘤、套细胞淋巴瘤、黏膜相关淋巴组织淋巴瘤。②T 细胞类型：外周 T 细胞淋巴瘤、血管免疫母细胞型淋巴瘤、间变大细胞淋巴瘤。③NK/T 细胞淋巴瘤-鼻型、侵袭性 NK/T 细胞白血病。

4. 生物学特性检测　单克隆抗体免疫表型检查可识别淋巴瘤细胞的细胞谱系及分化水平，用于诊断及分型常用的单克隆抗体标志物包括 CD45(白细胞共同抗原)，用于鉴定其白细胞来源；CD19、CD20、CD22、CD45RA、CD5、CD10、CD23、免疫球蛋白轻链 κ 及 γ 等用于鉴定 B 淋巴细胞表型；CD2、CD3、CD5、CD7、CD45RO、CD4、CD8 等鉴定 T 淋巴细胞表型；CD30 和 CD56 分别用于识别间变性大细胞淋巴瘤及 NK 细胞淋巴瘤，CD34 及 TdT 常见于淋巴母细胞淋巴瘤表型。另外，90％的非霍奇金淋巴瘤存在非随机性染色体核型异常，常见为染色体易位、部分缺失和扩增等。IgH 基因重排常作为 B 细胞淋巴瘤的基因标志，TCR γ 或 β 基因重排常作为 T 细胞淋巴瘤的基因标志，阳性率均可达 70％～80％。

(三)选择治疗方案的依据

《儿童非霍奇金淋巴瘤诊疗建议(2011 年)》(中华医学会儿科学会血液学组，2011 年)。

(四)标准住院日为 22～29 天

(五)进入路径标准

1. 通过病理学(或)细胞学和免疫表型，明确诊断为淋巴母细胞型淋巴瘤，包括免疫表型为前 B 的淋巴母细胞型(ICD-10：C85.7，M972 伴 Z51.146)。

2. 骨髓幼稚细胞＜30％。

3. 患者年龄＜14 岁。

4. 既往未接受抗肿瘤治疗。

5. 无先天性免疫缺陷病，无器官移植史，非第二肿瘤。

(六)入院评估

1. 必须检查的项目

(1)血常规、尿常规、粪常规。

(2)肝功能、肾功能、电解质、血糖、淀粉酶、脂肪酶、心肌酶。

(3)心电图。

2. 根据患儿病情可选择的检查项目

(1)凝血四项、血型、血清八项、体液免疫及细胞免疫、结核三项、结核菌素试验、血培养、降钙素原、真菌 D-试验。

(2)脑脊液检查、骨髓穿刺形态学及免疫分型检查；全身或局部 CT 或 PET-CT、骨扫描等检查。

3. 营养评估　根据《解放军总医院新入院患者营养风险筛查表(NRS-2002)》为新入院患儿进行营养评估，评分≥3 分者给予处置，必要时请营养科医师会诊。

4. 疼痛评估　根据《VAS 评分》实施疼痛评估，评分＞7 分者给予处置，必要时请疼痛科医师会诊。

5. 康复评估　根据《入院患者康复筛查和评估表》，在新入院患儿入院后 24 小时内进行康复筛查和评估。任何一项结果为“是”，则请康复科医师会诊。

(七)药物选择与选用时机

1. 保肝药物　化疗期间及化疗后3天,其他时间根据化验情况酌情使用。

2. 抑酸、镇吐药物　化疗期间及化疗后3天,其他时间根据化验情况酌情使用。

3. 保心肌药物　化疗期间及化疗后3天,其他时间根据化验情况酌情使用。

4. 退热药物　体温>38.5℃,或体温达到38℃持续1小时以上。

5. 止血药物　有出血倾向,有穿刺等有创操作后局部出血者,给予预防治疗。

6. 调节水、电解质紊乱的药物　根据患儿的病情及检查、检验结果酌情应用。

7. 抗生素　合并细菌感染时按照《抗菌药物临床应用指导原则》(卫医发[2004]285号)执行。粒细胞缺乏症伴发热时,按照美国综合性癌症网制定的《癌症相关感染的防治指南》执行。

8. 增强免疫药物　骨髓抑制期酌情应用。

9. 伴随药物　伴随疾病的治疗药物等。

(八)诱导缓解化疗VDLD治疗方案与药物选择

1. 化疗日　长春新碱1.5mg/m^2(每次最大量≤2mg),静脉注射,第1、第8、第15、第22天;柔红霉素30mg/m^2,用5%葡萄糖溶液100ml稀释后快速静脉滴注(30分钟),第1、第8、第15、第22天;门冬酰胺酶6000~10 000U/m^2,静脉滴注或肌内注射,第1、第3、第5、第7、第9、第11天,共6次;地塞米松10mg/(m^2·d),分次口服,第1~7、第15~21天。

2. 化疗后期支持治疗及防治感染的要点

(1)化疗后化验及检查:隔日复查血常规,每周复查血生化,必要时给予凝血及胰腺功能筛查。

(2)水化、碱化液:化疗停药后3天24小时匀速给予,液体总量为3000ml/(m^2·d),4%碳酸氢钠120~150ml/(m^2·d)。

(3)化疗同时用中枢镇吐药。

(4)营养心肌、护肝、抑酸、纠正电解质紊乱等对症支持治疗:化疗停药后3天常规使用;若出现肝功能或心肌酶异常,用至指标正常。

(5)非格司亭:停化疗后24小时可开始使用,5~10μg/(kg·d),皮下注射,直至中性粒细胞绝对值(ANC)≥1.0×10^9/L。

(6)卡氏肺囊虫肺炎的预防:复方磺胺甲噁唑25mg/(kg·d),每天2次,每周连用3天,间隔4天。

(7)患儿如有明确感染灶,针对感染部位及临床特点与体征,经验性选择抗生素给予广谱的抗感染治疗,及时留取病原学检查,后期根据药敏试验结果针对性治疗。其中当中性粒细胞绝对值<0.5×10^9/L定义为粒细胞缺乏期。根据美国综合性癌症网制定的《癌症相关感染的防治指南》,粒细胞缺乏期出现体温>38.0℃并持续30分钟或体温>38.4℃或24小时内两次体温>37.5℃,立即抽血培养和行C反应蛋白检查,必要时行尿、粪、咽拭子培养,给予第三代以上头孢类或碳青霉烯抗生素静脉滴注;若用药48~72小时无效,加万古霉素或去甲万古霉素或替考拉林;若治疗5~7天体温未降至正常,考虑开始应用伊曲康唑等经验性抗真菌治疗。

(8)骨髓抑制期成分输血:维持血红蛋白>70g/L、血小板计数>20×10^9/L。

(九)必须复查检查

血常规、生化检验项目(肝功能、肾功能、电解质、血糖、心肌酶)。

(十)出院标准

骨髓造血恢复期,中性粒细胞绝对值≥0.5×10^9/L,血小板计数≥50×10^9/L,体温正常3

天以上且无其他感染表现。

（十一）变异及原因分析

1. 医疗原因导致的变异　如改变治疗方案、转科治疗、操作失误、误诊等。

2. 患者原因导致的变异　如不同意治疗方案、个人原因要求出院（转院）等。

3. 并发症原因导致的变异　化疗期间合并严重感染、脏器功能受损或其他难以预料的并发症，导致化疗减缓或中断、用药种类增多、住院时间延长、医疗费用增加等。

4. 病情原因导致的变异　如肝功能严重受损、严重骨髓抑制及感染等并发症，导致用药种类增多、住院时间延长、医疗费用增加。

5. 辅诊科室原因导致的变异　如检查、检验（不及时、结果错报、标本不合格）、报告（不及时、结果错报、标本不合格）等原因延长住院天数、增加费用等。

6. 管理原因导致的变异　如系统暂不支持、系统瘫痪、需要修订流程、需要修订制度等。

二、儿童淋巴母细胞型非霍奇金淋巴瘤行再诱导化疗 VDLD 方案化疗临床路径表单

<table>
<tr><td colspan="2">适用对象</td><td colspan="2">第一诊断为淋巴母细胞型非霍奇金淋巴瘤（Ⅲ、Ⅳ期）（ICD-10：C85.7，M972 伴 Z51.146）</td></tr>
<tr><td colspan="2">患儿基本信息</td><td>姓名：____　性别：____　年龄：__　门诊号：____
住院号：______　过敏史：______
住院日期：__年__月__日　出院日期：__年__月__日</td><td>标准住院日：22～29 天</td></tr>
<tr><td colspan="2">时间</td><td>住院第 1 天（化疗前常规检查日）</td><td>住院第 2—22 天（化疗及骨髓抑制期）</td></tr>
<tr><td rowspan="6">主要诊疗工作</td><td>制度落实</td><td>□ 入院 2 小时内经治医师或值班医师完成接诊
□ 入院 24 小时内主管医师查房</td><td>□ 及时向上级医师汇报送检项目报告并给予相应处理
□ 入院 48 小时内主诊医师完成检诊
□ 上级医师查房
□ 专科会诊（必要时）</td></tr>
<tr><td>病情评估</td><td>□ 经治医师询问病史及体格检查
□ 营养评估
□ 疼痛评估
□ 康复评估</td><td>□ 注意防治并发症</td></tr>
<tr><td>病历书写</td><td>□ 入院 8 小时内完成首次病程记录
□ 入院 24 小时内完成入院记录</td><td>□ 入院 48 小时内完成主管医师查房记录
□ 入院 72 小时内完诊主诊医师查房记录
□ 完成病程记录，详细记录医嘱变动情况（原因和更改内容）</td></tr>
<tr><td>知情同意</td><td>□ 病情告知
□ 患儿家长签署授权委托书
□ 患儿家长在入院记录单上签字
□ 签署病危病重告知书（病危、病重患儿）</td><td>□ 病情告知
□ 化疗知情同意书签字</td></tr>
<tr><td>手术治疗</td><td></td><td>□ MTX＋Ara-C＋Dex 三联鞘内注射</td></tr>
<tr><td>其他</td><td>□ 及时通知上级医师检诊</td><td></td></tr>
</table>

（续 表）

重点医嘱	长期医嘱	护理医嘱	□ 按儿科血液病护理常规 □ 一级护理	□ 按儿科血液病护理常规 □ 一级护理
		处置医嘱	□ 有床陪伴 □ 房间紫外线消毒 □ 吸氧(必要时) □ 心电血压监护(高危患者) □ 静脉输液 □ 静脉注射 □ 1:5000 呋喃西林漱口	□ 有床陪伴 □ 房间紫外线消毒 □ 1:5000 呋喃西林漱口 □ 口腔和肛周的护理 □ 每日监测血压、血糖
		膳食医嘱	□ 儿科饮食 □ 幼儿饮食 □ 婴儿饮食 □ 回民饮食	□ 门冬餐
		药物医嘱	□ 复方磺胺甲噁唑预防卡氏肺囊虫肺炎 □ 复方鱼肝油滴鼻液	□ 复方磺胺甲噁唑预防卡氏肺囊虫肺炎 □ 复方鱼肝油滴鼻液 □ 长春新碱、柔红霉素、门冬酰胺酶、泼尼松 □ 水化、碱化液 □ 别嘌醇 □ 营养心肌、护肝、抑酸、镇吐、纠正电解质紊乱等对症支持治疗 □ 抗感染治疗：头孢他定他唑巴坦钠、亚胺培西司他丁钠、替考拉宁、氟康唑、伏立康唑 □ 非格司亭 □ 预防性大剂量丙种球蛋白静脉注射
	临时医嘱	检查检验	□ 血常规 □ 尿常规 □ 粪常规 □ 肝功能、肾功能 □ 心肌酶 □ 血淀粉酶、脂肪酶 □ 电解质 □ 血糖 □ 心电图 □ 凝血四项(必要时) □ 血型(必要时) □ 血清八项(必要时) □ 体液及细胞免疫(必要时) □ 结核三项(必要时) □ 结核菌素试验(必要时) □ 血培养(必要时) □ 降钙素原(必要时)	□ 隔日复查 1 次血常规，每周 3 次 □ 每周复查 1 次凝血指标、血生化

（续 表）

<table>
<tr><td rowspan="4"></td><td rowspan="4"></td><td></td><td>□ 真菌 D-试验（必要时）
□ 脑脊液检查（必要时）
□ 骨髓穿刺形态学及免疫分型检查（必要时）
□ 全身或局部 CT 或 PET-CT（必要时）
□ 骨扫描等检查（必要时）</td><td></td></tr>
<tr><td>药物医嘱</td><td></td><td></td></tr>
<tr><td>手术医嘱</td><td></td><td></td></tr>
<tr><td>处置医嘱</td><td></td><td>□ 成分输血</td></tr>
<tr><td rowspan="4">主要护理工作</td><td colspan="2">健康宣教</td><td>□ 入院宣教：介绍责任护士，病区环境、设施、规章制度、基础护理服务项目
□ 叮嘱患儿避免交叉感染，定时测量体温
□ 进行护理安全指导
□ 进行等级护理、活动范围指导
□ 进行饮食指导
□ 进行用药指导
□ 进行关于疾病知识的宣教</td><td></td></tr>
<tr><td colspan="2">护理处置</td><td>□ 患儿身份核对
□ 佩戴腕带
□ 建立入院病历，通知医师
□ 询问病史，填写护理记录单首页
□ 测量基本生命体征
□ 观察病情
□ 抽血
□ 输液
□ 心理护理与生活护理
□ 妥善固定各种管道
□ 根据营养、疼痛及结果，针对性给予处置，必要时请相应科室医师会诊
□ 通知次日检查项目及检查注意事项</td><td>□ 观察体温波动及一般状况
□ 观察药物不良反应（过敏反应、胃肠道反应等）</td></tr>
<tr><td colspan="2">护理评估</td><td>□ 一般评估：生命体征、神志、皮肤、药物过敏史等
□ 专科评估：饮食习惯、生活方式、体重、身高、体表面积、家族史
□ 风险评估：评估有无跌倒、坠床、褥疮、导管滑脱、液体外渗的风险
□ 营养评估
□ 疼痛评估
□ 康复评估</td><td></td></tr>
<tr><td colspan="2">专科护理</td><td>□ 鼻腔、口腔护理
□ 指导肛周坐浴</td><td>□ 观察尿液颜色
□ PICC 置管护理（置管患者）
□ 进行 PICC 置管宣教</td></tr>
</table>

（续　表）

<table>
<tr><td rowspan="3"></td><td colspan="2">饮食指导</td><td colspan="3">□ 根据医嘱通知配餐员准备膳食
□ 协助患儿进餐</td><td colspan="3"></td></tr>
<tr><td colspan="2">活动体位</td><td colspan="3">□ 根据护理等级指导活动</td><td colspan="3"></td></tr>
<tr><td colspan="2">洗浴要求</td><td colspan="3">□ 卫生整理:更衣、剪短指甲</td><td colspan="3"></td></tr>
<tr><td colspan="3">病情变异记录</td><td colspan="3">□ 无　□ 有,原因:
□ 患儿　□ 疾病　□ 医疗
□ 护理　□ 保障　□ 管理</td><td colspan="3">□ 无　□ 有,原因:
□ 患儿　□ 疾病　□ 医疗
□ 护理　□ 保障　□ 管理</td></tr>
<tr><td colspan="3" rowspan="2">护士签名</td><td>白班</td><td>小夜班</td><td>大夜班</td><td>白班</td><td>小夜班</td><td>大夜班</td></tr>
<tr><td></td><td></td><td></td><td></td><td></td><td></td></tr>
<tr><td colspan="3">医师签名</td><td colspan="3"></td><td colspan="3"></td></tr>
<tr><td colspan="3">时间</td><td colspan="3">住院第 23－27 天(骨髓造血恢复期)</td><td colspan="3">住院第 28－29 天(出院日)</td></tr>
<tr><td rowspan="6">主要诊疗工作</td><td colspan="2">制度落实</td><td colspan="3">□ 及时向上级医师汇报送检项目报告并给予相应处理
□ 上级医师查房
□ 注意防治并发症</td><td colspan="3">□ 上级医师查房,同意其出院</td></tr>
<tr><td colspan="2">病情评估</td><td colspan="3">□ 评估患儿治疗效果</td><td colspan="3"></td></tr>
<tr><td colspan="2">病历书写</td><td colspan="3">□ 完成病程记录,详细记录医嘱变动情况(原因和更改内容)</td><td colspan="3">□ 出院前一天有上级医师指示出院的病程记录
□ 出院后 24 小时内完成出院记录
□ 出院后 24 小时内完成病历首页
□ 开具出院介绍信
□ 开具诊断证明书</td></tr>
<tr><td colspan="2">知情同意</td><td colspan="3"></td><td colspan="3">□ 出院宣教</td></tr>
<tr><td colspan="2">手术治疗</td><td colspan="3"></td><td colspan="3"></td></tr>
<tr><td colspan="2">其他</td><td colspan="3">□ 经治医师检查、整理病历资料
□ 检查住院押金使用情况</td><td colspan="3">□ 预约门诊复诊时间</td></tr>
<tr><td rowspan="4">重点医嘱</td><td rowspan="4">长期医嘱</td><td>护理医嘱</td><td colspan="3">□ 按儿科血液病护理常规
□ 一级护理</td><td colspan="3">□ 按儿科血液病护理常规
□ 二级护理</td></tr>
<tr><td>处置医嘱</td><td colspan="3">□ 吸氧(必要时)
□ 有床陪伴
□ 房间紫外线消毒</td><td colspan="3"></td></tr>
<tr><td>膳食医嘱</td><td colspan="3">□ 门冬餐</td><td colspan="3">□ 儿科饮食
□ 幼儿饮食
□ 婴儿饮食
□ 回民饮食</td></tr>
<tr><td>药物医嘱</td><td colspan="3">□ 复方鱼肝油滴鼻液
□ 复方磺胺甲噁唑预防卡氏肺囊虫肺炎
□ 水化、碱化液
□ 护肝抑酸等对症治疗</td><td colspan="3">□ 停所有长期医嘱</td></tr>
</table>

（续　表）

<table>
<tr><td rowspan="5"></td><td></td><td></td><td colspan="3">□ 巯嘌呤
□ 抗生素
□ 非格司亭
□ 对症处理</td><td colspan="3"></td></tr>
<tr><td rowspan="4">临时医嘱</td><td>检查检验</td><td colspan="3">□ 隔日复查 1 次血常规，每周 3 次
□ 生化检验项目</td><td colspan="3"></td></tr>
<tr><td>药物医嘱</td><td colspan="3"></td><td colspan="3"></td></tr>
<tr><td>手术医嘱</td><td colspan="3"></td><td colspan="3"></td></tr>
<tr><td>处置医嘱</td><td colspan="3">□ 成分输血</td><td colspan="3">□ 出院</td></tr>
<tr><td rowspan="7">主要护理工作</td><td colspan="2">健康宣教</td><td colspan="3"></td><td colspan="3">□ 出院健康指导</td></tr>
<tr><td colspan="2">护理处置</td><td colspan="3">□ 观察患儿的一般状况
□ 观察体温波动
□ 完成护理记录
□ 遵医嘱用药</td><td colspan="3">□ 核对患儿住院费用
□ 指导患儿家长结账
□ 指导患儿家长取出院带药
□ 取消患儿住院信息
□ 整理床单元</td></tr>
<tr><td colspan="2">护理评估</td><td colspan="3">□ 评估有无跌倒、坠床、褥疮、导管滑脱、液体外渗的风险</td><td colspan="3">□ 评估患儿对疾病、预防、保健方面的能力</td></tr>
<tr><td colspan="2">专科护理</td><td colspan="3">□ 鼻腔、口腔护理
□ 指导肛周坐浴</td><td colspan="3"></td></tr>
<tr><td colspan="2">饮食指导</td><td colspan="3">□ 协助患儿进餐</td><td colspan="3"></td></tr>
<tr><td colspan="2">活动体位</td><td colspan="3">□ 根据护理等级指导活动</td><td colspan="3"></td></tr>
<tr><td colspan="2">洗浴要求</td><td colspan="3"></td><td colspan="3"></td></tr>
<tr><td colspan="3">病情变异记录</td><td colspan="3">□ 无　□ 有，原因：
□ 患儿　□ 疾病　□ 医疗
□ 护理　□ 保障　□ 管理</td><td colspan="3">□ 无　□ 有，原因：
□ 患儿　□ 疾病　□ 医疗
□ 护理　□ 保障　□ 管理</td></tr>
<tr><td colspan="3" rowspan="2">护士签名</td><td>白班</td><td>小夜班</td><td>大夜班</td><td>白班</td><td>小夜班</td><td>大夜班</td></tr>
<tr><td></td><td></td><td></td><td></td><td></td><td></td></tr>
<tr><td colspan="3">医师签名</td><td colspan="3"></td><td colspan="3"></td></tr>
</table>

第二十八节　原始神经外胚层瘤行 CDV 方案化疗临床路径

一、原始神经外胚层瘤行 CDV 方案化疗临床路径标准住院流程

（一）适用对象

根据临床表现、影像学改变和病理检查明确诊断为原始神经外胚层瘤（ICD-10：M93641/3 伴 Z51.144/Z51.145/Z51.146）的 14 岁以下儿童。

（二）诊断依据

1. 临床表现　外周型原始神经外胚层瘤（primitive neurotodermal tumour，PNET）好发

于脊柱及四肢等部位,极少见于子宫、卵巢、肾以及会阴皮肤等实质脏器。各年龄段均可发病,男性多见,主要见于儿童和青少年。常有外伤病史,临床以局部占位和压迫症状为早期表现。

2. 影像学改变　发生在软组织的PNET,CT表现为局部占位并侵犯周围邻近组织,由于肿瘤有丰富的血供,增强后明显强化,肿块内可见程度不一的坏死灶,CT和MRI均表现为病灶内密度和信号不均匀;若疾病累及骨骼,CT表现为溶骨性骨质破坏和局部低密度肿块,增强后不均匀强化,边缘欠清。

3. 病理改变　光镜下,原始神经外胚层瘤表现为大量形态均一的原始小圆细胞,核浓染,核质比高,染色质细,核仁不清,核分裂象多见。分叶状或滤泡状的Flexner 2wintersteinet或Ho 2 mer 2Wright菊团样结构是诊断PNET的特征性标志。此外,电子显微镜下较特异的神经突U75775UIU6OYUPOIPOUUUYYUTYGGJJHGBHMNK起和微丝也可辅助诊断。PNET独特的免疫表型CD99(+)、Syn(+)、NSE(+)、CD45(−)也能为PNET的诊断提供帮助。

4. 生物学特性　PNET、Askin肿瘤、尤因肉瘤均由同一基因转变,最典型为11号及22号染色体易位。

(三)选择治疗方案的依据

参照原始神经外胚层肿瘤化疗方案POG/＃9354/CCG＃7942。

(四)标准住院日为16～21天

(五)进入路径标准

1. 根据临床表现、影像学改变和病理检查明确诊断为外周型原始神经外胚层瘤(ICD-10:M93641/3伴Z51.144/Z51.145/Z51.146)的14岁以下儿童。

2. 无远处转移。

3. 既往未接受抗肿瘤治疗。

4. 无先天性免疫缺陷病,无器官移植史,非第二肿瘤。

(六)入院评估

1. 必须检查的项目

(1)血常规、尿常规、粪常规。

(2)肝功能、肾功能、电解质、血糖、淀粉酶、脂肪酶、心肌酶。

(3)心电图。

2. 根据患儿病情可选择的检查项目

(1)凝血四项、血型、血清八项、体液免疫及细胞免疫、结核三项、结核菌素试验、血培养、降钙素原、真菌D-试验。

(2)脑脊液检查、骨髓穿刺形态学及免疫分型检查;全身或局部CT或PET-CT、骨扫描等检查。

3. 营养评估　根据《解放军总医院新入院患者营养风险筛查表(NRS-2002)》为新入院患儿进行营养评估,评分≥3分者给予处置,必要时请营养科医师会诊。

4. 疼痛评估　根据《VAS评分》实施疼痛评估,评分＞7分者给予处置,必要时请疼痛科医师会诊。

5. 康复评估　根据《入院患者康复筛查和评估表》,在新入院患者入院后24小时内进行康复筛查和评估。任何一项结果为"是",则请康复科医师会诊。

(七)药物选择与选用时机

1. 保肝药物 化疗期间及化疗后3天,其他时间根据化验情况酌情使用。

2. 抑酸、镇吐药物 化疗期间及化疗后3天,其他时间根据化验情况酌情使用。

3. 保心肌药物 化疗期间及化疗后3天,其他时间根据化验情况酌情使用。

4. 退热药物 体温>38.5℃,或体温达到38℃持续1小时以上。

5. 止血药物 有出血倾向,有穿刺等有创操作后局部出血者,给予预防治疗。

6. 调节水、电解质紊乱的药物 根据患儿的病情及检查、检验结果酌情应用。

7. 抗生素 合并细菌感染时按照《抗菌药物临床应用指导原则》(卫医发[2004]285号)执行。粒细胞缺乏症伴发热时,按照美国综合性癌症网制定的《癌症相关感染的防治指南》执行。

8. 增强免疫药物 骨髓抑制期酌情应用。

9. 伴随药物 伴随疾病的治疗药物等。

(八)治疗方案与药物选择

1. 化疗日 化疗药物剂量,体重>12kg者,按照体表面积计算;体重<12kg者,按照体重计算。环磷酰胺:2.1g/(m^2·d)或70mg/(kg·d),持续静脉滴注6小时,第1～2天,应用环磷酰胺同时和环磷酰胺后每3小时1次,共用4次美司钠解救,美司钠总量是环磷酰胺的120%～160%;吡柔比星37.5mg/(m^2·d)或2.5mg/(kg·d),持续避光静脉滴注24小时,第1～2天;长春新碱1.5mg/(m^2·d)或0.05mg/(kg·d)(最大量2mg/d),静脉注射,第1、第8、第15天。

2. 化疗后期支持治疗及防治感染的要点

(1)化疗后化验及检查:隔日复查血常规,每周复查生化指标,必要时给予凝血及胰腺功能筛查。

(2)水化、碱化液:化疗停药后3天24小时匀速给予,液体总量为3000ml/(m^2·d),4%碳酸氢钠120～150ml/(m^2·d)。

(3)化疗同时用中枢镇吐药。

(4)营养心肌、护肝、抑酸、纠正电解质紊乱等对症支持治疗:化疗停药后3天常规使用;若出现肝功能或心肌酶异常,用至指标正常。

(5)非格司亭:停化疗后24小时可开始使用,5～10μg/(kg·d),皮下注射,直至中性粒细胞绝对值(ANC)≥1.0×10^9/L。

(6)卡氏肺囊虫肺炎的预防:复方磺胺甲噁唑25mg/(kg·d),每天2次,每周连用3天,间隔4天。

(7)患儿如有明确感染灶,针对感染部位及临床特点与体征,经验性选择抗生素给予广谱的抗感染治疗,及时留取病原学检查,后期根据药敏试验结果针对性治疗。其中当中性粒细胞绝对值<0.5×10^9/L定义为粒细胞缺乏期。根据美国综合性癌症网制定的《癌症相关感染的防治指南》:粒细胞缺乏期出现体温>38.0℃并持续30分钟或体温>38.4℃或24小时内两次体温>37.5℃,立即抽血培养和行C反应蛋白检查,必要时行尿、粪、咽拭子培养,给予第三代以上头孢类或碳青霉烯抗生素静脉滴注;若用药48～72小时无效,加万古霉素或去甲万古霉素或替考拉林;若治疗5～7天体温未降至正常,考虑开始应用伊曲康唑等经验性抗真菌治疗。

(8)骨髓抑制期成分输血:维持血红蛋白>70g/L、血小板计数>20×10^9/L。

(九)必须复查的项目

血常规、生化检验项目(肝功能、肾功能、电解质、血糖、心肌酶)。

(十)出院标准

骨髓造血恢复期,中性粒细胞绝对值≥0.5×10^9/L,血小板计数≥50×10^9/L,体温正常3天以上且无其他感染表现。

(十一)变异及原因分析

1. 医疗原因导致的变异　如改变治疗方案、转科治疗、操作失误、误诊等。

2. 患者原因导致的变异　如不同意治疗方案、个人原因要求出院(转院)等。

3. 并发症原因导致的变异　化疗期间合并严重感染、脏器功能受损或其他难以预料的并发症,导致化疗减缓或中断、用药种类增多、住院时间延长、医疗费用增加等。

4. 病情原因导致的变异　如肝功能严重受损、严重骨髓抑制及感染等并发症,导致用药种类增多、住院时间延长、医疗费用增加。

5. 辅诊科室原因导致的变异　如检查、检验(不及时、结果错报、标本不合格)、报告(不及时、结果错报、标本不合格)等原因延长住院天数、增加费用等。

6. 管理原因导致的变异　如系统暂不支持、系统瘫痪、需要修订流程、需要修订制度等。

二、原始神经外胚层瘤行CDV方案化疗临床路径表单

<table>
<tr><td colspan="2">适用对象</td><td colspan="2">第一诊断为原始神经外胚层瘤(ICD-10:M93641/3 伴 Z51.144/Z51.145/Z51.146)的患儿</td></tr>
<tr><td colspan="2">患儿基本信息</td><td>姓名:____ 性别:____ 年龄:____ 门诊号:____
住院号:______ 过敏史:______
住院日期:__年__月__日 出院日期:__年__月__日</td><td>标准住院日:16～21天</td></tr>
<tr><td colspan="2">时间</td><td>住院第1天</td><td>住院第2—6天(化疗日)</td></tr>
<tr><td rowspan="6">主要诊疗工作</td><td>制度落实</td><td>□ 入院2小时内经治医师或值班医师完成接诊
□ 入院24小时内主管医师查房</td><td>□ 根据送检项目报告,及时向上级医师汇报,并给予相应处理
□ 入院48小时内主诊医师完成检诊
□ 专科会诊(必要时)</td></tr>
<tr><td>病情评估</td><td>□ 经治医师询问病史及体格检查
□ 营养评估
□ 疼痛评估
□ 康复评估</td><td>□ 注意防治并发症</td></tr>
<tr><td>病历书写</td><td>□ 入院8小时内完成首次病程记录
□ 入院24小时内完成入院记录</td><td>□ 入院48小时内完成主管医师查房记录
□ 入院72小时内完成主诊医师查房记录
□ 完成病程记录,详细记录医嘱变动情况(原因和更改内容)</td></tr>
<tr><td>知情同意</td><td>□ 病情告知
□ 患儿家长签署授权委托书
□ 患儿家长在入院记录单上签字</td><td>□ 病情告知
□ 化疗知情同意书签字</td></tr>
<tr><td>手术治疗</td><td></td><td></td></tr>
<tr><td>其他</td><td></td><td></td></tr>
</table>

（续 表）

重点医嘱	长期医嘱	护理医嘱	□ 按儿科血液病护理常规 □ 一级护理	□ 按儿科血液病护理常规 □ 一级护理
		处置医嘱	□ 有床陪伴 □ 房间紫外线消毒 □ 吸氧(必要时) □ 心电血压监护(高危患者) □ 静脉输液 □ 静脉注射	□ 口腔和肛周的护理
		膳食医嘱	□ 儿科饮食 □ 幼儿饮食 □ 婴儿饮食 □ 回民饮食	□ 儿科饮食 □ 幼儿饮食 □ 婴儿饮食 □ 回民饮食
		药物医嘱	□ 复方磺胺甲噁唑预防卡氏肺囊虫肺炎	□ 复方磺胺甲噁唑预防卡氏肺囊虫肺炎 □ 环磷酰胺、吡柔比星、长春新碱 □ 水化、碱化液 □ 营养心肌、护肝、抑酸、镇吐、纠正电解质紊乱等对症支持治疗
	临时医嘱	检查检验	□ 血常规 □ 尿常规 □ 粪常规 □ 肝功能、肾功能 □ 心肌酶 □ 电解质 □ 血糖 □ 淀粉酶 □ 脂肪酶 □ 心肌酶 □ 心电图 □ 凝血四项(必要时) □ 血型(必要时) □ 血清八项(必要时) □ 体液免疫及细胞免疫(必要时) □ 结核三项(必要时) □ 结核菌素试验(必要时) □ 血培养(必要时) □ 降钙素原(必要时) □ 真菌 D-试验(必要时) □ 脑脊液检查(必要时) □ 骨髓穿刺形态学及免疫分型检查(必要时) □ 全身或局部 CT 或 PET-CT(必要时) □ 骨扫描等检查(必要时)	□ 隔日复查 1 次血常规，每周 3 次 □ 血生化等检查
		药物医嘱		

（续 表）

	手术医嘱		
	处置医嘱		
主要护理工作	健康宣教	□ 入院宣教：介绍责任护士，病区环境、设施、规章制度、基础护理服务项目 □ 叮嘱患儿避免交叉感染，定时测量体温 □ 进行护理安全指导 □ 进行等级护理、活动范围指导 □ 进行饮食指导 □ 进行用药指导 □ 进行关于疾病知识的宣教	
	护理处置	□ 患儿身份核对 □ 佩戴腕带 □ 建立入院病历，通知医师 □ 询问病史，填写护理记录单首页 □ 测量基本生命体征 □ 观察病情 □ 抽血 □ 输液 □ 心理护理与生活护理 □ 妥善固定各种管道 □ 通知次日检查项目及检查注意事项	□ 观察体温波动及一般状况 □ 观察药物不良反应（过敏反应、胃肠道反应等）
	护理评估	□ 一般评估：生命体征、神志、皮肤、药物过敏史等 □ 专科评估：饮食习惯、生活方式、体重、身高、体表面积、家族史 □ 风险评估：评估有无跌倒、坠床、褥疮、导管滑脱、液体外渗的风险 □ 营养评估 □ 疼痛评估 □ 康复评估	
	专科护理	□ 心电监护（病情危重或不稳定）	□ 观察尿液颜色 □ PICC 置管护理（置管患者） □ 进行 PICC 置管宣教
	饮食指导	□ 根据医嘱通知配餐员准备膳食 □ 协助患儿进餐	
	活动体位	□ 根据护理等级指导活动	
	洗浴要求	□ 卫生整理：更衣、剪短指甲	
病情变异记录		□ 无 □ 有，原因： □ 患儿 □ 疾病 □ 医疗 □ 护理 □ 保障 □ 管理	□ 无 □ 有，原因： □ 患儿 □ 疾病 □ 医疗 □ 护理 □ 保障 □ 管理

（续　表）

<table>
<tr><td colspan="3" rowspan="2">护士签名</td><td>白班</td><td>小夜班</td><td>大夜班</td><td>白班</td><td>小夜班</td><td>大夜班</td></tr>
<tr><td></td><td></td><td></td><td></td><td></td><td></td></tr>
<tr><td colspan="3">医师签名</td><td colspan="3"></td><td colspan="3"></td></tr>
<tr><td colspan="3">时间</td><td colspan="3">住院第 7—18 天</td><td colspan="3">住院第 19—21 天（出院日）</td></tr>
<tr><td rowspan="6">主要诊疗工作</td><td colspan="2">制度落实</td><td colspan="3">□ 上级医师查房</td><td colspan="3">□ 上级医师查房，同意其出院</td></tr>
<tr><td colspan="2">病情评估</td><td colspan="3">□ 评估患儿治疗效果</td><td colspan="3"></td></tr>
<tr><td colspan="2">病历书写</td><td colspan="3">□ 完成上级医师查房记录
□ 完成日常病程记录，详细记录医嘱变动情况（原因和更改内容）</td><td colspan="3">□ 出院前一天有上级医师指示出院的病程记录
□ 出院后 24 小时内完成出院记录
□ 出院后 24 小时内完成病历首页
□ 开具出院介绍信
□ 开具诊断证明书</td></tr>
<tr><td colspan="2">知情同意</td><td colspan="3"></td><td colspan="3">□ 出院宣教</td></tr>
<tr><td colspan="2">手术治疗</td><td colspan="3"></td><td colspan="3"></td></tr>
<tr><td colspan="2">其他</td><td colspan="3">□ 记录观察病情变化情况
□ 经治医师检查、整理病历资料
□ 检查住院押金使用情况</td><td colspan="3">□ 预约门诊复诊时间</td></tr>
<tr><td rowspan="8">重点医嘱</td><td rowspan="4">长期医嘱</td><td>护理医嘱</td><td colspan="3">□ 按儿科血液病护理常规
□ 一级护理</td><td colspan="3">□ 按儿科血液病护理常规
□ 二级护理</td></tr>
<tr><td>处置医嘱</td><td colspan="3">□ 吸氧（必要时）
□ 有床陪伴
□ 房间紫外线消毒</td><td colspan="3"></td></tr>
<tr><td>膳食医嘱</td><td colspan="3">□ 儿科饮食
□ 幼儿饮食
□ 婴儿饮食
□ 回民饮食</td><td colspan="3">□ 儿科饮食
□ 幼儿饮食
□ 婴儿饮食
□ 回民饮食</td></tr>
<tr><td>药物医嘱</td><td colspan="3">□ 复方磺胺甲噁唑预防卡氏肺囊虫肺炎
□ 水化、碱化液
□ 护肝抑酸等对症治疗
□ 抗生素：头孢他定他唑巴坦钠、亚胺培西司他丁钠、替考拉宁、氟康唑、伏立康唑
□ 非格司亭</td><td colspan="3">□ 停所有长期医嘱</td></tr>
<tr><td rowspan="4">临时医嘱</td><td>检查检验</td><td colspan="3">□ 隔日复查 1 次血常规，每周 3 次
□ 生化检验等检查</td><td colspan="3"></td></tr>
<tr><td>药物医嘱</td><td colspan="3"></td><td colspan="3">□ 出院带药（必要时）</td></tr>
<tr><td>手术医嘱</td><td colspan="3"></td><td colspan="3"></td></tr>
<tr><td>处置医嘱</td><td colspan="3">□ 成分输血</td><td colspan="3">□ 出院</td></tr>
</table>

(续　表)

主要护理工作	健康宣教				□ 出院健康指导		
	护理处置	□ 观察患儿的一般状况 □ 观察体温波动 □ 完成护理记录 □ 遵医嘱用药			□ 核对患儿住院费用 □ 指导患儿家长结账 □ 指导患儿家长取出院带药 □ 取消患儿住院信息 □ 整理床单元		
	护理评估	□ 评估有无跌倒、坠床、褥疮、导管滑脱、液体外渗的风险 □ 营养评估 □ 疼痛评估 □ 康复评估			□ 评估患儿对疾病、预防、保健方面的能力		
	专科护理	□ 鼻腔、口腔护理 □ 指导肛周坐浴					
	饮食指导	□ 协助患儿进餐					
	活动体位	□ 根据护理等级指导活动					
	洗浴要求						
病情变异记录		□ 无　□ 有，原因： □ 患儿　□ 疾病　□ 医疗 □ 护理　□ 保障　□ 管理			□ 无　□ 有，原因： □ 患儿　□ 疾病　□ 医疗 □ 护理　□ 保障　□ 管理		
护士签名		白班	小夜班	大夜班	白班	小夜班	大夜班
医师签名							

第二十九节　原始神经外胚层瘤行 IE 方案化疗临床路径

一、原始神经外胚层瘤行 IE 化疗临床路径标准住院流程

(一)适用对象

根据临床表现、影像学改变和病理检查明确诊断为原始神经外胚层瘤(ICD-10:M93641/3 伴 Z51.144/Z51.145/Z51.146)的 14 岁以下儿童。

(二)诊断依据

1. 临床表现　原始神经外胚层瘤(PNET)好发于脊柱及四肢等部位，极少见于子宫、卵巢、肾以及会阴皮肤等实质脏器。各年龄段均可发病，男性多见，主要见于儿童和青少年。常有外伤病史，临床以局部占位和压迫症状为早期表现。

2. 影像学改变　发生在软组织的 PNET,CT 表现为局部占位并侵犯周围邻近组织，由于肿瘤有丰富的血供，增强后明显强化，肿块内可见程度不一的坏死灶，CT 和 MRI 均表现为病灶内密度和信号不均匀；若疾病累及骨骼，CT 表现为溶骨性骨质破坏和局部低密度肿块，增强后不均匀强化，边缘欠清。

3. 病理改变　光镜下，PNET 表现为大量形态均一的原始小圆细胞，核浓染，核质比高，染色质细，核仁不清，核分裂象多见。分叶状或滤泡状的 Flexner 2wintersteinet 或 Ho 2mer 2Wright 菊形团样结构是诊断 PNET 的特征性标志。此外，电子显微镜下较特异的神经突 U75775UIU6OYUPOIPOUUUYYUTYGGJJHGBHMNK 起和微丝也可辅助诊断。PNET 独特的免疫表型 CD99(＋)、Syn(＋)、NSE(＋)、CD45(－)也能为 PNET 的诊断提供帮助。

4. 生物学特性　PNET、Askin 肿瘤、尤因肉瘤均由同一基因转变，最典型为 11 号及 22 号染色体易位。

(三)选择治疗方案的依据

参照外周原始神经外胚层肿瘤化疗方案 POG/＃9354/CCG＃7942。

(四)标准住院日为 16～21 天

(五)进入路径标准

1. 根据临床表现、影像学改变和病理检查明确诊断为外周型原始神经外胚层瘤(ICD-10：M93641/3 伴 Z51.144/Z51.145/Z51.146)的 14 岁以下儿童。

2. 无远处转移。

3. 既往未接受抗肿瘤治疗。

4. 无先天性免疫缺陷病，无器官移植史，非第二肿瘤。

(六)入院评估

1. 必须检查的项目

(1)血常规、尿常规、粪常规。

(2)肝功能、肾功能、电解质、血糖、淀粉酶、脂肪酶、心肌酶。

(3)心电图。

2. 根据患儿病情可选择的检查项目

(1)凝血四项、血型、血清八项、体液免疫及细胞免疫、结核三项、结核菌素试验、血培养、降钙素原、真菌 D-试验。

(2)脑脊液检查、骨髓穿刺形态学及免疫分型检查；全身或局部 CT 或 PET-CT、骨扫描等检查。

3. 营养评估　根据《解放军总医院新入院患者营养风险筛查表(NRS-2002)》为新入院患者进行营养评估，评分≥3 分者给予处置，必要时请营养科医师会诊。

4. 疼痛评估　根据《VAS 评分》实施疼痛评估，评分＞7 分者给予处置，必要时请疼痛科医师会诊。

5. 康复评估　根据《入院患者康复筛查和评估表》，在新入院患者入院后 24 小时内进行康复筛查和评估。任何一项结果为“是”，则请康复科医师会诊。

(七)药物选择与选用时机

1. 保肝药物　化疗期间及化疗后 3 天，其他时间根据化验情况酌情使用。

2. 抑酸、镇吐药物　化疗期间及化疗后 3 天，其他时间根据化验情况酌情使用。

3. 保心肌药物　化疗期间及化疗后 3 天，其他时间根据化验情况酌情使用。

4. 退热药物　体温＞38.5℃或体温达到 38℃持续 1 小时以上。

5. 止血药物　有出血倾向，有穿刺等有创操作后局部出血者，给予预防治疗。

6. 调节水、电解质紊乱的药物　根据患儿的病情及检查、检验结果酌情应用。

7. 抗生素　合并细菌感染时按照《抗菌药物临床应用指导原则》(卫医发[2004]285号)执行。粒细胞缺乏症伴发热时,按照美国综合性癌症网制定的《癌症相关感染的防治指南》执行。

8. 增强免疫药物　骨髓抑制期酌情应用。

9. 伴随药物　伴随疾病的治疗药物等。

(八)治疗方案与药物选择

1. 化疗日　化疗药物剂量,体重>12kg者,按照体表面积计算,体重<12kg者,按照体重计算。异环磷酰胺2400mg/(m^2·d)或80mg/(kg·d),持续静脉滴注6小时,第1～5天,应用异环磷酰胺同时和应用异环磷酰胺后每3小时1次,共用4次美司钠解救,美司钠总量是异环磷酰胺的120%～160%;依托泊苷100mg/(m^2·d)或3.3mg/(kg·d),持续静脉滴注4小时以上,第1～5天。

2. 化疗后期支持治疗及防治感染的要点

(1)化疗后化验及检查:隔日复查血常规,每周复查生化指标,必要时给予凝血及胰腺功能筛查。

(2)水化、碱化液:化疗停药后3天24小时匀速给予,液体总量为3000ml/(m^2·d),4%碳酸氢钠120～150ml/(m^2·d)。

(3)化疗同时用中枢镇吐药。

(4)营养心肌、护肝、抑酸、纠正电解质紊乱等对症支持治疗:化疗停药后3天常规使用;若出现肝功能或心肌酶异常,用至指标正常。

(5)非格司亭:停化疗后24小时可开始使用,5～10μg/(kg·d),皮下注射,直至中性粒细胞绝对值(ANC)≥1.0×10^9/L。

(6)卡氏肺囊虫肺炎的预防:复方磺胺甲噁唑25mg/(kg·d),每天2次,每周连用3天,间隔4天。

(7)患儿如有明确感染灶,针对感染部位及临床特点与体征,经验性选择抗生素给予广谱的抗感染治疗,及时留取病原学检查,后期根据药敏试验结果针对性治疗。其中当中性粒细胞绝对值<0.5×10^9/L定义为粒细胞缺乏期。根据美国综合性癌症网制定的《癌症相关感染的防治指南》,粒细胞缺乏期出现体温>38.0℃并持续30分钟或体温>38.4℃或24小时内两次体温>37.5℃,立即抽血培养和行C反应蛋白检查,必要时行尿、粪便、咽拭子培养,给予第三代以上头孢类或碳青霉烯抗生素静脉滴注;若用药48～72小时无效,加万古霉素或去甲万古霉素或替考拉林;若治疗5～7天体温未降至正常,考虑开始应用伊曲康唑等经验性抗真菌治疗。

(8)骨髓抑制期成分输血:维持血红蛋白>70g/L、血小板计数>20×10^9/L。

(九)必须复查的项目

血常规、生化检验项目(肝功能、肾功能、电解质、血糖、心肌酶)。

(十)出院标准

骨髓造血恢复期,中性粒细胞绝对值≥0.5×10^9/L,血小板计数≥50×10^9/L,体温正常3天以上且无其他感染表现。

(十一)变异及原因分析

1. 医疗原因导致的变异　如改变治疗方案、转科治疗、操作失误、误诊等。

2. 患者原因导致的变异　如不同意治疗方案、个人原因要求出院(转院)等。

3. 并发症原因导致的变异　化疗期间合并严重感染、脏器功能受损或其他难以预料的并发症，导致化疗减缓或中断、用药种类增多、住院时间延长、医疗费用增加等。

4. 病情原因导致的变异　如肝功能严重受损、严重骨髓抑制及感染等并发症，导致用药种类增多、住院时间延长、医疗费用增加。

5. 辅诊科室原因导致的变异　如检查、检验(不及时、结果错报、标本不合格)、报告(不及时、结果错报、标本不合格)等原因延长住院天数、增加费用等。

6. 管理原因导致的变异　如系统暂不支持、系统瘫痪、需要修订流程、需要修订制度等。

二、原始神经外胚层瘤行 IE 方案化疗临床路径表单

<table>
<tr><td colspan="2">适用对象</td><td colspan="2">第一诊断为原始神经外胚层瘤(ICD-10：M93641/3 伴 Z51.144/Z51.145/Z51.146)的患儿</td></tr>
<tr><td colspan="2">患儿基本信息</td><td>姓名：____　性别：____　年龄：__　门诊号：____
住院号：______　过敏史：______
住院日期：__年__月__日　出院日期：__年__月__日</td><td>标准住院日：16～21 天</td></tr>
<tr><td colspan="2">时间</td><td>住院第 1 天</td><td>住院第 2—9 天(化疗日)</td></tr>
<tr><td rowspan="6">主要诊疗工作</td><td>制度落实</td><td>□ 入院 2 小时内经治医师或值班医师完成接诊
□ 入院 24 小时内主管医师查房</td><td>□ 及时向上级医师汇报送检项目结果，并给予相应处理
□ 入院 48 小时内主诊医师查房
□ 专科会诊(必要时)</td></tr>
<tr><td>病情评估</td><td>□ 经治医师询问病史及体格检查
□ 营养评估
□ 疼痛评估
□ 康复评估</td><td>□ 注意防治并发症</td></tr>
<tr><td>病历书写</td><td>□ 入院 8 小时内完成首次病程记录
□ 入院 24 小时内完成入院记录</td><td>□ 入院 48 小时内完成主管医师查房记录
□ 入院 72 小时内完成主诊医师查房记录
□ 完成病程记录，详细记录医嘱变动情况(原因和更改内容)</td></tr>
<tr><td>知情同意</td><td>□ 病情告知
□ 患儿家长签署授权委托书
□ 患儿家长在入院记录单上签字</td><td>□ 病情告知
□ 化疗知情同意书签字</td></tr>
<tr><td>手术治疗</td><td></td><td></td></tr>
<tr><td>其他</td><td></td><td></td></tr>
</table>

（续 表）

<table>
<tr><td rowspan="5">重点医嘱</td><td rowspan="4">长期医嘱</td><td>护理医嘱</td><td>□ 按儿科血液病护理常规
□ 一级护理</td><td>□ 按儿科血液病护理常规
□ 一级护理</td></tr>
<tr><td>处置医嘱</td><td>□ 有床陪伴
□ 房间紫外线消毒
□ 吸氧（必要时）
□ 心电血压监护（高危患者）
□ 静脉输液
□ 静脉注射</td><td>□ 口腔和肛周的护理</td></tr>
<tr><td>膳食医嘱</td><td>□ 儿科饮食
□ 幼儿饮食
□ 婴儿饮食
□ 回民饮食</td><td>□ 儿科饮食
□ 幼儿饮食
□ 婴儿饮食
□ 回民饮食</td></tr>
<tr><td>药物医嘱</td><td>□ 复方磺胺甲噁唑预防卡氏肺囊虫肺炎</td><td>□ 复方磺胺甲噁唑预防卡氏肺囊虫肺炎
□ 化疗药物
□ 水化、碱化液
□ 营养心肌、护肝、抑酸、镇吐、纠正电解质紊乱等对症支持治疗
□ 非格司亭</td></tr>
<tr><td>临时医嘱</td><td>检查检验</td><td>□ 血常规
□ 尿常规
□ 粪常规
□ 肝功能、肾功能
□ 心肌酶
□ 电解质
□ 血糖
□ 淀粉酶
□ 脂肪酶
□ 心电图
□ 凝血四项（必要时）
□ 血型（必要时）
□ 血清八项（必要时）
□ 体液免疫及细胞免疫（必要时）
□ 结核三项（必要时）
□ 结核菌素试验（必要时）
□ 血培养（必要时）
□ 降钙素原（必要时）
□ 真菌 D-试验（必要时）
□ 脑脊液检查（必要时）
□ 骨髓穿刺形态学及免疫分型检查（必要时）
□ 全身或局部 CT 或 PET-CT（必要时）
□ 骨扫描等检查（必要时）</td><td>□ 隔日复查 1 次血常规，每周 3 次
□ 血生化等检查</td></tr>
</table>

（续　表）

<table>
<tr><td rowspan="3"></td><td rowspan="3"></td><td>药物医嘱</td><td></td><td></td></tr>
<tr><td>手术医嘱</td><td></td><td></td></tr>
<tr><td>处置医嘱</td><td></td><td></td></tr>
<tr><td rowspan="8">主要护理工作</td><td colspan="2">健康宣教</td><td>□ 入院宣教：介绍责任护士，病区环境、设施、规章制度、基础护理服务项目
□ 叮嘱患儿避免交叉感染，定时测量体温
□ 进行护理安全指导
□ 进行等级护理、活动范围指导
□ 进行饮食指导
□ 进行用药指导
□ 进行关于疾病知识的宣教</td><td></td></tr>
<tr><td colspan="2">护理处置</td><td>□ 患儿身份核对
□ 佩戴腕带
□ 建立入院病历，通知医师
□ 询问病史，填写护理记录单首页
□ 测量基本生命体征
□ 观察病情
□ 抽血
□ 输液
□ 心理护理与生活护理
□ 妥善固定各种管道
□ 根据评估结果采取相应的护理措施
□ 通知次日检查项目及检查注意事项</td><td>□ 观察体温波动及一般状况
□ 观察药物不良反应（过敏反应、胃肠道反应等）</td></tr>
<tr><td colspan="2">护理评估</td><td>□ 一般评估：生命体征、神志、皮肤、药物过敏史等
□ 专科评估：饮食习惯、生活方式、体重、身高、体表面积、家族史
□ 风险评估：评估有无跌倒、坠床、褥疮、导管滑脱、液体外渗的风险
□ 营养评估
□ 疼痛评估
□ 康复评估</td><td></td></tr>
<tr><td colspan="2">专科护理</td><td>□ 心电监护（病情危重或不稳定）
□ 吸氧（必要时）</td><td>□ 观察尿液颜色
□ PICC 置管护理（置管患者）</td></tr>
<tr><td colspan="2">饮食指导</td><td>□ 根据医嘱通知配餐员准备膳食
□ 协助患儿进餐</td><td></td></tr>
<tr><td colspan="2">活动体位</td><td>□ 根据护理等级指导活动</td><td></td></tr>
<tr><td colspan="2">洗浴要求</td><td>□ 卫生整理：更衣、剪短指甲</td><td></td></tr>
<tr><td colspan="3">病情变异记录</td><td>□ 无　□ 有，原因：
□ 患儿　□ 疾病　□ 医疗
□ 护理　□ 保障　□ 管理</td><td>□ 无　□ 有，原因：
□ 患儿　□ 疾病　□ 医疗
□ 护理　□ 保障　□ 管理</td></tr>
</table>

（续　表）

<table>
<tr><td colspan="3" rowspan="2">护士签名</td><td>白班</td><td>小夜班</td><td>大夜班</td><td>白班</td><td>小夜班</td><td>大夜班</td></tr>
<tr><td></td><td></td><td></td><td></td><td></td><td></td></tr>
<tr><td colspan="3">医师签名</td><td colspan="3"></td><td colspan="3"></td></tr>
<tr><td colspan="3">时间</td><td colspan="3">住院第 10－18 天</td><td colspan="3">住院第 19－21 天(出院日)</td></tr>
<tr><td rowspan="6">主要诊疗工作</td><td colspan="2">制度落实</td><td colspan="3">□ 上级医师查房
□ 注意防治并发症</td><td colspan="3">□ 上级医师查房,同意其出院</td></tr>
<tr><td colspan="2">病情评估</td><td colspan="3">□ 评估患儿治疗效果</td><td colspan="3"></td></tr>
<tr><td colspan="2">病历书写</td><td colspan="3">□ 完成上级医师查房记录
□ 完成日常病程记录,详细记录医嘱变动情况(原因和更改内容)</td><td colspan="3">□ 出院当天病程记录(有上级医师指示出院)
□ 出院后 24 小时内完成出院记录
□ 出院后 24 小时内完成病历首页
□ 开具出院介绍信
□ 开具诊断证明书</td></tr>
<tr><td colspan="2">知情同意</td><td colspan="3"></td><td colspan="3">□ 出院宣教</td></tr>
<tr><td colspan="2">手术治疗</td><td colspan="3"></td><td colspan="3"></td></tr>
<tr><td colspan="2">其他</td><td colspan="3">□ 记录观察病情变化情况
□ 经治医师检查、整理病历资料
□ 检查住院押金使用情况</td><td colspan="3">□ 预约门诊复诊时间</td></tr>
<tr><td rowspan="8">重点医嘱</td><td rowspan="4">长期医嘱</td><td>护理医嘱</td><td colspan="3">□ 按儿科血液病护理常规
□ 一级护理</td><td colspan="3">□ 按儿科血液病护理常规
□ 二级护理</td></tr>
<tr><td>处置医嘱</td><td colspan="3">□ 吸氧(必要时)
□ 有床陪伴
□ 房间紫外线消毒</td><td colspan="3"></td></tr>
<tr><td>膳食医嘱</td><td colspan="3">□ 儿科饮食
□ 幼儿饮食
□ 婴儿饮食
□ 回民饮食</td><td colspan="3">□ 儿科饮食
□ 幼儿饮食
□ 婴儿饮食
□ 回民饮食</td></tr>
<tr><td>药物医嘱</td><td colspan="3">□ 复方磺胺甲噁唑预防卡氏肺囊虫肺炎
□ 水化、碱化液
□ 护肝、抑酸等对症治疗
□ 抗生素:头孢他定他唑巴坦钠、亚胺培西司他丁钠、替考拉宁、氟康唑、伏立康唑
□ 非格司亭</td><td colspan="3">□ 停所有长期医嘱</td></tr>
<tr><td rowspan="4">临时医嘱</td><td>检查检验</td><td colspan="3">□ 隔日复查 1 次血常规,每周 3 次
□ 生化检验项目</td><td colspan="3"></td></tr>
<tr><td>药物医嘱</td><td colspan="3"></td><td colspan="3">□ 必要时出院带药</td></tr>
<tr><td>手术医嘱</td><td colspan="3"></td><td colspan="3"></td></tr>
<tr><td>处置医嘱</td><td colspan="3">□ 成分输血</td><td colspan="3">□ 出院</td></tr>
</table>

（续　表）

<table>
<tr><td rowspan="8">主要护理工作</td><td>健康宣教</td><td colspan="3"></td><td colspan="3">□ 出院健康指导</td></tr>
<tr><td>护理处置</td><td colspan="3">□ 观察患儿的一般状况
□ 观察体温波动
□ 完成护理记录
□ 遵医嘱用药</td><td colspan="3">□ 核对患儿住院费用
□ 指导患儿家长结账
□ 指导患儿家长取出院带药
□ 取消患儿住院信息
□ 整理床单元</td></tr>
<tr><td>护理评估</td><td colspan="3">□ 评估有无跌倒、坠床、褥疮、导管滑脱、液体外渗的风险
□ 营养评估
□ 疼痛评估
□ 康复评估</td><td colspan="3">□ 评估患儿对疾病、预防、保健方面的能力</td></tr>
<tr><td>专科护理</td><td colspan="3">□ 鼻腔、口腔护理
□ 指导肛周坐浴</td><td colspan="3"></td></tr>
<tr><td>饮食指导</td><td colspan="3">□ 协助患儿进餐</td><td colspan="3"></td></tr>
<tr><td>活动体位</td><td colspan="3">□ 根据护理等级指导活动</td><td colspan="3"></td></tr>
<tr><td>洗浴要求</td><td colspan="3"></td><td colspan="3"></td></tr>
<tr><td colspan="2">病情变异记录</td><td colspan="3">□ 无　□ 有，原因：
□ 患儿　□ 疾病　□ 医疗
□ 护理　□ 保障　□ 管理</td><td colspan="3">□ 无　□ 有，原因：
□ 患儿　□ 疾病　□ 医疗
□ 护理　□ 保障　□ 管理</td></tr>
<tr><td colspan="2" rowspan="2">护士签名</td><td>白班</td><td>小夜班</td><td>大夜班</td><td>白班</td><td>小夜班</td><td>大夜班</td></tr>
<tr><td></td><td></td><td></td><td></td><td></td><td></td></tr>
<tr><td colspan="2">医师签名</td><td colspan="3"></td><td colspan="3"></td></tr>
</table>

第三十节　神经母细胞瘤行 CDV 方案化疗临床路径

一、神经母细胞瘤行 CDV 方案化疗临床路径标准住院流程

（一）适用对象

第一诊断为神经母细胞瘤（ICD-10：M95000/3 伴 Z51.144/Z51.145/Z51.146）的中、高危组 14 岁以下的儿童。

（二）诊断依据

1. 根据国际共识专家小组已对诊断神经母细胞瘤的最低标准取得了一致意见，确诊神经母细胞瘤需要满足以下几个条件之一：光学显微镜下对肿瘤组织的明确组织学诊断，联合或不联合免疫组织化学、电子显微镜或尿液（或血清）儿茶酚胺或其代谢物水平升高。骨髓抽吸活检或环钻活检显示有骨髓转移瘤的证据，伴尿液或血清儿茶酚胺或其代谢物水平同步升高。

（1）临床症状和体征：因为神经母细胞瘤多沿交感神经分布，肿块多在腹部及肾上腺，出现相应压迫症状，包括腹部不适、腹胀，排尿、排便困难，双下肢水肿等，胸部及颈部包块出现 Horner 综合征表现等。转移至骨及骨髓的，可出现眼球突出、眶周淤血、骨痛跛行；贫血、血小

板减少等。极少数患儿存在眼阵挛-肌阵挛综合征等副肿瘤综合征表现。全身症状包括发热、消瘦、乏力等。

(2)影像学特点：身体中轴两侧钙化性肿块特征。

(3)肿瘤穿刺或手术探查获取肿瘤组织：根据国际神经母细胞瘤病理学分类(International Neuroblastoma Pathology Classification，INPC)病理检查发现有确定无疑的小圆形神经母细胞瘤细胞，并呈菊花团状聚集；或骨髓穿刺活检中存在神经母细胞聚集成菊花团状结构。

(4)生物学特性检测：24 小时尿儿茶酚胺代谢产物香草扁桃酸(VMA)和(或)高香草酸(HVA)显著增高，n-myc 基因扩增与肿瘤快速进展及不良预后有关。

2. 国际肿瘤协作组依据年龄、国际神经母细胞瘤分期系统(INSS)分期和肿瘤病理(MYCN 状况、Shmiada 组织学、DNA 倍性)将神经母细胞瘤患儿分为低危组、中危组和高危组。

(三)选择治疗方案的依据

美国儿童肿瘤学组(COG)基于危险度分级的 COG A3973 方案。

(四)标准住院日为 16～21 天

(五)进入路径标准

1. 第一诊断为神经母细胞瘤的 0—14 岁儿童(ICD-10：M95000/3 伴 Z51.144/Z51.145/Z51.146)。

2. INSS 分期Ⅱ期伴 MYCN 扩增(＞10)并且为不良组织类型；Ⅲ期伴 MYCN 扩增(＞10)或为不良组织类型；Ⅳ期。

3. 相对禁忌证：①术后早期；②存在发热等感染的症状或体征。

4. 适应证：与上一疗程间隔达 21 天，中性粒细胞绝对值$\geqslant 1.0\times 10^9$/L、血小板计数$\geqslant 100\times 10^9$/L，肝功能、肾功能、心肌酶、心电图基本正常等。

(六)住院评估及检查

1. 必须检查的项目

(1)血常规、尿常规、粪常规。

(2)肝功能、肾功能、电解质、血糖、淀粉酶、脂肪酶、心肌酶。

(3)心电图。

2. 根据患儿病情可选择的检查项目

(1)凝血四项、血型、血清八项、体液免疫及细胞免疫、结核三项、结核菌素试验、血培养、降钙素原、真菌 D-试验。

(2)脑脊液检查、骨髓穿刺形态学及免疫分型检查；全身或局部 CT 或 PET-CT、骨扫描等检查。

3. 营养评估　根据《解放军总医院新入院患者营养风险筛查表(NRS-2002)》为新入院患儿进行营养评估，评分≥3 分者给予处置，必要时请营养科医师会诊。

4. 疼痛评估　根据《VAS 评分》实施疼痛评估，评分＞7 分者给予处置，必要时请疼痛科医师会诊。

5. 康复评估　根据《入院患者康复筛查和评估表》，在新入院患儿入院后 24 小时内进行康复筛查和评估。任何一项结果为“是”，则请康复科医师会诊。

(七)药物选择与选用时机

1. 保肝药物　化疗期间及化疗后 3 天，其他时间根据化验情况酌情使用。

2. 抑酸、镇吐药物　化疗期间及化疗后 3 天，其他时间根据化验情况酌情使用。

3. 保心肌药物　化疗期间及化疗后 3 天，其他时间根据化验情况酌情使用。

4. 退热药物　体温>38.5℃或体温达到 38℃持续 1 小时以上。

5. 止血药物　有出血倾向,有穿刺等有创操作后局部出血者,给予预防治疗。

6. 调节水、电解质紊乱的药物　根据患儿的病情及检查、检验结果酌情应用。

7. 抗生素　细菌感染者应用抗菌药物,按照《抗菌药物临床应用指导原则》(卫医发[2004]285 号)执行。粒细胞缺乏伴发热时,根据美国综合性癌症网制定的《癌症相关感染的防治指南》执行。

8. 增强免疫药物　骨髓抑制期酌情应用。

9. 伴随药物　伴随疾病的治疗药物等。

(八)治疗方案与药物选择

1. 化疗日　CDV 方案及化疗药物剂量:体重>12kg 者,按照体表面积计算;体重<12kg 者,按照体重计算。环磷酰胺 2.1g/(m^2·d)或 70mg/(kg·d),持续静脉滴注 6 小时,第 1～2 天,应用环磷酰胺同时和应用环磷酰胺后每 3 小时 1 次,共用 4 次美司钠解救,美司钠总量是环磷酰胺的 120%～160%;吡柔比星 25mg/(m^2·d)或 0.83mg/(kg·d),持续避光静脉滴注 24 小时,第 1～3 天;长春新碱 0.67mg/(m^2·d)或 0.022mg/(kg·d)(最大量为 2mg/d),持续避光静脉滴注 24 小时,第 1～3 天。化疗同时给予水化、碱化液,24 小时匀速给予,液体总量为 3000ml/(m^2·d),4%碳酸氢钠 120～150ml/(m^2·d);营养心肌、护肝、抑酸等对症支持治疗。

2. 化疗后期支持治疗及防治感染的要点

(1)化疗后化验及检查:隔日复查血常规,每周复查血生化,必要时给予凝血及胰腺功能筛查。

(2)水化、碱化液:化疗停药后 3 天 24 小时匀速给予,液体总量为 3000ml/(m^2·d),4%碳酸氢钠 120～150ml/(m^2·d)。

(3)化疗同时用中枢镇吐药。

(4)营养心肌、护肝、抑酸、纠正电解质紊乱等对症支持治疗:化疗停药后 3 天常规使用;若出现肝功能或心肌酶异常,用至指标正常。

(5)非格司亭:停化疗后 24 小时可开始使用,5～10μg/(kg·d),皮下注射,直至中性粒细胞绝对值(ANC)≥1.0×10^9/L。

(6)卡氏肺囊虫肺炎的预防:复方磺胺甲噁唑 25mg/(kg·d),每天 2 次,每周连用 3 天,间隔 4 天。

(7)患儿如有明确感染灶,针对感染部位及临床特点与体征,经验性选择抗生素给予广谱的抗感染治疗,及时留取病原学检查,后期根据药敏试验结果针对性治疗。其中当中性粒细胞绝对值<0.5×10^9/L 定义为粒细胞缺乏期。根据美国综合性癌症网制定的《癌症相关感染的防治指南》,粒细胞缺乏期出现体温>38.0℃并持续 30 分钟或体温>38.4℃或 24 小时内两次体温>37.5℃,立即抽血培养和行 C 反应蛋白检查,必要时行尿、粪、咽拭子培养,给予第三代以上头孢类或碳青酶烯抗生素静脉滴注;若用药 48～72 小时无效,加万古霉素或去甲万古霉素或替考拉林;若治疗 5～7 天体温未降至正常,考虑开始应用伊曲康唑等经验性抗真菌治疗。

(8)骨髓抑制期成分输血:维持血红蛋白>70g/L、血小板计数>20×10^9/L。

(九)必须复查的项目

血常规、生化检验项目(肝功能、肾功能、电解质、血糖、心肌酶),PICC 拔除前行上肢静脉超声检查。

(十)出院标准

1. 骨髓造血恢复期，中性粒细胞绝对值≥0.5×10^9/L，血小板计数≥50×10^9/L。

2. 体温正常 3 天以上且无其他感染表现。

(十一)变异及原因分析

1. 医疗原因导致的变异　如改变治疗方案、转科治疗、操作失误、误诊等。

2. 患者原因导致的变异　如不同意治疗方案、个人原因要求出院(转院)等。

3. 并发症原因导致的变异　化疗期间合并严重感染、脏器功能受损或其他难以预料的并发症，导致化疗减缓或中断、用药种类增多、住院时间延长、医疗费用增加等。

4. 病情原因导致的变异　如肝功能严重受损、严重骨髓抑制及感染等并发症，导致用药种类增多、住院时间延长、医疗费用增加。

5. 辅诊科室原因导致的变异　如检查、检验(不及时、结果错报、标本不合格)、报告(不及时、结果错报、标本不合格)等原因延长住院天数、增加费用等。

6. 管理原因导致的变异　如系统暂不支持、系统瘫痪、需要修订流程、需要修订制度等。

二、神经母细胞瘤行 CDV 方案化疗临床路径

适用对象		第一诊断为神经母细胞瘤(ICD10：M95000/3 伴 Z51.144/Z51.145/Z51.146)的中、高危组 14 岁以下的儿童	
患儿基本信息		姓名：____　性别：____　年龄：__　门诊号：____ 住院号：______　过敏史：______ 住院日期：__年__月__日　出院日期：__年__月__日	标准住院日：16～21 天
时间		住院第 1 天	住院第 2—7 天
主要诊疗工作	制度落实	□ 入院 2 小时内经治医师或值班医师完成接诊 □ 入院 24 小时内主管医师查房	□ 经治医师查房(早、晚各 1 次) □ 主管医师查房 □ 入院 48 小时内主诊医师完成检诊 □ 专科会诊(必要时)
	病情评估	□ 经治医师询问病史及体格检查 □ 营养评估 □ 疼痛评估 □ 康复评估	□ 及时向上级医师汇报送检项目结果，并给予分期及分级评估 □ 注意防治并发症
	病历书写	□ 入院 8 小时内完成首次病程记录 □ 入院 24 小时内完成入院记录	□ 入院 48 小时完成主管医师查房记录 □ 入院 72 小时完成主诊医师查房记录 □ 完成日常病程记录，详细记录医嘱变动情况(原因和更改内容)
	知情同意	□ 病情告知 □ 患儿家长签署授权委托书 □ 患儿家长在入院记录单上签字 □ 签署病危病重告知书(病危、病重患儿)	□ 病情告知
	手术治疗	□ 根据病情评估及复查需要行腰椎穿刺及骨髓穿刺	□ PICC 放置及护理
	其他	□ 及时通知上级医师检诊 □ 观察穿刺点及周围情况	□ 观察穿刺点及周围情况

（续　表）

重点医嘱	长期医嘱	护理医嘱	□ 儿科血液病护理常规 □ 一级护理	□ 儿科血液病护理常规 □ 一级护理 □ 口腔和肛周的护理
		处置类医嘱	□ 有床陪伴 □ 吸氧（必要时） □ 房间紫外线消毒 □ 限制活动：卧床或床旁活动 □ 心电、血压监护（高危患者） □ 静脉输液 □ 静脉注射	□ 有床陪伴 □ 房间紫外线消毒 □ 吸氧（必要时） □ 限制活动：卧床或床旁活动 □ 心电、血压监护（高危患者） □ 静脉输液 □ 静脉注射
		膳食医嘱	□ 儿科饮食 □ 幼儿饮食 □ 婴儿饮食 □ 回民饮食	□ 儿科饮食 □ 幼儿饮食 □ 婴儿饮食 □ 回民饮食
		药物医嘱	□ 复方磺胺甲噁唑预防卡氏肺囊虫肺炎 □ 别嘌醇 □ 水化、碱化液 □ 抗感染治疗：头孢他啶他唑巴坦钠、亚胺培南西斯他丁钠、替考拉宁 □ 抗凝血治疗：肝素钠 □ 止血治疗：酚磺乙胺、氨甲苯酸	□ 复方磺胺甲噁唑预防卡氏肺囊虫肺炎 □ 化疗药物 □ 水化、碱化液 □ 营养心肌、护肝、抑酸、镇吐、利尿治疗 □ 化疗结束后 24 小时予非格司亭治疗
	临时医嘱	检查检验	□ 血常规 □ 尿常规 □ 粪常规 □ 普通生化检验项目 □ 心电图 □ 肝功能、肾功能 □ 电解质 □ 血糖 □ 淀粉酶 □ 脂肪酶 □ 心肌酶 □ 凝血四项（必要时） □ 血型（必要时） □ 血清八项（必要时） □ 体液及细胞免疫（必要时） □ 结核三项（必要时） □ 结核菌素试验（必要时） □ 血培养（必要时） □ 降钙素原（必要时） □ 真菌 D-试验（必要时） □ 脑脊液检查（必要时）	□ 凝血四项、血型、血清八项、体液免疫及细胞免疫、结核三项、结核菌素试验、血培养、降钙素原、真菌 D-试验（必要时） □ 脑脊液检查、骨髓穿刺形态学及免疫分型检查（必要时） □ 全身或局部 CT 或 PET-CT、骨扫描等检查（必要时）

（续 表）

<table>
<tr><td rowspan="4"></td><td rowspan="4"></td><td></td><td>□ 骨髓穿刺形态学及免疫分型检查（必要时）
□ 全身或局部 CT 或 PET-CT（必要时）
□ 骨扫描等检查（必要时）</td><td></td></tr>
<tr><td>药物医嘱</td><td>□ 盐酸利多卡因局部麻醉
□ 结核菌素试验</td><td>□ 输血治疗
□ 盐酸利多卡因局部麻醉</td></tr>
<tr><td>手术医嘱</td><td>□ 骨髓穿刺术
□ 腰椎穿刺术</td><td>□ 腰椎穿刺＋三联鞘内注射</td></tr>
<tr><td>处置医嘱</td><td>□ 术后换药</td><td></td></tr>
<tr><td rowspan="5">主要护理工作</td><td colspan="2">健康宣教</td><td>□ 入院宣教：介绍责任护士，病区环境、设施、规章制度、基础护理服务项目
□ 进行护理安全指导
□ 进行等级护理、活动范围指导
□ 进行饮食指导
□ 进行用药指导
□ 进行关于疾病知识的宣教</td><td>□ 观察体温波动及一般状况
□ 观察药物不良反应（皮疹、胃肠道反应）</td></tr>
<tr><td colspan="2">护理处置</td><td>□ 患儿身份核对
□ 佩戴腕带
□ 建立入院病历，通知医师
□ 询问病史，填写护理记录单首页
□ 测量基本生命体征
□ 观察病情
□ 抽血
□ 输液
□ 心理护理与生活护理
□ 妥善固定各种管道
□ 根据营养、疼痛及检查结果，给予针对性处置，必要时请相应科室医师会诊
□ 通知次日检查项目及检查注意事项</td><td>□ 测量基本生命体征
□ 观察病情
□ 抽血
□ 输液
□ 心理护理与生活护理
□ 指导并监督患儿治疗与活动
□ 遵医嘱用药
□ 遵医嘱留取标本
□ 根据营养、疼痛及检查结果，给予针对性处置，必要时请相应科室医师会诊
□ 妥善固定各种管道
□ 使用床档</td></tr>
<tr><td colspan="2">护理评估</td><td>□ 一般评估：生命体征、神志、皮肤、药物过敏史等
□ 专科评估：饮食习惯、生活方式、体重、身高、家族史
□ 风险评估：评估有无跌倒、坠床、褥疮、导管滑脱、液体外渗的风险
□ 营养评估
□ 疼痛评估
□ 康复评估</td><td>□ 风险评估：评估有无跌倒、坠床、褥疮、导管滑脱、液体外渗的风险</td></tr>
<tr><td colspan="2">专科护理</td><td>□ 心电监护（病情危重或不稳定患儿）
□ 吸氧（必要时）</td><td>□ 观察尿液颜色
□ PICC 置管护理（置管患者）</td></tr>
<tr><td colspan="2">饮食指导</td><td>□ 根据医嘱通知配餐员准备膳食
□ 协助患儿进餐</td><td>□ 协助患儿进餐</td></tr>
</table>

（续　表）

<table>
<tr><td rowspan="2"></td><td colspan="2">活动体位</td><td colspan="3">□ 根据护理等级指导活动</td><td colspan="3">□ 根据护理等级指导活动</td></tr>
<tr><td colspan="2">洗浴要求</td><td colspan="3">□ 卫生整理：更衣、剃发、剪短指甲</td><td colspan="3">□ 协助患儿晨、晚间护理</td></tr>
<tr><td colspan="3">病情变异记录</td><td colspan="3">□ 无　□ 有，原因：
□ 患儿　□ 疾病　□ 医疗
□ 护理　□ 保障　□ 管理</td><td colspan="3">□ 无　□ 有，原因：
□ 患儿　□ 疾病　□ 医疗
□ 护理　□ 保障　□ 管理</td></tr>
<tr><td colspan="3" rowspan="2">护士签名</td><td>白班</td><td>小夜班</td><td>大夜班</td><td>白班</td><td>小夜班</td><td>大夜班</td></tr>
<tr><td></td><td></td><td></td><td></td><td></td><td></td></tr>
<tr><td colspan="3">医师签名</td><td colspan="3"></td><td colspan="3"></td></tr>
<tr><td colspan="3">时间</td><td colspan="3">住院第 6－16 天（化疗后）</td><td colspan="3">住院第 16～21 天（出院前）</td></tr>
<tr><td rowspan="6">主要诊疗工作</td><td colspan="2">制度落实</td><td colspan="3">□ 上级医师查房</td><td colspan="3">□ 上级医师查房，同意其出院</td></tr>
<tr><td colspan="2">病情评估</td><td colspan="3">□ 密切观察病情变化
□ 经治医师询问并记录不良主诉及体格检查
□ 评估不良反应的分级及对症处理</td><td colspan="3">□ 上级医生进行治疗效果、预后和出院评估
□ 自动出院需书面交代病情、告知风险</td></tr>
<tr><td colspan="2">病历书写</td><td colspan="3">□ 完成上级医师查房记录
□ 完成日常病程记录，详细记录医嘱变动情况（原因和更改内容）</td><td colspan="3">□ 出院前一天有上级医师指示出院的病程记录
□ 出院后 24 小时内完成出院记录
□ 出院后 24 小时内完成病历首页
□ 开具出院介绍信
□ 开具诊断证明书</td></tr>
<tr><td colspan="2">知情同意</td><td colspan="3">□ 签署病危病重告知书（病危、病重患儿）</td><td colspan="3">□ 出院宣教</td></tr>
<tr><td colspan="2">手术治疗</td><td colspan="3"></td><td colspan="3">□ PICC 拔除</td></tr>
<tr><td colspan="2">其他</td><td colspan="3">□ 检查住院押金使用情况</td><td colspan="3">□ 预约门诊复诊时间</td></tr>
<tr><td rowspan="4">重点医嘱</td><td rowspan="4">长期医嘱</td><td>护理医嘱</td><td colspan="3">□ 按儿科血液病护理常规
□ 一级护理</td><td colspan="3">□ 按儿科血液病护理常规
□ 二级护理</td></tr>
<tr><td>处置医嘱</td><td colspan="3"></td><td colspan="3"></td></tr>
<tr><td>膳食医嘱</td><td colspan="3">□ 儿科饮食
□ 幼儿饮食
□ 婴儿饮食
□ 回民饮食</td><td colspan="3">□ 儿科饮食
□ 幼儿饮食
□ 婴儿饮食
□ 回民饮食</td></tr>
<tr><td>药物医嘱</td><td colspan="3">□ 复方磺胺甲噁唑预防卡氏肺囊虫肺炎
□ 抗感染治疗：头孢他啶他唑巴坦钠、亚胺培南西斯他丁钠、替考拉宁
□ 止血治疗：酚磺乙胺、氨甲苯酸
□ 非格司亭
□ 水化、碱化液
□ 保肝：还原性谷胱甘肽
□ 保心肌：复合辅酶、磷酸肌酸钠
□ 抑酸：兰索拉唑
□ 镇吐：盐酸托烷司琼
□ 止泻：蒙脱石</td><td colspan="3">□ 停止所有长期医嘱</td></tr>
</table>

（续 表）

<table>
<tr><td rowspan="4">临时医嘱</td><td>检查检验</td><td>□ 血常规
□ 普通生化检验项目</td><td>□ PICC 拔除前行上肢静脉超声检查</td></tr>
<tr><td>药物医嘱</td><td>□ 盐酸利多卡因局部麻醉</td><td></td></tr>
<tr><td>手术医嘱</td><td>□ 骨髓穿刺术
□ 腰椎穿刺术</td><td></td></tr>
<tr><td>处置医嘱</td><td>□ 术后换药</td><td>□ 出院</td></tr>
<tr><td rowspan="8">主要护理工作</td><td>健康宣教</td><td>□ 进行护理安全指导
□ 进行等级护理、活动范围指导
□ 进行饮食指导
□ 进行用药指导
□ 进行关于疾病知识的宣教</td><td>□ 出院健康指导</td></tr>
<tr><td>护理处置</td><td>□ 测量基本生命体征
□ 观察病情
□ 抽血
□ 输液
□ 心理护理与生活护理
□ 妥善固定各种管道
□ 指导并监督患者恢复期的治疗与活动
□ 采取相应的护理措施
□ 通知次日检查项目及检查注意事项</td><td>□ 核对患儿住院费用
□ 指导患儿家长结账
□ 指导患儿家长取出院带药
□ 取消患儿住院信息
□ 整理床单元</td></tr>
<tr><td>护理评估</td><td>□ 一般评估：生命体征、神志、皮肤、药物过敏史等
□ 风险评估：评估有无跌倒、坠床、褥疮、导管滑脱、液体外渗的风险
□ 营养评估
□ 疼痛评估
□ 康复评估</td><td>□ 评估患儿对疾病、预防、保健方面的能力</td></tr>
<tr><td>专科护理</td><td>□ 鼻腔、口腔护理
□ 指导肛周坐浴</td><td></td></tr>
<tr><td>饮食指导</td><td>□ 根据医嘱通知配餐员准备膳食
□ 协助患儿进餐</td><td></td></tr>
<tr><td>活动体位</td><td>□ 根据护理等级指导活动</td><td></td></tr>
<tr><td>洗浴要求</td><td>□ 协助更换病号服</td><td></td></tr>
</table>

<table>
<tr><td>病情变异记录</td><td colspan="3">□ 无 □ 有，原因：
□ 患儿 □ 疾病 □ 医疗
□ 护理 □ 保障 □ 管理</td><td colspan="3">□ 无 □ 有，原因：
□ 患儿 □ 疾病 □ 医疗
□ 护理 □ 保障 □ 管理</td></tr>
<tr><td rowspan="2">护士签名</td><td>白班</td><td>小夜班</td><td>大夜班</td><td>白班</td><td>小夜班</td><td>大夜班</td></tr>
<tr><td></td><td></td><td></td><td></td><td></td><td></td></tr>
<tr><td>医师签名</td><td colspan="3"></td><td colspan="3"></td></tr>
</table>

第三十一节　神经母细胞瘤行 CIE 方案化疗的临床路径

一、神经母细胞瘤行 CIE 方案化疗临床路径的标准住院流程

(一)适用对象

第一诊断为神经母细胞瘤(ICD-10:M95000/3 伴 Z51.144/Z51.145/Z51.146)的中、高危组 14 岁以下儿童。

(二)诊断依据

1. 国际共识专家小组已对诊断神经母细胞瘤的最低标准取得了一致意见,确诊神经母细胞瘤需要满足以下几个条件之一:光学显微镜下对肿瘤组织的明确组织学诊断,联合或不联合免疫组织化学、电子显微镜或尿液(或血清)儿茶酚胺或其代谢物水平升高。骨髓抽吸活检或环钻活检显示有骨髓转移瘤的证据,伴尿液或血清儿茶酚胺或其代谢物水平同步升高。

(1)临床症状和体征:因为神经母细胞瘤多沿交感神经分布,肿块多在腹部及肾上腺,出现相应压迫症状,包括腹部不适、腹胀,排尿、排便困难,双下肢水肿等,胸部及颈部包块出现 Horner 综合征表现等。转移至骨及骨髓的,可出现眼球突出、眶周淤血、骨痛跛行;贫血、血小板减少等。极少数患儿存在眼阵挛-肌阵挛综合征等副肿瘤综合征表现。全身症状包括发热、消瘦、乏力等。

(2)影像学特点:身体中轴两侧钙化性肿块特征。

(3)肿瘤穿刺或手术探查获取肿瘤组织:根据国际神经母细胞瘤病理学分类(International Neuroblastoma Pathology Classification,INPC)病理检查发现有确定无疑的小圆形神经母细胞瘤细胞,并呈菊花团状聚集;或骨髓穿刺活检中存在神经母细胞聚集成菊花团状结构。

(4)生物学特性检测:24 小时尿儿茶酚胺代谢产物 VMA 和(或)HVA 显著增高,n-myc 基因扩增与肿瘤快速进展及不良预后有关。

2. 国际肿瘤协作组依据年龄、国际神经母细胞瘤分期系统(INSS)分期和肿瘤病理(MYCN 状况、Shmiada 组织学、DNA 倍性)将神经母细胞瘤患儿分为低危组、中危组和高危组。

(三)选择治疗方案的依据

美国儿童肿瘤学组(COG)基于危险度分级的 COG　A3973 方案。

(四)标准住院日为 16～21 天

(五)进入路径标准

1. 第一诊断为神经母细胞瘤(ICD-10:M95000/3 伴 Z51.144/Z51.145/Z51.146)的 0－14 岁儿童。

2. INSS 分期Ⅱ期伴 MYCN 扩增(＞10)并且为不良组织类型;Ⅲ期伴 MYCN 扩增(＞10)或者为不良组织类型;Ⅳ期。

3. 相对禁忌证:①术后早期;②存在发热等感染的症状或体征。

4. 适应证:与上一疗程间隔达 21 天,中性粒细胞绝对值(ANC)≥1.0×10^9/L、血小板计数≥100×10^9/L,肝功能、肾功能、心肌酶、心电图基本正常等。

(六)入院检查

1. 必须检查的项目

(1)血常规、尿常规、粪常规。

(2)肝功能、肾功能、电解质、血糖、淀粉酶、脂肪酶、心肌酶。

(3)心电图,X线胸片。

2. 根据患儿病情可选择的检查项目

(1)凝血四项、血型、血清八项、体液免疫及细胞免疫、结核三项、结核菌素试验、血培养、降钙素原、真菌D-试验。

(2)脑脊液检查、骨髓穿刺形态学及免疫分型检查;全身或局部CT或PET-CT、骨扫描等检查。

3. 营养评估　根据《解放军总医院新入院患者营养风险筛查表(NRS-2002)》为新入院患儿进行营养评估,评分≥3分者给予处置,必要时请营养科医师会诊。

4. 疼痛评估　根据《VAS评分》实施疼痛评估,评分>7分者给予处置,必要时请疼痛科医师会诊。

5. 康复评估　根据《入院患者康复筛查和评估表》,在新入院患儿入院后24小时内进行康复筛查和评估。任何一项结果为"是",则请康复科医师会诊。

(七)药物选择与选用时机

1. 保肝药物　化疗期间及化疗后3天,其他时间根据化验情况酌情使用。

2. 抑酸、镇吐药物　化疗期间及化疗后3天,其他时间根据化验情况酌情使用。

3. 保心肌药物　化疗期间及化疗后3天,其他时间根据化验情况酌情使用。

4. 退热药物　体温>38.5℃或体温达到38℃持续1小时以上。

5. 止血药物　有出血倾向,有穿刺等有创操作后局部出血者,给予预防治疗。

6. 调节水、电解质紊乱的药物　根据患儿的病情及检查、检验结果酌情应用。

7. 抗生素　细菌感染者应用抗菌药物,按照《抗菌药物临床应用指导原则》(卫医发[2004]285号)执行。粒细胞缺乏伴发热时,根据美国综合性癌症网制定的《癌症相关感染的防治指南》执行。

8. 增强免疫药物　骨髓抑制期酌情应用。

9. 伴随药物　伴随疾病的治疗药物等。

(八)治疗方案与药物选择

1. 化疗日　化疗药物剂量:体重>12kg者,按照体表面积计算;体重<12kg者,按照体重计算。顺铂50mg/(m^2·d)或1.66mg/(kg·d),加入200ml生理盐水中持续静脉滴注2小时以上,第1～4天,应用顺铂前甘露醇8g/m^2静脉注射,顺铂后甘露醇35ml/(m^2·h)持续静脉滴注6小时;依托泊苷200mg/(m^2·d)或6.67mg/(kg·d),加入500ml/m^2生理盐水中持续静脉滴注4小时以上,第1～3天。化疗同时给予水化、碱化液24小时匀速给予,液体总量为3000ml/(m^2·d),4%碳酸氢钠120～150ml/(m^2·d);营养心肌、护肝、抑酸等对症支持治疗。

2. 化疗后期支持治疗及防治感染的要点

(1)化疗后化验及检查:隔日复查血常规,每周复查血生化,必要时给予凝血及胰腺功能筛查。

(2)水化、碱化液:化疗停药后3天24小时匀速给予,液体总量为3000ml/(m^2·d),4%碳酸氢钠120～150ml/(m^2·d)。

(3)化疗同时用中枢镇吐药。

(4)营养心肌、护肝、抑酸、纠正电解质紊乱等对症支持治疗：化疗停药后 3 天常规使用；若出现肝功能或心肌酶异常，用至指标正常。

(5)非格司亭：停化疗后 24 小时可开始使用，5～10μg/(kg・d)，皮下注射，直至中性粒细胞绝对值≥1.0×10^{9}/L。

(6)卡氏肺囊虫肺炎的预防：复方磺胺甲噁唑 25mg/(kg・d)，每天 2 次，每周连用 3 天，间隔 4 天。

(7)患儿如有明确感染灶，针对感染部位及临床特点与体征，经验性选择抗生素给予广谱的抗感染治疗，及时留取病原学检查，后期根据药敏试验结果针对性治疗。其中当中性粒细胞绝对值<0.5×10^{9}/L 定义为粒细胞缺乏期。根据美国综合性癌症网制定的《癌症相关感染的防治指南》，粒细胞缺乏期出现体温>38.0℃并持续 30 分钟或体温>38.4℃或 24 小时内两次体温>37.5℃，立即抽血培养和行 C 反应蛋白检查，必要时行尿、粪便、咽拭子培养，给予第三代以上头孢类或碳青霉烯抗生素静脉滴注；若用药 48～72 小时无效，加万古霉素或去甲万古霉素或替考拉林；若治疗 5～7 天体温未降至正常，考虑开始应用伊曲康唑等经验性抗真菌治疗。

(8)骨髓抑制期成分输血：维持血红蛋白>70g/L、血小板计数>20×10^{9}/L。

(九)必须复查的项目

血常规、肝功能、肾功能。

(十)出院标准

1. 骨髓造血恢复期，中性粒细胞绝对值≥0.5×10^{9}/L，血小板计数≥50×10^{9}/L。

2. 体温正常 3 天以上且无其他感染表现。

(十一)变异及原因分析

1. 医疗原因导致的变异　如改变治疗方案、转科治疗、操作失误、误诊等。

2. 患者原因导致的变异　如不同意治疗方案、个人原因要求出院(转院)等。

3. 并发症原因导致的变异　化疗期间合并严重感染、脏器功能受损或其他难以预料的并发症，导致化疗减缓或中断、用药种类增多、住院时间延长、医疗费用增加等。

4. 病情原因导致的变异　如肝功能严重受损、严重骨髓抑制及感染等并发症，导致用药种类增多、住院时间延长、医疗费用增加。

5. 辅诊科室原因导致的变异　如检查、检验(不及时、结果错报、标本不合格)、报告(不及时、结果错报、标本不合格)等原因延长住院天数、增加费用等。

6. 管理原因导致的变异　如系统暂不支持、系统瘫痪、需要修订流程、需要修订制度等。

二、神经母细胞瘤行 CIE 方案化疗临床路径表单

<table>
<tr><td>适用对象</td><td colspan="2">第一诊断为神经母细胞瘤(ICD-10：M95000/3 伴 Z51.144/Z51.145/Z51.146)的中、高危组 14 岁以下的儿童</td></tr>
<tr><td>患儿基本信息</td><td>姓名：____　性别：____　年龄：__　门诊号：____
住院号：______　过敏史：______
住院日期：__年__月__日　出院日期：__年__月__日</td><td>标准住院日：16～21 天</td></tr>
</table>

（续　表）

时间			住院第 1 天	住院第 2－7 天
主要诊疗工作	制度落实		□ 入院 2 小时内经治医师或值班医师完成接诊 □ 入院 24 小时内主管医师查房	□ 经治医师查房(早、晚各 1 次) □ 主管医师查房 □ 入院 48 小时内主诊医师完成检诊 □ 专科会诊(必要时)
	病情评估		□ 经治医师询问病史及体格检查 □ 营养评估 □ 疼痛评估 □ 康复评估	□ 及时向上级医师汇报送检项目结果，并给予分期及分级评估 □ 注意防治并发症
	病历书写		□ 入院 8 小时内完成首次病程记录 □ 入院 24 小时内完成入院记录	□ 入院 48 小时完成主管医师查房记录 □ 入院 72 小时完成主诊查房 □ 完成日常病程记录，详细记录医嘱变动情况(原因和更改内容)
	知情同意		□ 病情告知 □ 患儿家长签署授权委托书 □ 患儿家长在入院记录单上签字 □ 签署病危病重告知书(病危、病重患儿)	□ 病情告知
	手术治疗		□ 根据病情评估及复查需要行腰椎穿刺及骨髓穿刺	□ PICC 放置及护理
	其他		□ 及时通知上级医师检诊 □ 观察穿刺点及周围情况	□ 观察穿刺点及周围情况
重点医嘱	长期医嘱	护理医嘱	□ 按儿科血液病护理常规 □ 一级护理	□ 按儿科血液病护理常规 □ 一级护理 □ 口腔和肛周的护理
		处置医嘱	□ 有床陪伴 □ 房间紫外线消毒 □ 吸氧(必要时) □ 限制活动：卧床或床旁活动 □ 心电、血压监护(高危患儿) □ 静脉输液 □ 静脉注射	□ 有床陪伴 □ 吸氧(必要时) □ 限制活动：卧床或床旁活动 □ 心电、血压监护(高危患儿) □ 静脉输液 □ 静脉注射
		膳食医嘱	□ 儿科饮食 □ 幼儿饮食 □ 婴儿饮食 □ 回民饮食	□ 儿科饮食 □ 幼儿饮食 □ 婴儿饮食 □ 回民饮食
		药物医嘱	□ 复方磺胺甲噁唑预防卡氏肺囊虫肺炎 □ 别嘌醇 □ 水化、碱化液 □ 抗感染治疗：头孢他啶他唑巴坦钠、亚胺培南西斯他丁钠、替考拉宁 □ 抗凝血治疗：肝素钠 □ 止血治疗：酚磺乙胺、氨甲苯酸	□ 复方磺胺甲噁唑预防卡氏肺囊虫肺炎 □ 化疗药物：顺铂、依托泊苷 □ 水化、碱化液 □ 营养心肌、护肝、抑酸、镇吐、利尿治疗 □ 化疗结束后 24 小时给予非格司亭治疗

（续　表）

临时医嘱	检查检验	□ 血常规 □ 尿常规 □ 粪常规 □ 心电图 □ X 线胸片 □ 肝功能、肾功能 □ 电解质 □ 血糖 □ 淀粉酶 □ 脂肪酶 □ 心肌酶 □ 凝血四项(必要时) □ 血型(必要时) □ 血清八项(必要时) □ 体液免疫及细胞免疫(必要时) □ 结核三项(必要时) □ 结核菌素试验(必要时) □ 血培养(必要时) □ 降钙素原(必要时) □ 真菌 D-试验(必要时) □ 脑脊液检查(必要时) □ 骨髓穿刺形态学及免疫分型检查(必要时) □ 全身或局部 CT 或 PET-CT(必要时) □ 骨扫描等检查(必要时)	□ 凝血四项、血型、血清八项、体液免疫及细胞免疫、结核三项、结核菌素试验、血培养、降钙素原、真菌 D-试验(必要时) □ 脑脊液检查、骨髓穿刺形态学及免疫分型检查(必要时) □ 全身或局部 CT 或 PET-CT、骨扫描等检查(必要时)
	药物医嘱	□ 盐酸利多卡因局部麻醉	□ 输血治疗 □ 盐酸利多卡因局部麻醉
	手术医嘱	□ 骨髓穿刺术 □ 腰椎穿刺术	□ 腰椎穿刺＋三联鞘内注射
	处置医嘱	□ 术后换药	
主要护理工作	健康宣教	□ 入院宣教：介绍责任护士，病区环境、设施、规章制度、基础护理服务项目 □ 进行护理安全指导 □ 进行等级护理、活动范围指导 □ 进行饮食指导 □ 进行用药指导 □ 进行关于疾病知识的宣教	□ 观察体温波动及一般状况 □ 观察药物不良反应(皮疹、胃肠道反应)
	护理处置	□ 患儿身份核对 □ 佩戴腕带 □ 建立入院病历，通知医师 □ 询问病史，填写护理记录单首页 □ 测量基本生命体征 □ 观察病情 □ 抽血	□ 测量基本生命体征 □ 观察病情 □ 抽血 □ 输液 □ 心理护理与生活护理 □ 指导并监督患儿治疗与活动 □ 遵医嘱用药

（续　表）

<table>
<tr><td></td><td></td><td>□ 输液
□ 心理护理与生活护理
□ 根据营养、疼痛及检查结果，给予针对性处置，必要时请相应科室医师会诊
□ 妥善固定各种管道
□ 通知次日检查项目及检查注意事项</td><td colspan="3">□ 遵医嘱留取标本
□ 根据营养、疼痛及检查结果，给予针对性处置，必要时请相应科室医师会诊
□ 妥善固定各种管道
□ 使用床档</td></tr>
<tr><td></td><td>护理评估</td><td>□ 一般评估：生命体征、神志、皮肤、药物过敏史等
□ 专科评估：饮食习惯、生活方式、体重、身高、家族史
□ 风险评估：评估有无跌倒、坠床、褥疮、导管滑脱、液体外渗的风险
□ 营养评估
□ 疼痛评估
□ 康复评估</td><td colspan="3">□ 风险评估：评估有无跌倒、坠床、褥疮、导管滑脱、液体外渗的风险</td></tr>
<tr><td></td><td>专科护理</td><td>□ 心电监护（病情危重或不稳定）
□ 吸氧（必要时）</td><td colspan="3">□ 观察尿液颜色
□ PICC 置管护理（置管患者）</td></tr>
<tr><td></td><td>饮食指导</td><td>□ 根据医嘱通知配餐员准备膳食
□ 协助患儿进餐</td><td colspan="3">□ 协助患儿进餐</td></tr>
<tr><td></td><td>活动体位</td><td>□ 根据护理等级指导活动</td><td colspan="3">□ 根据护理等级指导活动</td></tr>
<tr><td></td><td>洗浴要求</td><td>□ 卫生整理：更衣、理发、剪短指甲</td><td colspan="3">□ 协助患儿晨、晚间护理</td></tr>
<tr><td colspan="2">病情变异记录</td><td>□ 无　□ 有，原因：
□ 患儿　□ 疾病　□ 医疗
□ 护理　□ 保障　□ 管理</td><td colspan="3">□ 无　□ 有，原因：
□ 患儿　□ 疾病　□ 医疗
□ 护理　□ 保障　□ 管理</td></tr>
<tr><td colspan="2" rowspan="2">护士签名</td><td>白班　|　小夜班　|　大夜班</td><td>白班</td><td>小夜班</td><td>大夜班</td></tr>
<tr><td></td><td></td><td></td><td></td></tr>
<tr><td colspan="2">医师签名</td><td></td><td colspan="3"></td></tr>
<tr><td colspan="2">时间</td><td>住院第 6－16 天（化疗后）</td><td colspan="3">住院第 17－21 天（出院前）</td></tr>
<tr><td rowspan="3">主要诊疗工作</td><td>制度落实</td><td>□ 上级医师查房</td><td colspan="3">□ 上级医师查房，同意其出院</td></tr>
<tr><td>病情评估</td><td>□ 密切观察病情变化
□ 经治医师询问、记录不良主诉及体格检查
□ 评估不良反应的分级及对症处理
□ 营养评估
□ 疼痛评估
□ 康复评估</td><td colspan="3">□ 上级医师进行治疗效果、预后和出院评估
□ 自动出院需书面交代病情、告知风险</td></tr>
<tr><td>病历书写</td><td>□ 完成上级医师查房记录
□ 完成日常病程记录，详细记录医嘱变动情况（原因和更改内容）</td><td colspan="3">□ 出院前一天有上级医师指示出院的病程记录
□ 出院后 24 小时内完成出院记录
□ 出院后 24 小时内完成病历首页
□ 开具出院介绍信
□ 开具诊断证明书</td></tr>
</table>

（续　表）

	知情同意		□ 签署病危病重告知书（病危、病重患儿）	□ 家属签署自动出院告知书 □ 出院宣教
	手术治疗			□ PICC 拔除
	其他		□ 检查住院押金使用情况	□ 预约门诊复诊时间
重点医嘱	长期医嘱	护理医嘱	□ 按儿科血液病护理常规 □ 一级护理	□ 按儿科血液病护理常规 □ 二级护理
		处置医嘱		
		膳食医嘱	□ 儿科饮食 □ 幼儿饮食 □ 婴儿饮食 □ 回民饮食	□ 儿科饮食 □ 幼儿饮食 □ 婴儿饮食 □ 回民饮食
		药物医嘱	□ 复方磺胺甲噁唑预防卡氏肺囊虫肺炎 □ 抗感染治疗：头孢他啶他唑巴坦钠、亚胺培南西斯他丁钠、替考拉宁 □ 止血治疗：酚磺乙胺、氨甲苯酸 □ 非格司亭	□ 停止所有长期医嘱
	临时医嘱	检查检验	□ 血常规 □ 尿常规、粪常规 □ 普通生化检验项目	□ PICC 拔除前行上肢静脉超声检查
		药物医嘱	□ 盐酸利多卡因局部麻醉	
		手术医嘱	□ 骨髓穿刺术 □ 腰椎穿刺术	
		处置医嘱	□ 术后换药	□ 出院
主要护理工作	健康宣教		□ 进行护理安全指导 □ 进行等级护理、活动范围指导 □ 进行饮食指导 □ 进行用药指导 □ 进行关于疾病知识的宣教	□ 出院健康指导
	护理处置		□ 测量基本生命体征 □ 观察病情 □ 抽血 □ 输液 □ 心理护理与生活护理 □ 根据营养、疼痛及检查结果，给予针对性处置，必要时请相应科室医师会诊 □ 妥善固定各种管道 □ 指导并监督患儿恢复期的治疗与活动，采取相应的护理措施 □ 通知次日检查项目及检查注意事项	□ 核对患儿住院费用 □ 指导患儿家长结账 □ 指导患儿家长取出院带药 □ 取消患儿住院信息 □ 整理床单元

（续　表）

	护理评估	□ 一般评估：生命体征、神志、皮肤、药物过敏史等 □ 风险评估：评估有无跌倒、坠床、褥疮、导管滑脱、液体外渗的风险 □ 营养评估 □ 疼痛评估 □ 康复评估			□ 评估患儿对疾病、预防、保健方面的能力		
	专科护理	□ 鼻腔、口腔护理 □ 指导肛周坐浴					
	饮食指导	□ 根据医嘱通知配餐员准备膳食 □ 协助患儿进餐					
	活动体位	□ 根据护理等级指导活动					
	洗浴要求	□ 协助更换病号服					
病情变异记录		□ 无　□ 有，原因： □ 患儿　□ 疾病　□ 医疗 □ 护理　□ 保障　□ 管理			□ 无　□ 有，原因： □ 患儿　□ 疾病　□ 医疗 □ 护理　□ 保障　□ 管理		
护士签名		白班	小夜班	大夜班	白班	小夜班	大夜班
医师签名							

第三十二节　神经母细胞瘤行 TC 方案化疗临床路径

一、神经母细胞瘤行 TC 方案化疗临床路径标准住院流程

（一）适用对象

第一诊断为神经母细胞瘤（ICD-10：M95000/3 伴 Z51.144/Z51.145/Z51.146）的中、高危组 14 岁以下的儿童。

（二）诊断依据

1. 国际共识专家小组已对诊断神经母细胞瘤的最低标准取得了一致意见，确诊神经母细胞瘤需要满足以下几个条件之一：光学显微镜下对肿瘤组织的明确组织学诊断，联合或不联合免疫组织化学、电子显微镜或尿液（或血清）儿茶酚胺或其代谢物水平升高。骨髓抽吸活检或环钻活检显示有骨髓转移瘤的证据，伴尿液或血清儿茶酚胺或其代谢物水平同步升高。

（1）临床症状和体征：因为神经母细胞瘤多沿交感神经分布，肿块多在腹部及肾上腺，出现相应压迫症状，包括腹部不适、腹胀，排尿、排便困难，双下肢水肿等，胸部及颈部包块出现 Horner 综合征表现等。转移至骨及骨髓的，可出现眼球突出、眶周淤血、骨痛跛行；贫血、血小板减少等。极少数患儿存在眼阵挛-肌阵挛综合征等副肿瘤综合征表现。全身症状包括发热、消瘦、乏力等。

（2）影像学特点：身体中轴两侧钙化性肿块特征。

(3)肿瘤穿刺或手术探查获取肿瘤组织：根据国际神经母细胞瘤病理学分类(International Neuroblastoma Pathology Classification，INPC)病理检查发现有确定无疑的小圆形神经母细胞瘤细胞，并呈菊花团状聚集；或骨髓穿刺活检中存在神经母细胞聚集成菊花团状结构。

(4)生物学特性检测：24 小时尿儿茶酚胺代谢产物 VMA 和(或)HVA 显著增高，n-myc 基因扩增与肿瘤快速进展及不良预后有关。

2. 国际肿瘤协作组依据年龄、国际神经母细胞瘤分期系统(INSS)分期和肿瘤病理(MYCN 状况、Shmiada 组织学、DNA 倍性)将神经母细胞瘤患儿分为低危组、中危组和高危组。

(三)选择治疗方案的依据

美国儿童肿瘤学组(COG)基于危险度分级的 COG A3973 方案。

(四)标准住院日为 16～21 天

(五)进入路径标准

1. 第一诊断为神经母细胞瘤(ICD-10：M95000/3 伴 Z51.144/Z51.145/Z51.146)的 0－14 岁儿童。

2. INSS 分期Ⅱ期伴 MYCN 扩增(＞10)并且为不良组织类型；Ⅲ期伴 MYCN 扩增(＞10)或者为不良组织类型；Ⅳ期。

3. 相对禁忌证：①术后早期；②存在发热等感染的症状或体征。

4. 适应证：与上一疗程间隔达 21 天，中性粒细胞绝对值(ANC)≥1.0×10^9/L、血小板计数≥100×10^9/L，肝功能、肾功能、心肌酶、心电图基本正常等。

(六)入院检查

1. 必须检查的项目

(1)血常规、尿常规、粪常规。

(2)肝功能、肾功能、电解质、血糖、淀粉酶、脂肪酶、心肌酶。

(3)心电图、X 线胸片。

2. 根据患儿病情可选择的检查项目

(1)凝血四项、血型、血清八项、体液免疫及细胞免疫、结核三项、结核菌素试验、血培养、降钙素原、真菌 D-试验。

(2)脑脊液检查、骨髓穿刺形态学及免疫分型检查；全身或局部 CT 或 PET-CT、骨扫描等检查。

3. 营养评估　根据《解放军总医院新入院患者营养风险筛查表(NRS-2002)》为新入院患儿进行营养评估，评分≥3 分者给予处置，必要时请营养科医师会诊。

4. 疼痛评估　根据《VAS 评分》实施疼痛评估，评分＞7 分者给予处置，必要时请疼痛科医师会诊。

5. 康复评估　根据《入院患者康复筛查和评估表》，在新入院患儿入院后 24 小时内进行康复筛查和评估。任何一项结果为“是”，则请康复科医师会诊。

(七)药物选择与选用

1. 保肝药物　化疗期间及化疗后 3 天，其他时间根据化验情况酌情使用。

2. 抑酸、镇吐药物　化疗期间及化疗后 3 天，其他时间根据化验情况酌情使用。

3. 保心肌药物　化疗期间及化疗后 3 天，其他时间根据化验情况酌情使用。

4. 退热药物　体温＞38.5℃或体温达到 38℃持续 1 小时以上。

5. 止血药物　有出血倾向，有穿刺等有创操作后局部出血者，给予预防治疗。

6. 调节水、电解质紊乱的药物　根据患儿的病情及检查、检验结果酌情应用。

7. 抗生素　细菌感染者应用抗菌药物，按照《抗菌药物临床应用指导原则》(卫医发[2004]285号)执行。粒细胞缺乏伴发热者，根据美国综合性癌症网制定的《癌症相关感染的防治指南》执行。

8. 增强免疫药物　骨髓抑制期酌情应用。

9. 伴随药物　伴随疾病的治疗药物等。

(八)治疗方案与药物选择

1. 化疗日　TC方案及化疗药物剂量：环磷酰胺250mg/(m^2·d)，持续静脉滴注6小时，第1～5天，应用环磷酰胺同时和应用环磷酰胺后经3小时1次，共用4次美司钠解救，美司钠总量是环磷酰胺的120%～160%；盐酸托泊替康0.75mg/(m^2·d)静脉滴注2～3小时，第1～5天；化疗同时给予水化、碱化液，24小时匀速给予，液体总量为3000ml/(m^2·d)，4%碳酸氢钠120～150ml/(m^2·d)；营养心肌、护肝、抑酸等对症支持治疗。

2. 化疗后期支持治疗及防治感染的要点

(1)化疗后化验及检查：隔日复查血常规，每周复查血生化，必要时给予凝血及胰腺功能筛查。

(2)水化、碱化液：化疗停药后3天24小时匀速给予，液体总量为3000ml/(m^2·d)，4%碳酸氢钠120～150ml/(m^2·d)。

(3)化疗同时用中枢镇吐药。

(4)营养心肌、护肝、抑酸、纠正电解质紊乱等对症支持治疗：化疗停药后3天常规使用；若出现肝功能或心肌酶异常，用至指标正常。

(5)非格司亭：停化疗24小时可开始使用，5～10μg/(kg·d)，皮下注射，直至中性粒细胞绝对值(ANC)≥1.0×10^9/L。

(6)卡氏肺囊虫肺炎的预防：复方磺胺甲噁唑25mg/(kg·d)，每天2次，每周连用3天，间隔4天。

(7)患儿如有明确感染灶，针对感染部位及临床特点与体征，经验性选择抗生素给予广谱的抗感染治疗，及时留取病原学检查，后期根据药敏试验结果针对性治疗。其中当中性粒细胞绝对值<0.5×10^9/L定义为粒细胞缺乏期。根据美国综合性癌症网制定的《癌症相关感染的防治指南》，粒细胞缺乏期出现体温>38.0℃并持续30分钟或体温>38.4℃或24小时内两次体温>37.5℃，立即抽血培养和行C反应蛋白检查，必要时行尿、粪、咽拭子培养，给予第三代以上头孢类或碳青酶烯抗生素静脉滴注；若用药48～72小时无效，加万古霉素或去甲万古霉素或替考拉林；若治疗5～7天体温未降至正常，考虑开始应用伊曲康唑等经验性抗真菌治疗。

(8)骨髓抑制期成分输血：维持血红蛋白>70g/L、血小板计数>20×10^9/L。

(九)必须复查的项目

血常规、生化检验项目(肝功能、肾功能、电解质、血糖、心肌酶)，PICC拔除前行上肢静脉超声检查。

(十)出院标准

1. 骨髓造血恢复期，中性粒细胞绝对值≥0.5×10^9/L，血小板计数≥50×10^9/L。

2. 体温正常3天以上且无其他感染表现。

(十一)变异及原因分析

1. 医疗原因导致的变异　如改变治疗方案、转科治疗、操作失误、误诊等。

2. 患者原因导致的变异　如不同意治疗方案、个人原因要求出院(转院)等。

3. 并发症原因导致的变异　化疗期间合并严重感染、脏器功能受损或其他难以预料的并发症,导致化疗减缓或中断、用药种类增多、住院时间延长、医疗费用增加等。

4. 病情原因导致的变异　如肝功能严重受损、严重骨髓抑制及感染等并发症,导致用药种类增多、住院时间延长、医疗费用增加。

5. 辅诊科室原因导致的变异　如检查、检验(不及时、结果错报、标本不合格)、报告(不及时、结果错报、标本不合格)等原因延长住院天数、增加费用等。

6. 管理原因导致的变异　如系统暂不支持、系统瘫痪、需要修订流程、需要修订制度等。

二、神经母细胞瘤行 TC 方案化疗临床路径表单

<table>
<tr><td colspan="2">适用对象</td><td colspan="2">第一诊断为为神经母细胞瘤(ICD-10:M95000/3 伴 Z51.144/Z51.145/Z51.146)的中、高危组 14 岁以下的儿童</td></tr>
<tr><td colspan="2">患儿基本信息</td><td>姓名:____　性别:____　年龄:__　门诊号:____
住院号:______　过敏史:______
住院日期:__年__月__日　出院日期:__年__月__日</td><td>标准住院日:16～21 天</td></tr>
<tr><td colspan="2">时间</td><td>住院第 1 天</td><td>住院第 2—7 天</td></tr>
<tr><td rowspan="6">主要诊疗工作</td><td>制度落实</td><td>□ 入院 2 小时内经治医师或值班医师完成接诊
□ 入院 24 小时内主管医师查房</td><td>□ 经治医师查房(早、晚各 1 次)
□ 主管医师查房
□ 入院 48 小时内主诊医师完成检诊
□ 专科会诊(必要时)</td></tr>
<tr><td>病情评估</td><td>□ 经治医师询问病史及体格检查
□ 营养评估
□ 疼痛评估
□ 康复评估</td><td>□ 及时向上级医师汇报送检项目结果,并给予分期及分级评估
□ 注意防治并发症</td></tr>
<tr><td>病历书写</td><td>□ 入院 8 小时内完成首次病程记录
□ 入院 24 小时内完成入院记录</td><td>□ 入院 48 小时完成主管医师查房记录
□ 入院 72 小时完成主诊查房
□ 完成日常病程记录,详细记录医嘱变动情况(原因和更改内容)</td></tr>
<tr><td>知情同意</td><td>□ 病情告知
□ 患儿家长签署授权委托书
□ 患儿家长在入院记录单上签字
□ 签署病危病重告知书(病危、病重患儿)</td><td>□ 病情告知</td></tr>
<tr><td>手术治疗</td><td>□ 根据病情评估及复查需要行腰椎穿刺及骨髓穿刺</td><td>□ PICC 放置及护理</td></tr>
<tr><td>其他</td><td>□ 及时通知上级医师检诊
□ 观察穿刺点及周围情况</td><td>□ 观察穿刺点及周围情况</td></tr>
</table>

（续　表）

<table>
<tr><td rowspan="6">重点医嘱</td><td rowspan="4">长期医嘱</td><td>护理医嘱</td><td>□ 按儿科血液病护理常规
□ 一级护理</td><td>□ 按儿科血液病护理常规
□ 一级护理
□ 口腔和肛周的护理</td></tr>
<tr><td>处置医嘱</td><td>□ 有床陪伴
□ 房间紫外线消毒
□ 吸氧(必要时)
□ 限制活动:卧床或床旁活动
□ 心电、血压监护(高危患者)
□ 静脉输液
□ 静脉注射</td><td></td></tr>
<tr><td>膳食医嘱</td><td>□ 儿科饮食
□ 幼儿饮食
□ 婴儿饮食
□ 回民饮食</td><td>□ 儿科饮食
□ 幼儿饮食
□ 婴儿饮食
□ 回民饮食</td></tr>
<tr><td>药物医嘱</td><td>□ 复方磺胺甲噁唑预防卡氏肺囊虫肺炎
□ 别嘌醇
□ 水化、碱化液
□ 抗感染治疗:头孢他定他唑巴坦钠、亚胺培西司他丁钠、替考拉宁、氟康唑、伏立康唑
□ 抗凝血治疗
□ 止血治疗</td><td>□ 复方磺胺甲噁唑预防卡氏肺囊虫肺炎
□ 化疗药物:环磷酰胺、托泊替康
□ 水化、碱化液
□ 营养心肌、护肝、抑酸、镇吐、利尿治疗
□ 化疗结束后 24 小时给予非格司亭治疗</td></tr>
<tr><td rowspan="2">临时医嘱</td><td rowspan="2">检查检验</td><td>□ 血常规
□ 尿常规
□ 粪常规
□ 心电图
□ X 线胸片
□ 肝功能、肾功能
□ 电解质
□ 血糖
□ 淀粉酶
□ 脂肪酶
□ 心肌酶
□ 凝血四项(必要时)
□ 血型(必要时)
□ 血清八项(必要时)
□ 体液免疫及细胞免疫(必要时)
□ 结核三项(必要时)
□ 结核菌素试验(必要时)
□ 血培养(必要时)
□ 降钙素原(必要时)
□ 真菌 D-试验(必要时)
□ 脑脊液检查(必要时)</td><td>□ 凝血四项、血型、血清八项、体液免疫及细胞免疫、结核三项、结核菌素试验、血培养、降钙素原、真菌 D-试验(必要时)
□ 脑脊液检查、骨髓穿刺形态学及免疫分型检查(必要时)
□ 全身或局部 CT 或 PET-CT、骨扫描等检查(必要时)</td></tr>
</table>

（续　表）

			□ 骨髓穿刺形态学及免疫分型检查(必要时) □ 全身或局部 CT 或 PET-CT(必要时) □ 骨扫描等检查(必要时)	
		药物医嘱	□ 盐酸利多卡因局部麻醉	□ 输血治疗 □ 盐酸利多卡因局部麻醉
		手术医嘱	□ 骨髓穿刺术 □ 腰椎穿刺术	□ 腰椎穿刺＋三联鞘内注射
		处置医嘱	□ 术后换药	
主要护理工作	健康宣教		□ 入院宣教：介绍责任护士，病区环境、设施、规章制度、基础护理服务项目 □ 进行护理安全指导 □ 进行等级护理、活动范围指导 □ 进行饮食指导 □ 进行用药指导 □ 进行关于疾病知识的宣教	□ 观察体温波动及一般状况 □ 观察药物不良反应(皮疹、胃肠道反应)
	护理处置		□ 患儿身份核对 □ 佩戴腕带 □ 建立入院病历，通知医师 □ 询问病史，填写护理记录单首页 □ 测量基本生命体征 □ 观察病情 □ 抽血 □ 输液 □ 心理护理与生活护理 □ 根据营养、疼痛及检查结果，给予针对性处置，必要时请相应科室医师会诊 □ 妥善固定各种管道 □ 通知次日检查项目及检查注意事项	□ 测量基本生命体征 □ 观察病情 □ 抽血 □ 输液 □ 心理护理与生活护理 □ 指导并监督患儿治疗与活动 □ 遵医嘱用药 □ 遵医嘱留取标本 □ 根据评估结果采取相应的护理措施 □ 妥善固定各种管道 □ 使用床档
	护理评估		□ 一般评估：生命体征、神志、皮肤、药物过敏史等 □ 专科评估：饮食习惯、生活方式、体重、身高、家族史 □ 风险评估：评估有无跌倒、坠床、褥疮、导管滑脱、液体外渗的风险 □ 营养评估 □ 疼痛评估 □ 康复评估	□ 风险评估：评估有无跌倒、坠床、褥疮、导管滑脱、液体外渗的风险
	专科护理		□ 饮食卫生宣教 □ 鼻腔、口腔护理	□ 心电监护，监测生命体征 □ PICC 置管护理
	饮食指导		□ 根据医嘱通知配餐员准备膳食 □ 协助患儿进餐	□ 协助患儿进餐

（续　表）

<table>
<tr><td rowspan="2"></td><td colspan="2">活动体位</td><td colspan="3">□ 根据护理等级指导活动</td><td colspan="3">□ 根据护理等级指导活动</td></tr>
<tr><td colspan="2">洗浴要求</td><td colspan="3">□ 卫生整理：更衣、理发、剪短指甲</td><td colspan="3">□ 协助患儿晨、晚间护理</td></tr>
<tr><td colspan="3">病情变异记录</td><td colspan="3">□ 无　□ 有，原因：
□ 患儿　□ 疾病　□ 医疗
□ 护理　□ 保障　□ 管理</td><td colspan="3">□ 无　□ 有，原因：
□ 患儿　□ 疾病　□ 医疗
□ 护理　□ 保障　□ 管理</td></tr>
<tr><td colspan="3" rowspan="2">护士签名</td><td>白班</td><td>小夜班</td><td>大夜班</td><td>白班</td><td>小夜班</td><td>大夜班</td></tr>
<tr><td></td><td></td><td></td><td></td><td></td><td></td></tr>
<tr><td colspan="3">医师签名</td><td colspan="3"></td><td colspan="3"></td></tr>
<tr><td colspan="3">时间</td><td colspan="3">住院第 7－16 天（化疗后）</td><td colspan="3">住院第 17－21 天（出院前）</td></tr>
<tr><td rowspan="6">主要诊疗工作</td><td colspan="2">制度落实</td><td colspan="3">□ 上级医师查房</td><td colspan="3">□ 上级医师查房，同意其出院</td></tr>
<tr><td colspan="2">病情评估</td><td colspan="3">□ 密切观察病情变化
□ 经治医师询问、记录不良主诉及体格检查
□ 评估不良反应的分级及对症处理
□ 营养评估
□ 疼痛评估
□ 康复评估</td><td colspan="3">□ 上级医师进行治疗效果、预后和出院评估
□ 自动出院需书面交代病情、告知风险</td></tr>
<tr><td colspan="2">病历书写</td><td colspan="3">□ 上级医师查房记录
□ 完成日常病程记录，详细记录医嘱变动情况（原因和更改内容）</td><td colspan="3">□ 出院前一天有上级医师指示出院的病程记录
□ 出院后 24 小时内完成出院记录
□ 出院后 24 小时内完成病历首页
□ 开具出院介绍信
□ 开具诊断证明书</td></tr>
<tr><td colspan="2">知情同意</td><td colspan="3">□ 签署病危病重告知书（病危、病重患儿）</td><td colspan="3">□ 家属签署自动出院告知书</td></tr>
<tr><td colspan="2">手术治疗</td><td colspan="3"></td><td colspan="3">□ PICC 拔除</td></tr>
<tr><td colspan="2">其他</td><td colspan="3">□ 检查住院押金使用情况</td><td colspan="3">□ 预约门诊复诊时间</td></tr>
<tr><td rowspan="4">重点医嘱</td><td rowspan="4">长期医嘱</td><td>护理医嘱</td><td colspan="3">□ 按儿科血液病护理常规
□ 一级护理
□ 口腔和肛周的护理</td><td colspan="3">□ 按儿科血液病护理常规
□ 二级护理</td></tr>
<tr><td>处置医嘱</td><td colspan="3"></td><td colspan="3"></td></tr>
<tr><td>膳食医嘱</td><td colspan="3">□ 儿科饮食
□ 幼儿饮食
□ 婴儿饮食
□ 回民饮食</td><td colspan="3">□ 儿科饮食
□ 幼儿饮食
□ 婴儿饮食
□ 回民饮食</td></tr>
<tr><td>药物医嘱</td><td colspan="3">□ 复方磺胺甲噁唑预防卡氏肺囊虫肺炎
□ 抗生素：头孢他定他唑巴坦钠、亚胺培西司他丁钠、替考拉宁、氟康唑、伏立康唑
□ 非格司亭
□ 对症治疗</td><td colspan="3">□ 停止所有长期医嘱</td></tr>
</table>

（续　表）

<table>
<tr><td rowspan="4"></td><td rowspan="4">临时医嘱</td><td>检查检验</td><td>□ 血常规
□ 普通生化检验项目</td><td>□ PICC 拔除前行上肢静脉超声检查</td></tr>
<tr><td>药物医嘱</td><td>□ 盐酸利多卡因局部麻醉</td><td></td></tr>
<tr><td>手术医嘱</td><td>□ 骨髓穿刺术
□ 腰椎穿刺术</td><td></td></tr>
<tr><td>处置医嘱</td><td>□ 术后换药</td><td>□ 出院</td></tr>
<tr><td rowspan="7">主要护理工作</td><td colspan="2">健康宣教</td><td>□ 进行护理安全指导
□ 进行等级护理、活动范围指导
□ 进行饮食指导
□ 进行用药指导
□ 进行关于疾病知识的宣教</td><td>□ 出院健康指导</td></tr>
<tr><td colspan="2">护理处置</td><td>□ 测量基本生命体征
□ 观察病情
□ 抽血
□ 输液
□ 心理护理与生活护理
□ 根据营养、疼痛及检查结果，给予针对性处置，必要时请相应科室医师会诊
□ 妥善固定各种管道
□ 指导并监督患儿恢复期的治疗与活动
□ 采取相应的护理措施
□ 通知次日检查项目及检查注意事项</td><td>□ 核对患儿住院费用
□ 指导患儿家长结账
□ 指导患儿家长取出院带药
□ 取消患儿住院信息
□ 整理床单元</td></tr>
<tr><td colspan="2">护理评估</td><td>□ 一般评估：生命体征、神志、皮肤、药物过敏史等
□ 风险评估：评估有无跌倒、坠床、褥疮、导管滑脱、液体外渗的风险
□ 营养评估
□ 疼痛评估
□ 康复评估</td><td>□ 评估患儿对疾病、预防、保健方面的能力</td></tr>
<tr><td colspan="2">专科护理</td><td>□ 有关预防交叉感染的宣教
□ 鼻腔、口腔护理
□ 呋喃西林坐浴</td><td></td></tr>
<tr><td colspan="2">饮食指导</td><td>□ 根据医嘱通知配餐员准备膳食
□ 协助患儿进餐</td><td></td></tr>
<tr><td colspan="2">活动体位</td><td>□ 根据护理等级指导活动</td><td></td></tr>
<tr><td colspan="2">洗浴要求</td><td>□ 协助更换病号服</td><td></td></tr>
<tr><td colspan="3">病情变异记录</td><td>□ 无　□ 有，原因：
□ 患儿　□ 疾病　□ 医疗
□ 护理　□ 保障　□ 管理</td><td>□ 无　□ 有，原因：
□ 患儿　□ 疾病　□ 医疗
□ 护理　□ 保障　□ 管理</td></tr>
</table>

（续　表）

<table>
<tr><td rowspan="2">护士签名</td><td>白班</td><td>小夜班</td><td>大夜班</td><td>白班</td><td>小夜班</td><td>大夜班</td></tr>
<tr><td></td><td></td><td></td><td></td><td></td><td></td></tr>
<tr><td>医师签名</td><td colspan="3"></td><td colspan="3"></td></tr>
</table>

第三十三节　神经母细胞瘤行伊立替康化疗临床路径

一、神经母细胞瘤行伊立替康化疗临床路径标准住院流程

（一）适用对象

第一诊断为神经母细胞瘤（ICD-10：M95000/3 伴 Z51.144/Z51.145/Z51.146）的中、高危组 14 岁以下的儿童。

（二）诊断依据

1. 国际共识专家小组已对诊断神经母细胞瘤的最低标准取得了一致意见，确诊神经母细胞瘤需要满足以下几个条件之一：光学显微镜下对肿瘤组织的明确组织学诊断，联合或不联合免疫组织化学、电子显微镜或尿液（或血清）儿茶酚胺或其代谢物水平升高。骨髓抽吸活检或环钻活检显示有骨髓转移瘤的证据，伴尿液或血清儿茶酚胺或其代谢物水平同步升高。

（1）临床症状和体征：因为神经母细胞瘤多沿交感神经分布，肿块多在腹部及肾上腺，出现相应压迫症状，包括腹部不适、腹胀，排尿、排便困难，双下肢水肿等，胸部及颈部包块出现 Horner 综合征表现等。转移至骨及骨髓的，可出现眼球突出、眶周淤血、骨痛跛行；贫血、血小板减少等。极少数患儿存在眼阵挛-肌阵挛综合征等副肿瘤综合征表现。全身症状包括发热、消瘦、乏力等。

（2）影像学特点：身体中轴两侧钙化性肿块特征。

（3）肿瘤穿刺或手术探查获取肿瘤组织：根据国际神经母细胞瘤病理学分类（international neuroblastoma pathology classification，INPC）病理检查发现有确定无疑的小圆形神经母细胞瘤细胞，并呈菊花团状聚集；或骨髓穿刺活检中存在神经母细胞聚集成菊花团状结构。

（4）生物学特性检测：24 小时尿儿茶酚胺代谢产物 VMA 和（或）HVA 显著增高，n-myc 基因扩增与肿瘤快速进展及不良预后有关。

2. 国际肿瘤协作组依据年龄、国际神经母细胞瘤分期系统（INSS）分期和肿瘤病理（MYCN 状况、Shmiada 组织学、DNA 倍性）将神经母细胞瘤患儿分为低危组、中危组和高危组。

（三）选择治疗方案的依据

美国儿童肿瘤学组（COG）基于危险度分级的 COG　A3973 方案。

（四）标准住院日为 16～21 天

（五）进入路径标准

1. 第一诊断为神经母细胞瘤（ICD-10：M95000/3 伴 Z51.144/Z51.145/Z51.146）的 0－14 岁儿童。

2. INSS 分期Ⅱ期伴 MYCN 扩增（＞10）并且为不良组织类型；Ⅲ期伴 MYCN 扩增（＞10）或者为不良组织类型；Ⅳ期。

3. 相对禁忌证：①术后早期；②存在发热等感染的症状或体征。

4. 适应证：与上一疗程间隔达21天，中性粒细胞绝对值(ANC)≥1.0×10^9/L、血小板计数≥100×10^9/L，肝功能、肾功能、心肌酶、心电图基本正常等。

(六)入院检查

1. 必须检查的项目

(1)血常规、尿常规、粪常规。

(2)肝功能、肾功能、电解质、血糖、淀粉酶、脂肪酶、心肌酶。

(3)心电图、X线胸片。

2. 根据患儿病情可选择的检查项目

(1)凝血四项、血型、血清八项、体液免疫及细胞免疫、结核三项、结核菌素试验、血培养、降钙素原、真菌D-试验。

(2)脑脊液检查、骨髓穿刺形态学及免疫分型检查；全身或局部CT或PET-CT、骨扫描等检查。

3. 营养评估　根据《解放军总医院新入院患者营养风险筛查表(NRS-2002)》为新入院患儿进行营养评估，评分≥3分者给予处置，必要时请营养科医师会诊。

4. 疼痛评估　根据《VAS评分》实施疼痛评估，评分>7分者给予处置，必要时请疼痛科医师会诊。

5. 康复评估　根据《入院患者康复筛查和评估表》，在新入院患儿入院后24小时内进行康复筛查和评估。任何一项结果为"是"，则请康复科医师会诊。

(七)药物选择与选用时机

1. 保肝药物　化疗期间及化疗后3天，其他时间根据化验情况酌情使用。

2. 抑酸、镇吐药物　化疗期间及化疗后3天，其他时间根据化验情况酌情使用。

3. 保心肌药物　化疗及化疗后3天，其他时间根据化验情况酌情使用。

4. 退热药物　体温>38.5℃或体温达到38℃持续1小时以上。

5. 止血药物　有出血倾向，有穿刺等有创操作后局部出血者，给予预防治疗。

6. 调节水、电解质紊乱的药物　根据患儿的病情及检查、检验结果酌情应用。

7. 抗生素　细菌感染者应用抗菌药物，按照《抗菌药物临床应用指导原则》(卫医发[2004]285号)执行。粒细胞缺乏伴发热者，根据美国综合性癌症网制定的《癌症相关感染的防治指南》执行。

8. 增强免疫药物　骨髓抑制期酌情应用。

9. 伴随药物　伴随疾病的治疗药物等。

(八)治疗方案与药物选择

1. 化疗日　VI方案及化疗药物剂量：伊立替康50mg/($m^2\cdot d$)，持续静脉滴注3小时，第1～5天；长春新碱1.5mg/($m^2\cdot d$)，静脉注射，第1、第8天。化疗同时给予水化、碱化液，24小时匀速给予，液体总量为3000ml/($m^2\cdot d$)，4%碳酸氢钠120～150ml/($m^2\cdot d$)；营养心肌、护肝、抑酸等对症支持治疗。

2. 化疗后期支持治疗及防治感染的要点

(1)化疗后化验及检查：隔日复查血常规，每周复查血生化，必要时给予凝血及胰腺功能筛查。

(2)水化、碱化液：化疗停药后3天24小时匀速给予，液体总量为3000ml/($m^2\cdot d$)，4%碳酸氢钠 120～150ml/(m^2·d)。

(3)化疗同时用中枢镇吐药。

(4)营养心肌、护肝、抑酸、纠正电解质紊乱等对症支持治疗:化疗停药后 3 天常规使用;若出现肝功能或心肌酶异常,用至指标正常。

(5)非格司亭:停化疗后 24 小时可开始使用,5～10μg/(kg·d),皮下注射,直至中性粒细胞绝对值(ANC)≥1.0×10^9/L。

(6)卡氏肺囊虫肺炎的预防:复方磺胺甲噁唑 25mg/(kg·d),每天 2 次,每周连用 3 天,间隔 4 天。

(7)患儿如有明确感染灶,针对感染部位及临床特点与体征,经验性选择抗生素给予广谱的抗感染治疗,及时留取病原学检查,后期根据药敏试验结果针对性治疗。其中当中性粒细胞绝对值＜0.5×10^9/L 定义为粒细胞缺乏期。根据美国综合性癌症网制定的《癌症相关感染的防治指南》,粒细胞缺乏期出现体温＞38.0℃并持续 30 分钟或体温＞38.4℃或 24 小时内两次体温＞37.5℃,立即抽血培养和行 C 反应蛋白检查,必要时行尿、粪、咽拭子培养,给予第三代以上头孢类或碳青酶烯抗生素静脉滴注;若用药 48～72 小时无效,加万古霉素或去甲万古霉素或替考拉林;若治疗 5～7 天体温未降至正常,考虑开始应用伊曲康唑等经验性抗真菌治疗。

(8)骨髓抑制期成分输血:维持血红蛋白＞70g/L、血小板计数＞20×10^9/L。

(九)必须复查检查

血常规、生化检验项目(肝功能、肾功能、电解质、血糖、心肌酶)。

(十)出院标准

1. 骨髓造血恢复期,中性粒细胞绝对值≥0.5×10^9/L,血小板计数≥50×10^9/L。

2. 体温正常 3 天以上且无其他感染表现。

(十一)变异及原因分析

1. 医疗原因导致的变异　如改变治疗方案、转科治疗、操作失误、误诊等。

2. 患者原因导致的变异　如不同意治疗方案、个人原因要求出院(转院)等。

3. 并发症原因导致的变异　化疗期间合并严重感染、脏器功能受损或其他难以预料的并发症,导致化疗减缓或中断、用药种类增多、住院时间延长、医疗费用增加等。

4. 病情原因导致的变异　如肝功能严重受损、严重骨髓抑制及感染等并发症,导致用药种类增多、住院时间延长、医疗费用增加。

5. 辅诊科室原因导致的变异　如检查、检验(不及时、结果错报、标本不合格)、报告(不及时、结果错报、标本不合格)等原因延长住院天数、增加费用等。

6. 管理原因导致的变异　如系统暂不支持、系统瘫痪、需要修订流程、需要修订制度等。

二、神经母细胞瘤伊立替康化疗临床路径表单

<table>
<tr><td>适用对象</td><td colspan="2">第一诊断为神经母细胞瘤(ICD-10:M95000/3 伴 Z51.144/Z51.145/Z51.146)的中、高危组 14 岁以下的儿童</td></tr>
<tr><td>患儿基本信息</td><td>姓名:____ 性别:____ 年龄:__ 门诊号:____
住院号:______ 过敏史:______
住院日期:__年__月__日 出院日期:__年__月__日</td><td>标准住院日:16～21 天</td></tr>
</table>

（续　表）

时间			住院第 1 天	住院第 2—8 天
主要诊疗工作	制度落实		□ 入院 2 小时内经治医师或值班医师完成接诊 □ 入院 24 小时内主管医师查房	□ 经治医师查房（早、晚各 1 次） □ 主管医师查房 □ 入院 48 小时内主诊医师完成检诊 □ 专科会诊（必要时）
	病情评估		□ 经治医师询问病史及体格检查 □ 营养评估 □ 疼痛评估 □ 康复评估	□ 及时向上级医师汇报送检项目结果，并给予分期及分级评估 □ 注意防治并发症
	病历书写		□ 入院 8 小时内完成首次病程记录 □ 入院 24 小时内完成入院记录	□ 入院 48 小时完成主管医师查房记录 □ 入院 72 小时完成主诊查房记录 □ 完成日常病程记录，详细记录医嘱变动情况（原因和更改内容）
	知情同意		□ 病情告知 □ 患儿家长签署授权委托书 □ 患儿家长在入院记录单上签字 □ 签署病危病重告知书（病危、病重患儿）	□ 病情告知
	手术治疗		□ 根据病情评估及复查需要行腰椎穿刺及骨髓穿刺	□ PICC 放置及护理
	其他		□ 及时通知上级医师检诊 □ 观察穿刺点及周围情况	□ 观察穿刺点及周围情况
重点医嘱	长期医嘱	护理医嘱	□ 按儿科血液病护理常规 □ 一级护理	□ 按儿科血液病护理常规 □ 一级护理 □ 口腔和肛周的护理
		处置医嘱	□ 有床陪伴 □ 吸氧（必要时） □ 房间紫外线消毒 □ 限制活动：卧床或床旁活动 □ 心电、血压监护（高危患儿） □ 静脉输液 □ 静脉注射	□ 有床陪伴 □ 吸氧（必要时） □ 限制活动：卧床或床旁活动 □ 心电、血压监护（高危患儿） □ 静脉输液 □ 静脉注射
		膳食医嘱	□ 儿科饮食 □ 幼儿饮食 □ 婴儿饮食 □ 回民饮食	□ 儿科饮食 □ 幼儿饮食 □ 婴儿饮食 □ 回民饮食
		药物医嘱	□ 复方磺胺甲噁唑预防卡氏肺囊虫肺炎 □ 别嘌醇 □ 水化、碱化液 □ 抗感染治疗：头孢他定他唑巴坦钠、亚胺培西司他丁钠、替考拉宁、氟康唑、伏立康唑 □ 抗凝血治疗 □ 止血治疗	□ 复方磺胺甲噁唑预防卡氏肺囊虫肺炎 □ 化疗药物：伊立替康、硫酸长春地辛 □ 水化、碱化液 □ 营养心肌、护肝、抑酸、镇吐、利尿、止泻治疗 □ 化疗结束后 24 小时给予非格司亭治疗

（续 表）

<table>
<tr><td rowspan="5"></td><td rowspan="5">临时医嘱</td><td>检查检验</td><td>□ 血常规
□ 尿常规
□ 粪常规
□ 心电图
□ X线胸片
□ 肝功能、肾功能
□ 电解质
□ 血糖
□ 淀粉酶
□ 脂肪酶
□ 心肌酶
□ 凝血四项（必要时）
□ 血型（必要时）
□ 血清八项（必要时）
□ 体液免疫及细胞免疫（必要时）
□ 结核三项（必要时）
□ 结核菌素试验（必要时）
□ 血培养（必要时）
□ 降钙素原（必要时）
□ 真菌D-试验（必要时）
□ 脑脊液检查（必要时）
□ 骨髓穿刺形态学及免疫分型检查（必要时）
□ 全身或局部CT或PET-CT（必要时）
□ 骨扫描等检查（必要时）</td><td>□ 凝血四项、血型、血清八项、体液免疫及细胞免疫、结核三项、结核菌素试验、血培养、降钙素原、真菌D-试验（必要时）
□ 脑脊液检查、骨髓穿刺形态学及免疫分型检查（必要时）
□ 全身或局部CT或PET-CT、骨扫描等检查（必要时）</td></tr>
<tr><td>药物医嘱</td><td>□ 盐酸利多卡因局部麻醉</td><td>□ 输血治疗
□ 盐酸利多卡因局部麻醉</td></tr>
<tr><td>手术医嘱</td><td>□ 骨髓穿刺术
□ 腰椎穿刺术</td><td>□ 腰椎穿刺＋三联鞘内注射</td></tr>
<tr><td>处置医嘱</td><td>□ 术后换药</td><td></td></tr>
<tr></tr>
<tr><td rowspan="2">主要护理工作</td><td colspan="2">健康宣教</td><td>□ 入院宣教：介绍责任护士，病区环境、设施、规章制度、基础护理服务项目
□ 进行护理安全指导
□ 进行等级护理、活动范围指导
□ 进行饮食指导
□ 进行用药指导
□ 进行关于疾病知识的宣教</td><td>□ 观察体温波动及一般状况
□ 观察药物不良反应（皮疹、胃肠道反应）</td></tr>
<tr><td colspan="2">护理处置</td><td>□ 患儿身份核对
□ 佩戴腕带
□ 建立入院病历，通知医师
□ 询问病史，填写护理记录单首页
□ 测量基本生命体征
□ 观察病情</td><td>□ 测量基本生命体征
□ 观察病情
□ 抽血
□ 输液
□ 心理护理与生活护理
□ 指导并监督患儿治疗与活动</td></tr>
</table>

（续　表）

		□ 抽血 □ 输液 □ 心理护理与生活护理 □ 根据营养、疼痛及检查结果，给予针对性处置，必要时请相应科室医师会诊 □ 妥善固定各种管道 □ 根据评估结果采取相应的护理措施 □ 通知次日检查项目及检查注意事项	□ 遵医嘱用药 □ 遵医嘱留取标本 □ 根据营养、疼痛及检查结果，给予处置，必要时请相应科室医师会诊 □ 妥善固定各种管道 □ 使用床档
	护理评估	□ 一般评估：生命体征、神志、皮肤、药物过敏史等 □ 专科评估：饮食习惯、生活方式、体重、身高、家族史 □ 风险评估：评估有无跌倒、坠床、褥疮、导管滑脱、液体外渗的风险 □ 营养评估 □ 疼痛评估 □ 康复评估	□ 风险评估：评估有无跌倒、坠床、褥疮、导管滑脱、液体外渗的风险
	专科护理	□ 饮食卫生宣教 □ 鼻腔、口腔护理	□ 心电监护，监测生命体征 □ 观察尿液颜色 □ PICC 置管护理
	饮食指导	□ 根据医嘱通知配餐员准备膳食 □ 协助患儿进餐	□ 协助患儿进餐
	活动体位	□ 根据护理等级指导活动	□ 根据护理等级指导活动
	洗浴要求	□ 卫生整理：更衣、理发、剪短指甲	□ 协助患儿晨、晚间护理
病情变异记录		□ 无　□ 有，原因： □ 患儿　□ 疾病　□ 医疗 □ 护理　□ 保障　□ 管理	□ 无　□ 有，原因： □ 患儿　□ 疾病　□ 医疗 □ 护理　□ 保障　□ 管理
护士签名		白班　小夜班　大夜班	白班　小夜班　大夜班
医师签名			
时间		住院第 9－16 天（化疗后）	住院第 17－21 天（出院前）
主要诊疗工作	制度落实	□ 上级医师查房	□ 上级医师查房，同意其出院
	病情评估	□ 密切观察病情变化 □ 经治医师询问、记录不良主诉及体格检查 □ 评估不良反应的分级及对症处理	□ 上级医师进行治疗效果、预后和出院评估 □ 自动出院需书面交代病情、告知风险
	病历书写	□ 上级医师查房记录 □ 完成日常病程记录，详细记录医嘱变动情况（原因和更改内容）	□ 出院前一天有上级医师指示出院的病程记录 □ 出院后 24 小时内完成出院记录 □ 出院后 24 小时内完成病历首页 □ 开具出院介绍信 □ 开具诊断证明书

（续 表）

<table>
<tr><td rowspan="3"></td><td colspan="2">知情同意</td><td>□ 签署病危病重告知书（病危、病重患儿）</td><td>□ 患儿家长签署自动出院告知书
□ 出院宣教</td></tr>
<tr><td colspan="2">手术治疗</td><td></td><td>□ PICC 拔除</td></tr>
<tr><td colspan="2">其他</td><td>□ 检查住院押金使用情况</td><td>□ 预约门诊复诊时间</td></tr>
<tr><td rowspan="8">重点医嘱</td><td rowspan="4">长期医嘱</td><td>护理医嘱</td><td>□ 按儿科血液病护理常规
□ 一级护理</td><td>□ 按儿科血液病护理常规
□ 二级护理</td></tr>
<tr><td>处置医嘱</td><td></td><td></td></tr>
<tr><td>膳食医嘱</td><td>□ 儿科饮食
□ 幼儿饮食
□ 婴儿饮食
□ 回民饮食</td><td>□ 儿科饮食
□ 幼儿饮食
□ 婴儿饮食
□ 回民饮食</td></tr>
<tr><td>药物医嘱</td><td>□ 复方磺胺甲噁唑预防卡氏肺囊虫肺炎
□ 抗生素：头孢他定他唑巴坦钠、亚胺培西司他丁钠、替考拉宁、氟康唑、伏立康唑
□ 非格司亭
□ 对症治疗</td><td>□ 停止所有长期医嘱</td></tr>
<tr><td rowspan="4">临时医嘱</td><td>检查检验</td><td>□ 血常规
□ 普通生化检验项目</td><td>□ PICC 拔除前行上肢静脉超声检查</td></tr>
<tr><td>药物医嘱</td><td>□ 盐酸利多卡因局部麻醉</td><td>□ 出院带药（必要时）</td></tr>
<tr><td>手术医嘱</td><td>□ 骨髓穿刺术
□ 腰椎穿刺术</td><td></td></tr>
<tr><td>处置医嘱</td><td>□ 术后换药</td><td>□ 出院</td></tr>
<tr><td rowspan="2">主要护理工作</td><td colspan="2">健康宣教</td><td>□ 进行护理安全指导
□ 进行等级护理、活动范围指导
□ 进行饮食指导
□ 进行用药指导
□ 进行关于疾病知识的宣教</td><td>□ 出院健康指导</td></tr>
<tr><td colspan="2">护理处置</td><td>□ 测量基本生命体征
□ 观察病情
□ 抽血
□ 输液
□ 心理护理与生活护理
□ 根据营养、疼痛及检查结果，给予处置，必要时请相应科室医师会诊
□ 妥善固定各种管道
□ 指导并监督患儿恢复期的治疗与活动
□ 采取相应的护理措施
□ 通知次日检查项目及检查注意事项</td><td>□ 核对患儿住院费用
□ 指导患儿家长结账
□ 指导患儿家长取出院带药
□ 取消患儿住院信息
□ 整理床单元</td></tr>
</table>

（续　表）

<table>
<tr><td rowspan="6"></td><td>护理评估</td><td colspan="3">□ 一般评估：生命体征、神志、皮肤、药物过敏史等
□ 风险评估：评估有无跌倒、坠床、褥疮、导管滑脱、液体外渗的风险
□ 营养评估
□ 疼痛评估
□ 康复评估</td><td colspan="3">□ 评估患儿对疾病、预防、保健方面的能力</td></tr>
<tr><td>专科护理</td><td colspan="3">□ 有关预防交叉感染的宣教
□ 鼻腔、口腔护理
□ 呋喃西林坐浴</td><td colspan="3"></td></tr>
<tr><td>饮食指导</td><td colspan="3">□ 根据医嘱通知配餐员准备膳食
□ 协助患儿进餐</td><td colspan="3"></td></tr>
<tr><td>活动体位</td><td colspan="3">□ 根据护理等级指导活动</td><td colspan="3"></td></tr>
<tr><td>洗浴要求</td><td colspan="3">□ 协助更换病号服</td><td colspan="3"></td></tr>
<tr><td colspan="2">病情变异记录</td><td colspan="3">□ 无　□ 有，原因：
□ 患儿　□ 疾病　□ 医疗
□ 护理　□ 保障　□ 管理</td><td colspan="3">□ 无　□ 有，原因：
□ 患儿　□ 疾病　□ 医疗
□ 护理　□ 保障　□ 管理</td></tr>
<tr><td colspan="2" rowspan="2">护士签名</td><td>白班</td><td>小夜班</td><td>大夜班</td><td>白班</td><td>小夜班</td><td>大夜班</td></tr>
<tr><td></td><td></td><td></td><td></td><td></td><td></td></tr>
<tr><td colspan="2">医师签名</td><td colspan="3"></td><td colspan="3"></td></tr>
</table>

第三十四节　横纹肌肉瘤（中危组）行VDC方案化疗临床路径

一、横纹肌肉瘤（中危组）行VDC方案化疗临床路径标准住院流程

（一）适用对象

根据临床表现、影像改变和病理明确诊断为横纹肌肉瘤（ICD-10：M890/3-M892/3伴Z51.144/Z51.145/Z51.146）的14岁以下儿童。

（二）诊断依据

按照《小儿肿瘤病理学》（李佩娟主编，北京出版社，2001版）和《诸福棠实用儿科学（第8版）》（胡亚美等主编，人民卫生出版社，2015年）执行。

1. 临床症状和转移方式：在头、面、颈部起病的表浅部位发现早，靠近脑膜旁的部位已发生鼻及鼻旁窦的阻塞和脑神经的受累，如向颅内浸润则出现脑瘤表现，头痛、呕吐、高颅压。泌尿生殖道起病的常见血尿、排尿、排便障碍，四肢原发的多见包块隆起、肢体肿胀。其他部位如会阴部、肝、脑、乳房、卵巢等。肺为最常见转移部位，其次为骨髓、骨、淋巴结，初诊时腹腔内转移较少。

2. 影像学特点:CT 及 MRI 因肿块的不同部位,不同大小及病理分型,而表现出不同的的占位及浸润特点。

3. 病理检查:横纹肌肉瘤是一种小蓝圆细胞肿瘤,根据美国国家癌症研究所(NCI)指定的横纹肌肉瘤分型,将其分为胚胎型、腺泡型、多形型、其他型。诊断困难者,可行免疫组化检查。肌红蛋白、结蛋白和波形蛋白的阳性率分别为 72.2%、55.5% 和 88%。而肌球蛋白可达 100%。

生物学特性检测:腺泡型存在特征的 t(2;13)(q35;q14),这种易位形成 PAX3-FKHR 融合基因,上调酪氨酸激酶受体。

4. 临床分期诊断方法为美国儿童肿瘤协会美国横纹肌肉瘤组织(Intergroup Rhabdomysarcoma Studies,IRS)推荐的 TNM 术前分期法及横纹肌肉瘤的 IRS 临床分期法(CG 分期法)。

5. 根据横纹肌肉瘤的治疗前分期系统、手术/病理分组系统和组织学类型,将横纹肌肉瘤分为低危型、中危型和高危型 3 个危险度。

(三)选择治疗方案的依据

中危组横纹肌肉瘤和未分化肉瘤 VDC 和 IE 的交替治疗方案。

(四)标准住院日为 16~21 天

(五)进入路径标准

1. 未治的明确诊断为横纹肌肉瘤,年龄<14 岁(ICD-10:M890/3-M892/3 伴 Z51.144/Z51.145/Z51.146)的患儿。

2. 根据 IRS-Ⅳ研究组分组,符合中危组:①胚胎型,治疗前分期为 2 期、3 期,手术/病理分组Ⅲ者;②腺泡型,治疗前分期为 1 期、2 期、3 期,手术/病理分组为Ⅰ、Ⅱ、Ⅲ者。

3. 治疗前明确诊断及分期。

4. 适应证:与上 1 个疗程间隔达 21 天,中性粒细胞绝对值≥1.0×10^9/L、血小板计数≥100×10^9/L,肝功能、肾功能、心肌酶、心电图基本正常等。

(六)入院评估

1. 必须检查的项目

(1)血常规、尿常规、粪常规。

(2)肝功能、肾功能、电解质、血糖、淀粉酶、脂肪酶、心肌酶。

(3)心电图、X 线胸片。

2. 根据患儿病情可选择的检查项目

(1)凝血四项、血型、血清八项、体液免疫及细胞免疫、结核三项、结核菌素试验、血培养、降钙素原、真菌 D-试验。

(2)脑脊液检查、骨髓穿刺形态学及免疫分型检查;全身或局部 CT 或 PET-CT、骨扫描等检查。

3. 营养评估　根据《解放军总医院新入院患者营养风险筛查表(NRS-2002)》为新入院患儿进行营养评估,评分≥3 分者给予处置,必要时请营养科医师会诊。

4. 疼痛评估　根据《VAS 评分》实施疼痛评估,评分>7 分者给予处置,必要时请疼痛科医师会诊。

5. 康复评估　根据《入院患者康复筛查和评估表》,在新入院患儿入院后 24 小时内进行康复筛查和评估。任何一项结果为“是”，则请康复科医师会诊。

(七)药物选择与选用时机

1. 保肝药物　化疗期间及化疗后3天，其他时间根据化验情况酌情使用。

2. 抑酸、镇吐药物　化疗期间及化疗后3天，其他时间根据化验情况酌情使用。

3. 保心肌药物　化疗期间及化疗后3天，其他时间根据化验情况酌情使用。

4. 退热药物　体温＞38.5℃或体温达到38℃持续1小时以上。

5. 止血药物　有出血倾向，有穿刺等有创操作后局部出血者，给予预防治疗。

6. 调节水、电解质紊乱的药物　根据患儿的病情及检查、检验结果酌情应用。

7. 抗生素　细菌感染者应用抗菌药物，按照《抗菌药物临床应用指导原则》(卫医发[2004]285号)执行。粒细胞缺乏伴发热者，根据美国综合性癌症网制定的《癌症相关感染的防治指南》执行。

8. 增强免疫药物　骨髓抑制期酌情应用。

9. 伴随药物　伴随疾病的治疗药物等。

(八)治疗方案与药物选择

1. 化疗日　VDC方案及化疗药物剂量：环磷酰胺600mg/(m^2·d)静脉滴注6小时，第1、第2天，应用环磷酰胺同时和应用环磷酰胺后每3小时1次，共用4次美司钠解救，美司钠总量是环磷酰胺的120%～160%；吡柔比星37.5mg/(m^2·d)，持续避光静脉滴注24小时，第1～2天；硫酸长春地辛2.25mg/(m^2·d)(最大量为3mg/d)，静脉注射，第1天。化疗同时给予水化、碱化液，24小时匀速给予，液体总量为3000ml/(m^2·d)，4%碳酸氢钠120～150ml/(m^2·d)；营养心肌、护肝、抑酸等对症支持治疗。

2. 化疗后期支持治疗及防治感染的要点

(1)化疗后化验及检查：隔日复查血常规，每周复查血生化，必要时给予凝血及胰腺功能筛查。

(2)水化、碱化液：化疗停药后3天24小时匀速给予，液体总量为3000ml/(m^2·d)，4%碳酸氢钠120～150ml/(m^2·d)。

(3)化疗同时用中枢镇吐药。

(4)营养心肌、护肝、抑酸、纠正电解质紊乱等对症支持治疗：化疗停药后3天常规使用；若出现肝功能或心肌酶异常，用至指标正常。

(5)非格司亭：停化疗后24小时可开始使用，5～10μg/(kg·d)，皮下注射，直至中性粒细胞绝对值(ANC)≥1.0×10^9/L。

(6)卡氏肺囊虫肺炎的预防：复方磺胺甲噁唑25mg/(kg·d)，每天2次，每周连用3天，间隔4天。

(7)患儿如有明确感染灶，针对感染部位及临床特点与体征，经验性选择抗生素给予广谱的抗感染治疗，及时留取病原学检查，后期根据药敏试验结果针对性治疗。其中当中性粒细胞绝对值＜0.5×10^9/L定义为粒细胞缺乏期。根据美国综合性癌症网制定的《癌症相关感染的防治指南》，粒细胞缺乏期出现体温＞38.0℃并持续30分钟或体温＞38.4℃或24小时内两次体温＞37.5℃，立即抽血培养和行C反应蛋白检查，必要时行尿、粪、咽拭子培养，给予第三代以上头孢类或碳青霉烯抗生素静脉滴注；若用药48～72小时无效，加万古霉素或去甲万古霉素或替考拉林；若治疗5～7天体温未降至正常，考虑开始应用伊曲康唑等经验性抗真菌治疗。

(8)骨髓抑制期成分输血：维持血红蛋白＞70g/L、血小板计数＞20×10^9/L。

(九)必须复查的项目

血常规、肝功能、肾功能，PICC拔除前行上肢静脉超声检查。

(十)出院标准

1. 骨髓造血恢复期，中性粒细胞绝对值≥0.5×10^9/L，血小板计数≥50×10^9/L。

2. 体温正常3天以上且无其他感染表现。

(十一)变异及原因分析

1. 医疗原因导致的变异　如改变治疗方案、转科治疗、操作失误、误诊等。

2. 患者原因导致的变异　如不同意治疗方案、个人原因要求出院(转院)等。

3. 并发症原因导致的变异　化疗期间合并严重感染、脏器功能受损或其他难以预料的并发症，导致化疗减缓或中断、用药种类增多、住院时间延长、医疗费用增加等。

4. 病情原因导致的变异　如肝功能严重受损、严重骨髓抑制及感染等并发症，导致用药种类增多、住院时间延长、医疗费用增加。

5. 辅诊科室原因导致的变异　如检查、检验(不及时、结果错报、标本不合格)、报告(不及时、结果错报、标本不合格)等原因延长住院天数、增加费用等。

6. 管理原因导致的变异　如系统暂不支持、系统瘫痪、需要修订流程、需要修订制度等。

二、横纹肌肉瘤(中危组)行VDC临床路径表单

<table>
<tr><td colspan="2">适用对象</td><td colspan="2">第一诊断为横纹肌肉瘤(ICD-10：M890/3-M892/3 伴 Z51.144/Z51.145/Z51.146)的14岁以下的儿童</td></tr>
<tr><td colspan="2">患儿基本信息</td><td>姓名：____ 性别：____ 年龄：__ 门诊号：____
住院号：______ 过敏史：______
住院日期：__年__月__日 出院日期：__年__月__日</td><td>标准住院日：16～21天</td></tr>
<tr><td colspan="2">时间</td><td>住院第1天</td><td>住院第2—3天</td></tr>
<tr><td rowspan="4">主要诊疗工作</td><td>制度落实</td><td>□ 入院2小时内经治医师或值班医师完成接诊
□ 入院24小时内主管医师查房</td><td>□ 经治医师查房(早、晚各1次)
□ 主管医师查房
□ 入院48小时内主诊医师完成检诊
□ 专科会诊(必要时)</td></tr>
<tr><td>病情评估</td><td>□ 经治医师询问病史及体格检查
□ 营养评估
□ 疼痛评估
□ 康复评估</td><td>□ 及时向上级医师汇报送检项目结果，并给予分期及分级评估
□ 注意防治并发症</td></tr>
<tr><td>病历书写</td><td>□ 入院8小时内完成首次病程记录
□ 入院24小时内完成入院记录</td><td>□ 入院48小时完成主管医师查房记录
□ 入院72小时完成主诊医师查房记录
□ 完成日常病程记录，详细记录医嘱变动情况(原因和更改内容)</td></tr>
<tr><td>知情同意</td><td>□ 病情告知
□ 患儿家长签署授权委托书
□ 患儿家长在入院记录单上签字
□ 签署病危病重告知书(病危、病重患儿)</td><td>□ 病情告知</td></tr>
</table>

（续　表）

<table>
<tr><td rowspan="2"></td><td colspan="2">手术治疗</td><td>□ 根据病情评估及复查需要行腰椎穿刺及骨髓穿刺</td><td>□ PICC 放置及护理</td></tr>
<tr><td colspan="2">其他</td><td>□ 及时通知上级医师检诊
□ 观察穿刺点及周围情况</td><td>□ 观察穿刺点及周围情况</td></tr>
<tr><td rowspan="5">重点医嘱</td><td rowspan="4">长期医嘱</td><td>护理医嘱</td><td>□ 按儿科血液病护理常规
□ 一级护理</td><td>□ 按儿科血液病护理常规
□ 一级护理
□ 口腔和肛周的护理</td></tr>
<tr><td>处置医嘱</td><td>□ 有床陪伴
□ 吸氧(必要时)
□ 房间紫外线消毒
□ 限制活动：卧床或床旁活动
□ 心电、血压监护(高危患儿)
□ 静脉输液
□ 静脉注射</td><td>□ 有床陪伴
□ 吸氧(必要时)
□ 限制活动：卧床或床旁活动
□ 心电、血压监护(高危患儿)
□ 静脉输液
□ 静脉注射</td></tr>
<tr><td>膳食医嘱</td><td>□ 儿科饮食
□ 幼儿饮食
□ 婴儿饮食
□ 回民饮食</td><td>□ 儿科饮食
□ 幼儿饮食
□ 婴儿饮食
□ 回民饮食</td></tr>
<tr><td>药物医嘱</td><td>□ 复方磺胺甲噁唑预防卡氏肺囊虫肺炎
□ 水化、碱化液
□ 抗感染治疗：头孢他定他唑巴坦钠、亚胺培西司他丁钠、替考拉宁、氟康唑、伏立康唑
□ 抗凝血治疗
□ 止血治疗</td><td>□ 复方磺胺甲噁唑预防卡氏肺囊虫肺炎
□ 化疗药物：环磷酰胺、盐酸吡柔吡星、硫酸长春地辛
□ 水化、碱化液
□ 营养心肌、护肝、抑酸、镇吐、利尿、止泻治疗
□ 化疗结束后 24 小时给予非格司亭治疗</td></tr>
<tr><td>临时医嘱</td><td>检查检验</td><td>□ 血常规
□ 尿常规
□ 粪常规
□ 心电图
□ X 线胸片
□ 肝功能、肾功能
□ 电解质
□ 血糖
□ 淀粉酶
□ 脂肪酶
□ 心肌酶
□ 凝血四项(必要时)
□ 血型(必要时)
□ 血清八项(必要时)
□ 体液免疫及细胞免疫(必要时)
□ 结核三项(必要时)
□ 结核菌素试验(必要时)</td><td>□ 凝血四项、血型、血清八项、体液免疫及细胞免疫、结核三项、结核菌素试验、血培养、降钙素原、真菌 D-试验(必要时)
□ 脑脊液检查、骨髓穿刺形态学及免疫分型检查(必要时)
□ 全身或局部 CT，或 PET-CT、骨扫描等检查(必要时)</td></tr>
</table>

（续　表）

			□ 血培养(必要时) □ 降钙素原(必要时) □ 真菌 D-试验(必要时) □ 脑脊液检查(必要时) □ 骨髓穿刺形态学及免疫分型检查(必要时) □ 全身或局部 CT,或 PET-CT(必要时) □ 骨扫描等检查(必要时)	
		药物医嘱	□ 盐酸利多卡因局部麻醉	□ 输血治疗 □ 盐酸利多卡因局部麻醉
		手术医嘱	□ 骨髓穿刺术 □ 腰椎穿刺术	□ 腰椎穿刺+三联鞘内注射
		处置医嘱	□ 术后换药	
主要护理工作	健康宣教		□ 入院宣教:介绍责任护士,病区环境、设施、规章制度、基础护理服务项目 □ 进行护理安全指导 □ 进行等级护理、活动范围指导 □ 进行饮食指导 □ 进行用药指导 □ 进行关于疾病知识的宣教	□ 观察体温波动及一般状况 □ 观察药物不良反应(皮疹、胃肠道反应)
	护理处置		□ 患儿身份核对 □ 佩戴腕带 □ 建立入院病历,通知医师 □ 询问病史,填写护理记录单首页 □ 测量基本生命体征 □ 观察病情 □ 抽血 □ 输液 □ 心理护理与生活护理 □ 妥善固定各种管道 □ 根据营养、疼痛及检查结果,给予处置,必要时请相应科室医师会诊 □ 通知次日检查项目及检查注意事项	□ 测量基本生命体征 □ 观察病情 □ 抽血 □ 输液 □ 心理护理与生活护理 □ 指导并监督患儿治疗与活动 □ 遵医嘱用药 □ 遵医嘱留取标本 □ 根据营养、疼痛及检查结果,给予处置,必要时请相应科室医师会诊 □ 妥善固定各种管道 □ 使用床档
	护理评估		□ 一般评估:生命体征、神志、皮肤、药物过敏史等 □ 专科评估:饮食习惯、生活方式、体重、身高、家族史 □ 风险评估:评估有无跌倒、坠床、褥疮、导管滑脱、液体外渗的风险 □ 营养评估 □ 疼痛评估 □ 康复评估	□ 风险评估:评估有无跌倒、坠床、褥疮、导管滑脱、液体外渗的风险

（续　表）

	专科护理		□ 饮食卫生宣教 □ 鼻腔、口腔护理	□ 心电监护，监测生命体征 □ 观察尿液颜色 □ PICC 置管护理
	饮食指导		□ 根据医嘱通知配餐员准备膳食 □ 协助患儿进餐	□ 协助患儿进餐
	活动体位		□ 根据护理等级指导活动	□ 根据护理等级指导活动
	洗浴要求		□ 卫生整理：更衣、理发、剪短指甲	□ 协助患儿晨、晚间护理
病情变异记录			□ 无　□ 有，原因： □ 患儿　□ 疾病　□ 医疗 □ 护理　□ 保障　□ 管理	□ 无　□ 有，原因： □ 患儿　□ 疾病　□ 医疗 □ 护理　□ 保障　□ 管理
护士签名			白班　小夜班　大夜班	白班　小夜班　大夜班
医师签名				
时间			住院第 5－16（化疗后）	住院第 17－21 天（出院日）
主要诊疗工作	制度落实		□ 上级医师查房	□ 上级医师查房，同意其出院
	病情评估		□ 密切观察病情变化 □ 经治医师询问、记录不良主诉及体格检查 □ 评估不良反应的分级及对症处理	□ 上级医师进行治疗效果、预后和出院评估 □ 自动出院需书面交代病情、告知风险
	病历书写		□ 完成上级医师查房记录 □ 完成日常病程记录，详细记录医嘱变动情况（原因和更改内容）	□ 出院前一天有上级医师指示出院的病程记录 □ 出院后 24 小时内完成出院记录 □ 出院后 24 小时内完成病历首页 □ 开具出院介绍信 □ 开具诊断证明书
	知情同意		□ 签署病危病重告知书（病危、病重患儿）	□ 患儿家长签署自动出院告知书
	手术治疗			□ PICC 拔除
	其他		□ 检查住院押金使用情况	□ 预约门诊复诊时间
重点医嘱	长期医嘱	护理医嘱	□ 按儿科血液病护理常规 □ 一级护理 □ 口腔和肛周的护理	□ 按儿科血液病护理常规 □ 二级护理
		处置医嘱		
		膳食医嘱	□ 儿科饮食 □ 幼儿饮食 □ 婴儿饮食 □ 回民饮食	□ 儿科饮食 □ 幼儿饮食 □ 婴儿饮食 □ 回民饮食
		药物医嘱	□ 复方磺胺甲噁唑预防卡氏肺囊虫肺炎 □ 抗生素：头孢他定他唑巴坦钠、亚胺培西司他丁钠、替考拉宁、氟康唑、伏立康唑 □ 非格司亭 □ 对症治疗	□ 停止所有长期医嘱

（续　表）

<table>
<tr><td rowspan="4"></td><td rowspan="4">临时医嘱</td><td>检查检验</td><td>□ 血常规
□ 普通生化检验项目(肝功能、肾功能)</td><td>□ PICC 拔除前行上肢静脉超声</td></tr>
<tr><td>药物医嘱</td><td>□ 盐酸利多卡因局部麻醉</td><td></td></tr>
<tr><td>手术医嘱</td><td>□ 骨髓穿刺术
□ 腰椎穿刺术</td><td></td></tr>
<tr><td>处置医嘱</td><td>□ 术后换药</td><td>□ 出院</td></tr>
<tr><td rowspan="7">主要护理工作</td><td colspan="2">健康宣教</td><td>□ 进行护理安全指导
□ 进行等级护理、活动范围指导
□ 进行饮食指导
□ 进行用药指导
□ 进行关于疾病知识的宣教</td><td>□ 出院健康指导</td></tr>
<tr><td colspan="2">护理处置</td><td>□ 测量基本生命体征
□ 观察病情
□ 抽血
□ 输液
□ 心理护理与生活护理
□ 根据营养、疼痛及检查结果，给予处置，必要时请相应科室医师会诊
□ 妥善固定各种管道
□ 指导并监督患儿恢复期的治疗与活动
□ 采取相应的护理措施
□ 通知次日检查项目及检查注意事项</td><td>□ 核对患儿住院费用
□ 指导患儿家长结账
□ 指导患儿家长取出院带药
□ 取消患儿住院信息
□ 整理床单元</td></tr>
<tr><td colspan="2">护理评估</td><td>□ 一般评估：生命体征、神志、皮肤、药物过敏史等
□ 风险评估：评估有无跌倒、坠床、褥疮、导管滑脱、液体外渗的风险
□ 营养评估
□ 疼痛评估
□ 康复评估</td><td>□ 评估患儿对疾病、预防、保健方面的能力</td></tr>
<tr><td colspan="2">专科护理</td><td>□ 有关预防交叉感染的宣教
□ 鼻腔、口腔护理
□ 呋喃西林坐浴</td><td></td></tr>
<tr><td colspan="2">饮食指导</td><td>□ 根据医嘱通知配餐员准备膳食
□ 协助患儿进餐</td><td></td></tr>
<tr><td colspan="2">活动体位</td><td>□ 根据护理等级指导活动</td><td></td></tr>
<tr><td colspan="2">洗浴要求</td><td>□ 协助更换病号服</td><td></td></tr>
<tr><td colspan="3">病情变异记录</td><td>□ 无　□ 有，原因：
□ 患儿　□ 疾病　□ 医疗
□ 护理　□ 保障　□ 管理</td><td>□ 无　□ 有，原因：
□ 患儿　□ 疾病　□ 医疗
□ 护理　□ 保障　□ 管理</td></tr>
</table>

（续　表）

护士签名	白班	小夜班	大夜班	白班	小夜班	大夜班
医师签名						

第三十五节　横纹肌肉瘤（中危组）行 IE 化疗方案临床路径

一、横纹肌肉瘤（中危组）行 IE 新辅助化疗方案临床路径标准住院流程

（一）适用对象

根据临床表现、影像学改变和病理检查明确诊断为横纹肌肉瘤（ICD-10：M890/3-M892/3 伴 Z51.144/Z51.145/Z51.146）的 14 岁以下儿童。

（二）诊断依据

按照《小儿肿瘤病理学》（李佩娟主编．北京出版社，2001 版）和《诸福棠实用儿科学（第 8 版）》（胡亚美等主编，人民卫生出版社，2015 年）执行。

1. 临床症状和转移方式：在头、面、颈部起病的表浅部位发现早，靠近脑膜旁的部位已发生鼻及鼻旁窦的阻塞和脑神经的受累，如向颅内浸润则出现脑瘤表现，头痛、呕吐、高颅压。泌尿生殖道起病的常见血尿、排尿、排便障碍，四肢原发的多见包块隆起、肢体肿胀。其他部位如会阴部、肝、脑、乳房、卵巢等。肺为最常见转移部位，其次为骨髓、骨、淋巴结，初诊时腹腔内转移较少。

2. 影像学特点：CT 及 MRI 因肿块的不同部位，不同大小及病理分型，而表现出不同的的占位及浸润特点。

3. 病理检查：RMS 是一种小蓝圆细胞肿瘤，根据美国国家癌症研究所（NCI）指定的横纹肌肉瘤分型，将其分为胚胎型、腺泡型、多形型、其他型。诊断困难者，可行免疫组化检查。肌红蛋白、结蛋白和波形蛋白的阳性率分别为 72.2%、55.5%和 88%。而肌球蛋白可达 100%。

生物学特性检测：腺泡型存在特征的 t(2；13)(q35；q14)，这种易位形成 PAX3-FKHR 融合基因，上调酪氨酸激酶受体。

4. 临床分期诊断方法为美国儿童肿瘤协会美国横纹肌肉瘤组织（Intergroup Rhabdomysarcoma Studies，IRS）推荐的 TNM 术前分期法及横纹肌肉瘤的 IRS 临床分期法（CG 分期法）。

5. 根据横纹肌肉瘤的治疗前分期系统、手术/病理分组系统和组织学类型，将横纹肌肉瘤分为低危型、中危型和高危型 3 个危险度。

（三）选择治疗方案的依据

中危组横纹肌肉瘤和未分化肉瘤 VDC 和 IE 的交替治疗方案。

（四）标准住院日为 16～21 天

（五）进入路径标准

1. 未治的明确诊断为横纹肌肉瘤，年龄＜14 岁（ICD-10：M890/3-M892/3 伴 Z51.144/

Z51.145/Z51.146)的患儿。

2. 根据IRS-Ⅳ研究组分组,符合中危组:①胚胎型,治疗前分期为2期、3期,手术/病理分组Ⅲ者;②腺泡型,治疗前分期为1期、2期、3期,手术/病理分组为Ⅰ、Ⅱ、Ⅲ者。

3. 治疗前明确诊断及分期。

4. 适应证:与上一疗程间隔达21天,中性粒细胞绝对值≥1.0×10^9/L、血小板计数≥100×10^9/L,肝功能、肾功能、心肌酶、心电图基本正常等。

(六)入院评估

1. 必须检查的项目

(1)血常规、尿常规、粪常规。

(2)肝功能、肾功能、电解质、血糖、淀粉酶、脂肪酶、心肌酶。

(3)心电图,X线胸片。

2. 根据患儿病情可选择的检查项目

(1)凝血四项、血型、血清八项、体液免疫及细胞免疫、结核三项、结核菌素试验、血培养、降钙素原、真菌D-试验。

(2)脑脊液检查、骨髓穿刺形态学及免疫分型检查;全身或局部CT,或PET-CT、骨扫描等检查。

3. 营养评估　根据《解放军总医院新入院患者营养风险筛查表(NRS-2002)》为新入院患儿进行营养评估,评分≥3分者给予处置,必要时请营养科医师会诊。

4. 疼痛评估　根据《VAS评分》实施疼痛评估,评分>7分者给予处置,必要时请疼痛科医师会诊。

5. 康复评估　根据《入院患者康复筛查和评估表》,在新入院患儿入院后24小时内进行康复筛查和评估。任何一项结果为"是",则请康复科医师会诊。

(七)药物选择与选用时机

1. 保肝药物　化疗期间及化疗后3天,其他时间根据化验情况酌情使用。

2. 抑酸、镇吐药物　化疗期间及化疗后3天,其他时间根据化验情况酌情使用。

3. 保心肌药物　化疗期间及化疗后3天,其他时间根据化验情况酌情使用。

4. 退热药物　体温>38.5℃或体温达到38℃持续1小时以上。

5. 止血药物　有出血倾向,有穿刺等有创操作后局部出血者,给予预防治疗。

6. 调节水、电解质紊乱的药物　根据患儿的病情及检查、检验结果酌情应用。

7. 抗生素　细菌感染者应用抗菌药物,按照《抗菌药物临床应用指导原则》(卫医发[2004]285号)执行。粒细胞缺乏伴发热者,根据美国综合性癌症网制定的《癌症相关感染的防治指南》执行。

8. 增强免疫药物　骨髓抑制期酌情应用。

9. 伴随药物　伴随疾病的治疗药物等。

(八)治疗方案与药物选择

1. 化疗日　IE方案及化疗药物剂量:异环磷酰胺1.8g/($m^2\cdot d$),静脉滴注6小时,第1~5天,异环磷酰胺同时和之后每3小时1次,共用4次美司钠解救,美司钠总量是异环磷酰胺的120%~160%;依托泊苷100mg/($m^2\cdot d$)静脉滴注6小时,第1~5天。化疗同时给予水化、碱化液,24小时匀速给予,液体总量为3000ml/($m^2\cdot d$),4%碳酸氢钠120~150ml/

(m^2 · d);营养心肌、护肝、镇吐、抑酸等对症支持治疗。

2. 化疗后期支持治疗及防治感染的要点

(1)化疗后化验及检查:隔日复查血常规,每周复查血生化,必要时给予凝血及胰腺功能筛查。

(2)水化、碱化液:化疗停药后 3 天 24 小时匀速给予,液体总量为 3000ml/(m^2 · d),4%碳酸氢钠 120~150ml/(m^2 · d)。

(3)化疗同时用中枢镇吐药。

(4)营养心肌、护肝、抑酸、纠正电解质紊乱等对症支持治疗:化疗停药后 3 天常规使用;若出现肝功能或心肌酶异常,用至指标正常。

(5)非格司亭:停化疗后 24 小时可开始使用,5~10μg/(kg · d),皮下注射,直至中性粒细胞绝对值(ANC)≥1.0×10^9/L。

(6)卡氏肺囊虫肺炎的预防:复方磺胺甲噁唑 25mg/(kg · d),每天 2 次,每周连用 3 天,间隔 4 天。

(7)患儿如有明确感染灶,针对感染部位及临床特点与体征,经验性选择抗生素给予广谱的抗感染治疗,及时留取病原学检查,后期根据药敏试验结果针对性治疗。其中当中性粒细胞绝对值<0.5×10^9/L 定义为粒细胞缺乏期。根据美国综合性癌症网制定的《癌症相关感染的防治指南》,粒细胞缺乏期出现体温>38.0℃并持续 30 分钟或体温>38.4℃或 24 小时内两次体温>37.5℃,立即抽血培养和行 C 反应蛋白检查,必要时行尿、粪便、咽拭子培养,给予第三代以上头孢类或碳青酶烯抗生素静脉滴注;若用药 48~72 小时无效,加万古霉素或去甲万古霉素或替考拉林;若治疗 5~7 天体温未降至正常,考虑开始应用伊曲康唑等经验性抗真菌治疗。

(8)骨髓抑制期成分输血:维持血红蛋白>70g/L、血小板计数>20×10^9/L。

(九)必须复查的项目

血常规、生化检验项目(肝功能、肾功能、电解质、血糖、心肌酶),PICC 拔除前行上肢静脉超声检查。

(十)出院标准

骨髓造血恢复期,中性粒细胞绝对值≥0.5×10^9/L,血小板计数≥50×10^9/L,体温正常 3 天以上且无其他感染表现。

(十一)变异及原因分析

1. 医疗原因导致的变异 如改变治疗方案、转科治疗、操作失误、误诊等。

2. 患者原因导致的变异 如不同意治疗方案、个人原因要求出院(转院)等。

3. 并发症原因导致的变异 化疗期间合并严重感染、脏器功能受损或其他难以预料的并发症,导致化疗减缓或中断、用药种类增多、住院时间延长、医疗费用增加等。

4. 病情原因导致的变异 如肝功能严重受损、严重骨髓抑制及感染等并发症,导致用药种类增多、住院时间延长、医疗费用增加。

5. 辅诊科室原因导致的变异 如检查、检验(不及时、结果错报、标本不合格)、报告(不及时、结果错报、标本不合格)等原因延长住院天数、增加费用等。

6. 管理原因导致的变异 如系统暂不支持、系统瘫痪、需要修订流程、需要修订制度等。

二、横纹肌肉瘤(中危组)行IE化疗临床路径表单

<table>
<tr><td colspan="3">适用对象</td><td colspan="2">第一诊断为横纹肌肉瘤(ICD-10:M890/3-M892/3 伴 Z51.144/Z51.145/Z51.146)的14岁以下的儿童</td></tr>
<tr><td colspan="3">患儿基本信息</td><td>姓名:____ 性别:____ 年龄:__ 门诊号:____
住院号:______ 过敏史:______
住院日期:__年__月__日 出院日期:__年__月__日</td><td>标准住院日:16～21天</td></tr>
<tr><td colspan="3">时间</td><td>住院第1天</td><td>住院第2-6天</td></tr>
<tr><td rowspan="6">主要诊疗工作</td><td colspan="2">制度落实</td><td>□ 入院2小时内经治医师或值班医师完成接诊
□ 入院24小时内主管医师查房</td><td>□ 经治医师查房(早、晚各1次)
□ 主管医师查房
□ 入院48小时内主诊医师完成检诊
□ 专科会诊(必要时)</td></tr>
<tr><td colspan="2">病情评估</td><td>□ 经治医师询问病史及体格检查
□ 营养评估
□ 疼痛评估
□ 康复评估</td><td>□ 及时向上级医师汇报送检项目结果,并给予分期及分级评估
□ 注意防治并发症</td></tr>
<tr><td colspan="2">病历书写</td><td>□ 入院8小时内完成首次病程记录
□ 入院24小时内完成入院记录</td><td>□ 入院48小时完成主管医师查房记录
□ 入院72小时完成主诊医师查房记录
□ 完成日常病程记录,详细记录医嘱变动情况(原因和更改内容)</td></tr>
<tr><td colspan="2">知情同意</td><td>□ 病情告知
□ 患儿家长签署授权委托书
□ 患儿家长在入院记录单上签字
□ 签署病危病重告知书(病危、病重患儿)</td><td>□ 病情告知</td></tr>
<tr><td colspan="2">手术治疗</td><td>□ 根据病情评估及复查需要行腰椎穿刺及骨髓穿刺</td><td>□ PICC放置及护理</td></tr>
<tr><td colspan="2">其他</td><td>□ 及时通知上级医师检诊
□ 观察穿刺点及周围情况</td><td>□ 观察穿刺点及周围情况</td></tr>
<tr><td rowspan="3">重点医嘱</td><td rowspan="3">长期医嘱</td><td>护理医嘱</td><td>□ 按儿科血液病护理常规
□ 一级护理</td><td>□ 按儿科血液病护理常规
□ 一级护理
□ 口腔和肛周的护理</td></tr>
<tr><td>处置医嘱</td><td>□ 有床陪伴
□ 吸氧(必要时)
□ 限制活动:卧床或床旁活动
□ 心电、血压监护(高危患儿)
□ 静脉输液
□ 静脉注射</td><td>□ 有床陪伴
□ 吸氧(必要时)
□ 限制活动:卧床或床旁活动
□ 心电、血压监护(高危患儿)
□ 静脉输液
□ 静脉注射</td></tr>
<tr><td>膳食医嘱</td><td>□ 儿科饮食
□ 幼儿饮食
□ 婴儿饮食
□ 回民饮食</td><td>□ 儿科饮食
□ 幼儿饮食
□ 婴儿饮食
□ 回民饮食</td></tr>
</table>

（续　表）

		药物医嘱	□ 复方磺胺甲噁唑预防卡氏肺囊虫肺炎 □ 水化、碱化液 □ 抗感染治疗：头孢他定他唑巴坦钠、亚胺培西司他丁钠、替考拉宁、氟康唑、伏立康唑 □ 抗凝血治疗 □ 止血治疗	□ 复方磺胺甲噁唑预防卡氏肺囊虫肺炎 □ 化疗药物：异环磷酰胺、依托泊苷 □ 水化、碱化液 □ 营养心肌、护肝、抑酸、镇吐、利尿治疗 □ 化疗结束后 24 小时给予非格司亭治疗
	临时医嘱	检查检验	□ 血常规 □ 尿常规 □ 粪常规 □ 心电图 □ X 线胸片 □ 肝功能、肾功能 □ 电解质 □ 血糖 □ 淀粉酶 □ 脂肪酶 □ 心肌酶 □ 凝血四项（必要时） □ 血型（必要时） □ 血清八项（必要时） □ 体液免疫及细胞免疫（必要时） □ 结核三项（必要时） □ 结核菌素试验（必要时） □ 血培养（必要时） □ 降钙素原（必要时） □ 真菌 D-试验（必要时） □ 脑脊液检查（必要时） □ 骨髓穿刺形态学及免疫分型检查（必要时） □ 全身或局部 CT，或 PET-CT（必要时） □ 骨扫描等检查（必要时）	□ 凝血四项、血型、血清八项、体液免疫及细胞免疫、结核三项、结核菌素试验、血培养、降钙素原、真菌 D-试验（必要时） □ 脑脊液检查、骨髓穿刺形态学及免疫分型检查（必要时） □ 全身或局部 CT，或 PET-CT、骨扫描等检查（必要时）
		药物医嘱	□ 盐酸利多卡因局部麻醉	□ 输血治疗 □ 盐酸利多卡因局部麻醉
		手术医嘱	□ 骨髓穿刺术 □ 腰椎穿刺术	□ 腰椎穿刺＋三联鞘内注射
		处置医嘱	□ 术后换药	

（续　表）

<table>
<tr><td rowspan="8">主
要
护
理
工
作</td><td>健康宣教</td><td colspan="3">□ 入院宣教：介绍责任护士，病区环境、设施、规章制度、基础护理服务项目
□ 进行护理安全指导
□ 进行等级护理、活动范围指导
□ 进行饮食指导
□ 进行用药指导
□ 进行关于疾病知识的宣教</td><td colspan="3">□ 观察体温波动及一般状况
□ 观察药物不良反应（皮疹、胃肠道反应）</td></tr>
<tr><td>护理处置</td><td colspan="3">□ 患儿身份核对
□ 佩戴腕带
□ 建立入院病历，通知医师
□ 询问病史，填写护理记录单首页
□ 测量基本生命体征
□ 观察病情
□ 抽血
□ 输液
□ 心理护理与生活护理
□ 妥善固定各种管道
□ 根据营养、疼痛及检查结果，给予处置，必要时请相应科室医师会诊
□ 通知次日检查项目及检查注意事项</td><td colspan="3">□ 测量基本生命体征
□ 观察病情
□ 抽血
□ 输液
□ 心理护理与生活护理
□ 指导并监督患儿治疗与活动
□ 遵医嘱用药
□ 遵医嘱留取标本
□ 根据营养、疼痛及检查结果，给予处置，必要时请相应科室医师会诊
□ 妥善固定各种管道
□ 使用床档</td></tr>
<tr><td>护理评估</td><td colspan="3">□ 一般评估：生命体征、神志、皮肤、药物过敏史等
□ 专科评估：饮食习惯、生活方式、体重、身高、家族史
□ 风险评估：评估有无跌倒、坠床、褥疮、导管滑脱、液体外渗的风险
□ 营养评估
□ 疼痛评估
□ 康复评估</td><td colspan="3">□ 风险评估：评估有无跌倒、坠床、褥疮、导管滑脱、液体外渗的风险</td></tr>
<tr><td>专科护理</td><td colspan="3">□ 饮食卫生宣教
□ 鼻腔、口腔护理</td><td colspan="3">□ 心电监护，监测生命体征
□ PICC 置管护理</td></tr>
<tr><td>饮食指导</td><td colspan="3">□ 根据医嘱通知配餐员准备膳食
□ 协助患儿进餐</td><td colspan="3">□ 协助患儿进餐</td></tr>
<tr><td>活动体位</td><td colspan="3">□ 根据护理等级指导活动</td><td colspan="3">□ 根据护理等级指导活动</td></tr>
<tr><td>洗浴要求</td><td colspan="3">□ 卫生整理：更衣、理发、剪短指甲</td><td colspan="3">□ 协助患儿晨、晚间护理</td></tr>
<tr><td colspan="2">病情变异记录</td><td colspan="3">□ 无　□ 有，原因：
□ 患儿　□ 疾病　□ 医疗
□ 护理　□ 保障　□ 管理</td><td colspan="3">□ 无　□ 有，原因：
□ 患儿　□ 疾病　□ 医疗
□ 护理　□ 保障　□ 管理</td></tr>
<tr><td colspan="2" rowspan="2">护士签名</td><td>白班</td><td>小夜班</td><td>大夜班</td><td>白班</td><td>小夜班</td><td>大夜班</td></tr>
<tr><td></td><td></td><td></td><td></td><td></td><td></td></tr>
<tr><td colspan="2">医师签名</td><td colspan="3"></td><td colspan="3"></td></tr>
</table>

（续　表）

<table>
<tr><td colspan="3">时间</td><td>住院第 7－16 天（化疗后）</td><td>住院第 17－21 天（出院前）</td></tr>
<tr><td rowspan="6">主要诊疗工作</td><td colspan="2">制度落实</td><td>□ 上级医师查房</td><td>□ 上级医师查房，同意其出院</td></tr>
<tr><td colspan="2">病情评估</td><td>□ 密切观察病情变化
□ 经治医师询问、记录不良主诉及体格检查
□ 评估不良反应的分级及对症处理
□ 营养评估
□ 疼痛评估
□ 康复评估</td><td>□ 上级医师进行治疗效果、预后和出院评估
□ 自动出院需书面交代病情、告知风险</td></tr>
<tr><td colspan="2">病历书写</td><td>□ 完成上级医师查房记录
□ 完成日常病程记录，详细记录医嘱变动情况（原因和更改内容）</td><td>□ 出院前一天有上级医师指示出院的病程记录
□ 出院后 24 小时内完成出院记录
□ 出院后 24 小时内完成病历首页
□ 开具出院介绍信
□ 开具诊断证明书</td></tr>
<tr><td colspan="2">知情同意</td><td>□ 签署病危病重告知书（病危、病重患儿）</td><td>□ 患儿家长签署自动出院告知书
□ 出院宣教</td></tr>
<tr><td colspan="2">手术治疗</td><td></td><td>□ PICC 拔除</td></tr>
<tr><td colspan="2">其他</td><td>□ 检查住院押金使用情况</td><td>□ 预约门诊复诊时间</td></tr>
<tr><td rowspan="8">重点医嘱</td><td rowspan="4">长期医嘱</td><td>护理医嘱</td><td>□ 儿科血液病护理常规
□ 一级护理</td><td>□ 儿科血液病护理常规
□ 二级护理</td></tr>
<tr><td>处置医嘱</td><td></td><td></td></tr>
<tr><td>膳食医嘱</td><td>□ 儿科饮食
□ 幼儿饮食
□ 婴儿饮食
□ 回民饮食</td><td>□ 儿科饮食
□ 幼儿饮食
□ 婴儿饮食
□ 回民饮食</td></tr>
<tr><td>药物医嘱</td><td>□ 复方磺胺甲噁唑预防卡氏肺囊虫肺炎
□ 抗生素：头孢他定他唑巴坦钠、亚胺培西司他丁钠、替考拉宁、氟康唑、伏立康唑
□ 非格司亭
□ 对症治疗</td><td>□ 停止所有长期医嘱</td></tr>
<tr><td rowspan="4">临时医嘱</td><td>检查检验</td><td>□ 血常规
□ 普通生化检验项目</td><td>□ PICC 拔除前行上肢静脉超声检查</td></tr>
<tr><td>药物医嘱</td><td>□ 盐酸利多卡因局部麻醉</td><td></td></tr>
<tr><td>手术医嘱</td><td>□ 骨髓穿刺术
□ 腰椎穿刺术</td><td></td></tr>
<tr><td>处置医嘱</td><td>□ 术后换药</td><td>□ 出院</td></tr>
</table>

（续 表）

<table>
<tr><td rowspan="7">主要护理工作</td><td>健康宣教</td><td colspan="3">□ 进行护理安全指导
□ 进行等级护理、活动范围指导
□ 进行饮食指导
□ 进行用药指导
□ 进行关于疾病知识的宣教</td><td colspan="3">□ 出院健康指导</td></tr>
<tr><td>护理处置</td><td colspan="3">□ 测量基本生命体征
□ 观察病情
□ 抽血
□ 输液
□ 心理护理与生活护理
□ 妥善固定各种管道
□ 指导并监督患儿恢复期的治疗与活动
□ 根据营养、疼痛及检查结果，给予处置，必要时请相应科室医师会诊
□ 通知次日检查项目及检查注意事项</td><td colspan="3">□ 核对患儿住院费用
□ 指导患儿家长结账
□ 指导患儿家长取出院带药
□ 取消患儿住院信息
□ 整理床单元</td></tr>
<tr><td>护理评估</td><td colspan="3">□ 一般评估：生命体征、神志、皮肤、药物过敏史等
□ 风险评估：评估有无跌倒、坠床、褥疮、导管滑脱、液体外渗的风险
□ 营养评估
□ 疼痛评估
□ 康复评估</td><td colspan="3"></td></tr>
<tr><td>专科护理</td><td colspan="3">□ 有关预防交叉感染的宣教
□ 鼻腔、口腔护理
□ 呋喃西林坐浴</td><td colspan="3"></td></tr>
<tr><td>饮食指导</td><td colspan="3">□ 根据医嘱通知配餐员准备膳食
□ 协助患儿进餐</td><td colspan="3"></td></tr>
<tr><td>活动体位</td><td colspan="3">□ 根据护理等级指导活动</td><td colspan="3"></td></tr>
<tr><td>洗浴要求</td><td colspan="3">□ 协助更换病号服</td><td colspan="3"></td></tr>
<tr><td colspan="2">病情变异记录</td><td colspan="3">□ 无　□ 有，原因：
□ 患儿　□ 疾病　□ 医疗
□ 护理　□ 保障　□ 管理</td><td colspan="3">□ 无　□ 有，原因：
□ 患儿　□ 疾病　□ 医疗
□ 护理　□ 保障　□ 管理</td></tr>
<tr><td colspan="2" rowspan="2">护士签名</td><td>白班</td><td>小夜班</td><td>大夜班</td><td>白班</td><td>小夜班</td><td>大夜班</td></tr>
<tr><td></td><td></td><td></td><td></td><td></td><td></td></tr>
<tr><td colspan="2">医师签名</td><td colspan="3"></td><td colspan="3"></td></tr>
</table>

第三十六节　生殖细胞瘤行 PEB 方案化疗临床路径

一、生殖细胞瘤行 PEB 方案化疗临床路径标准住院流程

(一)适用对象

根据临床表现、影像学改变和病理检查明确诊断为生殖细胞瘤(ICD-10:M90640/3 伴 Z51.144/Z51.145/Z51.146)的 14 岁以下儿童。

(二)诊断依据

按照《小儿肿瘤病理学》(李佩娟主编．北京出版社,2001 版)和《诸福棠实用儿科学(第 8 版)》(胡亚美等主编,人民卫生出版社,2015 年)执行。

1. 临床表现:生殖细胞瘤在出生后至青少年期均可发病,但以婴幼儿、学龄前期发病多见。本病的发病部位较为多样,多见于骶尾部、睾丸、卵巢、盆腔、后腹膜、纵隔和颅内。不同发病部位有不同的临床表现,常可扪及肿块或增大的肿块产生压迫症状而就诊。肺为较常见远处转移部位。

2. 生物学特性检测:甲胎蛋白明显增高提示为恶性生殖细胞瘤。随访 AFP 水平可反映肿瘤负荷变化。β-hCG 升高,常见于绒毛膜癌、精原细胞瘤或无性生殖细胞瘤。

3. 影像学特点:B 超检查,肿块密度不均匀,可伴有液化。畸胎瘤可类似骨组织样强反光。CT 检查示肿块质地不均,伴有坏死灶或囊性灶。

4. 病理检查

(1)同类型生殖细胞肿瘤在生殖腺内外不同部位的病理学形态一致。

(2)不同类型的生殖细胞肿瘤有各自的好发部位及好发年龄。

(3)肿瘤可包含良性和恶性成分,但恶性成分决定它的临床特征。

5. 根据美国儿童肿瘤协会(COG)分期标准。

(三)选择治疗方案的依据

按照《儿童肿瘤诊断治疗学》(汤静燕,李志光主编．人民军医出版社)和 POG PEB 方案执行。

(四)标准住院日为 16～21 天

(五)进入路径标准

1. 未治的明确诊断为生殖细胞肿瘤(ICD-10:M90640/3 伴 Z51.144/Z51.145/Z51.146)的年龄<14 岁的儿童。

2. 中危组性腺肿瘤或Ⅰ期术后未化疗但进展患者;高危组(晚期性腺肿瘤和性腺外肿瘤)患儿。

3. 治疗前明确诊断及分组。

4. 适应证:与上一疗程间隔达 21 天,中性粒细胞绝对值(ANC)≥1.0×10^9/L、血小板计数≥100×10^9/L,肝功能、肾功能、心肌酶、心电图基本正常等。

(六)入院评估

1. 必须检查的项目

(1)血常规、尿常规、粪常规。

(2)肝功能、肾功能、电解质、血糖、淀粉酶、脂肪酶、心肌酶。

(3)心电图,X线胸片。

2. 根据患儿病情可选择的检查项目

(1)凝血四项、血型、血清八项、体液免疫及细胞免疫、结核三项、结核菌素试验、血培养、降钙素原、真菌D-试验。

(2)脑脊液检查、骨髓穿刺形态学及免疫分型检查;全身或局部CT,或PET-CT、骨扫描等检查。

3. 营养评估　根据《解放军总医院新入院患者营养风险筛查表(NRS-2002)》为新入院患儿进行营养评估,评分≥3分者给予处置,必要时请营养科医师会诊。

4. 疼痛评估　根据《VAS评分》实施疼痛评估,评分>7分者给予处置,必要时请疼痛科医师会诊。

5. 康复评估　根据《入院患者康复筛查和评估表》,在新入院患儿入院后24小时内进行康复筛查和评估。任何一项结果为"是",则请康复科医师会诊。

(七)药物选择与选用时机

1. 保肝药物　化疗期间及化疗后3天,其他时间根据化验情况酌情使用。

2. 抑酸、镇吐药物　化疗期间及化疗后3天,其他时间根据化验情况酌情使用。

3. 保心肌药物　化疗期间及化疗后3天,其他时间根据化验情况酌情使用。

4. 退热药物　体温>38.5℃或体温达到38℃持续1小时以上。

5. 止血药物　有出血倾向,有穿刺等有创操作后局部出血者,给予预防治疗。

6. 调节水、电解质紊乱的药物　根据患儿的病情及检查、检验结果酌情应用。

7. 抗生素　细菌感染者应用抗菌药物:按照《抗菌药物临床应用指导原则》(卫医发[2004]285号)执行。粒细胞缺乏伴发热者,根据美国综合性癌症网制定的《癌症相关感染的防治指南》执行。

8. 增强免疫药物　骨髓抑制期酌情应用。

9. 伴随药物　伴随疾病的治疗药物等。

(八)治疗方案与药物选择

1. 化疗日　化疗药物剂量:体重>12kg者,按照体表面积计算;体重<12kg者,按照体重计算。顺铂20mg/(m^2·d)或0.7mg/(kg·d),加入200ml/m^{2}生理盐水中持续静脉滴注2小时以上,第1～5天,应用顺铂前甘露醇8g/m^{2}静脉注射,顺铂后甘露醇35ml/(m^2·h),持续静脉滴注6小时;依托泊苷100mg/(m^2·d)或3.3mg/(kg·d),加入500ml/m^{2}生理盐水中持续静脉滴注4小时以上,第1～5天;博来霉素15mg/(m^2·d)或0.5mg/(kg·d),静脉注射,第1天。化疗同时给予水化、碱化液,24小时匀速给予,液体总量为3000ml/(m^2·d),4%碳酸氢钠120～150ml/(m^2·d);营养心肌、护肝、抑酸等对症支持治疗。

2. 化疗后期支持治疗及防治感染的要点

(1)化疗后化验及检查:隔日复查血常规,每周复查血生化,必要时给予凝血及胰腺功能筛查。

(2)水化、碱化液:化疗停药后3天24小时匀速给予,液体总量为3000ml/(m^2·d),4%碳酸氢钠120～150ml/(m^2·d)。

(3)化疗同时用中枢镇吐药。

(4)营养心肌、护肝、抑酸、纠正电解质紊乱等对症支持治疗:化疗停药后 3 天常规使用;若出现肝功能或心肌酶异常,用至指标正常。

(5)非格司亭:停化疗 24 小时可开始使用,5～10μg/(kg・d),皮下注射,直至中性粒细胞绝对值(ANC)≥1.0×10^9/L。

(6)卡氏肺囊虫肺炎的预防:复方磺胺甲噁唑 25mg/(kg・d),每天 2 次,每周连用 3 天,间隔 4 天。

(7)患儿如有明确感染灶,针对感染部位及临床特点与体征,经验性选择抗生素给予广谱的抗感染治疗,及时留取病原学检查,后期根据药敏试验结果针对性治疗。其中当中性粒细胞绝对值<0.5×10^9/L 定义为粒细胞缺乏期。根据美国综合性癌症网制定的《癌症相关感染的防治指南》,粒细胞缺乏期出现体温>38.0℃并持续 30 分钟或体温>38.4℃或 24 小时内两次体温>37.5℃,立即抽血培养和行 C 反应蛋白检查,必要时行尿、粪便、咽拭子培养,给予第三代以上头孢类或碳青酶烯抗生素静脉滴注;若用药 48～72 小时无效,加万古霉素或去甲万古霉素或替考拉林;若治疗 5～7 天体温未降至正常,考虑开始应用伊曲康唑等经验性抗真菌治疗。

(8)骨髓抑制期成分输血:维持血红蛋白>70g/L、血小板计数>20×10^9/L。

(九)必须复查的项目

血常规、生化检验项目(肝功能、肾功能、电解质、血糖、心肌酶),PICC 拔除前行上肢静脉超声检查。

(十)出院标准

骨髓造血恢复期,中性粒细胞绝对值≥0.5×10^9/L,血小板计数≥50×10^9/L,体温正常 3 天以上且无其他感染表现。

(十一)变异及原因分析

1. 医疗原因导致的变异　如改变治疗方案、转科治疗、操作失误、误诊等。

2. 患者原因导致的变异　如不同意治疗方案、个人原因要求出院(转院)等。

3. 并发症原因导致的变异　化疗期间合并严重感染、脏器功能受损或其他难以预料的并发症,导致化疗减缓或中断、用药种类增多、住院时间延长、医疗费用增加等。

4. 病情原因导致的变异　如肝功能严重受损、严重骨髓抑制及感染等并发症,导致用药种类增多、住院时间延长、医疗费用增加。

5. 辅诊科室原因导致的变异　如检查、检验(不及时、结果错报、标本不合格)、报告(不及时、结果错报、标本不合格)等原因延长住院天数、增加费用等。

6. 管理原因导致的变异　如系统暂不支持、系统瘫痪、需要修订流程、需要修订制度等。

二、生殖细胞瘤行 PEB 方案化疗临床路径表单

<table>
<tr><td>适用对象</td><td colspan="2">第一诊断为生殖细胞瘤(ICD-10:M90640/3 伴 Z51.144/Z51.145/Z51.146)的 14 岁以下儿童</td></tr>
<tr><td>患儿基本信息</td><td>姓名:____　性别:____　年龄:__　门诊号:____
住院号:______　过敏史:______
住院日期:__年__月__日　出院日期:__年__月__日</td><td>标准住院日:16～21 天</td></tr>
</table>

（续　表）

时间			住院第1天	住院第2－6天
主要诊疗工作	制度落实		□ 入院2小时内经治医师或值班医师完成接诊 □ 入院24小时内主管医师查房	□ 经治医师查房（早、晚各1次） □ 主管医师查房 □ 入院48小时内主诊医师完成检诊 □ 专科会诊（必要时）
	病情评估		□ 经治医师询问病史及体格检查 □ 营养评估 □ 疼痛评估 □ 康复评估	□ 及时向上级医师汇报送检项目结果，并给予分期及分级评估 □ 注意防治并发症
	病历书写		□ 入院8小时内完成首次病程记录 □ 入院24小时内完成入院记录	□ 入院48小时完成主管医师查房记录 □ 入院72小时完成主诊医师查房记录 □ 完成日常病程记录，详细记录医嘱变动情况（原因和更改内容）
	知情同意		□ 病情告知 □ 患儿家长签署授权委托书 □ 患儿家长在入院记录单上签字 □ 签署病危病重告知书（病危、病重患儿）	□ 病情告知
	手术治疗		□ 根据病情评估及复查需要行腰椎穿刺及骨髓穿刺	□ PICC放置及护理
	其他		□ 及时通知上级医师检诊 □ 观察穿刺点及周围情况	□ 观察穿刺点及周围情况
重点医嘱	长期医嘱	护理医嘱	□ 按儿科血液病护理常规 □ 一级护理	□ 按儿科血液病护理常规 □ 一级护理 □ 口腔和肛周的护理
		处置医嘱	□ 有床陪伴 □ 吸氧（必要时） □ 限制活动：卧床或床旁活动 □ 心电、血压监护（高危患儿） □ 静脉输液 □ 静脉注射	□ 有床陪伴 □ 吸氧（必要时） □ 限制活动：卧床或床旁活动 □ 心电、血压监护（高危患儿） □ 静脉输液 □ 静脉注射
		膳食医嘱	□ 儿科饮食 □ 幼儿饮食 □ 婴儿饮食 □ 回民饮食	□ 儿科饮食 □ 幼儿饮食 □ 婴儿饮食 □ 回民饮食
		药物医嘱	□ 复方磺胺甲噁唑预防卡氏肺囊虫肺炎 □ 水化、碱化液 □ 抗感染治疗：头孢他定他唑巴坦钠、亚胺培西司他丁钠、替考拉宁、氟康唑、伏立康唑 □ 抗凝血治疗 □ 止血治疗	□ 复方磺胺甲噁唑预防卡氏肺囊虫肺炎 □ 化疗药物：顺铂、依托泊苷、博来霉素 □ 水化、碱化液 □ 营养心肌、护肝、抑酸、镇吐、利尿治疗 □ 化疗结束后24小时给予非格司亭治疗

（续　表）

	临时医嘱	检查检验	□ 血常规 □ 肝肾功 □ 尿常规 □ 粪常规 □ 心电图 □ X 线胸片 □ 电解质 □ 血糖 □ 淀粉酶 □ 脂肪酶 □ 心肌酶 □ 凝血四项（必要时） □ 血型（必要时） □ 血清八项（必要时） □ 体液免疫及细胞免疫（必要时） □ 结核三项（必要时） □ 结核菌素试验（必要时） □ 血培养（必要时） □ 降钙素原（必要时） □ 真菌 D-试验（必要时） □ 脑脊液检查（必要时） □ 骨髓穿刺形态学及免疫分型检查（必要时） □ 全身或局部 CT，或 PET-CT（必要时） □ 骨扫描等检查（必要时）	□ 凝血四项、血型、血清八项、体液免疫及细胞免疫、结核三项、结核菌素试验、血培养、降钙素原、真菌 D-试验（必要时） □ 脑脊液检查、骨髓穿刺形态学及免疫分型检查（必要时） □ 全身或局部 CT，或 PET-CT、骨扫描等检查（必要时）
		药物医嘱	□ 盐酸利多卡因局部麻醉	□ 输血治疗 □ 盐酸利多卡因局部麻醉
		手术医嘱	□ 骨髓穿刺术 □ 腰椎穿刺术	□ 腰椎穿刺＋三联鞘内注射
		处置医嘱	□ 术后换药	
主要护理工作	健康宣教		□ 入院宣教：介绍责任护士，病区环境、设施、规章制度、基础护理服务项目 □ 进行护理安全指导 □ 进行等级护理、活动范围指导 □ 进行饮食指导 □ 进行用药指导 □ 进行关于疾病知识的宣教	□ 观察体温波动及一般状况 □ 观察药物不良反应（皮疹、胃肠道反应）
	护理处置		□ 患儿身份核对 □ 佩戴腕带 □ 建立入院病历，通知医师 □ 询问病史，填写护理记录单首页 □ 测量基本生命体征 □ 观察病情	□ 测量基本生命体征 □ 观察病情 □ 抽血 □ 输液 □ 心理护理与生活护理 □ 指导并监督患儿治疗与活动

（续　表）

		□ 抽血 □ 输液 □ 心理护理与生活护理 □ 妥善固定各种管道 □ 根据营养、疼痛及检查结果，给予处置，必要时请相应科室医师会诊 □ 通知次日检查项目及检查注意事项	□ 遵医嘱用药 □ 遵医嘱留取标本 □ 根据营养、疼痛及检查结果，给予处置，必要时请相应科室医师会诊 □ 妥善固定各种管道 □ 使用床档
	护理评估	□ 一般评估：生命体征、神志、皮肤、药物过敏史等 □ 专科评估：饮食习惯、生活方式、体重、身高、家族史 □ 风险评估：评估有无跌倒、坠床、褥疮、导管滑脱、液体外渗的风险 □ 营养评估 □ 疼痛评估 □ 康复评估	□ 风险评估：评估有无跌倒、坠床、褥疮、导管滑脱、液体外渗的风险
	专科护理	□ 心电监护（病情危重或不稳定） □ 饮食卫生宣教 □ 鼻腔、口腔护理	□ 心电监护（病情危重或不稳定） □ 心电监护，监测生命体征 □ 观察尿液颜色 □ PICC 置管护理
	饮食指导	□ 根据医嘱通知配餐员准备膳食 □ 协助患儿进餐	□ 协助患儿进餐
	活动体位	□ 根据护理等级指导活动	□ 根据护理等级指导活动
	洗浴要求	□ 卫生整理：更衣、理发、剪短指甲	□ 协助患儿晨、晚间护理
病情变异记录		□ 无　□ 有，原因： □ 患儿　□ 疾病　□ 医疗 □ 护理　□ 保障　□ 管理	□ 无　□ 有，原因： □ 患儿　□ 疾病　□ 医疗 □ 护理　□ 保障　□ 管理
护士签名		白班　小夜班　大夜班	白班　小夜班　大夜班
医师签名			
时间		住院第 7－16 天（化疗后）	住院第 17－21 天（出院前）
主要诊疗工作	制度落实	□ 上级医师查房	□ 上级医师查房，同意其出院
	病情评估	□ 密切观察病情变化 □ 经治医师询问、记录不良主诉及体格检查 □ 评估不良反应的分级及对症处理 □ 营养评估 □ 疼痛评估 □ 康复评估	□ 上级医师进行治疗效果、预后和出院评估 □ 自动出院需书面交代病情、告知风险

（续 表）

	病历书写		□ 完成上级医师查房记录 □ 完成日常病程记录，详细记录医嘱变动情况(原因和更改内容)	□ 出院前一天有上级医师指示出院的病程记录 □ 出院后 24 小时内完成出院记录 □ 出院后 24 小时内完成病历首页 □ 开具出院介绍信 □ 开具诊断证明书
	知情同意		□ 签署病危病重告知书(病危、病重患儿)	□ 患儿家长签署自动出院告知书 □ 出院宣教
	手术治疗			□ PICC 拔除
	其他		□ 检查住院押金使用情况	□ 预约门诊复诊时间
重点医嘱	长期医嘱	护理医嘱	□ 按儿科血液病护理常规 □ 一级护理	□ 按儿科血液病护理常规 □ 二级护理
		处置类医嘱	□ 有床陪伴 □ 房间紫外线消毒 □ 吸氧(必要时) □ 限制活动:卧床或床旁活动 □ 心电、血压监护(高危患儿) □ 静脉输液 □ 静脉注射	
		膳食医嘱	□ 儿科饮食 □ 幼儿饮食 □ 婴儿饮食 □ 回民饮食	□ 儿科饮食 □ 幼儿饮食 □ 婴儿饮食 □ 回民饮食
		药物医嘱	□ 复方磺胺甲噁唑预防卡氏肺囊虫肺炎 □ 抗生素:头孢他定他唑巴坦钠、亚胺培西司他丁钠、替考拉宁、氟康唑、伏立康唑 □ 非格司亭 □ 对症治疗	□ 停止所有长期医嘱
	临时医嘱	检查检验	□ 血常规 □ 普通生化检验项目	□ PICC 拔除前行上肢静脉超声检查
		药物医嘱	□ 盐酸利多卡因局部麻醉	
		手术医嘱	□ 骨髓穿刺术 □ 腰椎穿刺术	
		处置医嘱	□ 术后换药	□ 出院
主要护理工作	健康宣教		□ 进行护理安全指导 □ 进行等级护理、活动范围指导 □ 进行饮食指导 □ 进行用药指导 □ 进行关于疾病知识的宣教	□ 出院健康指导

（续 表）

	护理处置	□ 测量基本生命体征 □ 观察病情 □ 抽血 □ 输液 □ 心理护理与生活护理 □ 妥善固定各种管道 □ 根据营养、疼痛及检查结果，给予处置，必要时请相应科室医师会诊 □ 通知次日检查项目及检查注意事项	□ 核对患儿住院费用 □ 指导患儿家长结账 □ 指导患儿家长取出院带药 □ 取消患儿住院信息 □ 整理床单元
	护理评估	□ 一般评估：生命体征、神志、皮肤、药物过敏史等 □ 风险评估：评估有无跌倒、坠床、褥疮、导管滑脱、液体外渗的风险 □ 营养评估 □ 疼痛评估 □ 康复评估	□ 评估患儿对疾病、预防、保健方面的能力
	专科护理	□ 有关预防交叉感染的宣教 □ 鼻腔、口腔护理 □ 呋喃西林坐浴	
	饮食指导	□ 根据医嘱通知配餐员准备膳食 □ 协助患儿进餐	
	活动体位	□ 根据护理等级指导活动	
	洗浴要求	□ 协助更换病号服	
病情变异记录		□ 无 □ 有，原因： □ 患儿 □ 疾病 □ 医疗 □ 护理 □ 保障 □ 管理	□ 无 □ 有，原因： □ 患儿 □ 疾病 □ 医疗 □ 护理 □ 保障 □ 管理
护士签名		白班 / 小夜班 / 大夜班	白班 / 小夜班 / 大夜班
医师签名			

第三十七节 骨髓增生异常综合征行 ATG 治疗临床路径

一、骨髓增生异常综合征行 ATG 治疗临床路径标准住院流程

（一）适用对象

第一诊断为骨髓增生异常综合征（ICD-10：D46，M998/3）需 ATG 治疗的患儿。

（二）诊断依据

根据《临床诊疗指南——小儿内科分册》（中华医学会编著，人民卫生出版社）和《诸福棠实用儿科学（第 8 版）》（胡亚美等主编，人民卫生出版社）。

1. 症状及体征　贫血为主要症状，可有不同程度的出血或发热。部分患儿有肝、脾或淋巴结肿大。

2. 实验室检查

(1)血常规：90%以上的患儿有贫血，50%的患儿全血细胞减少。血红蛋白 F 含量可增加。

(2)骨髓增生活跃，有病态造血：红细胞系巨幼变明显，呈“老浆幼核”，双核、多核化、核碎裂及核形态怪异，尤以奇数核红细胞和巨大核红细胞具特征性。粒系成熟停滞，核质发育不平衡和双核粒细胞常见。巨核细胞多有异常，小巨核细胞为特征。

(3)骨髓活检：可见粒系不成熟前期细胞异常定位(ALIP)。单核细胞增多。淋巴样小巨核细胞为典型表现。

(4)染色体：50%的患儿异常，如－7、5q－、＋8 等。

(5)干祖细胞体外培养：呈丛落多(或集落少型)或无生长型。

3. 儿童骨髓增生异常综合征的最低诊断标准　至少具有下列两项。

(1)持续的不能解释的血细胞减少症(中性粒细胞减少症、血小板减少症或贫血)。

(2)至少两系细胞形态的病态造血。

(3)造血细胞获得性的克隆细胞遗传学异常。

(4)原始细胞增加(5%)。

4. 临床分型

(1)难治性血细胞减少症(RC)：外周血原始细胞＜2%，骨髓原始细胞＜5%。

(2)难治性贫血伴原始细胞增多(RAEB)：外周血原始细胞占 2%～19%，骨髓原始细胞占 5%～19%。

(3)难治性贫血伴原始细胞增多在转变中(RAEB-T)：外周血及骨髓原始细胞 20%～29%。

(4)难治性贫血伴环状铁粒幼细胞(RARS)在儿童极为罕见；慢性粒-单核细胞白血病(CMML)在儿童与幼年慢性粒-单核细胞白血病(JMML)为同一疾病。

(三)治疗方案的选择依据

根据《临床诊疗指南——小儿内科分册》(中华医学会编著，人民卫生出版社)和《诸福棠实用儿科学(第 8 版)》(胡亚美等主编，人民卫生出版社)。

(四)标准住院日为 30～35 天

(五)进入路径标准

1. 第一诊断必须符合骨髓增生异常综合征(ICD-10：D46，M998/3)需 ATG 治疗的患儿。

2. 当患儿同时具有其他疾病诊断，只要住院期间不需要特殊处理，也不影响第一诊断的临床路径流程实施时，可以进入路径。

(六)入院评估

1. 必须检查的项目

(1)血常规、尿常规、粪常规。

(2)肝功能、肾功能、心肌酶、血电解质。

(3)X 线胸片，腹部 B 超。

2. 根据患儿病情可选择的检查项目　必要时做骨髓穿刺形态学检查。

3. 营养评估　根据《解放军总医院新入院患者营养风险筛查表(NRS-2002)》为新入院患儿进行营养评估，评分≥3 分者给予处置，必要时请营养科医师会诊。

4. 疼痛评估　根据《VAS 评分》实施疼痛评估，评分＞7 分者给予处置，必要时请疼痛科医师会诊。

5. 康复评估　根据《入院患者康复筛查和评估表》，在新入院患儿入院后 24 小时内进行康复筛查和评估。任何一项结果为“是”，则请康复科医师会诊。

(七)药物选择与使用时机

抗菌药物使用按照《抗菌药物临床应用指导原则》(卫医发[2004]285 号)执行。

(八)治疗方案与药物选择

1. 抗胸腺细胞球蛋白/抗淋巴细胞球蛋白(ATG/ALG)　①剂量与用法：国产(武汉)猪 ATG(P-ATG)20～25mg/(kg · d)。美国(Genzyme/Sang-stat，原法国 PasteurMerieux)兔 ATG(R-ATG)2.5～5.0mg/(kg · d)；马 ALG(H-ALG)10～20mg/(kg · d)和德国(Fresellius)兔 ATG 3～5mg/(kg · d)。应用生理盐水稀释后，行缓慢静脉滴注 8 小时，连用 5 天为 1 个疗程。

2. 常见不良反应及防治

(1)过敏反应：治疗前须进行过敏试验。国产 P-ATG 行皮肤或结膜过敏试验，进口 R-ATG 和 H-ALG 应用静脉法过敏试验。具体方法：于静脉内适量应用皮质激素(如地塞米松)和口服 H_1 受体阻滞药(如异丙嗪)后，以 1/10 支 ATG/ALG(即 R-ATG 2.5mg，H-ALG 10mg)加入生理盐水 100ml 中，缓慢静脉滴注 1 小时，观察无过敏反应方允许进行 ATG/ALG 治疗。治疗期间仍需应用适量皮质激素和 H_1 受体阻滞药。治疗第 1 天常见中、轻度发热，可伴有皮疹，可暂停 ATG/ALG 输注，加用皮质激素、H_1 受体阻滞药和退热药等抗过敏、对症治疗。症状消失后继续输注 ATG/ALG，不影响治疗。

(2)血清病：可见于疗程结束后 1～4 周，常表现为高热、皮疹和关节酸痛，少数患儿有血尿和血小板破坏。故 ATG/ALG 治疗结束后，仍需口服泼尼松 1mg/(kg · d)，一旦出现血清病则立即输注足量皮质激素(地塞米松、氢化可的松或甲泼尼龙)治疗，一般情况下数天内可以控制。如 ATG 治疗 30 天后无血清病，则泼尼松龙渐减量至停用。

(3)血小板下降：ATG/ALG 可因含有血小板抗体或血小板与淋巴细胞存在相同抗原，从而导致血小板进一步下降。治疗期间需每天监测血小板计数，酌情输注单采血小板或浓缩血小板，使外周血小板计数＞20×10^9/L。

(4)感染：ATG/ALG 治疗前需控制原有感染，治疗前 3 天开始口服庆大霉素、制霉菌素等 3～5 天做肠道消毒。适当隔离防护，避免交叉感染。

3. 输血　一般在血红蛋白＜60g/L 或伴有明显贫血症状时输注红细胞。老年、代偿反应能力受限、需氧量增加时，可放宽指征。

4. 去铁治疗　常用药物有去铁胺、去铁酮、地拉罗司。对于红细胞输注依赖患者，应每年监测 3～4 次铁蛋白。接受去铁治疗的患者，应依所选药物的使用指南进行铁负荷监测，并定期评价受累器官功能。铁蛋白降至 500μg/L 以下且患者不再需要输血时可终止去铁治疗，若去铁治疗不再是患者的最大收益点时也可终止去铁治疗。

5. 血小板输注　建议存在血小板消耗危险因素(感染、出血、使用抗生素或抗人胸腺细胞免疫球蛋白等)者输注点为 20×10^9/L，而病情稳定者输注点为 10×10^9/L。

6. 促中性粒细胞治疗　中性粒细胞缺乏患儿，可给予非格司亭或沙格司亭，以使中性粒细胞计数＞1×10^9/L。不推荐骨髓增生异常综合征患儿常规应用抗生素预防感染治疗。

7. 促红系生成治疗 红细胞生成素是低危骨髓增生异常综合征、输血依赖者主要的初始治疗，加用非格司亭可增加红系反应，持续 6 周。对无反应者，可加量红细胞生成素应用，继续治疗 6 周。对治疗有反应者，一旦取得最大疗效，逐渐减量非格司亭、红细胞生成素的应用，直至用最小的剂量维持原疗效。

(九)必须复查的项目

血常规、生化检验项目(肝功能、肾功能、电解质、血糖、心肌酶)。

(十)出院标准

1. 血常规、肝功能、肾功能、心肌酶。

2. 连续 3 天腋温<37.5℃。

(十一)变异及原因分析

1. 医疗原因导致的变异 如改变治疗方案、转科治疗、操作失误、误诊等。

2. 患者原因导致的变异 如不同意治疗方案、个人原因要求出院(转院)等。

3. 并发症原因导致的变异 化疗期间合并严重感染、脏器功能受损或其他难以预料的并发症，导致化疗减缓或中断、用药种类增多、住院时间延长、医疗费用增加等。

4. 病情原因导致的变异 如肝功能严重受损、严重骨髓抑制及感染等并发症，导致用药种类增多、住院时间延长、医疗费用增加。

5. 辅诊科室原因导致的变异 如检查、检验(不及时、结果错报、标本不合格)、报告(不及时、结果错报、标本不合格)等原因延长住院天数、增加费用等。

6. 管理原因导致的变异 如系统暂不支持、系统瘫痪、需要修订流程、需要修订制度等。

二、骨髓增生异常综合征行 ATG 治疗临床路径表单

<table>
<tr><td colspan="2">适用对象</td><td colspan="2">骨髓增生异常综合征(ICD-10:D46,M998/3)需 ATG 治疗的患儿</td></tr>
<tr><td colspan="2">患儿基本信息</td><td>姓名:____ 性别:____ 年龄:__ 门诊号:____
住院号:______ 过敏史:______
住院日期:__年__月__日 出院日期:__年__月__日</td><td>标准住院日:30～35 天</td></tr>
<tr><td colspan="2">时间</td><td>住院第 1 天</td><td>住院第 2－6 天</td></tr>
<tr><td rowspan="3">主要诊疗工作</td><td>制度落实</td><td>□ 入院 2 小时内经治医师或值班医师完成接诊
□ 入院 24 小时内主管医师查房</td><td>□ 经治医师查房(早、晚各 1 次)
□ 主管医师查房
□ 入院 48 小时内主诊医师完成检诊
□ 专科会诊(必要时)</td></tr>
<tr><td>病情评估</td><td>□ 经治医师询问病史及体格检查
□ 营养评估
□ 疼痛评估
□ 康复评估</td><td>□ 经治医师询问病情及体格检查</td></tr>
<tr><td>病历书写</td><td>□ 入院 8 小时内完成首次病程记录
□ 入院 24 小时内完成入院记录</td><td>□ 入院 48 小时内完成主管医师查房记录
□ 入院 72 小时内完成主诊医师查房记录
□ 完成日常病程记录，详细记录医嘱变动情况(原因和更改内容)</td></tr>
</table>

（续　表）

<table>
<tr><td rowspan="3"></td><td colspan="3">知情同意</td><td>□ 病情告知
□ 患儿家长签署授权委托书
□ 患儿家长在入院记录单上签字
□ 签署病危病重告知书（病危、病重患儿）</td><td>□ 病情告知</td></tr>
<tr><td colspan="3">手术治疗</td><td></td><td></td></tr>
<tr><td colspan="3">其他</td><td>□ 及时通知上级医师检诊
□ 观察穿刺点及周围情况</td><td>□ 观察穿刺点及周围情况</td></tr>
<tr><td rowspan="8" colspan="2">重点医嘱</td><td rowspan="4">长期医嘱</td><td>护理医嘱</td><td>□ 按儿科血液病护理常规
□ 一级护理</td><td>□ 按儿科血液病护理常规
□ 一级护理
□ 口腔和肛周的护理</td></tr>
<tr><td>处置医嘱</td><td>□ 有床陪伴
□ 房间紫外线消毒
□ 吸氧（必要时）
□ 心电、血压监护（高危患儿）
□ 静脉输液
□ 静脉注射
□ 1:5000 呋喃西林漱口</td><td></td></tr>
<tr><td>膳食医嘱</td><td>□ 儿科饮食
□ 幼儿饮食
□ 婴儿饮食
□ 回民饮食</td><td>□ 儿科饮食
□ 幼儿饮食
□ 婴儿饮食
□ 回民饮食</td></tr>
<tr><td>药物医嘱</td><td>□ 对症治疗：红细胞生成素
□ 成分输血（必要时）</td><td>□ 抗胸腺细胞球蛋白治疗
□ 心肌酶指标异常者加护心肌治疗
□ 肝功能异常者保肝治疗
□ 对症治疗</td></tr>
<tr><td rowspan="4">临时医嘱</td><td>检查检验</td><td>□ 血常规
□ 尿常规、粪常规
□ 肝功能、肾功能
□ 电解质
□ 心肌酶
□ C 反应蛋白
□ 心电图
□ X 线胸片
□ 腹部 B 超
□ 骨髓穿刺形态学检查（必要时）</td><td>□ 定期复查血常规
□ 定期复查生化检验项目</td></tr>
<tr><td>药物医嘱</td><td></td><td></td></tr>
<tr><td>手术医嘱</td><td></td><td></td></tr>
<tr><td>处置医嘱</td><td>□ 输血处置</td><td>□ 输血处置</td></tr>
</table>

（续　表）

<table>
<tr><td rowspan="9">主要护理工作</td><td>健康宣教</td><td colspan="3">□ 入院宣教：介绍责任护士，病区环境、设施、规章制度、基础护理服务项目
□ 进行护理安全指导
□ 进行等级护理、活动范围指导
□ 进行饮食指导
□ 进行用药指导
□ 进行关于疾病知识的宣教</td><td colspan="3"></td></tr>
<tr><td>护理处置</td><td colspan="3">□ 患儿身份核对
□ 佩戴腕带
□ 建立入院病历，通知医师
□ 询问病史，填写护理记录单首页
□ 测量基本生命体征
□ 观察病情
□ 抽血
□ 输液
□ 心理护理与生活护理
□ 妥善固定各种管道
□ 通知次日检查项目及检查注意事项</td><td colspan="3">□ 测量基本生命体征
□ 观察病情
□ 抽血
□ 输液
□ 心理护理与生活护理
□ 指导并监督患儿治疗与活动
□ 遵医嘱用药
□ 遵医嘱留取标本
□ 妥善固定各种管道
□ 使用床档</td></tr>
<tr><td>护理评估</td><td colspan="3">□ 一般评估：生命体征、神志、皮肤、药物过敏史等
□ 专科评估：饮食习惯、生活方式、体重、身高、家族史
□ 风险评估：评估有无跌倒、坠床、褥疮、导管滑脱、液体外渗的风险
□ 营养评估
□ 疼痛评估
□ 康复评估</td><td colspan="3">□ 风险评估：评估有无跌倒、坠床、褥疮、导管滑脱、液体外渗的风险</td></tr>
<tr><td>专科护理</td><td colspan="3">□ 饮食卫生宣教
□ 鼻腔、口腔护理</td><td colspan="3">□ 心电监护，监测生命体征
□ 观察尿液颜色
□ PICC 置管护理</td></tr>
<tr><td>饮食指导</td><td colspan="3">□ 根据医嘱通知配餐员准备膳食
□ 协助患儿进餐</td><td colspan="3">□ 协助患儿进餐</td></tr>
<tr><td>活动体位</td><td colspan="3">□ 根据护理等级指导活动</td><td colspan="3">□ 根据护理等级指导活动</td></tr>
<tr><td>洗浴要求</td><td colspan="3">□ 卫生整理：更衣、剪短指甲</td><td colspan="3">□ 协助患儿晨、晚间护理</td></tr>
</table>

<table>
<tr><td>病情变异记录</td><td colspan="3">□ 无　□ 有，原因：
□ 患儿　□ 疾病　□ 医疗
□ 护理　□ 保障　□ 管理</td><td colspan="3">□ 无　□ 有，原因：
□ 患儿　□ 疾病　□ 医疗
□ 护理　□ 保障　□ 管理</td></tr>
<tr><td rowspan="2">护士签名</td><td>白班</td><td>小夜班</td><td>大夜班</td><td>白班</td><td>小夜班</td><td>大夜班</td></tr>
<tr><td></td><td></td><td></td><td></td><td></td><td></td></tr>
<tr><td>医师签名</td><td colspan="3"></td><td colspan="3"></td></tr>
</table>

（续　表）

<table>
<tr><td colspan="3">时间</td><td>住院第 7－29 天</td><td>住院第 30－35 天（出院日）</td></tr>
<tr><td rowspan="5">主要诊疗工作</td><td colspan="2">制度落实</td><td>□ 上级医师查房</td><td>□ 上级医师查房，同意其出院</td></tr>
<tr><td colspan="2">病情评估</td><td>□ 密切观察病情变化
□ 经治医师询问、记录不适主诉及体格检查
□ 评估不良反应的分级及对症处理
□ 营养评估
□ 疼痛评估
□ 康复评估</td><td>□ 评估治疗效果</td></tr>
<tr><td colspan="2">病历书写</td><td>□ 完成上级医师查房记录
□ 完成日常病程记录，详细记录医嘱变动情况（原因和更改内容）</td><td>□ 出院前一天有上级医师指示出院的病程记录
□ 出院后 24 小时内完成出院记录
□ 出院后 24 小时内完成病历首页
□ 开具出院介绍信
□ 开具诊断证明书</td></tr>
<tr><td colspan="2">知情同意</td><td></td><td>□ 出院宣教</td></tr>
<tr><td colspan="2">其他</td><td></td><td>□ 预约门诊复诊时间</td></tr>
<tr><td rowspan="6">重点医嘱</td><td rowspan="4">长期医嘱</td><td>护理医嘱</td><td>□ 按儿科血液病护理常规
□ 一级护理
□ 口腔和肛周的护理</td><td>□ 按儿科血液病护理常规
□ 二级护理</td></tr>
<tr><td>处置医嘱</td><td></td><td></td></tr>
<tr><td>膳食医嘱</td><td>□ 饮食</td><td>□ 饮食</td></tr>
<tr><td>药物医嘱</td><td>□ 抗感染（必要时）：头孢曲松，头孢他啶他唑巴坦
□ 对症治疗：红细胞生成素、去铁剂
□ 心肌酶指标异常者继续护心肌治疗
□ 肝功能异常者继续保肝治疗
□ 成分输血（必要时）
□ 血清病出现予激素治疗</td><td>□ 出院带药</td></tr>
<tr><td rowspan="2">临时医嘱</td><td>检查检验</td><td>□ 血常规
□ 生化检验项目</td><td></td></tr>
<tr><td>处置医嘱</td><td></td><td>□ 出院</td></tr>
<tr><td rowspan="2">主要护理工作</td><td colspan="2">健康宣教</td><td>□ 术前宣教</td><td></td></tr>
<tr><td colspan="2">护理处置</td><td>□ 配合医师完成血常规、肝功能、肾功能等检查
□ 抽血（根据医嘱）
□ 确认已执行药物及针剂的治疗
□ 完成护理记录
□ 遵医嘱用药</td><td>□ 完成护理记录</td></tr>
</table>

（续　表）

<table>
<tr><td rowspan="5"></td><td>护理评估</td><td colspan="3">□ 评估有无跌倒、坠床、褥疮、导管滑脱、液体外渗的风险
□ 营养评估
□ 疼痛评估
□ 康复评估</td><td colspan="3"></td></tr>
<tr><td>专科护理</td><td colspan="3">□ 有关预防交叉感染的宣教
□ 鼻腔、口腔护理
□ 呋喃西林坐浴</td><td colspan="3"></td></tr>
<tr><td>饮食指导</td><td colspan="3">□ 协助患儿进餐</td><td colspan="3"></td></tr>
<tr><td>活动体位</td><td colspan="3">□ 根据护理等级指导活动</td><td colspan="3"></td></tr>
<tr><td>洗浴要求</td><td colspan="3">□ 协助患儿晨、晚间护理</td><td colspan="3"></td></tr>
<tr><td colspan="2">病情变异记录</td><td colspan="3">□ 无　□ 有，原因：
□ 患儿　□ 疾病　□ 医疗
□ 护理　□ 保障　□ 管理</td><td colspan="3">□ 无　□ 有，原因：
□ 患儿　□ 疾病　□ 医疗
□ 护理　□ 保障　□ 管理</td></tr>
<tr><td colspan="2" rowspan="2">护士签名</td><td>白班</td><td>小夜班</td><td>大夜班</td><td>白班</td><td>小夜班</td><td>大夜班</td></tr>
<tr><td></td><td></td><td></td><td></td><td></td><td></td></tr>
<tr><td colspan="2">医师签名</td><td colspan="3"></td><td colspan="3"></td></tr>
</table>

第三十八节　特发性血小板减少性紫癜行丙种球蛋白等药物治疗临床路径

一、特发性血小板减少性紫癜行丙种球蛋白等药物治疗临床路径标准住院流程

（一）适用对象

第一诊断为特发性血小板减少性紫癜（ICD-10：D69.302）的患儿。

（二）诊断依据

根据《血液病诊断和疗效标准》（张之南，沈悌主编，科学出版社，第 3 版）和《美国血液学会关于 ITP 的指南》[Blood，1996，88（1）：3-40]及《临床诊疗指南——血液病学分册》（中华医学会编著，人民卫生出版社）。

1. 病史。

2. 多次检查血小板计数减少（包括血涂片）。

3. 脾不大或轻度增大。

4. 骨髓检查见巨核细胞数增多或正常，有成熟障碍。

5. 排除血小板减少的其他原因。

（三）选择治疗方案的依据

根据《邓家栋临床血液学》（邓家栋主编，上海科学技术出版社）和《美国血液学会关于 ITP

的指南》[Blood,1996,88(1):3-40],《临床诊疗指南——血液病学分册》(中华医学会编著,人民卫生出版社)。

(四)标准住院日为7～10天

(五)进入路径标准

1. 第一诊断必须符合特发性血小板减少性紫癜(ICD-10:D69.302)。

2. 血液检查指标符合需要住院指征:血小板数<20×10^9/L,伴黏膜出血或有严重出血。

3. 当患儿同时具有其他疾病诊断,但在住院期间不需要特殊处理也不影响第一诊断的临床路径流程实施时,可以进入路径。

(六)入院评估

1. 入院检查

(1)血常规、尿常规、粪常规+粪隐血试验。

(2)ABO血型、肝功能、肾功能、血涂片、电解质、出凝血检查、输血九项、红细胞沉降率、免疫指标可加自身抗体、DIC全项、血小板抗体(PAIgG、PAC3)HP相关检查、C反应蛋白、感染性疾病筛查(乙型病毒性肝炎、丙型病毒性肝炎、艾滋病、梅毒)。

(3)骨髓检查。

(4)X线胸片、心电图、腹部B超。

2. 营养评估　根据《解放军总医院新入院患者营养风险筛查表(NRS-2002)》为新入院患儿进行营养评估,评分≥3分者给予处置,必要时请营养科医师会诊。

3. 疼痛评估　根据《VAS评分》实施疼痛评估,评分>7分者给予处置,必要时请疼痛科医师会诊。

4. 康复评估　根据《入院患者康复筛查和评估表》,在新入院患儿入院后24小时内进行康复筛查和评估。任何一项结果为"是",则请康复科医师会诊。

(七)抗菌药物的选择与使用时机

合并细菌感染时按照《抗菌药物临床应用指导原则》(卫医发[2004]285号)执行。粒细胞缺乏症伴发热时,按照美国综合性癌症网制定的《癌症相关感染的防治指南》执行。

(八)治疗方案及选择

1. 治疗及住院指征

(1)无须治疗:血小板计数持续维持在$(30\sim50)\times10^9$/L以上且无明显出血倾向者(除非有特殊情况如分娩、手术)。

(2)需要治疗指征:血小板计数<$(20\sim30)\times10^9$/L或<50×10^9/L伴有黏膜出血(或出血危险如高血压、消化性溃疡等)。

(3)无须住院治疗:血小板计数>20×10^9/L。

(4)需要住院指征:血小板计数<20×10^9/L,伴黏膜出血或有严重出血。

2. 血小板输注　血小板计数<20×10^9/L,伴严重、广泛出血;可疑或明确有颅内出血;近期手术或分娩者。

补充1～2个治疗量,维持血小板计数>20×10^9/L,必要时重复输注。

3. 丙种球蛋白、糖皮质激素作为首选治疗　可常规剂量或短疗程大剂量给药静脉输注。丙种球蛋白0.4g/(kg·d),连用5天;大剂量泼尼松龙30mg/(kg·d),连用3天。

4. 二线治疗　脾切除手术或免疫抑制药环磷酰胺、环孢素、长春新碱(VCR)等。

5. 试验性治疗　适于慢性难治性特发性血小板减少性紫癜，可视情给予抗 CD20 单抗、血小板生成素等治疗。

6. 其他治疗　止血药，应用激素时添加黏膜保护药或质子泵抑制药，合并感染或幽门螺杆菌时加抗炎药或抗幽门螺杆菌药物。

（九）必须复查的项目

血常规、肝功能、肾功能、凝血功能、心肌酶。

（十）出院标准

1. 无活动性出血。

2. 不输注血小板的情况下，血小板计数$>20\times10^9$/L 且持续 3 天以上。

3. 没有合并其他需要住院治疗的疾病。

（十一）变异及原因分析

1. 医疗原因导致的变异　如改变治疗方案、转科治疗、操作失误、误诊等。

2. 患者原因导致的变异　如不同意治疗方案、个人原因要求出院（转院）等。

3. 并发症原因导致的变异　化疗期间合并严重感染、脏器功能受损或其他难以预料的并发症，导致化疗减缓或中断、用药种类增多、住院时间延长、医疗费用增加等。

4. 病情原因导致的变异　如肝功能严重受损、严重骨髓抑制及感染等并发症，导致用药种类增多、住院时间延长、医疗费用增加。

5. 辅诊科室原因导致的变异　如检查、检验（不及时、结果错报、标本不合格）、报告（不及时、结果错报、标本不合格）等原因延长住院天数、增加费用等。

6. 管理原因导致的变异　如系统暂不支持、系统瘫痪、需要修订流程、需要修订制度等。

二、特发性血小板减少性紫癜行丙种球蛋白等药物治疗临床路径表单

<table>
<tr><td colspan="2">适用对象</td><td colspan="2">第一诊断特发性血小板减少性紫癜（ICD-10：D69.302）的患儿</td></tr>
<tr><td colspan="2">患儿基本信息</td><td>姓名：____　性别：____　年龄：__　门诊号：____
住院号：______　过敏史：______
住院日期：__年__月__日　出院日期：__年__月__日</td><td>标准住院日：7～10 天</td></tr>
<tr><td colspan="2">时间</td><td>住院第 1 天</td><td>住院第 2－6 天</td></tr>
<tr><td rowspan="2">主要诊疗工作</td><td>制度落实</td><td>□ 入院 2 小时内经治医师或值班医师完成接诊
□ 入院 24 小时内主管医师查房</td><td>□ 经治医师查房（早、晚各 1 次）
□ 主管医师查房
□ 入院 48 小时内主诊医师完成检诊
□ 专科会诊（必要时）</td></tr>
<tr><td>病情评估</td><td>□ 经治医师询问病史及体格检查
□ 营养评估
□ 疼痛评估
□ 康复评估</td><td>□ 经治医师询问病情及体格检查</td></tr>
</table>

（续　表）

	病历书写		□ 入院 8 小时内完成首次病程记录 □ 入院 24 小时内完成入院记录	□ 入院 48 小时内完成主管医师查房记录 □ 入院 72 小时内完成主管医师查房记录 □ 完成日常病程记录，详细记录医嘱变动情况（原因和更改内容）
	知情同意		□ 病情告知 □ 患儿家长签署授权委托书 □ 患儿家长签署自费用品协议书、输血同意书 □ 签署病危病重告知书（病危、病重患儿）	□ 病情告知
	手术治疗			
	其他		□ 及时通知上级医师检诊 □ 观察穿刺点及周围情况	□ 观察穿刺点及周围情况
重点医嘱	长期医嘱	护理医嘱	□ 按儿科血液病护理常规 □ 一级护理 □ 口腔和肛周的护理	□ 按儿科血液病护理常规 □ 一级护理 □ 口腔和肛周的护理
		处置医嘱	□ 有床陪伴 □ 房间紫外线消毒 □ 吸氧（必要时） □ 心电、血压监护（高危患儿） □ 静脉输液 □ 静脉注射 □ 1:5000 呋喃西林漱口	
		膳食医嘱	□ 儿科饮食 □ 幼儿饮食 □ 婴儿饮食 □ 回民饮食	□ 儿科饮食 □ 幼儿饮食 □ 婴儿饮食 □ 回民饮食
		药物医嘱		□ 丙种球蛋白或泼尼松龙冲击治疗 □ 有感染时抗感染治疗：青霉素、头孢曲松、头孢他啶他唑巴坦
	临时医嘱	检查检验	□ 血常规 □ 血涂片 □ 尿常规、粪常规 □ DIC 全项 □ 输血九项 □ 肝功能、肾功能 □ 电解质 □ 红细胞沉降率 □ 免疫指标 □ 血小板抗体 PAIgG、PAC3 □ 骨髓检查 □ X 线胸片	□ 血常规

（续　表）

<table>
<tr><td rowspan="4"></td><td rowspan="4"></td><td></td><td>□ 心电图
□ 腹部 B 超
□ ABO 血型
□ 出凝血检查
□ C 反应蛋白
□ 感染性疾病筛查(乙型病毒性肝炎、丙型病毒性肝炎、艾滋病、梅毒)</td><td></td></tr>
<tr><td>药物医嘱</td><td>□ 止血药
□ 有指征时血小板输注</td><td>□ 有指征时血小板输注</td></tr>
<tr><td>手术医嘱</td><td></td><td></td></tr>
<tr><td>处置医嘱</td><td></td><td></td></tr>
<tr><td rowspan="5">主要护理工作</td><td colspan="2">健康宣教</td><td>□ 入院宣教:介绍责任护士,病区环境、设施、规章制度、基础护理服务项目
□ 进行护理安全指导
□ 进行等级护理、活动范围指导
□ 进行饮食指导
□ 进行用药指导
□ 进行关于疾病知识的宣教</td><td></td></tr>
<tr><td colspan="2">护理处置</td><td>□ 患儿身份核对
□ 佩戴腕带
□ 建立入院病历,通知医师
□ 询问病史,填写护理记录单首页
□ 测量基本生命体征
□ 观察病情
□ 抽血
□ 输液
□ 心理护理与生活护理
□ 妥善固定各种管道
□ 根据评估结果采取相应的护理措施
□ 通知次日检查项目及检查注意事项</td><td>□ 测量基本生命体征
□ 观察病情
□ 抽血
□ 输液
□ 心理护理与生活护理
□ 指导并监督患儿治疗与活动
□ 遵医嘱用药
□ 遵医嘱留取标本
□ 根据评估结果采取相应的护理措施
□ 妥善固定各种管道
□ 使用床档</td></tr>
<tr><td colspan="2">护理评估</td><td>□ 一般评估:生命体征、神志、皮肤、药物过敏史等
□ 专科评估:饮食习惯、生活方式、体重、身高、家族史
□ 风险评估:评估有无跌倒、坠床、褥疮、导管滑脱、液体外渗的风险
□ 营养评估
□ 疼痛评估
□ 康复评估</td><td>□ 风险评估:评估有无跌倒、坠床、褥疮、导管滑脱、液体外渗的风险</td></tr>
<tr><td colspan="2">专科护理</td><td>□ 饮食卫生宣教
□ 穿刺部位止血</td><td>□ 心电监护,监测生命体征
□ 避免损伤</td></tr>
<tr><td colspan="2">饮食指导</td><td>□ 协助患儿进餐</td><td>□ 协助患儿进餐</td></tr>
</table>

(续　表)

<table>
<tr><td rowspan="2"></td><td colspan="2">活动体位</td><td colspan="3">□ 根据护理等级指导活动</td><td colspan="3">□ 根据护理等级指导活动</td></tr>
<tr><td colspan="2">洗浴要求</td><td colspan="3">□ 卫生整理:更衣、剪短指甲</td><td colspan="3">□ 协助患儿晨、晚间护理</td></tr>
<tr><td colspan="3">病情变异记录</td><td colspan="3">□ 无　□ 有,原因:
□ 患儿　□ 疾病　□ 医疗
□ 护理　□ 保障　□ 管理</td><td colspan="3">□ 无　□ 有,原因:
□ 患儿　□ 疾病　□ 医疗
□ 护理　□ 保障　□ 管理</td></tr>
<tr><td colspan="3" rowspan="2">护士签名</td><td>白班</td><td>小夜班</td><td>大夜班</td><td>白班</td><td>小夜班</td><td>大夜班</td></tr>
<tr><td></td><td></td><td></td><td></td><td></td><td></td></tr>
<tr><td colspan="3">医师签名</td><td colspan="3"></td><td colspan="3"></td></tr>
<tr><td colspan="3">时间</td><td colspan="6">住院第 7—10 天(出院日)</td></tr>
<tr><td rowspan="6">主要诊疗工作</td><td colspan="2">制度落实</td><td colspan="6">□ 上级医师查房同意其出院</td></tr>
<tr><td colspan="2">病情评估</td><td colspan="6">□ 治疗效果评估
□ 营养评估
□ 疼痛评估
□ 康复评估</td></tr>
<tr><td colspan="2">病历书写</td><td colspan="6">□ 出院前一天有上级医师指示出院的病程记录
□ 出院后 24 小时内完成出院记录
□ 出院后 24 小时内完成病历首页
□ 开具出院介绍信
□ 开具诊断证明书</td></tr>
<tr><td colspan="2">知情同意</td><td colspan="6">□ 出院宣教</td></tr>
<tr><td colspan="2">其他</td><td colspan="6">□ 预约门诊复诊时间</td></tr>
<tr style="display:none"></tr>
<tr><td rowspan="7">重点医嘱</td><td rowspan="4">长期医嘱</td><td>护理医嘱</td><td colspan="6">□ 儿科血液病护理常规
□ 一级护理
□ 口腔和肛周的护理</td></tr>
<tr><td>处置医嘱</td><td colspan="6">□ 有床陪伴
□ 房间紫外线消毒</td></tr>
<tr><td>膳食医嘱</td><td colspan="6">□ 儿科饮食
□ 幼儿饮食
□ 婴儿饮食
□ 回民饮食</td></tr>
<tr><td>药物医嘱</td><td colspan="6"></td></tr>
<tr><td rowspan="3">临时医嘱</td><td>检查检验</td><td colspan="6">□ 血常规、肝功能、肾功能、凝血全项、心肌酶</td></tr>
<tr><td>药物医嘱</td><td colspan="6">□ 出院口服泼尼松 2mg/kg,每天 1 次(交代减量等事项)</td></tr>
<tr><td>处置医嘱</td><td colspan="6">□ 今日出院</td></tr>
</table>

（续　表）

<table>
<tr><td rowspan="6">主要护理工作</td><td>健康宣教</td><td colspan="3">□ 出院宣教</td></tr>
<tr><td>护理处置</td><td colspan="3">□ 随时观察患儿病情变化</td></tr>
<tr><td>护理评估</td><td colspan="3">□ 评估有无跌倒、坠床、褥疮、导管滑脱、液体外渗的风险</td></tr>
<tr><td>专科护理</td><td colspan="3"></td></tr>
<tr><td>饮食指导</td><td colspan="3">协助患儿进餐</td></tr>
<tr><td>活动体位</td><td colspan="3">根据护理等级指导活动</td></tr>
<tr><td colspan="2">病情变异记录</td><td colspan="3">□ 无　　□ 有，原因：
□ 患儿　□ 疾病　□ 医疗　□ 护理　□ 保障　□ 管理</td></tr>
<tr><td colspan="2" rowspan="2">护士签名</td><td>白班</td><td>小夜班</td><td>大夜班</td></tr>
<tr><td></td><td></td><td></td></tr>
<tr><td colspan="2">医师签名</td><td colspan="3"></td></tr>
</table>

第三十九节　儿童血友病 A 行 FⅧ因子治疗临床路径

一、儿童血友病 A 行 FⅧ因子治疗临床路径标准住院流程

（一）适用对象

第一诊断为血友病 A（ICD-10：D66　02）的患儿。

（二）诊断依据

根据《临床诊疗指南——小儿内科分册》（中华医学会编著，人民卫生出版社）和《诸福棠实用儿科学（第 8 版）》（胡亚美等主编，人民卫生出版社）。

男性患儿（女性纯合子极少见），有或无家族史，有家族史者符合 X 连锁隐性遗传规律。

1. 症状　出血症状是本病主要表现，患儿有终身自发、轻微损伤或手术后出血倾向。重型者生后即发病，多在 2 岁内开始爬行时发病，少数延至 5－6 岁。可表现为皮肤黏膜出血、关节腔出血、肌肉及软组织血肿、内脏出血、中枢神经系统出血、创伤或手术后出血。关节腔出血为本病特殊表现，常发生在创伤、行走过久、运动之后，多见于膝关节、踝关节及肘关节。

2. 体征　各器官、脏器出血的相应体征。

3. 实验室检查

（1）筛选实验：活化部分凝血活酶时间（APTT）延长，延长的 APTT 可以被等量正常新鲜血浆纠正；出血时间（BT）、凝血酶原时间（PT）、血小板计数均正常。

（2）确诊实验：测定 FⅧ：C 水平，正常 FⅧ：C 为50％～150％。根据 FⅧ：C 减低程度，将血友病 A 分为重型、中型、轻型和亚临床型（表 4-1）。

4. 基因诊断　对血友病 A 家系中相关女性进行致病基因携带者诊断。对确诊为携带者的女性在其妊娠早期进行产前诊断，避免血友病患儿的出生。

（三）治疗方案的选择

根据《临床诊疗指南——小儿内科分册》（中华医学会编著，人民卫生出版社）和《诸福棠实

用儿科学(第8版)》(胡亚美等主编,人民卫生出版社)。

表4-1 血友病A分型

分型	FⅧ:C	出血程度
重型	<1%	自发性出血,关节、软组织出血
中型	1%~5%	创伤或手术后出血不止,偶见自发出血
轻型	5%~25%	中等创伤或手术后出血不止
亚临床型	25%~45%	大手术或严重创伤后出血不止

1. 制剂选择:FⅧ浓缩制剂、新鲜冷冻血浆。

2. 剂量:输入FⅧ浓缩剂1U/kg可使血浆循环中FⅧ因子升高2%。剂量公式为

FⅧ因子需要量=(需要达到的FⅧ因子浓度-患儿基础FⅧ浓度)×体重(kg)×0.5

由于FⅧ因子的半衰期为8~12小时,故在首剂给予之后,应每8~12小时输注首剂的半量,直到出血停止或伤口结痂。

1ml新鲜冷冻血浆中含FⅧ因子1U。在严重出血时,要达到有效止血浓度需血浆量大,从而造成循环负荷过重,故严重出血时FⅧ因子浓缩制剂成为首选。

3. 表4-2列举了不同出血情况下FⅧ因子需要量,以供参考。

表4-2 不同出血情况下FⅧ因子需要量

出血部位	期望达到FⅧ因子水平(%)
口腔黏膜、鼻出血	20~40
关节出血	30~50
肌肉出血	30~50
血尿	30~50
胃肠道出血	50~100
喉部出血	50~100
中枢神经系统出血	50~100
腹膜后出血	50~100

(四)标准住院日3天

(五)进入路径标准

1. 第一诊断必须符合血友病A(ICD-10:D66 02)。

2. 当患儿同时具有其他疾病诊断,只要住院期间不需要特殊处理,也不影响第一诊断的临床路径流程实施时,可以进入路径。

(六)入院评估

1. 必须检查的项目

(1)血常规、尿常规、粪常规。

(2)肝功能、肾功能、心肌酶、电解质。

(3)X线胸片、腹部B超。

(4)血栓三项、凝血因子。

2. 营养评估　根据《解放军总医院新入院患者营养风险筛查表(NRS-2002)》为新入院患儿进行营养评估,评分≥3分者给予处置,必要时请营养科医师会诊。

3. 疼痛评估　根据《VAS评分》实施疼痛评估,评分>7分者给予处置,必要时请疼痛科医师会诊。

4. 康复评估　根据《入院患者康复筛查和评估表》,在新入院患儿入院后24小时内进行康复筛查和评估。任何一项结果为“是”,则请康复科医师会诊。

(七)抗菌药物的选择与使用时机

合并细菌感染时按照《抗菌药物临床应用指导原则》(卫医发[2004]285 号)执行。

(八)治疗方案

1. 血友病 A 的替代治疗　首选人基因重组 FⅧ制剂或病毒灭活的血源性 FⅧ制剂,无条件者可选用冷沉淀或新鲜冷冻血浆等。每输注 1U/kg 的 FⅧ制剂可使体内 FⅧ:C 提高2%,FⅧ在体内的半衰期为 8~12 小时,要使体内 FⅧ保持在一定水平需每 8~12 小时输注 1 次。

2. 其他药物治疗

(1)去氨加压素(DDAVP):每次剂量一般为 0.3μg/kg 体重,用 50ml 生理盐水稀释后缓慢静脉滴注(至少 30 分钟),每 12 小时 1 次,1~3 天为 1 个疗程。该药多次使用后疗效下降,如效果不佳应及时补充 FⅧ因子制剂。此药主要用于轻型血友病 A,少数中间型血友病 A 可能也有效,用药期间应监测 FⅧ:C。不良反应包括暂时性面色潮红、水潴留等。由于水潴留等不良反应,此药在幼儿应慎用,2 岁以下儿童禁用。

(2)抗纤溶药物:常用药物有氨甲环酸、氨基己酸、氨甲苯酸等。泌尿系统出血时禁用此类药物,避免与凝血酶原复合物合用。

3. 抑制物的处理

(1)急性出血的治疗:低滴度者可加大 FⅧ制剂剂量,高滴度者使用人基因重组的活化FⅦ制剂或凝血酶原复合物。

(2)免疫耐受诱导(ITI)治疗:要彻底清除抑制物,需进行 ITI。一般情况下应待凝血因子抑制物滴度降至 10BU/ml 以下才开始 ITI 治疗。但如果等待 1~2 年后凝血因子抑制物滴度仍高于 10BU/ml(等待期间应避免使用凝血因子制剂)或患者发生危及生命的出血,也应给予 ITI 治疗。

4. 预防治疗　目前国际上应用的两种预防治疗方案均有长期统计数据支持。①Malm6 方案:每次 25~40U/kg,每周给药 3 次。②Utrecht 方案:每次 15~30U/kg,每周 3 次。中国血友病协作组儿童组/预防治疗组试行方案:血友病 A 患者:FⅧ制剂 10U/kg,每周 2 次。

5. 其他　家庭及康复治疗。

(九)必须复查的项目

血常规、肝功能、肾功能、凝血因子。

(十)出院标准

血常规正常,病情平稳 24 小时以上。

(十一)变异及原因分析

1. 医疗原因导致的变异　如改变治疗方案、转科治疗、操作失误、误诊等。

2. 患者原因导致的变异　如不同意治疗方案、个人原因要求出院(转院)等。

3. 并发症原因导致的变异　化疗期间合并严重感染、脏器功能受损或其他难以预料的并发症,导致化疗减缓或中断、用药种类增多、住院时间延长、医疗费用增加等。

4. 病情原因导致的变异　如肝功能严重受损、严重骨髓抑制及感染等并发症,导致用药种类增多、住院时间延长、医疗费用增加。

5. 辅诊科室原因导致的变异　如检查、检验(不及时、结果错报、标本不合格)、报告(不及时、结果错报、标本不合格)等原因延长住院天数、增加费用等。

6. 管理原因导致的变异　如系统暂不支持、系统瘫痪、需要修订流程、需要修订制度等。

二、儿童血友病A行FⅧ因子治疗临床路径表单

<table>
<tr><td colspan="3">适用对象</td><td colspan="2">第一诊断为血友病A(ICD-10:D66 02)的患儿</td></tr>
<tr><td colspan="3">患儿基本信息</td><td colspan="2">姓名:____ 性别:____ 年龄:__ 门诊号:____
住院号:______ 过敏史:______
住院日期:__年__月__日 出院日期:__年__月__日
标准住院日:3天</td></tr>
<tr><td colspan="3">时间</td><td>住院第1天</td><td>住院第2天</td></tr>
<tr><td rowspan="5">主要诊疗工作</td><td colspan="2">制度落实</td><td>□ 入院2小时内经治医师或值班医师完成接诊
□ 入院24小时内主管医师查房</td><td>□ 经治医师查房(早、晚各1次)
□ 主管医师查房
□ 入院48小时内主诊医师完成检诊
□ 专科会诊(必要时)</td></tr>
<tr><td colspan="2">病情评估</td><td>□ 经治医师询问病史及体格检查
□ 营养评估
□ 疼痛评估
□ 康复评估</td><td>□ 经治医师询问病情及体格检查</td></tr>
<tr><td colspan="2">病历书写</td><td>□ 入院8小时内完成首次病程记录
□ 入院24小时内完成入院记录</td><td>□ 入院48小时内完成主管医师查房记录</td></tr>
<tr><td colspan="2">知情同意</td><td>□ 病情告知
□ 患儿家长签署授权委托书
□ 患儿家长在入院记录单上签字
□ 签署病危病重告知书(病危、病重患儿)</td><td>□ 病情告知</td></tr>
<tr><td colspan="2">其他</td><td>□ 及时通知上级医师检诊</td><td></td></tr>
<tr><td rowspan="4">重点医嘱</td><td rowspan="4">长期医嘱</td><td>护理医嘱</td><td>□ 按儿科血液病护理常规
□ 一级护理</td><td></td></tr>
<tr><td>处置医嘱</td><td>□ 有床陪伴
□ 吸氧(必要时)
□ 限制活动:卧床或床旁活动
□ 心电、血压监护(高危患儿)
□ 静脉输液
□ 静脉注射</td><td></td></tr>
<tr><td>膳食医嘱</td><td>□ 儿科饮食
□ 幼儿饮食
□ 婴儿饮食
□ 回民饮食</td><td>□ 儿科饮食
□ 幼儿饮食
□ 婴儿饮食
□ 回民饮食</td></tr>
<tr><td>药物医嘱</td><td></td><td>□ 凝血因子FⅧ、去氨加压素
□ 对症治疗</td></tr>
</table>

（续　表）

<table>
<tr><td rowspan="3"></td><td rowspan="2">临时医嘱</td><td>检查检验</td><td>□ 血常规
□ 尿常规
□ 粪常规
□ C 反应蛋白
□ 肝功能、肾功能
□ 心肌酶
□ 电解质
□ X 线胸片
□ 腹部 B 超、
□ 血栓三项
□ 凝血因子</td><td>□ 定期复查凝血因子等</td></tr>
<tr><td>药物医嘱</td><td></td><td>□ 对症治疗</td></tr>
<tr><td></td><td>处置医嘱</td><td></td><td></td></tr>
<tr><td rowspan="3">主要护理工作</td><td colspan="2">健康宣教</td><td>□ 入院宣教：介绍责任护士，病区环境、设施、规章制度、基础护理服务项目
□ 进行护理安全指导
□ 进行等级护理、活动范围指导
□ 进行饮食指导
□ 进行用药指导
□ 进行关于疾病知识的宣教</td><td></td></tr>
<tr><td colspan="2">护理处置</td><td>□ 患儿身份核对
□ 佩戴腕带
□ 建立入院病历，通知医师
□ 询问病史，填写护理记录单首页
□ 测量基本生命体征
□ 观察病情
□ 抽血
□ 输液
□ 心理护理与生活护理
□ 妥善固定各种管道
□ 根据评估结果采取相应的护理措施
□ 通知次日检查项目及检查注意事项</td><td>□ 测量基本生命体征
□ 观察病情
□ 抽血
□ 输液
□ 心理护理与生活护理
□ 指导并监督患儿治疗与活动
□ 遵医嘱用药
□ 遵医嘱留取标本
□ 根据评估结果采取相应的护理措施
□ 妥善固定各种管道
□ 使用床档</td></tr>
<tr><td colspan="2">护理评估</td><td>□ 一般评估：生命体征、神志、皮肤、药物过敏史等
□ 专科评估：饮食习惯、生活方式、体重、身高、家族史
□ 风险评估：评估有无跌倒、坠床、褥疮、导管滑脱、液体外渗的风险
□ 营养评估
□ 疼痛评估
□ 康复评估</td><td>□ 风险评估：评估有无跌倒、坠床、褥疮、导管滑脱、液体外渗的风险</td></tr>
</table>

（续 表）

<table>
<tr><td rowspan="4"></td><td colspan="2">专科护理</td><td colspan="3">□ 饮食卫生宣教
□ 鼻腔、口腔护理</td><td colspan="3">□ 心电监护，监测生命体征
□ 穿刺部位止血</td></tr>
<tr><td colspan="2">饮食指导</td><td colspan="3">□ 根据医嘱通知配餐员准备膳食
□ 协助患儿进餐</td><td colspan="3">□ 协助患儿进餐</td></tr>
<tr><td colspan="2">活动体位</td><td colspan="3">□ 根据护理等级指导活动</td><td colspan="3">□ 根据护理等级指导活动</td></tr>
<tr><td colspan="2">洗浴要求</td><td colspan="3">□ 卫生整理：更衣、剪短指甲</td><td colspan="3">□ 协助患儿晨、晚间护理</td></tr>
<tr><td colspan="3">病情变异记录</td><td colspan="3">□ 无 □ 有，原因：
□ 患儿 □ 疾病 □ 医疗
□ 护理 □ 保障 □ 管理</td><td colspan="3">□ 无 □ 有，原因：
□ 患儿 □ 疾病 □ 医疗
□ 护理 □ 保障 □ 管理</td></tr>
<tr><td colspan="3" rowspan="2">护士签名</td><td>白班</td><td>小夜班</td><td>大夜班</td><td>白班</td><td>小夜班</td><td>大夜班</td></tr>
<tr><td></td><td></td><td></td><td></td><td></td><td></td></tr>
<tr><td colspan="3">医师签名</td><td colspan="3"></td><td colspan="3"></td></tr>
<tr><td colspan="3">时间</td><td colspan="6">住院第 3 天（出院日）</td></tr>
<tr><td rowspan="5">主要诊疗工作</td><td colspan="2">制度落实</td><td colspan="6">□ 上级医师查房，同意其出院</td></tr>
<tr><td colspan="2">病情评估</td><td colspan="6">□ 评估患儿治疗效果</td></tr>
<tr><td colspan="2">病历书写</td><td colspan="6">□ 入院 72 小时内完成主诊医师查房记录
□ 出院前一天有上级医师指示出院的病程记录
□ 出院后 24 小时内完成出院记录
□ 出院后 24 小时内完成病历首页
□ 开具出院介绍信
□ 开具诊断证明书</td></tr>
<tr><td colspan="2">知情同意</td><td colspan="6">□ 出院宣教</td></tr>
<tr><td colspan="2">其他</td><td colspan="6"></td></tr>
<tr><td rowspan="7">重点医嘱</td><td rowspan="4">长期医嘱</td><td>护理医嘱</td><td colspan="6">□ 按儿科血液病护理常规
□ 二级护理</td></tr>
<tr><td>处置医嘱</td><td colspan="6"></td></tr>
<tr><td>膳食医嘱</td><td colspan="6">□ 儿科饮食
□ 幼儿饮食
□ 婴儿饮食
□ 回民饮食</td></tr>
<tr><td>药物医嘱</td><td colspan="6">□ 凝血因子：去氨加压素</td></tr>
<tr><td rowspan="3">临时医嘱</td><td>检查检验</td><td colspan="6">□ 血常规、肝功能、肾功能、凝血因子</td></tr>
<tr><td>药物医嘱</td><td colspan="6">□ 出院带药（必要时）</td></tr>
<tr><td>处置医嘱</td><td colspan="6">□ 今日出院</td></tr>
</table>

（续　表）

<table>
<tr><td rowspan="6">主要护理工作</td><td>健康宣教</td><td colspan="3">□ 出院宣教</td></tr>
<tr><td>护理处置</td><td colspan="3">□ 遵医嘱用药
□ 完成护理记录</td></tr>
<tr><td>护理评估</td><td colspan="3">□ 评估有无跌倒、坠床、褥疮、导管滑脱、液体外渗的风险
□ 营养评估
□ 疼痛评估
□ 康复评估</td></tr>
<tr><td>专科护理</td><td colspan="3"></td></tr>
<tr><td>饮食指导</td><td colspan="3">□ 协助患儿进餐</td></tr>
<tr><td>活动体位</td><td colspan="3">□ 根据护理等级指导活动</td></tr>
<tr><td colspan="2">病情变异记录</td><td colspan="3">□ 无　□ 有，原因：
□ 患儿　□ 疾病　□ 医疗　□ 护理　□ 保障　□ 管理</td></tr>
<tr><td colspan="2" rowspan="2">护士签名</td><td>白班</td><td>小夜班</td><td>大夜班</td></tr>
<tr><td></td><td></td><td></td></tr>
<tr><td colspan="2">医师签名</td><td colspan="3"></td></tr>
</table>

第四十节　儿童血友病 B 行 FⅨ因子治疗临床路径

一、儿童血友病 B 行 FⅨ因子治疗临床路径标准住院流程

（一）适用对象

第一诊断为血友病 B（ICD-10：D67　01）的患儿。

（二）诊断依据

根据《临床诊疗指南——小儿内科分册》（中华医学会编著，人民卫生出版社）和《诸福棠实用儿科学（第 8 版）》（胡亚美等主编，人民卫生出版社）。

1. 症状与体征　血友病 B 的临床表现与血友病 A 类似，临床分型也相似。但重型血友病 B 患儿较血友病 A 为少；此外，女性携带者发病比血友病 A 高，也有出血倾向。

2. 实验室检查

（1）筛选实验：APTT 延长，延长的 APTT 可以被等量正常新鲜血浆纠正；BT、PT、血小板计数均正常。

（2）确诊实验：测定 FⅨ：C 水平，正常 FⅨ：C 为50%～150%。根据 FⅨ：C 减低程度，将血友病 B 分为重型（＜1%）、中型（1%～5%）、轻型（5%～25%）。

（3）基因诊断：对血友病 B 家系中相关女性进行致病基因携带者诊断。

（三）治疗方案的选择

根据《临床诊疗指南——小儿内科分册》（中华医学会编著，人民卫生出版社）和《诸福棠实用儿科学（第 8 版）》（胡亚美等主编，人民卫生出版社）。

1. 制剂选择：凝血酶原复合物（PCC）、FⅨ浓缩制剂、新鲜冷冻血浆。

2. 剂量：输入FⅨ浓缩剂1U/kg可使血浆循环中FⅨ升高1%。剂量公式为

FⅨ需要量=(需要达到的FⅨ浓度－患儿基础FⅨ浓度)×体重(kg)×1.0

FⅨ的半衰期为12～24小时，在首剂给予之后每12～24小时输注首剂的一半，直到出血停止或伤口结痂。

PCC(内含FⅡ、FⅦ、FⅨ、FⅩ因子)：因其含有多种其他凝血因子，会增加血友病治疗过程中并发血栓的危险。

1ml新鲜冷冻血浆中含FⅨ1U。在严重出血时，要达到有效止血浓度需血浆量大，有造成循环负荷过重的危险。

3. 表4-3列举了不同出血情况下FⅨ需要量，以供参考。

表4-3　不同出血情况下FⅨ需要量

出血程度及部位	期望达到FⅨ水平(%)
轻度出血(口腔黏膜、鼻、牙龈出血)	20～30
中度出血(关节、肌肉出血、血尿)	30～40
重度出血(喉部、腹膜后、中枢神经系统出血、外科大手术)	50～80

(四)标准住院日为3天

(五)进入路径标准

1. 第一诊断必须符合血友病B(ICD-10:D67　01)。

2. 当患儿同时具有其他疾病诊断，只要住院期间不需要特殊处理，也不影响第一诊断的临床路径流程实施时，可以进入路径。

(六)入院评估

1. 必须检查的项目

(1)血常规、尿常规、粪常规。

(2)肝功能、肾功能、心肌酶、电解质。

(3)X线胸片、腹部B超。

(4)血栓三项、凝血因子。

2. 营养评估　根据《解放军总医院新入院患者营养风险筛查表(NRS-2002)》为新入院患儿进行营养评估，评分≥3分者给予处置，必要时请营养科医师会诊。

3. 疼痛评估　根据《VAS评分》实施疼痛评估，评分>7分者给予处置，必要时请疼痛科医师会诊。

4. 康复评估　根据《入院患者康复筛查和评估表》，在新入院患儿入院后24小时内进行康复筛查和评估。任何一项结果为“是”，则请康复科医师会诊。

(七)抗菌药物的选择与使用时机

合并细菌感染时按照《抗菌药物临床应用指导原则》(卫医发[2004]285号)执行。

(八)治疗方案

1. 血友病B的替代治疗　首选人基因重组FⅨ制剂或病毒灭活的血源性凝血酶原复合物，无条件者可选用新鲜冷冻血浆等。输注1U/kg的FⅨ制剂可使体内FⅨ:C提高1%，FⅨ在体内的半衰期约为24小时，要使体内FⅨ保持在一定水平需每24小时输注1次。

2. 其他药物治疗

(1)去氨加压素:每次剂量一般为 0.3μg/kg,用 50ml 生理盐水稀释后缓慢静脉滴注(至少 30 分钟),每 12 小时 1 次,1～3 天为 1 个疗程。该药多次使用后疗效下降,如效果不佳应及时补充 FⅧ制剂。此药主要用于轻型血友病 A,少数中间型血友病 A 可能也有效,用药期间应监测 FⅧ:C。不良反应包括暂时性面色潮红、水潴留等。由于水潴留等不良反应,幼儿应慎用此药,2 岁以下的儿童禁用此药。

(2)抗纤溶药物:常用药物有氨甲环酸、氨基己酸、氨甲苯酸等。泌尿系统出血时禁用此类药物,避免与凝血酶原复合物合用。

3. 抑制物的处理

(1)急性出血的治疗:低滴度者可以加大 FⅨ制剂剂量,高滴度者使用人基因重组活化 FⅦ制剂控制出血。

(2)免疫耐受诱导(ITI)治疗:要彻底清除抑制物,需进行 ITI。一般情况下应待凝血因子抑制物滴度降至 10BU/ml 以下才开始 ITI 治疗。但如果等待 1～2 年后凝血因子抑制物滴度仍高于 10BU/ml(等待期间应避免使用凝血因子制剂)或患者发生危及生命的出血,也应给予 ITI 治疗。

4. 预防治疗 目前国际上应用的两种预防治疗方案均有长期统计数据支持。①Malm6 方案:每次 25～40U/kg,每周 2 次。②Utrecht 方案:每次 15～30U/kg。

5. 其他 家庭及康复治疗。

(九)必须复查的项目

血常规、肝功能、肾功能、凝血因子。

(十)出院标准

病情平稳 24 小时以上。

(十一)变异及原因分析

1. 医疗原因导致的变异 如改变治疗方案、转科治疗、操作失误、误诊等。

2. 患者原因导致的变异 如不同意治疗方案、个人原因要求出院(转院)等。

3. 并发症原因导致的变异 化疗期间合并严重感染、脏器功能受损或其他难以预料的并发症,导致化疗减缓或中断、用药种类增多、住院时间延长、医疗费用增加等。

4. 病情原因导致的变异 如肝功能严重受损、严重骨髓抑制及感染等并发症,导致用药种类增多、住院时间延长、医疗费用增加。

5. 辅诊科室原因导致的变异 如检查、检验(不及时、结果错报、标本不合格)、报告(不及时、结果错报、标本不合格)等原因延长住院天数、增加费用等。

6. 管理原因导致的变异 如系统暂不支持、系统瘫痪、需要修订流程、需要修订制度等。

二、儿童血友病 B 行 FⅨ因子治疗临床路径表单

适用对象	第一诊断为血友病 B(ICD-10:D67 01)的患儿	
患儿基本信息	姓名:____ 性别:____ 年龄:__ 门诊号:____ 住院号:______ 过敏史:______ 住院日期:__年__月__日 出院日期:__年__月__日	标准住院日:3 天

（续 表）

<table>
<tr><td colspan="3">时间</td><td>住院第1天</td><td>住院第2天</td></tr>
<tr><td rowspan="5">主要诊疗工作</td><td colspan="2">制度落实</td><td>□ 入院2小时内经治医师或值班医师完成接诊
□ 入院24小时内主管医师查房</td><td>□ 经治医师查房(早、晚各1次)
□ 主管医师查房
□ 入院48小时内主诊医师完成检诊
□ 专科会诊(必要时)</td></tr>
<tr><td colspan="2">病情评估</td><td>□ 经治医师询问病史及体格检查
□ 营养评估
□ 疼痛评估
□ 康复评估</td><td>□ 经治医师询问病情及体格检查</td></tr>
<tr><td colspan="2">病历书写</td><td>□ 入院8小时内完成首次病程记录
□ 入院24小时内完成入院记录</td><td>□ 入院48小时内完成主管医师查房记录</td></tr>
<tr><td colspan="2">知情同意</td><td>□ 病情告知
□ 患儿家长签署授权委托书
□ 患儿家长在入院记录单上签字
□ 签署病危病重告知书(病危、病重患儿)</td><td>□ 病情告知</td></tr>
<tr><td colspan="2">其他</td><td>□ 及时通知上级医师检诊</td><td></td></tr>
<tr><td rowspan="7">重点医嘱</td><td rowspan="4">长期医嘱</td><td>护理医嘱</td><td>□ 按儿科血液病护理常规
□ 一级护理</td><td>□ 按儿科血液病护理常规
□ 一级护理</td></tr>
<tr><td>处置医嘱</td><td>□ 吸氧(必要时)
□ 心电、血压监护(中、高危患儿)</td><td>□ 吸氧(必要时)
□ 心电、血压监护(中、高危患儿)</td></tr>
<tr><td>膳食医嘱</td><td>□ 儿科饮食
□ 幼儿饮食
□ 婴儿饮食
□ 回民饮食</td><td>□ 儿科饮食
□ 幼儿饮食
□ 婴儿饮食
□ 回民饮食</td></tr>
<tr><td>药物医嘱</td><td>□ 对症治疗</td><td>□ 凝血因子FⅨ制剂去氨加压素
□ 对症治疗</td></tr>
<tr><td rowspan="3">临时医嘱</td><td>检查检验</td><td>□ 血常规
□ 尿常规
□ 粪常规
□ C反应蛋白
□ 肝功能、肾功能
□ 心肌酶
□ 电解质
□ X线胸片
□ 腹部B超
□ 血栓三项
□ 凝血因子</td><td>□ 定期复查凝血因子等</td></tr>
<tr><td>药物医嘱</td><td></td><td></td></tr>
<tr><td>处置医嘱</td><td></td><td></td></tr>
</table>

（续　表）

<table>
<tr><td rowspan="8">主要护理工作</td><td>健康宣教</td><td colspan="3">□ 入院宣教：介绍责任护士，病区环境、设施、规章制度、基础护理服务项目
□ 进行护理安全指导
□ 进行等级护理、活动范围指导
□ 进行饮食指导
□ 进行用药指导
□ 进行关于疾病知识的宣教
□ 叮嘱患儿卧床休息，定时测量体温</td><td colspan="3">□ 观察体温波动及一般状况
□ 观察出血情况</td></tr>
<tr><td>护理处置</td><td colspan="3">□ 患儿身份核对
□ 佩戴腕带
□ 建立入院病历，通知医师
□ 询问病史，填写护理记录单首页
□ 测量基本生命体征
□ 观察病情
□ 抽血
□ 输液
□ 心理护理与生活护理
□ 妥善固定各种管道
□ 根据评估结果采取相应的护理措施
□ 通知次日检查项目及检查注意事项</td><td colspan="3">□ 测量基本生命体征
□ 观察体温波动及一般状况
□ 观察出血情况
□ 抽血
□ 输液
□ 心理护理与生活护理
□ 指导并监督患儿治疗与活动
□ 遵医嘱用药
□ 遵医嘱留取标本
□ 根据评估结果采取相应的护理措施
□ 妥善固定各种管道
□ 使用床档</td></tr>
<tr><td>护理评估</td><td colspan="3">□ 一般评估：生命体征、神志、皮肤、药物过敏史等
□ 专科评估：饮食习惯、生活方式、体重、身高、家族史
□ 风险评估：评估有无跌倒、坠床、褥疮、导管滑脱、液体外渗的风险
□ 营养评估
□ 疼痛评估
□ 康复评估</td><td colspan="3">□ 风险评估：评估有无跌倒、坠床、褥疮、导管滑脱、液体外渗的风险</td></tr>
<tr><td>专科护理</td><td colspan="3">□ 皮肤护理
□ 留置针护理</td><td colspan="3">□ 心电监护(病情危重或不稳定)
□ 穿刺部位止血</td></tr>
<tr><td>饮食指导</td><td colspan="3">□ 根据医嘱通知配餐员准备膳食
□ 协助患儿进餐</td><td colspan="3">□ 协助患儿进餐</td></tr>
<tr><td>活动体位</td><td colspan="3">□ 根据护理等级指导活动</td><td colspan="3">□ 根据护理等级指导活动</td></tr>
<tr><td>洗浴要求</td><td colspan="3">□ 卫生整理：更衣、剪短指甲</td><td colspan="3">□ 协助患儿晨、晚间护理</td></tr>
<tr><td colspan="2">病情变异记录</td><td colspan="3">□ 无　□ 有，原因：
□ 患儿　□ 疾病　□ 医疗
□ 护理　□ 保障　□ 管理</td><td colspan="3">□ 无　□ 有，原因：
□ 患儿　□ 疾病　□ 医疗
□ 护理　□ 保障　□ 管理</td></tr>
<tr><td colspan="2" rowspan="2">护士签名</td><td>白班</td><td>小夜班</td><td>大夜班</td><td>白班</td><td>小夜班</td><td>大夜班</td></tr>
<tr><td></td><td></td><td></td><td></td><td></td><td></td></tr>
<tr><td colspan="2">医师签名</td><td colspan="3"></td><td colspan="3"></td></tr>
</table>

（续　表）

<table>
<tr><td colspan="3">时间</td><td>住院第 3 天（出院日）</td></tr>
<tr><td rowspan="5">主要诊疗工作</td><td colspan="2">制度落实</td><td>□ 上级医师查房，同意其出院</td></tr>
<tr><td colspan="2">病情评估</td><td>□ 评估患儿治疗效果</td></tr>
<tr><td colspan="2">病历书写</td><td>□ 出院前一天有上级医师指示出院的病程记录
□ 出院后 24 小时内完成出院记录
□ 出院后 24 小时内完成病历首页
□ 开具出院介绍信
□ 开具诊断证明书</td></tr>
<tr><td colspan="2">知情同意</td><td>□ 出院宣教</td></tr>
<tr><td colspan="2">其他</td><td></td></tr>
<tr><td rowspan="7">重点医嘱</td><td rowspan="4">长期医嘱</td><td>护理医嘱</td><td>□ 按儿科血液病护理常规
□ 二级护理</td></tr>
<tr><td>处置医嘱</td><td></td></tr>
<tr><td>膳食医嘱</td><td>□ 儿科饮食
□ 幼儿饮食
□ 婴儿饮食
□ 回民饮食</td></tr>
<tr><td>药物医嘱</td><td>□ 凝血因子FⅨ制剂去氨加压素</td></tr>
<tr><td rowspan="3">临时医嘱</td><td>检查检验</td><td>□ 血常规、肝功能、肾功能、凝血因子</td></tr>
<tr><td>药物医嘱</td><td>□ 出院带药（必要时）</td></tr>
<tr><td>处置医嘱</td><td>□ 出院</td></tr>
<tr><td rowspan="7">主要护理工作</td><td colspan="2">健康宣教</td><td>□ 出院宣教</td></tr>
<tr><td colspan="2">护理处置</td><td>□ 完成护理记录
□ 遵医嘱用药</td></tr>
<tr><td colspan="2">护理评估</td><td>□ 评估有无跌倒、坠床、褥疮、导管滑脱、液体外渗的风险
□ 营养评估
□ 疼痛评估
□ 康复评估</td></tr>
<tr><td colspan="2">专科护理</td><td></td></tr>
<tr><td colspan="2">饮食指导</td><td>□ 协助患儿进餐</td></tr>
<tr><td colspan="2">活动体位</td><td>□ 根据护理等级指导活动</td></tr>
<tr><td colspan="2">洗浴要求</td><td>□ 更换病号服</td></tr>
<tr><td colspan="3">病情变异记录</td><td>□ 无　□ 有，原因：
□ 患儿　□ 疾病　□ 医疗　□ 护理　□ 保障　□ 管理</td></tr>
<tr><td colspan="3">护士签名</td><td>白班　　小夜班　　大夜班</td></tr>
<tr><td colspan="3">医师签名</td><td></td></tr>
</table>

第四十一节　儿童自身免疫性溶血性贫血行肾上腺皮质激素治疗临床路径

一、儿童自身免疫性溶血性贫血行肾上腺皮质激素治疗临床路径标准住院流程

(一)适用对象

第一诊断为自身免疫性溶血性贫血(ICD-10:D59.101)的患儿。

(二)诊断依据

《临床诊疗指南——小儿内科分册》(中华医学会编著,人民卫生出版社)和《诸福棠实用儿科学(第 8 版)》(胡亚美等主编,人民卫生出版社)。

1. 症状及体征

(1)温抗体型:主要为血管外溶血,若有补体参与可发生血管内溶血。急性型多为小儿,病前常有病毒感染史、起病急骤,主要表现为发热、苍白、黄疸、肝脾大,可有呕吐、腹痛、血红蛋白尿及肾功能不全;慢性型多为年长儿,呈进行性或间歇性发作溶血,部分合并系统性疾病(如系统性红斑狼疮、淋巴瘤等)。

(2)冷抗体型:与寒冷有关,可有 Raynaud 症状,Rosenbach 试验可阳性;药物性自身免疫性溶血性贫血常在应用可诱发自身免疫性溶血性贫血的药物(如抗生素、抗癫痫药及镇静药等)后出现。

2. 实验室检查

(1)血液常规检查:血红蛋白减低,网织红细胞增高,外周血涂片红细胞大小不等,有异型、可见小球形红细胞,白细胞数多增加。

(2)Coomb′s 试验:直接 Coomb′s 试验、间接 Coomb′s 试验均阳性,根据抗体类型分为 IgG 型、IgG+C3 型、补体型及 IgM 型。

(3)血清间接胆红素增加,尿中尿胆原增加。

(4)骨髓常规检查:增生性骨髓象,以幼红细胞增生为主,粒/红比可倒置。

红细胞渗透脆性可增加。

(三)治疗方案的选择

根据《临床诊疗指南——小儿内科分册》(中华医学会编著,人民卫生出版社)和《诸福棠实用儿科学(第 8 版)》(胡亚美等主编．人民卫生出版社)。

1. 一般治疗:积极控制原发病,防治感染,水化、碱化液,注意水、电解质平衡及心功能、肾功能。

2. 病因治疗(药物治疗)。

(四)标准住院日为 15～20 天

(五)进入路径标准

1. 第一诊断必须符合自身免疫性溶血性贫血(ICD-10:D59.101)。

2. 当患儿同时具有其他疾病诊断,只要住院期间不需要特殊处理,也不影响第一诊断的临床路径流程实施时,可以进入路径。

(六)入院评估

1. 必须检查的项目

(1)血常规、尿常规、粪常规。

(2)肝功能、肾功能、心肌酶、电解质。

(3)X线胸片、腹部B超。

(4)骨髓常规。

(5)Coomb's试验。

(6)红细胞渗透脆性。

2. 营养评估　根据《解放军总医院新入院患者营养风险筛查表(NRS-2002)》为新入院患儿进行营养评估,评分≥3分者给予处置,必要时请营养科医师会诊。

3. 疼痛评估　根据《VAS评分》实施疼痛评估,评分>7分者给予处置,必要时请疼痛科医师会诊。

4. 康复评估　根据《入院患者康复筛查和评估表》,在新入院患儿入院后24小时内进行康复筛查和评估。任何一项结果为"是",则请康复科医师会诊。

(七)抗菌药物的选择与使用时机

合并细菌感染时按照《抗菌药物临床应用指导原则》(卫医发[2004]285号)执行。

(八)治疗方案

肾上腺糖皮质激素;静脉用丙种球蛋白;免疫抑制药如环磷酰胺、长春新碱、环孢素等。

1. 肾上腺皮质激素目前仍是一线首选药物。儿童泼尼松常用剂量为40mg/(m²·d),约7天开始出现疗效,治疗过程检测指标是每周血红蛋白应升高20～30g/L,并有网织红细胞计数升高,一旦血红蛋白升至100g/L即可开始减量。每周从日量中减少5mg/d。减至10～15mg/d时,维持1～2个月,至5～10mg/d,再维持3个月,以后视病情而定,如能保持长期缓解则可考虑停药。严重病例可静脉注射甲泼尼龙,在最初24小时内剂量为100～200mg,当血细胞比容(HCT)稳定或开始上升时,应减量至30mg/d。

2. 静脉用丙种球蛋白400mg/(kg·d),连用5天静脉冲击治疗。免疫抑制药如环孢素、巯嘌呤、环磷酰胺等。

3. 细胞毒性药物:在糖皮质激素、脾切除治疗无效或需大剂量激素维持者,可选用此类药物。比较合理的用药方案应包括硫唑嘌呤80mg/(m²·d),口服、环磷酰胺60～75mg/(m²·d),静脉滴注,或长春新碱每周1～2mg/m²静脉滴注。同时给予泼尼松40mg/(m²·d)。泼尼松应逐渐减量3个月。

4. 自身免疫性溶血性贫血患儿尽量避免输血。因为这类患儿的自身抗体对输入的红细胞也有致敏作用,甚至发生溶血,而且很难找到血清学真正相配合的血液,故不主张输全血。输血应慎重,严重贫血时可输入经生理盐水洗涤3次的正常红细胞,输血速度尽可能缓慢。

5. 脾切除:IgG、IgA型自身免疫性溶血性贫血患者,其抗体致敏的红细胞主要在脾破坏,因此切脾效果较好。脾切除60%有效。Allgood提出切脾指征为①单纯IgG型;②血型抗体筛查(IAT)阴性;③^{51}Cr标志致敏红细胞选择性的在脾破坏一般掌握只有在激素、DNZ、其他药物、静脉用丙种球蛋白等治疗无效或复发者治疗无效才考虑手术。

6. 胸腺摘除疗法:对小儿自身免疫性溶血性贫血的少数患儿有效。

7. 血浆置换(PE):是治疗自身免疫性溶血性贫血一个暂时性措施,无根治作用。对迅速清除自身抗体、补体、免疫复合物和胆红素，缓解症状有一定作用。一般每日换 3L，连续 3～5 天或每周 1～2 次。需一定设备和大量血浆及白蛋白，价格昂贵，尚难于推广。

8. 对症治疗。

（九）必须复查的项目

血常规、肝功能、肾功能。

（十）出院标准

病情平稳 24 小时以上，无其他并发症或合并症影响原有病情稳定的。

（十一）变异及原因分析

1. 医疗原因导致的变异　如改变治疗方案、转科治疗、操作失误、误诊等。

2. 患者原因导致的变异　如不同意治疗方案、个人原因要求出院（转院）等。

3. 并发症原因导致的变异　化疗期间合并严重感染、脏器功能受损或其他难以预料的并发症，导致化疗减缓或中断、用药种类增多、住院时间延长、医疗费用增加等。

4. 病情原因导致的变异　如肝功能严重受损、严重骨髓抑制及感染等并发症，导致用药种类增多、住院时间延长、医疗费用增加。

5. 辅诊科室原因导致的变异　如检查、检验（不及时、结果错报、标本不合格）、报告（不及时、结果错报、标本不合格）等原因延长住院天数、增加费用等。

6. 管理原因导致的变异　如系统暂不支持、系统瘫痪、需要修订流程、需要修订制度等。

二、儿童自身免疫性溶血性贫血行肾上腺皮质激素治疗临床路径表单

适用对象		第一诊断为自身免疫性溶血性贫血（ICD-10：D59.101）的患儿	
患儿基本信息		姓名：____　性别：____　年龄：__　门诊号：____ 住院号：______　过敏史：______ 住院日期：__年__月__日　出院日期：__年__月__日	标准住院日：15～20 天
时间		住院第 1 天	住院第 2－6 天
主要诊疗工作	制度落实	□ 入院 2 小时内经治医师或值班医师完成接诊 □ 入院 24 小时内主管医师查房	□ 经治医师查房（早、晚各 1 次） □ 主管医师查房 □ 入院 48 小时内主诊医师完成检诊 □ 专科会诊（必要时）
	病情评估	□ 经治医师询问病史及体格检查 □ 营养评估 □ 疼痛评估 □ 康复评估	□ 经治医师询问病情及体格检查
	病历书写	□ 入院 8 小时内完成首次病程记录 □ 入院 24 小时内完成入院记录	□ 入院 48 小时内完成主管医师查房记录
	知情同意	□ 病情告知 □ 患儿家长签署授权委托书 □ 患儿家长在入院记录单上签字 □ 签署病危病重告知书（病危、病重患儿）	□ 病情告知
	其他	□ 及时通知上级医师检诊	

（续 表）

<table>
<tr><td rowspan="8">重点医嘱</td><td rowspan="4">长期医嘱</td><td>护理医嘱</td><td>□ 按儿科血液病护理常规
□ 一级护理</td><td>□ 按儿科血液病护理常规
□ 一级护理</td></tr>
<tr><td>处置医嘱</td><td>□ 吸氧(必要时)
□ 有床陪伴
□ 心电、血压监护(中、高危患儿)</td><td>□ 吸氧(必要时)
□ 有床陪伴
□ 心电、血压监护(中、高危患儿)</td></tr>
<tr><td>膳食医嘱</td><td>□ 普食</td><td>□ 普食</td></tr>
<tr><td>药物医嘱</td><td></td><td>□ 激素或静脉用丙种球蛋白治疗
□ 心肌酶异常者加护心肌治疗
□ 肝功能异常者保肝治疗</td></tr>
<tr><td rowspan="3">临时医嘱</td><td>检查检验</td><td>□ 血常规
□ 尿常规
□ 粪常规
□ 肝功能、肾功能
□ 心肌酶
□ 电解质
□ X线胸片
□ 腹部B超
□ 骨髓常规
□ Coomb′s试验
□ 红细胞渗透脆性</td><td>□ 定期复查血常规、血生化等检查</td></tr>
<tr><td>药物医嘱</td><td>□ 对症治疗</td><td>□ 对症治疗</td></tr>
<tr><td>处置医嘱</td><td></td><td></td></tr>
<tr><td rowspan="2">主要护理工作</td><td colspan="2">健康宣教</td><td>□ 入院宣教：介绍责任护士，病区环境、设施、规章制度、基础护理服务项目
□ 进行护理安全指导
□ 进行等级护理、活动范围指导
□ 进行饮食指导
□ 进行用药指导
□ 进行关于疾病知识的宣教</td><td></td></tr>
<tr><td colspan="2">护理处置</td><td>□ 患儿身份核对
□ 佩戴腕带
□ 建立入院病历，通知医师
□ 询问病史，填写护理记录单首页
□ 测量基本生命体征
□ 观察病情
□ 抽血
□ 输液
□ 心理护理与生活护理
□ 妥善固定各种管道
□ 根据评估结果采取相应的护理措施
□ 通知次日检查项目及检查注意事项</td><td>□ 测量基本生命体征
□ 观察病情
□ 抽血
□ 输液
□ 心理护理与生活护理
□ 指导并监督患儿治疗与活动
□ 遵医嘱用药
□ 遵医嘱留取标本
□ 根据评估结果采取相应的护理措施
□ 妥善固定各种管道
□ 使用床档</td></tr>
</table>

（续　表）

	护理评估		□ 一般评估：生命体征、神志、皮肤、物过敏史等 □ 专科评估：饮食习惯、生活方式、体重、身高、家族史 □ 风险评估：评估有无跌倒、坠床、褥疮、导管滑脱、液体外渗的风险 □ 营养评估 □ 疼痛评估 □ 康复评估	□ 风险评估：评估有无跌倒、坠床、褥疮、导管滑脱、液体外渗的风险
	专科护理		□ 心电监护（病情危重或不稳定） □ 特殊用药护理	□ 心电监护（病情危重或不稳定） □ 呼吸道护理，避免感染
	饮食指导		□ 根据医嘱通知配餐员准备膳食 □ 协助患儿进餐	□ 协助患儿进餐
	活动体位		□ 根据护理等级指导活动	□ 根据护理等级指导活动
	洗浴要求		□ 卫生整理：更衣、剪短指甲	□ 协助患儿晨、晚间护理
病情变异记录			□ 无　□ 有，原因： □ 患儿　□ 疾病　□ 医疗 □ 护理　□ 保障　□ 管理	□ 无　□ 有，原因： □ 患儿　□ 疾病　□ 医疗 □ 护理　□ 保障　□ 管理
护士签名			白班　小夜班　大夜班	白班　小夜班　大夜班
医师签名				
时间			住院第 7－18 天	住院第 19－20 天（出院日）
主要诊疗工作	制度落实		□ 上级医师查房	□ 上级医师查房，同意其出院
	病情评估		□ 评估患儿治疗效果	
	病历书写		□ 完成上级医师查房记录 □ 完成日常病程记录，详细记录医嘱变动情况（原因和更改内容）	□ 出院前一天有上级医师指示出院的病程记录 □ 出院后 24 小时内完成出院记录 □ 出院后 24 小时内完成病历首页 □ 开具出院介绍信 □ 开具诊断证明书
	知情同意			□ 出院宣教
重点医嘱	长期医嘱	护理医嘱		□ 按儿科血液病护理常规 □ 二级护理
		处置医嘱	□ 吸氧（必要时） □ 限制活动：卧床或床旁活动	□ 吸氧（必要时） □ 限制活动：卧床或床旁活动
		膳食医嘱	□ 儿科饮食 □ 幼儿饮食 □ 婴儿饮食 □ 回民饮食	

(续　表)

<table>
<tr><td rowspan="6"></td><td></td><td>药物医嘱</td><td>□ 激素治疗：泼尼松、甲泼尼龙
□ 对症治疗
□ 心肌酶异常者继续护心肌治疗
□ 肝功能异常者继续保肝治疗
□ 成分输血(必要时)</td><td colspan="3"></td></tr>
<tr><td rowspan="3">临时医嘱</td><td>检查检验</td><td>□ 血常规
□ 肝功能、肾功能、心肌酶</td><td colspan="3"></td></tr>
<tr><td>药物医嘱</td><td></td><td colspan="3">□ 出院带药(必要时)</td></tr>
<tr><td>处置医嘱</td><td></td><td colspan="3">□ 今日出院</td></tr>
<tr><td rowspan="8">主要护理工作</td><td colspan="2">健康宣教</td><td colspan="3"></td><td colspan="3">□ 出院宣教</td></tr>
<tr><td colspan="2">护理处置</td><td colspan="3">□ 配合医师完成血常规等检查
□ 抽血(根据医嘱)
□ 完成护理记录
□ 遵医嘱用药</td><td colspan="3"></td></tr>
<tr><td colspan="2">护理评估</td><td colspan="3">□ 评估有无跌倒、坠床、褥疮、导管滑脱、液体外渗的风险
□ 营养评估
□ 疼痛评估
□ 康复评估</td><td colspan="3"></td></tr>
<tr><td colspan="2">专科护理</td><td colspan="3">□ 心电监护(病情危重或不稳定者)
□ 观察患儿用药疗效及不良反应
□ 口腔和皮肤护理</td><td colspan="3"></td></tr>
<tr><td colspan="2">饮食指导</td><td colspan="3">□ 协助患儿进餐</td><td colspan="3"></td></tr>
<tr><td colspan="2">活动体位</td><td colspan="3">□ 根据护理等级指导活动</td><td colspan="3"></td></tr>
<tr><td colspan="2">洗浴要求</td><td colspan="3">□ 更换病号服</td><td colspan="3"></td></tr>
<tr><td colspan="3">病情变异记录</td><td colspan="3">□ 无　□ 有，原因：
□ 患儿　□ 疾病　□ 医疗
□ 护理　□ 保障　□ 管理</td><td colspan="3">□ 无　□ 有，原因：
□ 患儿　□ 疾病　□ 医疗
□ 护理　□ 保障　□ 管理</td></tr>
<tr><td colspan="3" rowspan="2">护士签名</td><td>白班</td><td>小夜班</td><td>大夜班</td><td>白班</td><td>小夜班</td><td>大夜班</td></tr>
<tr><td></td><td></td><td></td><td></td><td></td><td></td></tr>
<tr><td colspan="3">医师签名</td><td colspan="3"></td><td colspan="3"></td></tr>
</table>

第四十二节　再生障碍性贫血行雄激素治疗临床路径

一、再生障碍性贫血行雄激素治疗临床路径标准住院流程

(一)适用对象

第一诊断为再生障碍性贫血(ICD-10：D60-D61)的患儿。

(二)诊断依据

根据《血液病诊断及疗效标准(第 3 版)》(张之南,沈悌主编．科学出版社)和《临床诊疗指南——血液病学分册》(中华医学会编著,人民卫生出版社)。

1. 全血细胞减少,网织红细胞<1%,淋巴细胞比例增高。

2. 骨髓检查显示至少一部位增生减低或重度减低(如增生活跃,巨核细胞应明显减少),骨髓小粒成分中应见非造血细胞增多(有条件者应做骨髓活检,显示造血组织减少,脂肪组织增加)。

3. 能除外其他引起全血细胞减少的疾病。

4. 一般抗贫血药物治疗无效。

5. 分型:根据 1987 年第四届全国再生障碍性贫血学术会议,将急性再生障碍性贫血称重型再生障碍性贫血Ⅰ型,慢性再生障碍性贫血后期发生急变表现出急性再生障碍性贫血特点者称重型再生障碍性贫血Ⅱ型。

国内急性再生障碍性贫血(亦称 SAA-Ⅰ型)的诊断标准如下。

1. *临床表现*　发病急,贫血呈进行性加剧;常伴严重感染、内脏出血。

2. *血常规*　除血红蛋白下降较快外,须具备以下三项中之两项:①网织红细胞<1%,绝对值<15×10^9/L;②白细胞明显减少,中性粒细胞绝对值<0.5×10^9/L;③血小板计数<20×10^9/L。

3. *骨髓象*

(1)多部位增生减低,三系造血细胞明显减少,非造血细胞增多。如增生活跃,须有淋巴细胞增多。

(2)骨髓小粒中非造血细胞及脂肪细胞增多。

国内慢性再生障碍性贫血的诊断标准。

1. 临床表现:发病缓慢,贫血、感染、出血均较轻。

2. 血常规:血红蛋白下降速度较慢,网织红细胞、白细胞、中性粒细胞及血小板值常较急性再生障碍性贫血为高。

3. 骨髓象

(1)3 系或 2 系减少,至少 1 个部位增生不良,巨核细胞明显减少。

(2)骨髓小粒中非造血细胞及脂肪细胞增加。

4. 病程中如病情恶化,临床表现、血常规及骨髓象与急性再生障碍性贫血相同,称 SAA-Ⅱ型。进入重型再生障碍性贫血的临床路径。

(三)选择治疗方案的依据

根据《血液病诊断及疗效标准(第 3 版)》(张之南,沈悌主编．科学出版社)和《临床诊疗指南——血液病学分册》(中华医学会编著,人民卫生出版社),主要根据分型及年龄来选择治疗方案。

1. 支持治疗。

2. 异基因骨髓移植:重型再生障碍性贫血的年轻患者,有合适供者,有骨髓移植的意向。

3. 免疫抑制药联合治疗(环孢素+ATG/ALG):无合适供髓者的重型再生障碍性贫血,在支持治疗的基础上选择。

4. 促进造血治疗。

(四)标准住院日为 60～120 天

(五)进入路径标准

1. 第一诊断必须符合(ICD-10:D60-D61),并符合 1987 年全国再生障碍性贫血会议关于重型再生障碍性贫血的诊断标准。

2. 当患儿同时具有其他疾病诊断时,但在住院期间不需要特殊处理也不影响第一诊断的临床路径流程实施时,可以进入路径。

(六)入院评估

1. *必须检查的项目*

(1)尿常规、粪常规。

(2)全血分析(网织红细胞计数、ABO 血型、血涂片细胞学分类)、肝功能、肾功能、电解质、感染性疾病筛查(乙型病毒性肝炎、丙型病毒性肝炎、艾滋病、梅毒等)、凝血分析全项、抗人球蛋白试验、免疫球蛋白、抗核抗体和抗双链 DNA 抗体。

(3)骨髓检查:穿刺、活检、细胞遗传学检查。

(4)相关病毒检测:微小病毒 B19、EB 病毒、CMV 病毒等。

(5)胸部 X 线或 CT 检查、腹部超声波检查。

2. *必要时可选择的项目* 行血常规、尿常规、粪常规、咽培养、影像学检查,维生素 B_{12} 和叶酸、酸溶血试验和(或)流式细胞学检测 CD59,血红蛋白电脉、HLA 配型。

3. *营养评估* 根据《解放军总医院新入院患者营养风险筛查表(NRS-2002)》为新入院患儿进行营养评估,评分≥3 分者给予处置,必要时请营养科医师会诊。

4. *疼痛评估* 根据《VAS 评分》实施疼痛评估,评分>7 分者给予处置,必要时请疼痛科医师会诊。

5. *康复评估* 根据《入院患者康复筛查和评估表》,在新入院患儿入院后 24 小时内进行康复筛查和评估。任何一项结果为"是",则请康复科医师会诊。

(七)抗菌药物的选择与使用时机

合并细菌感染时按照《抗菌药物临床应用指导原则》(卫医发[2004]285 号)执行。粒细胞缺乏症伴发热时,按照美国综合性癌症网制定的《癌症相关感染的防治指南》执行。

(八)治疗方案及药物选择

1. *雄激素* 为治疗慢性再生障碍性贫血首选药物。具体用药方法:司坦唑醇 0.1～0.3mg/(kg·d),口服;苯丙酸诺龙 0.5～1mg/(kg·d)或 5～15mg,每周 1 次肌内注射。

2. *支持疗法* 去除任何可能引起骨髓损害的因素,输血,对症处理,预防和治疗感染。

3. *免疫抑制药* 抗胸腺球蛋白(ATG)和抗淋巴细胞球蛋白(ALG)、环孢素、免疫调节药,根据情况可选择应用肾上腺皮质激素。

4. *骨髓移植* 重症再生障碍性贫血,年轻患者,有合适供者。

5. *中医药* 治宜补肾为本,兼益气活血。

6. *造血细胞因子* 重组人红细胞生成素,重组人粒细胞集落刺激因子、非格司亭,重组人血小板生成素及白细胞介素-11。

(九)必须复查的项目

血常规、肝功能、肾功能。

(十)出院标准

1. 病情较稳定，无明显出血及高热的患者。

2. 慢性再生障碍性贫血患儿确定诊断和制订出治疗方案后可出院门诊治疗。

(十一)变异及原因分析

1. 医疗原因导致的变异　如改变治疗方案、转科治疗、操作失误、误诊等。

2. 患者原因导致的变异　如不同意治疗方案、个人原因要求出院(转院)等。

3. 并发症原因导致的变异　化疗期间合并严重感染、脏器功能受损或其他难以预料的并发症，导致化疗减缓或中断、用药种类增多、住院时间延长、医疗费用增加等。

4. 病情原因导致的变异　如肝功能严重受损、严重骨髓抑制及感染等并发症，导致用药种类增多、住院时间延长、医疗费用增加。

5. 辅诊科室原因导致的变异　如检查、检验(不及时、结果错报、标本不合格)、报告(不及时、结果错报、标本不合格)等原因延长住院天数、增加费用等。

6. 管理原因导致的变异　如系统暂不支持、系统瘫痪、需要修订流程、需要修订制度等。

二、再生障碍性贫血行雄激素治疗临床路径表单-1

适用对象		第一诊断为再生障碍性贫血(ICD-10：D60-D61)的患儿	
患儿基本信息		姓名：____　性别：____　年龄：__　门诊号：____ 住院号：______　过敏史：______ 住院日期：__年__月__日　出院日期：__年__月__日	标准住院日：60～120 天
时间		住院第 1 天	住院第 2 天
主要诊疗工作	制度落实	□ 入院 2 小时内经治医师或值班医师完成接诊 □ 入院 24 小时内主管医师查房	□ 经治医师查房(早、晚各 1 次) □ 主管医师查房 □ 入院 48 小时内主诊医师完成检诊 □ 专科会诊(必要时)
	病情评估	□ 经治医师询问病史及体格检查 □ 营养评估 □ 疼痛评估 □ 康复评估	□ 经治医师询问病情及体格检查
	病历书写	□ 入院 8 小时内完成首次病程记录 □ 入院 24 小时内完成入院记录	□ 入院 48 小时内完成主管医师查房记录
	知情同意	□ 病情告知 □ 患儿家长签署授权委托书 □ 患儿家长在入院记录单上签字 □ 签署病危病重告知书(病危、病重患儿)，患儿家属签署输血同意书、骨髓穿刺活检及 PICC 插管同意书(必要时)	□ 病情告知
	手术治疗		
	其他	□ 及时通知上级医师检诊 □ 观察穿刺点及周围情况	□ 观察穿刺点及周围情况

（续　表）

<table>
<tr><td rowspan="10">重点医嘱</td><td rowspan="4">长期医嘱</td><td>护理医嘱</td><td>□ 按儿科血液病护理常规
□ 一级护理</td><td>□ 按儿科血液病护理常规
□ 一级护理</td></tr>
<tr><td>处置医嘱</td><td>□ 有床陪伴
□ 吸氧(必要时)
□ 限制活动:卧床或床旁活动
□ 心电、血压监护(中、高危患儿)</td><td>□ 有床陪伴
□ 吸氧(必要时)
□ 限制活动:卧床或床旁活动
□ 心电、血压监护(中、高危患儿)
□ 静脉输液
□ 静脉注射</td></tr>
<tr><td>膳食医嘱</td><td>□ 儿科饮食
□ 幼儿饮食
□ 婴儿饮食
□ 回民饮食</td><td>□ 儿科饮食
□ 幼儿饮食
□ 婴儿饮食
□ 回民饮食</td></tr>
<tr><td>药物医嘱</td><td>□ 对症处理</td><td>□ 患儿既往基础用药
□ 抗生素:青霉素、头孢菌素</td></tr>
<tr><td rowspan="6">临时医嘱</td><td>检查检验</td><td>□ 急查血常规＋血型
□ 网织红细胞计数
□ 血涂片
□ 凝血分析
□ 尿常规＋镜检
□ 抗人球蛋白试验
□ 抗核抗体
□ 抗双链 DNA 抗体
□ 免疫球蛋白
□ 肝功能、肾功能
□ 感染性疾病筛查
□ 电解质
□ 胸部 X 线片
□ 腹部超声
□ 必要时行血红蛋白电泳，维生素 B_{12} 和叶酸、酸溶血试验或流式细胞学检测 CD55、CD59、微小病毒 B19、EB 病毒、CMV 病毒、咽拭子培养、血培养等
□ 尿常规、粪常规
□ 骨髓检查:穿刺、活检、细胞遗传学检查
□ 相关病毒检测:微小病毒 B19、EB 病毒、CMV 病毒等</td><td>□ 骨髓细胞学分类，有条件者做骨髓活检、染色体核型分析，流式细胞学检测 CD55、CD59
□ 输血医嘱(必要时)
□ 对症处理:止血、预防感染、输血(必要时)
□ 每日复查血常规或根据病情决定复查间隔</td></tr>
<tr><td>药物医嘱</td><td>□ 对症治疗</td><td>□ 对症治疗</td></tr>
<tr><td>手术医嘱</td><td></td><td></td></tr>
<tr><td>处置医嘱</td><td></td><td></td></tr>
</table>

（续　表）

<table>
<tr><td rowspan="8">主要护理工作</td><td>健康宣教</td><td colspan="3">□ 入院宣教：介绍责任护士，病区环境、设施、规章制度、基础护理服务项目
□ 进行护理安全指导
□ 进行等级护理、活动范围指导
□ 进行饮食指导
□ 进行用药指导
□ 进行关于疾病知识的宣教</td><td colspan="3">□ 宣教（血液病知识）</td></tr>
<tr><td>护理处置</td><td colspan="3">□ 患儿身份核对
□ 佩戴腕带
□ 建立入院病历，通知医师
□ 询问病史，填写护理记录单首页
□ 测量基本生命体征
□ 观察病情
□ 抽血
□ 输液
□ 心理护理与生活护理
□ 妥善固定各种管道
□ 通知次日检查项目及检查注意事项</td><td colspan="3">□ 测量基本生命体征
□ 观察病情
□ 抽血
□ 输液
□ 心理护理与生活护理
□ 指导并监督患儿治疗与活动
□ 遵医嘱用药
□ 遵医嘱留取标本
□ 妥善固定各种管道
□ 使用床档</td></tr>
<tr><td>护理评估</td><td colspan="3">□ 一般评估：生命体征、神志、皮肤、药物过敏史等
□ 专科评估：饮食习惯、生活方式、体重、身高、家族史
□ 风险评估：评估有无跌倒、坠床、褥疮、导管滑脱、液体外渗的风险
□ 营养评估
□ 疼痛评估
□ 康复评估</td><td colspan="3">□ 风险评估：评估有无跌倒、坠床、褥疮、导管滑脱、液体外渗的风险</td></tr>
<tr><td>专科护理</td><td colspan="3">□ 饮食卫生宣教
□ 鼻腔、口腔护理</td><td colspan="3">□ 有关预防交叉感染的宣教
□ 鼻腔、口腔护理
□ 呋喃西林坐浴</td></tr>
<tr><td>饮食指导</td><td colspan="3">□ 根据医嘱通知配餐员准备膳食
□ 协助患儿进餐</td><td colspan="3">□ 协助患儿进餐</td></tr>
<tr><td>活动体位</td><td colspan="3">□ 根据护理等级指导活动</td><td colspan="3">□ 根据护理等级指导活动</td></tr>
<tr><td>洗浴要求</td><td colspan="3">□ 卫生整理：更衣、剪短指甲</td><td colspan="3">□ 协助患儿晨、晚间护理</td></tr>
<tr><td colspan="2">病情变异记录</td><td colspan="3">□ 无　□ 有，原因：
□ 患儿　□ 疾病　□ 医疗
□ 护理　□ 保障　□ 管理</td><td colspan="3">□ 无　□ 有，原因：
□ 患儿　□ 疾病　□ 医疗
□ 护理　□ 保障　□ 管理</td></tr>
<tr><td colspan="2" rowspan="2">护士签名</td><td>白班</td><td>小夜班</td><td>大夜班</td><td>白班</td><td>小夜班</td><td>大夜班</td></tr>
<tr><td></td><td></td><td></td><td></td><td></td><td></td></tr>
<tr><td colspan="2">医师签名</td><td colspan="3"></td><td colspan="3"></td></tr>
</table>

（续 表）

<table>
<tr><td colspan="3">时间</td><td>住院第 3－7 天</td><td>免疫抑制药治疗第 1－5 天</td></tr>
<tr><td rowspan="4">主要诊疗工作</td><td colspan="2">制度落实</td><td>□ 主诊医师查房
□ 专科会诊(必要时)</td><td>□ 上级医师查房</td></tr>
<tr><td colspan="2">病情评估</td><td>□ 根据骨髓结果制订治疗方案</td><td></td></tr>
<tr><td colspan="2">病历书写</td><td>□ 入院 72 小时内完成主诊医师查房记录</td><td>□ 完成上级医师查房记录
□ 完成日常病程记录，详细记录医嘱变动情况(原因和更改内容)</td></tr>
<tr><td colspan="2">知情同意</td><td>□ 患儿家长签署免疫治疗知情同意书</td><td></td></tr>
<tr><td rowspan="8">重点医嘱</td><td rowspan="4">长期医嘱</td><td>护理医嘱</td><td>□ 血液病护理常规
□ 一级护理</td><td>□ 血液病护理常规
□ 一级护理或特级护理</td></tr>
<tr><td>处置医嘱</td><td>□ 吸氧(必要时)
□ 限制活动：卧床或床旁活动
□ 心电、血压监护(中、高危患儿)
□ 陪护(病危及病重患儿)</td><td>□ 有床陪伴
□ 房间紫外线消毒
□ 吸氧(必要时)
□ 心电、血压监护(高危患儿)
□ 静脉输液
□ 静脉注射
□ 1∶5000 呋喃西林漱口</td></tr>
<tr><td>膳食医嘱</td><td>□ 儿科饮食
□ 幼儿饮食
□ 婴儿饮食
□ 回民饮食</td><td></td></tr>
<tr><td>药物医嘱</td><td>□ 雄激素治疗
□ 免疫抑制药
□ 造血细胞因子(必要时)
□ 抗生素：青霉素、头孢菌素</td><td>□ 雄激素治疗
□ 免疫抑制药
□ 保肝治疗
□ 输血、抗感染等支持治疗(必要时)
□ 造血细胞集落刺激因子(必要时)</td></tr>
<tr><td rowspan="3">临时医嘱</td><td>检查检验</td><td>□ 每周复查 2 次生化检验项目(肝功能、肾功能)及电解质</td><td>□ 每周复查 2 次血生化(肝功能、肾功能)及电解质</td></tr>
<tr><td>药物医嘱</td><td>□ 对症处理：止血、预防感染、输血(必要时)
□ 输血医嘱(必要时)</td><td>□ 输血、抗感染等支持治疗(必要时)
□ 造血细胞集落刺激因子(必要时)</td></tr>
<tr><td>处置医嘱</td><td></td><td></td></tr>
<tr><td colspan="2">护理处置</td><td>□ 配合医师完成血常规、肝功能、肾功能、电解质状况、心电图、X 线胸片等检查
□ 抽血(根据医嘱)
□ 完成护理记录
□ 遵医嘱用药宣教(血液病知识)
□ 随时观察患儿病情变化
□ 心理护理与生活护理</td><td>□ 完成护理记录
□ 抽血(根据医嘱)
□ 遵医嘱用药</td></tr>
</table>

（续　表）

<table>
<tr><td rowspan="4"></td><td colspan="2">护理评估</td><td colspan="3">□ 评估有无跌倒、坠床、褥疮、导管滑脱、液体外渗的风险
□ 营养评估
□ 疼痛评估
□ 康复评估</td><td colspan="3">□ 评估皮肤、黏膜有无出血，有无消化道出血
□ 评估有无跌倒、坠床、褥疮、导管滑脱、液体外渗的风险</td></tr>
<tr><td colspan="2">专科护理</td><td colspan="3">□ 心电监护（病情危重或不稳定者）
□ 观察尿液颜色
□ PICC 置管护理</td><td colspan="3">□ 心电监护（病情危重或不稳定者）
□ PICC 置管护理</td></tr>
<tr><td colspan="2">饮食指导</td><td colspan="3">□ 协助患儿进餐</td><td colspan="3">□ 协助患儿进食</td></tr>
<tr><td colspan="2">活动体位</td><td colspan="3">□ 根据护理等级指导活动</td><td colspan="3"></td></tr>
<tr><td colspan="3">病情变异记录</td><td colspan="3">□ 无　□ 有，原因：
□ 患儿　□ 疾病　□ 医疗
□ 护理　□ 保障　□ 管理</td><td colspan="3">□ 无　□ 有，原因：
□ 患儿　□ 疾病　□ 医疗
□ 护理　□ 保障　□ 管理</td></tr>
<tr><td colspan="3" rowspan="2">护士签名</td><td>白班</td><td>小夜班</td><td>大夜班</td><td>白班</td><td>小夜班</td><td>大夜班</td></tr>
<tr><td></td><td></td><td></td><td></td><td></td><td></td></tr>
<tr><td colspan="3">医师签名</td><td colspan="3"></td><td colspan="3"></td></tr>
<tr><td colspan="3">时间</td><td colspan="3">免疫抑制药治疗第 6－29 天</td><td colspan="3">住院第 30－120 天（出院日）</td></tr>
<tr><td rowspan="4">主要诊疗工作</td><td colspan="2">制度落实</td><td colspan="3">□ 上级医师查房</td><td colspan="3">□ 上级医师查房同意其出院</td></tr>
<tr><td colspan="2">病情评估</td><td colspan="3"></td><td colspan="3">□ 评估患儿治疗效果</td></tr>
<tr><td colspan="2">病历书写</td><td colspan="3">□ 完成上级医师查房记录
□ 完成日常病程记录，详细记录医嘱变动情况（原因和更改内容）</td><td colspan="3">□ 出院当天病程记录（有上级医师指示出院）
□ 出院后 24 小时内完成出院记录
□ 出院后 24 小时内完成病历首页</td></tr>
<tr><td colspan="2">知情同意</td><td colspan="3"></td><td colspan="3">□ 出院宣教</td></tr>
<tr><td rowspan="4">重点医嘱</td><td rowspan="4">长期医嘱</td><td>护理医嘱</td><td colspan="3">□ 血液病护理常规
□ 一级护理</td><td colspan="3">□ 血液病护理常规
□ 二级护理</td></tr>
<tr><td>处置医嘱</td><td colspan="3"></td><td colspan="3"></td></tr>
<tr><td>膳食医嘱</td><td colspan="3">□ 儿科饮食
□ 幼儿饮食
□ 婴儿饮食
□ 回民饮食</td><td colspan="3"></td></tr>
<tr><td>药物医嘱</td><td colspan="3">□ 输血、抗感染等支持治疗（必要时）
□ 造血细胞集落刺激因子（必要时）
□ 雄激素治疗
□ 免疫抑制药
□ 保肝治疗（必要时）</td><td colspan="3">□ 雄激素、免疫抑制药、中药、保肝药物（必要时）</td></tr>
</table>

（续　表）

	临时医嘱	检查检验	□ 血常规 □ 生化检验项目	
	临时医嘱	药物医嘱	□ 对症治疗	
	临时医嘱	处置医嘱		□ 出院
	护理处置		□ 配合医师完成血常规、出凝血时间、肝功能、肾功能、电解质状况及感染指标、心电图、心脏超声、X线胸片等术前检查 □ 抽血（根据医嘱） □ 完成护理记录 □ 遵医嘱用药	
	护理评估		□ 评估有无跌倒、坠床、褥疮、导管滑脱、液体外渗的风险 □ 营养评估 □ 疼痛评估 □ 康复评估	
	专科护理		□ 有关预防交叉感染的宣教 □ 鼻腔、口腔护理 □ 呋喃西林坐浴	
	饮食指导		□ 协助患儿进餐	
	活动体位		□ 根据护理等级指导活动	
病情变异记录			□ 无　□ 有，原因： □ 患儿　□ 疾病　□ 医疗 □ 护理　□ 保障　□ 管理	□ 无　□ 有，原因： □ 患儿　□ 疾病　□ 医疗 □ 护理　□ 保障　□ 管理
护士签名			白班　小夜班　大夜班	白班　小夜班　大夜班
医师签名				

三、再生障碍性贫血行雄激素治疗临床路径表单-2

适用对象		第一诊断为再生障碍性贫血（ICD-10：D60-D61）的患儿	
患儿基本信息		姓名：____ 性别：____ 年龄：__ 门诊号：____ 住院号：______ 过敏史：______ 住院日期：__年__月__日 出院日期：__年__月__日	标准住院日：14～21天
时间		住院第1天	住院第2天
主要诊疗工作	制度落实	□ 入院2小时内经治医师或值班医师完成接诊 □ 入院24小时内主管医师查房	□ 经治医师查房（早、晚各1次） □ 主管医师查房 □ 入院48小时内主诊医师完成检诊 □ 专科会诊（必要时）

（续　表）

	病情评估		□ 经治医师询问病史及体格检查 □ 营养评估 □ 疼痛评估 □ 康复评估	
	病历书写		□ 入院 8 小时内完成首次病程记录 □ 入院 24 小时内完成入院记录	□ 入院 48 小时内完成主管医师查房记录
	知情同意		□ 病情告知 □ 患儿家长签署授权委托书 □ 患儿家长在入院记录单上签字 □ 签署病危病重告知书（病危、病重患儿） □ 患儿家长签署输血同意书、骨髓穿刺及 PICC 插管同意书（必要时）	□ 病情告知
	其他		□ 及时通知上级医师检诊	
重点医嘱	长期医嘱	护理医嘱	□ 血液病护理常规 □ 二级护理	□ 血液病护理常规 □ 二级护理
		处置医嘱	□ 吸氧（必要时） □ 限制活动：卧床或床旁活动 □ 心电、血压监护（中、高危患儿）	□ 吸氧（必要时） □ 限制活动：卧床或床旁活动 □ 心电、血压监护（中、高危患儿）
		膳食医嘱	□ 儿科饮食 □ 幼儿饮食 □ 婴儿饮食 □ 回民饮食	
		药物医嘱	□ 对症处理：预防感染、止血、输血（必要时）	□ 对症处理：止血、预防感染、成分输血（必要时） □ 患儿既往基础用药 □ 抗生素（必要时）
	临时医嘱	检查检验	□ 急查血常规＋血型，网织红细胞计数、血涂片、凝血分析 □ 尿常规＋镜检、抗人球蛋白试验、抗核抗体、免疫球蛋白、肝功能、肾功能、感染性疾病筛查 □ 胸部 X 线片、腹部超声 □ 必要时做血红蛋白电泳，维生素 B_{12} 和叶酸、酸溶血试验或流式细胞学检测 CD55 CD59、微小病毒 B19、EB 病毒、CMV 病毒、咽拭子培养、血培养等。超声心动图检查	□ 骨髓细胞学分类（必要时） □ 血常规
		药物医嘱		
		手术医嘱		
		处置医嘱		□ 骨髓穿刺

（续　表）

<table>
<tr><td rowspan="7">主
要
护
理
工
作</td><td>健康宣教</td><td colspan="3">□ 入院宣教：介绍责任护士，病区环境、设施、规章制度、基础护理服务项目
□ 进行护理安全指导
□ 进行等级护理、活动范围指导
□ 进行饮食指导
□ 进行用药指导
□ 进行关于疾病知识的宣教</td><td colspan="3"></td></tr>
<tr><td>护理处置</td><td colspan="3">□ 患儿身份核对
□ 佩戴腕带
□ 建立入院病历，通知医师
□ 询问病史，填写护理记录单首页
□ 测量基本生命体征
□ 观察病情
□ 抽血
□ 输液
□ 心理护理与生活护理
□ 妥善固定各种管道
□ 通知次日检查项目及检查注意事项</td><td colspan="3">□ 测量基本生命体征
□ 观察病情
□ 抽血
□ 输液
□ 心理护理与生活护理
□ 指导并监督患儿治疗与活动
□ 遵医嘱用药
□ 遵医嘱留取标本
□ 根据评估结果采取相应的护理措施
□ 妥善固定各种管道
□ 使用床档</td></tr>
<tr><td>护理评估</td><td colspan="3">□ 一般评估：生命体征、神志、皮肤、药物过敏史等
□ 专科评估：饮食习惯、生活方式、体重、身高、家族史
□ 风险评估：评估有无跌倒、坠床、褥疮、导管滑脱、液体外渗的风险
□ 营养评估
□ 疼痛评估
□ 康复评估</td><td colspan="3">□ 风险评估：评估有无跌倒、坠床、褥疮、导管滑脱、液体外渗的风险</td></tr>
<tr><td>专科护理</td><td colspan="3">□ 有关预防交叉感染的宣教
□ 鼻腔、口腔护理
□ 呋喃西林坐浴</td><td colspan="3"></td></tr>
<tr><td>饮食指导</td><td colspan="3">□ 根据医嘱通知配餐员准备膳食
□ 协助患儿进餐</td><td colspan="3">□ 协助患儿进餐</td></tr>
<tr><td>活动体位</td><td colspan="3">□ 根据护理等级指导活动</td><td colspan="3">□ 根据护理等级指导活动</td></tr>
<tr><td>洗浴要求</td><td colspan="3">□ 卫生整理：更衣、剪短指甲</td><td colspan="3">□ 协助患儿晨、晚间护理</td></tr>
<tr><td colspan="2">病情变异记录</td><td colspan="3">□ 无　□ 有，原因：
□ 患儿　□ 疾病　□ 医疗
□ 护理　□ 保障　□ 管理</td><td colspan="3">□ 无　□ 有，原因：
□ 患儿　□ 疾病　□ 医疗
□ 护理　□ 保障　□ 管理</td></tr>
<tr><td colspan="2" rowspan="2">护士签名</td><td>白班</td><td>小夜班</td><td>大夜班</td><td>白班</td><td>小夜班</td><td>大夜班</td></tr>
<tr><td></td><td></td><td></td><td></td><td></td><td></td></tr>
<tr><td colspan="2">医师签名</td><td colspan="3"></td><td colspan="3"></td></tr>
</table>

（续　表）

时间			住院第 3－5 天	治疗第 5－7 天
主要诊疗工作	制度落实		□ 上级医师查房	□ 上级医师查房
	病情评估		□ 营养评估 □ 疼痛评估 □ 康复评估	
	病历书写		□ 入院 72 小时内完成主诊医师查房记录 □ 完成日常病程记录，详细记录医嘱变动情况（原因和更改内容）	□ 上级医师查房记录 □ 完成日常病程记录，详细记录医嘱变动情况（原因和更改内容）
	知情同意		□ 患儿家长签署免疫治疗知情同意书	
重点医嘱	长期医嘱	护理医嘱		
		处置医嘱	□ 吸氧（必要时） □ 限制活动：卧床或床旁活动 □ 心电、血压监护（中、高危患儿） □ 陪护（病危及病重患者）	□ 吸氧（必要时） □ 限制活动：卧床或床旁活动 □ 陪护
		膳食医嘱	□ 儿科饮食 □ 幼儿饮食 □ 婴儿饮食 □ 回民饮食	□ 儿科饮食 □ 幼儿饮食 □ 婴儿饮食 □ 回民饮食
		药物医嘱	□ 雄激素治疗 □ 免疫抑制药治疗 □ 对症处理：止血、预防感染、成分输血（必要时）	□ 雄激素治疗 □ 免疫抑制药治疗（必要时） □ 保肝治疗（必要时）
	临时医嘱	检查检验	□ 每周复查 2 次血生化（肝功能、肾功能及电解质	
		药物医嘱		
		处置医嘱		
	护理处置		□ 配合医师完成血常规、出凝血时间、肝功能、肾功能、电解质状况及感染指标、等检查 □ 抽血（根据医嘱） □ 完成护理记录 □ 遵医嘱用药	□ 完成护理记录 □ 抽血（根据医嘱） □ 输液 □ 遵医嘱用药
	护理评估		□ 评估有无跌倒、坠床、褥疮、导管滑脱、液体外渗的风险 □ 营养评估 □ 疼痛评估 □ 康复评估	□ 评估皮肤、黏膜有无出血，有无消化道出血 □ 评估有无跌倒、坠床、褥疮、导管滑脱、液体外渗的风险
	专科护理		□ 有关预防交叉感染的宣教 □ 鼻腔、口腔护理 □ 呋喃西林坐浴	

（续　表）

<table>
<tr><td rowspan="3"></td><td colspan="2">饮食指导</td><td colspan="3">□ 协助患儿进食</td><td colspan="3">□ 协助患儿进食</td></tr>
<tr><td colspan="2">活动体位</td><td colspan="3"></td><td colspan="3"></td></tr>
<tr><td colspan="2">洗浴要求</td><td colspan="3"></td><td colspan="3"></td></tr>
<tr><td colspan="3">病情变异记录</td><td colspan="3">□ 无　□ 有，原因：
□ 患儿　□ 疾病　□ 医疗
□ 护理　□ 保障　□ 管理</td><td colspan="3">□ 无　□ 有，原因：
□ 患儿　□ 疾病　□ 医疗
□ 护理　□ 保障　□ 管理</td></tr>
<tr><td colspan="3" rowspan="2">护士签名</td><td>白班</td><td>小夜班</td><td>大夜班</td><td>白班</td><td>小夜班</td><td>大夜班</td></tr>
<tr><td></td><td></td><td></td><td></td><td></td><td></td></tr>
<tr><td colspan="3">医师签名</td><td colspan="3"></td><td colspan="3"></td></tr>
<tr><td colspan="3">时间</td><td colspan="3">住院第 8—13 天</td><td colspan="3">住院第 14—21 天（出院日）</td></tr>
<tr><td rowspan="5">主要诊疗工作</td><td colspan="2">制度落实</td><td colspan="3">□ 上级医师查房</td><td colspan="3">□ 上级医师查房同意其出院</td></tr>
<tr><td colspan="2">病情评估</td><td colspan="3">□ 评估患儿治疗效果</td><td colspan="3"></td></tr>
<tr><td colspan="2">病历书写</td><td colspan="3">□ 完成主诊医师查房记录
□ 完成科主任查房记录（疑难危重）</td><td colspan="3">□ 出院前一天有上级医师指示出院的病程记录
□ 出院后 24 小时内完成出院记录
□ 出院后 24 小时内完成病历首页
□ 开具出院介绍信
□ 开具诊断证明书</td></tr>
<tr><td colspan="2">知情同意</td><td colspan="3"></td><td colspan="3">□ 出院宣教</td></tr>
<tr><td colspan="2">其他</td><td colspan="3">□ 经治医师检查、整理病历资料
□ 检查住院押金使用情况</td><td colspan="3"></td></tr>
<tr><td rowspan="6">重点医嘱</td><td rowspan="3">长期医嘱</td><td>护理医嘱</td><td colspan="3">□ 血液病护理常规
□ 二级护理</td><td colspan="3"></td></tr>
<tr><td>膳食医嘱</td><td colspan="3">□ 儿科饮食
□ 幼儿饮食
□ 婴儿饮食
□ 回民饮食</td><td colspan="3"></td></tr>
<tr><td>药物医嘱</td><td colspan="3">□ 雄激素治疗
□ 免疫抑制药（必要时）
□ 保肝治疗（必要时）</td><td colspan="3"></td></tr>
<tr><td rowspan="3">临时医嘱</td><td>检查检验</td><td colspan="3">□ 血常规
□ 生化检验项目</td><td colspan="3"></td></tr>
<tr><td>药物医嘱</td><td colspan="3"></td><td colspan="3">□ 出院带药：雄激素、免疫抑制药、中药、保肝药物（必要时）</td></tr>
<tr><td>处置医嘱</td><td colspan="3"></td><td colspan="3">□ 出院</td></tr>
</table>

（续　表）

主要护理工作	健康宣教	□ 术前宣教				
	护理处置	□ 配合医师完成血常规、出凝血时间、肝功能、肾功能、电解质状况及感染指标、心电图等术前检查 □ 抽血（根据医嘱） □ 完成护理记录 □ 遵医嘱用药		□ 完成护理记录		
	护理评估	□ 评估有无跌倒、坠床、褥疮、导管滑脱、液体外渗的风险				
	专科护理					
	饮食指导	□ 协助患儿进餐				
	活动体位					
	洗浴要求					
病情变异记录		□ 无　□ 有，原因： □ 患儿　□ 疾病　□ 医疗 □ 护理　□ 保障　□ 管理		□ 无　□ 有，原因： □ 患儿　□ 疾病　□ 医疗 □ 护理　□ 保障　□ 管理		
护士签名		白班	小夜班	大夜班	白班	小夜班	大夜班
医师签名						

第四十三节　特发性肺含铁血黄素沉着症行肾上腺皮质激素治疗临床路径

一、特发性肺含铁血黄素沉着症行肾上腺皮质激素治疗临床路径标准住院流程

（一）适用对象

第一诊断为特发性肺含铁血黄素沉着症（ICD-10：E83.102†J99.805＊）的患儿。

（二）诊断依据

《临床诊疗指南——小儿内科分册》（中华医学会编著，人民卫生出版社）和《诸福棠实用儿科学（第 8 版）》（胡亚美等主编，人民卫生出版社）。

1．*症状*　发病主要在小儿时期。临床主要症状与肺泡内出血和慢性失血相关。

（1）慢性肺疾病的表现：主要为反复的咳嗽、咯血、呼吸困难、气喘。当疲劳时可出现苍白或发绀。暴发性起病时，可出现反复咳嗽、气促等呼吸道症状伴咯血或呕血。

（2）也有部分病例仅以贫血的表现就诊。

（3）急性肺出血的表现：可出现咳痰，痰中带血丝或暗红色小血块，偶可见吐血及腹痛。亦可见呼吸急促、发绀、心悸、脉搏加速。

(4)缺铁性贫血的表现:由于大部分铁从痰中丢失,故本病贫血的本质是慢性失血导致的缺铁性贫血。

2. 体征　肺部体征不尽相同,可无阳性体征,亦可闻及呼吸音减弱或呈支气管呼吸音,少数可闻及干、湿啰音,严重病例可出现心力衰竭。慢性反复发作,慢性咳嗽、胸痛、低热、哮喘等,咳出物有少量较新鲜的血丝或陈旧小血块。静止期时无明显症状。若反复发作的儿童,尚有通气功能障碍。可见肝大、脾大、杵状指(趾)。

3. 实验室检查

(1)血液常规检查:典型的小细胞低色素贫血,网织红细胞升高,部分病例嗜酸性粒细胞比例升高,血小板正常。

(2)骨髓象:红细胞大小不均,低色素特征明显,骨髓可染铁消失。

(3)生化检查:胆红素升高,血清铁降低,总铁结合力增高。

(4)痰涂片、肺泡灌洗液或胃液检查:找到含铁血黄素细胞。

(5)影像学检查:疾病早期可见由于肺泡出血所致的双肺小片状、易消散的渗出性病变阴影。随着病变进展,肺及肺门周围纤维增生,两肺可见境界不清的细网状、网粒状或粟粒大小的阴影,肺门淋巴结增大。

(6)肺功能检查:最大通气量、时间肺活量减低,氧弥散障碍及肺顺应性下降。

4. 诊断依据　凡有缺铁性贫血伴咯血的病例均应考虑本病的诊断。诊断主要依据:①临床表现;②缺铁性贫血的各种表现;③反复咯血,痰或胃液中找到含铁血黄素细胞。有条件的做肺组织活检,以获得病理证据。

(三)治疗方案的选择依据

《临床诊疗指南——小儿内科分册》(中华医学会编著,人民卫生出版社)和《诸福棠实用儿科学(第8版)》(胡亚美等主编,人民卫生出版社)。

(四)标准住院日为15～20天

(五)进入路径标准

1. 第一诊断必须符合特发性肺含铁血黄素沉着症(ICD-10:E83.102†J99.805＊)。

2. 当患儿同时具有其他疾病诊断,只要住院期间不需要特殊处理,也不影响第一诊断的临床路径流程实施时,可以进入路径。

(六)入院评估

1. 必须检查的项目

(1)血常规、尿常规、粪常规。

(2)肝功能、肾功能、心肌酶、血电解质、血气分析。

(3)X线胸片,腹部B超。

(4)骨髓常规。

(5)肺功能。

(6)痰涂片、肺泡灌洗液或胃液检查。

2. 营养评估　根据《解放军总医院新入院患者营养风险筛查表(NRS-2002)》为新入院患儿进行营养评估,评分≥3分者给予处置,必要时请营养科医师会诊。

3. 疼痛评估　根据《VAS评分》实施疼痛评估,评分＞7分者给予处置,必要时请疼痛科医师会诊。

4. 康复评估　根据《入院患者康复筛查和评估表》，在新入院患儿入院后 24 小时内进行康复筛查和评估。任何一项结果为“是”，则请康复科医师会诊。

(七)抗菌药物的选择与使用时机

合并细菌感染时按照《抗菌药物临床应用指导原则》(卫医发[2004]285 号)执行。

(八)治疗方案及药物选择

1. 一般治疗　大量咯血伴呼吸困难者，应卧床休息，吸氧，必要时输血，同时给予止血药物和铁剂，纠正贫血。对牛奶过敏的特发性肺含铁血黄素沉着症患者多为 2 岁以内的婴幼儿，应进无乳饮食。合并肺部感染时，应使用抗菌药物。

2. 肾上腺皮质激素　可以迅速改善急性出血症状，泼尼松 1～2mg/(kg・d)。糖皮质激素对缓解急性期症状常有效。泼尼松的初始剂量为 1mg/(kg・d)，之后逐渐减量，症状完全缓解后 2～3 周减至最小维持量，维持 3～6 个月，如症状反复，可持续 1～2 年。

3. 免疫抑制药　免疫抑制药与糖皮质激素联用，特别是用于预防特发性肺含铁血黄素沉着症的急性发作。硫唑嘌呤 2.5mg/(kg・d)，6 周后改用 1.25mg/(kg・d)，成年人一般用 50～100mg/d。但疗程和停药指征还不明确，有报道疗程 1.5 年效果良好。

4. 血浆置换　适用于对其他治疗无反应的患者。去除免疫复合物所产生的持久性免疫损伤，可使患者临床症状、胸部 X 线改变、肺功能得到一定程度的改善。

5. 脾切除　病情常可好转，尤其对于贫血症状，但疗效不确切。

6. 去铁疗法　为了防止过多的铁对肺组织的损伤，可采用去铁疗法，用铁络合剂清除肺沉积的铁，以阻止肺纤维化的发展。去铁胺(deteroxamine)儿童剂量为 25mg/(kg・d)，分 2 次肌内注射，可使尿铁排出明显增加，用药后每日约可排出肺中含铁黄素的铁 2～10mg。但因铁络合剂有明显的毒性作用，故未能广泛推广使用。

(九)必须复查的检验项目

血常规、生化检验项目、痰涂片、骨髓常规。

(十)出院标准

病因明确，体温正常且稳定 24 小时以上。

(十一)变异及原因分析

1. 医疗原因导致的变异　如改变诊疗方案、转科治疗等。

2. 患者原因导致的变异　如不同意治疗方案、个人原因要求出(转)院等。

3. 并发症原因导致的变异　如感染、出血、血肿、愈合不良、梗阻等。

4. 病情原因导致的变异　如基础疾病复杂、病情恶化、病情平稳好转、抢救、会诊等。

5. 辅诊科室原因导致的变异　如检查、检验(不及时、结果错报、标本不合格)、报告(不及时、结果错报、标本不合格)等原因延长住院天数、增加费用等。

6. 管理原因导致的变异　如系统暂不支持、系统瘫痪、需要修订流程、需要修订制度等。

二、特发性肺含铁血黄素沉着症行肾上腺皮质激素治疗临床路径表单

<table>
<tr><td colspan="3">适用对象</td><td colspan="2">第一诊断为特发性肺含铁血黄素沉着症（ICD-10：E83.102†J99.805＊）的患儿</td></tr>
<tr><td colspan="3">患儿基本信息</td><td>姓名：____ 性别：____ 年龄：__ 门诊号：____
住院号：______ 过敏史：______
住院日期：__年__月__日 出院日期：__年__月__日</td><td>标准住院日：15～20天</td></tr>
<tr><td colspan="3">时间</td><td>住院第1天</td><td>住院第2－6天</td></tr>
<tr><td rowspan="6">主要诊疗工作</td><td colspan="2">制度落实</td><td>□ 入院2小时内经治医师或值班医师完成接诊
□ 入院24小时内主管医师查房</td><td>□ 经治医师查房（早、晚各1次）
□ 主管医师查房
□ 入院48小时内主诊医师完成检诊
□ 专科会诊（必要时）</td></tr>
<tr><td colspan="2">病情评估</td><td>□ 经治医师询问病史及体格检查
□ 营养评估
□ 疼痛评估
□ 康复评估</td><td></td></tr>
<tr><td colspan="2">病历书写</td><td>□ 入院8小时内完成首次病程记录
□ 入院24小时内完成入院记录</td><td>□ 入院48小时内完成主管医师查房记录
□ 入院72小时内完成主诊医师查房记录
□ 完成日常病程记录，详细记录医嘱变动情况（原因和更改内容）</td></tr>
<tr><td colspan="2">知情同意</td><td>□ 病情告知
□ 患儿家长签署授权委托书
□ 患儿家长在入院记录单上签字
□ 签署病危病重告知书（病危、病重患儿）</td><td>□ 病情告知</td></tr>
<tr><td colspan="2">手术治疗</td><td></td><td></td></tr>
<tr><td colspan="2">其他</td><td></td><td></td></tr>
<tr><td rowspan="4">重点医嘱</td><td rowspan="4">长期医嘱</td><td>护理医嘱</td><td>□ 按普通儿科护理常规
□ 一级护理</td><td></td></tr>
<tr><td>处置医嘱</td><td>□ 吸氧（必要时）
□ 心电、血压监护（中、高危患儿）
□ 陪护</td><td></td></tr>
<tr><td>膳食医嘱</td><td>□ 低铁饮食</td><td>□ 低铁饮食</td></tr>
<tr><td>药物医嘱</td><td>□ 对症治疗</td><td>□ 氢化可的松治疗
□ 抗感染（必要时）：青霉素、头孢菌素
□ 对症治疗
□ 心肌酶异常者加护心肌治疗
□ 肝功能异常者保肝治疗</td></tr>
</table>

（续　表）

<table>
<tr><td rowspan="4"></td><td rowspan="4">临时医嘱</td><td>检查检验</td><td>□ 血常规
□ 尿常规
□ 粪常规
□ 肝功能、肾功能
□ 心肌酶
□ 电解质
□ 血气分析
□ X 线胸片
□ 腹部 B 超
□ 骨髓常规
□ 肺功能
□ 痰涂片
□ 肺泡灌洗液或胃液检查</td><td>□ 定期复查血常规、血生化等检查</td></tr>
<tr><td>药物医嘱</td><td></td><td></td></tr>
<tr><td>手术医嘱</td><td></td><td></td></tr>
<tr><td>处置医嘱</td><td></td><td></td></tr>
<tr><td rowspan="3">主要护理工作</td><td colspan="2">健康宣教</td><td>□ 入院宣教：介绍责任护士，病区环境、设施、规章制度、基础护理服务项目
□ 进行护理安全指导
□ 进行等级护理、活动范围指导
□ 进行饮食指导
□ 进行用药指导
□ 进行关于疾病知识的宣教</td><td></td></tr>
<tr><td colspan="2">护理处置</td><td>□ 患儿身份核对
□ 佩戴腕带
□ 建立入院病历，通知医师
□ 询问病史，填写护理记录单首页
□ 测量基本生命体征
□ 观察病情
□ 抽血
□ 输液
□ 心理护理与生活护理
□ 妥善固定各种管道
□ 通知次日检查项目及检查注意事项</td><td>□ 测量基本生命体征
□ 观察病情
□ 观察体温波动及一般状况
□ 观察药物不良反应（皮疹、胃肠道反应）
□ 抽血
□ 输液
□ 心理护理与生活护理
□ 指导并监督患儿治疗与活动
□ 遵医嘱用药
□ 遵医嘱留取标本
□ 根据评估结果采取相应的护理措施
□ 妥善固定各种管道
□ 使用床档</td></tr>
<tr><td colspan="2">护理评估</td><td>□ 一般评估：生命体征、神志、皮肤、药物过敏史等
□ 专科评估：饮食习惯、生活方式、体重、身高、家族史
□ 风险评估：评估有无跌倒、坠床、褥疮、导管滑脱、液体外渗的风险</td><td>□ 风险评估：评估有无跌倒、坠床、褥疮、导管滑脱、液体外渗的风险</td></tr>
</table>

（续 表）

			□ 营养评估 □ 疼痛评估 □ 康复评估	
	专科护理		□ 呼吸道护理，预防感染 □ 口腔和皮肤护理	□ 呼吸道护理，预防感染 □ 口腔和皮肤护理
	饮食指导		□ 根据医嘱通知配餐员准备膳食 □ 协助患儿进餐	□ 协助患儿进餐
	活动体位		□ 根据护理等级指导活动	□ 根据护理等级指导活动
	洗浴要求		□ 卫生整理：更衣、剪短指甲	□ 协助患儿晨、晚间护理
病情变异记录			□ 无 □ 有，原因： □ 患儿 □ 疾病 □ 医疗 □ 护理 □ 保障 □ 管理	□ 无 □ 有，原因： □ 患儿 □ 疾病 □ 医疗 □ 护理 □ 保障 □ 管理
护士签名			白班 小夜班 大夜班	白班 小夜班 大夜班
医师签名				
时间			住院第 7－18 天	住院第 19－20 天（出院日）
主要诊疗工作	制度落实		□ 上级医师查房	□ 上级医师查房，同意其出院
	病情评估		□ 评估患儿治疗效果	
	病历书写		□ 完成上级医师查房记录 □ 完成日常病程记录，详细记录医嘱变动情况（原因和更改内容）	□ 出院前一天有上级医师指示出院的病程记录 □ 出院后 24 小时内完成出院记录 □ 出院后 24 小时内完成病历首页 □ 开具出院介绍信 □ 开具诊断证明书
	知情同意			□ 出院宣教
重点医嘱	长期医嘱	护理医嘱	□ 按普通儿科护理常规 □ 一级护理	□ 按普通儿科护理常规 □ 二级护理
		处置医嘱		
		膳食医嘱		
		药物医嘱	□ 激素治疗 □ 抗感染（必要时）：青霉素，头孢菌素 □ 对症治疗 □ 心肌酶异常者继续护心肌治疗 □ 肝功能异常者继续保肝治疗 □ 成分输血（必要时）	
	临时医嘱	检查检验	□ 查血常规 □ 生化检验项目、心肌酶	
		药物医嘱		□ 出院带药
		处置医嘱		□ 出院

（续 表）

主要护理工作	健康宣教		□ 出院宣教
	护理处置	□ 配合医师完成血常规、出凝血时间、肝功能、肾功能、电解质状况及感染指标检查 □ 抽血（根据医嘱） □ 完成护理记录 □ 遵医嘱用药	□ 完成护理记录 □ 指导并监督患儿恢复期治疗与活动
	护理评估	□ 评估有无跌倒、坠床、褥疮、导管滑脱、液体外渗的风险 □ 营养评估 □ 疼痛评估 □ 康复评估	
	专科护理	□ 呼吸道护理，预防感染 □ 口腔和皮肤护理	
	饮食指导	□ 根据医嘱通知配餐员准备膳食 □ 协助患儿进餐	
	活动体位	□ 根据护理等级指导活动	
	洗浴要求	□ 卫生整理：更衣、剪短指甲	
病情变异记录		□ 无 □ 有，原因： □ 患儿 □ 疾病 □ 医疗 □ 护理 □ 保障 □ 管理	□ 无 □ 有，原因： □ 患儿 □ 疾病 □ 医疗 □ 护理 □ 保障 □ 管理
护士签名		白班 小夜班 大夜班	白班 小夜班 大夜班
医师签名			

第四十四节 慢性活动性 EB 病毒感染抗病毒治疗临床路径

一、慢性活动性 EB 病毒感染抗病毒治疗临床路径标准住院流程

（一）适用对象

第一诊断为慢性活动性 EB 病毒感染（CAEBV）（ICD-10：B00.903）的患儿。

（二）诊断依据

根据 1988 年 Straus SE 建议的慢性 EB 病毒感染（CEBV）诊断标准和 1991 年 Okano M 制定的严重慢性活动性 EB 病毒感染（SCAEBV）诊断标准，美国国立卫生研究院（NIH）修订的 CAEBV 诊断标准包括：

1. 传染性单核细胞增多症（IM）样症状持续或反复 6 个月以上：发热、肝脾大、肝功能异常、淋巴结病、全血细胞减少、葡萄膜炎、间质性肺炎、牛痘样水疱以及蚊虫过敏等。

2. EB病毒学方面的证据≥1条：Southern杂交在病变组织或外周血检出EB病毒的DNA；实时定量PCR检测外周血单个核细胞EB病毒载量>102.5拷贝/μgDNA；原位杂交在病变组织或外周血单个核细胞检出EBER-1阳性细胞；血清EB病毒抗体滴度异常增高，包括VCA-IgG≥1∶5120或EA-IgG≥1∶640。

3. 排除免疫异常个体或其他病原近期感染引起的上述表现。

（三）治疗方案的选择依据

EB病毒感染预后不好，尤其是发病年龄>8岁、合并血小板减少、感染T淋巴细胞者预后更差，5年生存率<50%。目前缺乏规范而有效的治疗方案，治疗有效的病例多局限在个别临床报道，且多为暂时缓解，很少有彻底根治的病例。

（四）标准住院日为21～28天

（五）进入路径标准

1. 第一诊断必须符合慢性活动性EB病毒感染（ICD-10：B00.903）。

2. 当患儿同时具有其他疾病诊断，只要住院期间不需要特殊处理也不影响第一诊断的临床路径流程实施时，可以进入路径。

（六）入院评估

1. 必须检查的项目

（1）血常规、血型、血清四项、肝功能、肾功能、电解质，必要时检查凝血指标、血清乳酸脱氢酶、三酰甘油、血清铁蛋白等。

（2）EB病毒、巨细胞病毒、单纯疱疹病毒、HHV-6、HHV-7、HHV-8、微小病毒B19等DNA定量检查；EB病毒和巨细胞病毒的血清学检查。

（3）免疫球蛋白、淋巴细胞亚群检查。

（4）心电图、心脏超声、纵隔和腹部CT检查。

2. 根据患儿病情可选择的检查项目　肿大肝或淋巴结穿刺活检的组织病理检查以及原位杂交检测EBER-1阳性细胞。

3. 营养评估　根据《解放军总医院新入院患者营养风险筛查表（NRS-2002）》为新入院患儿进行营养评估，评分≥3分者给予处置，必要时请营养科医师会诊。

4. 疼痛评估　根据《VAS评分》实施疼痛评估，评分>7分者给予处置，必要时请疼痛科医师会诊。

5. 康复评估　根据《入院患者康复筛查和评估表》，在新入院患儿入院后24小时内进行康复筛查和评估。任何一项结果为“是”，则请康复科医师会诊。

（七）抗病毒药物的选择

抗菌药物应用原则按照《抗菌药物临床应用指导原则》（卫医发[2004]285号）执行。

（八）治疗方案及药物选择

慢性活动性EB病毒感染抗病毒治疗的根本应为重建机体对EB病毒的有效免疫，彻底消除被EB病毒感染或克隆增殖的淋巴细胞。因此，输注自体EB病毒特异性细胞毒T淋巴细胞或异基因造血干细胞移植应为有前景的治疗，但因治疗费用高、风险大，临床尚未常规开展。

1. 抗病毒治疗：更昔洛韦、干扰素-γ。抗病毒治疗可使病毒载量下降，但停药后病毒载量可复升。

2. 严重病例，尤其合并免疫相关性血细胞减少、噬血细胞综合征或淋巴细胞增殖性疾病者可应用免疫化学治疗。包括激素、静脉用丙种球蛋白、环孢素、依托泊苷等在内的免疫化学治疗。

3. 保肝、营养心肌、成分输血等对症支持治疗。

(九)必须复查的检查项目

1. 血常规、肝功能、肾功能。

2. EB 病毒、巨细胞病毒、单纯疱疹病毒、HHV-6、HHV-7、HHV-8、微小病毒 B19 等 DNA 定量检查。

3. EB 病毒和巨细胞病毒的血清学检查。

(十)出院标准

临床表现控制或好转，病情稳定 24 小时以上。

(十一)变异及原因分析

1. 医疗原因导致的变异　如改变诊疗方案、转科治疗等。

2. 患儿原因导致的变异　如不同意治疗方案、个人原因要求出(转)院等。

3. 并发症原因导致的变异　如感染、出血、血肿、愈合不良、梗阻等。

4. 病情原因导致的变异　如基础疾病复杂、病情恶化、病情平稳好转、抢救、会诊等。

5. 辅诊科室原因导致的变异　如检查、检验(不及时、结果错报、标本不合格)、报告(不及时、结果错报、标本不合格)等原因延长住院天数、增加费用等。

6. 管理原因导致的变异　如系统暂不支持、系统瘫痪、需要修订流程、需要修订制度等。

二、慢性活动性 EB 病毒感染抗病毒临床路径标准表单

适用对象		第一诊断为慢性活动性 EB 病毒感染(ICD-10：B00.903)的患儿	
患儿基本信息		姓名：____　性别：____　年龄：__　门诊号：____ 住院号：______　过敏史：______ 住院日期：__年__月__日　出院日期：__年__月__日	标准住院日：21～28 天
时间		住院第 1—10 天	住院第 11—25 天
主要诊疗工作	制度落实	□ 入院 2 小时内经治医师或值班医师完成接诊 □ 入院 24 小时内主管医师查房	□ 经治医师查房(早、晚各 1 次) □ 经治医师向上级医师汇报送检项目报告，并给予相应处理 □ 主管医师查房 □ 入院 48 小时内主诊医师完成检诊 □ 专科会诊(必要时)
	病情评估	□ 经治医师询问病史及体格检查 □ 营养评估 □ 疼痛评估 □ 康复评估	□ 注意防治并发症
	病历书写	□ 入院 8 小时内完成首次病程记录 □ 入院 24 小时内完成入院记录	□ 入院 48 小时内完成主管医师查房记录 □ 入院 72 小时内完成主诊医师查房记录 □ 完成日常病程记录，详细记录医嘱变动情况(原因和更改内容)

（续　表）

	知情同意		□ 病情告知 □ 患儿家长签署授权委托书 □ 患儿家长在入院记录单上签字 □ 签署病危病重告知书(病危、病重患儿)	□ 病情告知 □ 化疗知情同意书签字 □ 腰椎穿刺术＋三联鞘内注射知情同意签字
	其他		□ 及时通知上级医师检诊	
重点医嘱	长期医嘱	护理医嘱	□ 按普通儿科护理常规 □ 一级护理	□ 按普通儿科护理常规 □ 一级护理
		处置医嘱	□ 有床陪伴 □ 房间紫外线消毒 □ 吸氧(必要时) □ 限制活动:卧床或床旁活动 □ 心电、血压监护(高危患儿) □ 静脉输液	□ 输液泵(必要时)
		膳食医嘱	□ 儿科饮食 □ 幼儿饮食 □ 婴儿饮食 □ 回民饮食	□ 儿科饮食 □ 幼儿饮食 □ 婴儿饮食 □ 回民饮食
		药物医嘱		□ 抗病毒(更昔洛韦、干扰素-γ) □ 免疫化学治疗(包括激素、静脉用丙种球蛋白、环孢素、依托泊苷等) □ 保肝、营养心肌、成分输血等对症支持治疗
	临时医嘱	检查检验	□ 血常规、尿常规、粪常规 □ 血型 □ 肝功能、肾功能 □ 心肌酶 □ 电解质 □ 免疫球蛋白、淋巴细胞亚群 □ EB 病毒、巨细胞病毒、单纯疱疹病毒、HHV-6、HHV-7、HHV-8、微小病毒 B19 等 DNA 定量检查;EB 病毒和巨细胞病毒的血清学检查 □ 心电图 □ 超声、纵隔和腹部 CT 检查 □ 肿大肝或淋巴结穿刺活检组织病理检查以及原位杂交检测 EBER-1 阳性细胞(必要时) □ 血清四项 □ 必要时凝血指标、血清乳酸脱氢酶、三酰甘油、血清铁蛋白等	□ 血常规、肝功能、肾功能 □ EB 病毒、巨细胞病毒、单纯疱疹病毒、HHV-6、HHV-7、HHV-8、微小病毒 B19 等 DNA 定量检查 □ EB 病毒和巨细胞病毒的血清学检查
		药物医嘱		

（续　表）

<table>
<tr><td rowspan="7">主要护理工作</td><td>健康宣教</td><td>□ 入院宣教：介绍责任护士，病区环境、设施、规章制度、基础护理服务项目
□ 叮嘱患儿避免交叉感染，定时测量体温
□ 进行护理安全指导
□ 进行等级护理、活动范围指导
□ 进行饮食指导
□ 进行用药指导
□ 进行关于疾病知识的宣教</td><td colspan="3"></td></tr>
<tr><td>护理处置</td><td>□ 患儿身份核对
□ 佩戴腕带
□ 建立入院病历，通知医师
□ 询问病史，填写护理记录单首页
□ 测量基本生命体征
□ 观察病情
□ 抽血
□ 输液
□ 心理护理与生活护理
□ 妥善固定各种管道
□ 根据评估结果采取相应的护理措施
□ 通知次日检查项目及检查注意事项</td><td colspan="3">□ 观察体温波动及一般状况
□ 观察药物不良反应（过敏反应、胃肠道反应等）</td></tr>
<tr><td>护理评估</td><td>□ 一般评估：生命体征、神志、皮肤、药物过敏史等
□ 专科评估：饮食习惯、生活方式、体重、身高等
□ 风险评估：评估有无跌倒、坠床、褥疮、导管滑脱、液体外渗的风险
□ 营养评估
□ 疼痛评估
□ 康复评估</td><td colspan="3"></td></tr>
<tr><td>专科护理</td><td>□ 心电监护（病情危重或不稳定）
□ 吸氧（必要时）
□ 预防继发感染</td><td colspan="3">□ 心电监护（病情危重或不稳定）
□ 吸氧（必要时）
□ 预防继发感染</td></tr>
<tr><td>饮食指导</td><td>□ 根据医嘱通知配餐员准备膳食
□ 协助患儿进餐</td><td colspan="3"></td></tr>
<tr><td>活动体位</td><td>□ 根据护理等级指导活动</td><td colspan="3"></td></tr>
<tr><td>洗浴要求</td><td>□ 卫生整理：更衣、剪短指甲</td><td colspan="3"></td></tr>
<tr><td colspan="2">病情变异记录</td><td>□ 无　□ 有，原因：
□ 患儿　□ 疾病　□ 医疗
□ 护理　□ 保障　□ 管理</td><td colspan="3">□ 无　□ 有，原因：
□ 患儿　□ 疾病　□ 医疗
□ 护理　□ 保障　□ 管理</td></tr>
<tr><td colspan="2" rowspan="2">护士签名</td><td>白班　|　小夜班　|　大夜班</td><td>白班</td><td>小夜班</td><td>大夜班</td></tr>
<tr><td></td><td></td><td></td><td></td></tr>
<tr><td colspan="2">医师签名</td><td></td><td colspan="3"></td></tr>
</table>

（续　表）

<table>
<tr><td colspan="3">时间</td><td>住院第 26－28 天（出院日）</td></tr>
<tr><td rowspan="5">主要诊疗工作</td><td colspan="2">制度落实</td><td>□ 上级医师查房，同意其出院</td></tr>
<tr><td colspan="2">病情评估</td><td>□ 评估患儿治疗效果</td></tr>
<tr><td colspan="2">病历书写</td><td>□ 出院前一天有上级医师指示出院的病程记录
□ 出院后 24 小时内完成出院记录
□ 出院后 24 小时内完成病历首页
□ 开具出院介绍信
□ 开具诊断证明书</td></tr>
<tr><td colspan="2">知情同意</td><td>□ 出院宣教</td></tr>
<tr><td colspan="2">其他</td><td>□ 预约门诊复诊时间</td></tr>
<tr><td rowspan="8">重点医嘱</td><td rowspan="4">长期医嘱</td><td>护理医嘱</td><td>□ 按普通儿科护理常规
□ 二级护理</td></tr>
<tr><td>处置医嘱</td><td></td></tr>
<tr><td>膳食医嘱</td><td>□ 儿科饮食
□ 幼儿饮食
□ 婴儿饮食
□ 回民饮食</td></tr>
<tr><td>药物医嘱</td><td>□ 停所有长期医嘱</td></tr>
<tr><td rowspan="4">临时医嘱</td><td>检查检验</td><td></td></tr>
<tr><td>药物医嘱</td><td>□ 出院带药（必要时）</td></tr>
<tr><td>手术医嘱</td><td></td></tr>
<tr><td>处置医嘱</td><td>□ 出院</td></tr>
<tr><td rowspan="7">主要护理工作</td><td colspan="2">健康宣教</td><td>□ 出院健康指导</td></tr>
<tr><td colspan="2">护理处置</td><td>□ 核对患儿住院费用
□ 指导患儿家长结账
□ 指导患儿家长取出院带药
□ 取消患儿住院信息
□ 整理床单元</td></tr>
<tr><td colspan="2">护理评估</td><td>□ 评估患儿对疾病、预防、保健方面的能力
□ 营养评估
□ 疼痛评估
□ 康复评估</td></tr>
<tr><td colspan="2">专科护理</td><td></td></tr>
<tr><td colspan="2">饮食指导</td><td></td></tr>
<tr><td colspan="2">活动体位</td><td></td></tr>
<tr><td colspan="2">洗浴要求</td><td></td></tr>
<tr><td colspan="3">病情变异记录</td><td>□ 无　□ 有，原因：
□ 患儿　□ 疾病　□ 医疗　□ 护理　□ 保障　□ 管理</td></tr>
</table>

（续　表）

护士签名	白班	小夜班	大夜班
医师签名			

第5章　感染性疾病临床路径

第一节　儿童败血症行抗感染治疗临床路径

一、儿童败血症行抗感染治疗临床路径标准住院流程

(一)适用对象

第一诊断为败血症(ICD-10:A40-A41)的14岁以下儿童。

(二)诊断依据

根据《临床诊疗指南——小儿内科分册》(中华医学会编著,人民卫生出版社)和《诸福棠实用儿科学(第8版)》(胡亚美等主编,人民卫生出版社)。

1. 临床表现,发病急,突然高热或伴寒战。热型不规则。有烦躁不安、食欲减退、头痛、盗汗、消瘦、贫血、高热、惊厥以及神志改变、精神萎靡、意识不清、谵妄、昏迷等症状。

2. 胃肠道症状为呕吐、腹泻、肝脾大、黄疸。皮肤可见出血点、紫癜和各种皮疹。内脏受累,常见者为肺、胸膜、心包、肝、脑膜等。此外,骨髓和关节也常受累。

3. 血常规检查:白细胞计数明显升高,在感染严重和少数革兰阴性杆菌败血症时可正常或降低,中性粒细胞比例增高。可见核左移及中毒颗粒。少数患儿可有血小板计数减少,此时应警惕DIC的发生。

4. 血培养、骨髓培养以及脓液或渗出液细菌培养阳性,而血培养有病原菌生长是确诊败血症的主要依据。最好在患儿高热、寒战时做血培养以及多次多部位采血送检。并且应在使用抗生素前取血,以提高检出阳性率。

(三)治疗方案的选择

根据《临床诊疗指南——小儿内科分册》(中华医学会编著,人民卫生出版社)和《诸福棠实用儿科学(第8版)》(胡亚美等主编,人民卫生出版社)。

1. 抗感染治疗。

2. 对症治疗和其他治疗。

(四)标准住院日为14～21天

(五)进入路径标准

1. 第一诊断必须符合败血症(ICD-10:A40-A41)。

2. 当患儿同时具有其他疾病诊断,但在住院期间不需要特殊处理也不影响第一诊断的临床路径流程实施时,可以进入路径。

(六)入院评估

1. 必须检查的项目

(1)血常规、尿常规、粪常规。

(2)肝功能、肾功能、电解质、血糖、红细胞沉降率、C 反应蛋白、凝血四项、血型、血清四项。

(3)血培养、骨髓培养以及脓液或渗出液细菌培养。

(4)心电图,X 线胸片,胸、腹部 B 超检查。

2. 根据患儿病情可选择的检查项目　脑脊液检查、头颅 CT 或 MRI 等检查。

3. 营养评估　根据《解放军总医院新入院患者营养风险筛查表(NRS-2002)》为新入院患儿进行营养评估,评分≥3 分者给予处置,必要时请营养科医师会诊。

4. 疼痛评估　根据《VAS 评分》实施疼痛评估,评分>7 分者给予处置,必要时请疼痛科医师会诊。

5. 康复评估　根据《入院患者康复筛查和评估表》,在新入院患儿入院后 24 小时内进行康复筛查和评估。任何一项结果为"是",则请康复科医师会诊。

(七)抗菌药物的选择与使用时机

抗菌药物应用原则按照《抗菌药物临床应用指导原则》(卫医发[2004]285 号)执行。

1. 疑诊败血症时,最好在应用抗菌药物之前留取血培养。先经验性治疗,后针对性治疗,结合临床表现及前期治疗反应予以调整。

2. 广谱抗生素的联合应用,可能诱发菌群失调、病情复杂化、治疗难度增加,应尽量避免不必要的两种广谱抗菌药物联合应用。抗菌药物的使用应足量,开始时剂量应偏大,分次静脉滴注给予,疗程宜长,一般 3 周以上或在体温正常、症状消失后,再继续用药数天。

3. 有迁徙性病灶者,除局部治疗外,全身用药也应酌情延长。

(八)治疗方案与药物选择

在病原不明时,需选用兼顾革兰阴性杆菌及革兰阳性球菌抗菌药物的联合。一般选用第三代头孢类抗生素。如考虑为葡萄球菌、肺炎链球菌或铜绿假单胞菌等感染时,可选择万古霉素和第三代头孢类抗生素联合应用。

1. 常见败血症的抗菌药物选择

(1)葡萄球菌败血症:对一般抗生素的耐药现象严重,除对青霉素高度耐药外,对头孢类抗生素耐药性也有增加,但通常对万古霉素敏感。

(2)链球菌败血症:A 族溶血链球菌通常对青霉素敏感,而 B 族溶血链球菌敏感性略差。前者治疗时可单选青霉素或第一代头孢类抗生素;后者常采取联合用药。肺炎链球菌治疗同溶血链球菌败血症。大多数肠球菌对多种抗生素耐药,在治疗上可选择万古霉素或美平。

(3)革兰阴性杆菌败血症:对于大肠埃希菌及肺炎杆菌等肠杆菌科,临床上可选择第二代或第三代头孢类抗生素。而对于如铜绿假单胞菌及不动杆菌等感染,可选用头孢他啶或头孢哌酮,亦可选择对铜绿假单胞菌有较强抗菌活性的亚胺培南/西拉司丁或美平,若联合应用氨基糖苷类药物时应注意耳毒性和肾毒性。

(4)厌氧菌败血症:首先要清除病灶或脓肿引流以改变厌氧环境。抗菌药物可选择甲硝唑、克林霉素或亚胺培南/西拉司丁。由于病原菌大多数为混合感染,因此,同时应对需氧菌进行有效的抗菌治疗。

(5)真菌败血症:可选用氟康唑、伊曲康唑、伏立康唑、两性霉素 B、卡泊芬净等。依据不同的感染情况选择相应的用药剂量。

2. 局部病灶，不论原发灶或迁移灶，均应穿刺或切开排脓。

3. 注意纠正和维持水、电解质及酸碱平衡。

4. 对症退热，伴有烦躁、惊厥者加用止惊药物。

5. 有严重毒血症或心肌炎者，可加用激素（须与有效抗生素联合使用），疗程不超过 3～5 天。贫血、消瘦、全身衰竭患儿可酌情给予输注红细胞或全血。

（九）必须复查的项目

血常规、肝功能、肾功能、血培养。

（十）出院标准

1. 体温正常 3 天以上，症状消失。

2. 各脏器功能基本恢复正常。

（十一）变异及原因分析

1. 医疗原因导致的变异　如改变诊疗方案、转科治疗等。

2. 患者原因导致的变异　如不同意治疗方案、个人原因要求出（转）院等。

3. 并发症原因导致的变异　如感染、出血、血肿、愈合不良、梗阻等。

4. 病情原因导致的变异　如基础疾病复杂、病情恶化、病情平稳好转、抢救、会诊等。

5. 辅诊科室原因导致的变异　如检查、检验（不及时、结果错报、标本不合格）、报告（不及时、结果错报、标本不合格）等原因延长住院天数、增加费用等；

6. 管理原因导致的变异　如系统暂不支持、系统瘫痪、需要修订流程、需要修订制度等。

二、儿童败血症行抗感染治疗临床路径表单

<table>
<tr><td colspan="2">适用对象</td><td colspan="2">第一诊断为儿童败血症（ICD-10：A40-A41）的患儿</td></tr>
<tr><td colspan="2">患儿基本信息</td><td>姓名：＿　性别：＿　年龄：＿　门诊号：＿＿
住院号：＿＿＿　过敏史：＿＿＿
住院日期：＿年＿月＿日　出院日期：＿年＿月＿日</td><td>标准住院日：14～21 天</td></tr>
<tr><td colspan="2">时间</td><td>住院第 1 天</td><td>住院第 2－5 天</td></tr>
<tr><td rowspan="3">主要诊疗工作</td><td>制度落实</td><td>□ 入院 2 小时内经治医师或值班医师完成接诊
□ 入院 24 小时内主管医师查房</td><td>□ 经治医师查房（早、晚各 1 次）
□ 经治医师向上级医师汇报送检项目报告，并给予相应处理
□ 主管医师查房
□ 入院 48 小时内主诊医师完成检诊
□ 专科会诊（必要时）</td></tr>
<tr><td>病情评估</td><td>□ 经治医师询问病史及体格检查
□ 营养评估
□ 疼痛评估
□ 康复评估</td><td>□ 注意防治并发症</td></tr>
<tr><td>病历书写</td><td>□ 入院 8 小时内完成首次病程记录
□ 入院 24 小时内完成入院记录</td><td>□ 入院 48 小时内完成主管医师查房记录
□ 入院 72 小时内完成主诊医师查房记录
□ 完成日常病程记录，详细记录医嘱变动情况（原因和更改内容）</td></tr>
</table>

（续　表）

<table>
<tr><td rowspan="2"></td><td colspan="2">知情同意</td><td>□ 病情告知
□ 患儿家长签署授权委托书
□ 患儿家长在入院记录单上签字
□ 签署病危病重告知书（病危、病重患儿）</td><td>□ 病情告知
□ 化疗知情同意书签字
□ 腰椎穿刺术＋三联鞘内注射知情同意签字</td></tr>
<tr><td colspan="2">其他</td><td>□ 及时通知上级医师检诊</td><td></td></tr>
<tr><td rowspan="8">重点医嘱</td><td rowspan="4">长期医嘱</td><td>护理医嘱</td><td>□ 按儿科常见病护理常规
□ 一级护理</td><td>□ 按儿科常见病护理常规
□ 一级护理</td></tr>
<tr><td>处置医嘱</td><td>□ 有床陪伴
□ 心电监护（必要时）
□ 静脉输液
□ 吸氧（必要时）
□ 心电、血压监护（高危患儿）</td><td>□ 输液泵（必要时）</td></tr>
<tr><td>膳食医嘱</td><td>□ 儿科饮食
□ 幼儿饮食
□ 婴儿饮食
□ 回民饮食</td><td>□ 儿科饮食
□ 幼儿饮食
□ 婴儿饮食
□ 回民饮食</td></tr>
<tr><td>药物医嘱</td><td>□ 抗感染治疗：头孢曲松、头孢噻嗪
□ 对症治疗</td><td>□ 抗感染治疗：头孢曲松、头孢噻嗪
□ 对症治疗</td></tr>
<tr><td rowspan="4">临时医嘱</td><td>检查检验</td><td>□ 血常规
□ 尿常规
□ 粪常规
□ 肝功能、肾功能
□ 电解质
□ 血糖
□ 生化检验项目
□ 血培养
□ 红细胞沉降率
□ C 反应蛋白
□ 心电图
□ X 线胸片
□ 胸、腹部 B 超
□ 凝血四项
□ 血型
□ 血清四项
□ 骨髓培养以及脓液或渗出液细菌培养
□ 脑脊液检查（必要时）
□ 头颅 CT 或 MRI 等检查（必要时）</td><td>□ 凝血功能
□ 血型
□ 血清四项
□ 脑脊液检查、头颅 CT 或 MRI（必要时）</td></tr>
<tr><td>药物医嘱</td><td></td><td></td></tr>
<tr><td>手术医嘱</td><td>□ 切开排脓</td><td></td></tr>
<tr><td>处置医嘱</td><td>□ 心电监护＋氧饱和度监测
□ 换药</td><td>□ 心电监护＋氧饱和度监测
□ 换药</td></tr>
</table>

（续 表）

<table>
<tr><td rowspan="8">主要护理工作</td><td>健康宣教</td><td colspan="3">□ 入院宣教：介绍责任护士，病区环境、设施、规章制度、基础护理服务项目
□ 叮嘱患儿避免交叉感染，定时测量体温
□ 进行护理安全指导
□ 进行等级护理、活动范围指导
□ 进行饮食指导
□ 进行用药指导
□ 进行关于疾病知识的宣教</td><td colspan="3"></td></tr>
<tr><td>护理处置</td><td colspan="3">□ 患儿身份核对
□ 佩戴腕带
□ 建立入院病历，通知医师
□ 询问病史，填写护理记录单首页
□ 测量基本生命体征
□ 观察病情
□ 抽血
□ 输液
□ 心理护理与生活护理
□ 妥善固定各种管道
□ 根据营养、疼痛及检查结果，给予相应的处置，必要时请相应科室医师会诊
□ 通知次日检查项目及检查注意事项</td><td colspan="3">□ 观察体温波动及一般状况
□ 观察药物不良反应（过敏反应、胃肠道反应等）</td></tr>
<tr><td>护理评估</td><td colspan="3">□ 一般评估：生命体征、神志、皮肤、药过敏史等
□ 风险评估：评估有无跌倒、坠床、褥疮、导管滑脱、液体外渗的风险
□ 营养评估
□ 疼痛评估
□ 康复评估</td><td colspan="3"></td></tr>
<tr><td>专科护理</td><td colspan="3">□ 心电监护（病情危重或不稳定）
□ 吸氧（必要时）
□ 注意体温变化</td><td colspan="3"></td></tr>
<tr><td>饮食指导</td><td colspan="3">□ 根据医嘱通知配餐员准备膳食
□ 协助患儿进餐</td><td colspan="3"></td></tr>
<tr><td>活动体位</td><td colspan="3">□ 根据护理等级指导活动</td><td colspan="3"></td></tr>
<tr><td>洗浴要求</td><td colspan="3">□ 卫生整理：更衣、剪短指甲</td><td colspan="3"></td></tr>
<tr><td colspan="2">病情变异记录</td><td colspan="3">□ 无 □ 有，原因：
□ 患儿 □ 疾病 □ 医疗
□ 护理 □ 保障 □ 管理</td><td colspan="3">□ 无 □ 有，原因：
□ 患儿 □ 疾病 □ 医疗
□ 护理 □ 保障 □ 管理</td></tr>
<tr><td colspan="2" rowspan="2">护士签名</td><td>白班</td><td>小夜班</td><td>大夜班</td><td>白班</td><td>小夜班</td><td>大夜班</td></tr>
<tr><td></td><td></td><td></td><td></td><td></td><td></td></tr>
<tr><td colspan="2">医师签名</td><td colspan="3"></td><td colspan="3"></td></tr>
</table>

（续　表）

时间			住院第 6－14 天	住院第 15－21 天（出院日）
主要诊疗工作	制度落实		□ 上级医师查房	□ 上级医师查房，同意其出院
	病情评估		□ 评估治疗效果 □ 防治并发症	
	病历书写		□ 完成上级医师查房记录 □ 完成日常病程记录，详细记录医嘱变动情况（原因和更改内容）	□ 出院前一天有上级医师指示出院的病程记录 □ 出院后 24 小时内完成出院记录 □ 出院后 24 小时内完成病历首页 □ 开具出院介绍信 □ 开具诊断证明书
	知情同意			□ 出院宣教
	其他		□ 密切观察病情变化，根据药敏试验结果调整抗生素的使用 □ 经治医师检查、整理病历资料 □ 检查住院押金使用情况	□ 预约门诊复诊时间
重点医嘱	长期医嘱	护理医嘱	□ 按儿科常见病病护理常规 □ 一级护理	□ 按儿科常见病护理常规 □ 二级护理
		处置医嘱	□ 吸氧（必要时）	
		膳食医嘱	□ 儿科饮食	□ 儿科饮食
		药物医嘱	□ 对症治疗 □ 抗感染治疗：头孢曲松、头孢噻嗪	□ 停所有长期医嘱
	临时医嘱	检查检验	□ 血常规 □ 肝功能、肾功能 □ 血培养	
		药物医嘱	□ 退热药物：布洛芬	□ 出院带药（必要时）
		手术医嘱		
		处置医嘱	□ 换药 □ 心电监护＋氧饱和度	□ 出院
主要护理工作	健康宣教			□ 出院健康指导
	护理处置		□ 观察患儿的一般状况 □ 观察体温波动情况 □ 完成护理记录 □ 遵医嘱用药	□ 核对患儿住院费用 □ 指导患儿家长结账 □ 指导患儿家长取出院带药 □ 取消患儿住院信息 □ 整理床单元
	护理评估		□ 评估有无跌倒、坠床、褥疮、导管滑脱、液体外渗的风险	□ 评估患儿对疾病、预防、保健方面的能力
	专科护理		□ 心电监护（病情危重或不稳定者） □ 吸氧（必要时）	
	饮食指导		□ 协助患儿进餐	

（续 表）

	活动体位	□ 根据护理等级指导活动				
	洗浴要求					
病情变异记录		□ 无 □ 有，原因： □ 患儿 □ 疾病 □ 医疗 □ 护理 □ 保障 □ 管理		□ 无 □ 有，原因： □ 患儿 □ 疾病 □ 医疗 □ 护理 □ 保障 □ 管理		
护士签名		白班	小夜班	大夜班	白班	小夜班	大夜班
医师签名						

第二节　儿童发热、肝脾大临床路径

一、儿童发热、肝脾大临床路径标准住院流程

（一）适用对象

第一诊断为发热、肝脾大（ICD-10：R50/R16.201）的14岁以下儿童。

（二）诊断依据

根据《临床诊疗指南——小儿内科分册》（中华医学会编著，人民卫生出版社）和《诸福棠实用儿科学（第8版）》（胡亚美等主编，人民卫生出版社）。

1. 病史采集

（1）注意发病年龄、性别、季节、流行地区、传染病接触史、预防接种史及有无家族史。

（2）了解发热的缓急、高低、类型、时限、规律性及发展过程。

（3）发热伴随症状：有无皮疹，肝、脾、淋巴结肿大，黄疸、腹痛及出血倾向等。

（4）院外诊治经过及用药情况。

2. 体征

（1）一般情况：注意小儿生长发育、营养状况，有无皮疹、皮肤出血点、蛛蛛痣，有无黄疸、贫血、淋巴结肿大，皮肤有无水肿。

（2）腹部查体：有无腹壁静脉曲张、腹水情况，肝、脾肿大程度、质地、表面光滑度，有无压痛及肝颈静脉回流征。

3. 实验室检查

（1）一般检查：血常规、尿常规、粪常规，胸、腹部X线片，心电图，红细胞沉降率等。

（2）特殊检查：对病史、体征和常规化验资料进行分析，提出可能的诊断，根据可能的诊断和具体条件选择特殊化验检查或器械检查，如生化检验项目、抗链球菌溶血素O、C反应蛋白、类风湿因子、血清蛋白质检查，蛋白电泳、肝功能、肾功能、凝血功能、肥达外斐反应、冷凝集、嗜异凝集试验、自身抗体等，各种标本细菌、真菌培养，细菌、病毒、支原体、真菌、寄生虫、梅毒、艾滋病等抗原或抗体检测，骨髓检查，消化道钡剂检查，腹部B超、CT检查，放射性核素检查，必要时做活组织检查。

(三)治疗方案的选择

根据《临床诊疗指南——小儿内科分册》(中华医学会编著,人民卫生出版社)和《诸福棠实用儿科学(第 8 版)》(胡亚美等主编,人民卫生出版社)。

1. 一般治疗。

2. 针对病因治疗。

(四)标准住院日为 22～24 天

(五)进入路径标准

1. 第一诊断必须符合发热、肝脾大(ICD-10:R50/R16.201)待查。

2. 当患儿同时具有其他疾病诊断,只要住院期间不需要特殊处理,也不影响第一诊断的临床路径流程实施时,可以进入路径。

(六)入院评估

1. 必须检查的项目

(1)血常规、尿常规、粪常规。

(2)生化检验项目(包括肝功能、肾功能、电解质)、C 反应蛋白、血培养、抗核抗体等自身抗体、血免疫球蛋白、淋巴细胞亚群、骨髓象检查、血清四项、EB 病毒等相关病毒学检查。

(3)腹部超声或腹部 CT 检查。

2. 根据患儿病情可选择的检查项目　可选择行血气分析、凝血四项、超声引导下肝穿刺活检、PET 等检查。

3. 营养评估　根据《解放军总医院新入院患者营养风险筛查表(NRS-2002)》为新入院患儿进行营养评估,评分≥3 分者给予处置,必要时请营养科医师会诊。

4. 疼痛评估　根据《VAS 评分》实施疼痛评估,评分>7 分者给予处置,必要时请疼痛科医师会诊。

5. 康复评估　根据《入院患者康复筛查和评估表》,在新入院患儿入院后 24 小时内进行康复筛查和评估。任何一项结果为"是",则请康复科医师会诊。

(七)抗菌药物的选择与使用时机

合并细菌感染时按照《抗菌药物临床应用指导原则》(卫医发[2004]285 号)执行。粒细胞缺乏症伴发热时,按照美国综合性癌症网制定的《癌症相关感染的防治指南》执行。

(八)治疗方案与药物选择

1. 退热治疗:高热降温、惊厥止抽。

2. 营养,水、电解质、酸碱平衡:供给合理的液体、热量与营养素、电解质,纠正酸碱失衡等。

3. 贫血、出血对症治疗:给予止血药物及输注红细胞或全血。

4. 加强护理:减少肺炎和褥疮的发生。

5. 明确病因后开始病因治疗,转相应临床路径,按照详细方案实施。

(九)必须复查的项目

血常规、生化检验项目、腹部超声及其他结果异常的检查和检验项目。

(十)出院标准

病因明确,体温正常且稳定 24 小时以上。

(十一)变异及原因分析

1. 医疗原因导致的变异　如改变诊疗方案、转科治疗等。

2. 患儿原因导致的变异　如不同意治疗方案、个人原因要求出(转)院、院外服用手术禁忌药、对诊疗计划不满要求退出路径、相关检查检验院外(门诊)已做等。

3. 并发症原因导致的变异　如感染、出血、血肿、愈合不良、梗阻等。

4. 病情原因导致的变异　如基础疾病复杂、病情恶化、病情平稳好转、抢救、会诊等。

5. 辅诊科室原因导致的变异　如检查、检验(不及时、结果错报、标本不合格)、报告(不及时、结果错报、标本不合格)等原因延长住院天数、增加费用等。

6. 管理原因导致的变异　如系统暂不支持、系统瘫痪、需要修订流程、需要修订制度等。

二、儿童发热、肝脾大临床路径表单

适用对象		第一诊断为发热、肝脾大(ICD-10:R50/R16.201)的患儿	
患儿基本信息		姓名:____　性别:____　年龄:__　门诊号:____ 住院号:______　过敏史:______ 住院日期:__年__月__日　出院日期:__年__月__日	标准住院日:22～24
时间		住院第1天	住院第2—3天
主要诊疗工作	制度落实	□ 入院2小时内经治医师或值班医师完成接诊 □ 入院24小时内主管医师查房	□ 经治医师查房(早、晚各1次) □ 经治医师向上级医师汇报送检项目报告,并给予相应处理 □ 主管医师查房 □ 入院48小时内主诊医师完成检诊 □ 专科会诊(必要时)
	病情评估	□ 经治医师询问病史及体格检查 □ 营养评估 □ 疼痛评估 □ 康复评估	□ 注意防治并发症
	病历书写	□ 入院8小时内完成首次病程记录 □ 入院24小时内完成入院记录	□ 入院48小时内完成主管医师查房记录
	知情同意	□ 病情告知 □ 患儿家长签署授权委托书 □ 患儿家长在入院记录单上签字 □ 签署病危病重告知书(病危、病重患儿)	□ 病情告知 □ 化疗知情同意书签字 □ 腰椎穿刺术+三联鞘内注射知情同意签字
	手术治疗	□ 必要时超声引导下肝穿刺活检 □ 骨髓象检查 □ 腰椎穿刺术	
	其他	□ 及时通知上级医师检诊 □ 观察穿刺点及周围情况	□ 及时通知上级医师检诊 □ 观察穿刺点及周围情况

（续　表）

<table>
<tr><td rowspan="10">重点医嘱</td><td rowspan="4">长期医嘱</td><td>护理医嘱</td><td>□ 按儿童常见病护理常规
□ 一级护理</td><td>□ 按儿童常见病护理常规
□ 一级护理</td></tr>
<tr><td>处置医嘱</td><td>□ 有床陪伴
□ 房间紫外线消毒
□ 吸氧(必要时)
□ 限制活动:卧床或床旁活动
□ 心电、血压监护(高危患儿)
□ 静脉输液
□ 静脉注射</td><td>□ 有床陪伴
□ 房间紫外线消毒
□ 吸氧(必要时)
□ 限制活动:卧床或床旁活动
□ 心电、血压监护(高危患儿)
□ 静脉输液
□ 静脉注射</td></tr>
<tr><td>膳食医嘱</td><td>□ 儿科饮食
□ 特殊饮食</td><td>□ 儿科饮食
□ 特殊饮食</td></tr>
<tr><td>药物医嘱</td><td>□ 对症治疗
□ 静脉补液</td><td>□ 对症治疗
□ 病因治疗:抗感染、免疫调节、抗肿瘤、代谢酶补充
□ 静脉补液</td></tr>
<tr><td rowspan="4">临时医嘱</td><td>检查检验</td><td>□ 血常规
□ 尿常规
□ 粪常规
□ 生化检验项目
□ C 反应蛋白
□ 血培养
□ 自身免疫
□ 体液免疫
□ 细胞免疫
□ EB 病毒等相关病毒学检查
□ 腹部超声
□ 头颅 CT,联合胸腹 CT、PET 检查
□ 抗核抗体等自身抗体检查
□ 血免疫球蛋白检查
□ 淋巴细胞亚群检查
□ 骨髓象检查
□ 血清四项
□ 血气分析(必要时)
□ 凝血四项
□ 超声引导下肝穿刺活检、PET 等检查</td><td></td></tr>
<tr><td>药物医嘱</td><td>□ 退热药物
□ 盐酸利多卡因局部麻醉</td><td></td></tr>
<tr><td>手术医嘱</td><td>□ 骨髓穿刺术
□ 腰椎穿刺术</td><td></td></tr>
<tr><td>处置医嘱</td><td>□ 术后换药</td><td></td></tr>
</table>

（续　表）

<table>
<tr><td rowspan="8">主要护理工作</td><td>健康宣教</td><td colspan="3">□ 入院宣教：介绍责任护士，病区环境、设施、规章制度、基础护理服务项目
□ 叮嘱患儿避免交叉感染，定时测量体温
□ 进行护理安全指导
□ 进行等级护理、活动范围指导
□ 进行饮食指导
□ 进行用药指导
□ 进行关于疾病知识的宣教</td><td colspan="3"></td></tr>
<tr><td>护理处置</td><td colspan="3">□ 患儿身份核对
□ 佩戴腕带
□ 建立入院病历，通知医师
□ 询问病史，填写护理记录单首页
□ 测量基本生命体征
□ 观察病情
□ 抽血
□ 输液
□ 心理护理与生活护理
□ 妥善固定各种管道
□ 通知次日检查项目及检查注意事项</td><td colspan="3">□ 观察体温波动及一般状况
□ 观察药物不良反应（过敏反应、胃肠道反应等）</td></tr>
<tr><td>护理评估</td><td colspan="3">□ 一般评估：生命体征、神志、皮肤、药物过敏史等
□ 风险评估：评估有无跌倒、坠床、褥疮、导管滑脱、液体外渗的风险
□ 营养评估
□ 疼痛评估
□ 康复评估</td><td colspan="3"></td></tr>
<tr><td>专科护理</td><td colspan="3">□ 监测体温</td><td colspan="3"></td></tr>
<tr><td>饮食指导</td><td colspan="3">□ 根据医嘱通知配餐员准备膳食
□ 协助患儿进餐</td><td colspan="3"></td></tr>
<tr><td>活动体位</td><td colspan="3">□ 根据护理等级指导活动</td><td colspan="3"></td></tr>
<tr><td>洗浴要求</td><td colspan="3">□ 卫生整理：更衣、剪短指甲</td><td colspan="3"></td></tr>
<tr><td colspan="2">病情变异记录</td><td colspan="3">□ 无　□ 有，原因：
□ 患儿　□ 疾病　□ 医疗
□ 护理　□ 保障　□ 管理</td><td colspan="3">□ 无　□ 有，原因：
□ 患儿　□ 疾病　□ 医疗
□ 护理　□ 保障　□ 管理</td></tr>
<tr><td colspan="2" rowspan="2">护士签名</td><td>白班</td><td>小夜班</td><td>大夜班</td><td>白班</td><td>小夜班</td><td>大夜班</td></tr>
<tr><td></td><td></td><td></td><td></td><td></td><td></td></tr>
<tr><td colspan="2">医师签名</td><td colspan="3"></td><td colspan="3"></td></tr>
</table>

（续　表）

<table>
<tr><td colspan="3">时间</td><td>住院第 3—7 天</td><td>住院第 8—14 天(出院日)</td></tr>
<tr><td rowspan="5">主要诊疗工作</td><td colspan="2">病情评估</td><td>□ 营养评估
□ 疼痛评估
□ 康复评估</td><td>□ 出院宣教</td></tr>
<tr><td colspan="2">制度落实</td><td>□ 及时向上级医师汇报送检项目报告并给予相应处理
□ 上级医师查房</td><td>□ 上级医师查房,同意其出院</td></tr>
<tr><td colspan="2">病历书写</td><td>□ 入院 72 小时内完成主诊医师查房记录
□ 完成日常病程记录,详细记录医嘱变动情况(原因和更改内容)</td><td>□ 出院前一天有上级医师指示出院的病程记录
□ 出院后 24 小时内完成出院记录
□ 出院后 24 小时内完成病历首页
□ 开具出院介绍信
□ 开具诊断证明书</td></tr>
<tr><td colspan="2">知情同意</td><td></td><td>□ 出院宣教</td></tr>
<tr><td colspan="2">其他</td><td>□ 密切观察病情变化
□ 经治医师检查、整理病历资料
□ 检查住院押金使用情况</td><td>□ 预约门诊复诊时间</td></tr>
<tr><td rowspan="7">重点医嘱</td><td rowspan="4">长期医嘱</td><td>护理医嘱</td><td>□ 按儿科血液病护理常规
□ 一级护理</td><td></td></tr>
<tr><td>处置医嘱</td><td></td><td></td></tr>
<tr><td>膳食医嘱</td><td></td><td></td></tr>
<tr><td>药物医嘱</td><td>□ 对症治疗
□ 病因治疗:抗感染、免疫调节、抗肿瘤、代谢酶补充
□ 静脉补液</td><td>□ 停所有长期医嘱</td></tr>
<tr><td rowspan="3">临时医嘱</td><td>检查检验</td><td>□ 血常规、生化检验项目
□ 腹部超声及病因相关复查</td><td></td></tr>
<tr><td>药物医嘱</td><td>□ 退热医嘱</td><td></td></tr>
<tr><td>处置医嘱</td><td>□ 成分输血
□ 必要时漱口或局部涂抹</td><td>□ 出院</td></tr>
<tr><td rowspan="3">主要护理工作</td><td colspan="2">健康宣教</td><td></td><td>□ 出院健康指导</td></tr>
<tr><td colspan="2">护理处置</td><td>□ 观察患儿的一般状况
□ 观察体温波动
□ 完成护理记录
□ 遵医嘱用药</td><td>□ 核对患儿住院费用
□ 指导患儿家长结账
□ 指导患儿家长取出院带药
□ 取消患儿住院信息
□ 整理床单元</td></tr>
<tr><td colspan="2">护理评估</td><td>□ 评估有无跌倒、坠床、褥疮、导管滑脱、液体外渗的风险
□ 营养评估
□ 疼痛评估
□ 康复评估</td><td>□ 评估患儿对疾病、预防、保健方面的能力</td></tr>
</table>

（续　表）

	专科护理	□ 监测腹围					
	饮食指导	□ 协助患儿进餐					
	活动体位	□ 根据护理等级指导活动					
	洗浴要求	□ 卫生整理：更衣、剪短指甲					
病情变异记录		□ 无　□ 有，原因： □ 患儿　□ 疾病　□ 医疗 □ 护理　□ 保障　□ 管理			□ 无　□ 有，原因： □ 患儿　□ 疾病　□ 医疗 □ 护理　□ 保障　□ 管理		
护士签名		白班	小夜班	大夜班	白班	小夜班	大夜班
医师签名							

第三节　儿童巨细胞病毒感染行抗病毒＋对症治疗临床路径

一、儿童巨细胞病毒感染行抗病毒＋对症治疗临床路径标准住院流程

（一）适用对象

第一诊断为巨细胞病毒感染（ICD-10：B25.902）的患儿。

（二）诊断依据

根据《临床诊疗指南——小儿内科分册》（中华医学会编著，人民卫生出版社）和《诸福棠实用儿科学（第8版）》（胡亚美等主编，人民卫生出版社）。

1. 临床症状

（1）无症状性感染。只有巨细胞病毒感染，但无临床征象，大多数人感染属于这种情况，包括两种情况：①患儿症状、体征全无；②患儿无症状，却有受损器官的体征和（或）实验室检查异常。

（2）症状性感染

①先天性感染：在生后2周内证实有巨细胞病毒感染。约10%的患儿出现症状，多见黄疸、肝脾大、皮肤紫癜、耳聋、脉络膜视网膜炎、中枢神经系统损害（如脑膜脑炎、颅内钙化、小头畸形、脑瘫、脑积水等）。

②围生期感染：指婴儿在生后3～12周证实有巨细胞病毒感染，少数患儿可有症状，多表现为肺炎、肝炎或输血后综合征。

③生后感染或获得性感染：指出生12周后才发现巨细胞病毒感染。一般无症状或呈慢性带毒状态，个别患儿表现为传染性单核细胞增多综合征等。

2. 实验室检查

（1）血常规：白细胞计数正常或减低，以淋巴细胞为主，可有贫血、血小板计数减低。

(2)实验室诊断依据具有下列任何一项即可诊断。

①在受检的组织细胞中见到典型的巨细胞包涵体(除外其他病毒感染)。

②病毒分离:从受检的材料(尿、血、唾液、乳汁、组织等)中分离出巨细胞病毒。

③病毒抗原检测:可进行 CMV-PP65 抗原检测。

④病毒核酸检测。

⑤血清特异性 IgM 抗体检测。

(三)治疗方案的选择

根据《临床诊疗指南——小儿内科分册》(中华医学会编著,人民卫生出版社)和《诸福棠实用儿科学(第 8 版)》(胡亚美等主编,人民卫生出版社)。

1. 对症治疗。

2. 抗病毒治疗。

(四)标准住院日为 14～21 天

(五)进入路径标准

1. 第一诊断必须符合巨细胞病毒感染(ICD-10:B25.902)。

2. 当患儿同时具有其他疾病诊断,只要住院期间不需要特殊处理,也不影响第一诊断的临床路径流程实施时,可以进入路径。

(六)入院评估

1. 必须检查的项目

(1)血常规、尿常规、粪常规。

(2)生化检验项目。

(3)病毒抗原检测、病毒核酸检测、血清特异性抗体检测。

(4)腹部超声或 CT、头颅 CT、X 线胸片、眼底检查、听力检查等。

2. 根据患儿病情可选择的检查项目　可选择行血免疫球蛋白、淋巴细胞亚群等检查。

3. 营养评估　根据《解放军总医院新入院患者营养风险筛查表(NRS-2002)》为新入院患儿进行营养评估,评分≥3 分者给予处置,必要时请营养科医师会诊。

4. 疼痛评估　根据《VAS 评分》实施疼痛评估,评分＞7 分者给予处置,必要时请疼痛科医师会诊。

5. 康复评估　根据《入院患者康复筛查和评估表》,在新入院患儿入院后 24 小时内进行康复筛查和评估。任何一项结果为"是",则请康复科医师会诊。

(七)抗病毒药物的选择与使用时机

1. 更昔洛韦　国内试用于治疗黄疸型巨细胞病毒肝炎患儿,一般采用静脉滴注,每日 2 次,每次 5～6mg/kg,间隔 12 小时。每次静脉滴注时间 1 小时,持续 2～3 周,并密切观察药物的疗效和不良反应。

2. 膦甲酸　由于药物的肾毒性和沉着于骨骼,故很少应用于儿童。

(八)治疗方案

1. 抗病毒治疗　更昔洛韦,强化期每次 5mg/kg,每日 2 次,共 2 周;维持期,每次 5mg/kg,每日 1 次,6～12 周。

2. 对症治疗　休息,保护脏器功能。

(九)必须复查的项目

1. 血常规、生化检验项目。

2. 病毒抗原检测、病毒核酸检测、血清特异性抗体检测。

(十)出院标准

1. 患儿临床症状消失。

2. 病毒抗原转阴。

(十一)变异及原因分析

1. 医疗原因导致的变异　如改变诊疗方案、转科治疗等。

2. 患儿原因导致的变异　如不同意治疗方案、个人原因要求出(转)院、对诊疗计划不满要求退出路径、相关检查或检验院外(门诊)已做等。

3. 并发症原因导致的变异　如感染、出血、血肿、梗阻等。

4. 病情原因导致的变异　如基础疾病复杂、病情恶化、病情平稳好转、抢救、会诊等。

5. 辅诊科室原因导致的变异　如检查、检验(不及时、结果错报、标本不合格)、报告(不及时、结果错报、标本不合格)等原因延长住院天数、增加费用等。

6. 管理原因导致的变异　如系统暂不支持、系统瘫痪、需要修订流程、需要修订制度等。

二、儿童巨细胞病毒感染行抗病毒＋对症治疗临床路径表单

<table>
<tr><td colspan="2">适用对象</td><td colspan="2">第一诊断为巨细胞病毒感染(ICD-10:B25.902)的患儿</td></tr>
<tr><td colspan="2">患儿基本信息</td><td>姓名:____ 性别:____ 年龄:__ 门诊号:____
住院号:______ 过敏史:______
住院日期:__年__月__日 出院日期:__年__月__日</td><td>标准住院日:14～21天</td></tr>
<tr><td colspan="2">时间</td><td>住院第1天</td><td>住院第2—3天</td></tr>
<tr><td rowspan="6">主要诊疗工作</td><td>制度落实</td><td>□ 入院2小时内经治医师或值班医师完成接诊
□ 入院24小时内主管医师查房</td><td>□ 经治医师查房(早、晚各1次)
□ 经治医师向上级医师汇报送检项目报告,并给予相应处理
□ 入院48小时内主诊医师完成检诊
□ 专科会诊(必要时)</td></tr>
<tr><td>病情评估</td><td>□ 经治医师询问病史及体格检查
□ 营养评估
□ 疼痛评估
□ 康复评估</td><td>□ 注意防治并发症</td></tr>
<tr><td>病历书写</td><td>□ 入院8小时内完成首次病程记录
□ 入院24小时内完成入院记录</td><td>□ 入院48小时内完成主管医师查房记录</td></tr>
<tr><td>知情同意</td><td>□ 病情告知
□ 患儿家长签署授权委托书
□ 患儿家长在入院记录单上签字
□ 签署病危病重告知书(病危、病重患儿)</td><td>□ 病情告知
□ 化疗知情同意书签字
□ 腰椎穿刺术＋三联鞘内注射知情同意签字</td></tr>
<tr><td>手术治疗</td><td></td><td></td></tr>
<tr><td>其他</td><td>□ 及时通知上级医师检诊</td><td></td></tr>
</table>

（续　表）

<table>
<tr><td rowspan="8">重点医嘱</td><td rowspan="4">长期医嘱</td><td>护理医嘱</td><td>□ 儿童常见病护理常规
□ 一级护理</td><td>□ 儿童常见病护理常规
□ 一级护理</td></tr>
<tr><td>处置医嘱</td><td>□ 有床陪伴
□ 房间紫外线消毒
□ 心电、血压监护（高危患儿）
□ 静脉输液</td><td></td></tr>
<tr><td>膳食医嘱</td><td>□ 儿科饮食
□ 幼儿饮食
□ 婴儿饮食
□ 回民饮食</td><td>□ 儿科饮食
□ 幼儿饮食
□ 婴儿饮食
□ 回民饮食</td></tr>
<tr><td>药物医嘱</td><td>□ 抗病毒治疗：更昔洛韦
□ 对症治疗：退热、保肝、补液等</td><td>□ 抗病毒治疗：更昔洛韦
□ 对症治疗：退热、保肝、补液等</td></tr>
<tr><td rowspan="3">临时医嘱</td><td>检查检验</td><td>□ 血常规
□ 尿常规
□ 粪常规
□ 生化检验项目
□ 病毒抗原检测
□ 病毒核酸检测
□ 血清特异性抗体检测
□ 腹部超声或 CT
□ 头颅 CT
□ X 线胸片
□ 眼底、听力等检查
□ 血免疫球蛋白、淋巴细胞亚群等检查（必要时）</td><td></td></tr>
<tr><td>药物医嘱</td><td>□ 抗病毒治疗</td><td></td></tr>
<tr><td>处置医嘱</td><td></td><td></td></tr>
<tr style="display:none"><td></td></tr>
<tr><td rowspan="2">主要护理工作</td><td colspan="2">健康宣教</td><td>□ 入院宣教：介绍责任护士，病区环境、设施、规章制度、基础护理服务项目
□ 叮嘱患儿避免交叉感染，定时测量体温
□ 进行护理安全指导
□ 进行等级护理、活动范围指导
□ 进行饮食指导
□ 进行用药指导
□ 进行关于疾病知识的宣教</td><td></td></tr>
<tr><td colspan="2">护理处置</td><td>□ 患儿身份核对
□ 佩戴腕带
□ 建立入院病历，通知医师
□ 询问病史，填写护理记录单首页
□ 测量基本生命体征
□ 观察病情
□ 抽血
□ 输液</td><td>□ 观察体温波动及一般状况
□ 观察药物不良反应（过敏反应、胃肠道反应等）</td></tr>
</table>

（续　表）

		□ 心理护理与生活护理 □ 妥善固定各种管道 □ 通知次日检查项目及检查注意事项	
	护理评估	□ 一般评估：生命体征、神志、皮肤、药物过敏史等 □ 风险评估：评估有无跌倒、坠床、褥疮、导管滑脱、液体外渗的风险 □ 营养评估 □ 疼痛评估 □ 康复评估	
	专科护理	□ 保护性隔离	
	饮食指导	□ 根据医嘱通知配餐员准备膳食 □ 协助患儿进餐	
	活动体位	□ 根据护理等级指导活动	
	洗浴要求	□ 卫生整理：更衣、剪短指甲	
病情变异记录		□ 无　□ 有，原因： □ 患儿　□ 疾病　□ 医疗 □ 护理　□ 保障　□ 管理	□ 无　□ 有，原因： □ 患儿　□ 疾病　□ 医疗 □ 护理　□ 保障　□ 管理
护士签名		白班　小夜班　大夜班	白班　小夜班　大夜班
医师签名			
时间		住院第 4－14 天	住院第 15－21 天（出院日）
主要诊疗工作	制度落实	□ 及时向上级医师汇报送检项目报告并给予相应处理 □ 上级医师查房	□ 上级医师查房，同意其出院
	病情评估	□ 评估患儿治疗效果	
	病历书写	□ 入院 72 小时完成主诊医师查房记录 □ 完成日常病程记录，详细记录医嘱变动情况（原因和更改内容）	□ 出院前一天有上级医师指示出院的病程记录 □ 出院后 24 小时内完成出院记录 □ 出院后 24 小时内完成病历首页 □ 开具出院介绍信 □ 开具诊断证明书
	知情同意		□ 出院宣教
	其他	□ 密切观察病情变化 □ 经治医师检查、整理病历资料 □ 检查住院押金使用情况	□ 预约门诊复诊时间

（续　表）

<table>
<tr><td rowspan="9">重点医嘱</td><td rowspan="4">长期医嘱</td><td>护理医嘱</td><td colspan="3">□ 按儿科常见病护理常规
□ 一级护理</td><td colspan="3">□ 按儿科常见病护理常规
□ 二级护理</td></tr>
<tr><td>处置医嘱</td><td colspan="3"></td><td colspan="3"></td></tr>
<tr><td>膳食医嘱</td><td colspan="3">□ 儿科饮食
□ 幼儿饮食
□ 婴儿饮食
□ 回民饮食</td><td colspan="3">□ 儿科饮食
□ 幼儿饮食
□ 婴儿饮食
□ 回民饮食</td></tr>
<tr><td>药物医嘱</td><td colspan="3">□ 抗病毒治疗：更昔洛韦
□ 对症治疗：退热、保肝、补液等</td><td colspan="3">□ 停所有长期医嘱</td></tr>
<tr><td rowspan="3">临时医嘱</td><td>检查检验</td><td colspan="3">□ 血常规、生化检验项目
□ 病毒抗原检测、病毒核酸检测、血清特异性抗体检测</td><td colspan="3"></td></tr>
<tr><td>药物医嘱</td><td colspan="3"></td><td colspan="3">□ 出院带药（必要时）</td></tr>
<tr><td>处置医嘱</td><td colspan="3"></td><td colspan="3">□ 出院</td></tr>
<tr><td rowspan="7">主要护理工作</td><td colspan="2">健康宣教</td><td colspan="3"></td><td colspan="3">□ 出院健康指导</td></tr>
<tr><td colspan="2">护理处置</td><td colspan="3">□ 观察患儿的一般状况
□ 观察体温波动情况
□ 完成护理记录
□ 遵医嘱用药</td><td colspan="3">□ 核对患儿住院费用
□ 指导患儿家长结账
□ 指导患儿家长取出院带药
□ 取消患儿住院信息
□ 整理床单元</td></tr>
<tr><td colspan="2">护理评估</td><td colspan="3">□ 评估有无跌倒、坠床、褥疮、导管滑脱、液体外渗的风险
□ 营养评估
□ 疼痛评估
□ 康复评估</td><td colspan="3">□ 评估患儿对疾病、预防、保健方面的能力</td></tr>
<tr><td colspan="2">专科护理</td><td colspan="3">□ 心电监护（病情危重症）</td><td colspan="3">□ 出院宣教</td></tr>
<tr><td colspan="2">饮食指导</td><td colspan="3">□ 普食</td><td colspan="3"></td></tr>
<tr><td colspan="2">活动体位</td><td colspan="3">□ 根据护理等级指导活动</td><td colspan="3"></td></tr>
<tr><td colspan="2">洗浴要求</td><td colspan="3"></td><td colspan="3"></td></tr>
<tr><td colspan="3">病情变异记录</td><td colspan="3">□ 无　□ 有，原因：
□ 患儿　□ 疾病　□ 医疗
□ 护理　□ 保障　□ 管理</td><td colspan="3">□ 无　□ 有，原因：
□ 患儿　□ 疾病　□ 医疗
□ 护理　□ 保障　□ 管理</td></tr>
<tr><td colspan="3" rowspan="2">护士签名</td><td>白班</td><td>小夜班</td><td>大夜班</td><td>白班</td><td>小夜班</td><td>大夜班</td></tr>
<tr><td></td><td></td><td></td><td></td><td></td><td></td></tr>
<tr><td colspan="3">医师签名</td><td colspan="3"></td><td colspan="3"></td></tr>
</table>

第6章　自身免疫性疾病临床路径

第一节　川崎病行静脉注射人免疫球蛋白及阿司匹林等治疗临床路径

一、川崎病行静脉注射人免疫球蛋白及阿司匹林等治疗临床路径标准住院流程

（一）适用对象

第一诊断为川崎病（黏膜皮肤淋巴结综合征）（ICD-10：M30.301），需入院治疗的患儿。

（二）诊断依据

可参考日本川崎病委员会1984年修正的诊断标准。

1. 发热5天或更久，抗生素治疗无效。

2. 双侧球结膜充血。

3. 口腔及唇改变：口唇充血、皲裂，口腔黏膜及咽部弥漫性充血，杨梅舌。

4. 多形性皮疹，多分布于躯干。

5. 四肢末端改变：急性期手足硬肿、充血，2周左右由指（趾）端开始膜样脱皮。

6. 急性非化脓性颈淋巴结肿大。

以上6项临床表现，具备5项（发热为必备条件）即可诊断。若超声心动图或冠状动脉造影显示冠状动脉扩张或冠状动脉瘤形成，则只具备4项即可诊断。

（三）选择治疗方案的依据

根据《临床诊疗指南——小儿内科分册》（中华医学会编著，人民卫生出版社）和《诸福棠实用儿科学（第7版）》（胡亚美等主编，人民卫生出版社）。

（四）标准住院日

依据病情轻重各有不同，住院5～7天。

（五）进入路径标准

1. 第一诊断必须符合川崎病（ICD-10：M30.301）。

2. 除外各种出疹性疾病（如猩红热）、幼年类风湿关节炎、急性化脓性淋巴结炎、婴儿型结节性多动脉炎、病毒性心肌炎；如川崎病合并严重的心脏疾病需额外处理或手术治疗者，不纳入本路径。

3. 达到住院标准：符合川崎病诊断标准，并经临床医师判断需要住院治疗。

4. 当患儿同时具有其他系统疾病诊断，如在住院期间不需特殊处理也不影响第一诊断的

临床路径流程实施时，可以进入路径。

(六)入院评估

1. 入院后必须进行的检查项目

(1)血常规、尿常规(必要时可行 24 小时尿蛋白定量检测)、粪常规。

(2)生化检查：包括肝功能、肾功能、电解质、血糖，动态监测心肌损伤标志物。

(3)红细胞沉降率、C 反应蛋白。

(4)免疫球蛋白 IgA、IgG、IgM、IgE，补体 C3 和 C4，蛋白电泳。

(5)X 线胸片、心电图、心脏超声。

2. 根据患儿的病情，必要时可选择的检查项目

(1)腹部超声。

(2)腰椎穿刺、脑脊液检查。

(3)冠状动脉造影。

3. 营养评估　根据《解放军总医院新入院患者营养风险筛查表(NRS-2002)》为新入院患儿进行营养评估，评分≥3 分者给予处置，必要时请营养科医师会诊。

4. 疼痛评估　根据《VAS 评分》实施疼痛评估，评分>7 分者给予处置，必要时请疼痛科医师会诊。

5. 康复评估　根据《入院患者康复筛查和评估表》，在新入院患儿入院后 24 小时内进行康复筛查和评估。任何一项结果为“是”，则请康复科医师会诊。

(七)药物选择与使用时机

抗菌药物应用按照《抗菌药物临床应用指导原则》(卫医发[2004]285 号)执行。结合患儿的细菌培养及药敏试验结果决定抗菌药物的选择与使用时间。

(八)治疗方案与药物选择

1. 急性期治疗

(1)丙种球蛋白。

(2)阿司匹林。

(3)糖皮质激素。

(4)冠状动脉瘤形成的患儿应限制活动，避免剧烈运动。

2. 恢复期和慢性期治疗

(1)阿司匹林。

(2)双嘧达莫。

(3)其他抗凝血、溶栓治疗。

(4)手术治疗。

(九)必须复查的检查项目

1. 血常规、尿常规(必要时可行 24 小时尿蛋白定量检测)。

2. 生化检查：包括肝功能、肾功能、电解质、血糖。

3. 红细胞沉降率、C 反应蛋白。

4. 必要时复查心脏超声。

(十)出院标准

1. 患儿症状得到改善。

2. 患儿明显的实验室检查异常获得改善。

3. 没有需要住院处理的并发症和(或)合并症。

(十一)变异及原因分析

1. 出现感染,导致病情加重或需要增加额外治疗,延长住院时间者,退出本路径。

2. 其他非本病原因导致住院时间延长的,退出本路径。

3. 非第一诊断的合并疾病在住院期间病情加重、延长住院时间的,按相应路径处置,退出本路径。

4. 因严重药物不良反应导致住院时间延长、住院费用增加者,退出本路径。

二、川崎病行静脉注射人免疫球蛋白及阿司匹林等治疗临床路径表单

<table>
<tr><td colspan="3">适用对象</td><td colspan="2">第一诊断为川崎病(ICD-10:M30.301)的患儿</td></tr>
<tr><td colspan="3">患儿基本信息</td><td>姓名:____ 性别:____ 年龄:__ 门诊号:____
住院号:______ 过敏史:______
住院日期:__年__月__日 出院日期:__年__月__日</td><td>标准住院日:5~7 天</td></tr>
<tr><td colspan="3">时间</td><td>住院第 1 天</td><td>住院第 2 天</td></tr>
<tr><td rowspan="5">主要诊疗工作</td><td colspan="2">制度落实</td><td>□ 入院 2 小时内经治医师或值班医师完成接诊
□ 入院 24 小时内主管医师查房</td><td>□ 根据送检项目报告,及时向上级医师汇报,并给予相应处理
□ 入院 48 小时内主诊医师完成检诊
□ 专科会诊(必要时)</td></tr>
<tr><td colspan="2">病情评估</td><td>□ 经治医师询问病史及体格检查
□ 营养评估
□ 疼痛评估
□ 康复评估</td><td>□ 观察患儿各种症状和体征变化
□ 向上级医师汇报送检项目结果,并评估病情
□ 注意防治并发症</td></tr>
<tr><td colspan="2">病历书写</td><td>□ 入院 8 小时内完成首次病程记录
□ 入院 24 小时内完成入院记录</td><td>□ 入院 48 小时内完成主管医师查房记录</td></tr>
<tr><td colspan="2">知情同意</td><td>□ 病情告知
□ 患儿家长签署授权委托书
□ 患儿家长在入院记录单上签字
□ 签署病危病重告知书(病危、病重患儿)</td><td>□ 病情告知</td></tr>
<tr><td colspan="2">其他</td><td>□ 及时通知上级医师检诊</td><td></td></tr>
<tr><td rowspan="2">重点医嘱</td><td rowspan="2">长期医嘱</td><td>护理医嘱</td><td>□ 儿科护理常规
□ 一级护理</td><td></td></tr>
<tr><td>处置医嘱</td><td>□ 有床陪伴
□ 吸氧(必要时)
□ 限制活动:卧床或床旁活动
□ 心电、血压监护(中、高危患儿)
□ 测血压
□ 记出入量</td><td>□ 静脉输液
□ 输液泵
□ 静脉注射</td></tr>
</table>

（续　表）

<table>
<tr><td rowspan="5"></td><td rowspan="2"></td><td>膳食医嘱</td><td>□ 母乳喂养
□ 婴儿奶
□ 幼儿软食
□ 儿科普食
□ 回民饮食</td><td></td></tr>
<tr><td>药物医嘱</td><td>□ 静脉注射丙种球蛋白及口服阿司匹林
□ 如有感染征象给予抗菌药物治疗
□ 抗血小板聚集药物
□ 肝素钠</td><td>□ 对并发严重心肌炎的患儿可短期使用糖皮质激素
□ 如有感染征象给予抗菌药物治疗
□ 抗血小板聚集药物
□ 肝素钠</td></tr>
<tr><td rowspan="3">临时医嘱</td><td>检查检验</td><td>□ 血常规
□ 尿常规(必要时 24 小时尿蛋白定量检测)
□ 粪常规
□ 普通生化检验项目(包括肝功能、肾功能、电解质、血糖)
□ 红细胞沉降率
□ C 反应蛋白
□ 免疫相关检查：补体 C3、C4，蛋白电泳
□ 血清术前八项
□ 动态监测心肌损伤标志物
□ 心电图
□ 胸部正位 X 线片
□ 超声心动图
□ 心脏超声
□ 腹部超声(必要时)
□ 腰椎穿刺、脑脊液检查(必要时)
□ 冠状动脉造影(必要时)</td><td>□ 心电图(病情加重者)
□ 急诊生化检查：心肌损伤标志物(病情加重者)
□ 腹部超声(必要时)
□ 腰椎穿刺、脑脊液检查(必要时)
□ 冠状动脉造影(必要时)</td></tr>
<tr><td>药物医嘱</td><td>□ 退热药对症治疗
□ 利尿，如呋塞米注射液</td><td>□ 退热药对症治疗
□ 利尿，如呋塞米注射液</td></tr>
<tr><td>处置医嘱</td><td></td><td></td></tr>
<tr><td>主要护理工作</td><td colspan="2">健康宣教</td><td>□ 入院宣教：介绍责任护士，病区环境、设施、规章制度、基础护理服务项目
□ 进行护理安全指导
□ 进行等级护理、活动范围指导
□ 进行饮食指导
□ 进行用药指导
□ 进行关于疾病知识的宣教</td><td>□ 观察体温波动及一般状况
□ 观察药物不良反应(皮疹、胃肠道反应等)</td></tr>
</table>

（续　表）

<table>
<tr><td rowspan="7"></td><td>护理处置</td><td colspan="3">□ 患儿身份核对
□ 佩戴腕带
□ 建立入院病历，通知医师
□ 询问病史，填写护理记录单首页
□ 测量基本生命体征
□ 观察病情
□ 抽血
□ 输液
□ 心理护理与生活护理
□ 妥善固定各种管道
□ 根据评估结果采取相应的护理措施
□ 通知次日检查项目及检查注意事项</td><td colspan="3">□ 测量基本生命体征
□ 观察病情
□ 抽血
□ 输液
□ 心理护理与生活护理
□ 指导并监督患儿治疗与活动
□ 遵医嘱用药
□ 遵医嘱留取标本
□ 根据评估结果采取相应的护理措施
□ 妥善固定各种管道
□ 使用床档</td></tr>
<tr><td>护理评估</td><td colspan="3">□ 一般评估：生命体征、神志、皮肤、药物过敏史等
□ 专科评估：饮食习惯、生活方式、体重、身高、家族史、足背动脉、肤温、指端末梢感觉情况
□ 风险评估：评估有无跌倒、坠床、褥疮、导管滑脱、液体外渗的风险
□ 营养评估
□ 疼痛评估
□ 康复评估</td><td colspan="3">□ 风险评估：评估有无跌倒、坠床、褥疮、导管滑脱、液体外渗的风险</td></tr>
<tr><td>专科护理</td><td colspan="3">□ 监测生命体征，注意出入量变化及有无心律失常
□ 避免不适因素：劳累、紧张等
□ 加强巡视
□ 急性期需卧床休息 1 个月
□ 饮食指导
□ 用药护理
□ 心理护理</td><td colspan="3">□ 监测生命体征，注意出入量变化及有无心律失常
□ 避免不适因素：劳累、紧张等
□ 加强巡视
□ 急性期需卧床休息 1 个月
□ 饮食指导
□ 用药护理
□ 心理护理</td></tr>
<tr><td>饮食指导</td><td colspan="3">□ 根据医嘱通知配餐员准备膳食
□ 协助患儿进餐</td><td colspan="3">□ 协助患儿进餐</td></tr>
<tr><td>活动体位</td><td colspan="3">□ 根据护理等级指导活动</td><td colspan="3">□ 根据护理等级指导活动</td></tr>
<tr><td>洗浴要求</td><td colspan="3">□ 卫生整理：更衣、剪短指甲</td><td colspan="3">□ 协助患儿晨、晚间护理</td></tr>
<tr><td colspan="2">病情变异记录</td><td colspan="3">□ 无　□ 有，原因：
□ 患儿　□ 疾病　□ 医疗
□ 护理　□ 保障　□ 管理</td><td colspan="3">□ 无　□ 有，原因：
□ 患儿　□ 疾病　□ 医疗
□ 护理　□ 保障　□ 管理</td></tr>
<tr><td colspan="2" rowspan="2">护士签名</td><td>白班</td><td>小夜班</td><td>大夜班</td><td>白班</td><td>小夜班</td><td>大夜班</td></tr>
<tr><td></td><td></td><td></td><td></td><td></td><td></td></tr>
<tr><td colspan="2">医师签名</td><td colspan="3"></td><td colspan="3"></td></tr>
</table>

（续　表）

<table>
<tr><td colspan="3">时间</td><td>住院第 3—6 天</td><td>住院第 7 天(出院日)</td></tr>
<tr><td rowspan="5">主要诊疗工作</td><td colspan="2">制度落实</td><td>□ 完成上级医师查房记录
□ 根据送检项目报告,及时向上级医师汇报</td><td>□ 上级医师查房,同意其出院</td></tr>
<tr><td colspan="2">病情评估</td><td>□ 康复评估
□ 评估患儿治疗效果</td><td></td></tr>
<tr><td colspan="2">病历书写</td><td>□ 入院 72 小时完成主诊医师查房记录
□ 完成日常病程记录,详细记录医嘱变动情况(原因和更改内容)</td><td>□ 出院前一天有上级医师指示出院的病程记录
□ 出院后 24 小时内完成出院记录
□ 出院后 24 小时内完成病历首页
□ 开具出院介绍信
□ 开具诊断证明书</td></tr>
<tr><td colspan="2">知情同意</td><td></td><td>□ 出院宣教</td></tr>
<tr><td colspan="2">其他</td><td>□ 密切观察病情变化
□ 检查住院押金使用情况
□ 通知患儿及其家长出院
□ 二级预防教育</td><td>□ 预约门诊复诊时间</td></tr>
<tr><td rowspan="8">重点医嘱</td><td rowspan="4">长期医嘱</td><td>护理医嘱</td><td></td><td>□ 儿科护理常规
□ 二级护理</td></tr>
<tr><td>处置医嘱</td><td></td><td></td></tr>
<tr><td>膳食医嘱</td><td></td><td></td></tr>
<tr><td>药物医嘱</td><td>□ 对并发严重心肌炎患儿可短期使用糖皮质激素
□ 如有感染征象,给予抗菌药物治疗</td><td>□ 停所用长期医嘱</td></tr>
<tr><td rowspan="4">临时医嘱</td><td>检查检验</td><td>□ 血常规、尿常规(必要时可行 24 小时尿蛋白定量检测)
□ 生化检查:包括肝功能、肾功能、电解质、血糖
□ 红细胞沉降率、C 反应蛋白
□ 心脏超声</td><td></td></tr>
<tr><td>药物医嘱</td><td>□ 各种对症处理(必要时)</td><td>□ 出院带药(必要时)</td></tr>
<tr><td>手术医嘱</td><td></td><td></td></tr>
<tr><td>处置医嘱</td><td></td><td>□ 今日出院</td></tr>
<tr><td>主要护理工作</td><td colspan="2">健康宣教</td><td>□ 进行护理安全指导
□ 进行等级护理、活动范围指导
□ 进行饮食指导
□ 进行用药指导
□ 进行关于疾病知识的宣教</td><td>□ 出院健康指导</td></tr>
</table>

（续 表）

<table>
<tr><td rowspan="6"></td><td>护理处置</td><td colspan="3">□ 恢复期心理护理与生活护理
□ 指导并监督患儿恢复期的治疗与活动
□ 输液
□ 遵医嘱用药</td><td colspan="3">□ 核对患儿住院费用
□ 指导患儿家长结账
□ 指导患儿家长取出院带药
□ 取消患儿住院信息
□ 整理床单元</td></tr>
<tr><td>护理评估</td><td colspan="3">□ 一般评估：生命体征、神志、皮肤、药物过敏史等
□ 专科评估：饮食习惯、生活方式、体重、身高、家族史、足背动脉、肤温、指端末梢感觉情况
□ 风险评估：评估有无跌倒、坠床、褥疮、导管滑脱、液体外渗的风险
□ 营养评估
□ 疼痛评估
□ 康复评估</td><td colspan="3">□ 风险评估：评估有无跌倒、坠床、褥疮、导管滑脱、液体外渗的风险</td></tr>
<tr><td>专科护理</td><td colspan="3">□ 皮肤护理
□ 黏膜护理
□ 监测病情
□ 用药护理
□ 心理护理</td><td colspan="3"></td></tr>
<tr><td>饮食指导</td><td colspan="3"></td><td colspan="3"></td></tr>
<tr><td>活动体位</td><td colspan="3">□ 根据护理等级指导活动</td><td colspan="3"></td></tr>
<tr><td>洗浴要求</td><td colspan="3">□ 协助更换病号服</td><td colspan="3"></td></tr>
<tr><td colspan="2">病情变异记录</td><td colspan="3">□ 无 □ 有，原因：
□ 患儿 □ 疾病 □ 医疗
□ 护理 □ 保障 □ 管理</td><td colspan="3">□ 无 □ 有，原因：
□ 患儿 □ 疾病 □ 医疗
□ 护理 □ 保障 □ 管理</td></tr>
<tr><td colspan="2" rowspan="2">护士签名</td><td>白班</td><td>小夜班</td><td>大夜班</td><td>白班</td><td>小夜班</td><td>大夜班</td></tr>
<tr><td></td><td></td><td></td><td></td><td></td><td></td></tr>
<tr><td colspan="2">医师签名</td><td colspan="3"></td><td colspan="3"></td></tr>
</table>

第二节　儿童多发性肌炎和皮肌炎行激素及免疫抑制药等治疗临床路径

一、儿童多发性肌炎和皮肌炎行激素及免疫抑制药等治疗临床路径标准住院流程

（一）适用对象

第一诊断为多发性肌炎和皮肌炎（ICD-10：M33.201 和 M33.101），需入院治疗的患儿。

(二)诊断依据

参考欧洲神经肌肉疾病中心 2004 年提出的诊断标准。

1. 特征性皮疹(皮肌炎):面部上达眼睑的紫红色斑和以眶周为中心的弥漫性紫红色斑(Heliotrope),手背、掌指、指关节伸面鳞状红斑(Gottron 征)。

2. 肌肉症状:肌无力,对称性,近端肌力大于远端肌力,颈屈肌肌力大于颈伸肌力。

3. 血清肌酸激酶升高明显。

4. 肌电图示肌源性损害:典型的“三联征”见于 40%的患儿,为①时限短、小型的多相运动电位;②纤颤电位,正弦波;③插入性激惹和异常的高频放电。

5. 肌活检示肌间血管炎和慢性炎症,表现为炎性细胞(T 细胞)浸润至非坏死肌内膜(多发性肌炎),肌束周萎缩(皮肌炎)。

确诊皮肌炎:临床症状(第 1 项为必备条件)+肌活检。

若缺乏第 1 项,具有其余 4 项中 3 项或 3 项以上,联合肌活检可诊断为多发性肌炎。

(三)选择治疗方案的依据

根据《临床诊疗指南——小儿内科分册》(中华医学会编著,人民卫生出版社)和《诸福棠实用儿科学(第 7 版)》(胡亚美等主编,人民卫生出版社)。

(四)标准住院日

依据多发性肌炎和皮肌炎病情轻重各有不同,一般住院日为 10~14 天。

(五)进入路径标准

1. 第一诊断必须符合多发性肌炎和皮肌炎(ICD-10:M33.201 和 M33.101)。

2. 除外感染相关性肌病、肌营养不良、重症肌无力和其他结缔组织病。

3. 达到住院标准:符合多发性肌炎和皮肌炎诊断标准,并经临床医师判断需要住院治疗。

4. 当患儿同时具有其他系统疾病诊断,如在住院期间不需特殊处理也不影响第一诊断的临床路径流程实施时,可以进入路径。

(六)入院评估

1. 入院后必须进行的检查项目 根据病情需要和入院时的具体情况,临床医师可做适当调整。

(1)血常规、尿常规、粪常规。

(2)生化检查:包括肝功能、肾功能、电解质、血脂、血糖。

(3)红细胞沉降率、C 反应蛋白。

(4)血清肌酶,肌酸激酶。

(5)抗核抗体谱,Jo-1 抗体。

(6)肌活检、肌电图。

2. 根据患儿的病情,必要时可选择的检查项目

(1)类风湿因子、类风湿三项(抗角蛋白抗体、抗核周因子抗体、抗环瓜氨酸多肽抗体)、尿红细胞形态分类计数。

(2)结核三项、结核菌素试验、结核抗体。

(3)各种微生物的痰培养、血培养及其他体液的培养。

(4)心电图,心脏超声。

(5)肝、脾、淋巴结超声检查。

(6)眼科眼底检查。

(7)肺功能、肺 CT 检查。

3. 营养评估　根据《解放军总医院新入院患者营养风险筛查表(NRS-2002)》为新入院患儿进行营养评估,评分≥3 分者给予处置,必要时请营养科医师会诊。

4. 疼痛评估　根据《VAS 评分》实施疼痛评估,评分＞7 分者给予处置,必要时请疼痛科医师会诊。

5. 康复评估　根据《入院患者康复筛查和评估表》,在新入院患儿入院后 24 小时内进行康复筛查和评估。任何一项结果为"是",则请康复科医师会诊。

(七)药物选择与使用时机

抗菌药物应用按照《抗菌药物临床应用指导原则》(卫医发[2004]285 号)执行。结合患儿的细菌学培养及药敏试验结果决定抗菌药物的选择与使用时间。

(八)治疗方案与药物选择

1. 一线治疗　急性期卧床休息,预防寒冷、感染、劳累,避免日光照射,对有吞咽困难和呼吸肌无力者应加强监护。

(1)糖皮质激素:泼尼松 1～2mg/(kg·d),口服;重者可采用甲泼尼龙冲击治疗,15～30mg/(kg·d),每次最大量≤1g,连用 3 天。激素视病情逐渐恢复可逐渐缓慢减量,至最小量维持(5～10mg/d),总疗程 2 年左右。

(2)钙剂和维生素 D。

(3)物理疗法:预防和减少肌萎缩。有计划地逐渐恢复锻炼。

2. 二线治疗　激素耐药、不耐受或存在明显危险因素可能预后不良者,建议及早选用以下免疫抑制药。

(1)免疫抑制药:甲氨蝶呤、环磷酰胺、硫唑嘌呤、环孢素等。

(2)丙种球蛋白静脉注射。

(九)必须复查的检查项目

1. 血常规。

2. 生化检查:包括肝功能、肾功能、电解质、血脂、血糖。

3. 红细胞沉降率、C 反应蛋白。

4. 血清肌酶、肌酸激酶。

(十)出院标准

1. 患儿症状得到改善。

2. 患儿明显的实验室检查异常获得改善。

3. 没有需要住院处理的并发症和(或)合并症。

(十一)变异及原因分析

1. 出现呼吸道、消化道、泌尿系统等感染,导致病情加重或需要增加额外治疗,延长住院时间者,退出本路径。

2. 其他非本病原因导致住院时间延长的,退出本路径。

3. 非第一诊断的合并疾病在住院期间病情加重、延长住院时间的,按相应路径处置,退出本路径。

4. 因严重药物不良反应导致住院时间延长、住院费用增加者,退出本路径。

二、儿童多发性肌炎和皮肌炎行激素及免疫抑制药等治疗临床路径表单

适用对象			第一诊断为多发性肌炎和皮肌炎(ICD-10:M33.201 和 M33.101)的患儿	
患儿基本信息			姓名:____　性别:____　年龄:__　门诊号:____ 住院号:______　过敏史:______ 住院日期:__年__月__日　出院日期:__年__月__日	标准住院日:10～14 天
时间			住院第 1 天	住院第 2—3 天
主要诊疗工作	制度落实		□ 入院 2 小时内经治医师或值班医师完成接诊 □ 入院 24 小时内主管医师查房	□ 根据送检项目报告,及时向上级医师汇报,并给予相应处理 □ 入院 48 小时内主诊医师完成检诊 □ 专科会诊(必要时)
	病情评估		□ 经治医师询问病史及体格检查 □ 营养评估 □ 疼痛评估 □ 康复评估	□ 观察患儿各种症状和体征变化 □ 及时向上级医师汇报送检项目结果,并评估病情 □ 注意防治并发症 □ 主诊医师查房及诊疗评估
	病历书写		□ 入院 8 小时内完成首次病程记录 □ 入院 24 小时内完成入院记录	□ 入院 48 小时内完成主管医师查房记录 □ 入院 72 小时内完成主诊医师查房记录
	知情同意		□ 病情告知 □ 患儿家长签署授权委托书 □ 患儿家长在入院记录单上签字 □ 签署病危病重告知书(病危、病重患儿)	□ 病情告知
	其他			
重点医嘱	长期医嘱	护理医嘱	□ 儿科护理常规 □ 一级护理	
		处置医嘱	□ 有床陪伴 □ 吸氧(必要时) □ 限制活动:卧床或床旁活动 □ 心电监护(中、高危患儿) □ 测血压 □ 记出入量 □ 静脉输液 □ 输液泵 □ 静脉注射	
		膳食医嘱	□ 母乳喂养 □ 婴儿奶 □ 幼儿软食 □ 儿科普食 □ 回民饮食	
		药物医嘱	□ 激素及免疫抑制药、丙种球蛋白 □ 如有感染征象给予抗菌药物治疗	□ 激素及免疫抑制药、丙种球蛋白 □ 如有感染征象给予抗菌药物治疗

（续　表）

<table>
<tr><td rowspan="3"></td><td rowspan="3">临时医嘱</td><td>检查检验</td><td>□ 血常规
□ 尿常规
□ 粪常规＋隐血试验
□ 肝功能、肾功能
□ 三酰甘油
□ 电解质
□ 血糖
□ 血尿酸
□ 血脂
□ 红细胞沉降率
□ C 反应蛋白
□ 血清肌酶
□ 肌酸激酶
□ 抗核抗体
□ Jo-1 抗体
□ 肌活检
□ 肌电图
□ 类风湿因子(必要时)
□ 类风湿三项(抗角蛋白抗体，抗核周因子抗体，抗环瓜氨酸多肽抗体)
□ 尿红细胞形态分类计数(必要时)
□ 结核三项(必要时)
□ 结核菌素试验(必要时)
□ 结核抗体(必要时)
□ 各种微生物的痰培养(必要时)
□ 血培养及其他体液的培养(必要时)
□ 心电图(必要时)
□ 心脏超声(必要时)
□ 肝、脾、淋巴结超声检查(必要时)
□ 眼科眼底检查(必要时)
□ 肺功能检查(必要时)
□ 肺 CT 检查(必要时)</td><td>□ 类风湿因子、类风湿三项(抗角蛋白抗体、抗核周因子抗体、抗环瓜氨酸多肽抗体)、尿红细胞形态分类计数等(必要时)
□ 结核三项、结核菌素试验(必要时)
□ 各种微生物的痰培养、血培养及其他体液的培养(必要时)
□ 肝、脾、淋巴结超声检查(必要时)
□ 心电图，心脏超声检查(必要时)
□ 眼底检查(必要时)
□ 肺功能、肺 CT 检查(必要时)</td></tr>
<tr><td>药物医嘱</td><td>□ 退热药对症治疗
□ 利尿，如呋塞米注射液</td><td>□ 退热药对症治疗
□ 利尿，如呋塞米注射液</td></tr>
<tr><td>处置医嘱</td><td></td><td></td></tr>
<tr><td>主要护理工作</td><td colspan="2">健康宣教</td><td>□ 入院宣教：介绍责任护士，病区环境、设施、规章制度、基础护理服务项目
□ 进行护理安全指导
□ 进行等级护理、活动范围指导
□ 进行饮食指导
□ 进行用药指导
□ 进行关于疾病知识的宣教</td><td></td></tr>
</table>

（续　表）

	护理处置	□ 患儿身份核对 □ 佩戴腕带 □ 建立入院病历，通知医师 □ 询问病史，填写护理记录单首页 □ 测量基本生命体征 □ 观察病情 □ 抽血 □ 输液 □ 心理护理与生活护理 □ 妥善固定各种管道 □ 根据评估结果采取相应的护理措施 □ 通知次日检查项目及检查注意事项			□ 测量基本生命体征 □ 观察病情 □ 抽血 □ 输液 □ 心理护理与生活护理 □ 指导并监督患儿治疗与活动 □ 遵医嘱用药 □ 遵医嘱留取标本 □ 根据评估结果采取相应的护理措施 □ 妥善固定各种管道 □ 使用床档		
	护理评估	□ 一般评估：生命体征、神志、皮肤、药物过敏史等 □ 专科评估：饮食习惯、生活方式、体重、身高、家族史、足背动脉、肤温、指端末梢感觉情况 □ 风险评估：评估有无跌倒、坠床、褥疮、导管滑脱、液体外渗的风险 □ 营养评估 □ 疼痛评估 □ 康复评估			□ 风险评估：评估有无跌倒、坠床、褥疮、导管滑脱、液体外渗的风险		
	专科护理	□ 观察患儿用药疗效及不良反应 □ 饮食护理 □ 口腔护理和皮肤护理 □ 预防继发感染			□ 观察患儿用药疗效及不良反应 □ 饮食护理 □ 口腔护理和皮肤护理 □ 预防继发感染		
	饮食指导	□ 根据医嘱通知配餐员准备膳食 □ 协助患儿进餐			□ 协助患儿进餐		
	活动体位	□ 根据护理等级指导活动			□ 根据护理等级指导活动		
	洗浴要求	□ 卫生整理：更衣、剪短指甲			□ 协助患儿晨、晚间护理		
病情变异记录		□ 无　□ 有，原因： □ 患儿　□ 疾病　□ 医疗 □ 护理　□ 保障　□ 管理			□ 无　□ 有，原因： □ 患儿　□ 疾病　□ 医疗 □ 护理　□ 保障　□ 管理		
护士签名		白班	小夜班	大夜班	白班	小夜班	大夜班
医师签名							

（续　表）

<table>
<tr><td colspan="3">时间</td><td>住院第 4－13 天</td><td>住院第 14 天（出院日）</td></tr>
<tr><td rowspan="5">主要诊疗工作</td><td colspan="2">制度落实</td><td>□ 上级医师查房</td><td>□ 上级医师查房，同意其出院</td></tr>
<tr><td colspan="2">病情评估</td><td>□ 密切观察病情变化
□ 经治医师询问、记录不良主诉及体格检查
□ 评估不良反应的分级及对症处理</td><td>□ 上级医师进行治疗效果、预后和出院评估
□ 自动出院需书面交代病情、告知风险</td></tr>
<tr><td colspan="2">病历书写</td><td>□ 完成上级医师查房记录
□ 完成日常病程记录，详细记录医嘱变动情况（原因和更改内容）</td><td>□ 出院前一天有上级医师指示出院的病程记录
□ 出院后 24 小时内完成出院记录
□ 出院后 24 小时内完成病历首页
□ 开具出院介绍信
□ 开具诊断证明书</td></tr>
<tr><td colspan="2">知情同意</td><td></td><td>□ 出院宣教</td></tr>
<tr><td colspan="2">其他</td><td>□ 密切观察病情变化
□ 检查住院押金使用情况
□ 通知患儿及其家长出院
□ 二级预防教育</td><td>□ 预约门诊复诊时间</td></tr>
<tr><td rowspan="7">重点医嘱</td><td rowspan="4">长期医嘱</td><td>护理医嘱</td><td></td><td>□ 二级护理</td></tr>
<tr><td>处置医嘱</td><td></td><td>□ 停止静脉输液、测血压等处置医嘱</td></tr>
<tr><td>膳食医嘱</td><td></td><td></td></tr>
<tr><td>药物医嘱</td><td>□ 激素及免疫抑制药、丙种球蛋白
□ 如有感染征象给予抗菌药物治疗</td><td>□ 停所用长期医嘱</td></tr>
<tr><td rowspan="3">临时医嘱</td><td>检查检验</td><td>□ 血常规
□ 生化检查：包括肝功能、肾功能、电解质、血脂、血糖
□ 红细胞沉降率、C 反应蛋白
□ 血清肌酶、肌酸激酶</td><td></td></tr>
<tr><td>药物医嘱</td><td>□ 退热等对症处理</td><td>□ 出院带药（必要时）</td></tr>
<tr><td>处置医嘱</td><td>□ 明日出院</td><td>□ 今日出院</td></tr>
<tr><td rowspan="2">主要护理工作</td><td colspan="2">健康宣教</td><td>□ 进行护理安全指导
□ 进行等级护理、活动范围指导
□ 进行饮食指导
□ 进行用药指导
□ 进行关于疾病知识的宣教</td><td>□ 出院健康指导</td></tr>
<tr><td colspan="2">护理处置</td><td>□ 恢复期心理护理与生活护理
□ 指导并监督患儿恢复期的治疗与活动
□ 输液
□ 遵医嘱用药</td><td>□ 核对患儿住院费用
□ 指导患儿家长结账
□ 指导患儿家长取出院带药
□ 取消患儿住院信息
□ 整理床单元</td></tr>
</table>

（续　表）

<table>
<tr><td rowspan="5"></td><td>护理评估</td><td colspan="3">□ 评估有无跌倒、坠床、褥疮、导管滑脱、液体外渗的风险
□ 疼痛评估
□ 评估患儿对疾病、预防、保健方面的能力</td><td colspan="3">□ 评估患儿对疾病、预防、保健方面的能力</td></tr>
<tr><td>专科护理</td><td colspan="3">□ 观察患儿用药疗效及不良反应
□ 饮食护理
□ 口腔护理和皮肤护理
□ 预防继发感染
□ 恢复期护理</td><td colspan="3">□ 康复体疗指导</td></tr>
<tr><td>饮食指导</td><td colspan="3">□ 协助患儿进餐</td><td colspan="3"></td></tr>
<tr><td>活动体位</td><td colspan="3">□ 根据护理等级指导活动</td><td colspan="3"></td></tr>
<tr><td>洗浴要求</td><td colspan="3">□ 协助更换病号服</td><td colspan="3"></td></tr>
<tr><td colspan="2">病情变异记录</td><td colspan="3">□ 无　□ 有，原因：
□ 患儿　□ 疾病　□ 医疗
□ 护理　□ 保障　□ 管理</td><td colspan="3">□ 无　□ 有，原因：
□ 患儿　□ 疾病　□ 医疗
□ 护理　□ 保障　□ 管理</td></tr>
<tr><td colspan="2" rowspan="2">护士签名</td><td>白班</td><td>小夜班</td><td>大夜班</td><td>白班</td><td>小夜班</td><td>大夜班</td></tr>
<tr><td></td><td></td><td></td><td></td><td></td><td></td></tr>
<tr><td colspan="2">医师签名</td><td colspan="3"></td><td colspan="3"></td></tr>
</table>

第三节　儿童过敏性紫癜行免疫治疗临床路径

一、儿童过敏性紫癜行免疫治疗临床路径标准住院流程

（一）适用对象

第一诊断为过敏性紫癜（ICD-10：D69.001），需入院治疗的患儿。

（二）诊断依据

1. 症状

（1）皮肤出现大小不等淡红色或暗红色皮疹，下肢、臀部多见。

（2）可有关节疼痛。

（3）部分患儿有腹痛、血便。

（4）肾受累者可出现血尿、少尿、水肿等症状。

2. 体征

（1）皮肤可见淡红色或暗红色略突出于皮面的紫癜，以下肢和臀部多见。紫癜对称分布，可融合成片，并可伴有血管神经性水肿，如头部、面部、手（足）背部及会阴部。

（2）关节可有肿胀及活动受限，压痛阳性。大关节多见。

（3）腹部压痛阳性，严重者并发肠套叠时可触及腹部包块，并发肠穿孔时可有板状腹。

可参考美国风湿病学会（ACR）1990 年制订的过敏性紫癜的诊断标准：①可触性紫癜；②

发病年龄＜20 岁；③急性腹痛；④组织切片显示小静脉和小动脉周围有中性粒细胞浸润。

上述 4 条标准中，符合 2 条或以上者可诊断为过敏性紫癜。本标准敏感性为 87.1%，特异性为 87.7%。

（三）选择治疗方案的依据

根据《临床诊疗指南——小儿内科分册》（中华医学会编著，人民卫生出版社）和《诸福棠实用儿科学（第 7 版）》（胡亚美等主编，人民卫生出版社）。

（四）标准住院日

依据过敏性紫癜病情轻重各有不同，住院 5～7 天。

（五）进入路径标准

1. 第一诊断必须符合过敏性紫癜（ICD-10：D69.001）。

2. 除外特发性血小板减少性紫癜、外科急腹症、细菌感染及其他结缔组织病。

3. 达到住院标准：符合过敏性紫癜诊断标准，并经临床医师判断需要住院治疗。

4. 当患儿同时具有其他系统疾病诊断，如在住院期间不需特殊处理也不影响第一诊断的临床路径流程实施时，可以进入路径。

（六）入院评估

1. 必须进行的检查项目　根据病情需要和入院时的具体情况，临床医师可做适当调整。

（1）血常规、尿常规（必要时可行 24 小时尿蛋白定量检测）、粪常规（含粪隐血试验）。

（2）生化检查：包括肝功能、肾功能、电解质、血脂、血糖。

（3）红细胞沉降率、C 反应蛋白。

（4）抗链球菌溶血素，咽培养，凝血功能检查。

（5）抗核抗体和类风湿因子检查。

（6）心电图、胸部 X 线片。

2. 根据患儿的病情，必要时可选择的检查项目

（1）有消化道症状者可行腹部 B 超检查。

（2）皮肤活检。

（3）结核三项、结核菌素试验、结核抗体检查。

（4）各种微生物的痰培养、血培养及其他体液的培养。

（5）消化道内镜检查。

（6）肾穿刺检查。

（7）骨与关节 MRI。

3. 营养评估　根据《解放军总医院新入院患者营养风险筛查表（NRS-2002）》为新入院患儿进行营养评估，评分≥3 分者给予处置，必要时请营养科医师会诊。

4. 疼痛评估　根据《VAS 评分》实施疼痛评估，评分＞7 分者给予处置，必要时请疼痛科医师会诊。

5. 康复评估　根据《入院患者康复筛查和评估表》，在新入院患儿入院后 24 小时内进行康复筛查和评估。任何一项结果为“是”，则请康复科医师会诊。

（七）药物选择与使用时机

抗菌药物应用按照《抗菌药物临床应用指导原则》（卫医发[2004]285 号）执行。结合患儿的细菌学培养及药敏试验结果决定抗菌药物的选择与使用时间。

(八)治疗方案与药物选择

1. 治疗　卧床休息，去除过敏原，避免动物蛋白饮食，少渣半流食，有血便者可禁食补液。

2. 抗过敏治疗　西咪替丁 20～40mg/(kg·d)，静脉注射，分 2 次注射，1～2 周后改为口服，维持 1～2 周。消化道症状重者应用激素治疗，氢化可的松 5～10mg/(kg·d)，静脉滴注；或泼尼松 1～2mg/(kg·d)，分次口服。胃肠道症状好转明显且很快消失者可 3～7 天后停用激素。

3. 抗血小板凝集　阿司匹林 3～5mg/(kg·d)，每天 1 次；双嘧达莫 3～5mg/(kg·d)，分次口服。

(九)必须复查的检查项目

1. 血常规、尿常规(必要时可行 24 小时尿蛋白定量检测)。

2. 生化检查：包括肝功能、肾功能、电解质、血糖。

3. 红细胞沉降率、C 反应蛋白。

4. 必要时复查腹部及泌尿系超声。

(十)出院标准

1. 患者症状得到改善。

2. 患者明显的实验室检查异常获得改善。

3. 没有需要住院处理的并发症和(或)合并症。

(十一)变异及原因分析

1. 出现呼吸道、消化道、泌尿系统等感染，导致病情加重或需要增加额外治疗，延长住院时间者，退出本路径。

2. 其他非本病原因导致住院时间延长的，退出本路径。

3. 非第一诊断的合并疾病在住院期间病情加重、延长住院时间的，按相应路径处置，退出本路径。

4. 因严重药物不良反应导致住院时间延长、住院费用增加者，退出本路径。

二、儿童过敏性紫癜行免疫治疗临床路径表单

<table>
<tr><td colspan="2">适用对象</td><td colspan="2">第一诊断为儿童过敏性紫癜(ICD-10：D69.001)的患儿</td></tr>
<tr><td colspan="2">患儿基本信息</td><td>姓名：____　性别：____　年龄：__　门诊号：____
住院号：______　过敏史：______
住院日期：__年__月__日　出院日期：__年__月__日</td><td>标准住院日：5～7 天</td></tr>
<tr><td colspan="2">时间</td><td>住院第 1 天</td><td>住院第 2－3 天</td></tr>
<tr><td rowspan="2">主要诊疗工作</td><td>制度落实</td><td>□ 入院 2 小时内经治医师或值班医师完成接诊
□ 入院 24 小时内主管医师查房</td><td>□ 根据送检项目报告，及时向上级医师汇报，并给予相应处理
□ 入院 48 小时内主诊医师完成检诊
□ 专科会诊(必要时)</td></tr>
<tr><td>病情评估</td><td>□ 经治医师询问病史及体格检查
□ 营养评估
□ 疼痛评估
□ 康复评估</td><td>□ 观察患儿各种症状和体征变化
□ 及时向上级医师汇报送检项目结果，并评估病情
□ 注意防治并发症</td></tr>
</table>

（续　表）

<table>
<tr><td rowspan="3"></td><td colspan="2">病历书写</td><td>□ 入院 8 小时内完成首次病程记录
□ 入院 24 小时内完成入院记录</td><td>□ 入院 48 小时内完成主管医师查房记录
□ 入院 72 小时内完成主诊医师查房记录</td></tr>
<tr><td colspan="2">知情同意</td><td>□ 病情告知
□ 患儿家长签署授权委托书
□ 患儿家长在入院记录单上签字
□ 签署病危病重告知书(病危、病重患儿)</td><td>□ 病情告知</td></tr>
<tr><td colspan="2">其他</td><td>□ 及时通知上级医师检诊</td><td></td></tr>
<tr><td rowspan="5">重点医嘱</td><td rowspan="4">长期医嘱</td><td>护理医嘱</td><td>□ 儿科护理常规
□ 一级护理</td><td></td></tr>
<tr><td>处置医嘱</td><td>□ 吸氧(必要时)
□ 限制活动:卧床或床旁活动
□ 心电监护(中、高危患儿)
□ 测血压
□ 记出入量
□ 静脉输液
□ 输液泵
□ 静脉注射</td><td></td></tr>
<tr><td>膳食医嘱</td><td>□ 禁食动物蛋白
□ 少渣半流食
□ 有血便者禁食,补液</td><td></td></tr>
<tr><td>药物医嘱</td><td>□ 口服维生素 C、阿司匹林
□ 抗过敏治疗
□ 胃肠道症状重者给予激素治疗
□ 对表现为肾病综合征者加用泼尼松、环磷酰胺等治疗</td><td>□ 口服维生素 C、阿司匹林
□ 抗过敏治疗
□ 胃肠道症状重者给予激素治疗
□ 对表现为肾病综合征者加用泼尼松、环磷酰胺等治疗</td></tr>
<tr><td>临时医嘱</td><td>检查检验</td><td>□ 血常规
□ 尿常规(必要时行 24 小时尿蛋白定量检测)
□ 粪常规＋隐血试验
□ 肝功能、肾功能
□ 三酰甘油
□ 电解质
□ 血糖
□ 血尿酸
□ 血脂
□ 红细胞沉降率
□ C 反应蛋白
□ 抗链球菌溶血素 O
□ 咽培养
□ 抗核抗体和类风湿因子
□ 凝血功能
□ 心电图
□ 胸部 X 线片</td><td>□ 腹部 B 超检查(必要时)
□ 各种微生物的痰培养、血培养及其他体液的培养(必要时)
□ 结核三项、结核菌素试验、结核抗体检测(必要时)
□ 皮肤活检(必要时)
□ 消化道内镜检查(必要时)
□ 肾穿刺检查(必要时)
□ 骨与关节 MRI(必要时)</td></tr>
</table>

（续　表）

			□ 有消化道症状者可进行腹部 B 超检查（必要时） □ 皮肤活检（必要时） □ 结核三项（必要时） □ 结核菌素试验（必要时） □ 结核抗体（必要时） □ 各种微生物的痰培养（必要时） □ 血培养及其他体液的培养（必要时） □ 消化道内镜检查（必要时） □ 肾穿刺检查（必要时） □ 骨与关节 MRI（必要时）	
		手术医嘱	□ 有肠穿孔者急诊手术	
		处置医嘱		
主要护理工作	健康宣教		□ 入院宣教：介绍责任护士，病区环境、设施、规章制度、基础护理服务项目 □ 进行护理安全指导 □ 进行等级护理、活动范围指导 □ 进行饮食指导 □ 进行用药指导 □ 进行关于疾病知识的宣教	□ 观察体温波动及一般状况 □ 观察药物不良反应（皮疹、胃肠道反应等）
	护理处置		□ 患儿身份核对 □ 佩戴腕带 □ 建立入院病历，通知医师 □ 询问病史，填写护理记录单首页 □ 测量基本生命体征 □ 观察病情 □ 抽血 □ 输液 □ 心理护理与生活护理 □ 妥善固定各种管道 □ 根据评估结果采取相应的护理措施 □ 通知次日检查项目及检查注意事项	□ 测量基本生命体征 □ 观察病情 □ 抽血 □ 输液 □ 心理护理与生活护理 □ 指导并监督患儿治疗与活动 □ 遵医嘱用药 □ 遵医嘱留取标本 □ 根据评估结果采取相应的护理措施 □ 妥善固定各种管道 □ 使用床档
	护理评估		□ 一般评估：生命体征、神志、皮肤、药物过敏史等 □ 专科评估：饮食习惯、生活方式、体重、身高、家族史、足背动脉、肤温、指端末梢感觉情况 □ 风险评估：评估有无跌倒、坠床、褥疮、导管滑脱、液体外渗的风险 □ 营养评估 □ 疼痛评估 □ 康复评估	□ 风险评估：评估有无跌倒、坠床、褥疮、导管滑脱、液体外渗的风险

（续 表）

	专科护理		□ 饮食护理 □ 腹痛的护理 □ 消化道出血护理 □ 关节肿痛的护理 □ 卧床休息，去除过敏原 □ 用药护理	□ 饮食护理 □ 腹痛的护理 □ 消化道出血护理 □ 关节肿痛的护理 □ 卧床休息，去除过敏原 □ 用药护理
	饮食指导		□ 根据医嘱通知配餐员准备膳食 □ 协助患儿进餐	□ 协助患儿进餐
	活动体位		□ 根据护理等级指导活动	□ 根据护理等级指导活动
	洗浴要求		□ 卫生整理：更衣、剪短指甲	□ 协助患儿晨、晚间护理
病情变异记录			□ 无　□ 有，原因： □ 患儿　□ 疾病　□ 医疗 □ 护理　□ 保障　□ 管理	□ 无　□ 有，原因： □ 患儿　□ 疾病　□ 医疗 □ 护理　□ 保障　□ 管理
护士签名			白班　小夜班　大夜班	白班　小夜班　大夜班
医师签名				
时间			住院第 4－6 天	住院第 7 天（出院日）
主要诊疗工作	制度落实		□ 上级医师查房	□ 上级医师查房，同意其出院
	病情评估		□ 密切观察病情变化 □ 经治医师询问、记录不良主诉及体格检查 □ 评估不良反应的分级及对症处理	□ 上级医师进行治疗效果、预后和出院评估 □ 自动出院需书面交代病情、告知风险
	病历书写		□ 完成上级查房记录 □ 完成日常病程记录，详细记录医嘱变动情况（原因和更改内容）	□ 出院前一天有上级医师指示出院的病程记录 □ 出院后 24 小时内完成出院记录 □ 出院后 24 小时内完成病历首页 □ 开具出院介绍信 □ 开具诊断证明书
	知情同意			□ 出院宣教
	其他		□ 密切观察病情变化 □ 检查住院押金使用情况 □ 通知患儿及其家长出院 □ 二级预防教育	□ 预约门诊复诊时间
重点医嘱	长期医嘱	护理医嘱		
		处置医嘱		
		膳食医嘱		
		药物医嘱	□ 发病时有呼吸道症状者给予抗菌药物治疗 □ 口服维生素 C、阿司匹林 □ 抗过敏治疗 □ 胃肠道症状重者给予激素治疗	□ 停所有长期医嘱

（续　表）

<table>
<tr><td rowspan="4">临时医嘱</td><td></td><td>□ 对表现为肾病综合征者加用泼尼松、环磷酰胺等治疗</td><td colspan="3"></td></tr>
<tr><td>检查检验</td><td>□ 血常规、尿常规（必要时可行 24 小时尿蛋白定量检测）
□ 生化检查：包括肝功能、肾功能、电解质、血糖
□ 红细胞沉降率、C 反应蛋白
□ 必要时复查腹部及泌尿系超声</td><td colspan="3"></td></tr>
<tr><td>药物医嘱</td><td></td><td colspan="3">□ 出院带药（必要时）</td></tr>
<tr><td>处置医嘱</td><td></td><td colspan="3">□ 今日出院</td></tr>
<tr><td rowspan="7">主要护理工作</td><td>健康宣教</td><td>□ 进行护理安全指导
□ 进行等级护理、活动范围指导
□ 进行饮食指导
□ 进行用药指导
□ 进行关于疾病知识的宣教</td><td colspan="3">□ 出院健康指导</td></tr>
<tr><td>护理处置</td><td>□ 恢复期心理护理与生活护理
□ 指导并监督患儿恢复期的治疗与活动
□ 输液
□ 遵医嘱用药</td><td colspan="3">□ 核对患儿住院费用
□ 指导患儿家长结账
□ 指导患儿家长取出院带药
□ 取消患儿住院信息
□ 整理床单元</td></tr>
<tr><td>护理评估</td><td>□ 评估有无跌倒、坠床、褥疮、导管滑脱、液体外渗的风险
□ 疼痛评估
□ 评估病患儿对疾病、预防、保健方面的能力</td><td colspan="3">□ 评估患儿对疾病、预防、保健方面的能力</td></tr>
<tr><td>专科护理</td><td>□ 饮食护理
□ 腹痛的护理
□ 消化道出血护理
□ 关节肿痛的护理
□ 卧床休息，去除过敏原
□ 用药护理</td><td colspan="3">□ 出院指导</td></tr>
<tr><td>饮食指导</td><td>□ 协助患儿进餐</td><td colspan="3"></td></tr>
<tr><td>活动体位</td><td>□ 根据护理等级指导活动</td><td colspan="3"></td></tr>
<tr><td>洗浴要求</td><td>□ 协助更换病号服</td><td colspan="3"></td></tr>
<tr><td colspan="2">病情变异记录</td><td>□ 无　□ 有，原因：
□ 患儿　□ 疾病　□ 医疗
□ 护理　□ 保障　□ 管理</td><td colspan="3">□ 无　□ 有，原因：
□ 患儿　□ 疾病　□ 医疗
□ 护理　□ 保障　□ 管理</td></tr>
<tr><td colspan="2" rowspan="2">护士签名</td><td>白班　｜　小夜班　｜　大夜班</td><td>白班</td><td>小夜班</td><td>大夜班</td></tr>
<tr><td></td><td></td><td></td><td></td></tr>
<tr><td colspan="2">医师签名</td><td></td><td colspan="3"></td></tr>
</table>

第四节　儿童混合性结缔组织病行激素及免疫抑制药治疗临床路径

一、儿童混合性结缔组织病行激素及免疫抑制药治疗临床路径标准住院流程

(一)适用对象

第一诊断为混合性结缔组织病(ICD-10:M35.101),需入院治疗的患儿。

(二)诊断依据

依据典型症状、体征以及实验室检查,同时排除需鉴别的疾病。

1. 症状和体征

(1)皮肤表现:常见皮肤紧绷、增厚,两手肿胀似腊肠样改变。

(2)雷诺现象:可在其他临床表现出现前数年就出现。

(3)关节症状:多关节痛,关节炎。

(4)肌肉症状:近端肌无力和压痛。

(5)肺部症状:早期临床可无症状,少数患儿可见胸腔积液。

(6)食管运动异常:进食发噎或吞咽困难。

(7)心脏改变以心包炎多见,肾受累少见。

(8)其他可有肝、脾、淋巴结肿大,消化系统症状和贫血、血小板减少等。

2. 实验室检查

(1)一般检查:中度贫血、白细胞计数减少及血小板计数减少。红细胞沉降率增快,肌酶升高。

(2)系统受累的表现,如心电图异常,食管造影蠕动减慢,肌电图肌原性损害。

(3)免疫学检查:高滴度的 ANA,斑点型或颗粒型,高滴度的抗 RNP 抗体,抗 Sm 抗体阴性,抗 ds-DNA 抗体阴性。

(三)选择治疗方案的依据

根据《临床诊疗指南——小儿内科分册》(中华医学会编著,人民卫生出版社)和《诸福棠实用儿科学(第 7 版)》(胡亚美等主编,人民卫生出版社)。

(四)标准住院日

依据混合性结缔组织病病情轻重各有不同,病情轻度活动者,住院日为 7～10 天。病情中、重度活动者,住院日为 10～14 天。

(五)进入路径标准

1. 第一诊断必须符合混合性结缔组织病(ICD-10:M35.101)。

2. 除外感染、恶性肿瘤和其他结缔组织病。

3. 达到住院标准:符合混合性结缔组织病诊断标准,并经临床医师判断需要住院治疗。

4. 当患儿同时具有其他系统疾病诊断,如在住院期间不需特殊处理也不影响第一诊断的临床路径流程实施时,可以进入路径。

(六)入院评估

1. 必须进行的检查项目　根据病情需要和入院时的具体情况,临床医师可做适当调整。

(1)血常规、尿常规(必要时可行 24 小时尿蛋白定量检测)、粪常规(含粪隐血试验)。

(2)生化检查:包括肝功能、肾功能、电解质、血脂、血糖。

(3)红细胞沉降率、C 反应蛋白。

(4)免疫球蛋白 IgA、IgG、IgM、IgE,补体 C3 和 C4,蛋白电泳。

(5)抗核抗体谱,抗 RNP 抗体,抗 Sm 抗体,抗 ds-DNA 抗体。

(6)X 线胸片、心电图、心脏超声、腹部超声。

2. 根据患儿的病情,必要时可选择的检查项目

(1)类风湿因子、类风湿三项(抗角蛋白抗体、抗核周因子抗体、抗环瓜氨酸多肽抗体)、尿红细胞形态分类计数。

(2)结核三项、结核菌素试验、结核抗体。

(3)各种微生物的痰培养、血培养及其他体液的培养。

(4)肿瘤标志物。

(5)骨髓检查。

(6)骨与关节 MRI。

(7)肺功能、肺 CT 检查。

(8)PET-CT 扫描。

3. 营养评估　根据《解放军总医院新入院患者营养风险筛查表(NRS-2002)》为新入院患儿进行营养评估,评分≥3 分者给予处置,必要时请营养科医师会诊。

4. 疼痛评估　根据《VAS 评分》实施疼痛评估,评分>7 分者给予处置,必要时请疼痛科医师会诊。

5. 康复评估　根据《入院患者康复筛查和评估表》,在新入院患儿入院后 24 小时内进行康复筛查和评估。任何一项结果为“是”,则请康复科医师会诊。

(七)药物选择与使用时机

抗菌药物使用按照《抗菌药物临床应用指导原则》(卫医发[2004]285 号)执行。结合患儿的细菌学培养及药敏试验结果决定抗菌药物的选择与使用时间。

1. 抗菌药物:患儿如有明确感染灶,针对感染部位及临床特点与体征,经验性选择抗生素给予广谱的抗感染治疗,及时留取病原学检查,后期根据药敏试验结果采取针对性治疗。

2. 增强免疫药物。

3. 护胃药物。

4. 调节水、电解质、酸碱平衡药物:根据患儿检查、检验结果酌情使用。

5. 退热药物。

6. 其他药物:伴随疾病的治疗药物等。

(八)治疗方案与药物选择

根据患儿的病情轻重程度,参考上述方案,采取合理的治疗措施。总体治疗措施与药物疗法类似系统性红斑狼疮。大多数患儿用皮质类固醇治疗效果好,特别是在病程早期。轻度患儿常用水杨酸盐,其他非类固醇消炎药、抗疟药或极小剂量的皮质类固醇即可以控制。

(九)必须复查的检查项目

1. 血常规。

2. 生化检查包括肝功能、肾功能、血脂、电解质、血糖、尿酸。

3. 红细胞沉降率、C 反应蛋白。

4. 尿红细胞形态分类计数等。

(十)出院标准

1. 患儿症状得到改善。

2. 患儿明显的实验室检查异常获得改善。

3. 没有需要住院处理的并发症和(或)合并症。

(十一)变异及原因分析

1. 出现呼吸道、消化道、泌尿系统等感染,导致病情加重或需要增加额外治疗,延长住院时间者,退出本路径。

2. 其他非本病原因导致住院时间延长的,退出本路径。

3. 非第一诊断的合并疾病在住院期间病情加重、延长住院时间的,按相应路径处置,退出本路径。

4. 因严重药物不良反应导致住院时间延长、住院费用增加者,退出本路径。

二、儿童混合性结缔组织病行激素及免疫抑制药治疗临床路径表单

<table>
<tr><td colspan="2">适用对象</td><td colspan="2">第一诊断为儿童混合性结缔组织病(ICD-10:M35.101)的患儿</td></tr>
<tr><td colspan="2">患儿基本信息</td><td>姓名:____ 性别:____ 年龄:__ 门诊号:____
住院号:______ 过敏史:______
住院日期:__年__月__日 出院日期:__年__月__日</td><td>标准住院日:10～14 天</td></tr>
<tr><td colspan="2">时间</td><td>住院第 1 天</td><td>住院第 2－3 天</td></tr>
<tr><td rowspan="5">主要诊疗工作</td><td>制度落实</td><td>□ 入院 2 小时内经治医师或值班医师完成接诊
□ 入院 24 小时内主管医师查房</td><td>□ 根据送检项目报告,及时向上级医师汇报,并给予相应处理
□ 入院 48 小时内主诊医师完成检诊
□ 专科会诊(必要时)</td></tr>
<tr><td>病情评估</td><td>□ 经治医师询问病史及体格检查
□ 营养评估
□ 疼痛评估
□ 康复评估</td><td>□ 观察患儿各种症状和体征变化
□ 及时向上级医师汇报送检项目结果,并评估病情
□ 注意防治并发症</td></tr>
<tr><td>病历书写</td><td>□ 入院 8 小时内完成首次病程记录
□ 入院 24 小时内完成入院记录</td><td>□ 入院 48 小时内完成主管医师查房记录
□ 入院 72 小时内完成主诊医师查房记录</td></tr>
<tr><td>知情同意</td><td>□ 病情告知
□ 患儿家长签署授权委托书
□ 患儿家长在入院记录单上签字
□ 签署病危病重告知书(病危、病重患儿)</td><td>□ 病情告知</td></tr>
<tr><td>其他</td><td>□ 及时通知上级医师检诊</td><td></td></tr>
</table>

（续　表）

重点医嘱	长期医嘱	护理医嘱	□ 儿科护理常规 □ 一级护理	
		处置医嘱	□ 有床陪伴 □ 吸氧(必要时) □ 限制活动:卧床或床旁活动 □ 心电监护(中、高危患儿) □ 测血压 □ 记出入量 □ 静脉输液 □ 输液泵 □ 静脉注射	
		膳食医嘱	□ 婴儿辅食 □ 幼儿软食 □ 儿科普食 □ 回民饮食	
		药物医嘱	□ 激素及免疫抑制药 □ 如有感染征象给予抗菌药物治疗	□ 激素及免疫抑制药 □ 如有感染征象给予抗菌药物治疗
	临时医嘱	检查检验	□ 血常规 □ 尿常规(必要时 24 小时尿蛋白定量检测) □ 粪常规＋粪隐血试验 □ 血生化:肝功能、肾功能、电解质、血糖、血尿酸、血脂 □ 红细胞沉降率 □ C 反应蛋白(CRP) □ 免疫球蛋白、补体、蛋白电泳 □ 抗核抗体谱、抗 RNP 抗体、抗 Sm 抗体、抗 ds-DNA 抗体 □ 心电图 □ 腹部超声 □ 心脏超声 □ 胸部 X 线片 □ 类风湿因子(必要时) □ 类风湿三项(抗角蛋白抗体、抗核周因子抗体,抗环瓜氨酸多肽抗体)(必要时) □ 尿红细胞形态分类计数(必要时) □ 结核三项(必要时) □ 结核菌素试验(必要时) □ 结核抗体检查(必要时) □ 各种微生物的痰培养(必要时) □ 血培养及其他体液的培养(必要时) □ 肿瘤标志物(必要时) □ 骨髓检查(必要时)	□ 如结核三项、结核菌素试验、结核抗体(必要时) □ 类风湿因子、类风湿三项(抗角蛋白抗体、抗核周因子抗体、抗环瓜氨酸多肽抗体) □ 尿红细胞形态分类计数(必要时) □ 各种微生物的痰培养、血培养及其他体液的培养(必要时) □ 肿瘤标志物(必要时) □ 骨髓检查(必要时) □ 骨与关节 MRI(必要时) □ 肺功能、肺 CT、PET-CT 扫描(必要时)

（续　表）

			□ 骨与关节 MRI(必要时) □ 肺功能检查(必要时) □ 肺 CT 扫描(必要时) □ PET-CT 扫描(必要时)	
		药物医嘱	□ 各种对症处理(必要时)	□ 各种对症处理(必要时)
		手术医嘱		
		处置医嘱		
主要护理工作	健康宣教		□ 入院宣教:介绍责任护士,病区环境、设施、规章制度、基础护理服务项目 □ 进行护理安全指导 □ 进行等级护理、活动范围指导 □ 进行饮食指导 □ 进行用药指导 □ 进行关于疾病知识的宣教	□ 基本生活护理和心理护理 □ 康复体疗指导 □ 对中、重度病情活动患儿进行精细的基础护理
	护理处置		□ 患儿身份核对 □ 佩戴腕带 □ 建立入院病历,通知医师 □ 询问病史,填写护理记录单首页 □ 测量基本生命体征 □ 观察病情 □ 抽血 □ 输液 □ 心理护理与生活护理 □ 妥善固定各种管道 □ 根据评估结果采取相应的护理措施 □ 通知次日检查项目及检查注意事项	□ 测量基本生命体征 □ 观察病情 □ 抽血 □ 输液 □ 心理护理与生活护理 □ 指导并监督患儿治疗与活动 □ 遵医嘱用药 □ 遵医嘱留取标本 □ 根据评估结果采取相应的护理措施 □ 妥善固定各种管道 □ 使用床档
	护理评估		□ 一般评估:生命体征、神志、皮肤、药物过敏史等 □ 专科评估:饮食习惯、生活方式、体重、身高、家族史、足背动脉、肤温、指端末梢感觉情况 □ 风险评估:评估有无跌倒、坠床、褥疮、导管滑脱、液体外渗的风险 □ 营养评估 □ 疼痛评估 □ 康复评估	□ 风险评估:评估有无跌倒、坠床、褥疮、导管滑脱、液体外渗的风险
	专科护理		□ 饮食护理 □ 疼痛护理 □ 呼吸道护理 □ 心理护理 □ 预防皮肤感染 □ 硬化皮损的护理	□ 饮食护理 □ 疼痛护理 □ 呼吸道护理 □ 心理护理 □ 预防皮肤感染 □ 硬化皮损的护理

（续　表）

	饮食指导	□ 儿科普食 □ 回民饮食	□ 儿科普食 □ 回民饮食
	活动体位	□ 根据护理等级指导活动	□ 根据护理等级指导活动
	洗浴要求	□ 卫生整理：更衣、剪短指甲	□ 协助患儿晨、晚间护理
病情变异记录		□ 无　□ 有，原因： □ 患儿　□ 疾病　□ 医疗 □ 护理　□ 保障　□ 管理	□ 无　□ 有，原因： □ 患儿　□ 疾病　□ 医疗 □ 护理　□ 保障　□ 管理
护士签名		白班　小夜班　大夜班	白班　小夜班　大夜班
医师签名			
时间		住院第 4－13 天	住院第 14 天（出院日）
主要诊疗工作	制度落实	□ 上级医师查房	□ 上级医师查房，同意其出院
	病情评估	□ 密切观察病情变化 □ 经治医师询问、记录不良主诉及体格检查 □ 评估不良反应的分级及对症处理	□ 上级医师进行治疗效果、预后和出院评估 □ 自动出院需书面交代病情、告知风险
	病历书写	□ 完成上级医师查房记录 □ 完成日常病程记录，详细记录医嘱变动情况（原因和更改内容）	□ 出院前一天有上级医师指示出院的病程记录 □ 出院后 24 小时内完成出院记录 □ 出院后 24 小时内完成病历首页 □ 开具出院介绍信 □ 开具诊断证明书
	知情同意		□ 出院宣教
	其他	□ 密切观察病情变化 □ 检查住院押金使用情况 □ 通知患儿及其家长出院 □ 二级预防教育	□ 预约门诊复诊时间
重点医嘱	长期医嘱　护理医嘱		□ 二级护理
	长期医嘱　处置医嘱		
	长期医嘱　膳食医嘱		
	长期医嘱　药物医嘱		□ 停所用长期医嘱
	临时医嘱　检查检验	□ 血常规 □ 生化检查：包括肝功能、肾功能、血脂、电解质、血糖、尿酸 □ 红细胞沉降率、C 反应蛋白 □ 尿红细胞形态分类计数等	
	临时医嘱　药物医嘱	□ 激素及免疫抑制药 □ 如有感染征象给予抗菌药物治疗	□ 出院带药（必要时）
	临时医嘱　手术医嘱		
	临时医嘱　处置医嘱		□ 今日出院

（续　表）

<table>
<tr><td rowspan="7">主要护理工作</td><td>健康宣教</td><td colspan="3">□ 进行护理安全指导
□ 进行等级护理、活动范围指导
□ 进行饮食指导
□ 进行用药指导
□ 进行关于疾病知识的宣教</td><td colspan="3">□ 出院健康指导</td></tr>
<tr><td>护理处置</td><td colspan="3">□ 恢复期心理护理与生活护理
□ 指导并监督患儿恢复期的治疗与活动
□ 输液
□ 遵医嘱用药</td><td colspan="3">□ 核对患儿住院费用
□ 指导患儿家长结账
□ 指导患儿家长取出院带药
□ 取消患儿住院信息
□ 整理床单元</td></tr>
<tr><td>护理评估</td><td colspan="3">□ 评估有无跌倒、坠床、褥疮、导管滑脱、液体外渗的风险
□ 疼痛评估
□ 评估患儿对疾病、预防、保健方面的能力</td><td colspan="3">□ 评估患儿对疾病、预防、保健方面的能力</td></tr>
<tr><td>专科护理</td><td colspan="3">□ 饮食护理
□ 疼痛护理
□ 呼吸道护理
□ 心理护理
□ 预防皮肤感染
□ 硬化皮损的护理</td><td colspan="3">□ 出院指导</td></tr>
<tr><td>饮食指导</td><td colspan="3">□ 协助患儿进餐</td><td colspan="3"></td></tr>
<tr><td>活动体位</td><td colspan="3">□ 根据护理等级指导活动</td><td colspan="3"></td></tr>
<tr><td>洗浴要求</td><td colspan="3">□ 协助更换病号服</td><td colspan="3"></td></tr>
<tr><td colspan="2">病情变异记录</td><td colspan="3">□ 无　□ 有，原因：
□ 患儿　□ 疾病　□ 医疗
□ 护理　□ 保障　□ 管理</td><td colspan="3">□ 无　□ 有，原因：
□ 患儿　□ 疾病　□ 医疗
□ 护理　□ 保障　□ 管理</td></tr>
<tr><td colspan="2" rowspan="2">护士签名</td><td>白班</td><td>小夜班</td><td>大夜班</td><td>白班</td><td>小夜班</td><td>大夜班</td></tr>
<tr><td></td><td></td><td></td><td></td><td></td><td></td></tr>
<tr><td colspan="2">医师签名</td><td colspan="3"></td><td colspan="3"></td></tr>
</table>

第五节　儿童巨噬细胞活化综合征行激素及免疫抑制药治疗临床路径

一、儿童巨噬细胞活化综合征行激素及免疫抑制药治疗临床路径标准住院流程

（一）适用对象

第一诊断为巨噬细胞活化综合征（ICD-10：D76.103）需入院治疗的患儿。

(二)诊断依据

依据典型临床表现、实验室检查和组织病理学检查诊断。诊断标准可以参考 Ravelli 2002 方案。

1. 临床标准

(1)持续高热,多为稽留热。

(2)肝和(或)脾大,淋巴结肿大。

(3)皮肤、黏膜易出血现象,紫癜、易损伤、黏膜出血,消化道出血。

(4)中枢神经系统功能障碍,嗜睡、烦躁、头痛、抽搐及昏迷。

2. 实验室标准

(1)末梢血白细胞和(或)血小板减低,和(或)贫血,一系或三系计数减低。

(2)血清肝酶增高,谷丙转氨酶、谷草转氨酶、谷氨酰基转肽酶等可快速增高,可有胆红素增高。

(3)凝血功能异常,可有凝血酶原时间、活化部分凝血活酶时间延长,纤维蛋白原降低,纤维蛋白产物(FDP)增加。

(4)血液生化的改变,有三酰甘油、乳酸脱氢酶增高,乳酸脱氢酶可迅速增高且程度较高。

(5)血清铁蛋白明显升高,为特征性改变。

3. 组织学标准　骨髓、淋巴结或肝脾活检发现分化完好的、极度活跃增生的吞噬了血细胞的巨噬细胞。

(三)选择治疗方案的依据

根据《临床诊疗指南——小儿内科分册》(中华医学会编著,人民卫生出版社)和《诸福棠实用儿科学(第 7 版)》(胡亚美等主编,人民卫生出版社)。

巨噬细胞活化综合征是一个重症,有报道病死率达 20%～60%,早期诊断、积极治疗可以极大地改善预后。目前常用的治疗方法如下。

1. 肾上腺皮质激素:甲泼尼龙。

2. 环孢素。

3. 其他治疗还有静脉输注免疫球蛋白(IVIG),应用依托泊苷及血浆置换。

4. 支持、对症治疗。

(四)标准住院日

依据巨噬细胞活化综合征病情轻重各有不同,一般住院时间为 10～14 天。

(五)进入路径标准

1. 第一诊断必须符合巨噬细胞活化综合征(ICD-10:D76.103)。

2. 除外 EB 病毒感染相关性吞噬血细胞综合征,原发病的活动和复发,继发感染,药物的不良反应等不纳入本路径。

3. 达到住院标准:符合巨噬细胞活化综合征诊断标准,并经临床医师判断需要住院治疗。

4. 当患儿同时具有其他系统疾病诊断,如在住院期间不需特殊处理也不影响第一诊断的临床路径流程实施时,可以进入路径。

(六)入院评估

1. 必须进行的检查项目　根据病情需要和入院时的具体情况,临床医师可做适当调整。

(1)血常规、尿常规(必要时可行 24 小时尿蛋白定量检测)、粪常规(含粪隐血试验)。

(2)生化检查包括肝功能、肾功能、电解质、血脂、血糖。

(3)红细胞沉降率、C反应蛋白。

(4)血清铁蛋白。

(5)凝血功能检测,凝血酶原时间、活化部分凝血活酶时间、纤维蛋白产物、D-二聚体、纤维蛋白原等。

(6)X线胸片、心电图。

(7)肝、脾、淋巴结、骨髓组织学检查。

2. 根据患儿的病情,必要时可选择的检查项目

(1)各种微生物的痰培养、血培养及其他体液的培养。

(2)输血相关检查。

(3)相关影像学检查。

3. 营养评估　根据《解放军总医院新入院患者营养风险筛查表(NRS-2002)》为新入院患儿进行营养评估,评分≥3分者给予处置,必要时请营养科医师会诊。

4. 疼痛评估　根据《VAS评分》实施疼痛评估,评分>7分者给予处置,必要时请疼痛科医师会诊。

5. 康复评估　根据《入院患者康复筛查和评估表》,在新入院患儿入院后24小时内进行康复筛查和评估。任何一项结果为"是",则请康复科医师会诊。

(七)药物选择与使用时机

抗菌药物使用按照《抗菌药物临床应用指导原则》(卫医发[2004]285号)执行。结合患儿的细菌学培养及药敏试验结果决定抗菌药物的选择与使用时间。

(八)治疗方案与药物选择

根据患儿的病情轻重程度,参考上述方案,采取合理的治疗措施。

(九)必须复查的检查项目

1. 血常规、尿常规。

2. 生化检查包括肝功能、肾功能、电解质、血糖。

3. 红细胞沉降率、C反应蛋白。

4. 必要时复查骨髓细胞学检查。

(十)出院标准

1. 患儿症状得到改善。

2. 患儿明显的实验室检查异常获得改善。

3. 没有需要住院处理的并发症和(或)合并症。

(十一)变异及原因分析

1. 出现呼吸道、消化道、泌尿系统等感染,导致病情加重或需要增加额外治疗,延长住院时间者,退出本路径。

2. 其他非本病原因导致住院时间延长的,退出本路径。

3. 非第一诊断的合并疾病在住院期间病情加重、延长住院时间的,按相应路径处置,退出本路径。

4. 因严重药物不良反应导致住院时间延长、住院费用增加者,退出本路径。

二、儿童巨噬细胞活化综合征行激素及免疫抑制药治疗临床路径表单

<table>
<tr><td colspan="3">适用对象</td><td colspan="2">第一诊断为儿童巨噬细胞活化综合征(ICD-10:D76.103)的患儿</td></tr>
<tr><td colspan="3">患儿基本信息</td><td>姓名:____　性别:____　年龄:__　门诊号:____
住院号:______　过敏史:______
住院日期:__年__月__日　出院日期:__年__月__日</td><td>标准住院日:10～14 天</td></tr>
<tr><td colspan="3">时间</td><td>住院第 1 天</td><td>住院第 2—3 天</td></tr>
<tr><td rowspan="5">主要诊疗工作</td><td colspan="2">制度落实</td><td>□ 入院 2 小时内经治医师或值班医师完成接诊
□ 入院 24 小时内主管医师查房</td><td>□ 根据送检项目报告,及时向上级医师汇报,并给予相应处理
□ 入院 48 小时内主诊医师完成检诊
□ 专科会诊(必要时)</td></tr>
<tr><td colspan="2">病情评估</td><td>□ 经治医师询问病史及体格检查
□ 营养评估
□ 疼痛评估
□ 康复评估</td><td>□ 观察患儿各种症状和体征变化
□ 对患儿进行坚持治疗和预防复发的宣教</td></tr>
<tr><td colspan="2">病历书写</td><td>□ 入院 8 小时内完成首次病程记录
□ 入院 24 小时内完成入院记录</td><td>□ 入院 48 小时内完成主管医师查房记录
□ 入院 72 小时内完成主诊医师查房记录</td></tr>
<tr><td colspan="2">知情同意</td><td>□ 病情告知
□ 患儿家长签署授权委托书
□ 患儿家长在入院记录单上签字
□ 签署病危病重告知书(病危、病重患儿)</td><td>□ 病情告知</td></tr>
<tr><td colspan="2">其他</td><td>□ 及时通知上级医师检诊</td><td></td></tr>
<tr><td rowspan="4">重点医嘱</td><td rowspan="4">长期医嘱</td><td>护理医嘱</td><td>□ 儿科护理常规
□ 一级护理</td><td></td></tr>
<tr><td>处置医嘱</td><td>□ 有床陪伴
□ 吸氧(必要时)
□ 限制活动:卧床或床旁活动
□ 心电监护(中、高危患儿)
□ 测血压
□ 记出入量
□ 静脉输液
□ 输液泵
□ 静脉注射</td><td></td></tr>
<tr><td>膳食医嘱</td><td>□ 母乳喂养
□ 婴儿辅食
□ 幼儿软食
□ 儿科普食
□ 回民饮食</td><td></td></tr>
<tr><td>药物医嘱</td><td>□ 激素及免疫抑制药
□ 如有感染征象给予抗菌药物治疗
□ 支持对症治疗</td><td>□ 激素及免疫抑制药
□ 如有感染征象给予抗菌药物治疗
□ 支持对症治疗</td></tr>
</table>

（续　表）

<table>
<tr><td rowspan="4"></td><td rowspan="4">临时医嘱</td><td>检查检验</td><td>□ 血常规
□ 尿常规
□ 粪常规＋粪隐血试验
□ 肝功能、肾功能
□ 三酰甘油
□ 电解质
□ 血糖
□ 血尿酸
□ 血脂
□ 红细胞沉降率
□ C反应蛋白
□ 血清铁蛋白
□ 凝血功能
□ 肝、脾、淋巴结、骨髓组织学检查
□ 心电图
□ 胸部正位X线片
□ 各种微生物的痰培养（必要时）
□ 血培养及其他体液的培养（必要时）
□ 输血相关检查（必要时）
□ 相关影像学检查（必要时）</td><td>□ 各种微生物的痰培养、血培养及其他体液的培养（必要时）
□ 输血相关检查（必要时）
□ 相关影像学检查（必要时）</td></tr>
<tr><td>药物医嘱</td><td></td><td></td></tr>
<tr><td>手术医嘱</td><td></td><td></td></tr>
<tr><td>处置医嘱</td><td></td><td></td></tr>
<tr><td rowspan="2">主要护理工作</td><td colspan="2">健康宣教</td><td>□ 入院宣教：介绍责任护士，病区环境、设施、规章制度、基础护理服务项目
□ 进行护理安全指导
□ 进行等级护理、活动范围指导
□ 进行饮食指导
□ 进行用药指导
□ 进行关于疾病知识的宣教</td><td></td></tr>
<tr><td colspan="2">护理处置</td><td>□ 患儿身份核对
□ 佩戴腕带
□ 建立入院病历，通知医师
□ 询问病史，填写护理记录单首页
□ 测量基本生命体征
□ 观察病情
□ 抽血
□ 输液
□ 心理护理与生活护理
□ 妥善固定各种管道
□ 根据评估结果采取相应的护理措施
□ 通知次日检查项目及检查注意事项</td><td>□ 测量基本生命体征
□ 观察病情
□ 抽血
□ 输液
□ 心理护理与生活护理
□ 指导并监督患儿治疗与活动
□ 遵医嘱用药
□ 遵医嘱留取标本
□ 根据评估结果采取相应的护理措施
□ 妥善固定各种管道
□ 使用床档</td></tr>
</table>

（续　表）

	护理评估	□ 协助患儿及家长办理入院手续 □ 入院宣教:病区环境、负责的主要医护人员 □ 疾病相关知识宣教 □ 根据医嘱完成相关检查、化验项目 □ 完成护理记录	□ 基本生活护理和心理护理 □ 康复体疗指导 □ 对中、重度病情活动患儿进行精细的基础护理 □ 观察患儿用药疗效及不良反应
	专科护理	□ 皮肤护理 □ 保持呼吸道通畅 □ 用药护理	□ 皮肤护理 □ 保持呼吸道通畅 □ 用药护理
	饮食指导	□ 根据医嘱通知配餐员准备膳食 □ 协助患儿进餐	□ 协助患儿进餐
	活动体位	□ 根据护理等级指导活动	□ 根据护理等级指导活动
	洗浴要求	□ 卫生整理:更衣、剪短指甲	□ 协助患儿晨、晚间护理
病情变异记录		□ 无　□ 有,原因: □ 患儿　□ 疾病　□ 医疗 □ 护理　□ 保障　□ 管理	□ 无　□ 有,原因: □ 患儿　□ 疾病　□ 医疗 □ 护理　□ 保障　□ 管理
护士签名		白班　小夜班　大夜班	白班　小夜班　大夜班
医师签名			
时间		住院第 4－13 天	住院第 14 天(出院日)
主要诊疗工作	制度落实	□ 上级医师查房	□ 上级医师查房,同意其出院
	病情评估	□ 密切观察病情变化 □ 经治医师询问、记录不良主诉及体格检查 □ 评估不良反应的分级及对症处理	□ 上级医师进行治疗效果、预后和出院评估 □ 自动出院需书面交代病情、告知风险
	病历书写	□ 完成上级医师查房记录 □ 完成日常病程记录,详细记录医嘱变动情况(原因和更改内容)	□ 出院前一天有上级医师指示出院的病程记录 □ 出院后 24 小时内完成出院记录 □ 出院后 24 小时内完成病历首页 □ 开具出院介绍信 □ 开具诊断证明书
	知情同意		□ 出院宣教
	其他	□ 密切观察病情变化 □ 检查住院押金使用情况 □ 通知患儿及其家长出院 □ 二级预防教育	□ 预约门诊复诊时间

（续　表）

<table>
<tr><td rowspan="8">重点医嘱</td><td rowspan="4">长期医嘱</td><td>护理医嘱</td><td colspan="3"></td><td colspan="3">□ 二级护理</td></tr>
<tr><td>处置医嘱</td><td colspan="3"></td><td colspan="3"></td></tr>
<tr><td>膳食医嘱</td><td colspan="3"></td><td colspan="3"></td></tr>
<tr><td>药物医嘱</td><td colspan="3">□ 各种对症处理(必要时)</td><td colspan="3">□ 停所用长期医嘱</td></tr>
<tr><td rowspan="3">临时医嘱</td><td>检查检验</td><td colspan="3">□ 血常规、尿常规
□ 生化检查:包括肝功能、肾功能、电解质、血糖
□ 红细胞沉降率、C 反应蛋白
□ 必要时复查骨髓细胞学检查</td><td colspan="3"></td></tr>
<tr><td>药物医嘱</td><td colspan="3"></td><td colspan="3">□ 出院带药(必要时)</td></tr>
<tr><td>处置医嘱</td><td colspan="3"></td><td colspan="3">□ 今日出院</td></tr>
<tr style="display:none"></tr>
<tr><td rowspan="8">主要护理工作</td><td colspan="2">健康宣教</td><td colspan="3"></td><td colspan="3"></td></tr>
<tr><td colspan="2">护理处置</td><td colspan="3">□ 恢复期心理护理与生活护理
□ 指导并监督患儿恢复期的治疗与活动
□ 输液
□ 遵医嘱用药</td><td colspan="3">□ 核对患儿住院费用
□ 指导患儿家长结账
□ 指导患儿家长取出院带药
□ 取消患儿住院信息
□ 整理床单元</td></tr>
<tr><td colspan="2">护理评估</td><td colspan="3">□ 评估有无跌倒、坠床、褥疮、导管滑脱、液体外渗的风险
□ 疼痛评估
□ 评估患儿对疾病、预防、保健方面的能力</td><td colspan="3">□ 评估患儿对疾病、预防、保健方面的能力</td></tr>
<tr><td colspan="2">专科护理</td><td colspan="3">□ 皮肤护理
□ 保持呼吸道通畅
□ 用药护理</td><td colspan="3">□ 出院指导</td></tr>
<tr><td colspan="2">饮食指导</td><td colspan="3">□ 协助患儿进餐</td><td colspan="3"></td></tr>
<tr><td colspan="2">活动体位</td><td colspan="3">□ 根据护理等级指导活动</td><td colspan="3"></td></tr>
<tr><td colspan="2">洗浴要求</td><td colspan="3">□ 协助更换病号服</td><td colspan="3"></td></tr>
<tr style="display:none"></tr>
<tr><td colspan="3">病情变异记录</td><td colspan="3">□ 无　□ 有,原因:
□ 患儿　□ 疾病　□ 医疗
□ 护理　□ 保障　□ 管理</td><td colspan="3">□ 无　□ 有,原因:
□ 患儿　□ 疾病　□ 医疗
□ 护理　□ 保障　□ 管理</td></tr>
<tr><td colspan="3" rowspan="2">护士签名</td><td>白班</td><td>小夜班</td><td>大夜班</td><td>白班</td><td>小夜班</td><td>大夜班</td></tr>
<tr><td></td><td></td><td></td><td></td><td></td><td></td></tr>
<tr><td colspan="3">医师签名</td><td colspan="3"></td><td colspan="3"></td></tr>
</table>

第六节 儿童系统性红斑狼疮(SLE)行激素及免疫抑制药治疗临床路径

一、儿童系统性红斑狼疮行激素及免疫抑制药治疗临床路径标准住院流程

(一)适用对象

第一诊断为系统性红斑狼疮(SLE)(ICD-10:M32.901)需入院治疗的患儿。

(二)诊断依据

参考美国风湿病学会(ACR)1997 年推荐的 SLE 分类标准见表 6-1。

表 6-1 ACR 1997 年推荐的 SLE 分类标准

1. 颊部红斑:固定红斑,扁平或高起,在两颧突出部位
2. 盘状红斑:片状高起于皮肤的红斑,黏附有角质脱屑和毛囊栓;陈旧病变可发生萎缩性瘢痕
3. 光过敏:对日光有明显的反应,引起皮疹,从病史中得知或医师观察到
4. 口腔溃疡:经医师观察到的口腔或鼻咽部溃疡,一般为无痛性
5. 关节炎:非侵蚀性关节炎,累及 2 个或更多外周关节,有压痛、肿胀或积液
6. 浆膜炎:胸膜炎或心包炎
7. 肾病变:尿蛋白>0.5g/24h 或(卌),或管型(红细胞、血红蛋白、颗粒或混合管型)
8. 神经病变:癫痫发作或精神病,除外药物或已知的代谢紊乱
9. 血液学疾病:溶血性贫血或白细胞减少,或淋巴细胞减少,或血小板减少
10. 免疫学异常:抗 ds-DNA 抗体阳性,或抗 Sm 抗体阳性,或抗磷脂抗体阳性(包括抗心磷脂抗体或狼疮抗凝物、或至少持续 6 个月的梅毒血清试验假阳性,三者中具备一项阳性)
11. 抗核抗体:在任何时候和未用药物诱发“药物性狼疮”的情况下,抗核抗体滴度异常

满足表 6-1 中 4 项及 4 项以上者,在除外感染、肿瘤和其他结缔组织病后,可诊断为 SLE。患儿病情的初始或许不具备分类标准中的 4 条,随着病情的进展方出现其他项目的表现。

按照上述分类标准符合 SLE 的患儿,再根据 SLE 病情活动性指数(SLEDAI)(表 6-2)进一步评估疾病活动性。

轻型狼疮:SLEDAI 积分<10,代表临床稳定且无明显内脏损害。

中度活动型狼疮:SLEDAI 积分 10~14,代表有重要脏器累及且需要积极治疗。

重型狼疮:SLEDAI 积分>15,代表狼疮累及重要脏器,程度较重。

狼疮危象:是指急性的危及生命的重症 SLE,包括急进性狼疮肾炎、严重的中枢神经系统损害、严重的溶血性贫血、血小板减少性紫癜、粒细胞缺乏症、严重心脏损害、严重狼疮性肺炎或肺出血、严重狼疮性肝炎、严重的血管炎等。

(三)选择治疗方案的依据

根据《临床诊疗指南——小儿内科分册》(中华医学会编著,人民卫生出版社)和《诸福棠实用儿科学(第 7 版)》(胡亚美等主编,人民卫生出版社)。

表 6-2　SLEDAI 积分表

项目	积分	项目	积分	项目	积分
癫痫	8	精神病	8	器质性脑病	8
视觉异常	8	脑神经病变	8	狼疮性头痛	8
脑血管意外	8	血管炎	8	关节炎	4
肌炎	4	管型尿	4	血尿	4
蛋白尿	4	脓尿	4	新发红斑	2
脱发	2	黏膜溃疡	2	胸膜炎	2
心包炎	2	低补体血症	2	DNA 抗体滴度增高	2
发热	1	血小板减少	1	白细胞减少	1

(四)标准住院日

依据狼疮病情轻重各有不同，病情轻度活动者，住院日为 7～14 天；病情中、重度活动者，住院日为 14～21 天。

(五)进入路径标准

1. 第一诊断必须符合系统性红斑狼疮(ICD-10：M32.901)。

2. 除外感染、恶性肿瘤和其他结缔组织病；系统性红斑狼疮合并类风湿关节炎、皮肌炎、多发性肌炎、系统性硬化病等其他结缔组织病需要额外处理时，不纳入本路径。

3. 达到住院标准：符合系统性红斑狼疮诊断标准，并经临床医师判断需要住院治疗。

4. 当患儿同时具有其他系统疾病诊断，如在住院期间不需特殊处理也不影响第一诊断的临床路径流程实施时，可以进入路径。

(六)入院评估

1. 必须进行的检查项目　根据病情需要和入院时的具体情况，临床医师可做适当调整。

(1)血常规、尿常规(必要时可行 24 小时尿蛋白定量检测)、粪常规(含粪隐血试验)。

(2)生化检查：包括肝功能、肾功能、电解质、血脂、血糖。

(3)红细胞沉降率、C 反应蛋白。

(4)免疫球蛋白 IgA、IgG、IgM、IgE，补体 C3 和 C4，蛋白电泳。

(5)抗核抗体谱(抗 ds-DNA 抗体、抗 Sm 抗体)，抗磷脂抗体。

(6)X 线胸片、心电图、心脏超声、腹部超声。

2. 根据患儿的病情，必要时可选择的检查项目

(1)类风湿因子、类风湿三项(抗角蛋白抗体、抗核周因子抗体、抗环瓜氨酸多肽抗体)、尿红细胞形态分类计数。

(2)结核三项、结核菌素试验、结核抗体检查。

(3)各种微生物的痰培养、血培养及其他体液的培养。

(4)肿瘤标志物。

(5)骨髓检查。

(6)骨与关节 MRI。

(7)肺 CT 扫描。

(8)脑 CT 扫描。

3. 营养评估　根据《解放军总医院新入院患者营养风险筛查表(NRS-2002)》为新入院患

儿进行营养评估，评分≥3 分者给予处置，必要时请营养科医师会诊。

4. *疼痛评估*　根据《VAS 评分》实施疼痛评估，评分>7 分者给予处置，必要时请疼痛科医师会诊。

5. *康复评估*　根据《入院患者康复筛查和评估表》，在新入院患儿入院后 24 小时内进行康复筛查和评估。任何一项结果为“是”，则请康复科医师会诊。

（七）药物选择与使用时机

抗菌药物使用按照《抗菌药物临床应用指导原则》（卫医发[2004]285 号）执行。结合患儿的细菌学培养及药敏试验结果决定抗菌药物的选择与使用时间。

（八）治疗方案与药物选择

1. 一般处理：注意休息，避免日光照射，预防感染。避免使用磺胺类、青霉素类药物。
2. 非甾体抗炎药：用于发热、关节炎等对症治疗，羟氯喹用于皮肤病变。
3. 肾上腺皮质激素：泼尼松，泼尼松龙。
4. 免疫抑制药：环磷酰胺、硫唑嘌呤、环孢素、甲氨蝶呤等。
5. 大剂量丙种球蛋白静脉注射治疗。
6. 血浆置换、干细胞移植等。
7. 支持对症治疗。

（九）必须复查的检查项目

1. 血常规、尿常规（必要时可行 24 小时尿蛋白定量检测）。
2. 生化检查包括肝功能、肾功能、电解质、血脂、血糖。
3. 红细胞沉降率、C 反应蛋白。
4. 免疫球蛋白 IgA、IgG、IgM、IgE，补体 C3 和 C4，蛋白电泳。
5. 必要时复查心脏超声。

（十）出院标准

1. 患儿症状得到改善。
2. 患儿明显的实验室检查异常获得改善。
3. 没有需要住院处理的并发症和（或）合并症。

（十一）变异及原因分析

1. 出现呼吸道、消化道、泌尿系统等感染，导致病情加重或需要增加额外治疗，延长住院时间者，退出本路径。
2. 其他非本病原因导致住院时间延长的，退出本路径。
3. 非第一诊断的合并疾病在住院期间病情加重、延长住院时间的，按相应路径处置，退出本路径。
4. 因严重药物不良反应导致住院时间延长、住院费用增加者，退出本路径。

二、系统性红斑狼疮行激素及免疫抑制药治疗临床路径表单

<table>
<tr><td colspan="3">适用对象</td><td colspan="2">第一诊断为系统性红斑狼疮(ICD-10:M32.901)的患儿</td></tr>
<tr><td colspan="3">患儿基本信息</td><td>姓名:____ 性别:___ 年龄:__ 门诊号:___
住院号:______ 过敏史:______
住院日期:__年__月__日 出院日期:__年__月__日</td><td>标准住院日:7～14 天</td></tr>
<tr><td colspan="3">时间</td><td>住院第 1 天</td><td>住院第 2－3 天</td></tr>
<tr><td rowspan="5">主要诊疗工作</td><td colspan="2">制度落实</td><td>□ 入院 2 小时内经治医师或值班医师完成接诊
□ 入院 24 小时内主管医师查房</td><td>□ 根据送检项目报告,及时向上级医师汇报,并给予相应处理
□ 入院 48 小时内主诊医师完成检诊
□ 主管医师查房</td></tr>
<tr><td colspan="2">病情评估</td><td>□ 经治医师询问病史及体格检查
□ 营养评估
□ 疼痛评估
□ 康复评估</td><td>□ 观察患儿各种症状和体征变化
□ 及时向上级医师汇报送检项目结果,并评估病情
□ 注意防治并发症</td></tr>
<tr><td colspan="2">病历书写</td><td>□ 入院 8 小时内完成首次病程记录
□ 入院 24 小时内完成入院记录</td><td>□ 入院 48 小时内完成主管医师查房记录
□ 入院 72 小时内完成主诊医师查房记录</td></tr>
<tr><td colspan="2">知情同意</td><td>□ 病情告知
□ 患儿家长签署授权委托书
□ 患儿家长在入院记录单上签字
□ 签署病危病重告知书(病危、病重患儿)</td><td>□ 病情告知</td></tr>
<tr><td colspan="2">其他</td><td>□ 及时通知上级医师检诊</td><td></td></tr>
<tr><td rowspan="4">重点医嘱</td><td rowspan="4">长期医嘱</td><td>护理医嘱</td><td>□ 儿科护理常规
□ 一级护理</td><td></td></tr>
<tr><td>处置医嘱</td><td>□ 有床陪伴
□ 吸氧(必要时)
□ 限制活动:卧床或床旁活动
□ 心电监护(中、高危患儿)
□ 测血压
□ 记出入量
□ 静脉输液
□ 输液泵
□ 静脉注射</td><td></td></tr>
<tr><td>膳食医嘱</td><td>□ 儿科普食
□ 回民饮食
□ 低盐低脂优质蛋白饮食</td><td></td></tr>
<tr><td>药物医嘱</td><td>□ 激素及免疫抑制药
□ 如有感染征象给予抗菌药物治疗
□ 支持对症治疗</td><td>□ 激素及免疫抑制药
□ 如有感染征象给予抗菌药物治疗
□ 支持对症治疗</td></tr>
</table>

（续　表）

临时医嘱	检查检验	□ 血常规 □ 尿常规 □ 粪常规＋粪隐血试验 □ 生化检查：肝功能、肾功能、三酰甘油、电解质、血糖、血尿酸 □ 红细胞沉降率 □ C 反应蛋白(CRP) □ 免疫球蛋白、补体、蛋白电泳 □ 抗核抗体谱 □ 抗心磷脂抗体 □ 心电图 □ 心脏超声 □ 腹部超声 □ X 线胸片 □ 类风湿因子(必要时) □ 类风湿三项(抗角蛋白抗体、抗核周因子抗体、抗环瓜氨酸多肽抗体)(必要时) □ 尿红细胞形态分类计数(必要时) □ 结核三项(必要时) □ 结核菌素试验(必要时) □ 结核抗体(必要时) □ 各种微生物的痰培养、血培养及其他体液的培养(必要时) □ 肿瘤标志物(必要时) □ 骨髓检查(必要时) □ 骨与关节 MRI(必要时) □ 肺 CT 扫描(必要时) □ 脑 CT 扫描(必要时)	□ 类风湿因子、类风湿三项(抗角蛋白抗体、抗核周因子抗体、抗环瓜氨酸多肽抗体)、尿红细胞形态分类计数(必要时) □ 结核三项、结核菌素试验、结核抗体(必要时) □ 各种微生物的痰培养、血培养及其他体液的培养(必要时) □ 肿瘤标志物(必要时) □ 骨髓检查(必要时) □ 骨关节、肺、脑 CT 或 MRI，和(或)骨髓穿刺(必要时)
	药物医嘱		□ 盐酸利多卡因(必要时)
	手术医嘱		
	处置医嘱		□ 骨髓穿刺术
主要护理工作	健康宣教	□ 入院宣教：介绍责任护士，病区环境、设施、规章制度、基础护理服务项目 □ 进行护理安全指导 □ 进行等级护理、活动范围指导 □ 进行饮食指导 □ 进行用药指导 □ 进行关于疾病知识的宣教	□ 基本生活护理和心理护理 □ 康复体疗指导 □ 对中、重度病情活动患儿进行精细的基础护理

（续 表）

<table>
<tr><td rowspan="7"></td><td>护理处置</td><td colspan="3">☐ 患儿身份核对
☐ 佩戴腕带
☐ 建立入院病历，通知医师
☐ 询问病史，填写护理记录单首页
☐ 测量基本生命体征
☐ 观察病情
☐ 抽血
☐ 输液
☐ 心理护理与生活护理
☐ 妥善固定各种管道
☐ 根据评估结果采取相应的护理措施
☐ 通知次日检查项目及检查注意事项</td><td colspan="3">☐ 测量基本生命体征
☐ 观察病情
☐ 抽血
☐ 输液
☐ 心理护理与生活护理
☐ 指导并监督患儿治疗与活动
☐ 遵医嘱用药
☐ 遵医嘱留取标本
☐ 根据评估结果采取相应的护理措施
☐ 妥善固定各种管道
☐ 使用床档</td></tr>
<tr><td>护理评估</td><td colspan="3">☐ 一般评估：生命体征、神志、皮肤、药物过敏史等
☐ 专科评估：饮食习惯、生活方式、体重、身高、家族史、足背动脉、肤温、指端末梢感觉情况
☐ 风险评估：评估有无跌倒、坠床、褥疮、导管滑脱、液体外渗的风险
☐ 营养评估
☐ 疼痛评估
☐ 康复评估</td><td colspan="3">☐ 风险评估：评估有无跌倒、坠床、褥疮、导管滑脱、液体外渗的风险</td></tr>
<tr><td>专科护理</td><td colspan="3">☐ 糖皮质激素等药物的用药护理
☐ 饮食护理
☐ 监测血压，记录出入量（狼疮肾炎患儿）
☐ 加强饮水，观察尿色、尿量（应用环磷酰胺时）
☐ 吸氧、吸痰（必要时）</td><td colspan="3"></td></tr>
<tr><td>饮食指导</td><td colspan="3">☐ 根据医嘱通知配餐员准备膳食
☐ 协助患儿进餐</td><td colspan="3">☐ 协助患儿进餐</td></tr>
<tr><td>活动体位</td><td colspan="3">☐ 根据护理等级指导活动</td><td colspan="3">☐ 根据护理等级指导活动</td></tr>
<tr><td>洗浴要求</td><td colspan="3">☐ 卫生整理：更衣、剪短指甲</td><td colspan="3">☐ 协助患儿晨、晚间护理</td></tr>
<tr><td></td><td colspan="3"></td><td colspan="3"></td></tr>
<tr><td colspan="2">病情变异记录</td><td colspan="3">☐ 无 ☐ 有，原因：
☐ 患儿 ☐ 疾病 ☐ 医疗
☐ 护理 ☐ 保障 ☐ 管理</td><td colspan="3">☐ 无 ☐ 有，原因：
☐ 患儿 ☐ 疾病 ☐ 医疗
☐ 护理 ☐ 保障 ☐ 管理</td></tr>
<tr><td colspan="2" rowspan="2">护士签名</td><td>白班</td><td>小夜班</td><td>大夜班</td><td>白班</td><td>小夜班</td><td>大夜班</td></tr>
<tr><td></td><td></td><td></td><td></td><td></td><td></td></tr>
<tr><td colspan="2">医师签名</td><td colspan="3"></td><td colspan="3"></td></tr>
</table>

（续　表）

时间			住院第 4—13 天	住院第 14 天(出院日)
主要诊疗工作	制度落实		□ 上级医师查房	□ 上级医师查房，同意其出院
	病情评估		□ 密切观察病情变化 □ 经治医师询问、记录不良主诉及体格检查 □ 评估不良反应的分级及对症处理	□ 上级医师进行治疗效果、预后和出院评估 □ 自动出院需书面交代病情、告知风险
	病历书写		□ 完成上级医师查房记录 □ 完成日常病程记录，详细记录医嘱变动情况(原因和更改内容)	□ 出院前一天有上级医师指示出院的病程记录 □ 出院后 24 小时内完成出院记录 □ 出院后 24 小时内完成病历首页 □ 开具出院介绍信 □ 开具诊断证明书
	其他		□ 密切观察病情变化 □ 检查住院押金使用情况 □ 通知患儿及其家长出院 □ 二级预防教育	□ 预约门诊复诊时间
重点医嘱	长期医嘱	护理医嘱		□ 二级护理
		处置医嘱		
		膳食医嘱		
		药物医嘱	□ 激素及免疫抑制药 □ 酌情加用沙利度胺、甲氨蝶呤、来氟米特等药物	□ 停所用长期医嘱
	临时医嘱	检查检验	□ 血常规、尿常规(必要时可行 24 小时尿蛋白定量检测) □ 生化检查包括肝功能、肾功能、电解质、血脂、血糖 □ 红细胞沉降率、C 反应蛋白 □ 免疫球蛋白 IgA、IgG、IgM、IgE，补体 C3 和 C4，蛋白电泳 □ 必要时复查心脏超声	
		药物医嘱	□ 调整药物剂量 □ 根据病情变化及检查异常结果复查相关项目	□ 出院带药(必要时)
		手术医嘱		
		处置医嘱		□ 今日出院

（续　表）

主要护理工作	健康宣教	□ 进行护理安全指导 □ 进行等级护理、活动范围指导 □ 进行饮食指导 □ 进行用药指导 □ 进行关于疾病知识的宣教	□ 出院健康指导
	护理处置	□ 恢复期心理护理与生活护理 □ 指导并监督患儿恢复期的治疗与活动 □ 输液 □ 遵医嘱用药	□ 核对患儿住院费用 □ 指导患儿家长结账 □ 指导患儿家长取出院带药 □ 取消患儿住院信息 □ 整理床单元
	护理评估	□ 评估有无跌倒、坠床、褥疮、导管滑脱、液体外渗的风险 □ 疼痛评估 □ 评估患儿对疾病、预防、保健方面的能力	□ 评估患儿对疾病、预防、保健方面的能力
	专科护理	□ 糖皮质激素等药物的用药护理 □ 饮食护理 □ 监测血压，记录出入量（狼疮肾炎患儿） □ 加强饮水，观察尿色、尿量（应用环磷酰胺时） □ 吸氧、吸痰（必要时）	□ 出院指导
	饮食指导	□ 协助患儿进餐	
	活动体位	□ 根据护理等级指导活动	
	洗浴要求	□ 协助更换病号服	
病情变异记录		□ 无　□ 有，原因： □ 患儿　□ 疾病　□ 医疗 □ 护理　□ 保障　□ 管理	□ 无　□ 有，原因： □ 患儿　□ 疾病　□ 医疗 □ 护理　□ 保障　□ 管理
护士签名		白班　小夜班　大夜班	白班　小夜班　大夜班
医师签名			

第七节　幼年类风湿关节炎行非甾体抗炎药、抗风湿药物、激素及免疫抑制药等治疗临床路径

一、幼年类风湿关节炎行非甾体抗炎药、抗风湿药物、激素及免疫抑制药等治疗临床路径标准住院流程

（一）适用对象

第一诊断为类风湿关节炎（ICD-10：M08.202）需入院治疗的患儿。

(二)诊断依据

参考美国风湿病学会(ACR)1989 年修订的诊断标准。

1. 发病年龄在 16 岁以下。

2. 1 个或几个关节发炎，表现为关节肿胀或积液以及具备下列 2 种以上体征，如关节活动受限、活动时疼痛或触痛及关节局部温度升高。

3. 病程在 6 周以上。

4. 根据起病最初 6 个月的临床表现确定临床类型。

(1)多关节型：受累关节 5 个或 5 个以上。

(2)少关节型：受累关节 4 个或 4 个以下。

(3)全身型：间歇发热、类风湿皮疹、关节炎、肝脾及淋巴结肿大和浆膜炎。

5. 除外其他疾病。

(三)选择治疗方案的依据

根据《临床诊疗指南——小儿内科分册》(中华医学会编著，人民卫生出版社)和《诸福棠实用儿科学(第 7 版)》(胡亚美等主编，人民卫生出版社)。

(四)标准住院日

依据类风湿关节炎病情轻重各有不同，住院日为 10～14 天。

(五)进入路径标准

1. 第一诊断必须符合类风湿关节炎(ICD-10：M08.202)。

2. 除外感染、恶性肿瘤和其他结缔组织病。

3. 达到住院标准：符合类风湿关节炎诊断标准，并经临床医师判断需要住院治疗。

4. 当患儿同时具有其他系统疾病诊断，如在住院期间不需特殊处理也不影响第一诊断的临床路径流程实施时，可以进入路径。

(六)入院评估

1. 必须进行的检查项目　根据病情需要和入院时的具体情况，临床医师可做适当调整。

(1)血常规、尿常规(必要时可行 24 小时尿蛋白定量检测)、粪常规(含粪隐血试验)。

(2)生化检查：包括肝功能、肾功能、电解质、血脂、血糖。

(3)红细胞沉降率、C 反应蛋白。

(4)免疫球蛋白 IgA、IgG、IgM、IgE，补体 C3 和 C4，蛋白电泳。

(5)血 HLA-B27 检测。

(6)眼科检查。

(7)受累关节 X 线检查及关节滑膜液检查

(8)X 线胸片、心电图、心脏超声、腹部超声。

2. 根据患儿的病情，必要时可选择的检查项目

(1)类风湿因子、类风湿三项(抗角蛋白抗体、抗核周因子抗体、抗环瓜氨酸多肽抗体)、尿红细胞形态分类计数。

(2)结核三项、结核菌素试验、结核抗体。

(3)各种微生物的痰培养、血培养及其他体液的培养。

(4)肿瘤标志物。

(5)骨髓检查。

(6)骨与关节CT或MRI。

(7)肺CT扫描。

3. *营养评估* 根据《解放军总医院新入院患者营养风险筛查表(NRS-2002)》为新入院患儿进行营养评估,评分≥3分者给予处置,必要时请营养科医师会诊。

4. *疼痛评估* 根据《VAS评分》实施疼痛评估,评分>7分者给予处置,必要时请疼痛科医师会诊。

5. *康复评估* 根据《入院患者康复筛查和评估表》,在新入院患儿入院后24小时内进行康复筛查和评估。任何一项结果为"是",则请康复科医师会诊。

(七)药物选择与使用时机

抗菌药物使用按照《抗菌药物临床应用指导原则》(卫医发[2004]285号)执行。结合患儿的细菌学培养及药敏结果决定抗菌药物的选择与使用时间。

(八)治疗方案与药物选择

1. 一般治疗:应尽早采取综合疗法。急性发作期宜卧床休息,体育疗法和物理疗法在整个治疗过程中都很重要。

2. 药物治疗

(1)非甾体抗炎药(NSAIDs):萘普生、布洛芬、托美丁(痛灭定)、双氯芬酸(扶他林)、吲哚美辛。

(2)缓解病情抗风湿药物(DMARDs):羟氯喹、柳氮磺吡啶。

(3)肾上腺皮质激素:全身应用泼尼松或甲泼尼龙。局部应用。

(4)免疫抑制剂:甲氨蝶呤、环孢素。

3. 矫形手术。

(九)必须复查的检查项目

1. 血常规。

2. 生化检查:包括肝功能、肾功能、电解质、血糖。

3. 红细胞沉降率、C反应蛋白、类风湿三项、抗核抗体谱等。

4. 必要时复查骨与关节CT或MRI。

(十)出院标准

1. 患儿症状得到改善。

2. 患儿明显的实验室检查异常获得改善。

3. 没有需要住院处理的并发症和(或)合并症。

(十一)变异及原因分析

1. 出现呼吸道、消化道、泌尿系统等感染,导致病情加重或需要增加额外治疗,延长住院时间者,退出本路径。

2. 其他非本病原因导致住院时间延长的,退出本路径。

3. 非第一诊断的合并疾病在住院期间病情加重、延长住院时间的,按相应路径处置,退出本路径。

4. 因严重药物不良反应导致住院时间延长、住院费用增加者,退出本路径。

二、幼年类风湿关节炎行非甾体抗炎药、抗风湿药物、激素及免疫抑制药等治疗临床路径表单

<table>
<tr><td colspan="3">适用对象</td><td colspan="2">第一诊断为幼年类风湿关节炎(ICD-10:M08.202)的患儿</td></tr>
<tr><td colspan="3">患儿基本信息</td><td>姓名:____　性别:____　年龄:__　门诊号:____
住院号:______　过敏史:______
住院日期:__年__月__日　出院日期:__年__月__日</td><td>标准住院日:10～14 天</td></tr>
<tr><td colspan="3">时间</td><td>住院第 1 天</td><td>住院第 2—3 天</td></tr>
<tr><td rowspan="5">主要诊疗工作</td><td colspan="2">制度落实</td><td>□ 入院 2 小时内经治医师或值班医师完成接诊
□ 入院 24 小时内主管医师查房</td><td>□ 根据送检项目报告,及时向上级医师汇报,并给予相应处理
□ 入院 48 小时内主诊医师完成检诊
□ 主管医师查房</td></tr>
<tr><td colspan="2">病情评估</td><td>□ 经治医师询问病史及体格检查
□ 营养评估
□ 疼痛评估
□ 康复评估</td><td>□ 观察患儿各种症状和体征变化</td></tr>
<tr><td colspan="2">病历书写</td><td>□ 入院 8 小时内完成首次病程记录
□ 入院 24 小时内完成入院记录</td><td>□ 入院 48 小时内完成主管医师查房记录
□ 入院 72 小时内完成主诊医师查房记录</td></tr>
<tr><td colspan="2">知情同意</td><td>□ 病情告知
□ 患儿家长签署授权委托书
□ 患儿家长在入院记录单上签字
□ 签署病危病重告知书(病危、病重患儿)</td><td>□ 病情告知</td></tr>
<tr><td colspan="2">其他</td><td>□ 及时通知上级医师检诊</td><td></td></tr>
<tr><td rowspan="4">重点医嘱</td><td rowspan="4">长期医嘱</td><td>护理医嘱</td><td>□ 儿科护理常规
□ 一级护理</td><td></td></tr>
<tr><td>处置医嘱</td><td>□ 有床陪伴
□ 吸氧(必要时)
□ 限制活动:卧床或床旁活动
□ 心电监护(中、高危患儿)
□ 测血压
□ 记出入量
□ 静脉输液
□ 输液泵
□ 静脉注射</td><td></td></tr>
<tr><td>膳食医嘱</td><td>□ 母乳喂养
□ 婴儿辅食
□ 幼儿软食
□ 儿科普食</td><td></td></tr>
<tr><td>药物医嘱</td><td>□ 非甾体抗炎药、抗风湿药物、免疫抑制药、激素
□ 如有感染征象给予抗菌药物治疗</td><td>□ 非甾体抗炎药、抗风湿药物、免疫抑制药、激素
□ 如有感染征象给予抗菌药物治疗</td></tr>
</table>

（续　表）

<table>
<tr><td rowspan="4">重点医嘱</td><td rowspan="4">长期医嘱</td><td>检查检验</td><td>□ 血常规
□ 尿常规
□ 粪常规＋粪隐血试验
□ 血生化：肝功能、肾功能、三酰甘油、电解质、血糖、血尿酸、血脂
□ 红细胞沉降率
□ C反应蛋白
□ 免疫球蛋白、补体、蛋白电泳
□ HLA-B27
□ 心电图
□ 腹部超声
□ 关节X线片、滑膜液检查
□ 眼科检查
□ X线胸片
□ 心脏超声
□ 类风湿因子(必要时)
□ 类风湿三项(抗角蛋白抗体、抗核周因子抗体、抗环瓜氨酸多肽抗体)(必要时)
□ 尿红细胞形态分类计数(必要时)
□ 结核三项(必要时)
□ 结核菌素试验(必要时)
□ 结核抗体(必要时)
□ 各种微生物的痰培养(必要时)
□ 血培养及其他体液的培养(必要时)
□ 肿瘤标志物(必要时)
□ 骨髓检查(必要时)
□ 骨与关节CT或MRI(必要时)
□ 肺CT扫描(必要时)</td><td>□ 类风湿因子、类风湿三项(必要时)
□ 结核三项、结核菌素试验、结核抗体(必要时)
□ 各种微生物的痰培养、血培养及其他体液培养(必要时)
□ 肿瘤标志物检查(必要时)
□ 骨髓检查(必要时)
□ 肺、骨与关节CT、MRI(必要时)</td></tr>
<tr><td>药物医嘱</td><td></td><td></td></tr>
<tr><td>手术医嘱</td><td></td><td></td></tr>
<tr><td>处置医嘱</td><td></td><td>□ 骨髓穿刺(必要时)</td></tr>
<tr><td>主要护理工作</td><td colspan="2">健康宣教</td><td>□ 入院宣教：介绍责任护士，病区环境、设施、规章制度、基础护理服务项目
□ 进行护理安全指导
□ 进行等级护理、活动范围指导
□ 进行饮食指导
□ 进行用药指导
□ 进行关于疾病知识的宣教</td><td>□ 基本生活和心理护理
□ 康复体疗指导
□ 对中、重度病情活动患儿进行精细的基础护理</td></tr>
</table>

（续　表）

<table>
<tr><td rowspan="6"></td><td>护理处置</td><td colspan="3">□ 患儿身份核对
□ 佩戴腕带
□ 建立入院病历，通知医师
□ 询问病史，填写护理记录单首页
□ 测量基本生命体征
□ 观察病情
□ 抽血
□ 输液
□ 心理护理与生活护理
□ 妥善固定各种管道
□ 根据评估结果采取相应的护理措施
□ 通知次日检查项目及检查注意事项</td><td colspan="3">□ 测量基本生命体征
□ 观察病情
□ 抽血
□ 输液
□ 心理护理与生活护理
□ 指导并监督患儿治疗与活动
□ 遵医嘱用药
□ 遵医嘱留取标本
□ 根据评估结果采取相应的护理措施
□ 妥善固定各种管道
□ 使用床档</td></tr>
<tr><td>护理评估</td><td colspan="3">□ 一般评估：生命体征、神志、皮肤、药物过敏史等
□ 专科评估：饮食习惯、生活方式、体重、身高、家族史、足背动脉、肤温、指端末梢感觉情况
□ 风险评估：评估有无跌倒、坠床、褥疮、导管滑脱、液体外渗的风险
□ 营养评估
□ 疼痛评估
□ 康复评估</td><td colspan="3">□ 风险评估：评估有无跌倒、坠床、褥疮、导管滑脱、液体外渗的风险</td></tr>
<tr><td>专科护理</td><td colspan="3">□ 疼痛的护理
□ 指导患儿通过主动锻炼、被动锻炼、耐力锻炼提高日常生活活动能力
□ 药物治疗的护理，指导患儿提高依从性
□ 合理饮食</td><td colspan="3">□ 疼痛的护理
□ 指导患儿通过主动锻炼、被动锻炼、耐力锻炼提高日常生活活动能力
□ 药物治疗的护理，指导患儿提高依从性
□ 合理饮食</td></tr>
<tr><td>饮食指导</td><td colspan="3">□ 根据医嘱通知配餐员准备膳食
□ 协助患儿进餐</td><td colspan="3">□ 协助患儿进餐</td></tr>
<tr><td>活动体位</td><td colspan="3">□ 根据护理等级指导活动</td><td colspan="3">□ 根据护理等级指导活动</td></tr>
<tr><td>洗浴要求</td><td colspan="3">□ 卫生整理：更衣、剪短指甲</td><td colspan="3">□ 协助患儿晨、晚间护理</td></tr>
<tr><td colspan="2">病情变异记录</td><td colspan="3">□ 无　□ 有，原因：
□ 患儿　□ 疾病　□ 医疗
□ 护理　□ 保障　□ 管理</td><td colspan="3">□ 无　□ 有，原因：
□ 患儿　□ 疾病　□ 医疗
□ 护理　□ 保障　□ 管理</td></tr>
<tr><td colspan="2" rowspan="2">护士签名</td><td>白班</td><td>小夜班</td><td>大夜班</td><td>白班</td><td>小夜班</td><td>大夜班</td></tr>
<tr><td></td><td></td><td></td><td></td><td></td><td></td></tr>
<tr><td colspan="2">医师签名</td><td colspan="3"></td><td colspan="3"></td></tr>
</table>

（续　表）

<table>
<tr><td colspan="3">时间</td><td>住院第 4－13 天</td><td>住院第 14 天(出院日)</td></tr>
<tr><td rowspan="4">主要诊疗工作</td><td colspan="2">制度落实</td><td>□ 上级医师查房</td><td>□ 上级医师查房，同意其出院</td></tr>
<tr><td colspan="2">病情评估</td><td>□ 经治医师询问、记录不良主诉及体格检查
□ 评估不良反应的分级及对症处理</td><td>□ 上级医师进行治疗效果、预后和出院评估
□ 自动出院需书面交代病情、告知风险</td></tr>
<tr><td colspan="2">病历书写</td><td>□ 完成上级医师查房记录
□ 完成日常病程记录，详细记录医嘱变动情况(原因和更改内容)</td><td>□ 出院前一天有上级医师指示出院的病程记录
□ 出院后 24 小时内完成出院记录
□ 出院后 24 小时内完成病历首页
□ 开具出院介绍信
□ 开具诊断证明书</td></tr>
<tr><td colspan="2">其他</td><td>□ 密切观察病情变化
□ 检查住院押金使用情况
□ 通知患儿及其家长出院
□ 二级预防教育</td><td>□ 预约门诊复诊时间</td></tr>
<tr><td rowspan="8">重点医嘱</td><td rowspan="4">长期医嘱</td><td>护理医嘱</td><td></td><td>□ 二级护理</td></tr>
<tr><td>处置医嘱</td><td></td><td></td></tr>
<tr><td>膳食医嘱</td><td></td><td></td></tr>
<tr><td>药物医嘱</td><td>□ 非甾体抗炎药、抗风湿药物、免疫抑制药、激素
□ 如有感染征象给予抗菌药物治疗</td><td>□ 停所用长期医嘱</td></tr>
<tr><td rowspan="4">临时医嘱</td><td>检查检验</td><td>□ 血常规
□ 生化检查：包括肝功能、肾功能、电解质、血糖
□ 红细胞沉降率、C 反应蛋白、类风湿三项、抗核抗体谱等
□ 必要时复查骨与关节 CT 或 MRI</td><td></td></tr>
<tr><td>药物医嘱</td><td>□ 各种对症处理(必要时)</td><td>□ 出院带药(必要时)</td></tr>
<tr><td>手术医嘱</td><td></td><td></td></tr>
<tr><td>处置医嘱</td><td></td><td>□ 今日出院</td></tr>
<tr><td rowspan="3">主要护理工作</td><td colspan="2">健康宣教</td><td></td><td></td></tr>
<tr><td colspan="2">护理处置</td><td>□ 恢复期心理护理与生活护理
□ 指导并监督患儿恢复期的治疗与活动
□ 输液
□ 遵医嘱用药</td><td>□ 核对患儿住院费用
□ 指导患儿家长结账
□ 指导患儿家长取出院带药
□ 取消患儿住院信息
□ 整理床单元</td></tr>
<tr><td colspan="2">护理评估</td><td>□ 评估有无跌倒、坠床、褥疮、导管滑脱、液体外渗的风险
□ 疼痛评估
□ 评估患儿对疾病、预防、保健方面的能力</td><td>□ 评估患儿对疾病、预防、保健方面的能力</td></tr>
</table>

（续　表）

	专科护理	□ 疼痛的护理 □ 指导患儿通过主动锻炼、被动锻炼、耐力锻炼提高日常生活活动能力 □ 药物治疗的护理，指导患儿提高依从性 □ 合理饮食			□ 出院指导		
	饮食指导	□ 协助患儿进餐					
	活动体位	□ 根据护理等级指导活动					
	洗浴要求	□ 协助更换病号服					
病情变异记录		□ 无　□ 有，原因： □ 患儿　□ 疾病　□ 医疗 □ 护理　□ 保障　□ 管理			□ 无　□ 有，原因： □ 患儿　□ 疾病　□ 医疗 □ 护理　□ 保障　□ 管理		
护士签名		白班	小夜班	大夜班	白班	小夜班	大夜班
医师签名							

第八节　幼年强直性脊柱炎行非甾体抗炎药及抗风湿药物、激素治疗临床路径

一、幼年强直性脊柱炎行非甾体抗炎药及抗风湿药物、激素治疗临床路径标准住院流程

（一）适用对象

第一诊断为幼年强直性脊柱炎（ICD-10：M08.191）需入院治疗的患儿。

（二）诊断依据

幼年强直性脊柱炎的诊断依据为：有 X 线证实的单侧或双侧骶髂关节炎，并分别附加下列条件中至少 2～3 项者。

1. 腰、背疼痛病史或既往史。
2. 外周关节炎，尤其是下肢关节炎。
3. 足跟疼痛或肌腱附着点炎症。
4. HLA-B27 阳性。
5. 脊柱关节病的家族史。

但部分早期强直性脊柱炎患儿仅有下肢大关节炎，而无骶髂关节炎，随着病情进展才出现骶髂关节炎，应予以注意。

（三）选择治疗方案的依据

根据《临床诊疗指南——小儿内科分册》（中华医学会编著，人民卫生出版社）和《诸福棠实用儿科学（第 7 版）》（胡亚美等主编，人民卫生出版社）。

(四)标准住院日

依据强直性脊柱炎病情轻重各有不同,住院日为10～14天。

(五)进入路径标准

1. 第一诊断必须符合幼年强直性脊柱炎(ICD-10:M08.191)。

2. 除外腰椎感染、脊髓肿瘤、椎间盘病变及脊柱骨软骨病。

3. 达到住院标准:符合幼年强直性脊柱炎诊断标准,并经临床医师判断需要住院治疗。

4. 当患儿同时具有其他系统疾病诊断,如在住院期间不需特殊处理也不影响第一诊断的临床路径流程实施时,可以进入路径。

(六)入院评估

1. *必须进行的检查项目* 根据病情需要和入院时的具体情况,临床医师可做适当调整。

(1)血常规、尿常规(必要时可行24小时尿蛋白定量检测)、粪常规(含粪隐血试验)。

(2)生化检查:包括肝功能、肾功能、电解质、血脂、血糖。

(3)红细胞沉降率、C反应蛋白。

(4)类风湿因子、类风湿三项(抗角蛋白抗体、抗核周因子抗体、抗环瓜氨酸多肽抗体)。

(5)抗核抗体谱,人类白细胞抗原HLA-B27阳性。

(6)心电图和X线片、CT、MRI检查四肢关节和骶髂关节病变情况。

2. *根据患儿的病情,必要时可选择的检查项目*

(1)结核三项、结核菌素试验、结核抗体。

(2)各种微生物的痰培养、血培养及其他体液的培养。

(3)肿瘤标志物。

(4)肺功能检查、肺CT扫描。

(5)PET-CT扫描。

3. *营养评估* 根据《解放军总医院新入院患者营养风险筛查表(NRS-2002)》为新入院患儿进行营养评估,评分≥3分者给予处置,必要时请营养科医师会诊。

4. *疼痛评估* 根据《VAS评分》实施疼痛评估,评分>7分者给予处置,必要时请疼痛科医师会诊。

5. *康复评估* 根据《入院患者康复筛查和评估表》,在新入院患儿入院后24小时内进行康复筛查和评估。任何一项结果为“是”,则请康复科医师会诊。

(七)药物选择与使用时机

抗菌药物使用按照《抗菌药物临床应用指导原则》(卫医发[2004]285号)执行。结合患儿的细菌学培养及药敏试验结果决定抗菌药物的选择与使用时间。

(八)治疗方案与药物选择

1. *一般治疗* 患儿宜睡木板床或硬床垫,避免睡高枕。加强功能锻炼及体育活动,以改善姿势和增强腰肌力量。

2. *药物治疗*

(1)非甾体抗炎药(NSAIDs):萘普生、布洛芬、双氯芬酸等。

(2)抗风湿药物:柳氮磺吡啶、甲氨蝶呤。

(3)肾上腺皮质激素的用药指征:①对非甾体抗炎药不能控制症状或对柳氮磺吡啶过敏者,可代以小剂量泼尼松口服(<10mg/d);②对严重的外周关节炎可用激素进行关节腔内注

射；③合并急性虹膜睫状体炎时需用激素局部及全身治疗。

（九）必须复查的检查项目

1. 血常规。

2. 生化检查：包括肝功能、肾功能、电解质、血糖。

3. 红细胞沉降率、C 反应蛋白、类风湿三项、抗核抗体谱、HLA-B27。

4. 必要时应用 CT、MRI 检查四肢关节和骶髂关节病变情况。

（十）出院标准

1. 患儿症状得到改善。

2. 患儿明显的实验室检查异常获得改善。

3. 没有需要住院处理的并发症和（或）合并症。

（十一）变异及原因分析

1. 出现呼吸道、消化道、泌尿系统等感染，导致病情加重或需要增加额外治疗，延长住院时间者，退出本路径。

2. 其他非本病原因导致住院时间延长的，退出本路径。

3. 非第一诊断的合并疾病在住院期间病情加重、延长住院时间的，按相应路径处置，退出本路径。

4. 因严重药物不良反应导致住院时间延长、住院费用增加者，退出本路径。

二、幼年强直性脊柱炎行非甾体抗炎药及抗风湿药物、激素治疗临床路径表单

<table>
<tr><td colspan="2">适用对象</td><td colspan="2">第一诊断为幼年强直性脊柱炎（ICD-10：M08.191）的患儿</td></tr>
<tr><td colspan="2">患儿基本信息</td><td>姓名：____　性别：____　年龄：__　门诊号：____
住院号：______　过敏史：______
住院日期：__年__月__日　出院日期：__年__月__日</td><td>标准住院日：10～14 天</td></tr>
<tr><td colspan="2">时间</td><td>住院第 1 天</td><td>住院第 2—3 天</td></tr>
<tr><td rowspan="4">主要诊疗工作</td><td>制度落实</td><td>□ 入院 2 小时内经治医师或值班医师完成接诊
□ 入院 24 小时内主管医师查房</td><td>□ 根据送检项目报告，及时向上级医师汇报，并给予相应处理
□ 入院 48 小时内主诊医师完成检诊
□ 主管医师查房</td></tr>
<tr><td>病情评估</td><td>□ 经治医师询问病史及体格检查
□ 营养评估
□ 疼痛评估
□ 康复评估</td><td>□ 观察患儿各种症状和体征变化
□ 及时向上级医师汇报送检项目结果，并评估病情
□ 注意防治并发症</td></tr>
<tr><td>病历书写</td><td>□ 入院 8 小时内完成首次病程记录
□ 入院 24 小时内完成入院记录</td><td>□ 入院 48 小时内完成主管医师查房记录
□ 入院 72 小时内完成主诊医师查房记录</td></tr>
<tr><td>知情同意</td><td>□ 病情告知
□ 患儿家长签署授权委托书
□ 患儿家长在入院记录单上签字
□ 签署病危病重告知书（病危、病重患儿）</td><td>□ 病情告知</td></tr>
</table>

（续　表）

	其他		□ 及时通知上级医师检诊	
重点医嘱	长期医嘱	护理医嘱	□ 儿科护理常规 □ 一级护理	
		处置医嘱	□ 有床陪伴 □ 吸氧(必要时) □ 限制活动:卧床或床旁活动 □ 心电监护(中、高危患儿) □ 测血压 □ 记出入量 □ 静脉输液 □ 输液泵 □ 静脉注射	
		膳食医嘱	□ 母乳喂养 □ 婴儿辅食 □ 幼儿软食 □ 儿科普食	
		药物医嘱	□ 非甾体抗炎药及抗风湿药物、激素 □ 如有感染征象给予抗菌药物治疗	□ 非甾体抗炎药及抗风湿药物、激素 □ 如有感染征象给予抗菌药物治疗
	临时医嘱	检查检验	□ 血常规 □ 尿常规 □ 粪常规+隐血试验 □ 血生化:肝功能、肾功能、电解质、血糖、血尿酸、血脂 □ 红细胞沉降率 □ C反应蛋白(CRP) □ 类风湿因子 □ 类风湿三项 □ 抗核抗体谱、HLA-B27 □ 心电图 □ 胸部X线片 □ 四肢及骶髂关节和脊柱的X线、CT、MRI检查 □ 结核三项(必要时) □ 结核菌素试验(必要时) □ 结核抗体(必要时) □ 各种微生物的痰培养(必要时) □ 血培养及其他体液的培养(必要时) □ 肿瘤标志物(必要时) □ 肺功能、肺CT(必要时) □ PET-CT扫描(必要时)	□ 结核三项、结核菌素试验、结核抗体(必要时) □ 各种微生物的痰培养、血培养及其他体液培养(必要时) □ 肿瘤标志物(必要时) □ 肺功能、肺CT扫描(必要时) □ PET-CT检查(必要时)
		药物医嘱		
		手术医嘱		

（续　表）

	处置医嘱		
主要护理工作	健康宣教	□ 入院宣教：介绍责任护士，病区环境、设施、规章制度、基础护理服务项目 □ 进行护理安全指导 □ 进行等级护理、活动范围指导 □ 进行饮食指导 □ 进行用药指导 □ 进行关于疾病知识的宣教	□ 基本生活护理和心理护理 □ 康复体疗指导 □ 对中、重度病情活动患儿进行精细的基础护理
	护理处置	□ 患儿身份核对 □ 佩戴腕带 □ 建立入院病历，通知医师 □ 询问病史，填写护理记录单首页 □ 测量基本生命体征 □ 观察病情 □ 抽血 □ 输液 □ 心理护理与生活护理 □ 妥善固定各种管道 □ 根据评估结果采取相应的护理措施 □ 通知次日检查项目及检查注意事项	□ 测量基本生命体征 □ 观察病情 □ 抽血 □ 输液 □ 心理护理与生活护理 □ 指导并监督患儿治疗与活动 □ 遵医嘱用药 □ 遵医嘱留取标本 □ 根据评估结果采取相应的护理措施 □ 妥善固定各种管道 □ 使用床档
	护理评估	□ 一般评估：生命体征、神志、皮肤、药物过敏史等 □ 专科评估：饮食习惯、生活方式、体重、身高、家族史、足背动脉、肤温、指端末梢感觉情况 □ 风险评估：评估有无跌倒、坠床、褥疮、导管滑脱、液体外渗的风险 □ 营养评估 □ 疼痛评估 □ 康复评估	□ 风险评估：评估有无跌倒、坠床、褥疮、导管滑脱、液体外渗的风险
	专科护理	□ 加强保健知识宣教 □ 疼痛的管理 □ 功能锻炼 □ 加强营养供给 □ 用药护理 □ 心理护理	□ 加强保健知识宣教 □ 疼痛的管理 □ 功能锻炼 □ 加强营养供给 □ 用药护理 □ 心理护理
	饮食指导	□ 根据医嘱通知配餐员准备膳食 □ 协助患儿进餐	□ 协助患儿进餐
	活动体位	□ 根据护理等级指导活动	□ 根据护理等级指导活动
	洗浴要求	□ 卫生整理：更衣、剪短指甲	□ 协助患儿晨、晚间护理

（续　表）

病情变异记录			☐ 无　☐ 有，原因： ☐ 患儿　☐ 疾病　☐ 医疗 ☐ 护理　☐ 保障　☐ 管理	☐ 无　☐ 有，原因： ☐ 患儿　☐ 疾病　☐ 医疗 ☐ 护理　☐ 保障　☐ 管理
护士签名			白班　小夜班　大夜班	白班　小夜班　大夜班
医师签名				
时间			住院第 4－13 天	住院第 14 天（出院日）
主要诊疗工作	制度落实		☐ 上级医师查房	☐ 上级医师查房，同意其出院
	病情评估		☐ 密切观察病情变化 ☐ 经治医师询问、记录不良主诉及体格检查 ☐ 评估不良反应的分级及对症处理	☐ 上级医师进行治疗效果、预后和出院评估 ☐ 自动出院需书面交代病情、告知风险
	病历书写		☐ 完成上级医师查房记录 ☐ 完成日常病程记录，详细记录医嘱变动情况（原因和更改内容）	☐ 出院前一天有上级医师指示出院的病程记录 ☐ 出院后 24 小时内完成出院记录 ☐ 出院后 24 小时内完成病历首页 ☐ 开具出院介绍信 ☐ 开具诊断证明书
	其他		☐ 密切观察病情变化 ☐ 检查住院押金使用情况 ☐ 通知患儿及其家长出院 ☐ 二级预防教育	☐ 预约门诊复诊时间
重点医嘱	长期医嘱	护理医嘱		☐ 二级护理
		处置医嘱		
		膳食医嘱		
		药物医嘱	☐ 非甾体抗炎药、抗风湿药物、激素 ☐ 如有感染征象给予抗菌药物治疗	☐ 停所用长期医嘱
	临时医嘱	检查检验	☐ 血常规 ☐ 生化检查：包括肝功能、肾功能、电解质、血糖 ☐ 红细胞沉降率、C 反应蛋白、类风湿三项、抗核抗体谱、HLA-B27 ☐ 必要时应用 CT、MRI 检查四肢关节和骶髂关节病变情况	
		药物医嘱	☐ 各种对症处理（必要时）	☐ 出院带药（必要时）
		手术医嘱		
		处置医嘱		☐ 今日出院

（续　表）

<table>
<tr><td rowspan="8">主要护理工作</td><td>健康宣教</td><td colspan="3"></td><td colspan="3"></td></tr>
<tr><td>护理处置</td><td colspan="3">□ 恢复期心理护理与生活护理
□ 指导并监督患儿恢复期的治疗与活动
□ 输液
□ 遵医嘱用药</td><td colspan="3">□ 核对患儿住院费用
□ 指导患儿家长结账
□ 指导患儿家长取出院带药
□ 取消患儿住院信息
□ 整理床单元</td></tr>
<tr><td>护理评估</td><td colspan="3">□ 评估有无跌倒、坠床、褥疮、导管滑脱、液体外渗的风险
□ 疼痛评估
□ 评估患儿对疾病、预防、保健方面的能力</td><td colspan="3">□ 评估患儿对疾病、预防、保健方面的能力</td></tr>
<tr><td>专科护理</td><td colspan="3">□ 加强保健知识宣教
□ 疼痛的管理
□ 功能锻炼
□ 加强营养供给
□ 用药护理
□ 心理护理</td><td colspan="3"></td></tr>
<tr><td>饮食指导</td><td colspan="3">□ 协助患儿进餐</td><td colspan="3"></td></tr>
<tr><td>活动体位</td><td colspan="3">□ 根据护理等级指导活动</td><td colspan="3"></td></tr>
<tr><td>洗浴要求</td><td colspan="3">□ 协助更换病号服</td><td colspan="3"></td></tr>
<tr><td colspan="7"></td></tr>
<tr><td colspan="2">病情变异记录</td><td colspan="3">□ 无　□ 有，原因：
□ 患儿　□ 疾病　□ 医疗
□ 护理　□ 保障　□ 管理</td><td colspan="3">□ 无　□ 有，原因：
□ 患儿　□ 疾病　□ 医疗
□ 护理　□ 保障　□ 管理</td></tr>
<tr><td colspan="2" rowspan="2">护士签名</td><td>白班</td><td>小夜班</td><td>大夜班</td><td>白班</td><td>小夜班</td><td>大夜班</td></tr>
<tr><td></td><td></td><td></td><td></td><td></td><td></td></tr>
<tr><td colspan="2">医师签名</td><td colspan="3"></td><td colspan="3"></td></tr>
</table>

第 7 章　消化系统疾病临床路径

第一节　儿童贲门失弛缓症行硝酸酯类和钙通道阻滞药口服等治疗临床路径

一、儿童贲门失弛缓症行硝酸酯类和钙通道阻滞药口服等治疗临床路径标准住院流程

(一)适用对象

第一诊断为贲门失弛缓症(ICD-10:K22.001)的患儿。

(二)诊断依据

根据《临床诊疗指南——小儿内科分册》(中华医学会编著,人民卫生出版社)和《诸福棠实用儿科学(第 7 版)》(胡亚美等主编,人民卫生出版社)。

1. 临床症状　吞咽困难、反食、胸骨后疼痛、营养不良和体重减轻。

2. 检查　食管钡剂检查、食管压力测定、胃镜检查。

(三)选择治疗方案的依据

根据《临床诊疗指南——小儿内科分册》(中华医学会编著,人民卫生出版社)和《诸福棠实用儿科学(第 7 版)》(胡亚美等主编,人民卫生出版社)。

1. 一般治疗:患儿应注意饮食成分和进食速度,适当增加饮水量。

2. 药物治疗:硝酸酯类和钙通道阻滞药。

3. 内镜下扩张术。

4. 食管下段括约肌肉毒素注射。

(四)标准住院日为 5~7 天

(五)进入路径标准

1. 第一诊断必须符合贲门失弛缓症(ICD-10:K22.001)。

2. 当患儿同时具有其他疾病诊断,只要住院期间不需要特殊处理,也不影响第一诊断的临床路径流程实施时,可以进入路径。

(六)入院评估

1. 必须检查的项目

(1)血常规、尿常规、粪常规。

(2)肝功能、肾功能、电解质、血糖、凝血功能、血型、感染性疾病筛查(乙型病毒性肝炎、丙型病毒性肝炎、艾滋病、梅毒等)。

(3)食管钡剂检查。

2. 根据患儿的病情,必要时可选择的检查项目 食管压力测定、胃镜检查。

3. 营养评估 根据《解放军总医院新入院患者营养风险筛查表(NRS-2002)》为新入院患儿进行营养评估,评分≥3 分者给予处置,必要时请营养科医师会诊。

4. 疼痛评估 根据《VAS 评分》实施疼痛评估,评分>7 分者给予处置,必要时请疼痛科医师会诊。

5. 康复评估 根据《入院患者康复筛查和评估表》,在新入院患儿入院后 24 小时内进行康复筛查和评估。任何一项结果为"是",则请康复科医师会诊。

(七)药物选择与使用时机

抗菌药物使用按照《抗菌药物临床应用指导原则》(卫医发[2004]285 号)执行。结合患儿的细菌学培养及药敏试验结果决定抗菌药物的选择与使用时间。

(八)治疗方案与药物选择

对于早期、暂时不需要内镜下扩张和手术患者,可以选择对食管下段括约肌具有松弛作用的药物,改善食管排空,缓解症状,包括硝酸酯类和钙通道阻滞药两类。常用药物为异山梨酯和硝苯地平,应坚持每餐前用药,长期应用可出现耐受性。

(九)必须复查的项目

1. 血常规。
2. 生化检查:包括肝功能、肾功能、电解质、血糖。
3. 红细胞沉降率、C 反应蛋白、凝血功能。
4. 必要时复查食管钡剂检查、食管压力测定、胃镜检查等。

(十)出院标准

1. 患儿症状缓解或消失,查体未见阳性体征。
2. 患儿无明显的实验室检查异常。
3. 没有需要住院处理的并发症和(或)合并症。

(十一)变异及原因分析

手术治疗指征者为变异原因。

二、儿童贲门失弛缓症行硝酸酯类和钙通道阻滞药口服等治疗临床路径表单

适用对象		第一诊断为儿童贲门失弛缓症(ICD-10:K22.001)的患儿	
患儿基本信息		姓名:____ 性别:____ 年龄:__ 门诊号:____ 住院号:______ 过敏史:______ 住院日期:__年__月__日 出院日期:__年__月__日	标准住院日:5~7 天
时间		住院第 1 天	住院第 2—3 天
主要诊疗工作	制度落实	□ 入院 2 小时内经治医师或值班医师完成接诊 □ 入院 24 小时内主管医师查房	□ 根据送检项目报告,及时向上级医师汇报,并给予相应处理 □ 入院 48 小时内主诊医师完成检诊 □ 主管医师查房

（续　表）

<table>
<tr><td rowspan="4"></td><td colspan="2">病情评估</td><td>□ 经治医师询问病史及体格检查
□ 营养评估
□ 疼痛评估
□ 康复评估</td><td>□ 明确下一步诊疗计划
□ 做好行 X 线钡剂检查和（或）胃镜检查准备
□ 对患儿进行有关贲门失弛缓症和行胃镜检查的宣教
□ 向患儿及其家属交代病情</td></tr>
<tr><td colspan="2">病历书写</td><td>□ 入院 8 小时内完成首次病程记录
□ 入院 24 小时内完成入院记录</td><td>□ 入院 48 小时内完成主管医师查房记录
□ 入院 72 小时内完成主诊医师查房记录</td></tr>
<tr><td colspan="2">知情同意</td><td>□ 病情告知
□ 患儿家长签署授权委托书
□ 患儿家长在入院记录单上签字
□ 签署病危病重告知书（病危、病重患儿）</td><td>□ 病情告知</td></tr>
<tr><td colspan="2">其他</td><td>□ 及时通知上级医师检诊</td><td></td></tr>
<tr><td rowspan="5">重点医嘱</td><td rowspan="4">长期医嘱</td><td>护理医嘱</td><td>□ 儿科护理常规
□ 一级护理</td><td></td></tr>
<tr><td>处置医嘱</td><td>□ 有床陪伴
□ 吸氧（必要时）
□ 限制活动：卧床或床旁活动
□ 心电监护（中、高危患儿）
□ 测血压
□ 记出入量
□ 静脉输液
□ 输液泵
□ 静脉注射</td><td></td></tr>
<tr><td>膳食医嘱</td><td>□ 软食</td><td></td></tr>
<tr><td>药物医嘱</td><td>□ 硝酸酯类和钙通道阻滞药口服
□ 其他对症治疗
□ 内镜下扩张术
□ 食管下段括约肌肉毒素注射</td><td>□ 硝酸酯类和钙通道阻滞药口服
□ 其他对症治疗
□ 内镜下扩张术
□ 食管下段括约肌肉毒素注射</td></tr>
<tr><td>临时医嘱</td><td>检查检验</td><td>□ 血常规
□ 尿常规
□ 粪常规
□ 肝功能、肾功能
□ 电解质
□ 血糖
□ 凝血功能
□ 血型
□ 感染性疾病筛查（乙型病毒性肝炎、丙型病毒性肝炎、艾滋病、梅毒等）
□ 食管钡剂检查
□ 食管压力测定（必要时）
□ 胃镜检查（必要时）</td><td>□ 食管压力测定
□ 胃镜检查
□ 心电图、X 线胸片
□ 腹部超声、立位腹部 X 线片、X 线钡剂检查、上腹部 CT 或 MRI 检查</td></tr>
</table>

（续　表）

<table>
<tr><td rowspan="3"></td><td rowspan="3"></td><td>药物医嘱</td><td>□ 胃黏膜保护药</td><td>□ 胃黏膜保护药</td></tr>
<tr><td>手术医嘱</td><td></td><td>□ 气囊扩张术</td></tr>
<tr><td>处置医嘱</td><td></td><td>□ 次晨禁食</td></tr>
<tr><td rowspan="8">主要护理工作</td><td colspan="2">健康宣教</td><td>□ 入院宣教：介绍责任护士，病区环境、设施、规章制度、基础护理服务项目
□ 进行护理安全指导
□ 进行等级护理、活动范围指导
□ 进行饮食指导
□ 进行用药指导
□ 进行关于疾病知识的宣教</td><td>□ 基本生活护理和心理护理
□ 康复体疗指导
□ 对中、重度病情活动患儿进行精细的基础护理</td></tr>
<tr><td colspan="2">护理处置</td><td>□ 患儿身份核对
□ 佩戴腕带
□ 建立入院病历，通知医师
□ 询问病史，填写护理记录单首页
□ 测量基本生命体征
□ 观察病情
□ 抽血
□ 输液
□ 心理护理与生活护理
□ 妥善固定各种管道
□ 根据评估结果采取相应的护理措施
□ 通知次日检查项目及检查注意事项</td><td>□ 测量基本生命体征
□ 观察病情
□ 抽血
□ 输液
□ 心理护理与生活护理
□ 指导并监督患儿治疗与活动
□ 遵医嘱用药
□ 遵医嘱留取标本
□ 根据评估结果采取相应的护理措施
□ 妥善固定各种管道
□ 使用床档</td></tr>
<tr><td colspan="2">护理评估</td><td>□ 一般评估：生命体征、神志、皮肤、药物过敏史等
□ 专科评估：饮食习惯、生活方式、体重、身高、家族史、足背动脉、肤温、指端末梢感觉情况
□ 风险评估：评估有无跌倒、坠床、褥疮、导管滑脱、液体外渗的风险
□ 营养评估
□ 疼痛评估
□ 康复评估</td><td>□ 风险评估：评估有无跌倒、坠床、褥疮、导管滑脱、液体外渗的风险</td></tr>
<tr><td colspan="2">专科护理</td><td>□ 饮食指导：少食多餐，饮食细嚼，避免过冷、过热和刺激性饮食
□ 疼痛的护理
□ 心理护理
□ 加强营养</td><td>□ 饮食指导：少食多餐，饮食细嚼，避免过冷、过热和刺激性饮食
□ 疼痛的护理
□ 心理护理
□ 加强营养</td></tr>
<tr><td colspan="2">饮食指导</td><td>□ 根据医嘱通知配餐员准备膳食
□ 协助患儿进餐</td><td>□ 协助患儿进餐</td></tr>
<tr><td colspan="2">活动体位</td><td>□ 根据护理等级指导活动</td><td>□ 根据护理等级指导活动</td></tr>
<tr><td colspan="2">洗浴要求</td><td>□ 卫生整理：更衣、剪短指甲</td><td>□ 协助患儿晨、晚间护理</td></tr>
</table>

（续　表）

<table>
<tr><td colspan="3">病情变异记录</td><td colspan="3">□ 无　□ 有，原因：
□ 患儿　□ 疾病　□ 医疗
□ 护理　□ 保障　□ 管理</td><td colspan="3">□ 无　□ 有，原因：
□ 患儿　□ 疾病　□ 医疗
□ 护理　□ 保障　□ 管理</td></tr>
<tr><td colspan="3" rowspan="2">护士签名</td><td>白班</td><td>小夜班</td><td>大夜班</td><td>白班</td><td>小夜班</td><td>大夜班</td></tr>
<tr><td></td><td></td><td></td><td></td><td></td><td></td></tr>
<tr><td colspan="3">医师签名</td><td colspan="3"></td><td colspan="3"></td></tr>
<tr><td colspan="3">时间</td><td colspan="3">住院第 4－6 天</td><td colspan="3">住院第 7 天（出院日）</td></tr>
<tr><td rowspan="4"></td><td colspan="2">制度落实</td><td colspan="3">□ 上级医师查房</td><td colspan="3">□ 上级医师查房，同意其出院</td></tr>
<tr><td colspan="2">病情评估</td><td colspan="3">□ 密切观察病情变化，观察有无胃镜检查后并发症（如穿孔、出血等）
□ 经治医师询问、记录不良主诉及体格检查
□ 评估不良反应的分级及对症处理</td><td colspan="3">□ 上级医师进行治疗效果、预后和出院评估
□ 自动出院需书面交代病情、告知风险</td></tr>
<tr><td colspan="2">病历书写</td><td colspan="3">□ 完成上级医师查房记录
□ 完成日常病程记录，详细记录医嘱变动情况（原因和更改内容）</td><td colspan="3">□ 出院前一天有上级医师指示出院的病程记录
□ 出院后 24 小时内完成出院记录
□ 出院后 24 小时内完成病历首页
□ 开具出院介绍信
□ 开具诊断证明书</td></tr>
<tr><td colspan="2">其他</td><td colspan="3">□ 密切观察病情变化
□ 检查住院押金使用情况
□ 通知患儿及其家长出院
□ 二级预防教育</td><td colspan="3">□ 预约门诊复诊时间</td></tr>
<tr><td rowspan="8">重点医嘱</td><td rowspan="4">长期医嘱</td><td>护理医嘱</td><td colspan="3"></td><td colspan="3">□ 二级护理</td></tr>
<tr><td>处置医嘱</td><td colspan="3"></td><td colspan="3"></td></tr>
<tr><td>膳食医嘱</td><td colspan="3"></td><td colspan="3"></td></tr>
<tr><td>药物医嘱</td><td colspan="3">□ 胃黏膜保护药</td><td colspan="3">□ 停所用长期医嘱</td></tr>
<tr><td rowspan="4">临时医嘱</td><td>检查检验</td><td colspan="3">□ 血常规
□ 生化检查：包括肝功能、肾功能、电解质、血糖
□ 红细胞沉降率、C 反应蛋白、凝血功能
□ 必要时复查食管钡剂检查、食管压力测定、胃镜检查</td><td colspan="3"></td></tr>
<tr><td>药物医嘱</td><td colspan="3"></td><td colspan="3">□ 出院带药（必要时）</td></tr>
<tr><td>手术医嘱</td><td colspan="3"></td><td colspan="3"></td></tr>
<tr><td>处置医嘱</td><td colspan="3"></td><td colspan="3">□ 今日出院</td></tr>
</table>

（续　表）

主要护理工作	健康宣教	□ 进行护理安全指导 □ 进行等级护理、活动范围指导 □ 进行饮食指导 □ 进行用药指导 □ 进行关于疾病知识的宣教		□ 出院健康指导		
	护理处置	□ 恢复期心理护理与生活护理 □ 指导并监督患儿恢复期的治疗与活动 □ 输液 □ 遵医嘱用药		□ 核对患儿住院费用 □ 指导患儿家长结账 □ 指导患儿家长取出院带药 □ 取消患儿住院信息 □ 整理床单元		
	护理评估	□ 评估有无跌倒、坠床、褥疮、导管滑脱、液体外渗的风险 □ 疼痛评估 □ 评估患儿对疾病、预防、保健方面的能力		□ 评估患儿对疾病、预防、保健方面的能力		
	专科护理	□ 饮食指导：少食多餐，饮食细嚼，避免过冷、过热和刺激性饮食 □ 疼痛的护理 □ 心理护理 □ 加强营养				
	饮食指导	□ 协助患儿进餐				
	活动体位	□ 根据护理等级指导活动				
	洗浴要求	□ 协助更换病号服				
病情变异记录		□ 无　□ 有，原因： □ 患儿　□ 疾病　□ 医疗 □ 护理　□ 保障　□ 管理			□ 无　□ 有，原因： □ 患儿　□ 疾病　□ 医疗 □ 护理　□ 保障　□ 管理	
护士签名		白班	小夜班	大夜班	白班	小夜班	大夜班
医师签名							

第二节　儿童急性胆囊炎与胆管炎行解痉、抗感染、溶石等治疗临床路径

一、儿童急性胆囊炎与胆管炎行解痉、抗感染、溶石等治疗临床路径标准住院流程

（一）适用对象

第一诊断为急性胆囊炎与胆管炎（ICD-10：K81.002/K83.006）的患儿。

（二）诊断依据

根据《临床诊疗指南——小儿内科分册》（中华医学会编著，人民卫生出版社）和《诸福棠实

用儿科学(第7版)》(胡亚美等主编,人民卫生出版社)。

1. 临床症状 腹痛,高热、寒战,恶心、呕吐,偶有黄疸。

2. 体征 右上腹压痛。

3. 实验室检查 血常规见白细胞计数增多,以中性粒细胞为主,生化检查可有黄疸的表现。

4. 影像学检查 腹部超声。

(三)选择治疗方案的依据

根据《临床诊疗指南——小儿内科分册》(中华医学会编著,人民卫生出版社)和《诸福棠实用儿科学(第7版)》(胡亚美等主编,人民卫生出版社)。

1. 一般治疗 低脂饮食,静脉补液以维持水、电解质平衡。

2. 药物治疗 解痉、止痛、抗感染。

(四)标准住院日为5~7天

(五)进入路径标准

1. 第一诊断必须符合急性胆囊炎与胆管炎(ICD-10:K81.002/K83.006)。

2. 当患儿同时具有其他疾病诊断,只要住院期间不需要特殊处理,也不影响第一诊断的临床路径流程实施时,可以进入路径。

(六)住院期间检查

1. 必须检查的项目

(1)血常规、尿常规、粪常规。

(2)生化检验项目。

(3)腹部B超。

2. 根据患儿情况,必要时可选择的检查项目 给予腹部CT扫描或腹腔穿刺,如抽出绿色渗液可确诊为胆汁性腹膜炎。

3. 营养评估 根据《解放军总医院新入院患者营养风险筛查表(NRS-2002)》为新入院患儿进行营养评估,评分≥3分者给予处置,必要时请营养科医师会诊。

4. 疼痛评估 根据《VAS评分》实施疼痛评估,评分>7分者给予处置,必要时请疼痛科医师会诊。

5. 康复评估 根据《入院患者康复筛查和评估表》,在新入院患儿入院后24小时内进行康复筛查和评估。任何一项结果为“是”,则请康复科医师会诊。

(七)药物选择与使用时机

抗菌药物使用按照《抗菌药物临床应用指导原则》(卫医发[2004]285号)执行。结合患儿的细菌学培养及药敏试验结果决定抗菌药物的选择与使用时间。

(八)治疗方案与药物选择

1. 山莨菪碱0.1~0.2mg,每日1~2次,肌内注射。禁用吗啡。

2. 抗生素应用:一般可用第二、第三代头孢类抗生素。

3. 若伴发结石,口服溶石治疗药物,如鹅去氧胆酸、熊去氧胆酸等。

(九)必须复查的项目

1. 血常规、生化检验项目。

2. 腹部超声。

(十)出院标准

1. 患儿临床症状缓解或消失。

2. 体格检查未见阳性体征。

3. 实验室检查示血常规、生化基本正常;B 超检查示胆囊大小正常,囊壁不再粗糙、增厚。

(十一)变异及原因分析

手术治疗指征者为变异原因。

二、儿童急性胆囊炎与胆管炎行解痉、抗感染、溶石等治疗临床路径表单

<table>
<tr><td colspan="3">适用对象</td><td colspan="2">第一诊断为儿童急性胆囊炎与胆管炎(ICD-10:K81.002/K83.006)的患儿</td></tr>
<tr><td colspan="3">患儿基本信息</td><td>姓名:____　性别:____　年龄:__　门诊号:____
住院号:______　过敏史:______
住院日期:__年__月__日　出院日期:__年__月__日</td><td>标准住院日:5～7 天</td></tr>
<tr><td colspan="3">时间</td><td>住院第 1 天</td><td>住院第 2—3 天</td></tr>
<tr><td rowspan="5">主要诊疗工作</td><td colspan="2">制度落实</td><td>□ 入院 2 小时内经治医师或值班医师完成接诊
□ 入院 24 小时内主管医师查房</td><td>□ 根据送检项目报告,及时向上级医师汇报,并给予相应处理
□ 入院 48 小时内主诊医师完成检诊
□ 主管医师查房</td></tr>
<tr><td colspan="2">病情评估</td><td>□ 经治医师询问病史及体格检查
□ 营养评估
□ 疼痛评估
□ 康复评估</td><td>□ 观察患儿各种症状和体征变化</td></tr>
<tr><td colspan="2">病历书写</td><td>□ 入院 8 小时内完成首次病程记录
□ 入院 24 小时内完成入院记录</td><td>□ 入院 48 小时内完成主管医师查房记录
□ 入院 72 小时内完成主诊医师查房记录</td></tr>
<tr><td colspan="2">知情同意</td><td>□ 病情告知
□ 患儿家长签署授权委托书
□ 患儿家长在入院记录单上签字
□ 签署病危病重告知书(病危、病重患儿)</td><td>□ 病情告知</td></tr>
<tr><td colspan="2">其他</td><td>□ 及时通知上级医师检诊</td><td></td></tr>
<tr><td rowspan="3">重点医嘱</td><td rowspan="3">长期医嘱</td><td>护理医嘱</td><td>□ 儿科护理常规
□ 一级护理</td><td></td></tr>
<tr><td>处置医嘱</td><td>□ 有床陪伴
□ 吸氧(必要时)
□ 限制活动:卧床或床旁活动
□ 心电监护(中、高危患儿)
□ 测血压
□ 记出入量
□ 静脉输液
□ 输液泵
□ 静脉注射</td><td></td></tr>
<tr><td>膳食医嘱</td><td>□ 低脂饮食</td><td></td></tr>
</table>

（续　表）

<table>
<tr><td rowspan="6"></td><td></td><td>药物医嘱</td><td>□ 山莨菪碱 0.1～0.2mg，每日 1～2 次，肌内注射。禁用吗啡
□ 抗生素应用：一般可用第二、第三代头孢抗生素
□ 若伴发结石，口服溶石治疗药物，如鹅去氧胆酸、熊去氧胆酸等
□ 有黄疸者给予保肝退黄药物</td><td>□ 山莨菪碱 0.1～0.2mg，每日 1～2 次，肌内注射。禁用吗啡
□ 抗生素应用：一般可用第二、第三代头孢类抗生素
□ 若伴发结石，口服溶石治疗药物，如鹅去氧胆酸、熊去氧胆酸等
□ 有黄疸者给予保肝退黄药物</td></tr>
<tr><td rowspan="4">临时医嘱</td><td>检查检验</td><td>□ 血常规
□ 尿常规
□ 粪常规
□ 生化检验项目
□ 腹部 B 超
□ 腹部 CT 扫描或腹腔穿刺，如抽出绿色渗液可确诊为胆汁性腹膜炎（必要时）</td><td>□ 腹部 CT 扫描（必要时）</td></tr>
<tr><td>药物医嘱</td><td>□ 腹部疼痛难忍时给予山莨菪碱 0.1～0.2mg，肌内注射</td><td></td></tr>
<tr><td>手术医嘱</td><td>□ 有腹腔渗液时行腹腔穿刺</td><td></td></tr>
<tr><td>处置医嘱</td><td>□ 腹腔穿刺术</td><td></td></tr>
<tr><td colspan="2" style="display:none"></td></tr>
<tr><td rowspan="2">主要护理工作</td><td colspan="2">健康宣教</td><td>□ 入院宣教：介绍责任护士，病区环境、设施、规章制度、基础护理服务项目
□ 进行护理安全指导
□ 进行等级护理、活动范围指导
□ 进行饮食指导
□ 进行用药指导
□ 进行关于疾病知识的宣教</td><td>□ 基本生活护理和心理护理
□ 康复体疗指导
□ 对中、重度病情活动患儿进行精细的基础护理</td></tr>
<tr><td colspan="2">护理处置</td><td>□ 患儿身份核对
□ 佩戴腕带
□ 建立入院病历，通知医师
□ 询问病史，填写护理记录单首页
□ 测量基本生命体征
□ 观察病情
□ 抽血
□ 输液
□ 心理护理与生活护理
□ 妥善固定各种管道
□ 根据评估结果采取相应的护理措施
□ 通知次日检查项目及检查注意事项</td><td>□ 测量基本生命体征
□ 观察病情
□ 抽血
□ 输液
□ 心理护理与生活护理
□ 指导并监督患儿治疗与活动
□ 遵医嘱用药
□ 遵医嘱留取标本
□ 根据评估结果采取相应的护理措施
□ 妥善固定各种管道
□ 使用床档</td></tr>
</table>

（续　表）

<table>
<tr><td rowspan="5"></td><td>护理评估</td><td colspan="3">□ 一般评估：生命体征、神志、皮肤、药物过敏史等
□ 专科评估：饮食习惯、生活方式、体重、身高、家族史、肤温、指端末梢感觉情况
□ 风险评估：评估有无跌倒、坠床、褥疮、导管滑脱、液体外渗的风险
□ 营养评估
□ 疼痛评估
□ 康复评估</td><td colspan="3">□ 观察患儿的一般状况
□ 观察腹痛、恶心、呕吐程度</td></tr>
<tr><td>专科护理</td><td colspan="3">□ 疼痛的评估及护理
□ 监测体温变化，发热护理
□ 解痉、抗生素等药物的用药护理
□ 指导患儿卧床休息，合理饮食
□ 禁食、胃肠减压（病情严重或需急诊手术者）
□ 观察腹痛程度、性质和腹部体征变化</td><td colspan="3">□ 疼痛的评估及护理
□ 监测体温变化，发热护理
□ 解痉、抗生素等药物的用药护理
□ 指导患儿卧床休息，合理饮食
□ 禁食、胃肠减压（病情严重或需急诊手术者）
□ 观察腹痛程度、性质和腹部体征变化</td></tr>
<tr><td>饮食指导</td><td colspan="3">□ 低脂饮食</td><td colspan="3">□ 低脂饮食</td></tr>
<tr><td>活动体位</td><td colspan="3">□ 根据护理等级指导活动</td><td colspan="3">□ 根据护理等级指导活动</td></tr>
<tr><td>洗浴要求</td><td colspan="3">□ 卫生整理：更衣、剪短指甲</td><td colspan="3">□ 协助患儿晨、晚间护理</td></tr>
<tr><td colspan="2">病情变异记录</td><td colspan="3">□ 无　□ 有，原因：
□ 患儿　□ 疾病　□ 医疗
□ 护理　□ 保障　□ 管理</td><td colspan="3">□ 无　□ 有，原因：
□ 患儿　□ 疾病　□ 医疗
□ 护理　□ 保障　□ 管理</td></tr>
<tr><td colspan="2" rowspan="2">护士签名</td><td>白班</td><td>小夜班</td><td>大夜班</td><td>白班</td><td>小夜班</td><td>大夜班</td></tr>
<tr><td></td><td></td><td></td><td></td><td></td><td></td></tr>
<tr><td colspan="2">医师签名</td><td colspan="3"></td><td colspan="3"></td></tr>
<tr><td colspan="2">时间</td><td colspan="3">住院第 4－6 天</td><td colspan="3">住院第 7 天（出院日）</td></tr>
<tr><td rowspan="4">主要诊疗工作</td><td>制度落实</td><td colspan="3">□ 上级医师查房</td><td colspan="3">□ 上级医师查房，同意其出院</td></tr>
<tr><td>病情评估</td><td colspan="3">□ 密切观察病情变化
□ 经治医师询问、记录不良主诉及体格检查
□ 评估不良反应的分级及对症处理</td><td colspan="3">□ 上级医师进行治疗效果、预后和出院评估
□ 自动出院需书面交代病情、告知风险</td></tr>
<tr><td>病历书写</td><td colspan="3">□ 完成上级医师查房记录
□ 完成日常病程记录，详细记录医嘱变动情况（原因和更改内容）</td><td colspan="3">□ 出院前一天有上级医师指示出院的病程记录
□ 出院后 24 小时内完成出院记录
□ 出院后 24 小时内完成病历首页
□ 开具出院介绍信
□ 开具诊断证明书</td></tr>
<tr><td>其他</td><td colspan="3">□ 密切观察病情变化
□ 检查住院押金使用情况
□ 通知患儿及其家长出院
□ 二级预防教育</td><td colspan="3">□ 预约门诊复诊时间</td></tr>
</table>

（续　表）

重点医嘱	长期医嘱	护理医嘱		□ 二级护理
		处置医嘱		
		膳食医嘱		
		药物医嘱	□ 给予标准药物治疗(参见标准药物治疗方案)	□ 停所用长期医嘱
	临时医嘱	检查检验	□ 血常规 □ 生化检验项目 □ 腹部B超	
		药物医嘱	□ 给予标准药物治疗(参见标准药物治疗方案)	□ 出院带药(必要时)
		手术医嘱		
		处置医嘱		□ 今日出院
主要护理工作	健康宣教			
	护理处置		□ 恢复期心理护理与生活护理 □ 指导并监督患儿恢复期的治疗与活动 □ 输液 □ 遵医嘱用药	□ 核对患儿住院费用 □ 指导患儿家长结账 □ 指导患儿家长取出院带药 □ 取消患儿住院信息 □ 整理床单元
	护理评估		□ 观察患儿的一般状况 □ 观察体温波动 □ 观察腹痛、恶心、呕吐程度	□ 评估患儿对疾病、预防、保健方面的能力
	专科护理		□ 疼痛的评估及护理 □ 监测体温变化,发热护理 □ 解痉、抗生素等药物的用药护理 □ 指导患儿卧床休息,合理饮食 □ 禁食、胃肠减压(病情严重或需急诊手术者) □ 观察腹痛程度、性质和腹部体征变化	
	饮食指导		□ 协助患儿进餐	
	活动体位		□ 根据护理等级指导活动	
	洗浴要求		□ 协助更换病号服	
病情变异记录			□ 无　□ 有,原因: □ 患儿　□ 疾病　□ 医疗 □ 护理　□ 保障　□ 管理	□ 无　□ 有,原因: □ 患儿　□ 疾病　□ 医疗 □ 护理　□ 保障　□ 管理
护士签名			白班　小夜班　大夜班	白班　小夜班　大夜班
医师签名				

第三节　儿童肝性脑病行去除病因、降氨、控制脑水肿、保肝等治疗临床路径

一、儿童肝性脑病行去除病因、降氨、控制脑水肿、保肝等治疗临床路径标准住院流程

(一)适用对象

第一诊断为肝性脑病(ICD-10:K72.903)的 14 岁以下儿童。

(二)诊断依据

根据《临床诊疗指南——小儿内科分册》(中华医学会编著,人民卫生出版社)和《诸福棠实用儿科学(第 7 版)》(胡亚美等主编,人民卫生出版社)。

1. 临床症状　神经肌肉功能障碍、性格或精神变化、意识障碍及昏迷等神经精神症状。

2. 辅助检查　血气分析、肝功能、凝血功能、血氨测定、血浆氨基酸测定、脑电图、视觉诱发电位和脑 CT 等检查。

(三)选择治疗方案的依据

根据《临床诊疗指南——小儿内科分册》(中华医学会编著,人民卫生出版社)和《诸福棠实用儿科学(第 7 版)》(胡亚美等主编,人民卫生出版社)。

1. 去除病因　具体病情具体分析。

2. 药物治疗　控制脑水肿(肾上腺皮质激素、20%甘露醇)、促进肝细胞再生(白蛋白/血浆、葡萄糖醛酸内酯、补充维生素)、调整氨基酸代谢失衡(支链氨基酸等)、改善微循环(川芎嗪等)。

(四)标准住院日为 7～10 天

(五)纳入路径标准

1. 第一诊断必须符合(ICD-10:K72.903)肝性脑病。

2. 当患儿同时具有其他疾病诊断,但在住院期间不需要特殊处理也不影响第一诊断的临床路径流程实施时,可以进入路径。

(六)入院评估

1. 必须检查的项目

(1)血常规、尿常规、粪常规+粪隐血试验。

(2)肝功能、肾功能、电解质、血糖、血气分析、凝血功能、血氨测定、血浆氨基酸测定。

(3)脑电图、视觉诱发电位和脑 CT 等检查。

2. 营养评估　根据《解放军总医院新入院患者营养风险筛查表(NRS-2002)》为新入院患儿进行营养评估,评分≥3 分者给予处置,必要时请营养科医师会诊。

3. 疼痛评估　根据《VAS 评分》实施疼痛评估,评分>7 分者给予处置,必要时请疼痛科医师会诊。

4. 康复评估　根据《入院患者康复筛查和评估表》,在新入院患儿入院后 24 小时内进行康复筛查和评估。任何一项结果为“是”,则请康复科医师会诊。

(七)药物选择与使用时机

抗菌药物使用按照《抗菌药物临床应用指导原则》(卫医发[2004]285号)执行。结合患儿的细菌学培养及药敏试验结果决定抗菌药物的选择与使用时间。

(八)治疗方案与药物选择

1. 去除病因　具体病情具体分析。

2. 药物治疗

(1)降氨:25%精氨酸20～40ml加入5%葡萄糖溶液200～400ml中,静脉滴注,时间>4小时;或10%门冬氨酸钾镁10～20ml加入5%葡萄糖溶液中静脉滴注或GABA/BZ复合受体拮抗药。

(2)控制脑水肿:甲泼尼龙2mg/(kg·d)或地塞米松0.3～0.5mg/(kg·d)及20%甘露醇0.5～1g/kg,静脉滴注,每4～6小时1次。

(3)促进肝细胞再生:白蛋白/血浆、葡萄糖醛酸内酯、补充维生素。

(4)调整氨基酸代谢失衡:支链氨基酸等,50～100ml,每天1～2次,10～14天为1个疗程。

(5)改善微循环:川芎嗪等。

(九)必须复查的检查项目

1. 血常规、尿常规、粪常规。

2. 生化检查:包括肝功能、肾功能、电解质、血糖、血氨测定。

3. 血气分析、血浆氨基酸测定。

4. 腹部超声、脑电图、脑CT等。

(十)出院标准

1. 诊断已明确。

2. 治疗后症状缓解。

(十一)变异及原因分析

1. 临床症状改善不明显,调整药物治疗,导致住院时间延长、费用增加。

2. 有肝移植手术指征。

二、儿童肝性脑病行去除病因、降氨、控制脑水肿、保肝等治疗临床路径表单

<table>
<tr><td>适用对象</td><td colspan="2">第一诊断为儿童肝性脑病(ICD-10:K72.903)的患儿</td></tr>
<tr><td>患儿基本信息</td><td>姓名:____　性别:____　年龄:__　门诊号:____
住院号:______　过敏史:______
住院日期:__年__月__日　出院日期:__年__月__日</td><td>标准住院日:7～10天</td></tr>
</table>

（续　表）

<table>
<tr><td colspan="3">时间</td><td>住院第 1 天</td><td>住院第 2—3 天</td></tr>
<tr><td rowspan="5">主要诊疗工作</td><td colspan="2">制度落实</td><td>□ 入院 2 小时内经治医师或值班医师完成接诊
□ 入院 24 小时内主管医师查房</td><td>□ 根据送检项目报告，及时向上级医师汇报，并给予相应处理
□ 入院 48 小时内主诊医师完成检诊
□ 主管医师查房</td></tr>
<tr><td colspan="2">病情评估</td><td>□ 经治医师询问病史及体格检查
□ 营养评估
□ 疼痛评估
□ 康复评估</td><td>□ 观察患儿各种症状和体征变化</td></tr>
<tr><td colspan="2">病历书写</td><td>□ 入院 8 小时内完成首次病程记录
□ 入院 24 小时内完成入院记录</td><td>□ 入院 48 小时内完成主管医师查房记录
□ 入院 72 小时内完成主诊医师查房记录</td></tr>
<tr><td colspan="2">知情同意</td><td>□ 病情告知
□ 患儿家长签署授权委托书
□ 患儿家长在入院记录单上签字
□ 签署病危病重告知书（病危、病重患儿）</td><td>□ 病情告知</td></tr>
<tr><td colspan="2">其他</td><td>□ 及时通知上级医师检诊</td><td></td></tr>
<tr><td rowspan="4">重点医嘱</td><td rowspan="4">长期医嘱</td><td>护理医嘱</td><td>□ 儿科护理常规
□ 一级护理</td><td></td></tr>
<tr><td>处置医嘱</td><td>□ 有床陪伴
□ 吸氧（必要时）
□ 限制活动：卧床或床旁活动
□ 心电监护（中、高危患儿）
□ 测血压
□ 记出入量
□ 静脉输液
□ 输液泵
□ 静脉注射</td><td></td></tr>
<tr><td>膳食医嘱</td><td>□ 低蛋白饮食</td><td></td></tr>
<tr><td>药物医嘱</td><td>□ 病因治疗
□ 降氨、控制脑水肿（肾上腺皮质激素、20％甘露醇）、促进肝细胞再生（白蛋白/血浆、葡萄糖醛酸内酯、补充维生素）、调整氨基酸代谢失衡、改善微循环
□ 静脉补液</td><td>□ 病因治疗
□ 降氨、控制脑水肿（肾上腺皮质激素、20％甘露醇）、促进肝细胞再生（白蛋白/血浆、葡萄糖醛酸内酯、补充维生素）、调整氨基酸代谢失衡、改善微循环
□ 静脉补液</td></tr>
</table>

（续　表）

临时医嘱	检查检验	□ 血常规 □ 尿常规 □ 粪常规＋粪隐血试验 □ 血气分析 □ 肝功能、肾功能 □ 电解质 □ 血糖 □ 凝血功能 □ 血氨测定 □ 血浆氨基酸测定 □ 脑电图 □ 视觉诱发电位和脑 CT 等	□ 腹部超声和脑 CT
	药物医嘱		
	手术医嘱	□ 有腹膜炎，难以与其他原因所致腹膜炎相鉴别时，腹腔渗液较多时给予腹腔穿刺	
	处置医嘱		
主要护理工作	健康宣教	□ 入院宣教：介绍责任护士，病区环境、设施、规章制度、基础护理服务项目 □ 进行护理安全指导 □ 进行等级护理、活动范围指导 □ 进行饮食指导 □ 进行用药指导 □ 进行关于疾病知识的宣教	□ 基本生活护理和心理护理 □ 康复体疗指导 □ 对中、重度病情活动患儿进行精细的基础护理
	护理处置	□ 患儿身份核对 □ 佩戴腕带 □ 建立入院病历，通知医师 □ 询问病史，填写护理记录单首页 □ 测量基本生命体征 □ 观察病情 □ 抽血 □ 输液 □ 心理护理与生活护理 □ 妥善固定各种管道 □ 根据评估结果采取相应的护理措施 □ 通知次日检查项目及检查注意事项	□ 测量基本生命体征 □ 观察病情 □ 抽血 □ 输液 □ 心理护理与生活护理 □ 指导并监督患儿治疗与活动 □ 遵医嘱用药 □ 遵医嘱留取标本 □ 根据评估结果采取相应的护理措施 □ 妥善固定各种管道 □ 使用床档
	护理评估	□ 一般评估：生命体征、神志、皮肤、药物过敏史等 □ 专科评估：饮食习惯、生活方式、体重、身高、家族史、足背动脉、肤温、指端末梢感觉情况 □ 观察意识障碍程度及生命体征	□ 观察意识障碍程度及生命体征

（续　表）

<table>
<tr><td rowspan="5"></td><td></td><td colspan="3">□ 营养评估
□ 疼痛评估
□ 康复评估</td><td colspan="3"></td></tr>
<tr><td>专科护理</td><td colspan="3">□ 严密观察病情变化，评估意识障碍程度
□ 安全护理，防止坠床或撞伤
□ 用药护理
□ 昏迷患者护理：保持呼吸道通畅，口腔护理、眼部护理，按时翻身
□ 饮食护理
□ 保持大便通畅
□ 观察并记录腹水的量和性状（有腹水者）
□ 准确记录出入量</td><td colspan="3">□ 严密观察病情变化，评估意识障碍程度
□ 安全护理，防止坠床或撞伤
□ 用药护理
□ 昏迷患者护理：保持呼吸道通畅，口腔护理、眼部护理，按时翻身
□ 饮食护理
□ 保持大便通畅
□ 观察并记录腹水的量和性状（有腹水者）
□ 准确记录出入量</td></tr>
<tr><td>饮食指导</td><td colspan="3">□ 根据医嘱通知配餐员准备膳食
□ 协助患儿进餐</td><td colspan="3">□ 协助患儿进餐</td></tr>
<tr><td>活动体位</td><td colspan="3">□ 根据护理等级指导活动</td><td colspan="3">□ 根据护理等级指导活动</td></tr>
<tr><td>洗浴要求</td><td colspan="3">□ 卫生整理：更衣、剪短指甲</td><td colspan="3">□ 协助患儿晨、晚间护理</td></tr>
<tr><td colspan="2">病情变异记录</td><td colspan="3">□ 无　□ 有，原因：
□ 患儿　□ 疾病　□ 医疗
□ 护理　□ 保障　□ 管理</td><td colspan="3">□ 无　□ 有，原因：
□ 患儿　□ 疾病　□ 医疗
□ 护理　□ 保障　□ 管理</td></tr>
<tr><td colspan="2" rowspan="2">护士签名</td><td>白班</td><td>小夜班</td><td>大夜班</td><td>白班</td><td>小夜班</td><td>大夜班</td></tr>
<tr><td></td><td></td><td></td><td></td><td></td><td></td></tr>
<tr><td colspan="2">医师签名</td><td colspan="3"></td><td colspan="3"></td></tr>
<tr><td colspan="2">时间</td><td colspan="3">住院第 4－6 天</td><td colspan="3">住院第 7 天（出院日）</td></tr>
<tr><td rowspan="5">主要诊疗工作</td><td>制度落实</td><td colspan="3">□ 上级医师查房</td><td colspan="3">□ 上级医师查房，同意其出院</td></tr>
<tr><td>病情评估</td><td colspan="3">□ 经治医师询问、记录不良主诉及体格检查
□ 评估不良反应的分级及对症处理</td><td colspan="3">□ 上级医师进行治疗效果、预后和出院评估
□ 自动出院需书面交代病情、告知风险</td></tr>
<tr><td>病历书写</td><td colspan="3">□ 完成上级医师查房记录
□ 完成日常病程记录，详细记录医嘱变动情况（原因和更改内容）</td><td colspan="3">□ 出院前一天有上级医师指示出院的病程记录
□ 出院后 24 小时内完成出院记录
□ 出院后 24 小时内完成病历首页
□ 开具出院介绍信
□ 开具诊断证明书</td></tr>
<tr><td>知情同意</td><td colspan="3"></td><td colspan="3">□ 出院宣教</td></tr>
<tr><td>其他</td><td colspan="3">□ 密切观察病情变化
□ 检查住院押金使用情况
□ 通知患儿及其家长出院
□ 二级预防教育</td><td colspan="3">□ 预约门诊复诊时间</td></tr>
</table>

（续 表）

<table>
<tr><td rowspan="9">重点医嘱</td><td rowspan="4">长期医嘱</td><td>护理医嘱</td><td></td><td>□ 二级护理</td></tr>
<tr><td>处置医嘱</td><td></td><td></td></tr>
<tr><td>膳食医嘱</td><td></td><td></td></tr>
<tr><td>药物医嘱</td><td>□ 降氨、控制脑水肿(肾上腺皮质激素、20%甘露醇)、促进肝细胞再生(白蛋白/血浆、葡萄糖醛酸内酯、补充维生素)、调整氨基酸代谢失衡、改善微循环
□ 静脉补液</td><td>□ 停所用长期医嘱</td></tr>
<tr><td rowspan="4">临时医嘱</td><td>检查检验</td><td>□ 血常规、尿常规、粪常规
□ 生化检查：包括肝功能、肾功能、电解质、血糖、血氨测定
□ 血气分析、血浆氨基酸测定
□ 腹部超声、脑电图、脑 CT 等</td><td></td></tr>
<tr><td>药物医嘱</td><td></td><td>□ 出院带药(必要时)</td></tr>
<tr><td>手术医嘱</td><td></td><td></td></tr>
<tr><td>处置医嘱</td><td></td><td>□ 今日出院</td></tr>
<tr><td colspan="4"></td></tr>
<tr><td rowspan="8">主要护理工作</td><td colspan="2">健康宣教</td><td></td><td></td></tr>
<tr><td colspan="2">护理处置</td><td>□ 恢复期心理护理与生活护理
□ 指导并监督患儿恢复期的治疗与活动
□ 遵医嘱用药</td><td>□ 核对患儿住院费用
□ 指导患儿家长结账
□ 指导患儿家长取出院带药
□ 取消患儿住院信息
□ 整理床单元</td></tr>
<tr><td colspan="2">护理评估</td><td>□ 评估有无跌倒、坠床、褥疮、导管滑脱、液体外渗的风险
□ 疼痛评估
□ 评估患儿对疾病、预防、保健方面的能力</td><td>□ 评估患儿对疾病、预防、保健方面的能力</td></tr>
<tr><td colspan="2">专科护理</td><td>□ 严密观察病情变化，评估意识障碍程度
□ 安全护理，防止坠床或撞伤
□ 用药护理
□ 昏迷患儿护理：保持呼吸道通畅，口腔护理、眼部护理，按时翻身
□ 饮食护理
□ 保持大便通畅
□ 观察并记录腹水的量和性状(有腹水者)
□ 准确记录出入量</td><td></td></tr>
<tr><td colspan="2">饮食指导</td><td>□ 协助患儿进餐</td><td></td></tr>
<tr><td colspan="2">活动体位</td><td>□ 根据护理等级指导活动</td><td></td></tr>
<tr><td colspan="2">洗浴要求</td><td>□ 协助更换病号服</td><td></td></tr>
</table>

（续　表）

病情变异记录	□ 无　　□ 有，原因： □ 患儿　□ 疾病　□ 医疗 □ 护理　□ 保障　□ 管理			□ 无　　□ 有，原因： □ 患儿　□ 疾病　□ 医疗 □ 护理　□ 保障　□ 管理		
护士签名	白班	小夜班	大夜班	白班	小夜班	大夜班
医师签名						

第四节　儿童急性胰腺炎行抗感染、抑酸、胰酶抑制药等治疗临床路径

一、儿童急性胰腺炎行抗感染、抑酸、胰酶抑制药等治疗临床路径标准住院流程

（一）适用对象

第一诊断为急性胰腺炎（ICD-10：K85），年龄＜14 岁的患儿。

（二）诊断依据

根据《临床诊疗指南——小儿内科分册》（中华医学会编著，人民卫生出版社）和《诸福棠实用儿科学（第 7 版）》（胡亚美等主编，人民卫生出版社）。

1. 临床症状　上腹部疼痛、恶心、呕吐。

2. 体征　脐周、上腹压痛。

3. 实验室检查　淀粉酶、血清脂肪酶升高。

4. 影像学检查　腹部 B 超及腹部 CT。

（三）选择治疗方案的依据

根据《临床诊疗指南——小儿内科分册》（中华医学会编著，人民卫生出版社）和《诸福棠实用儿科学（第 7 版）》（胡亚美等主编，人民卫生出版社）。

1. 一般治疗　禁食、胃肠减压、静脉输液维持水与电解质平衡，输血，持续静脉营养维持热量的供给。

2. 药物治疗　抗胆碱能药、H_2 受体拮抗药、质子泵抑制药、广谱抗生素，重症患儿使用激素、胰酶抑制药。

（四）标准住院日为 5～7 天

（五）进入路径标准

1. 第一诊断必须符合急性胰腺炎（ICD-10：K85）。

2. 当患儿同时具有其他疾病诊断，只要住院期间不需要特殊处理，也不影响第一诊断的临床路径流程实施时，可以进入路径。

（六）入院评估

1. 必须检查的项目

（1）血常规、尿常规、粪常规。

(2)生化检查(包括淀粉酶、脂肪酶、肝功能、肾功能、电解质),尿淀粉酶。

(3)X线胸片、心电图。

(4)怀疑水肿型胰腺炎行腹部B超检查,怀疑并发胰腺囊肿时行腹部CT扫描。

2. *根据患儿情况可选择的检查项目* 腹部X线片,腹腔穿刺查腹腔渗液的常规及生化或经内镜逆行性胰胆管造影术(ERCP)。

3. *营养评估* 根据《解放军总医院新入院患者营养风险筛查表(NRS-2002)》为新入院患儿进行营养评估,评分≥3分者给予处置,必要时请营养科医师会诊。

4. *疼痛评估* 根据《VAS评分》实施疼痛评估,评分>7分者给予处置,必要时请疼痛科医师会诊。

5. *康复评估* 根据《入院患者康复筛查和评估表》,在新入院患儿入院后24小时内进行康复筛查和评估。任何一项结果为"是",则请康复科医师会诊。

(七)药物选择与使用时机

抗菌药物使用按照《抗菌药物临床应用指导原则》(卫医发[2004]285号)执行。结合患儿的细菌学培养及药敏试验结果决定抗菌药物的选择与使用时间。

(八)治疗方案与药物选择

1. *抗胆碱能药* 阿托品0.5mg/kg,每6~8小时,可重复使用。

2. *H_2受体拮抗药、质子泵抑制药* 西咪替丁10~30mg/(kg·d),最大量为800mg/d;雷尼替丁4~6mg/(kg·d),最大量为300mg/d;法莫替丁0.6~0.8mg/(kg·d),最大量为40mg/d;奥美拉唑0.3~1mg/(kg·d)。

3. *应用广谱抗生素以控制胰腺感染* 第三代头孢菌素为首选。

4. *激素* 重症患者使用,地塞米松0.3~0.5mg/(kg·d),最大量为10mg/d。

5. *胰酶抑制药* 生长抑素,施他宁250μg加入生理盐水10ml中在3~5分钟内缓慢静脉注射,后250μg/h持续静脉滴注5~7天或直至病情稳定。

(九)必须复查的项目

1. 血常规、粪常规。

2. 生化检查:包括淀粉酶、脂肪酶、肝功能、肾功能、电解质。

3. 腹部B超或CT。

(十)出院标准

1. 患儿临床症状缓解或消失。

2. 体格检查未见阳性体征。

3. 血常规、生化检查(包括淀粉酶、脂肪酶、肝功能、肾功能、电解质)基本正常,B超或CT检查示无水肿或胰腺囊肿。

(十一)变异及原因分析

手术治疗指征者为变异原因。

二、儿童急性胰腺炎行抗感染、抑酸、胰酶抑制药等治疗临床路径表单

<table>
<tr><td colspan="3">适用对象</td><td colspan="2">第一诊断为儿童急性胰腺炎(ICD-10:K85)的患儿</td></tr>
<tr><td colspan="3">患儿基本信息</td><td>姓名:____　性别:____　年龄:__　门诊号:____
住院号:______　过敏史:______
住院日期:__年__月__日　出院日期:__年__月__日</td><td>标准住院日:5～7 天</td></tr>
<tr><td colspan="3">时间</td><td>住院第 1 天</td><td>住院第 2－3 天</td></tr>
<tr><td rowspan="5">主要诊疗工作</td><td colspan="2">制度落实</td><td>□ 入院 2 小时内经治医师或值班医师完成接诊
□ 入院 24 小时内主管医师查房</td><td>□ 根据送检项目报告,及时向上级医师汇报,并给予相应处理
□ 入院 48 小时内主诊医师完成检诊
□ 主管医师查房</td></tr>
<tr><td colspan="2">病情评估</td><td>□ 经治医师询问病史及体格检查
□ 营养评估
□ 疼痛评估
□ 康复评估</td><td>□ 观察患儿各种症状和体征变化</td></tr>
<tr><td colspan="2">病历书写</td><td>□ 入院 8 小时内完成首次病程记录
□ 入院 24 小时内完成入院记录</td><td>□ 入院 48 小时内完成主管医师查房记录
□ 入院 72 小时内完成主诊医师查房记录</td></tr>
<tr><td colspan="2">知情同意</td><td>□ 病情告知
□ 患儿家长签署授权委托书
□ 患儿家长在入院记录单上签字
□ 签署病危病重告知书(病危、病重患儿)</td><td>□ 病情告知</td></tr>
<tr><td colspan="2">其他</td><td>□ 及时通知上级医师检诊</td><td></td></tr>
<tr><td rowspan="4">重点医嘱</td><td rowspan="4">长期医嘱</td><td>护理医嘱</td><td>□ 儿科护理常规
□ 一级护理</td><td></td></tr>
<tr><td>处置医嘱</td><td>□ 有床陪伴
□ 吸氧(必要时)
□ 限制活动:卧床或床旁活动
□ 心电监护(中、高危患儿)
□ 测血压
□ 记出入量
□ 静脉输液
□ 输液泵
□ 静脉注射</td><td></td></tr>
<tr><td>膳食医嘱</td><td>□ 禁食</td><td></td></tr>
<tr><td>药物医嘱</td><td>□ 抗胆碱能药、H_2 受体拮抗药、质子泵抑制药
□ 广谱抗生素以控制胰腺感染
□ 激素:重症患儿使用
□ 胰酶抑制药:生长抑素</td><td>□ 抗胆碱能药、H_2 受体拮抗药、质子泵抑制药
□ 静脉补液
□ 低钙者给予补钙
□ 高血糖者给予静脉滴注葡萄糖＋胰岛素＋氯化钾
□ 激素:重症患儿使用
□ 胰酶抑制药:生长抑素</td></tr>
</table>

（续 表）

	临时医嘱	检查检验	□ 血常规 □ 尿常规 □ 粪常规 □ 血生化：包括血淀粉酶、脂肪酶、肝功能、肾功能、电解质 □ 尿淀粉酶 □ X线胸片 □ 心电图 □ 腹部B超或CT检查 □ 腹部X线片（必要时） □ 腹腔穿刺查腹腔渗液的常规及生化或ERCP（必要时）	□ 腹部X线片（必要时） □ 腹腔穿刺检查腹腔渗液的常规、生化（必要时） □ ERCP（必要时）
		药物医嘱		
		手术医嘱	□ 有腹膜炎难以与其他原因所致腹膜炎相鉴别时，腹腔渗液较多时给予腹腔穿刺	□ 有腹膜炎难以与其他原因所致腹膜炎相鉴别时，腹腔渗液较多时给予腹腔穿刺
		处置医嘱		
主要护理工作	健康宣教		□ 入院宣教：介绍责任护士，病区环境、设施、规章制度、基础护理服务项目 □ 进行护理安全指导 □ 进行等级护理、活动范围指导 □ 进行饮食指导 □ 进行用药指导 □ 进行关于疾病知识的宣教	□ 基本生活护理和心理护理 □ 康复体疗指导 □ 对中、重度病情活动患儿进行精细的基础护理
	护理处置		□ 患儿身份核对 □ 佩戴腕带 □ 建立入院病历，通知医师 □ 询问病史，填写护理记录单首页 □ 测量基本生命体征 □ 观察病情 □ 抽血 □ 输液 □ 心理护理与生活护理 □ 妥善固定各种管道 □ 根据评估结果采取相应的护理措施 □ 通知次日检查项目及检查注意事项	□ 测量基本生命体征 □ 观察病情 □ 抽血 □ 输液 □ 心理护理与生活护理 □ 指导并监督患儿治疗与活动 □ 遵医嘱用药 □ 遵医嘱留取标本 □ 根据评估结果采取相应的护理措施 □ 妥善固定各种管道 □ 使用床档
	护理评估		□ 一般评估：生命体征、神志、皮肤、药物过敏史等 □ 观察腹痛、恶心、呕吐程度 □ 专科评估：饮食习惯、生活方式、体重、身高、家族史、足背动脉、肤温、指端末梢感觉情况	□ 风险评估：评估有无跌倒、坠床、褥疮、导管滑脱、液体外渗的风险

（续　表）

<table>
<tr><td rowspan="5"></td><td></td><td colspan="3">□ 风险评估：评估有无跌倒、坠床、褥疮、导管滑脱、液体外渗的风险
□ 营养评估
□ 疼痛评估
□ 康复评估</td><td colspan="3"></td></tr>
<tr><td>专科护理</td><td colspan="3">□ 心理护理
□ 疼痛护理
□ 观察病情，防止休克
□ 准确记录 24 小时出入量
□ 监测体温
□ 引流管的护理</td><td colspan="3">□ 心理护理
□ 疼痛护理
□ 观察病情，防止休克
□ 准确记录 24 小时出入量
□ 监测体温
□ 引流管的护理</td></tr>
<tr><td>饮食指导</td><td colspan="3">□ 禁食</td><td colspan="3">□ 禁食</td></tr>
<tr><td>活动体位</td><td colspan="3">□ 根据护理等级指导活动</td><td colspan="3">□ 根据护理等级指导活动</td></tr>
<tr><td>洗浴要求</td><td colspan="3">□ 卫生整理：更衣、剪短指甲</td><td colspan="3">□ 协助患儿晨、晚间护理</td></tr>
<tr><td colspan="2">病情变异记录</td><td colspan="3">□ 无　□ 有，原因：
□ 患儿　□ 疾病　□ 医疗
□ 护理　□ 保障　□ 管理</td><td colspan="3">□ 无　□ 有，原因：
□ 患儿　□ 疾病　□ 医疗
□ 护理　□ 保障　□ 管理</td></tr>
<tr><td colspan="2" rowspan="2">护士签名</td><td>白班</td><td>小夜班</td><td>大夜班</td><td>白班</td><td>小夜班</td><td>大夜班</td></tr>
<tr><td></td><td></td><td></td><td></td><td></td><td></td></tr>
<tr><td colspan="2">医师签名</td><td colspan="3"></td><td colspan="3"></td></tr>
<tr><td colspan="2">时间</td><td colspan="3">住院第 4－6 天</td><td colspan="3">住院第 7 天（出院日）</td></tr>
<tr><td rowspan="5">主要诊疗工作</td><td>制度落实</td><td colspan="3">□ 上级医师查房</td><td colspan="3">□ 上级医师查房，同意其出院</td></tr>
<tr><td>病情评估</td><td colspan="3">□ 密切观察病情变化
□ 经治医师询问、记录不良主诉及体格检查
□ 评估不良反应的分级及对症处理</td><td colspan="3">□ 上级医师进行治疗效果、预后和出院评估
□ 自动出院需书面交代病情、告知风险</td></tr>
<tr><td>病历书写</td><td colspan="3">□ 完成上级医师查房记录
□ 完成日常病程记录，详细记录医嘱变动情况（原因和更改内容）</td><td colspan="3">□ 出院前一天有上级医师指示出院的病程记录
□ 出院后 24 小时内完成出院记录
□ 出院后 24 小时内完成病历首页
□ 开具出院介绍信
□ 开具诊断证明书</td></tr>
<tr><td>知情同意</td><td colspan="3"></td><td colspan="3">□ 出院宣教</td></tr>
<tr><td>其他</td><td colspan="3">□ 密切观察病情变化
□ 检查住院押金使用情况
□ 通知患儿及其家长出院
□ 二级预防教育</td><td colspan="3">□ 预约门诊复诊时间</td></tr>
</table>

（续　表）

<table>
<tr><td rowspan="10">重点医嘱</td><td rowspan="4">长期医嘱</td><td>护理医嘱</td><td>□ 儿科护理常规
□ 护理等级：一级护理</td><td>□ 二级护理</td></tr>
<tr><td>处置医嘱</td><td>□ 吸氧（必要时）
□ 心电、血压监护（中、高危患儿）
□ 陪护</td><td></td></tr>
<tr><td>膳食医嘱</td><td></td><td></td></tr>
<tr><td>药物医嘱</td><td>□ 抗胆碱能药、H_2 受体拮抗药、质子泵抑制药
□ 静脉补液
□ 低者给予补钙
□ 高血糖者给予静脉滴注葡萄糖＋胰岛素＋氯化钾</td><td>□ 停所用长期医嘱</td></tr>
<tr><td rowspan="4">临时医嘱</td><td>检查检验</td><td>□ 血常规、粪常规
□ 生化检查项目，血、尿淀粉酶、脂肪酶
□ 腹部 B 超或 CT 检查</td><td></td></tr>
<tr><td>药物医嘱</td><td></td><td>□ 出院带药（必要时）</td></tr>
<tr><td>手术医嘱</td><td></td><td></td></tr>
<tr><td>处置医嘱</td><td></td><td>□ 今日出院</td></tr>
<tr><td rowspan="7">主要护理工作</td><td colspan="2">健康宣教</td><td>□ 进行护理安全指导
□ 进行等级护理、活动范围指导
□ 进行饮食指导
□ 进行用药指导
□ 进行关于疾病知识的宣教</td><td>□ 出院健康指导</td></tr>
<tr><td colspan="2">护理处置</td><td>□ 恢复期心理护理与生活护理
□ 指导并监督患儿恢复期的治疗与活动
□ 输液
□ 遵医嘱用药</td><td>□ 核对患儿住院费用
□ 指导患儿家长结账
□ 指导患儿家长取出院带药
□ 取消患儿住院信息
□ 整理床单元</td></tr>
<tr><td colspan="2">护理评估</td><td>□ 观察患儿的一般状况
□ 观察体温波动情况
□ 观察腹痛、恶心、呕吐程度</td><td>□ 评估患儿对疾病、预防、保健方面的能力</td></tr>
<tr><td colspan="2">专科护理</td><td>□ 心理护理
□ 疼痛的护理
□ 观察病情，防止休克
□ 准确记录 24 小时出入量
□ 监测体温
□ 引流管的护理</td><td></td></tr>
<tr><td colspan="2">饮食指导</td><td>□ 协助患儿进餐</td><td></td></tr>
<tr><td colspan="2">活动体位</td><td>□ 根据护理等级指导活动</td><td></td></tr>
<tr><td colspan="2">洗浴要求</td><td>□ 协助更换病号服</td><td></td></tr>
</table>

（续　表）

病情变异记录	□ 无　□ 有，原因： □ 患儿　□ 疾病　□ 医疗 □ 护理　□ 保障　□ 管理			□ 无　□ 有，原因： □ 患儿　□ 疾病　□ 医疗 □ 护理　□ 保障　□ 管理		
护士签名	白班	小夜班	大夜班	白班	小夜班	大夜班
医师签名						

第五节　儿童胃食管反流行促进胃肠动力、抑酸、护胃等治疗临床路径

一、儿童胃食管反流行促进胃肠动力、抑酸、护胃等治疗临床路径标准住院流程

（一）适用对象

第一诊断为胃食管反流（ICD-10：K21.903）的 14 岁以下儿童。

（二）诊断依据

根据《临床诊疗指南——小儿内科分册》（中华医学会编著，人民卫生出版社）和《诸福棠实用儿科学（第 7 版）》（胡亚美等主编，人民卫生出版社）。

1. 临床症状：①反流症状，如反酸、反食、嗳气，小婴儿可表现为呕吐、溢奶；②食管刺激症状，如胃灼热感、胸痛、吞咽疼痛、发噎感；③食管外症状，如肺炎、哮喘、窒息、咽喉炎、口腔溃疡、生长发育不良等。

2. 24 小时食管 pH 和（或）胆红素监测阳性。

3. 胃镜检查：食管中、下段黏膜有破损。

（三）选择治疗方案的依据

根据《临床诊疗指南——小儿内科分册》（中华医学会编著，人民卫生出版社）和《诸福棠实用儿科学（第 7 版）》（胡亚美等主编，人民卫生出版社）。

1. 抑酸药物是治疗的基本药物，通常选用质子泵抑制药和 H_2 受体阻滞药等。

2. 治疗分 2 个阶段：初始治疗（8～12 周）与维持治疗阶段。

3. 无效时可加用促动力药。

（四）标准住院日为 5～7 天

（五）进入路径标准

1. 第一诊断必须符合（ICD-10：K21.903）反流食管炎。

2. 当患儿同时具有其他疾病诊断，但在住院期间不需要特殊处理也不影响第一诊断的临床路径流程实施时，可以进入路径。

（六）入院评估

1. 必须检查的项目

（1）血常规、尿常规、粪常规＋粪隐血试验。

(2)肝功能、肾功能、电解质、血糖、凝血功能、血型、感染性疾病筛查(乙型病毒性肝炎、丙型病毒性肝炎、艾滋病、梅毒等)。

(3)食管 pH 监测。

(4)胃镜检查,必要时取活检病理学检查,消化道钡剂造影等。

(5)心电图、X 线胸片、腹部 B 超。

2. 根据患儿病情可选择的检查项目 血淀粉酶、胃泌素水平、肿瘤标志物筛查,^{13}C-呼气试验或^{14}C-呼气试验、立位腹部 X 线片、X 线钡剂造影、上腹部 CT 或 MRI。

3. 营养评估 根据《解放军总医院新入院患者营养风险筛查表(NRS-2002)》为新入院患儿进行营养评估,评分≥3 分者给予处置,必要时请营养科医师会诊。

4. 疼痛评估 根据《VAS 评分》实施疼痛评估,评分>7 分者给予处置,必要时请疼痛科医师会诊。

5. 康复评估 根据《入院患者康复筛查和评估表》,在新入院患儿入院后 24 小时内进行康复筛查和评估。任何一项结果为"是",则请康复科医师会诊。

(七)药物选择与使用时机

抗菌药物使用按照《抗菌药物临床应用指导原则》(卫医发[2004]285 号)执行。结合患儿的细菌学培养及药敏试验结果决定抗菌药物的选择与使用时间。

(八)治疗方案与药物选择

1. 基本治疗 包括调整生活方式,注意饮食(少量多餐,适量增加稠厚食物,不宜过饱,忌咖啡、巧克力、酸食、高脂食物);避免餐后平卧,仰卧位反流可抬高床头 15°,立位反流应避免牵拉、上举或弯腰;肥胖者减肥,避免降低食管下端括约肌压(LESP)的药物。

2. 药物治疗 根据病情选择促动力药、抑酸药(质子泵抑制药或 H_2 受体拮抗药)和黏膜保护药。

(九)必须复查的项目

1. 血常规。

2. 生化检查:包括肝功能、肾功能、电解质、血糖。

3. 必要时复查腹部超声、消化道钡剂造影等。

(十)出院标准

1. 诊断已明确。

2. 治疗后症状缓解或明显减轻。

(十一)变异及原因分析

1. 胃食管反流出现并发症(如食管狭窄、出血、Barrett 食管甚至可疑癌变)时不纳入本路径。

2. 药物治疗无效或食管狭窄者,活检病理提示恶性,可考虑内镜下治疗或外科治疗,退出本路径。

3. 临床症状改善不明显,行 24 小时食管 pH、胆汁酸监测,调整药物治疗,导致住院时间延长、费用增加。

二、儿童胃食管反流行促进胃肠动力、抑酸、护胃等治疗临床路径表单

<table>
<tr><td colspan="3">适用对象</td><td colspan="2">第一诊断为胃食管反流(ICD-10:K21.903)的患儿</td></tr>
<tr><td colspan="3">患儿基本信息</td><td>姓名:____　性别:____　年龄:__　门诊号:____
住院号:______　过敏史:______
住院日期:__年__月__日　出院日期:__年__月__日</td><td>标准住院日:5～7 天</td></tr>
<tr><td colspan="3">时间</td><td>住院第 1 天</td><td>住院第 2—3 天</td></tr>
<tr><td rowspan="5">主要诊疗工作</td><td colspan="2">制度落实</td><td>□ 入院 2 小时内经治医师或值班医师完成接诊
□ 入院 24 小时内主管医师查房</td><td>□ 根据送检项目报告,及时向上级医师汇报,并给予相应处理
□ 入院 48 小时内主诊医师完成检诊
□ 主管医师查房</td></tr>
<tr><td colspan="2">病情评估</td><td>□ 经治医师询问病史及体格检查
□ 营养评估
□ 疼痛评估
□ 康复评估</td><td>□ 观察患儿各种症状和体征变化
□ 做好行 X 线钡剂检查和(或)胃镜检查准备
□ 对患儿进行有关胃食管反流和行胃镜检查的宣教</td></tr>
<tr><td colspan="2">病历书写</td><td>□ 入院 8 小时内完成首次病程记录
□ 入院 24 小时内完成入院记录</td><td>□ 入院 48 小时内完成主管医师查房记录
□ 入院 72 小时内完成主诊医师查房记录</td></tr>
<tr><td colspan="2">知情同意</td><td>□ 病情告知
□ 患儿家长签署授权委托书
□ 患儿家长在入院记录单上签字
□ 签署病危病重告知书(病危、病重患儿)</td><td>□ 病情告知
□ 向患儿家长交代病情,签署胃镜检查同意书</td></tr>
<tr><td colspan="2">其他</td><td>□ 及时通知上级医师检诊</td><td></td></tr>
<tr><td rowspan="4">重点医嘱</td><td rowspan="4">长期医嘱</td><td>护理医嘱</td><td>□ 儿科护理常规
□ 一级护理</td><td></td></tr>
<tr><td>处置医嘱</td><td>□ 有床陪伴
□ 吸氧(必要时)
□ 限制活动:卧床或床旁活动
□ 心电监护(中、高危患儿)
□ 记出入量
□ 静脉输液
□ 输液泵
□ 静脉注射</td><td></td></tr>
<tr><td>膳食医嘱</td><td>□ 软食</td><td></td></tr>
<tr><td>药物医嘱</td><td>□ 行促进胃肠动力、抑酸治疗和(或)胃黏膜保护药口服
□ 其他对症治疗</td><td>□ 行促进胃肠动力、抑酸治疗和(或)胃黏膜保护药口服
□ 其他对症治疗</td></tr>
</table>

（续　表）

<table>
<tr><td rowspan="3"></td><td rowspan="3">临时医嘱</td><td>检查检验</td><td>□ 血常规
□ 尿常规
□ 粪常规＋粪隐血试验
□ 肝功能、肾功能
□ 电解质
□ 血糖
□ 凝血功能
□ 血型
□ 感染性疾病筛查（乙型病毒性肝炎、丙型病毒性肝炎、艾滋病、梅毒等）
□ 食管 pH 监测
□ 胃镜检查
□ 消化道钡剂造影
□ 心电图
□ X 线胸片
□ 腹部超声
□ 血淀粉酶（必要时）
□ 胃泌素水平（必要时）
□ 肿瘤标志物筛查（必要时）
□ ^{13}C-呼气试验或^{14}C-呼气试验（必要时）
□ 腹部立体 X 线片（必要时）
□ X 线钡剂造影（必要时）
□ 上腹部 CT 或 MRI 检查（必要时）</td><td>□ 血淀粉酶、胃泌素水平、肿瘤标志物筛查，^{13}C-呼气试验或^{14}C-呼气试验（必要时）
□ 腹部立体 X 线片、X 线钡剂造影、上腹部 CT 或 MRI 检查（必要时）</td></tr>
<tr><td>手术医嘱</td><td></td><td></td></tr>
<tr><td>处置医嘱</td><td></td><td>□ 次晨禁食
□ 拟行食管压力测定、24 小时食管 pH 监测者，明早禁食
□ 其他特殊医嘱</td></tr>
<tr><td rowspan="2">主要护理工作</td><td colspan="2">健康宣教</td><td>□ 入院宣教：介绍责任护士，病区环境、设施、规章制度、基础护理服务项目
□ 进行护理安全指导
□ 进行等级护理、活动范围指导
□ 进行饮食指导
□ 进行用药指导
□ 进行关于疾病知识的宣教</td><td>□ 基本生活护理和心理护理
□ 康复体疗指导
□ 对中、重度病情活动患儿进行精细的基础护理</td></tr>
<tr><td colspan="2">护理处置</td><td>□ 患儿身份核对
□ 佩戴腕带
□ 建立入院病历，通知医师
□ 询问病史，填写护理记录单首页
□ 测量基本生命体征
□ 观察病情
□ 抽血
□ 输液</td><td>□ 测量基本生命体征
□ 观察病情
□ 抽血
□ 输液
□ 心理护理与生活护理
□ 指导并监督患儿治疗与活动
□ 遵医嘱用药
□ 遵医嘱留取标本</td></tr>
</table>

（续　表）

<table>
<tr><td rowspan="6"></td><td></td><td colspan="3">□ 心理护理与生活护理
□ 妥善固定各种管道
□ 根据评估结果采取相应的护理措施
□ 通知次日检查项目及检查注意事项</td><td colspan="3">□ 根据评估结果采取相应的护理措施
□ 妥善固定各种管道
□ 使用床档</td></tr>
<tr><td>护理评估</td><td colspan="3">□ 一般评估：生命体征、神志、皮肤、药物过敏史等
□ 专科评估：饮食习惯、生活方式、体重、身高、家族史、足背动脉、肤温、指端末梢感觉情况
□ 风险评估：评估有无跌倒、坠床、褥疮、导管滑脱、液体外渗的风险
□ 营养评估
□ 疼痛评估
□ 康复评估</td><td colspan="3">□ 风险评估：评估有无跌倒、坠床、褥疮、导管滑脱、液体外渗的风险</td></tr>
<tr><td>专科护理</td><td colspan="3">□ 防止反流物的误吸
□ 饮食指导
□ 用药护理
□ 短期禁食，静脉补液（严重者）</td><td colspan="3">□ 防止反流物的误吸
□ 饮食指导
□ 用药护理
□ 短期禁食，静脉补液（严重者）</td></tr>
<tr><td>饮食指导</td><td colspan="3">□ 根据医嘱通知配餐员准备膳食
□ 协助患儿进餐</td><td colspan="3">□ 协助患儿进餐</td></tr>
<tr><td>活动体位</td><td colspan="3">□ 根据护理等级指导活动</td><td colspan="3">□ 根据护理等级指导活动</td></tr>
<tr><td>洗浴要求</td><td colspan="3">□ 卫生整理：更衣、剪短指甲</td><td colspan="3">□ 协助患儿晨、晚间护理</td></tr>
<tr><td colspan="2">病情变异记录</td><td colspan="3">□ 无　□ 有，原因：
□ 患儿　□ 疾病　□ 医疗
□ 护理　□ 保障　□ 管理</td><td colspan="3">□ 无　□ 有，原因：
□ 患儿　□ 疾病　□ 医疗
□ 护理　□ 保障　□ 管理</td></tr>
<tr><td colspan="2" rowspan="2">护士签名</td><td>白班</td><td>小夜班</td><td>大夜班</td><td>白班</td><td>小夜班</td><td>大夜班</td></tr>
<tr><td></td><td></td><td></td><td></td><td></td><td></td></tr>
<tr><td colspan="2">医师签名</td><td colspan="3"></td><td colspan="3"></td></tr>
<tr><td colspan="2">时间</td><td colspan="3">住院第 4－6 天</td><td colspan="3">住院第 7 天（出院日）</td></tr>
<tr><td rowspan="2">主要诊疗工作</td><td>制度落实</td><td colspan="3">□ 上级医师查房</td><td colspan="3">□ 上级医师查房，同意其出院</td></tr>
<tr><td>病情评估</td><td colspan="3">□ 评估患儿治疗效果
□ 行胃镜检查，明确是否有反流性食管炎、Batter 食管，并对反流性食管炎进行分级，并行组织活检
□ 观察有无胃镜检查后并发症（如穿孔、出血等）
□ 给予标准药物治疗（参见标准药物治疗方案）</td><td colspan="3"></td></tr>
</table>

（续 表）

	病历书写		□ 完成上级医师查房记录 □ 完成日常病程记录，详细记录医嘱变动情况（原因和更改内容）	□ 出院前一天有上级医师指示出院的病程记录 □ 出院后 24 小时内完成出院记录 □ 出院后 24 小时内完成病历首页 □ 开具出院介绍信 □ 开具诊断证明书
	知情同意			□ 出院宣教
	其他		□ 密切观察病情变化 □ 检查住院押金使用情况 □ 通知患儿及其家长出院 □ 二级预防教育	□ 预约门诊复诊时间
重点医嘱	长期医嘱	护理医嘱		□ 二级护理
		处置医嘱		
		膳食医嘱		
		药物医嘱	□ 行促进胃肠动力、抑酸治疗和（或）胃黏膜保护药 □ 口服质子泵抑制药治疗，指导治疗者记录用药反应（包括疗效和有无不良反应） □ 其他对症治疗	□ 停所用长期医嘱
	临时医嘱	检查检验	□ 血常规 □ 生化检查：包括肝功能、肾功能、电解质、血糖 □ 必要时复查腹部超声、消化道钡剂造影等	□ 中、重度反流性食管炎患儿治疗后应复查胃镜
		药物医嘱		□ 出院带药（必要时）：疗程为 8～12 周
		处置医嘱		□ 出院 □ 质子泵抑制药治疗 2 周阴性者或正规治疗无效患儿，需重新评估
主要护理工作	健康宣教		□ 进行护理安全指导 □ 进行等级护理、活动范围指导 □ 进行饮食指导 □ 进行用药指导 □ 进行关于疾病知识的宣教	□ 出院健康指导
	护理处置		□ 恢复期心理护理与生活护理 □ 指导并监督患儿恢复期的治疗与活动 □ 输液 □ 遵医嘱用药	□ 核对患儿住院费用 □ 指导患儿家长结账 □ 指导患儿家长取出院带药 □ 取消患儿住院信息 □ 整理床单元
	护理评估		□ 评估有无跌倒、坠床、褥疮、导管滑脱、液体外渗的风险 □ 疼痛评估 □ 评估患儿对疾病、预防、保健方面的能力	□ 评估患儿对疾病、预防、保健方面的能力

（续　表）

<table>
<tr><td rowspan="4"></td><td>专科护理</td><td colspan="3">□ 24 小时 pH 监测电极保护
□ 指导患儿记录症状笔记
□ 有关反流药物使用宣教
□ 服药后症状缓解或减轻不明显者，注意有无精神心理因素
□ 常规护理</td><td colspan="3">□ 常规护理
□ 宣教：出院后饮食、起居注意事项
□ 随诊注意事项</td></tr>
<tr><td>饮食指导</td><td colspan="3">□ 协助患儿进餐
□ 饮食指导</td><td colspan="3"></td></tr>
<tr><td>活动体位</td><td colspan="3">□ 根据护理等级指导活动</td><td colspan="3"></td></tr>
<tr><td>洗浴要求</td><td colspan="3">□ 协助更换病号服</td><td colspan="3"></td></tr>
<tr><td colspan="2">病情变异记录</td><td colspan="3">□ 无　□ 有，原因：
□ 患儿　□ 疾病　□ 医疗
□ 护理　□ 保障　□ 管理</td><td colspan="3">□ 无　□ 有，原因：
□ 患儿　□ 疾病　□ 医疗
□ 护理　□ 保障　□ 管理</td></tr>
<tr><td colspan="2" rowspan="2">护士签名</td><td>白班</td><td>小夜班</td><td>大夜班</td><td>白班</td><td>小夜班</td><td>大夜班</td></tr>
<tr><td></td><td></td><td></td><td></td><td></td><td></td></tr>
<tr><td colspan="2">医师签名</td><td colspan="3"></td><td colspan="3"></td></tr>
</table>

第六节　儿童胃炎行根除幽门螺杆菌治疗或护胃、抑酸及其他对症治疗临床路径

一、儿童胃炎行根除幽门螺杆菌治疗或护胃、抑酸及其他对症治疗临床路径标准住院流程

（一）适用对象

第一诊断为胃炎（ICD-10：K29.702）的 14 岁以下儿童。

（二）诊断依据

根据《临床诊疗指南——小儿内科分册》（中华医学会编著，人民卫生出版社）和《诸福棠实用儿科学（第 7 版）》（胡亚美等主编，人民卫生出版社）。

1. 临床症状　上腹饱胀、疼痛、呕吐。

2. 辅助检查　胃镜检查提示胃黏膜广泛充血、水肿、糜烂、出血；黏膜小结节形成、反流的胆汁或 X 线钡剂检查提示黏膜纹理紊乱增粗、胃窦部激惹征。

（三）选择治疗方案的依据

根据《临床诊疗指南——小儿内科分册》（中华医学会编著，人民卫生出版社）和《诸福棠实用儿科学（第 7 版）》（胡亚美等主编，人民卫生出版社）。

1. 基本治疗　养成良好的饮食习惯，少食生冷及刺激食物；药物性者停用相关药物；应激性者治疗原发病；感染者选择适当抗生素；腐蚀性者洗胃、中和腐蚀物；喉头水肿者给予气管插管，补液补充热量、纠正酸中毒和保持电解质平衡。

2. 药物治疗　H_2 受体拮抗药、胃黏膜保护药物、根除幽门螺杆菌药物、对症治疗药物。

（四）标准住院日为7～10天

（五）进入路径标准

1. 第一诊断必须符合胃炎（ICD-10：K29.702）。

2. 当患儿同时具有其他疾病诊断，但在住院期间不需要特殊处理也不影响第一诊断的临床路径流程实施时，可以纳入路径。

（六）入院评估

1. 必须检查的项目

（1）血常规、尿常规、粪常规＋粪隐血试验。

（2）肝功能、肾功能、电解质、血糖。

（3）胃镜检查及黏膜活检（包括幽门螺杆菌检测）。

（4）心电图、X线胸片。

2. 根据患儿的病情，必要时可选择的检查项目

（1）血淀粉酶、血浆胃泌素水平、肿瘤标志物筛查。

（2）^{13}C-呼气试验或^{14}C-呼气试验。

（3）腹部超声、腹部立体X线片、X线钡剂检查、上腹部CT或MRI检查。

3. 胃镜检查

（1）入院前未检出者，应尽早进行。

（2）检查前禁食6～8小时。

（3）如选择无痛内镜，术中需监测生命体征，术后要在内镜室观察至清醒，并经麻醉医师同意后返回病房。

（4）胃镜检查2小时后再进食（大量活检者或容易出血者可延长禁食时间）。

4. 营养评估　根据《解放军总医院新入院患者营养风险筛查表（NRS-2002）》为新入院患儿进行营养评估，评分≥3分者给予处置，必要时请营养科医师会诊。

5. 疼痛评估　根据《VAS评分》实施疼痛评估，评分＞7分者给予处置，必要时请疼痛科医师会诊。

6. 康复评估　根据《入院患者康复筛查和评估表》，在新入院患儿入院后24小时内进行康复筛查和评估。任何一项结果为"是"，则请康复科医师会诊。

（七）药物选择与使用时机

抗菌药物使用按照《抗菌药物临床应用指导原则》（卫医发［2004］285号）执行。结合患儿的细菌学培养及药敏试验结果决定抗菌药物的选择与使用时间。

（八）治疗方案与药物选择

1. 合并幽门螺杆菌感染者进行根除幽门螺杆菌治疗

（1）以质子泵抑制药为中心的"三联"疗法：质子泵抑制药＋2种相关抗菌药物（疗程为1～2周）。

（2）以铋剂为中心的"三联"或"四联"疗法：铋剂（疗程为4～6周）加用2种相关抗菌药（疗程为2周），或同时加用H_2受体阻滞药（疗程为4～8周）的四联疗法。

2. 其他胃炎主要对症治疗

（1）胃黏膜保护药。

（2）腹痛明显的患儿加用抑酸药。

(3)胃肠动力缓慢者给予胃肠动力药。

(九)必须复查的检查项目

1. 血常规。
2. 生化检查:包括肝功能、肾功能、电解质、血糖。
3. 血淀粉酶、血浆胃泌素水平。

(十)出院标准

腹痛减轻或消失。

(十一)变异及原因分析

1. 临床症状改善不明显,调整药物治疗,导致住院时间延长。
2. 萎缩性胃炎,需要进一步诊治,导致住院时间延长,退出本路径,转入相应临床路径。

二、儿童胃炎行根除幽门螺杆菌治疗或护胃、抑酸及其他对症治疗临床路径表单

<table>
<tr><td colspan="2">适用对象</td><td colspan="2">第一诊断为胃炎(ICD-10:K29.702)的 14 岁以下儿童</td></tr>
<tr><td colspan="2">患儿基本信息</td><td>姓名:____　性别:____　年龄:__　门诊号:____
住院号:______　过敏史:______
住院日期:__年__月__日　出院日期:__年__月__日</td><td>标准住院日:7～10 天</td></tr>
<tr><td colspan="2">时间</td><td>住院第 1 天</td><td>住院第 2—5 天</td></tr>
<tr><td rowspan="5">主要诊疗工作</td><td>制度落实</td><td>□ 入院 2 小时内经治医师或值班医师完成接诊
□ 入院 24 小时内主管医师查房</td><td>□ 根据送检项目报告,及时向上级医师汇报,并给予相应处理
□ 入院 48 小时内主诊医师完成检诊
□ 主管医师查房</td></tr>
<tr><td>病情评估</td><td>□ 经治医师询问病史及体格检查
□ 营养评估
□ 疼痛评估
□ 康复评估</td><td>□ 观察患儿各种症状和体征变化
□ 做好行 X 线钡剂检查和(或)胃镜检查准备
□ 行胃镜检查,明确胃黏膜形态、纹理、颜色及有无充血等,并行幽门螺杆菌检测及组织活检
□ 观察有无胃镜检查后并发症(如穿孔、出血等)
□ 行 X 线钡剂检查,并行^{13}C-呼气试验或^{14}C-呼气试验评价有无幽门螺杆菌感染</td></tr>
<tr><td>病历书写</td><td>□ 入院 8 小时内完成首次病程记录
□ 入院 24 小时内完成入院记录</td><td>□ 入院 48 小时内完成主管医师查房记录
□ 入院 72 小时内完成主诊医师查房记录
□ 完成日常病程记录,详细记录医嘱变动情况(原因和更改内容)</td></tr>
<tr><td>知情同意</td><td>□ 病情告知
□ 患儿家长签署授权委托书
□ 患儿家长在入院记录单上签字
□ 签署病危病重告知书(病危、病重患儿)</td><td>□ 病情告知
□ 向患儿家长交代病情,签署胃镜检查同意书</td></tr>
<tr><td>其他</td><td>□ 及时通知上级医师检诊</td><td></td></tr>
</table>

（续　表）

<table>
<tr><td rowspan="11">重点医嘱</td><td rowspan="4">长期医嘱</td><td>护理医嘱</td><td>□ 儿科护理常规
□ 一级护理</td><td></td></tr>
<tr><td>处置医嘱</td><td>□ 有床陪伴
□ 吸氧(必要时)
□ 限制活动:卧床或床旁活动
□ 心电监护(中、高危患儿)
□ 测血压
□ 记出入量
□ 静脉输液
□ 输液泵
□ 静脉注射</td><td></td></tr>
<tr><td>膳食医嘱</td><td>□ 软食</td><td></td></tr>
<tr><td>药物医嘱</td><td>□ H_2 受体拮抗药、胃黏膜保护药物、根除幽门螺杆菌药物、对症治疗药物</td><td>□ 诊断胃炎伴幽门螺杆菌感染者,行根除幽门螺杆菌治疗
□ 诊断胃炎不伴幽门螺杆菌者,行胃黏膜保护药口服和(或)抑酸治疗及其他对症治疗</td></tr>
<tr><td rowspan="4">临时医嘱</td><td>检查检验</td><td>□ 血常规
□ 尿常规
□ 粪常规+粪隐血试验
□ 肝功能、肾功能
□ 电解质
□ 血糖
□ 凝血功能
□ 血型
□ 感染性疾病筛查(乙型病毒性肝炎、丙型病毒性肝炎、艾滋病、梅毒等)
□ 心电图
□ X线胸片
□ 血淀粉酶(必要时)
□ 胃泌素水平(必要时)
□ 肿瘤标志物筛查(必要时)
□ ^{13}C-呼气试验或^{14}C-呼气试验(必要时)
□ 腹部超声(必要时)
□ 腹部立位X线片(必要时)
□ X线钡剂检查(必要时)
□ 上腹部CT或MRI(必要时)
□ 胃镜检查及黏膜活检(包括幽门螺杆菌检测)(必要时)</td><td>□ 次晨禁食
□ 复查粪常规+粪隐血试验
□ 复查血常规</td></tr>
<tr><td>药物医嘱</td><td></td><td></td></tr>
<tr><td>手术医嘱</td><td></td><td></td></tr>
<tr><td>处置</td><td></td><td></td></tr>
</table>

（续　表）

主要护理工作	健康宣教	□ 入院宣教：介绍责任护士，病区环境、设施、规章制度、基础护理服务项目 □ 进行护理安全指导 □ 进行等级护理、活动范围指导 □ 进行饮食指导 □ 进行用药指导 □ 进行关于疾病知识的宣教	□ 基本生活护理和心理护理 □ 康复体疗指导 □ 对中、重度病情活动患儿进行精细的基础护理
	护理处置	□ 患儿身份核对 □ 佩戴腕带 □ 建立入院病历，通知医师 □ 询问病史，填写护理记录单首页 □ 测量基本生命体征 □ 观察病情 □ 抽血 □ 输液 □ 心理护理与生活护理 □ 妥善固定各种管道 □ 根据评估结果采取相应的护理措施 □ 通知次日检查项目及检查注意事项	□ 测量基本生命体征 □ 观察病情 □ 抽血 □ 输液 □ 心理护理与生活护理 □ 指导并监督患儿治疗与活动 □ 遵医嘱用药 □ 遵医嘱留取标本 □ 根据评估结果采取相应的护理措施 □ 妥善固定各种管道 □ 使用床档
	护理评估	□ 一般评估：生命体征、神志、皮肤、药物过敏史等 □ 专科评估：饮食习惯、生活方式、体重、身高、家族史、足背动脉、肤温、指端末梢感觉情况 □ 风险评估：评估有无跌倒、坠床、褥疮、导管滑脱、液体外渗的风险 □ 营养评估 □ 疼痛评估 □ 康复评估	□ 风险评估：评估有无跌倒、坠床、褥疮、导管滑脱、液体外渗的风险
	专科护理	□ 心电监护（病情危重或不稳定） □ 吸氧（必要时） □ 急性发作时应卧床休息 □ 心理护理	□ 心电监护（病情危重或不稳定） □ 吸氧（必要时） □ 基本生活护理和心理护理 □ 进行关于内镜检查宣教并行内镜检查前准备 □ 观察胃镜检查后患儿的表现，如有异常及时向医师汇报 □ 心理护理 □ 饮食护理 □ 抗菌、抑酸药物服药指导
	饮食指导	□ 根据医嘱通知配餐员准备膳食 □ 协助患儿进餐	□ 协助患儿进餐
	活动体位	□ 根据护理等级指导活动	□ 根据护理等级指导活动
	洗浴要求	□ 卫生整理：更衣、剪短指甲	□ 协助患儿晨、晚间护理

（续　表）

<table>
<tr><td colspan="3">病情变异记录</td><td colspan="3">□ 无　□ 有，原因：
□ 患儿　□ 疾病　□ 医疗
□ 护理　□ 保障　□ 管理</td><td colspan="3">□ 无　□ 有，原因：
□ 患儿　□ 疾病　□ 医疗
□ 护理　□ 保障　□ 管理</td></tr>
<tr><td colspan="3" rowspan="2">护士签名</td><td>白班</td><td>小夜班</td><td>大夜班</td><td>白班</td><td>小夜班</td><td>大夜班</td></tr>
<tr><td></td><td></td><td></td><td></td><td></td><td></td></tr>
<tr><td colspan="3">医师签名</td><td colspan="3"></td><td colspan="3"></td></tr>
<tr><td colspan="3">时间</td><td colspan="3">住院第 6－9 天</td><td colspan="3">住院第 10 天（出院日）</td></tr>
<tr><td rowspan="6">主要诊疗工作</td><td colspan="2">制度落实</td><td colspan="3">□ 上级医师查房</td><td colspan="3">□ 上级医师查房，同意其出院</td></tr>
<tr><td colspan="2">病情评估</td><td colspan="3">□ 评估患儿治疗效果</td><td colspan="3">□ 上级医师进行治疗效果、预后和出院评估
□ 自动出院需书面交代病情、告知风险</td></tr>
<tr><td colspan="2">病历书写</td><td colspan="3">□ 完成主诊医师查房记录
□ 完成日常病程记录，详细记录医嘱变动情况（原因和更改内容）</td><td colspan="3">□ 出院前一天有上级医师指示出院的病程记录
□ 出院后 24 小时内完成出院记录
□ 出院后 24 小时内完成病历首页
□ 开具出院介绍信
□ 开具诊断证明书</td></tr>
<tr><td colspan="2">知情同意</td><td colspan="3"></td><td colspan="3">□ 出院宣教</td></tr>
<tr><td colspan="2">其他</td><td colspan="3">□ 密切观察病情变化
□ 检查住院押金使用情况
□ 通知患儿及其家长出院
□ 二级预防教育</td><td colspan="3">□ 预约门诊复诊时间</td></tr>
<tr><td colspan="8"></td></tr>
<tr><td rowspan="7">重点医嘱</td><td rowspan="4">长期医嘱</td><td>护理医嘱</td><td colspan="3"></td><td colspan="3">□ 二级护理</td></tr>
<tr><td>处置医嘱</td><td colspan="3"></td><td colspan="3"></td></tr>
<tr><td>膳食医嘱</td><td colspan="3"></td><td colspan="3"></td></tr>
<tr><td>药物医嘱</td><td colspan="3">□ 诊断胃炎伴幽门螺杆菌感染者，此前并未根除治疗者，行相应的根除治疗
□ 诊断胃炎不伴幽门螺杆菌者，行胃黏膜保护药口服和（或）抑酸治疗（质子泵抑制药和 H_2 受体拮抗药）其他对症治疗</td><td colspan="3">□ 停所用长期医嘱</td></tr>
<tr><td rowspan="3">临时医嘱</td><td>检查检验</td><td colspan="3">□ 血常规
□ 生化检查：包括肝功能、肾功能、电解质、血糖
□ 血淀粉酶、血浆胃泌素水平</td><td colspan="3">□ 定期复查胃镜、钡剂检查及 ^{13}C-呼气试验或 ^{14}C-呼气试验</td></tr>
<tr><td>药物医嘱</td><td colspan="3"></td><td colspan="3">□ 出院带药（必要时）</td></tr>
<tr><td>处置医嘱</td><td colspan="3"></td><td colspan="3">□ 今日出院</td></tr>
</table>

（续　表）

<table>
<tr><td rowspan="7">主要护理工作</td><td>健康宣教</td><td colspan="3">□ 进行护理安全指导
□ 进行等级护理、活动范围指导
□ 进行饮食指导
□ 进行用药指导
□ 进行关于疾病知识的宣教</td><td colspan="3">□ 出院健康指导</td></tr>
<tr><td>护理处置</td><td colspan="3">□ 恢复期心理护理与生活护理
□ 指导并监督患儿恢复期的治疗与活动
□ 输液
□ 遵医嘱用药</td><td colspan="3">□ 核对患儿住院费用
□ 指导患儿家长结账
□ 指导患儿家长取出院带药
□ 取消患儿住院信息
□ 整理床单元</td></tr>
<tr><td>护理评估</td><td colspan="3">□ 评估有无跌倒、坠床、褥疮、导管滑脱、液体外渗的风险
□ 疼痛评估
□ 评估患儿对疾病、预防、保健方面的能力</td><td colspan="3">□ 评估患儿对疾病、预防、保健方面的能力</td></tr>
<tr><td>专科护理</td><td colspan="3">□ 心电监护，严密观察生命体征
□ 监督患儿用药</td><td colspan="3"></td></tr>
<tr><td>饮食指导</td><td colspan="3">□ 协助患儿进餐</td><td colspan="3"></td></tr>
<tr><td>活动体位</td><td colspan="3">□ 根据护理等级指导活动</td><td colspan="3"></td></tr>
<tr><td>洗浴要求</td><td colspan="3">□ 协助更换病号服</td><td colspan="3"></td></tr>
<tr><td colspan="2">病情变异记录</td><td colspan="3">□ 无　□ 有，原因：
□ 患儿　□ 疾病　□ 医疗
□ 护理　□ 保障　□ 管理</td><td colspan="3">□ 无　□ 有，原因：
□ 患儿　□ 疾病　□ 医疗
□ 护理　□ 保障　□ 管理</td></tr>
<tr><td colspan="2" rowspan="2">护士签名</td><td>白班</td><td>小夜班</td><td>大夜班</td><td>白班</td><td>小夜班</td><td>大夜班</td></tr>
<tr><td></td><td></td><td></td><td></td><td></td><td></td></tr>
<tr><td colspan="2">医师签名</td><td colspan="3"></td><td colspan="3"></td></tr>
</table>

第七节　儿童消化道出血行禁食、止血治疗临床路径

一、儿童消化道出血行禁食、止血治疗临床路径标准住院流程

（一）适用对象

第一诊断为消化道出血（ICD-10：K92）年龄＜14 岁的患儿。

（二）诊断依据

1. 症状　呕血或便血、贫血、失血性休克等。

2. 辅助检查　胃镜检查、X 线钡剂检查、放射性核素显像和选择性血管造影等。

（三）选择治疗方案的依据

根据《临床诊疗指南——小儿内科分册》（中华医学会编著，人民卫生出版社）和《诸福棠实用儿科学（第 7 版）》（胡亚美等主编，人民卫生出版社）。

1. 止血药可酌情联合应用，抑酸药也有良好的止血效果。

2. 食管胃底静脉曲张出血经一般止血药治疗效果不明显时，可选用垂体后叶素、生长抑素及其衍生物。可与扩血管药如奥曲肽(善宁)联合使用。

(四)标准住院日为7～10天

(五)进入路径标准

1. 第一诊断必须符合小儿消化道出血(ICD-10:K92)。

2. 当患儿同时具有其他疾病诊断，但在住院期间不需要特殊处理也不影响第一诊断的临床路径流程实施时，可以进入路径。

(六)入院评估

1. 必须检查的项目

(1)血常规、尿常规、粪常规+粪隐血试验、呕吐物隐血试验。

(2)血型、凝血功能、电解质、感染性疾病筛查(乙型病毒性肝炎、丙型病毒性肝炎、艾滋病、梅毒等)。

(3)X线胸片、心电图、腹部X线片。

2. 根据患儿的病情，必要时可选择的项目　胃镜检查、X线钡剂检查、放射性核素显像和选择性血管造影等。

3. 营养评估　根据《解放军总医院新入院患者营养风险筛查表(NRS-2002)》为新入院患儿进行营养评估，评分≥3分者给予处置，必要时请营养科医师会诊。

4. 疼痛评估　根据《VAS评分》实施疼痛评估，评分>7分者给予处置，必要时请疼痛科医师会诊。

5. 康复评估　根据《入院患者康复筛查和评估表》，在新入院患儿入院后24小时内进行康复筛查和评估。任何一项结果为“是”，则请康复科医师会诊。

(七)药物选择与使用时机

抗菌药物使用按照《抗菌药物临床应用指导原则》(卫医发[2004]285号)执行。结合患者的细菌学培养及药敏试验结果决定抗菌药物的选择与使用时间。

(八)治疗方案与药物选择

1. 一般治疗　卧床休息，取头侧卧位，保持患儿呼吸道通畅，出血期间需禁食、水。监测患儿神志、面色、血压、脉搏、尿量等，并做好记录。建立静脉通路。对出血量大的患儿可适当应用镇静药。

2. 补充血容量　失血量少于血容量的10%时，只需输电解质液；失血量达血容量的10%～20%时，先输电解质液10～20ml/kg，输完后若患儿血压等稳定，失血停止，可不必输血；倘若如仍有早期休克表现，可输血，部分补充所失血量，如输1/2失血量，相当于5～10ml/kg；失血量≥25%时，尤其血红蛋白<80g/L或血细胞比容<25%时，应及早输血。

3. 止血　应用止血药、放置胃管、胃镜下止血、选择性动脉导管止血治疗。

(九)必须复查的项目

1. 血常规、粪常规+粪隐血试验。

2. 生化检查：包括肝功能、肾功能、电解质、血糖。

3. 必要时复查胃镜检查、X线钡剂检查等。

（十）出院标准

1. 诊断已明确。

2. 治疗后症状缓解或明显减轻。

（十一）变异及原因分析

手术治疗指征者为变异原因。

二、儿童消化道出血行禁食、止血治疗临床路径表单

<table>
<tr><td colspan="3">适用对象</td><td colspan="2">第一诊断为消化道出血(ICD-10：K92)、年龄小于 14 岁的患儿</td></tr>
<tr><td colspan="3">患儿基本信息</td><td>姓名：____　性别：____　年龄：__　门诊号：____
住院号：______　过敏史：______
住院日期：__年__月__日　出院日期：__年__月__日</td><td>标准住院日：7～10 天</td></tr>
<tr><td colspan="3">时间</td><td>住院第 1 天</td><td>住院第 2—3 天</td></tr>
<tr><td rowspan="5">主要诊疗工作</td><td colspan="2">制度落实</td><td>□ 入院 2 小时内经治医师或值班医师完成接诊
□ 入院 24 小时内主管医师查房</td><td>□ 根据送检项目报告，及时向上级医师汇报，并给予相应处理
□ 入院 48 小时内主诊医师完成检诊
□ 主管医师查房</td></tr>
<tr><td colspan="2">病情评估</td><td>□ 经治医师询问病史及体格检查
□ 营养评估
□ 疼痛评估
□ 康复评估</td><td>□ 观察患儿各种症状和体征变化
□ 预防炎症、穿孔</td></tr>
<tr><td colspan="2">病历书写</td><td>□ 入院 8 小时内完成首次病程记录
□ 入院 24 小时内完成入院记录</td><td>□ 入院 48 小时内完成主管医师查房记录
□ 入院 72 小时内完成主诊医师查房记录</td></tr>
<tr><td colspan="2">知情同意</td><td>□ 病情告知
□ 患儿家长签署授权委托书
□ 患儿家长在入院记录单上签字
□ 签署病危病重告知书(病危、病重患儿)
□ 向患儿家长交代病情，签署胃镜检查同意书</td><td>□ 病情告知</td></tr>
<tr><td colspan="2">其他</td><td>□ 及时通知上级医师检诊
□ 做好行胃镜检查准备，必要时行急诊胃镜检查</td><td></td></tr>
<tr><td rowspan="2">重点医嘱</td><td rowspan="2">长期医嘱</td><td>护理医嘱</td><td>□ 儿科护理常规
□ 一级护理</td><td></td></tr>
<tr><td>处置医嘱</td><td>□ 有床陪伴
□ 吸氧(必要时)
□ 限制活动：卧床或床旁活动
□ 心电监护(中、高危患儿)
□ 测血压
□ 记出入量
□ 静脉输液
□ 输液泵
□ 静脉注射</td><td></td></tr>
</table>

（续　表）

		膳食医嘱	□ 禁食、水	
		药物医嘱	□ 一般治疗：卧床休息，头侧卧位，保持患儿呼吸道通畅，出血期间需禁食、水。监测患儿神志、面色、血压、脉搏、尿量等，并做好记录。建立静脉通路。对出血量大的患儿可适当使用镇静药 □ 补充血容量 □ 止血、支持治疗	□ 一般治疗：卧床休息，头侧卧位，保持患儿呼吸道通畅，出血期间需禁食、水。监测患儿神志、面色、血压、脉搏、尿量等，并做好记录。建立静脉通路。对出血量大的患儿可适当使用镇静药 □ 补充血容量 □ 止血、补液支持 □ 其他对症支持治疗
	临时医嘱	检验医嘱	□ 血常规 □ 尿常规 □ 粪常规＋粪隐血试验 □ 呕吐物隐血试验 □ 肝功能、肾功能 □ 电解质 □ 血型 □ 凝血功能 □ 感染性疾病筛查 □ 心电图 □ X线胸片 □ 腹部X线片 □ 胃镜检查（必要时） □ X线钡剂检查（必要时） □ 放射性核素显像和选择性血管造影等（必要时）	□ X线钡剂检查、胃镜检查（必要时） □ 放射性核素显像（必要时） □ 选择性血管造影等（必要时）
		药物医嘱		
		手术医嘱		
		处置医嘱		
主要护理工作	健康宣教		□ 入院宣教：介绍责任护士，病区环境、设施、规章制度、基础护理服务项目 □ 进行护理安全指导 □ 进行等级护理、活动范围指导 □ 进行饮食指导 □ 进行用药指导 □ 进行关于疾病知识的宣教	□ 基本生活护理和心理护理 □ 康复体疗指导 □ 对中、重度病情活动患儿进行精细的基础护理
	护理处置		□ 患儿身份核对 □ 佩戴腕带 □ 建立入院病历，通知医师 □ 询问病史，填写护理记录单首页 □ 测量基本生命体征 □ 观察病情	□ 测量基本生命体征 □ 观察病情 □ 抽血 □ 输液 □ 心理护理与生活护理 □ 指导并监督患儿治疗与活动

（续　表）

<table>
<tr><td rowspan="6"></td><td></td><td colspan="3">□ 抽血
□ 输液
□ 心理护理与生活护理
□ 妥善固定各种管道
□ 根据评估结果采取相应的护理措施
□ 通知次日检查项目及检查注意事项</td><td colspan="3">□ 遵医嘱用药
□ 遵医嘱留取标本
□ 根据评估结果采取相应的护理措施
□ 妥善固定各种管道
□ 使用床档</td></tr>
<tr><td>护理评估</td><td colspan="3">□ 一般评估：生命体征、神志、皮肤、药物过敏史等
□ 专科评估：饮食习惯、生活方式、体重、身高、家族史、足背动脉、肤温、指端末梢感觉情况
□ 风险评估：评估有无跌倒、坠床、褥疮、导管滑脱、液体外渗的风险
□ 营养评估
□ 疼痛评估
□ 康复评估</td><td colspan="3">□ 风险评估：评估有无跌倒、坠床、褥疮、导管滑脱、液体外渗的风险</td></tr>
<tr><td>专科护理</td><td colspan="3">□ 心电监护（病情危重或不稳定）
□ 吸氧（必要时）
□ 内镜检查前宣教及准备</td><td colspan="3">□ 心电监护（病情危重或不稳定），监测生命体征
□ 吸氧（必要时）
□ 如已行胃镜或肠镜检查，观察检查后患儿表现，如有异常及时向医师汇报
□ 呕血、黑粪的时间、次数、量、性质等的观察
□ 体位和保持呼吸道通畅
□ 用药护理
□ 建立多条静脉通道
□ 饮食护理：活动出血时禁食
□ 安全护理：观察有无活动性出血；防止体位变化引起晕厥
□ 心理护理</td></tr>
<tr><td>饮食指导</td><td colspan="3">□ 根据医嘱通知配餐员准备膳食
□ 协助患儿进餐</td><td colspan="3">□ 协助患儿进餐</td></tr>
<tr><td>活动体位</td><td colspan="3">□ 根据护理等级指导活动</td><td colspan="3">□ 根据护理等级指导活动</td></tr>
<tr><td>洗浴要求</td><td colspan="3">□ 卫生整理：更衣、剪短指甲</td><td colspan="3">□ 协助患儿晨、晚间护理</td></tr>
<tr><td colspan="2">病情变异记录</td><td colspan="3">□ 无　□ 有，原因：
□ 患儿　□ 疾病　□ 医疗
□ 护理　□ 保障　□ 管理</td><td colspan="3">□ 无　□ 有，原因：
□ 患儿　□ 疾病　□ 医疗
□ 护理　□ 保障　□ 管理</td></tr>
<tr><td colspan="2" rowspan="2">护士签名</td><td>白班</td><td>小夜班</td><td>大夜班</td><td>白班</td><td>小夜班</td><td>大夜班</td></tr>
<tr><td></td><td></td><td></td><td></td><td></td><td></td></tr>
<tr><td colspan="2">医师签名</td><td colspan="3"></td><td colspan="3"></td></tr>
</table>

(续　表)

<table>
<tr><td colspan="3">时间</td><td>住院第4—9天</td><td>住院第10天(出院日)</td></tr>
<tr><td rowspan="5">主要诊疗工作</td><td colspan="2">制度落实</td><td>□ 上级医师查房</td><td>□ 上级医师查房,同意其出院</td></tr>
<tr><td colspan="2">病情评估</td><td>□ 评估患儿治疗效果</td><td>□ 上级医师进行治疗效果、预后和出院评估
□ 自动出院需书面交代病情、告知风险</td></tr>
<tr><td colspan="2">病历书写</td><td>□ 完成上级医师查房记录
□ 完成日常病程记录,详细记录医嘱变动情况(原因和更改内容)</td><td>□ 出院前一天有上级医师指示出院的病程记录
□ 出院后24小时内完成出院记录
□ 出院后24小时内完成病历首页
□ 开具出院介绍信
□ 开具诊断证明书</td></tr>
<tr><td colspan="2">知情同意</td><td></td><td>□ 出院宣教</td></tr>
<tr><td colspan="2">其他</td><td>□ 密切观察病情变化
□ 检查住院押金使用情况
□ 通知患儿及其家长出院
□ 二级预防教育</td><td>□ 预约门诊复诊时间</td></tr>
<tr><td rowspan="7">重点医嘱</td><td rowspan="4">长期医嘱</td><td>护理医嘱</td><td></td><td>□ 二级护理</td></tr>
<tr><td>处置医嘱</td><td></td><td></td></tr>
<tr><td>膳食医嘱</td><td>□ 适量流食</td><td></td></tr>
<tr><td>药物医嘱</td><td>□ 补液支持</td><td>□ 停所用长期医嘱</td></tr>
<tr><td rowspan="3">临时医嘱</td><td>检查检验</td><td>□ 血常规、粪常规+粪隐血试验
□ 生化检查:包括肝功能、肾功能、电解质、血糖
□ 必要时复查胃镜检查、X线钡剂检查等</td><td></td></tr>
<tr><td>药物医嘱</td><td></td><td>□ 出院带药(必要时)</td></tr>
<tr><td>处置医嘱</td><td></td><td>□ 今日出院</td></tr>
<tr><td rowspan="3">主要护理工作</td><td colspan="2">健康宣教</td><td>□ 进行护理安全指导
□ 进行等级护理、活动范围指导
□ 进行饮食指导
□ 进行用药指导
□ 进行关于疾病知识的宣教</td><td>□ 出院健康指导</td></tr>
<tr><td colspan="2">护理处置</td><td>□ 恢复期心理护理与生活护理
□ 指导并监督患儿恢复期的治疗与活动
□ 输液
□ 遵医嘱用药</td><td>□ 核对患儿住院费用
□ 指导患儿家长结账
□ 指导患儿家长取出院带药
□ 取消患儿住院信息
□ 整理床单元</td></tr>
<tr><td colspan="2">护理评估</td><td>□ 评估有无跌倒、坠床、褥疮、导管滑脱、液体外渗的风险
□ 疼痛评估
□ 评估患儿对疾病、预防、保健方面的能力</td><td>□ 评估患儿对疾病、预防、保健方面的能力</td></tr>
</table>

（续　表）

	专科护理	□ 心电监护（病情危重或不稳定） □ 吸氧（必要时） □ 内镜检查前宣教及准备					
	饮食指导	□ 协助患儿进餐					
	活动体位	□ 根据护理等级指导活动					
	洗浴要求	□ 协助更换病号服					
病情变异记录		□ 无　□ 有，原因： □ 患儿　□ 疾病　□ 医疗 □ 护理　□ 保障　□ 管理			□ 无　□ 有，原因： □ 患儿　□ 疾病　□ 医疗 □ 护理　□ 保障　□ 管理		
护士签名		白班	小夜班	大夜班	白班	小夜班	大夜班
医师签名							

第八节　儿童消化道意外异物行取异物、流食等对症治疗临床路径

一、儿童消化道意外异物行取异物、流食等对症治疗临床路径标准住院流程

（一）适用对象

第一诊断为消化道意外异物（ICD-10：T18/W44.903）、年龄小于 14 岁的患儿。

（二）诊断依据

根据《临床诊疗指南——小儿内科分册》（中华医学会编著，人民卫生出版社）和《诸福棠实用儿科学（第 7 版）》（胡亚美等主编，人民卫生出版社）。

1. 有吞食异物史。

2. 临床表现：哭闹不安、烦躁、厌食。轻者可无症状或偶有隐痛不适，也可有吞食困难并有异物感和胃部不适。严重者可有持续性、进行性腹痛，有些患儿伴恶心、呕吐，甚至胃肠梗阻、消化道黏膜损伤引起出血，出现腹膜炎的症状和体征、呼吸困难等表现 。

3. 实验室检查：血常规基本正常，如伴有炎症时白细胞计数和中性粒细胞比例可有不同程度的改变。如消化道出血粪常规＋粪隐血试验可为阳性。

4. 影像学检查：胸、腹部 X 线透视拍片，必要时行胃镜、纤维镜、肠镜以了解异物滞留部位以及异物种类、形状和大小等。

（三）治疗方案的选择

根据《临床诊疗指南——小儿内科分册》（中华医学会编著，人民卫生出版社）和《诸福棠实用儿科学（第 7 版）》（胡亚美等主编，人民卫生出版社）。

(四)标准住院日为7～10天

(五)进入路径标准

1. 第一诊断必须符合(ICD-10:T18/W44.903)小儿消化道意外异物。

2. 不伴有急性并发症,如急性胃肠穿孔、出血,呼吸困难等。

3. 当患儿同时具有其他疾病诊断,但在住院期间不需要特殊处理也不影响第一诊断的临床路径流程实施时,可以进入路径。

(六)入院评估

1. 必须检查的项目

(1)血常规、尿常规、粪常规+粪隐血试验、呕吐物隐血试验。

(2)电解质、血型、凝血、感染性疾病筛查(乙型病毒性肝炎、丙型病毒性肝炎、艾滋病、梅毒等)。

(3)X线胸片、心电图、腹部站立位X线透视拍片。

2. 根据患儿病情,可选择的检查项目　胃镜检查、立位及变换体位腹部X线检查以确定异物正确位置。

3. 营养评估　根据《解放军总医院新入院患者营养风险筛查表(NRS-2002)》为新入院患儿进行营养评估,评分≥3分者给予处置,必要时请营养科医师会诊。

4. 疼痛评估　根据《VAS评分》实施疼痛评估,评分>7分者给予处置,必要时请疼痛科医师会诊。

5. 康复评估　根据《入院患者康复筛查和评估表》,在新入院患儿入院后24小时内进行康复筛查和评估。任何一项结果为“是”,则请康复科医师会诊。

(七)药物选择与使用时机

抗菌药物使用按照《抗菌药物临床应用指导原则》(卫医发[2004]285号)执行。结合患儿的细菌学培养及药敏试验结果决定抗菌药物的选择与使用时间。

(八)治疗方案与药物选择

1. 排出异物法　吞入异物在1周内,异物小而光滑、无化学性、在胃酸作用下不会产生大量毒性的物质,如硬币、话梅核、金戒子等,且患儿无临床症状,可选用排出异物法,进食富含纤维的蔬菜如韭菜、芹菜或口服液状石蜡,使异物容易通过肠腔,随大便排出。避免剧烈活动。

2. 胃镜下取异物法　根据患儿年龄、异物的大小及形状,备齐取异物的器械及不同型号的胃镜。

3. 手术取异物法　因尖锐性、腐蚀性、毒性或嵌顿在消化道黏膜上的异物,造成消化道穿孔者或保守治疗过程中出现腹痛甚至腹膜炎体征的患儿应选用外科手术治疗。另外,过长的异物不易通过消化道的弯曲部位,且易引起嵌插甚至刺破肠管。这类患者宜尽快行手术治疗。

4. 其他　吞金者必须在24小时内钳取去除,吞入的电池必须4小时内取出。

(九)必须复查的项目

1. 血常规、尿常规。

2. 生化检查:包括肝功能、肾功能、电解质、血糖。

3. X线胸片、腹部站立位X线透视拍片等。

(十)出院标准

异物排出后,仍需继续监护病情,在连续3次粪隐血试验阴性后,方能解除监护。即使经胃镜或手术治疗者，也应注意观察病情变化，及时发现问题，并针对问题进行护理处理。异物排出并等待生命体征稳定后方可出院。

(十一)变异及原因分析

手术治疗指征者为变异原因。

二、儿童消化道异物予取异物、流食等对症治疗临床路径表单

适用对象			第一诊断为消化道异物(ICD-10:T18/W44.903)、年龄小于 14 岁的患儿	
患儿基本信息			姓名:____　性别:____　年龄:__　门诊号:____ 住院号:______　过敏史:______ 住院日期:__年__月__日　出院日期:__年__月__日	标准住院日:7～10 天
时间			住院第 1 天	住院第 2—3 天
主要诊疗工作	制度落实		□ 入院 2 小时内经治医师或值班医师完成接诊 □ 入院 24 小时内主管医师查房	□ 根据送检项目报告，及时向上级医师汇报，并给予相应处理 □ 入院 48 小时内主诊医师完成检诊 □ 主管医师查房
	病情评估		□ 经治医师询问病史及体格检查 □ 营养评估 □ 疼痛评估 □ 康复评估	□ 观察患儿各种症状和体征变化 □ 摄胸、腹部 X 线片，明确异物位置 □ 判断有无消化道异物并发症(如炎症、穿孔、出血等)
	病历书写		□ 入院 8 小时内完成首次病程记录 □ 入院 24 小时内完成入院记录	□ 入院 48 小时内完成主管医师查房记录 □ 入院 72 小时内完成主诊医师查房记录
	知情同意		□ 病情告知 □ 患儿家长签署授权委托书 □ 患儿家长在入院记录单上签字 □ 签署病危病重告知书(病危、病重患儿) □ 向患儿家长交代病情，签署胃镜检查同意书	□ 病情告知
	其他		□ 及时通知上级医师检诊 □ 做好行胃镜检查准备，必要时行急诊胃镜检查	
重点医嘱	长期医嘱	护理医嘱	□ 儿科护理常规 □ 一级护理	
		处置医嘱	□ 有床陪伴 □ 吸氧(必要时) □ 限制活动:卧床或床旁活动 □ 心电监护(中、高危患儿) □ 测血压 □ 记出入量 □ 静脉输液 □ 输液泵 □ 静脉注射	
		膳食医嘱	□ 适量流食	

（续　表）

		药物医嘱	□ 排出异物法 □ 胃镜下取异物法 □ 手术取异物法 □ 吞金者必须在 24 小时内钳取去除，吞入的电池必须 4 小时内取出 □ 补液支持	□ 排出异物法 □ 胃镜下取异物法 □ 手术取异物法 □ 吞金者必须在 24 小时内钳取去除，吞入的电池必须 4 小时内取出 □ 补液支持 □ 其他对症支持治疗
	临时医嘱	检查检验	□ 血常规 □ 尿常规 □ 粪常规＋粪隐血试验 □ 呕吐物隐血试验 □ 肝功能、肾功能 □ 电解质 □ 血型 □ 凝血功能 □ 感染性疾病筛查 □ 心电图 □ X 线胸片 □ 腹部立位 X 线片 □ 胃镜检查(必要时) □ 立位及变换体位腹部 X 线检查以确定异物正确位置(必要时)	□ 胃镜检查(必要时) □ 立位或变换体位腹部 X 线检查以确定异物正确位置(必要时)
	临时医嘱	药物医嘱		
	临时医嘱	手术医嘱		
	临时医嘱	处置医嘱		
主要护理工作	健康宣教		□ 入院宣教：介绍责任护士，病区环境、设施、规章制度、基础护理服务项目 □ 进行护理安全指导 □ 进行等级护理、活动范围指导 □ 进行饮食指导 □ 进行用药指导 □ 进行关于疾病知识的宣教	□ 基本生活护理和心理护理 □ 康复体疗指导 □ 对中、重度病情活动患儿进行精细的基础护理
主要护理工作	护理处置		□ 患儿身份核对 □ 佩戴腕带 □ 建立入院病历，通知医师 □ 询问病史，填写护理记录单首页 □ 测量基本生命体征 □ 观察病情 □ 抽血 □ 输液 □ 心理护理与生活护理 □ 妥善固定各种管道	□ 测量基本生命体征 □ 观察病情 □ 抽血 □ 输液 □ 心理护理与生活护理 □ 指导并监督患儿治疗与活动 □ 遵医嘱用药 □ 遵医嘱留取标本 □ 根据评估结果采取相应的护理措施 □ 妥善固定各种管道

（续　表）

<table>
<tr><td rowspan="6"></td><td></td><td colspan="3">□ 根据评估结果采取相应的护理措施
□ 通知次日检查项目及检查注意事项</td><td colspan="3">□ 使用床档</td></tr>
<tr><td>护理评估</td><td colspan="3">□ 一般评估：生命体征、神志、皮肤、药物过敏史等
□ 专科评估：饮食习惯、生活方式、体重、身高、家族史、足背动脉、肤温、指端末梢感觉情况
□ 风险评估：评估有无跌倒、坠床、褥疮、导管滑脱、液体外渗的风险
□ 营养评估
□ 疼痛评估
□ 康复评估</td><td colspan="3">□ 风险评估：评估有无跌倒、坠床、褥疮、导管滑脱、液体外渗的风险</td></tr>
<tr><td>专科护理</td><td colspan="3">□ 心电监护（病情危重或不稳定）
□ 吸氧（必要时）
□ 内镜检查前宣教及准备
□ 收集粪便，观察异物是否排出</td><td colspan="3">□ 心电监护（病情危重或不稳定）
□ 吸氧（必要时）
□ 收集粪便，观察异物是否排出
□ 如已行胃镜或肠镜检查并取出异物，观察检查后患儿表现，如有异常及时向医师汇报
□ 根据消化道损伤程度指导患儿进食
□ 密切观察患儿有无中毒表现（吞入有毒物质）</td></tr>
<tr><td>饮食指导</td><td colspan="3">□ 根据医嘱通知配餐员准备膳食
□ 协助患儿进餐</td><td colspan="3">□ 协助患儿进餐</td></tr>
<tr><td>活动体位</td><td colspan="3">□ 根据护理等级指导活动</td><td colspan="3">□ 根据护理等级指导活动</td></tr>
<tr><td>洗浴要求</td><td colspan="3">□ 卫生整理：更衣、剪短指甲</td><td colspan="3">□ 协助患儿晨、晚间护理</td></tr>
<tr><td colspan="2">病情变异记录</td><td colspan="3">□ 无　□ 有，原因：
□ 患儿　□ 疾病　□ 医疗
□ 护理　□ 保障　□ 管理</td><td colspan="3">□ 无　□ 有，原因：
□ 患儿　□ 疾病　□ 医疗
□ 护理　□ 保障　□ 管理</td></tr>
<tr><td colspan="2" rowspan="2">护士签名</td><td>白班</td><td>小夜班</td><td>大夜班</td><td>白班</td><td>小夜班</td><td>大夜班</td></tr>
<tr><td></td><td></td><td></td><td></td><td></td><td></td></tr>
<tr><td colspan="2">医师签名</td><td colspan="3"></td><td colspan="3"></td></tr>
<tr><td colspan="2">时间</td><td colspan="3">住院第 4－8 天</td><td colspan="3">住院第 9－10 天（出院日）</td></tr>
<tr><td rowspan="3">主要诊疗工作</td><td>制度落实</td><td colspan="3">□ 上级医师查房</td><td colspan="3">□ 上级医师查房，同意其出院</td></tr>
<tr><td>病情评估</td><td colspan="3">□ 经治医师询问、记录不良主诉及体格检查
□ 评估不良反应的分级及对症处理</td><td colspan="3">□ 上级医师进行治疗效果、预后和出院评估
□ 自动出院需书面交代病情、告知风险</td></tr>
<tr><td>病历书写</td><td colspan="3">□ 完成上级医师查房记录
□ 完成日常病程记录，详细记录医嘱变动情况（原因和更改内容）</td><td colspan="3">□ 出院前一天有上级医师指示出院的病程记录
□ 出院后 24 小时内完成出院记录
□ 出院后 24 小时内完成病历首页</td></tr>
</table>

（续　表）

<table>
<tr><td rowspan="3"></td><td colspan="2"></td><td></td><td>□ 开具出院介绍信
□ 开具诊断证明书</td></tr>
<tr><td colspan="2">知情同意</td><td></td><td>□ 出院宣教</td></tr>
<tr><td colspan="2">其他</td><td>□ 密切观察病情变化
□ 检查住院押金使用情况
□ 通知患儿及其家长出院
□ 二级预防教育</td><td>□ 预约门诊复诊时间</td></tr>
<tr><td rowspan="7">重点医嘱</td><td rowspan="4">长期医嘱</td><td>护理医嘱</td><td></td><td>□ 二级护理</td></tr>
<tr><td>处置医嘱</td><td></td><td></td></tr>
<tr><td>膳食医嘱</td><td></td><td></td></tr>
<tr><td>药物医嘱</td><td>□ 补液支持
□ 其他对症支持治疗</td><td>□ 停所用长期医嘱</td></tr>
<tr><td rowspan="3">临时医嘱</td><td>检查检验</td><td>□ 血常规、尿常规
□ 生化检查：包括肝功能、肾功能、电解质、血糖
□ X线胸片、腹部站立位X线透视拍片等</td><td></td></tr>
<tr><td>药物医嘱</td><td></td><td>□ 出院带药(必要时)</td></tr>
<tr><td>处置医嘱</td><td></td><td>□ 今日出院</td></tr>
<tr><td rowspan="7">主要护理工作</td><td colspan="2">健康宣教</td><td>□ 进行护理安全指导
□ 进行等级护理、活动范围指导
□ 进行饮食指导
□ 进行用药指导
□ 进行关于疾病知识的宣教</td><td>□ 出院健康指导</td></tr>
<tr><td colspan="2">护理处置</td><td>□ 恢复期心理护理与生活护理
□ 指导并监督患儿恢复期的治疗与活动
□ 输液
□ 遵医嘱用药</td><td>□ 核对患儿住院费用
□ 指导患儿家长结账
□ 指导患儿家长取出院带药
□ 取消患儿住院信息
□ 整理床单元</td></tr>
<tr><td colspan="2">护理评估</td><td>□ 评估有无跌倒、坠床、褥疮、导管滑脱、液体外渗的风险
□ 疼痛评估
□ 评估患儿对疾病、预防、保健方面的能力</td><td>□ 评估患儿对疾病、预防、保健方面的能力</td></tr>
<tr><td colspan="2">专科护理</td><td>□ 心电监护
□ 严密观察生命体征
□ 保守治疗者收集粪便以观察异物是否排出</td><td></td></tr>
<tr><td colspan="2">饮食指导</td><td>□ 协助患儿进餐</td><td></td></tr>
<tr><td colspan="2">活动体位</td><td>□ 根据护理等级指导活动</td><td></td></tr>
<tr><td colspan="2">洗浴要求</td><td>□ 协助更换病号服</td><td></td></tr>
</table>

（续　表）

病情变异记录	□ 无　□ 有，原因： □ 患儿　□ 疾病　□ 医疗 □ 护理　□ 保障　□ 管理			□ 无　□ 有，原因： □ 患儿　□ 疾病　□ 医疗 □ 护理　□ 保障　□ 管理		
护士签名	白班	小夜班	大夜班	白班	小夜班	大夜班
医师签名						

第九节　儿童胃十二指肠溃疡行根除幽门螺杆菌、抑酸、护胃治疗临床路径

一、儿童胃十二指肠溃疡行根除幽门螺杆菌、抑酸、护胃治疗临床路径标准住院流程

（一）适用对象

第一诊断为胃十二指肠溃疡（ICD-10：K27）的 14 岁以下儿童。

（二）诊断依据

根据《临床诊疗指南——小儿内科分册》（中华医学会编著，人民卫生出版社）和《诸福棠实用儿科学（第 7 版）》（胡亚美等主编，人民卫生出版社）。

1. *临床症状*　腹痛、腹胀、食欲差、恶心、呕吐、反酸等。

2. *辅助检查*　胃镜检查提示存在溃疡或 X 线钡剂检查提示龛影。

（三）治疗方案的选择

根据《临床诊疗指南——小儿内科分册》（中华医学会编著，人民卫生出版社）和《诸福棠实用儿科学（第 7 版）》（胡亚美等主编，人民卫生出版社）。

1. *基本治疗*　包括调整生活方式、注意饮食（少吃多餐、软食为主、避免生冷及刺激性食物）、避免过度疲劳及精神紧张，避免服用损伤胃黏膜的药物等。

2. *药物治疗*　根据病情选择降低胃酸药物（质子泵抑制药和 H_2 受体拮抗药）、胃黏膜保护药物、根除幽门螺杆菌药物、对症治疗药物。

（四）标准住院日为 5～7 天

（五）进入路径标准

1. 第一诊断必须符合（ICD-10：K27）儿童胃十二指肠溃疡。

2. 当患儿同时具有其他疾病诊断，但在住院期间不需要特殊处理也不影响第一诊断的临床路径流程实施时，可以进入路径。

（六）入院评估

1. *必须检查的项目*

（1）血常规、尿常规、粪常规＋粪隐血试验。

（2）肝功能、肾功能、电解质、血糖、凝血功能、血型、Rh 因子、感染性疾病筛查（乙型病毒性肝炎、丙型病毒性肝炎、艾滋病、梅毒等）。

(3)胃镜检查及黏膜活检(包括幽门螺杆菌检测)。

(4)心电图、X线胸片。

2. 根据患儿病情可选择的检查项目

(1)血淀粉酶、血浆胃泌素水平、肿瘤标志物筛查。

(2)^{13}C-呼气试验或^{14}C-呼气试验。

(3)腹部超声、腹部立位X线片、X线钡剂检查、上腹部CT或MRI。

3. 胃镜检查

(1)入院前未检出者,应尽早进行,对胃溃疡病灶常规做活检。

(2)检查前禁食6～8小时。

(3)如选择儿科无痛内镜,术中需监测生命体征,术后要在内镜室观察至患儿清醒,并经麻醉医师同意后方可返回病房。

(4)胃镜检查2小时后再进食(大量活检者或容易出血者可延长禁食时间)。

4. 营养评估　根据《解放军总医院新入院患者营养风险筛查表(NRS-2002)》为新入院患儿进行营养评估,评分≥3分者给予处置,必要时请营养科医师会诊。

5. 疼痛评估　根据《VAS评分》实施疼痛评估,评分＞7分者给予处置,必要时请疼痛科医师会诊。

6. 康复评估　根据《入院患者康复筛查和评估表》,在新入院患儿入院后24小时内进行康复筛查和评估。任何一项结果为"是",则请康复科医师会诊。

(七)药物选择与使用时机

抗菌药物使用按照《抗菌药物临床应用指导原则》(卫医发[2004]285号)执行。结合患儿的细菌学培养及药敏试验结果决定抗菌药物的选择与使用时间。

(八)治疗方案与药物选择

1. 合并幽门螺杆菌感染者进行根除幽门螺杆菌治疗

(1)以质子泵抑制药为中心的"三联"疗法:质子抑制＋两种相关抗菌药物(疗程为1～2周);或以铋剂为中心的"三联"或"四联"疗法:铋剂(疗程为4～6周)加用两种相关抗菌药(疗程为2周),或同时加用H_2受体阻滞药(疗程为4～8周)的四联疗法。

(2)抗幽门螺杆菌治疗后继续使用质子泵抑制药或H_2受体拮抗药抑酸治疗(十二指肠溃疡疗程为4～6周,胃溃疡疗程为6～8周)。

2. 未合并幽门螺杆菌感染者进行抑酸治疗(疗程同上)。

3. 症状无改善者可给予胃黏膜保护药治疗。

(九)必须复查的项目

1. 血常规。

2. 生化检查:包括肝功能、肾功能、电解质、血糖。

3. 血淀粉酶、血浆胃泌素水平、肿瘤标志物筛查。

4. 胃镜检查及黏膜活检(包括幽门螺杆菌检测)。

5. 腹部超声、腹部X线片、X线钡剂检查、上腹部CT或MRI检查。

(十)出院标准

腹痛减轻或消失。

(十一)变异及原因分析

1. 临床症状改善不明显,调整药物治疗,导致住院时间延长。

2. 难治性或顽固性溃疡,需要进一步诊治,导致住院时间延长。

3. 胃十二指肠溃疡出现并发症(出血、穿孔、幽门梗阻、癌变等),退出本路径,转入相应临床路径。

二、儿童胃十二指肠溃疡行根除幽门螺杆菌、抑酸、护胃治疗临床路径表单

<table>
<tr><td colspan="3">适用对象</td><td colspan="2">第一诊断为胃十二指肠溃疡(ICD-10:K27)拟行根除幽门螺杆菌、抑酸、护胃治疗的 14 岁以下儿童</td></tr>
<tr><td colspan="3">患儿基本信息</td><td>姓名:____　性别:____　年龄:__　门诊号:____
住院号:______　过敏史:______
住院日期:__年__月__日　出院日期:__年__月__日</td><td>标准住院日:5～7 天</td></tr>
<tr><td colspan="3">时间</td><td>住院第 1 天</td><td>住院第 2—3 天</td></tr>
<tr><td rowspan="5">主要诊疗工作</td><td colspan="2">制度落实</td><td>□ 入院 2 小时内经治医师或值班医师完成接诊
□ 入院 24 小时内主管医师查房</td><td>□ 根据送检项目报告,及时向上级医师汇报,并给予相应处理
□ 入院 48 小时内主诊医师完成检诊
□ 主管医师查房</td></tr>
<tr><td colspan="2">病情评估</td><td>□ 经治医师询问病史及体格检查
□ 营养评估
□ 疼痛评估
□ 康复评估</td><td>□ 观察患儿各种症状和体征变化
□ 评估有无急性并发症(如大出血、穿孔、梗阻等)</td></tr>
<tr><td colspan="2">病历书写</td><td>□ 入院 8 小时内完成首次病程记录
□ 入院 24 小时内完成入院记录</td><td>□ 入院 48 小时内完成主管医师查房记录
□ 入院 72 小时内完成主诊医师查房记录</td></tr>
<tr><td colspan="2">知情同意</td><td>□ 病情告知
□ 患儿家长签署授权委托书
□ 患儿家长在入院记录单上签字
□ 签署病危病重告知书(病危、病重患儿)</td><td>□ 病情告知
□ 向患儿及家长交代病情,签署胃镜检查同意书</td></tr>
<tr><td colspan="2">其他</td><td>□ 及时通知上级医师检诊</td><td>□ 做好行 X 线钡剂检查和(或)胃镜检查准备</td></tr>
<tr><td rowspan="3">重点医嘱</td><td rowspan="3">长期医嘱</td><td>护理医嘱</td><td>□ 儿科护理常规
□ 一级护理</td><td></td></tr>
<tr><td>处置医嘱</td><td>□ 有床陪伴
□ 吸氧(必要时)
□ 限制活动:卧床或床旁活动
□ 心电监护(中、高危患儿)
□ 测血压
□ 记出入量
□ 静脉输液
□ 输液泵
□ 静脉注射</td><td></td></tr>
<tr><td>膳食医嘱</td><td>□ 软食</td><td></td></tr>
</table>

（续　表）

		药物医嘱	□ 基本治疗：包括调整生活方式、注意饮食（少吃多餐、软食为主、避免生冷及刺激性食物）、避免过度疲劳及精神紧张，避免服用损伤胃黏膜的药物等 □ 药物治疗：根据病情选择降低胃酸药物（质子泵抑制药和 H_2 受体拮抗药）、胃黏膜保护药物、根除幽门螺杆菌药物、对症治疗药物	□ 基本治疗：调整生活方式、注意饮食、避免过度疲劳及精神紧张，避免服用损伤胃黏膜的药物等 □ 药物治疗：质子泵抑制药和 H_2 受体拮抗药、胃黏膜保护药物、根除幽门螺杆菌药物、对症治疗药物
	临时医嘱	检查检验	□ 血常规 □ 尿常规 □ 粪常规＋粪隐血试验 □ 肝功能、肾功能 □ 电解质 □ 血糖 □ 凝血功能 □ 血型 □ Rh 因子 □ 血清四项 □ 感染性疾病筛查（乙型病毒性肝炎、丙型病毒性肝炎、艾滋病、梅毒等） □ 胃镜检查及黏膜活检（包括幽门螺杆菌检测） □ 心电图 □ X 线胸片 □ 胃镜检查 □ 血淀粉酶（必要时） □ 血浆胃泌素水平（必要时） □ 肿瘤标志物筛查（必要时） □ ^{13}C-呼气试验或 ^{14}C-呼气试验（必要时） □ 腹部超声（必要时） □ 腹部立位 X 线片（必要时） □ X 线钡剂检查（必要时） □ 上腹部 CT 或 MRI 检查（必要时）	□ 血淀粉酶、胃泌素水平、肿瘤标志物筛查，^{13}C-呼气试验或 ^{14}C-呼气试验（必要时） □ 腹部超声、腹部立位 X 线片、X 线钡剂检查、上腹部 CT 或 MRI 检查（必要时）
		药物医嘱		
		手术医嘱		
		处置医嘱		□ 次晨进食

（续　表）

<table>
<tr><td rowspan="7">主要护理工作</td><td>健康宣教</td><td colspan="3">□ 入院宣教：介绍责任护士，病区环境、设施、规章制度、基础护理服务项目
□ 进行护理安全指导
□ 进行等级护理、活动范围指导
□ 进行饮食指导
□ 进行用药指导
□ 进行关于疾病知识的宣教</td><td colspan="3">□ 基本生活护理和心理护理
□ 康复体疗指导
□ 对中、重度病情活动患儿进行精细的基础护理</td></tr>
<tr><td>护理处置</td><td colspan="3">□ 患儿身份核对
□ 佩戴腕带
□ 建立入院病历，通知医师
□ 询问病史，填写护理记录单首页
□ 测量基本生命体征
□ 观察病情
□ 抽血
□ 输液
□ 心理护理与生活护理
□ 妥善固定各种管道
□ 根据评估结果采取相应的护理措施
□ 通知次日检查项目及检查注意事项</td><td colspan="3">□ 测量基本生命体征
□ 观察病情
□ 抽血
□ 输液
□ 心理护理与生活护理
□ 指导并监督患儿治疗与活动
□ 遵医嘱用药
□ 遵医嘱留取标本
□ 根据评估结果采取相应的护理措施
□ 妥善固定各种管道
□ 使用床档</td></tr>
<tr><td>护理评估</td><td colspan="3">□ 一般评估：生命体征、神志、皮肤、药物过敏史等
□ 专科评估：饮食习惯、生活方式、体重、身高、家族史、足背动脉、肤温、指端末梢感觉情况
□ 风险评估：评估有无跌倒、坠床、褥疮、导管滑脱、液体外渗的风险
□ 营养评估
□ 疼痛评估
□ 康复评估</td><td colspan="3">□ 风险评估：评估有无跌倒、坠床、褥疮、导管滑脱、液体外渗的风险</td></tr>
<tr><td>专科护理</td><td colspan="3">□ 心电监护
□ 严密观察生命体征
□ 保守治疗者收集粪便以观察异物是否排出</td><td colspan="3"></td></tr>
<tr><td>饮食指导</td><td colspan="3">□ 根据医嘱通知配餐员准备膳食
□ 协助患儿进餐</td><td colspan="3">□ 协助患儿进餐</td></tr>
<tr><td>活动体位</td><td colspan="3">□ 根据护理等级指导活动</td><td colspan="3">□ 根据护理等级指导活动</td></tr>
<tr><td>洗浴要求</td><td colspan="3">□ 卫生整理：更衣、剪短指甲</td><td colspan="3">□ 协助患儿晨、晚间护理</td></tr>
<tr><td colspan="2">病情变异记录</td><td colspan="3">□ 无　□ 有，原因：
□ 患儿　□ 疾病　□ 医疗
□ 护理　□ 保障　□ 管理</td><td colspan="3">□ 无　□ 有，原因：
□ 患儿　□ 疾病　□ 医疗
□ 护理　□ 保障　□ 管理</td></tr>
<tr><td colspan="2" rowspan="2">护士签名</td><td>白班</td><td>小夜班</td><td>大夜班</td><td>白班</td><td>小夜班</td><td>大夜班</td></tr>
<tr><td></td><td></td><td></td><td></td><td></td><td></td></tr>
</table>

（续　表）

<table>
<tr><td colspan="3">医师签名</td><td></td><td></td></tr>
<tr><td colspan="3">时间</td><td>住院第 4－6 天</td><td>住院第 7 天（出院日）</td></tr>
<tr><td rowspan="4">主要诊疗工作</td><td colspan="2">制度落实</td><td>□ 上级医师查房</td><td>□ 上级医师查房，同意其出院</td></tr>
<tr><td colspan="2">病情评估</td><td>□ 密切观察病情变化
□ 经治医师询问、记录不良主诉及体格检查
□ 评估不良反应的分级及对症处理</td><td>□ 上级医师进行治疗效果、预后和出院评估
□ 自动出院需书面交代病情、告知风险</td></tr>
<tr><td colspan="2">病历书写</td><td>□ 完成上级医师查房记录
□ 完成日常病程记录，详细记录医嘱变动情况（原因和更改内容）</td><td>□ 出院前一天有上级医师指示出院的病程记录
□ 出院后 24 小时内完成出院记录
□ 出院后 24 小时内完成病历首页
□ 开具出院介绍信
□ 开具诊断证明书</td></tr>
<tr><td colspan="2">其他</td><td>□ 密切观察病情变化
□ 检查住院押金使用情况
□ 通知患儿及其家长出院
□ 二级预防教育</td><td>□ 预约门诊复诊时间</td></tr>
<tr><td rowspan="7">重点医嘱</td><td rowspan="4">长期医嘱</td><td>护理医嘱</td><td></td><td>□ 二级护理</td></tr>
<tr><td>处置医嘱</td><td></td><td></td></tr>
<tr><td>膳食医嘱</td><td></td><td></td></tr>
<tr><td>药物医嘱</td><td>□ 对症支持治疗</td><td>□ 停所用长期医嘱</td></tr>
<tr><td rowspan="3">临时医嘱</td><td>检查检验</td><td>□ 血常规
□ 生化检查：包括肝功能、肾功能、电解质、血糖
□ 血淀粉酶、血浆胃泌素水平、肿瘤标志物筛查（必要时）
□ 胃镜检查及黏膜活检（包括幽门螺杆菌检测）
□ 腹部超声、腹部 X 线片、X 线钡剂检查、上腹部 CT 或 MRI 检查（必要时）</td><td>□ 向患儿及其家长交代出院后注意事项，预约复诊时间，定期复查胃镜、钡剂检查及 ^{13}C-呼气试验</td></tr>
<tr><td>药物医嘱</td><td></td><td>□ 出院带药（参见标准药物治疗方案，伴发幽门螺杆菌阳性者抗幽门螺杆菌治疗 7～14 天，胃溃疡治疗 6～8 周，十二指肠球部溃疡治疗 4～6 周）</td></tr>
<tr><td>处置医嘱</td><td></td><td>□ 今日出院</td></tr>
</table>

（续　表）

<table>
<tr><td rowspan="8">主要护理工作</td><td>健康宣教</td><td>□ 进行护理安全指导
□ 进行等级护理、活动范围指导
□ 进行饮食指导
□ 进行用药指导
□ 进行关于疾病知识的宣教</td><td colspan="3">□ 出院健康指导</td></tr>
<tr><td>护理处置</td><td>□ 恢复期心理护理与生活护理
□ 指导并监督患儿恢复期的治疗与活动
□ 输液
□ 遵医嘱用药</td><td colspan="3">□ 核对患儿住院费用
□ 指导患儿家长结账
□ 指导患儿家长取出院带药
□ 取消患儿住院信息
□ 整理床单元</td></tr>
<tr><td>护理评估</td><td>□ 评估有无跌倒、坠床、褥疮、导管滑脱、液体外渗的风险
□ 疼痛评估
□ 评估患儿对疾病、预防、保健方面的能力</td><td colspan="3">□ 评估患儿对疾病、预防、保健方面的能力</td></tr>
<tr><td>专科护理</td><td>□ 心理支持
□ 活动性溃疡或粪隐血试验阳性者卧床休息
□ 药物护理
□ 腹痛护理
□ 饮食护理：定时进餐，避免刺激性食物</td><td colspan="3"></td></tr>
<tr><td>饮食指导</td><td>□ 协助患儿进餐</td><td colspan="3"></td></tr>
<tr><td>活动体位</td><td>□ 根据护理等级指导活动</td><td colspan="3"></td></tr>
<tr><td>洗浴要求</td><td>□ 协助更换病号服</td><td colspan="3"></td></tr>
<tr><td colspan="2">病情变异记录</td><td>□ 无　□ 有，原因：
□ 患儿　□ 疾病　□ 医疗
□ 护理　□ 保障　□ 管理</td><td colspan="3">□ 无　□ 有，原因：
□ 患儿　□ 疾病　□ 医疗
□ 护理　□ 保障　□ 管理</td></tr>
<tr><td colspan="2" rowspan="2">护士签名</td><td>白班　|　小夜班　|　大夜班</td><td>白班</td><td>小夜班</td><td>大夜班</td></tr>
<tr><td></td><td></td><td></td><td></td></tr>
<tr><td colspan="2">医师签名</td><td></td><td colspan="3"></td></tr>
</table>

第8章　内分泌系统疾病临床路径

第一节　儿童胰岛素依赖型糖尿病(不伴急性并发症)行降血糖药物治疗临床路径

一、儿童胰岛素依赖型糖尿病(不伴急性并发症)行降血糖药物治疗临床路径标准住院流程

(一)适用对象

第一诊断为胰岛素依赖型糖尿病(ICD-10:E10.901/E10.606)、不伴急性并发症的患儿。

(二)诊断依据

根据《临床诊疗指南——小儿内科分册》(中华医学会编著,人民卫生出版社)和《诸福棠实用儿科学(第8版)》(胡亚美等主编,人民卫生出版社)。

1. *症状及体征*　一般起病较急,常因感染、饮食不当等诱因发病。多尿、多饮、多食、消瘦、营养不良。酮症酸中毒时呼吸深长、呼出气有酮味,伴脱水、烦躁、嗜睡甚至昏迷。

2. *实验室检查*

(1)以静脉血浆葡萄糖(mmol/L)为标准,当患儿有"三多一少"症状、尿糖阳性时,空腹血糖≥7.0mmol/L(≥126mg/dl)或随机血糖/OGTT 2小时血糖≥11.1mmol/L(≥200mg/dl)者即可诊断为糖尿病。

(2)无症状患儿诊断的确立,必须重复检测至少两次,证明具有明显的不正常高血糖症。

(三)选择治疗方案的依据

根据《临床诊疗指南——小儿内科分册》(中华医学会编著,人民卫生出版社)和《诸福棠实用儿科学(第8版)》(胡亚美等主编,人民卫生出版社)选择治疗方案。

1. *一般治疗*

(1)糖尿病知识教育。

(2)饮食治疗。

(3)运动疗法。

2. *药物治疗*　胰岛素治疗。

(四)标准住院日为7～14天

(五)进入路径标准

1. 第一诊断必须符合胰岛素依赖型糖尿病(ICD-10:E10.901/E10.606)。

2. 专科指征:"三多一少"症状、尿糖阳性时,空腹血糖≥7.0mmol/L(≥126mg/dl),或随

机血糖/OGTT 2小时血糖≥11.1mmol/L(≥200mg/dl)。

(六)入院评估

1. 必须检查的项目

(1)血常规、尿常规(包括酮体)、粪常规、血气分析(尿酮体阳性)。

(2)全天毛细血管血糖(三餐前、三餐后2小时、睡前、必要时0时、凌晨3时等),动态血糖监测[血糖未达标和(或)血糖波动较大者]。

(3)肝功能、肾功能、血脂、电解质、血黏度、甲状腺功能。

(4)糖化血红蛋白(HbA1c)和糖化血清蛋白(果糖胺)。

(5)空腹血糖、餐后2小时血糖、胰岛素或C肽。

(6)胰岛细胞抗体(ICA)、胰岛素自身抗体(IAA)、谷氨酸脱羧酶抗体(GAD-Ab)、酪氨酸磷酸酶样蛋白质分子(IA-2)自身抗体测定。

(7)X线胸片、心电图、腹部B超。

2. 根据患儿病情可选择的检查项目　尿蛋白或尿肌酐、眼底检查、颈动脉和下肢血管彩色超声;心脏超声、神经传导速度和24小时尿蛋白定量可根据患儿具体情况选择。

3. 营养评估　根据《解放军总医院新入院患者营养风险筛查表(NRS-2002)》为新入院患儿进行营养评估,评分≥3分者给予处置,必要时请营养科医师会诊。

4. 疼痛评估　根据《VAS评分》实施疼痛评估,评分>7分者给予处置,必要时请疼痛科医师会诊。

5. 康复评估　根据《入院患者康复筛查和评估表》,在新入院患儿入院后24小时内进行康复筛查和评估。任何一项结果为"是",则请康复科医师会诊。

(七)药物选择及使用时机

根据《临床诊疗指南——小儿内科分册》(中华医学会编著,人民卫生出版社)和《诸福棠实用儿科学(第8版)》(胡亚美等主编,人民卫生出版社)选择具体治疗方案。

1. 降血糖药物　胰岛素或胰岛素类似物。

2. 针对伴发疾病治疗的药物　如调血脂药、抗血小板聚集药物、改善微循环药物等,根据患儿情况选择。

(八)必须复查的项目

1. 血常规、全天毛细血管血糖(三餐前、三餐后2小时、睡前、必要时0时、凌晨3时等)。

2. 肝功能、肾功能、血脂、电解质。

(九)出院标准

1. 生命体征平稳,临床症状改善。

2. 饮食好。

3. 已完成以上复查项目,且未见异常。

4. 患儿及其家长掌握基本糖尿病知识、生活护理、技能培训,并学会自我血糖监测。

5. 降血糖治疗方案确定,血糖控制达标或血糖趋于稳定,无低血糖事件发生。

6. 没有需要住院处理的并发症和(或)合并症。

(十)变异及原因分析

1. 医疗原因导致的变异　如改变治疗方案、转科治疗、操作失误、误诊等。

2. 患儿原因导致的变异　如不同意治疗方案、个人原因要求出院(转院)等。

3. 并发症原因导致的变异　出现急性并发症(酮症酸中毒、低血糖昏迷、高渗性昏迷、乳酸酸中毒等),则按相应路径或指南进行救治,退出本路径。合并其他自身免疫性疾病或伴有增加控制血糖难度的合并症,延长住院时间,则按相应路径或指南进行治疗。出现严重的糖尿病慢性并发症(糖尿病肾病以及眼部、心血管、神经系统并发症、皮肤病变,糖尿病足)或合并感染,导致住院时间延长、住院费用增加。

4. 病情原因导致的变异　如肝功能严重受损、严重骨髓抑制及感染等并发症,导致用药种类增多、住院时间延长、医疗费用增加。

5. 辅诊科室原因导致的变异　如检查、检验(不及时、结果报错、标本不合格等)、报告(不及时、结果错报、标本不合格)等原因延长住院天数、增加费用等。

6. 管理原因导致的变异　如系统暂不支持、系统瘫痪、需要修订流程、需要修订制度等。

二、儿童胰岛素依赖型糖尿病(不伴急性并发症)临床路径表单

<table>
<tr><td colspan="2">适用对象</td><td colspan="2">第一诊断为胰岛素依赖型糖尿病(ICD-10:E10.901/E10.606)、不伴急性并发症的患儿</td></tr>
<tr><td colspan="2">患儿基本信息</td><td colspan="2">姓名:____ 性别:____ 年龄:__ 门诊号:____
住院号:______ 过敏史:______
住院日期:__年__月__日 出院日期:__年__月__日　　标准住院日:7～14 天</td></tr>
<tr><td colspan="2">时间</td><td>住院第 1 天</td><td>住院第 2－7 天</td></tr>
<tr><td rowspan="5">主要诊疗工作</td><td>制度落实</td><td>□ 入院 2 小时内经治医师或值班医师完成接诊
□ 入院 24 小时内主管医师查房</td><td>□ 根据送检项目报告,及时向上级医师汇报,并给予相应处理
□ 入院 48 小时内主诊医师完成检诊
□ 主管医师查房</td></tr>
<tr><td>病情评估</td><td>□ 经治医师询问病史及体格检查
□ 营养评估
□ 疼痛评估
□ 康复评估</td><td>□ 根据多点血糖监测及肝功能、肾功能调整胰岛素剂型及注射方案
□ 依据检查报告调整相应治疗,确定进一步的检查和治疗
□ 预约相关科室会诊
□ 完善相关并发症检查及治疗</td></tr>
<tr><td>病历书写</td><td>□ 入院 8 小时内完成首次病程记录
□ 入院 24 小时内完成入院记录</td><td>□ 入院 48 小时内完成主管医师查房记录
□ 入院 72 小时内完成主诊医师查房记录
□ 完成日常病程记录,详细记录医嘱变动情况(原因和更改内容)</td></tr>
<tr><td>知情同意</td><td>□ 病情告知
□ 患儿家长签署授权委托书
□ 患儿家长在入院记录单上签字
□ 签署病危病重告知书(必要时)</td><td>□ 病情告知
□ 进一步与患儿家长沟通,交代病情,探讨治疗方案</td></tr>
<tr><td>其他</td><td>□ 及时通知上级医师检诊</td><td></td></tr>
</table>

（续　表）

重点医嘱	长期医嘱	护理医嘱	□ 按糖尿病护理常规 □ 一级护理或二级护理	□ 糖尿病护理常规 □ 一级护理或二级护理
		处置医嘱	□ 有床陪伴 □ 心电监护(必要时) □ 血压测定	□ 心电监护(必要时)
		膳食医嘱	□ 糖尿病饮食	□ 糖尿病饮食调整
		药物医嘱	□ 胰岛素治疗 □ 自带药(必要时)	□ 胰岛素调整 □ 调血脂药及其他药物(必要时)调整
	临时医嘱	检查检验	□ 血常规 □ 尿常规(包括酮体) □ 粪常规 □ 血气分析(尿酮体阳性) □ 全天毛细血管血糖(三餐前、三餐后 2 小时、睡前、必要时 0 时、凌晨 3 时等)，动态血糖监测[血糖未达标和(或)血糖波动较大者] □ 肝功能、肾功能 □ 血脂 □ 电解质 □ 血黏度 □ 甲状腺功能 □ 糖化血红蛋白(HbA1c)和糖化血清蛋白(果糖胺) □ 空腹血糖、餐后 2 小时血糖、胰岛素或 C 肽 □ ICA、IAA、GAD、IA-2 自身抗体测定 □ X 线胸片 □ 心电图 □ 腹部 B 超 □ 尿蛋白或尿肌酐(必要时) □ 眼底检查(必要时) □ 颈动脉和下肢血管彩色超声(必要时) □ 心脏超声(必要时) □ 神经传导速度和 24 小时尿蛋白定量可根据患儿具体情况选择(必要时)	□ 尿蛋白或肌酐(必要时) □ 眼底检查、颈动脉和下肢血管彩超；心脏超声、神经传导速度(必要时) □ 24 小时尿蛋白定量(必要时)
		药物医嘱	□ 自带药(必要时)	□ 胰岛素、调制药物及其他药物调整(必要时)
		处置医嘱	□ 心电监护(必要时) □ 血压测定	□ 心电监护(必要时) □ 血压测定

（续　表）

<table>
<tr><td rowspan="7">主要护理工作</td><td>健康宣教</td><td>□ 入院宣教：介绍责任护士，病区环境、设施、规章制度、基础护理服务项目、糖尿病健康宣教
□ 进行护理安全指导
□ 进行等级护理、活动范围指导
□ 进行饮食指导
□ 进行用药指导
□ 进行关于疾病知识的宣教</td><td>□ 宣教糖尿病饮食运动知识
□ 进行胰岛素正确的注射方法指导</td></tr>
<tr><td>护理处置</td><td>□ 患儿身份核对
□ 佩戴腕带
□ 建立入院病历，通知医师
□ 询问病史，填写护理记录单首页
□ 测量基本生命体征
□ 观察病情
□ 抽血
□ 输液
□ 心理护理与生活护理
□ 妥善固定各种管道
□ 根据评估结果采取相应的护理措施
□ 通知次日检查项目及检查注意事项</td><td>□ 观察病情并及时向医师汇报
□ 执行医嘱
□ 正确的血糖测定方法及记录方法</td></tr>
<tr><td>护理评估</td><td>□ 一般评估：生命体征、神志、皮肤、药物过敏史等
□ 专科评估：饮食习惯、生活方式、体重、身高、家族史、足背动脉、肤温、指端末梢感觉情况
□ 风险评估：评估有无跌倒、坠床、褥疮、导管滑脱、液体外渗的风险
□ 营养评估
□ 疼痛评估
□ 康复评估</td><td>□ 风险评估：评估有无跌倒、坠床、褥疮、导管滑脱、液体外渗的风险</td></tr>
<tr><td>专科护理</td><td>□ 糖尿病酮症酸中毒的护理</td><td>□ 低血糖的护理
□ 糖尿病酮症酸中毒的护理
□ 糖尿病足的护理
□ 使用胰岛素护理</td></tr>
<tr><td>饮食指导</td><td>□ 根据医嘱通知配餐员准备膳食
□ 协助患儿进餐</td><td>□ 协助患儿进餐</td></tr>
<tr><td>活动体位</td><td>□ 根据护理等级指导活动</td><td>□ 根据护理等级指导活动</td></tr>
<tr><td>洗浴要求</td><td>□ 卫生整理</td><td>□ 协助患儿晨、晚间护理</td></tr>
<tr><td colspan="2">病情变异记录</td><td>□ 无　□ 有，原因：
□ 患儿　□ 疾病　□ 医疗
□ 护理　□ 保障　□ 管理</td><td>□ 无　□ 有，原因：
□ 患儿　□ 疾病　□ 医疗
□ 护理　□ 保障　□ 管理</td></tr>
</table>

（续 表）

<table>
<tr><td colspan="3" rowspan="2">护士签名</td><td>白班</td><td>小夜班</td><td>大夜班</td><td>白班</td><td>小夜班</td><td>大夜班</td></tr>
<tr><td></td><td></td><td></td><td></td><td></td><td></td></tr>
<tr><td colspan="3">医师签名</td><td colspan="3"></td><td colspan="3"></td></tr>
<tr><td colspan="3">时间</td><td colspan="3">住院第 8－13 天</td><td colspan="3">住院第 14 天（出院日）</td></tr>
<tr><td rowspan="5">主要诊疗工作</td><td colspan="2">制度落实</td><td colspan="3">□ 对糖尿病并发症进行“常规治疗”，根据并发症情况请相关科室协助诊治，复查异常监测指标
□ 上级医师查房</td><td colspan="3">□ 上级医师查房同意其出院</td></tr>
<tr><td colspan="2">病情评估</td><td colspan="3">□ 并发症是否存在、程度、危险性，重要脏器功能评估，目前治疗效果评估，目前治疗方案是否需要调整，下一步治疗或并发症的治疗对策
□ 康复评估
□ 评估患儿治疗效果</td><td colspan="3"></td></tr>
<tr><td colspan="2">病历书写</td><td colspan="3">□ 完成上级医师查房记录
□ 完成日常病程记录，详细记录医嘱变动情况（原因和更改内容）</td><td colspan="3">□ 出院前一天有上级医师指示出院的病程记录
□ 出院后 24 小时内完成出院记录
□ 出院后 24 小时内完成病历首页
□ 开具出院介绍信
□ 开具诊断证明书</td></tr>
<tr><td colspan="2">知情同意</td><td colspan="3">□ 病情告知</td><td colspan="3">□ 出院宣教</td></tr>
<tr><td colspan="2">其他</td><td colspan="3">□ 经治医师检查、整理病历资料
□ 检查住院押金使用情况</td><td colspan="3"></td></tr>
<tr><td rowspan="7">重点医嘱</td><td rowspan="4">长期医嘱</td><td>护理医嘱</td><td colspan="3">□ 糖尿病护理常规
□ 二级护理</td><td colspan="3"></td></tr>
<tr><td>处置医嘱</td><td colspan="3">□ 心电监护（必要时）
□ 血压测定</td><td colspan="3"></td></tr>
<tr><td>膳食医嘱</td><td colspan="3">□ 运动及饮食处方</td><td colspan="3"></td></tr>
<tr><td>药物医嘱</td><td colspan="3">□ 胰岛素的调整
□ 其他药物的应用及调整</td><td colspan="3"></td></tr>
<tr><td rowspan="3">临时医嘱</td><td>检查检验</td><td colspan="3">□ 血常规、全天毛细血管血糖谱（三餐前、三餐后 2 小时、睡前、必要时 0 时、凌晨 3 时等）
□ 肝功能、肾功能、血脂、电解质</td><td colspan="3"></td></tr>
<tr><td>药物医嘱</td><td colspan="3">□ 胰岛素的调整</td><td colspan="3">□ 出院带药（必要时）</td></tr>
<tr><td>处置医嘱</td><td colspan="3"></td><td colspan="3">□ 今日出院</td></tr>
</table>

（续　表）

<table>
<tr><td rowspan="7">主要护理工作</td><td>健康宣教</td><td colspan="3">□ 继续糖尿病相关知识的宣教
□ 二级预防教育</td><td colspan="3">□ 出院宣教</td></tr>
<tr><td>护理处置</td><td colspan="3">□ 执行医嘱</td><td colspan="3"></td></tr>
<tr><td>护理评估</td><td colspan="3">□ 评估有无跌倒、坠床、褥疮、导管滑脱、液体外渗的风险</td><td colspan="3"></td></tr>
<tr><td>专科护理</td><td colspan="3">□ 低血糖的护理
□ 糖尿病酮症酸中毒的护理
□ 糖尿病足的护理
□ 使用胰岛素护理</td><td colspan="3">□ 定期复诊
□ 血糖监测</td></tr>
<tr><td>饮食指导</td><td colspan="3">□ 协助患儿进餐</td><td colspan="3"></td></tr>
<tr><td>活动体位</td><td colspan="3">□ 根据护理等级指导活动</td><td colspan="3"></td></tr>
<tr><td>洗浴要求</td><td colspan="3"></td><td colspan="3"></td></tr>
<tr><td colspan="2">病情变异记录</td><td colspan="3">□ 无　□ 有，原因：
□ 患儿　□ 疾病　□ 医疗
□ 护理　□ 保障　□ 管理</td><td colspan="3">□ 无　□ 有，原因：
□ 患儿　□ 疾病　□ 医疗
□ 护理　□ 保障　□ 管理</td></tr>
<tr><td colspan="2" rowspan="2">护士签名</td><td>白班</td><td>小夜班</td><td>大夜班</td><td>白班</td><td>小夜班</td><td>大夜班</td></tr>
<tr><td></td><td></td><td></td><td></td><td></td><td></td></tr>
<tr><td colspan="2">医师签名</td><td colspan="3"></td><td colspan="3"></td></tr>
</table>

第二节　儿童甲状旁腺功能亢进症行手术或降钙药物治疗临床路径

一、儿童甲状旁腺功能亢进症行手术或降钙药物治疗临床路径标准住院流程

（一）适用对象

第一诊断为甲状旁腺功能亢进症（ICD-10：E21.301），入院行手术或降钙药物治疗的患儿。

（二）诊断依据

根据《临床诊疗指南——小儿内科分册》（中华医学会编著，人民卫生出版社）和《诸福棠实用儿科学（第 8 版）》（胡亚美等主编，人民卫生出版社）。

1. 临床表现　骨、关节疼痛；腹胀、便秘；多饮、多尿等。

2. 实验室检查　血钙升高、血磷下降；甲状旁腺素（PTH）升高。

3. 影像学检查　提示甲状旁腺占位。

（三）选择治疗方案的依据

根据《临床诊疗指南——小儿内科分册》（中华医学会编著，人民卫生出版社）和《诸福棠实用儿科学（第 8 版）》（胡亚美等主编，人民卫生出版社）选择具体治疗方案。

1. 甲状旁腺肿瘤或增生切除手术　适用于临床诊断为甲状旁腺病变，包括腺瘤、增生的患儿。

2. 药物治疗　不能耐受手术或不愿进行手术治疗者，可用降钙素等药物治疗。

(四)标准住院日为 7～14 天

(五)进入路径标准

1. 第一诊断必须符合甲状旁腺功能亢进症(ICD-10：E21.301)。

2. 专科指征：血钙升高、血磷下降；PTH 升高；影像学检查提示甲状旁腺占位。

(六)入院评估

1. 必须检查的项目

(1)血常规、尿常规、粪常规。

(2)血钙、血磷、血碱性磷酸酶、PTH；24 小时尿钙、尿磷；肝功能、肾功能、电解质、血脂、凝血功能。

(3)骨 X 线片、X 线胸片、心电图、腹部超声。

(4)甲状旁腺 B 超、CT 或 MRI 检查，放射性核素扫描。

2. 根据患儿病情可选择的检查项目

(1)骨密度测定。

(2)骨代谢指标、血清四项、肿瘤标志物。

(3)腹部 X 线片、超声心动图。

(4)其他激素的评估：甲状腺功能、性腺功能。

3. 营养评估　根据《解放军总医院新入院患者营养风险筛查表(NRS-2002)》为新入院患儿进行营养评估，评分≥3 分者给予处置，必要时请营养科医师会诊。

4. 疼痛评估　根据《VAS 评分》实施疼痛评估，评分＞7 分者给予处置，必要时请疼痛科医师会诊。

5. 康复评估　根据《入院患者康复筛查和评估表》，在新入院患儿入院后 24 小时内进行康复筛查和评估。任何一项结果为“是”，则请康复科医师会诊。

(七)药物选择及使用时机

1. 根据《临床诊疗指南——小儿内科分册》(中华医学会编著，人民卫生出版社)和《诸福棠实用儿科学(第 8 版)》(胡亚美等主编，人民卫生出版社)选择治疗方案。

2. 根据患儿的个体情况给予降钙、补液、控制感染、营养支持等治疗。

(八)必须复查的项目

1. 血常规、尿常规、粪常规。

2. 血钙、血磷、血碱性磷酸酶、PTH；24 小时尿钙、尿磷；肝功能、肾功能、电解质、血脂、凝血功能。

(九)出院(转科)标准

1. 定性诊断、定位诊断明确。

2. 患儿生命体征平稳，饮食好，无不适。

3. 患儿症状改善。

4. 没有需要住院处理的并发症和(或)合并症。

5. 若满足手术条件，联系转外科治疗。

(十)变异及原因分析

1. 医疗原因导致的变异　如改变治疗方案、转科治疗、操作失误、误诊等。

2. 患儿原因导致的变异　如不同意治疗方案、个人原因要求出院(转院)等。

3. 并发症原因导致的变异　有影响本病治疗效果的合并症,需要进行相关的诊断和治疗,导致住院时间延长、住院费用增加。

4. 病情原因导致的变异　如肝功能严重受损、严重骨髓抑制及感染等并发症,导致用药种类增多、住院时间延长,医疗费用增加。

5. 辅诊科室原因导致的变异　如检查、检验(不及时、结果报错、标本不合格等)、报告(不及时、结果错报、标本不合格)等原因延长住院天数、增加费用等。若出现化验结果和临床情况不符合时,需重复检查,导致住院时间延长、住院费用增加。

6. 管理原因导致的变异　如系统暂不支持、系统瘫痪、需要修订流程、需要修订制度等。

二、儿童甲状旁腺功能亢进症行手术或降钙药物治疗临床路径表单

适用对象		第一诊断为甲状旁腺功能亢进症(ICD-10:E21.301)行手术或降钙药物治疗的患儿	
患儿基本信息		姓名:____ 性别:____ 年龄:__ 门诊号: 住院号:______ 过敏史:______ 住院日期:__年__月__日 出院日期:__年__月__日	标准住院日:7～14天
时间		住院第1－2天	住院第3－7天
主要诊疗工作	制度落实	□ 入院2小时内经治医师或值班医师完成接诊 □ 入院24小时内主管医师查房	□ 主管医师查房(早、晚各1次) □ 主管医师查房 □ 入院48小时内主诊医师完成检诊,检查饮食运动方案是否合理、是否实施
	病情评估	□ 经治医师询问病史及体格检查 □ 营养评估 □ 疼痛评估 □ 康复评估	□ 依据检查报告调整相应治疗,确定进一步的检查和治疗 □ 预约相关科室会诊 □ 完善相关并发症检查及治疗
	病历书写	□ 入院8小时内完成首次病程记录 □ 入院24小时内完成入院记录	□ 入院48小时内完成主管医师查房记录 □ 入院72小时内完成主诊医师查房记录 □ 完成日常病程记录,详细记录医嘱变动情况(原因和更改内容)
	知情同意	□ 病情告知 □ 患儿家长签署授权委托书 □ 患儿家长在入院记录单上签字	□ 病情告知 □ 进一步与患儿家长沟通,交代病情,探讨治疗方案
	其他	□ 及时通知上级医师检诊	

（续　表）

重点医嘱	长期医嘱	护理医嘱	□ 按儿科护理常规 □ 一级护理或二级护理	□ 按儿科护理常规 □ 一级护理或二级护理
		处置医嘱	□ 有床陪伴 □ 记录出入量 □ 心电监护(必要时)	
		膳食医嘱	□ 根据病情选择饮食:普食、低盐低脂饮食等	□ 根据病情选择饮食:普食、低盐低脂饮食等
		药物医嘱	□ 根据患儿的个体情况给予补液、降低血钙、控制感染、营养支持等治疗 □ 自带药物(必要时)	□ 根据患儿的个体情况给予补液、降低血钙、控制感染、营养支持等治疗 □ 自带药物(必要时)
	临时医嘱	检查检验	□ 血常规 □ 尿常规 □ 粪常规 □ 电解质 □ 肝功能、肾功能 □ 血脂 □ 凝血 □ 血钙 □ 磷 □ 碱性磷酸酶 □ 甲状旁腺素 □ 24 小时尿钙、尿磷 □ 骨代谢指标 □ 血清四项 □ 甲状腺功能 □ 性腺功能 □ 肿瘤标志物(必要时) □ 心电图 □ X 线胸片 □ 腹部 B 超 □ 骨 X 线片 □ 甲状旁腺 B 超、CT 或 MRI 检查,放射性核素扫描 □ 骨密度测定(必要时) □ 骨代谢指标(必要时) □ 血清四项(必要时) □ 腹部 X 线片(必要时) □ 超声心动图(必要时) □ 其他激素的评估:甲状腺功能、性腺功能(必要时)	□ 骨 X 线片 □ 甲状旁腺 B 超、CT 或 MRI,放射性核素扫描 □ 骨密度测定(必要时) □ 腹部 X 线片、超声心动图(必要时)
		药物医嘱	□ 自带药物(必要时)	□ 药物调整(必要时)
		处置医嘱	□ 记录出入量 □ 心电监护(必要时)	□ 对症处理

（续 表）

主要护理工作	健康宣教	□ 入院宣教	□ 宣教甲状旁腺功能亢进症知识
	护理处置		□ 观察病情并及时向医师汇报 □ 执行医嘱
	护理评估	□ 一般评估：生命体征、神志、皮肤、药物过敏史等 □ 专科评估 □ 风险评估：评估有无跌倒、坠床、褥疮、导管滑脱、液体外渗的风险 □ 心理评估 □ 营养评估 □ 康复评估	□ 风险评估：评估有无跌倒、坠床、褥疮、导管滑脱、液体外渗的风险
	专科护理	□ 心电监护（必要时） □ 饮食护理：进食高钙、低磷、温热饮食 □ 防止低钙性抽搐	□ 饮食护理：进食高钙、低磷、温热饮食 □ 防止低钙性抽搐
	饮食指导	□ 根据医嘱通知配餐员准备膳食 □ 协助患儿进餐	□ 协助患儿进餐
	活动体位	□ 根据护理等级指导活动	□ 根据护理等级指导活动
	洗浴要求	□ 卫生整理	□ 协助患儿晨、晚间护理
病情变异记录		□ 无 □ 有，原因： □ 患儿 □ 疾病 □ 医疗 □ 护理 □ 保障 □ 管理	□ 无 □ 有，原因： □ 患儿 □ 疾病 □ 医疗 □ 护理 □ 保障 □ 管理
护士签名		白班 / 小夜班 / 大夜班	白班 / 小夜班 / 大夜班
医师签名			
时间		住院第 7－13 天	住院第 14 天（出院日）
主要诊疗工作	制度落实	□ 上级医师查房	□ 上级医师查房同意其出院
	病情评估	□ 评估患儿治疗效果 □ 并发症是否存在、程度、危险性，重要脏器功能评估，目前治疗效果评估，目前治疗方案是否需要调整，下一步治疗或并发症的治疗对策	
	病历书写	□ 完成上级医师查房记录 □ 完成日常病程记录，详细记录医嘱变动情况（原因和更改内容）	□ 出院前一天有上级医师指示出院的病程记录 □ 出院后 24 小时内完成出院记录 □ 出院后 24 小时内完成病历首页 □ 开具出院介绍信 □ 开具诊断证明书
	知情同意	□ 病情告知	□ 出院宣教
	其他	□ 经治医师检查、整理病历资料 □ 检查住院押金使用情况	

（续　表）

重点医嘱	长期医嘱	护理医嘱	□ 儿科病护理常规 □ 二级护理	
		处置医嘱	□ 记录出入量 □ 心电监护（必要时）	
		膳食医嘱	□ 根据病情选择饮食：普食、低盐低脂饮食等	□ 根据病情选择饮食：普食、低盐低脂饮食等
		药物医嘱	□ 药物的调整	
	临时医嘱	检查检验	□ 血常规、尿常规、粪常规 □ 血钙、血磷、血碱性磷酸酶、甲状旁腺素；24 小时尿钙、尿磷；肝功能、肾功能、电解质、血脂、凝血功能	
		药物医嘱	□ 药物的调整	□ 出院带药（必要时）
		处置医嘱		□ 今日出院
主要护理工作	健康宣教		□ 继续甲状旁腺功能亢进症相关知识的宣教 □ 二级预防教育	□ 出院宣教
	护理处置		□ 执行医嘱	
	护理评估		□ 评估有无跌倒、坠床、褥疮、导管滑脱、液体外渗的风险	
	专科护理		□ 饮食护理：进食高钙、低磷、温热饮食 □ 防止低钙性抽搐	
	饮食指导		□ 协助患儿进餐	
	活动体位		□ 根据护理等级指导活动	
	洗浴要求			
病情变异记录			□ 无　□ 有，原因： □ 患儿　□ 疾病　□ 医疗 □ 护理　□ 保障　□ 管理	□ 无　□ 有，原因： □ 患儿　□ 疾病　□ 医疗 □ 护理　□ 保障　□ 管理
护士签名			白班　小夜班　大夜班	白班　小夜班　大夜班
医师签名				

第三节　儿童甲状腺功能亢进症行药物治疗临床路径

一、儿童甲状腺功能亢进症行药物治疗临床路径标准住院流程

（一）适用对象

第一诊断为甲状腺功能亢进症（ICD-10：E05.901）的患儿。

(二)诊断依据

根据《临床诊疗指南——小儿内科分册》(中华医学会编著,人民卫生出版社)和《诸福棠实用儿科学(第8版)》(胡亚美等主编,人民卫生出版社)。

1. 症状　食欲亢进、大便次数增多、情绪不稳定、过度兴奋、脾气急躁、注意力不集中、学习成绩下降,多汗、怕热、心慌、乏力、体重下降等表现。

2. 体征　甲状腺肿大,眼球突出和其他浸润性眼征,心率增快,脉压增大,腱反射亢进,手及舌震颤等。

3. 实验室检查

(1)血清甲状腺激素(T_3、T_4)、FT_3、FT_4 增高,促甲状腺素降低。

(2)甲状腺自身抗体促甲状腺素受体抗体(TRAb)、甲状腺球蛋白抗体(TgAb)、甲状腺过氧化物酶抗体(TPOAb)常阳性。

(3)TRH 兴奋试验:本病患者 TSH 无反应,少数患儿反应减低。

(4)甲状腺 B 超检查:甲状腺弥漫性增大。

(5)心电图检查,可有心律失常,心脏超声检查示左心室扩大。

(6)^{131}I 实验可见高峰前移。

(三)治疗方案的选择及依据

根据《临床诊疗指南——小儿内科分册》(中华医学会编著,人民卫生出版社)和《诸福棠实用儿科学(第8版)》胡亚美等主编,人民卫生出版社)选择治疗方案。

1. 一般治疗。

2. 适当应用β受体阻滞药。

3. 抗甲状腺药物。

(四)标准住院日为 7~14 天

(五)进入路径标准

1. 第一诊断必须符合甲状腺功能亢进症(ICD-10:E05.901)。

2. 专科指征:甲状腺弥漫性增大。

(六)入院评估

1. 必须检查的项目

(1)血常规、尿常规、粪常规。

(2)甲状腺功能[T_3、T_4、FT_3、FT_4、促甲状腺素(TSH)、TPOAb、TgAb、TRAb 或 TSH 受体刺激性抗体(TSAb)]。

(3)肝功能、肾功能、血脂、电解质。

(4)甲状腺 B 超、X 线胸片、心电图、腹部 B 超。

2. 根据患儿病情可选择的检查项目

(1)甲状腺摄^{131}I 率。

(2)甲状腺扫描。

(3)眼眶 CT 扫描。

(4)肿瘤指标筛查、感染性疾病筛查等。

3. 营养评估　根据《解放军总医院新入院患者营养风险筛查表(NRS-2002)》为新入院患儿进行营养评估,评分≥3 分者给予处置,必要时请营养科医师会诊。

4. 疼痛评估　根据《VAS 评分》实施疼痛评估，评分＞7 分者给予处置，必要时请疼痛科医师会诊。

5. 康复评估　根据《入院患者康复筛查和评估表》，在新入院患儿入院后 24 小时内进行康复筛查和评估。任何一项结果为“是”，则请康复科医师会诊。

(七)药物选择及使用时机

根据《临床诊疗指南——小儿内科分册》(中华医学会编著，人民卫生出版社)和《诸福棠实用儿科学(第 8 版)》(胡亚美等主编，人民卫生出版社)选择治疗方案。

1. 一般治疗：急性期注意卧床休息、减少体力活动。加强营养，多食蛋白质、糖类食物，特别是富含维生素的新鲜蔬菜和水果。避免含碘食物的摄入。

2. 适当应用 β 受体阻滞药。

3. 抗甲状腺药物：剂量个体化，总疗程为 2～3 年，治疗经过不顺利和处于青春发育期的患儿疗程适当延长。

(八)必须复查的项目

1. 血常规、肝功能。

2. 甲状腺功能。

(九)出院标准

1. 患儿症状基本得到控制。

2. 患儿生命体征平稳，饮食好。

3. 血常规、肝功能、甲状腺功能正常或接近正常。

(十)变异原因及分析

1. 医疗原因导致的变异　如改变治疗方案、转科治疗、操作失误、误诊等。发生严重药物不良反应(白细胞计数减少、粒细胞缺乏、严重肝功能不良)则按相应路径或指南进行救治。

2. 患儿原因导致的变异　如不同意治疗方案、个人原因要求出院(转院)等。

3. 并发症原因导致的变异　导致住院时间延长、住院费用增加。

4. 病情原因导致的变异　病情严重者(甲状腺危象、浸润性突眼、甲状腺功能亢进性心脏病等)按相应路径或指南进行治疗；有些患儿更适合选用放射性 ^{131}I 治疗或手术治疗时则按相应路径或指南进行治疗，退出本路径。

5. 辅诊科室原因导致的变异　如检查、检验(不及时、结果报错、标本不合格等)、报告(不及时、结果错报、标本不合格)等原因延长住院天数、增加费用等。

6. 管理原因导致的变异　如系统暂不支持、系统瘫痪、需要修订流程、需要修订制度等。

二、儿童甲状腺功能亢进症行药物治疗临床路径表单

适用对象	第一诊断为甲状腺功能亢进症(ICD-10：E05.901)的患儿	
患儿基本信息	姓名：____　性别：____　年龄：__　门诊号：____ 住院号：______　过敏史：______ 住院日期：__年__月__日　出院日期：__年__月__日	标准住院日：7～14 天

（续　表）

时间			住院第1－2天	住院第3－7天
主要诊疗工作	制度落实		□ 入院2小时内经治医师或值班医师完成接诊 □ 入院24小时内主管医师查房	□ 主管医师查房（早、晚各1次） □ 主管医师查房 □ 入院48小时内主诊医师完成检诊
	病情评估		□ 经治医师询问病史及体格检查 □ 营养评估 □ 疼痛评估 □ 康复评估	□ 依据检查报告调整相应治疗，确定进一步的检查和治疗 □ 预约相关科室会诊 □ 完善相关并发症检查及治疗
	病历书写		□ 入院8小时内完成首次病程记录 □ 入院24小时内完成入院记录	□ 入院48小时内完成主管医师查房记录 □ 入院72小时内完成主诊医师查房记录 □ 完成日常病程记录，详细记录医嘱变动情况（原因和更改内容）
	知情同意		□ 病情告知 □ 患儿家长签署授权委托书 □ 患儿家长在入院记录单上签字	□ 病情告知
	手术治疗		□ 必要时转至外科手术治疗	□ 必要时转至外科手术治疗
	其他		□ 及时通知上级医师检诊	
重点医嘱	长期医嘱	护理医嘱	□ 按儿科护理常规 □ 一级护理或二级护理	□ 按儿科护理常规 □ 一级护理或二级护理
		处置医嘱	□ 有床陪伴 □ 吸氧（必要时）	□ 限制活动：卧床或床旁活动 □ 心电、血压监护（中、高危患儿）
		膳食医嘱	□ 低碘饮食	□ 低碘饮食
		药物医嘱	□ 抗甲状腺药物 □ 升白细胞药、护肝药、减慢心率药	□ 抗甲状腺药物 □ 升白细胞药、护肝药、减慢心率药
	临时医嘱	检查检验	□ 血常规 □ 尿常规 □ 粪常规 □ 甲状腺功能（T_3、T_4、FT_3、FT_4、TSH、TPOAb、TGAb、TRAb或TsAb） □ 肝功能、肾功能 □ 血脂 □ 电解质等 □ 甲状腺B超 □ 心电图 □ X线胸片 □ 心脏超声 □ 腹部超声等 □ 甲状腺摄^{131}I率（必要时） □ 甲状腺扫描（必要时） □ 眼眶CT扫描（必要时） □ 肿瘤指标筛查，感染性疾病筛查等（必要时）	□ 甲状腺摄^{131}I率（必要时） □ 甲状腺扫描（必要时） □ 眼眶CT扫描（必要时） □ 肿瘤指标筛查，感染性疾病筛查（必要时）

（续　表）

<table>
<tr><td rowspan="2"></td><td rowspan="2"></td><td>药物医嘱</td><td>☐ 自带药物(必要时)</td><td>☐ 自带药物(必要时)</td></tr>
<tr><td>处置医嘱</td><td></td><td></td></tr>
<tr><td rowspan="7">主要护理工作</td><td colspan="2">健康宣教</td><td>☐ 入院宣教:介绍责任护士,病区环境、设施、规章制度、基础护理服务项目
☐ 进行护理安全指导
☐ 进行等级护理、活动范围指导
☐ 进行饮食指导
☐ 进行用药指导
☐ 进行关于疾病知识的宣教</td><td></td></tr>
<tr><td colspan="2">护理处置</td><td>☐ 患儿身份核对
☐ 佩戴腕带
☐ 建立入院病历,通知医师
☐ 询问病史,填写护理记录单首页
☐ 测量基本生命体征
☐ 观察病情
☐ 抽血
☐ 输液
☐ 心理护理与生活护理
☐ 妥善固定各种管道
☐ 根据评估结果采取相应的护理措施
☐ 通知次日检查项目及检查注意事项</td><td>☐ 测量基本生命体征
☐ 观察病情
☐ 抽血
☐ 输液
☐ 心理护理与生活护理
☐ 指导并监督患儿治疗与活动
☐ 遵医嘱用药
☐ 遵医嘱留取标本
☐ 根据评估结果采取相应的护理措施
☐ 妥善固定各种管道
☐ 使用床档</td></tr>
<tr><td colspan="2">护理评估</td><td>☐ 一般评估:生命体征、神志、皮肤、药物过敏史等
☐ 专科评估:饮食习惯、生活方式、体重、身高、家族史、足背动脉、肤温、指端末梢感觉情况
☐ 风险评估:评估有无跌倒、坠床、褥疮、导管滑脱、液体外渗的风险
☐ 营养评估
☐ 疼痛评估
☐ 康复评估</td><td>☐ 风险评估:评估有无跌倒、坠床、褥疮、导管滑脱、液体外渗的风险</td></tr>
<tr><td colspan="2">专科护理</td><td>☐ 甲状腺危象的护理
☐ 浸润性突眼的护理
☐ 高代谢症状护理</td><td>☐ 甲状腺危象的护理
☐ 浸润性突眼的护理</td></tr>
<tr><td colspan="2">饮食指导</td><td>☐ 根据医嘱通知配餐员准备膳食
☐ 协助患儿进餐</td><td>☐ 协助患儿进餐</td></tr>
<tr><td colspan="2">活动体位</td><td>☐ 根据护理等级指导活动</td><td>☐ 根据护理等级指导活动</td></tr>
<tr><td colspan="2">洗浴要求</td><td>☐ 卫生整理</td><td>☐ 协助患儿晨、晚间护理</td></tr>
<tr><td colspan="3">病情变异记录</td><td>☐ 无　☐ 有,原因:
☐ 患儿　☐ 疾病　☐ 医疗
☐ 护理　☐ 保障　☐ 管理</td><td>☐ 无　☐ 有,原因:
☐ 患儿　☐ 疾病　☐ 医疗
☐ 护理　☐ 保障　☐ 管理</td></tr>
</table>

（续 表）

<table>
<tr><td colspan="3" rowspan="2">护士签名</td><td>白班</td><td>小夜班</td><td>大夜班</td><td>白班</td><td>小夜班</td><td>大夜班</td></tr>
<tr><td></td><td></td><td></td><td></td><td></td><td></td></tr>
<tr><td colspan="3">医师签名</td><td colspan="3"></td><td colspan="3"></td></tr>
<tr><td colspan="3">时间</td><td colspan="3">住院第 7－13 天</td><td colspan="3">住院第 14 天（出院日）</td></tr>
<tr><td rowspan="5">主要诊疗工作</td><td colspan="2">制度落实</td><td colspan="3">□ 上级医师查房</td><td colspan="3">□ 上级医师同意其出院</td></tr>
<tr><td colspan="2">病情评估</td><td colspan="3">□ 评估患儿治疗效果</td><td colspan="3"></td></tr>
<tr><td colspan="2">病历书写</td><td colspan="3">□ 完成上级医师查房记录
□ 完成日常病程记录，详细记录医嘱变动情况（原因和更改内容）</td><td colspan="3">□ 出院前一天有上级医师指示出院的病程记录
□ 出院后 24 小时内完成出院记录
□ 出院后 24 小时内完成病历首页
□ 开具出院介绍信
□ 开具诊断证明书</td></tr>
<tr><td colspan="2">知情同意</td><td colspan="3">□ 病情告知</td><td colspan="3">□ 出院宣教</td></tr>
<tr><td colspan="2">其他</td><td colspan="3">□ 经治医师检查、整理病历资料
□ 检查住院押金使用情况</td><td colspan="3"></td></tr>
<tr><td rowspan="7">重点医嘱</td><td rowspan="4">长期医嘱</td><td>护理医嘱</td><td colspan="3">□ 儿科护理常规
□ 二级护理</td><td colspan="3"></td></tr>
<tr><td>处置医嘱</td><td colspan="3">□ 心电监护（必要时）</td><td colspan="3"></td></tr>
<tr><td>膳食医嘱</td><td colspan="3">□ 低碘饮食</td><td colspan="3">□ 低碘饮食</td></tr>
<tr><td>药物医嘱</td><td colspan="3">□ 抗甲状腺药物的调整
□ 其他药物的应用及调整</td><td colspan="3"></td></tr>
<tr><td rowspan="3">临时医嘱</td><td>检查检验</td><td colspan="3"></td><td colspan="3"></td></tr>
<tr><td>药物医嘱</td><td colspan="3">□ 药物调整</td><td colspan="3">□ 出院带药（必要时）</td></tr>
<tr><td>处置医嘱</td><td colspan="3"></td><td colspan="3">□ 今日出院</td></tr>
<tr><td rowspan="7">主要护理工作</td><td colspan="2">健康宣教</td><td colspan="3">□ 继续甲状腺功能亢进症相关知识的宣教
□ 二级预防教育</td><td colspan="3">□ 出院宣教</td></tr>
<tr><td colspan="2">护理处置</td><td colspan="3">□ 执行医嘱</td><td colspan="3">□ 协助患儿家长办理出院手续
□ 出院指导：复诊时间及注意事项</td></tr>
<tr><td colspan="2">护理评估</td><td colspan="3">□ 评估有无跌倒、坠床、褥疮、导管滑脱、液体外渗的风险</td><td colspan="3"></td></tr>
<tr><td colspan="2">专科护理</td><td colspan="3">□ 甲状腺危象的护理
□ 浸润性突眼的护理</td><td colspan="3"></td></tr>
<tr><td colspan="2">饮食指导</td><td colspan="3"></td><td colspan="3"></td></tr>
<tr><td colspan="2">活动体位</td><td colspan="3">□ 根据护理等级指导活动</td><td colspan="3"></td></tr>
<tr><td colspan="2">洗浴要求</td><td colspan="3"></td><td colspan="3"></td></tr>
<tr><td colspan="3">病情变异记录</td><td colspan="3">□ 无 □ 有，原因：
□ 患儿 □ 疾病 □ 医疗
□ 护理 □ 保障 □ 管理</td><td colspan="3">□ 无 □ 有，原因：
□ 患儿 □ 疾病 □ 医疗
□ 护理 □ 保障 □ 管理</td></tr>
</table>

（续　表）

护士签名	白班	小夜班	大夜班	白班	小夜班	大夜班
医师签名						

第四节　儿童尿崩症临床路径

一、儿童尿崩症临床路径标准住院流程

(一)适用对象

第一诊断为尿崩症(ICD-10：E23/N25.101)的患儿。

(二)诊断依据

根据《临床诊疗指南——小儿内科分册》(中华医学会编著，人民卫生出版社)和《诸福棠实用儿科学(第 8 版)》(胡亚美等主编，人民卫生出版社)。

1. 症状及体征：起病可急可缓或呈渐进性。烦渴、多饮、多尿，每日饮水量或尿量＞3000ml/m^2，出现遗尿，影响睡眠。发热，体重不增或明显消瘦，皮肤干燥，脱水征。原发病症状如皮疹、头痛、呕吐、视物模糊等。

2. 低比重尿、低渗透尿，尿渗透压低于血浆渗透压，血钠升高。

3. 禁水试验及垂体加压素试验：用于鉴别精神性烦渴及中枢性尿崩症，禁水后尿比重仍＜1.010，需进一步做垂体加压素试验。

4. 血精氨酸加压素(AVP)测定。

5. 眼底及影像学检查如摄颅骨 X 线片、头颅 MRI 等检查。

(三)选择治疗方案的依据

根据《临床诊疗指南——小儿内科分册》(中华医学会编著，人民卫生出版社)和《诸福棠实用儿科学(第 8 版)》(胡亚美等主编，人民卫生出版社)选择治疗方案。

1. 病因治疗。

2. 药物治疗。

3. 其他治疗。

(四)标准住院日为 7～14 天

(五)进入路径标准

1. 第一诊断必须符合尿崩症(ICD-10：E23/N25.101)。

2. 专科指征：烦渴、多饮、多尿，每日饮水量或尿量＞3000ml/m^2，出现遗尿，影响睡眠。发热，体重不增或明显消瘦，皮肤干燥，脱水征。

(六)入院评估

1. 必须检查的项目

(1)血常规、尿常规、粪常规。

(2)肝功能、肾功能、血电解质、尿电解质、血气分析、血脂、凝血功能、肿瘤标志物、尿比重、

尿渗透压、血渗透压、禁水加压试验。

(3)X 线胸片、心电图、腹部超声、超声心动图。

(4)鞍区 MRI 检查(平扫+动态增强)。

2. 根据病情可选择的检查项目

(1)颅脑 CT、脑脊液检查、骨髓穿刺、糖耐量、自身免疫病筛查(必要时)。

(2)醛固酮、肾素、血管紧张素、甲状旁腺激素(必要时)。

(3)肾上腺、甲状旁腺 CT(平扫+增强+三维重建)、胸部或其他部位 CT 检查(必要时)。

3. 营养评估　根据《解放军总医院新入院患者营养风险筛查表(NRS-2002)》为新入院患儿进行营养评估,评分≥3 分者给予处置,必要时请营养科医师会诊。

4. 疼痛评估　根据《VAS 评分》实施疼痛评估,评分>7 分者给予处置,必要时请疼痛科医师会诊。

5. 康复评估　根据《入院患者康复筛查和评估表》,在新入院患儿入院后 24 小时内进行康复筛查和评估。任何一项结果为"是",则请康复科医师会诊。

(七)药物选择及使用时机

根据《临床诊疗指南——小儿内科分册》(中华医学会编著,人民卫生出版社)和《诸福棠实用儿科学(第 8 版)》(胡亚美等主编,人民卫生出版社)选择治疗方案。

1. 病因治疗　针对各种病因积极治疗有关疾病,肿瘤引起者行手术、化疗、放疗等。

2. 药物治疗　激素替代治疗(加压素)及利尿药,加压素是中枢性尿崩症治疗的首选药物。

3. 其他治疗　饮食方面限钠、咖啡、茶类,对症处理。

(八)必须复查的项目

1. 血常规。

2. 肝功能、肾功能、电解质。

(九)出院(转科)标准

1. 患儿症状减轻、好转。

2. 患儿生命体征平稳,无不适,饮食及睡眠好。

3. 没有需要处理的并发症和(或)合并症。

(十)变异及原因分析

1. 医疗原因导致的变异　如改变治疗方案、转科治疗、操作失误、误诊等。

2. 患儿原因导致的变异　如不同意治疗方案、个人原因要求出院(转院)等。

3. 并发症原因导致的变异　有影响本病治疗效果的合并症,需要进行相关的诊断和治疗,导致住院时间延长、住院费用增加。

4. 病情原因导致的变异　如肝功能严重受损,导致用药种类增多、住院时间延长、医疗费用增加。

5. 辅诊科室原因导致的变异　如检查、检验(不及时、结果报错、标本不合格等)、报告(不及时、结果错报、标本不合格)等原因延长住院天数、增加费用等。

6. 管理原因导致的变异　如系统暂不支持、系统瘫痪、需要修订流程、需要修订制度等。

二、儿童尿崩症临床路径表单

<table>
<tr><td colspan="2">适用对象</td><td colspan="2">第一诊断为尿崩症(ICD-10:E23/N25.101)的患儿</td></tr>
<tr><td colspan="2">患儿基本信息</td><td colspan="2">姓名:____ 性别:____ 年龄:__ 门诊号:____
住院号:______ 过敏史:______
住院日期:__年__月__日 出院日期:__年__月__日
标准住院日:7~14天</td></tr>
<tr><td colspan="2">时间</td><td>住院第1-2天</td><td>住院第3-14天</td></tr>
<tr><td rowspan="6">主要诊疗工作</td><td>制度落实</td><td>□ 入院2小时内经治医师或值班医师完成接诊
□ 入院24小时内主管医师查房</td><td>□ 经治医师查房(早、晚各1次)
□ 主管医师查房
□ 入院48小时内主诊医师完成检诊</td></tr>
<tr><td>病情评估</td><td>□ 经治医师询问病史及体格检查
□ 营养评估
□ 疼痛评估
□ 康复评估</td><td>□ 完成定性、病因及定位诊断的各项检查
□ 上级医师查房:治疗效果、治疗方案评估,完成疾病诊断、下一步治疗对策和方案的调整</td></tr>
<tr><td>病历书写</td><td>□ 入院8小时内完成首次病程记录
□ 入院24小时内完成入院记录</td><td>□ 入院48小时内完成主管医师查房记录
□ 入院72小时内完成主诊医师查房记录
□ 完成日常病程记录,详细记录医嘱变动情况(原因和更改内容)
□ 出院前一天有上级医师指示出院的病程记录
□ 出院后24小时内完成出院记录
□ 出院后24小时内完成病历首页
□ 开具出院介绍信
□ 开具诊断证明书</td></tr>
<tr><td>知情同意</td><td>□ 病情告知
□ 患儿家长签署授权委托书
□ 患儿家长在入院记录单上签字
□ 签署病危病重告知书(病危、病重患儿)</td><td>□ 向患儿家长交代病情
□ 根据疾病性质及病灶部位决定转外科治疗
□ 若病因仍不明确,可暂予药物治疗缓解症状,为患儿争取时间继续寻找病灶
□ 若有腺垂体功能低下,给予相应激素替代治疗
□ 诊断明确,无须转科治疗的确定出院时间</td></tr>
<tr><td>手术治疗</td><td></td><td></td></tr>
<tr><td>其他</td><td></td><td>□ 经治医师检查、整理病历资料
□ 检查住院押金使用情况</td></tr>
</table>

（续 表）

长期医嘱		护理医嘱	□ 尿崩症护理常规 □ 一级护理或二级护理	□ 尿崩症护理常规 □ 一级护理或二级护理
		处置医嘱	□ 记出入量	□ 记出入量
		膳食医嘱	□ 儿科普食或幼儿软食	□ 儿科普食
		药物医嘱	□ 并根据患儿的个体情况给予补液、纠正电解质等治疗 □ 激素替代治疗 □ 利尿 □ 改善心肌供血及心肌保护药物	□ 并根据患儿的个体情况给予补液、纠正电解质等治疗 □ 激素替代治疗 □ 利尿 □ 改善心肌供血及心肌保护药物 □ 出院带药 □ 门诊随诊
重点医嘱	临时医嘱	检查检验	□ 血常规 □ 尿常规 □ 粪常规 □ 肝功能、肾功能 □ 电解质 □ 血气分析 □ 血脂 □ 凝血功能 □ 肿瘤标志物 □ 尿比重 □ 尿渗透压 □ 血渗透压 □ 禁水加压试验 □ X线胸片 □ 心电图 □ 腹部超声 □ 超声心动图 □ 垂体 MRI □ 醛固酮（必要时） □ 肾素（必要时） □ 血管紧张素（必要时） □ 甲状旁腺素（必要时） □ 颅脑 CT（必要时） □ 脑脊液检查（必要时） □ 骨髓穿刺（必要时） □ 糖耐量（必要时） □ 自身免疫病筛查（必要时） □ 肾上腺、甲状旁腺 CT（平扫＋增强＋三维重建）（必要时） □ 胸部或其他部位 CT 检查（必要时）	□ 禁水加压试验 □ 颅脑 CT 检查、脑脊液检查、骨髓穿刺、自身免疫病筛查（必要时） □ 肾上腺、甲状旁腺 CT（平扫＋增强＋三维重建）、胸部或其他部位 CT 检查（必要时） □ 垂体-肾上腺轴其他激素的术前评估（必要时） □ 血常规、肝功能、肾功能、电解质（出院前复查）
		药物医嘱	□ 自带药（必要时）	□ 自带药（必要时）

（续　表）

<table>
<tr><td></td><td></td><td>处置医嘱</td><td colspan="3"></td><td colspan="3"></td></tr>
<tr><td rowspan="8">主要护理工作</td><td colspan="2">健康宣教</td><td colspan="3">□ 入院宣教
□ 入院护理评估</td><td colspan="3">□ 宣教、指导患儿控制饮食、预防跌倒、感染等意外，观察患儿病情变化
□ 执行医嘱</td></tr>
<tr><td colspan="2">护理处置</td><td colspan="3">□ 患儿身份核对
□ 佩戴腕带
□ 建立入院病历，通知医师
□ 询问病史，填写护理记录单首页
□ 测量基本生命体征
□ 观察病情
□ 抽血
□ 输液
□ 心理护理与生活护理
□ 妥善固定各种管道
□ 根据评估结果采取相应的护理措施
□ 通知次日检查项目及检查注意事项</td><td colspan="3">□ 测量基本生命体征
□ 观察病情
□ 抽血
□ 输液
□ 心理护理与生活护理
□ 指导并监督患儿治疗与活动
□ 遵医嘱用药
□ 遵医嘱留取标本
□ 根据评估结果采取相应的护理措施
□ 使用床档</td></tr>
<tr><td colspan="2">护理评估</td><td colspan="3">□ 一般评估：生命体征、神志、皮肤、药物过敏史等
□ 专科评估：饮食习惯、生活方式、体重、身高、家族史、足背动脉、肤温、指端末梢感觉情况
□ 风险评估：评估有无跌倒、坠床、褥疮、导管滑脱、液体外渗的风险
□ 营养评估
□ 疼痛评估
□ 康复评估</td><td colspan="3">□ 风险评估：评估有无跌倒、坠床、褥疮、导管滑脱、液体外渗的风险
□ 协助患儿家长办理出院或转科手续
□ 出院指导：复诊时间及注意事项</td></tr>
<tr><td colspan="2">专科护理</td><td colspan="3">□ 严格监测出入量
□ 协助患儿进餐</td><td colspan="3">□ 严格监测出入量
□ 协助患儿进餐</td></tr>
<tr><td colspan="2">饮食指导</td><td colspan="3">□ 根据医嘱通知配餐员准备膳食</td><td colspan="3">□ 根据医嘱通知配餐员准备膳食</td></tr>
<tr><td colspan="2">活动体位</td><td colspan="3">□ 根据护理等级指导活动</td><td colspan="3">□ 根据护理等级指导活动</td></tr>
<tr><td colspan="2">洗浴要求</td><td colspan="3"></td><td colspan="3"></td></tr>
<tr><td colspan="2"></td><td colspan="3"></td><td colspan="3"></td></tr>
<tr><td colspan="3">病情变异记录</td><td colspan="3">□ 无　□ 有，原因：
□ 患儿　□ 疾病　□ 医疗
□ 护理　□ 保障　□ 管理</td><td colspan="3">□ 无　□ 有，原因：
□ 患儿　□ 疾病　□ 医疗
□ 护理　□ 保障　□ 管理</td></tr>
<tr><td colspan="3" rowspan="2">护士签名</td><td>白班</td><td>小夜班</td><td>大夜班</td><td>白班</td><td>小夜班</td><td>大夜班</td></tr>
<tr><td></td><td></td><td></td><td></td><td></td><td></td></tr>
<tr><td colspan="3">医师签名</td><td colspan="3"></td><td colspan="3"></td></tr>
</table>

第五节　生长激素缺乏症住院检查临床路径

一、生长激素缺乏症住院检查临床路径标准住院流程

(一)适用对象

第一诊断为生长激素缺乏症(ICD-10:E23.005)需住院检查及治疗的患儿。

(二)诊断依据

根据《临床诊疗指南——小儿内科分册》(中华医学会编著,人民卫生出版社)和《诸福棠实用儿科学(第8版)》(胡亚美等主编,人民卫生出版社)。

1. 身高在同年龄、同性别正常儿童身高标准生长曲线的第3百分位以下。

2. 患儿每年的生长速度≤4cm。

3. 骨龄落后于实际年龄3～4年。

4. 两种生长激素兴奋试验峰值均<10μg/L。

5. 血清IGF-1、IGF-BP3水平降低。

6. 除外其他可导致生长障碍的疾病,并注意是否合并其他垂体激素的疾病。

(三)选择治疗方案的依据

根据《临床诊疗指南——小儿内科分册》(中华医学会编著,人民卫生出版社)和《诸福棠实用儿科学(第8版)》(胡亚美等主编,人民卫生出版社)选择治疗方案。

1. 生长激素替代治疗。

2. 促蛋白合成制剂。

3. 对症治疗。

(四)标准住院日为2～4天

(五)进入路径标准

1. 第一诊断必须符合生长激素缺乏症(ICD-10:E23.005)。

2. 专科指征:身高在同年龄、同性别正常儿童身高标准生长曲线的第3百分位以下。患儿每年的生长速度≤4cm。骨龄落后于实际年龄3～4年。

(六)入院标准

1. 必须检查的项目

(1)血常规、尿常规、肝功能、肾功能检查。

(2)骨龄X线片。

(3)垂体MRI检查。

(4)甲状腺、肾上腺、性腺激素水平测定。

(5)胰岛素样生长因子1(IGF-1)、IGF-BP_3水平测定。

(6)经两种不同途径的生长激素(GH)兴奋试验。

2. 根据患儿病情可选择的检查项目

(1)染色体检查:女性必要。

(2)IGF-1生成试验。

(3)生长素释放激素(GHRH)试验。

3. 营养评估　根据《解放军总医院新入院患者营养风险筛查表(NRS-2002)》为新入院患儿进行营养评估，评分≥3 分者给予处置，必要时请营养科医师会诊。

4. 疼痛评估　根据《VAS 评分》实施疼痛评估，评分>7 分者给予处置，必要时请疼痛科医师会诊。

5. 康复评估　根据《入院患者康复筛查和评估表》，在新入院患儿入院后 24 小时内进行康复筛查和评估。任何一项结果为"是"，则请康复科医师会诊。

(七)药物选择与使用时机

根据《临床诊疗指南——小儿内科分册》(中华医学会编著，人民卫生出版社)和《诸福棠实用儿科学(第 8 版)》(胡亚美等主编，人民卫生出版社)选择治疗方案。

1. 生长激素替代治疗：建议长期使用，最好 1 年以上，短期治疗意义不大。

2. 促蛋白合成制剂

(1)苯丙酸诺龙：每次 0.5mg/kg，每 2 周肌内注射 1 次，10 次为 1 个疗程。

(2)司坦唑醇片(康力龙)：1～2mg/d，6～12 个月为 1 个疗程。应用时需严格掌握适应证，切忌药量过大、间隔过短和连续用药。

3. 对症治疗。

(八)必须复查的项目

1. 骨龄 X 线片。

2. 生长激素水平。

(九)出院标准

1. 患儿生命体征平稳，饮食好。

2. 诊断明确，患儿家长掌握生长激素应用方法，带药出院，门诊随诊。

3. 没有需要住院处理的并发症和(或)合并症。

(十)变异及原因分析

1. 医疗原因导致的变异　如改变治疗方案、转科治疗、操作失误、误诊等。

2. 患者原因导致的变异　如不同意治疗方案、个人原因要求出院(转院)等。

3. 并发症原因导致的变异　如肝功能严重受损、感染等并发症，导致用药种类增多、住院时间延长，医疗费用增加。

4. 病情原因导致的变异　合并全身慢性疾病、伴生长障碍的综合征、精神社会性内分泌病、骨骼发育及代谢障碍疾病等，需行相关疾病检查及治疗，导致住院时间延长、住院费用增加。

5. 辅诊科室原因导致的变异　如检查、检验(不及时、结果报错、标本不合格等)、报告(不及时、结果错报、标本不合格)等原因延长住院天数、增加费用等。

6. 管理原因导致的变异　如系统暂不支持、系统瘫痪、需要修订流程、需要修订制度等。

二、生长激素缺乏症住院检查临床路径表单

适用对象		第一诊断为生长激素缺乏症(ICD-10:E23.005)需住院检查及治疗的患儿	
患儿基本信息		姓名:____ 性别:____ 年龄:__ 门诊号:____ 住院号:______ 过敏史:______ 住院日期:__年__月__日 出院日期:__年__月__日	标准住院日:2~4天
时间		住院第1天	住院第2—4天
主要诊疗工作	制度落实	□ 入院2小时内经治医师或值班医师完成接诊 □ 入院24小时内主管医师查房	□ 主管医师查房 □ 入院48小时内主诊医师完成检诊 □ 上级医师查房,明确诊断及生长激素替代治疗具体方案 □ 上级医师查房,同意其出院
	病情评估	□ 经治医师询问病史及体格检查 □ 营养评估 □ 疼痛评估 □ 康复评估	□ 出院宣教,预约门诊复诊时间
	病历书写	□ 入院8小时内完成首次病程记录 □ 入院24小时内完成入院记录	□ 入院48小时内完成主管医师查房记录 □ 入院72小时内完成主诊医师查房记录 □ 完成日常病程记录,详细记录医嘱变动情况(原因和更改内容) □ 出院前一天有上级医师指示出院的病程记录 □ 出院后24小时内完成出院记录 □ 出院后24小时内完成病历首页 □ 开具出院介绍信 □ 开具诊断证明书
	知情同意	□ 病情告知 □ 患儿家长签署授权委托书 □ 患儿家长在入院记录单上签字 □ 签署病危病重告知书(必要时)	□ 病情告知
	手术治疗		
	其他	□ 及时通知上级医师检诊 □ 观察穿刺点及周围情况(急诊术后患者)	□ 观察穿刺点及周围情况(急诊术后患者)
重点医嘱	长期医嘱 护理医嘱	□ 按儿科护理常规 □ 一级护理或二级护理	□ 一级护理或二级护理 □ 心电监护(行生长激素兴奋试验时) □ 监测血糖(行生长激素兴奋试验时) □ 生长激素替代治疗 □ 对症治疗 □ 出院带药 □ 门诊随诊,门诊复诊时间
	长期医嘱 处置医嘱	□ 心电监护(必要时)	□ 心电监护(行生长激素兴奋试验时) □ 监测血糖(行生长激素兴奋试验时)

（续　表）

<table>
<tr><td rowspan="5"></td><td rowspan="2"></td><td>膳食医嘱</td><td>□ 婴儿辅食
□ 幼儿软食
□ 儿科普食
□ 禁食</td><td></td></tr>
<tr><td>药物医嘱</td><td>□ 生长激素替代治疗
□ 对症治疗
□ 自带药(必要时)</td><td></td></tr>
<tr><td rowspan="3">临时医嘱</td><td>检查检验</td><td>□ 血常规
□ 尿常规
□ 粪常规
□ 肝功能、肾功能
□ 骨龄 X 线片
□ 垂体 CT 或 MRI 检查
□ 甲状腺素
□ 肾上腺素
□ 性激素
□ 染色体(女孩，必要时)
□ IGF-1、IGF-BP_3 水平测定
□ 经两种不同途径的生长激素兴奋试验
□ IGF-1 生成试验(必要时)
□ GHRH 试验(必要时)</td><td>□ 精氨酸-胰岛素生长激素兴奋试验
□ GHRH 试验(必要时)
□ IGF-1 生成试验(必要时)
□ 骨龄 X 线片(出院前复查)
□ 生长激素水平(出院前复查)</td></tr>
<tr><td>药物医嘱</td><td>□ 自带药(必要时)</td><td>□ 出院带药(必要时)</td></tr>
<tr><td>处置医嘱</td><td></td><td>□ 今日出院</td></tr>
<tr><td rowspan="2">主要护理工作</td><td colspan="2">健康宣教</td><td>□ 入院宣教：介绍责任护士，病区环境、设施、规章制度、基础护理服务项目
□ 进行护理安全指导
□ 进行等级护理、活动范围指导
□ 进行饮食指导
□ 进行用药指导
□ 进行关于疾病知识的宣教
□ 二级预防教育</td><td>□ 出院宣教</td></tr>
<tr><td colspan="2">护理处置</td><td>□ 患儿身份核对
□ 佩戴腕带
□ 建立入院病历，通知医师
□ 询问病史，填写护理记录单首页
□ 测量基本生命体征
□ 观察病情
□ 抽血
□ 输液
□ 心理护理与生活护理
□ 妥善固定各种管道
□ 根据评估结果采取相应的护理措施
□ 通知次日检查项目及检查注意事项</td><td>□ 测量基本生命体征
□ 观察病情
□ 抽血
□ 输液
□ 心理护理与生活护理
□ 指导并监督患儿治疗与活动
□ 遵医嘱用药
□ 遵医嘱留取标本
□ 根据评估结果采取相应的护理措施
□ 妥善固定各种管道
□ 使用床档</td></tr>
</table>

（续　表）

<table>
<tr><td rowspan="5"></td><td>护理评估</td><td colspan="3">□ 一般评估：生命体征、神志、皮肤、药物过敏史等
□ 专科评估：饮食习惯、生活方式、体重、身高、家族史、足背动脉、肤温、指端末梢感觉情况
□ 风险评估：评估有无跌倒、坠床、褥疮、导管滑脱、液体外渗的风险
□ 营养评估
□ 疼痛评估
□ 康复评估</td><td colspan="3">□ 风险评估：评估有无跌倒、坠床、褥疮、导管滑脱、液体外渗的风险</td></tr>
<tr><td>专科护理</td><td colspan="3">□ 心理护理</td><td colspan="3">□ 心理护理</td></tr>
<tr><td>饮食指导</td><td colspan="3">□ 根据医嘱通知配餐员准备膳食
□ 协助患儿进餐</td><td colspan="3">□ 协助患儿进餐</td></tr>
<tr><td>活动体位</td><td colspan="3">□ 根据护理等级指导活动</td><td colspan="3">□ 根据护理等级指导活动</td></tr>
<tr><td>洗浴要求</td><td colspan="3">□ 卫生整理：更衣、剪短指甲</td><td colspan="3">□ 协助患儿晨、晚间护理</td></tr>
<tr><td colspan="2">病情变异记录</td><td colspan="3">□ 无　□ 有，原因：
□ 患儿　□ 疾病　□ 医疗
□ 护理　□ 保障　□ 管理</td><td colspan="3">□ 无　□ 有，原因：
□ 患儿　□ 疾病　□ 医疗
□ 护理　□ 保障　□ 管理</td></tr>
<tr><td colspan="2" rowspan="2">护士签名</td><td>白班</td><td>小夜班</td><td>大夜班</td><td>白班</td><td>小夜班</td><td>大夜班</td></tr>
<tr><td></td><td></td><td></td><td></td><td></td><td></td></tr>
<tr><td colspan="2">医师签名</td><td colspan="3"></td><td colspan="3"></td></tr>
</table>

第六节　先天性甲状腺功能不全行激素替代治疗临床路径

一、先天性甲状腺功能不全行激素替代治疗临床路径标准住院流程

（一）适用对象

第一诊断为先天性甲状腺功能不全（ICD-10：E03.101）的患儿。

（二）诊断依据

根据《临床诊疗指南——小儿内科分册》（中华医学会编著，人民卫生出版社）和《诸福棠实用儿科学（第8版）》（胡亚美等主编，人民卫生出版社）。

1. 症状　新生儿及婴幼儿喂养困难、哭声低哑、拒奶、腹胀、便秘、生理性黄疸延长，生长缓慢甚至停滞。年长儿学习成绩下降，食欲减退、怕冷、少动、疲乏无力，便秘。运动和智力发育落后，神经肌肉运动障碍等。

2. 体征　体温低、表情淡漠、面部苍黄、皮肤粗糙、心率缓慢、心音低钝。特殊表现有假性肌肥大、聋哑、性早熟等。

3. 实验室检查

(1)血清甲状腺激素(T_3、T_4)及促甲状腺素(TSH)测定，必要时测定游离 T_3 和游离 T_4 及甲状腺素结合球蛋白。

(2)甲状腺自身免疫性抗体：甲状腺球蛋白抗体(TGAb)、甲状腺过氧化物酶抗体(TPOAb)。

(3)基础代谢率降低，血胆固醇、心肌酶及肌酸激酶增高。

(4)^{9m}T 或 ^{131}I 甲状腺扫描：对甲状腺缺失、发育不全或异位的诊断有帮助。

(5)X 线检查：左腕骨正位 X 线片，骨龄落后于实际年龄。6 个月以下婴儿需拍膝关节正位 X 线片。

(6)心电图：表现低电压、T 波低平等改变。

(三)治疗方案的选择及依据

根据《临床诊疗指南——小儿内科分册》(中华医学会编著，人民卫生出版社)和《诸福棠实用儿科学(第 8 版)》(胡亚美等主编，人民卫生出版社)选择治疗方案。

治疗原则：早期诊断(生后 3 个月内)、早期治疗、根据年龄调整剂量、注意剂量个体化，坚持终身治疗，可使患儿正常生长发育及智力发育大致正常，定期复查甲状腺功能、骨龄，监测身高、体重等，以指导剂量调整。

(四)标准住院日为 7～14 天

(五)进入路径标准

1. 第一诊断必须符合先天性甲状腺功能减退症(ICD-10：E03.101)。

2. 专科指征：体温低、表情淡漠、面部苍黄、皮肤粗糙、心率缓慢、心音低钝。特殊表现有假性肌肥大、聋哑、性早熟等。

(六)入院评估

1. 必须检查的项目

(1)血常规、尿常规、粪常规。

(2)甲状腺功能(T_3、T_4、FT_3、FT_4、TSH、TPOAb、TgAb、TRAb 或 TsAb)。

(3)肝功能、肾功能、血脂、电解质。

(4)甲状腺 B 超、X 线胸片、心电图、腹部 B 超。

2. 根据患儿病情可选择的检查项目

(1)甲状腺扫描。

(2)TRH 兴奋试验。

3. 营养评估　根据《解放军总医院新入院患者营养风险筛查表(NRS-2002)》为新入院患儿进行营养评估，评分≥3 分者给予处置，必要时请营养科医师会诊。

4. 疼痛评估　根据《VAS 评分》实施疼痛评估，评分＞7 分者给予处置，必要时请疼痛科医师会诊。

5. 康复评估　根据《入院患者康复筛查和评估表》，在新入院患儿入院后 24 小时内进行康复筛查和评估。任何一项结果为“是”，则请康复科医师会诊。

(七)药物选择及使用时机

根据《临床诊疗指南——小儿内科分册》(中华医学会编著，人民卫生出版社)和《诸福棠实用儿科学(第 8 版)》(胡亚美等主编，人民卫生出版社)选择治疗方案。

1. 甲状腺素替代治疗：从小剂量开始，逐步加到足量，然后采用维持量治疗。

2. 治疗早期适当补充维生素、钙剂和铁剂。

3. 食盐加碘。

(八)必须复查的项目

甲状腺功能。

(九)出院标准

1. 患儿生命体征平稳,无不适,饮食及睡眠好。

2. 症状基本得到控制。

3. 甲状腺功能正常或接近正常。

4. 无其他合并症。

(十)变异及原因分析

1. 医疗原因导致的变异　如改变治疗方案、转科治疗、操作失误、误诊等。

2. 患儿原因导致的变异　如不同意治疗方案、个人原因要求出院(转院)等。

3. 并发症原因导致的变异　患儿合并其他病情严重的疾病,如新生儿高胆红素血症、聋哑、神经肌肉运动障碍等可致临床变异,导致住院时间延长及费用增加。患儿住院期间合并呼吸道、消化道感染,导致住院时间延长及费用增加。

4. 病情原因导致的变异　如肝功能严重受损、严重骨髓抑制及感染等并发症,导致用药种类增多、住院时间延长,医疗费用增加。

5. 辅诊科室原因导致的变异　如检查、检验(不及时、结果报错、标本不合格等)、报告(不及时、结果错报、标本不合格)等原因延长住院天数、增加费用等。

6. 管理原因导致的变异　如系统暂不支持、系统瘫痪、需要修订流程、需要修订制度等。

二、先天性甲状腺功能不全行激素替代治疗临床路径表单

适用对象		第一诊断为先天性甲状腺功能不全(ICD-10:E03.101)的患儿	
患儿基本信息		姓名:____　性别:____　年龄:__　门诊号:____ 住院号:______　过敏史:______ 住院日期:__年__月__日　出院日期:__年__月__日	标准住院日:7～14 天
时间		住院第 1－2 天	住院第 3－6 天
主要诊疗工作	制度落实	□ 入院 2 小时内经治医师或值班医师完成接诊 □ 入院 24 小时内主管医师查房	□ 根据送检项目报告,及时向上级医师汇报,并给予相应处理 □ 主管医师查房 □ 入院 48 小时内主诊医师完成检诊
	病情评估	□ 经治医师询问病史及体格检查 □ 营养评估 □ 疼痛评估 □ 康复评估	□ 依据检查报告调整相应治疗,确定进一步的检查和治疗 □ 预约相关科室医师会诊 □ 完善相关并发症检查及治疗
	病历书写	□ 入院 8 小时内完成首次病程记录 □ 入院 24 小时内完成入院记录	□ 入院 48 小时内完成主管医师查房记录 □ 入院 72 小时内完成主诊医师查房记录 □ 完成日常病程记录,详细记录医嘱变动情况(原因和更改内容)

（续　表）

	知情同意		□ 病情告知 □ 患儿家长签署授权委托书 □ 患儿家长在入院记录单上签字	□ 病情告知 □ 进一步与患儿家长沟通，交代病情，探讨治疗方案
	其他		□ 及时通知上级医师检诊	
重点医嘱	长期医嘱	护理医嘱	□ 儿科护理常规 □ 一级护理或二级护理	□ 儿科护理常规 □ 一级护理或二级护理
		处置医嘱	□ 记出入量 □ 心电监护（必要时）	
		膳食医嘱	□ 加碘饮食	□ 加碘饮食
		药物医嘱	□ 甲状腺素替代治疗	□ 根据患儿的个体情况给予补液、降钙、控制感染、营养支持等治疗 □ 甲状腺素替代治疗
	临时医嘱	检查检验	□ 血常规 □ 尿常规 □ 粪常规 □ 甲状腺功能八项 □ 肝功能、肾功能 □ 血脂 □ 血糖 □ 电解质等 □ 甲状腺 B 超 □ 心电图 □ X 线胸片 □ 心脏超声 □ 腹部超声等 □ 甲状腺扫描（必要时） □ TRH 兴奋试验（必要时）	□ 甲状腺扫描 □ 促甲状腺素释放激素（TRH）兴奋试验
		药物医嘱	□ 甲状腺素替代治疗	□ 药物调整（必要时）
		处置医嘱		
主要护理工作	健康宣教		□ 入院宣教	□ 宣教先天性甲状腺功能不全的知识
	护理处置		□ 协助患儿或其家长完成住院程序，入院宣教 □ 执行医嘱 □ 观察病情并及时向医师汇报 □ 危重患儿的特殊处理	□ 儿科护理常规 □ 执行医嘱
	护理评估		□ 一般评估：生命体征、神志、皮肤、药物过敏史等 □ 专科评估 □ 营养评估 □ 疼痛评估 □ 康复评估	□ 风险评估：评估有无跌倒、坠床、褥疮、导管滑脱、液体外渗的风险

（续　表）

<table>
<tr><td rowspan="4"></td><td colspan="2">专科护理</td><td colspan="3">□ 心理护理
□ 黏液性水肿的护理
□ 激素替代治疗护理</td><td colspan="3">□ 黏液性水肿的护理
□ 激素替代治疗护理</td></tr>
<tr><td colspan="2">饮食指导</td><td colspan="3">□ 根据医嘱通知配餐员准备膳食
□ 协助患儿进餐</td><td colspan="3">□ 协助患儿进餐</td></tr>
<tr><td colspan="2">活动体位</td><td colspan="3">□ 根据护理等级指导活动</td><td colspan="3">□ 根据护理等级指导活动</td></tr>
<tr><td colspan="2">洗浴要求</td><td colspan="3">□ 卫生整理</td><td colspan="3">□ 协助患儿晨、晚间护理</td></tr>
<tr><td colspan="3">病情变异记录</td><td colspan="3">□ 无　□ 有，原因：
□ 患儿　□ 疾病　□ 医疗
□ 护理　□ 保障　□ 管理</td><td colspan="3">□ 无　□ 有，原因：
□ 患儿　□ 疾病　□ 医疗
□ 护理　□ 保障　□ 管理</td></tr>
<tr><td colspan="3" rowspan="2">护士签名</td><td>白班</td><td>小夜班</td><td>大夜班</td><td>白班</td><td>小夜班</td><td>大夜班</td></tr>
<tr><td></td><td></td><td></td><td></td><td></td><td></td></tr>
<tr><td colspan="3">医师签名</td><td colspan="3"></td><td colspan="3"></td></tr>
<tr><td colspan="3">时间</td><td colspan="3">住院第 7—13 天</td><td colspan="3">住院第 14 天（出院日）</td></tr>
<tr><td rowspan="6"></td><td colspan="2">制度落实</td><td colspan="3">□ 上级医师查房</td><td colspan="3">□ 上级医师查房同意其出院</td></tr>
<tr><td colspan="2">病情评估</td><td colspan="3">□ 并发症是否存在、程度、危险性，重要脏器功能评估，目前治疗效果评估，目前治疗方案是否需要调整，下一步治疗或并发症的治疗对策</td><td colspan="3"></td></tr>
<tr><td colspan="2">病历书写</td><td colspan="3">□ 完成上级医师查房记录
□ 完成日常病程记录，详细记录医嘱变动情况（原因和更改内容）</td><td colspan="3">□ 出院前一天有上级医师指示出院的病程记录
□ 出院后 24 小时内完成出院记录
□ 出院后 24 小时内完成病历首页
□ 开具出院介绍信
□ 开具诊断证明书</td></tr>
<tr><td colspan="2">知情同意</td><td colspan="3">□ 病情告知</td><td colspan="3">□ 出院宣教</td></tr>
<tr><td colspan="2">其他</td><td colspan="3">□ 经治医师检查、整理病历资料
□ 检查住院押金使用情况</td><td colspan="3"></td></tr>
<tr><td colspan="2" style="display:none"></td></tr>
<tr><td rowspan="7">重点医嘱</td><td rowspan="4">长期医嘱</td><td>护理医嘱</td><td colspan="3">□ 儿科护理常规
□ 二级护理</td><td colspan="3">□ 二级护理</td></tr>
<tr><td>处置医嘱</td><td colspan="3">□ 记出入量
□ 心电监护（必要时）</td><td colspan="3"></td></tr>
<tr><td>膳食医嘱</td><td colspan="3">□ 加碘饮食</td><td colspan="3">□ 加碘饮食</td></tr>
<tr><td>药物医嘱</td><td colspan="3">□ 药物的调整</td><td colspan="3"></td></tr>
<tr><td rowspan="3">临时医嘱</td><td>检查检验</td><td colspan="3">□ 复查甲状腺功能</td><td colspan="3"></td></tr>
<tr><td>药物医嘱</td><td colspan="3">□ 药物的调整</td><td colspan="3">□ 出院带药（必要时）</td></tr>
<tr><td>处置医嘱</td><td colspan="3"></td><td colspan="3">□ 今日出院</td></tr>
</table>

（续　表）

<table>
<tr><td rowspan="7">主要护理工作</td><td>健康宣教</td><td colspan="3">□ 继续先天性甲状腺功能不全的相关知识的宣教
□ 二级预防教育</td><td colspan="3">□ 出院宣教</td></tr>
<tr><td>护理处置</td><td colspan="3">□ 儿科护理常规
□ 执行医嘱</td><td colspan="3">□ 协助患儿家长办理出院手续
□ 出院指导:复诊时间及注意事项</td></tr>
<tr><td>护理评估</td><td colspan="3">□ 评估有无跌倒、坠床、褥疮、导管滑脱、液体外渗的风险</td><td colspan="3"></td></tr>
<tr><td>专科护理</td><td colspan="3">□ 激素替代治疗护理</td><td colspan="3"></td></tr>
<tr><td>饮食指导</td><td colspan="3">□ 协助患儿进餐</td><td colspan="3"></td></tr>
<tr><td>活动体位</td><td colspan="3">□ 根据护理等级指导活动</td><td colspan="3"></td></tr>
<tr><td>洗浴要求</td><td colspan="3"></td><td colspan="3"></td></tr>
<tr><td colspan="2">病情变异记录</td><td colspan="3">□ 无　□ 有,原因:
□ 患儿　□ 疾病　□ 医疗
□ 护理　□ 保障　□ 管理</td><td colspan="3">□ 无　□ 有,原因:
□ 患儿　□ 疾病　□ 医疗
□ 护理　□ 保障　□ 管理</td></tr>
<tr><td colspan="2" rowspan="2">护士签名</td><td>白班</td><td>小夜班</td><td>大夜班</td><td>白班</td><td>小夜班</td><td>大夜班</td></tr>
<tr><td></td><td></td><td></td><td></td><td></td><td></td></tr>
<tr><td colspan="2">医师签名</td><td colspan="3"></td><td colspan="3"></td></tr>
</table>

第七节　先天性肾上腺皮质增生症临床路径

一、先天性肾上腺皮质增生症临床路径标准住院流程

（一）适用对象

第一诊断为先天性肾上腺皮质增生症（ICD-10:E25.006）的患儿。

（二）诊断依据

根据《临床诊疗指南——小儿内科分册》（中华医学会编著，人民卫生出版社）和《诸福棠实用儿科学（第 8 版）》（胡亚美等主编，人民卫生出版社）。

1. 临床表现:精神萎靡、营养不良、脱水、电解质紊乱、代谢性酸中毒或代谢性碱中毒、皮肤色素沉着，女孩（或男孩）假两性畸形、男孩性早熟或外生殖器性别难辨、幼年时生长过快，骨龄＞年龄、骨垢早闭，女孩初潮延迟或月经紊乱。

2. 血（或尿）皮质激素水平下降或正常下限，促肾上腺皮质激素（ACTH）增高。

3. 中间代谢产物血浆 17-羟孕酮（17-OHP）、脱氢异雄酮（DHEA）、雄烯二酮和孕酮在基础状态或在 ACTH 兴奋试验后异常。

4. 影像学检查提示双侧肾上腺增大。

（三）选择治疗方案的依据

根据《临床诊疗指南——小儿内科分册》（中华医学会编著，人民卫生出版社）和《诸福棠实用儿科学（第 8 版）》（胡亚美等主编，人民卫生出版社）选择治疗方案。

1. 肾上腺皮质激素的替代治疗。

2. 性激素治疗。

3. 必要时转泌尿外科或整形科治疗。

(四)标准住院日为7～14天

(五)进入路径标准

1. 第一诊断必须符合先天性肾上腺皮质增生症(ICD-10:E25.006)。

2. 专科指征:皮肤色素沉着,女孩(或男孩)假两性畸形、男孩性早熟或外生殖器性别难辨、幼年时生长过快,骨龄>年龄、骨垢早闭,女孩初潮延迟或月经紊乱。

(六)入院评估

1. 必须检查的项目

(1)血常规、尿常规、粪常规。

(2)肝功能、肾功能、电解质、血脂、凝血功能、肿瘤标志物。

(3)性腺功能检查、ACTH、皮质醇、肾素、血管紧张素、醛固酮、17-OHP、脱氢异雄酮。

(4)染色体、骨龄X线片。

(5)X线胸片、心电图、腹部超声、盆腔超声、生殖器超声。

(6)肾上腺CT或MRI。

2. 根据患儿病情可选择的检查项目

(1)盆腔MRI、乳腺超声。

(2)ACTH兴奋试验、中剂量地塞米松抑制试验、hCG兴奋试验。

(3)血型、血清四项。

3. 营养评估　根据《解放军总医院新入院患者营养风险筛查表(NRS-2002)》为新入院患儿进行营养评估,评分≥3分者给予处置,必要时请营养科医师会诊。

4. 疼痛评估　根据《VAS评分》实施疼痛评估,评分>7分者给予处置,必要时请疼痛科医师会诊。

5. 康复评估　根据《入院患者康复筛查和评估表》,在新入院患儿入院后24小时内进行康复筛查和评估。任何一项结果为"是",则请康复科医师会诊。

(七)药物选择及使用时机

根据《临床诊疗指南——小儿内科分册》(中华医学会编著,人民卫生出版社)和《诸福棠实用儿科学(第8版)》(胡亚美等主编,人民卫生出版社)选择治疗方案。

1. 肾上腺皮质激素替代治疗　皮质激素剂量的个体化。应定期随访,需注意控制骨龄的过快增长,并保持正常生长速度,使患儿既无雄激素及外源性糖皮质激素过多征象,又能维持正常的性腺发育和成熟。

2. 性激素　17-羟化酶缺陷和3β-羟类固醇脱氢酶缺陷者,不论男、女青春期均应补充性激素以维持其表型。

3. 转泌尿外科或整形科治疗　女性假两性畸形可于生后6～12个月行阴蒂切除术。外生殖器矫形可在1－3岁时进行。过早分离的阴囊易再度融合而不易分离成功。太晚分离则对患儿的心理有不良影响。

(八)必须复查的项目

血常规、肝功能、肾功能、电解质。

(九)出院标准

1. 患儿生命体征平稳,临床症状改善。

2. 患儿饮食好。

3. 已完成以上复查项目,且未见异常。

4. 治疗方案确定,症状减轻、好转。

5. 没有需要住院处理的并发症和(或)合并症。

(十)变异及原因分析

1. 医疗原因导致的变异　如改变治疗方案、转科治疗、操作失误、误诊等。

2. 患儿原因导致的变异　如不同意治疗方案、个人原因要求出院(转院)等。

3. 并发症原因导致的变异　出现急性并发症(酮症酸中毒、低血糖昏迷、高渗性昏迷、乳酸酸中毒等),则按相应路径或指南进行救治,退出本路径。合并其他自身免疫性疾病或伴有增加控制血糖难度的合并症,延长住院时间,则按相应路径或指南进行治疗。出现严重的糖尿病慢性并发症(糖尿病肾病,眼部、心血管、神经系统并发症、皮肤病变,糖尿病足)或合并感染,导致住院时间延长、住院费用增加。

4. 病情原因导致的变异　病情复杂、严重、肾上腺危象、临床表现不典型,造成诊断和治疗困难,延长住院时间、住院费用增加。

5. 辅诊科室原因导致的变异　如检查、检验(不及时、结果报错、标本不合格等)、报告(不及时、结果错报、标本不合格)等原因延长住院天数、增加费用等。

6. 管理原因导致的变异　如系统暂不支持、系统瘫痪、需要修订流程、需要修订制度等。

二、先天性肾上腺皮质增生临床路径表单

适用对象		第一诊断为先天性肾上腺皮质增生症(ICD-10:E25.006)的患儿	
患儿基本信息		姓名:____　性别:____　年龄:__　门诊号:____ 住院号:______　过敏史:______ 住院日期:__年__月__日　出院日期:__年__月__日	标准住院日:7～14 天
时间		住院第 1－2 天	住院第 3－7 天
主要诊疗工作	制度落实	□ 入院 2 小时内经治医师或值班医师完成接诊 □ 入院 24 小时内主管医师查房	□ 主管医师查房 □ 入院 48 小时内主诊医师完成检诊 □ 根据送检项目报告,及时向上级医师汇报 □ 专科会诊(必要时)
	病情评估	□ 经治医师询问病史及体格检查 □ 营养评估 □ 疼痛评估 □ 康复评估	□ 预约相关科室医师会诊 □ 完善相关并发症检查及治疗
	病历书写	□ 入院 8 小时内完成首次病程记录 □ 入院 24 小时内完成入院记录	□ 入院 48 小时内完成主管医师查房记录 □ 入院 72 小时内完成主诊医师查房记录 □ 完成日常病程记录,详细记录医嘱变动情况(原因和更改内容)

（续 表）

<table>
<tr><td rowspan="2"></td><td colspan="2">知情同意</td><td>□ 病情告知
□ 患儿家长签署授权委托书
□ 患儿家长在入院记录单上签字</td><td>□ 病情告知
□ 进一步与患儿家长沟通，交代病情，探讨治疗方案</td></tr>
<tr><td colspan="2">其他</td><td>□ 及时通知上级医师检诊</td><td></td></tr>
<tr><td rowspan="5">重点医嘱</td><td rowspan="4">长期医嘱</td><td>护理医嘱</td><td>□ 按儿科护理常规
□ 一级护理或二级护理</td><td></td></tr>
<tr><td>处置医嘱</td><td>□ 有床陪伴
□ 心电监护（必要时）</td><td>□ 心电监护（必要时）</td></tr>
<tr><td>膳食医嘱</td><td>□ 婴儿辅食
□ 幼儿软食
□ 儿科普食</td><td>□ 婴儿辅食
□ 幼儿软食
□ 儿科普食</td></tr>
<tr><td>药物医嘱</td><td>□ 肾上腺皮质激素替代治疗</td><td>□ 肾上腺皮质激素替代治疗</td></tr>
<tr><td>临时医嘱</td><td>检查检验</td><td>□ 血常规
□ 尿常规
□ 粪常规
□ 肝功能、肾功能
□ 电解质
□ 血糖
□ 血脂
□ 凝血功能
□ 肿瘤标志物
□ 血气分析
□ 性腺功能检查
□ ACTH
□ 皮质醇
□ 肾素
□ 血管紧张素
□ 醛固酮
□ 17-OHP
□ 脱氢异雄酮
□ 染色体
□ 骨龄片
□ X线胸片
□ 心电图
□ 腹部超声
□ 盆腔超声
□ 生殖器超声
□ 肾上腺CT或MRI检查
□ 盆腔MRI检查（必要时）
□ 乳腺超声（必要时）
□ ACTH兴奋试验（必要时）
□ 中剂量地塞米松抑制试验（必要时）
□ hCG兴奋试验（必要时）</td><td>□ 盆腔MRI、乳腺超声（必要时）
□ ACTH兴奋试验、中剂量地塞米松抑制试验、hCG兴奋试验（必要时）
□ 血型、血清四项（必要时）</td></tr>
</table>

（续　表）

			□ 血型（必要时） □ 血清四项（必要时）	
		药物医嘱	□ 自带药（必要时）	□ 调制药物及其他药物调整（必要时）
		处置医嘱		
主要护理工作	健康宣教		□ 入院宣教：介绍责任护士，病区环境、设施、规章制度、基础护理服务项目、糖尿病健康宣教 □ 进行护理安全指导 □ 进行等级护理、活动范围指导 □ 进行饮食指导 □ 进行用药指导 □ 进行关于疾病知识的宣教	□ 宣教先天性肾上腺增生症相关知识
	护理处置		□ 患儿身份核对 □ 佩戴腕带 □ 建立入院病历，通知医师 □ 询问病史，填写护理记录单首页 □ 测量基本生命体征 □ 观察病情 □ 抽血 □ 输液 □ 心理护理与生活护理 □ 妥善固定各种管道 □ 根据评估结果采取相应的护理措施 □ 通知次日检查项目及检查注意事项	□ 观察病情并及时向医师汇报 □ 执行医嘱 □ 正确的血糖测定方法及记录方法
	护理评估		□ 一般评估：生命体征、神志、皮肤、药物过敏史等 □ 专科评估：饮食习惯、生活方式、体重、身高、家族史、足背动脉、肤温、指端末梢感觉情况 □ 风险评估：评估有无跌倒、坠床、褥疮、导管滑脱、液体外渗的风险 □ 营养评估 □ 疼痛评估 □ 康复评估	□ 风险评估：评估有无跌倒、坠床、褥疮、导管滑脱、液体外渗的风险
	专科护理		□ 喂养的护理	□ 准确记录 24 小时出入量，每日测量体重 □ 喂养的护理
	饮食指导		□ 根据医嘱通知配餐员准备膳食 □ 协助患儿进餐	□ 协助患儿进餐
	活动体位		□ 根据护理等级指导活动	□ 根据护理等级指导活动
	洗浴要求		□ 卫生整理	□ 协助患儿晨、晚间护理

（续 表）

<table>
<tr><td colspan="3">病情变异记录</td><td colspan="3">□ 无　□ 有，原因：
□ 患儿　□ 疾病　□ 医疗
□ 护理　□ 保障　□ 管理</td><td colspan="3">□ 无　□ 有，原因：
□ 患儿　□ 疾病　□ 医疗
□ 护理　□ 保障　□ 管理</td></tr>
<tr><td colspan="3" rowspan="2">护士签名</td><td>白班</td><td>小夜班</td><td>大夜班</td><td>白班</td><td>小夜班</td><td>大夜班</td></tr>
<tr><td></td><td></td><td></td><td></td><td></td><td></td></tr>
<tr><td colspan="3">医师签名</td><td colspan="3"></td><td colspan="3"></td></tr>
<tr><td colspan="3">时间</td><td colspan="3">住院第 8－13 天</td><td colspan="3">住院第 14 天</td></tr>
<tr><td rowspan="5"></td><td colspan="2">制度落实</td><td colspan="3">□ 上级医师查房</td><td colspan="3">□ 上级医师查房同意其出院</td></tr>
<tr><td colspan="2">病情评估</td><td colspan="3">□ 并发症是否存在、程度、危险性，重要脏器功能评估，目前治疗效果评估，目前治疗方案是否需要调整，下一步治疗或并发症的治疗对策</td><td colspan="3"></td></tr>
<tr><td colspan="2">病历书写</td><td colspan="3">□ 完成主诊医师查房记录
□ 完成病程记录</td><td colspan="3">□ 出院前一天有上级医师指示出院的病程记录
□ 出院后 24 小时内完成出院记录
□ 出院后 24 小时内完成病历首页
□ 开具出院介绍信
□ 开具诊断证明书</td></tr>
<tr><td colspan="2">知情同意</td><td colspan="3">□ 病情告知</td><td colspan="3">□ 出院宣教</td></tr>
<tr><td colspan="2">其他</td><td colspan="3">□ 经治医师检查、整理病历资料
□ 检查住院押金使用情况</td><td colspan="3"></td></tr>
<tr><td rowspan="7">重点医嘱</td><td rowspan="4">长期医嘱</td><td>护理医嘱</td><td colspan="3">□ 按儿科护理常规
□ 二级护理</td><td colspan="3"></td></tr>
<tr><td>处置医嘱</td><td colspan="3">□ 心电监护(必要时)</td><td colspan="3"></td></tr>
<tr><td>膳食医嘱</td><td colspan="3"></td><td colspan="3"></td></tr>
<tr><td>药物医嘱</td><td colspan="3">□ 其他药物的应用及调整</td><td colspan="3"></td></tr>
<tr><td rowspan="3">临时医嘱</td><td>检查检验</td><td colspan="3">□ 血常规、肝功能、肾功能、电解质</td><td colspan="3"></td></tr>
<tr><td>药物医嘱</td><td colspan="3">□ 药物调整</td><td colspan="3">□ 出院带药</td></tr>
<tr><td>处置医嘱</td><td colspan="3"></td><td colspan="3">□ 今日出院</td></tr>
<tr><td rowspan="7">主要护理工作</td><td colspan="2">健康宣教</td><td colspan="3">□ 先天性肾上腺增生症相关知识的宣教
□ 二级预防教育</td><td colspan="3">□ 出院宣教</td></tr>
<tr><td colspan="2">护理处置</td><td colspan="3">□ 执行医嘱</td><td colspan="3"></td></tr>
<tr><td colspan="2">护理评估</td><td colspan="3">□ 评估有无跌倒、坠床、褥疮、导管滑脱、液体外渗的风险</td><td colspan="3"></td></tr>
<tr><td colspan="2">专科护理</td><td colspan="3"></td><td colspan="3"></td></tr>
<tr><td colspan="2">饮食指导</td><td colspan="3">□ 协助患儿进餐</td><td colspan="3"></td></tr>
<tr><td colspan="2">活动体位</td><td colspan="3">□ 根据护理等级指导活动</td><td colspan="3"></td></tr>
<tr><td colspan="2">洗浴要求</td><td colspan="3"></td><td colspan="3"></td></tr>
</table>

（续　表）

<table>
<tr><td>病情变异记录</td><td colspan="3">□ 无　□ 有，原因：
□ 患儿　□ 疾病　□ 医疗
□ 护理　□ 保障　□ 管理</td><td colspan="3">□ 无　□ 有，原因：
□ 患儿　□ 疾病　□ 医疗
□ 护理　□ 保障　□ 管理</td></tr>
<tr><td rowspan="2">护士签名</td><td>白班</td><td>小夜班</td><td>大夜班</td><td>白班</td><td>小夜班</td><td>大夜班</td></tr>
<tr><td></td><td></td><td></td><td></td><td></td><td></td></tr>
<tr><td>医师签名</td><td colspan="3"></td><td colspan="3"></td></tr>
</table>

第9章　泌尿系统疾病临床路径

第一节　儿童急性肾小球肾炎行利尿、降压、抗感染等治疗临床路径

一、儿童急性肾小球肾炎行利尿、降压、抗感染等治疗临床路径标准住院流程

(一)适用对象

第一诊断为急性肾小球肾炎(ICD-10:N00.902)的患儿。

(二)诊断依据

根据《临床诊疗指南——小儿内科分册》(中华医学会编著,人民卫生出版社)和《诸福棠实用儿科学(第7版)》(胡亚美等主编,人民卫生出版社)。

1. 临床表现

(1)前驱期及间歇期:前驱病常为上呼吸道感染,至发病有一无症状间歇期,呼吸道感染引起者约10天(6～14天),皮肤感染引起者为20天(14～28天)。

(2)典型病例:表现为水肿、血尿、高血压及不同程度的肾功能受累。非典型病例可表现为无症状亚临床型、临床水肿及高血压明显,但尿检改变轻微或尿蛋白及水肿重等。

(3)急性期主要并发症:循环充血状态、高血压脑病及急性肾衰竭。

2. 实验室检查

(1)尿检:血尿为本病重要所见,为肉眼血尿或镜下血尿,还可见管型及蛋白尿。

(2)白细胞计数:可正常或增高,红细胞计数及血红蛋白可稍低。红细胞沉降率增快。

(3)血液相关检查:肾小球滤过率不同程度下降;血补体C3明显下降;抗链球菌溶血素O(ASO)可增高。

3. 影像学检查　泌尿系超声。

(三)治疗方案的选择

根据《临床诊疗指南——小儿内科分册》(中华医学会编著,人民卫生出版社)和《诸福棠实用儿科学(第7版)》(胡亚美等主编,人民卫生出版社)选择治疗方案。

(四)标准住院日为15～21天

(五)进入路径标准

1. 第一诊断必须符合急性肾小球肾炎(ICD-10:N00.902)。

2. 当患儿同时具有其他疾病诊断,但在住院期间不需要特殊处理也不影响第一诊断的临

床路径流程实施时，可以进入路径。

(六)入院评估

1. 必须检查的项目

(1)血常规、尿常规、粪常规。

(2)生化检查(肝功能、肾功能、电解质、心肌酶)检查。

(3)C 反应蛋白、红细胞沉降率、血补体、肾小球滤过率计算、肾功能中血尿 β_2 微球蛋白及 β-N-乙酰氨基葡萄糖苷酶(NAG)等检查。

(4)抗链球菌溶血素 O(ASO)、皮肤感染灶细菌学培养或咽拭子培养。

(5)X 线胸片。

(6)肾及输尿管、膀胱超声。

2. 根据患儿病情可选择的检查项目

(1)自身免疫标志物测定[抗核抗体、抗可溶性抗原(ENA)、IgG]、凝血指标。

(2)其他病原学检查。

(3)腹部 CT、MRI，静脉肾盂造影。

3. 营养评估　根据《解放军总医院新入院患者营养风险筛查表(NRS-2002)》为新入院患儿进行营养评估，评分≥3 分者给予处置，必要时请营养科医师会诊。

4. 疼痛评估　根据《VAS 评分》实施疼痛评估，评分＞7 分者给予处置，必要时请疼痛科医师会诊。

5. 康复评估　根据《入院患者康复筛查和评估表》，在新入院患儿入院后 24 小时内进行康复筛查和评估。任何一项结果为“是”，则请康复科医师会诊。

(七)药物选择与使用时机

抗菌药物使用按照《抗菌药物临床应用指导原则》(卫医发[2004]285 号)执行。结合患儿的细菌学培养及药敏试验结果决定抗菌药物的选择与使用时间。

(八)治疗方案与药物选择

1. 治疗原则：对症治疗纠正病理生理过程，防治急性期并发症，保护肾功能以利其自然恢复。

2. 急性期卧床休息 2～3 周，3 个月内避免剧烈体力活动；急性期限制盐、水、蛋白质摄入。

3. 药物治疗：感染灶需应用抗生素治疗(按照儿科抗生素使用方法)；利尿、降压药物。

4. 急性期并发症治疗。严重病例需要透析治疗。

(九)必须复查的项目

1. 血常规、尿常规(24 小时尿蛋白定量)。

2. 生化检查：包括肝功能、肾功能、电解质、血糖。

3. C 反应蛋白、红细胞沉降率、抗链球菌溶血素 O、血补体、肾小球滤过率。

4. 肾及输尿管、膀胱超声。

(十)出院标准

1. 临床症状消失。

2. 尿常规基本恢复，血液相关指标好转。

(十一)变异及原因分析

1. 患儿合并严重并发症，治疗复杂病导致住院时间延长应告知家长。

2. 患儿经检查为其他原因导致肾小球肾炎，需退出本临床路径。

二、儿童急性肾小球肾炎行利尿、降压、抗感染等治疗临床路径表单

<table>
<tr><td colspan="3">适用对象</td><td colspan="2">第一诊断为急性肾小球肾炎（ICD-10：N00.902）的患儿</td></tr>
<tr><td colspan="3">患儿基本信息</td><td>姓名：____　性别：____　年龄：__　门诊号：____
住院号：______　过敏史：______
住院日期：__年__月__日　出院日期：__年__月__日</td><td>标准住院日：15～21天</td></tr>
<tr><td colspan="3">时间</td><td>住院第1天</td><td>住院第2－5天</td></tr>
<tr><td rowspan="5">主要诊疗工作</td><td colspan="2">制度落实</td><td>□ 入院2小时内经治医师或值班医师完成接诊
□ 入院24小时内主管医师查房</td><td>□ 根据送检项目报告，及时向上级医师汇报，并给予相应处理
□ 入院48小时内主诊医师完成检诊
□ 主管医师查房
□ 专科会诊（必要时）</td></tr>
<tr><td colspan="2">病情评估</td><td>□ 经治医师询问病史及体格检查
□ 营养评估
□ 疼痛评估
□ 康复评估</td><td>□ 观察患儿各种症状和体征变化
□ 明确下一步诊疗计划
□ 完成上级医师查房记录
□ 注意并发症预防及治疗</td></tr>
<tr><td colspan="2">病历书写</td><td>□ 入院8小时内完成首次病程记录
□ 入院24小时内完成入院记录</td><td>□ 入院48小时内完成主管医师查房记录
□ 入院72小时内完成主诊医师查房记录
□ 完成日常病程记录，详细记录医嘱变动情况（原因和更改内容）</td></tr>
<tr><td colspan="2">知情同意</td><td>□ 病情告知
□ 患儿家长签署授权委托书
□ 患儿家长在入院记录单上签字
□ 签署病危病重告知书（病危、病重患儿）</td><td>□ 病情告知</td></tr>
<tr><td colspan="2">其他</td><td>□ 及时通知上级医师检诊</td><td></td></tr>
<tr><td rowspan="3">重点医嘱</td><td rowspan="3">长期医嘱</td><td>护理医嘱</td><td>□ 儿科护理常规
□ 一级护理</td><td></td></tr>
<tr><td>处置医嘱</td><td>□ 有床陪伴
□ 吸氧（必要时）
□ 限制活动：卧床或床旁活动
□ 心电监护（中、高危患儿）
□ 测血压
□ 记出入量
□ 静脉输液
□ 输液泵
□ 静脉注射</td><td></td></tr>
<tr><td>膳食医嘱</td><td>□ 低盐、低脂、优质蛋白饮食</td><td></td></tr>
</table>

（续　表）

		药物医嘱	□ 急性期卧床休息 2～3 周，3 个月内避免剧烈体力活动；急性期限制盐、水、蛋白质摄入 □ 抗生素治疗 □ 利尿药 □ 降压药合并循环充血，必要时使用酚妥拉明、硝普钠减轻心脏负荷 □ 必要时镇静治疗	□ 抗生素治疗 □ 利尿药 □ 降血压药
	临时医嘱	检查检验	□ 血常规 □ 尿常规 □ 粪常规 □ 生化检查(肝功能、肾功能及电解质、心肌酶) □ 红细胞沉降率 □ C 反应蛋白 □ 血补体 □ 肾小球滤过率 □ 血尿 β_2 微球蛋白及 NAG 酶 □ 抗链球菌溶血素 O(ASO)、感染灶细菌学培养或咽拭子培养 □ 泌尿系超声 □ X 线胸片 □ 自身免疫标志物测定(ANA、ENA、IgG)、凝血指标(必要时) □ 其他病原学检查(必要时) □ 腹部 CT、MRI 检查，静脉肾盂造影(必要时)	□ 凝血指标、自身免疫标志物测定(必要时) □ 其他病原学检查(必要时) □ 腹部 CT、MRI，静脉肾盂造影(必要时)
		药物医嘱		□ 合并循环充血，必要时使用酚妥拉明、硝普钠减轻心脏负荷
		手术医嘱	□ 如有严重并发症，请相关科室医师会诊是否透析治疗	
		处置医嘱		□ 透析治疗(严重患儿)
主要护理工作	健康宣教		□ 入院宣教：介绍责任护士，病区环境、设施、规章制度、基础护理服务项目 □ 进行护理安全指导 □ 进行等级护理、活动范围指导 □ 进行饮食指导 □ 进行用药指导 □ 进行关于疾病知识的宣教	□ 基本生活护理和心理护理 □ 康复体疗指导 □ 对中、重度病情活动患儿进行精细的基础护理
	护理处置		□ 患儿身份核对 □ 佩戴腕带 □ 建立入院病历，通知医师 □ 询问病史，填写护理记录单首页 □ 测量基本生命体征	□ 测量基本生命体征 □ 观察病情 □ 抽血 □ 输液 □ 心理护理与生活护理

（续　表）

		□ 观察病情 □ 抽血 □ 输液 □ 心理护理与生活护理 □ 妥善固定各种管道 □ 根据评估结果采取相应的护理措施 □ 通知次日检查项目及检查注意事项	□ 指导并监督患儿治疗与活动 □ 遵医嘱用药 □ 遵医嘱留取标本 □ 根据评估结果采取相应的护理措施 □ 妥善固定各种管道 □ 使用床档
	护理评估	□ 一般评估：生命体征、神志、皮肤、药物过敏史等 □ 专科评估：饮食习惯、生活方式、体重、身高、家族史、足背动脉、肤温、指端末梢感觉情况 □ 风险评估：评估有无跌倒、坠床、褥疮、导管滑脱、液体外渗的风险 □ 营养评估 □ 疼痛评估 □ 康复评估	□ 风险评估：评估有无跌倒、坠床、褥疮、导管滑脱、液体外渗的风险
	专科护理	□ 急性期绝对卧床休息 □ 皮肤护理（长期卧床者） □ 利尿药的用药护理 □ 观察水肿范围、程度、有无胸腔积液、腹水 □ 监测血压、尿量 □ 饮食护理：限制盐、蛋白质、液体的摄入量 □ 心理护理	□ 急性期绝对卧床休息 □ 皮肤护理（长期卧床者） □ 利尿药的用药护理 □ 观察水肿范围、程度、有无胸腔积液、腹水 □ 监测血压、尿量 □ 饮食护理：限制盐、蛋白质、液体的摄入量 □ 心理护理
	饮食指导	□ 根据医嘱通知配餐员准备膳食 □ 协助患儿进餐	□ 协助患儿进餐
	活动体位	□ 根据护理等级指导活动	□ 根据护理等级指导活动
	洗浴要求	□ 卫生整理：更衣、剪短指甲	□ 协助患儿晨、晚间护理
病情变异记录		□ 无　□ 有，原因： □ 患儿　□ 疾病　□ 医疗 □ 护理　□ 保障　□ 管理	□ 无　□ 有，原因： □ 患儿　□ 疾病　□ 医疗 □ 护理　□ 保障　□ 管理
护士签名		白班　小夜班　大夜班	白班　小夜班　大夜班
医师签名			

（续　表）

时间			住院第 6－18 天	住院第 19－21 天（出院日）
主要诊疗工作	制度落实		□ 上级医师查房	□ 上级医师查房，同意其出院
	病情评估		□ 密切观察病情变化 □ 经治医师询问、记录不良主诉及体格检查 □ 评估不良反应的分级及对症处理	□ 上级医师进行治疗效果、预后和出院评估 □ 自动出院需书面交代病情、告知风险
	病历书写		□ 完成上级医师查房记录 □ 完成日常病程记录，详细记录医嘱变动情况（原因和更改内容）	□ 出院前一天有上级医师指示出院的病程记录 □ 出院后 24 小时内完成出院记录 □ 出院后 24 小时内完成病历首页 □ 开具出院介绍信 □ 开具诊断证明书
	其他		□ 密切观察病情变化 □ 检查住院押金使用情况 □ 通知患儿及其家长出院 □ 二级预防教育	□ 预约门诊复诊时间
重点医嘱	长期医嘱	护理医嘱		□ 二级护理
		处置医嘱		
		膳食医嘱		
		药物医嘱		□ 停所用长期医嘱
	临时医嘱	检查检验	□ 血常规、尿常规（24 小时尿蛋白定量） □ 生化检查：包括肝功能、肾功能、电解质、血糖 □ C 反应蛋白、红细胞沉降率、抗链球菌溶血素 O（ASO）、血补体、肾小球滤过率 □ 肾、输尿管、膀胱超声	
		药物医嘱		□ 出院带药（必要时）
		处置医嘱		□ 今日出院
主要护理工作	健康宣教		□ 进行护理安全指导 □ 进行等级护理、活动范围指导 □ 进行饮食指导 □ 进行用药指导 □ 进行关于疾病知识的宣教	□ 出院健康指导
	护理处置		□ 恢复期心理护理与生活护理 □ 指导并监督患儿恢复期的治疗与活动 □ 输液 □ 遵医嘱用药	□ 核对患儿住院费用 □ 指导患儿家长结账 □ 指导患儿家长取出院带药 □ 取消患儿住院信息 □ 整理床单元
	护理评估		□ 评估有无跌倒、坠床、褥疮、导管滑脱、液体外渗的风险 □ 疼痛评估 □ 评估患儿对疾病、预防、保健方面的能力	□ 评估患儿对疾病、预防、保健方面的能力

（续　表）

<table>
<tr><td rowspan="4"></td><td>专科护理</td><td colspan="3">□ 急性期绝对卧床休息
□ 皮肤护理(长期卧床者)
□ 利尿药的用药护理
□ 观察水肿范围、程度、有无胸腔积液、腹水
□ 监测血压、尿量
□ 饮食护理：限制盐、蛋白质、液体的摄入量
□ 心理护理</td><td colspan="3"></td></tr>
<tr><td>饮食指导</td><td colspan="3">□ 协助患儿进餐</td><td colspan="3"></td></tr>
<tr><td>活动体位</td><td colspan="3">□ 根据护理等级指导活动</td><td colspan="3"></td></tr>
<tr><td>洗浴要求</td><td colspan="3">□ 协助更换病号服</td><td colspan="3"></td></tr>
<tr><td colspan="2">病情变异记录</td><td colspan="3">□ 无　□ 有，原因：
□ 患儿　□ 疾病　□ 医疗
□ 护理　□ 保障　□ 管理</td><td colspan="3">□ 无　□ 有，原因：
□ 患儿　□ 疾病　□ 医疗
□ 护理　□ 保障　□ 管理</td></tr>
<tr><td colspan="2" rowspan="2">护士签名</td><td>白班</td><td>小夜班</td><td>大夜班</td><td>白班</td><td>小夜班</td><td>大夜班</td></tr>
<tr><td></td><td></td><td></td><td></td><td></td><td></td></tr>
<tr><td colspan="2">医师签名</td><td colspan="3"></td><td colspan="3"></td></tr>
</table>

第二节　儿童尿路感染行抗感染、碱化尿液及对症治疗临床路径

一、儿童尿路感染行抗感染、碱化尿液及对症治疗临床路径标准住院流程

(一)适用对象

第一诊断为尿路感染(ICD-10：N39.001-N39.004)的患儿。

(二)诊断依据

根据《临床诊疗指南——小儿内科分册》(中华医学会编著，人民卫生出版社)和《诸福棠实用儿科学(第7版)》(胡亚美等主编，人民卫生出版社)。

1. 临床表现

(1)急性感染：不同年龄症状不同。新生儿期及婴幼儿期以全身症状为主，如发热、食欲缺乏、呕吐。膀胱刺激症状，即尿频、尿急、尿痛等多见儿童期。上尿路感染时全身症状多较明显。

(2)慢性感染：病程6个月以上。反复发作者可有生长发育迟滞、进行性贫血等。

2. 实验室检查　清洁中段尿沉渣中白细胞＞5个/HP，可有血尿、蛋白尿。清洁中段尿细菌培养菌落数＞10^5/ml。

3. 辅助检查　超声、静脉尿路造影、排泄性膀胱尿道造影等影像学检查寻找泌尿道潜在解剖异常及评价肾功能、瘢痕程度。

（三）治疗方案的选择

根据《临床诊疗指南——小儿内科分册》（中华医学会编著，人民卫生出版社）和《诸福棠实用儿科学（第 7 版）》（胡亚美等主编，人民卫生出版社）选择治疗方案。

（四）标准住院日为 7～10 天

（五）进入路径标准

1. 第一诊断必须符合尿路感染（ICD-10：N39.001-N39.004）。

2. 当患儿同时具有其他疾病诊断，但在住院期间不需要特殊处理也不影响第一诊断的临床路径流程实施时，可以进入路径。

（六）入院评估

1. 必须检查的项目

（1）血常规、尿常规、粪常规。

（2）生化检查（肝功能、肾功能、电解质、心肌酶）。

（3）清洁中段尿细菌学培养。

（4）肾及输尿管、膀胱超声。

2. 根据患儿病情可选择的检查项目

（1）C 反应蛋白、红细胞沉降率、自身免疫标志物测定（ANA、ENA、IgG）、凝血指标、结核抗体；浓集尿查抗酸杆菌。

（2）腹部 CT、MRI，静脉肾盂造影。

3. 营养评估　根据《解放军总医院新入院患者营养风险筛查表（NRS-2002）》为新入院患儿进行营养评估，评分≥3 分者给予处置，必要时请营养科医师会诊。

4. 疼痛评估　根据《VAS 评分》实施疼痛评估，评分＞7 分者给予处置，必要时请疼痛科医师会诊。

5. 康复评估　根据《入院患者康复筛查和评估表》，在新入院患儿入院后 24 小时内进行康复筛查和评估。任何一项结果为“是”，则请康复科医师会诊。

（七）药物选择与使用时机

抗菌药物使用按照《抗菌药物临床应用指导原则》（卫医发[2004]285 号）执行。结合患儿的细菌学培养及药敏试验结果决定抗菌药物的选择与使用时间。

（八）治疗方案与药物选择

（1）一般治疗：急性期卧床休息，多饮水、勤排尿；注意外阴清洁、治疗蛲虫。

（2）药物治疗：抗生素治疗（按照儿科抗生素使用方法）、碱化尿液。

（3）积极治疗尿路结构异常。

（九）必须复查的项目

1. 血常规、尿常规（必要时可行 24 小时尿蛋白定量）。

2. 生化检查：包括肝功能、肾功能、电解质、血糖。

3. 清洁中段尿细菌学培养。

4. 必要时复查肾及输尿管、膀胱超声。

（十）出院标准

1. 全身症状及膀胱刺激症状缓解，体温正常。

2. 尿常规正常，中段尿培养阴性。

(十一)变异及原因分析

1. 患儿已合并肾广泛瘢痕、肾功能异常,需要其他治疗,应退出本路径。

2. 患儿尿路梗阻等其他问题,需要进一步检查治疗,导致住院时间延长应退出本路径。

3. 患儿出现药物过敏等意外情况,退出本路径。

二、儿童尿路感染行抗感染、碱化尿液及对症治疗临床路径表单

<table>
<tr><td colspan="3">适用对象</td><td colspan="2">第一诊断为尿路感染(ICD-10:N39.001-N39.004)的患儿</td></tr>
<tr><td colspan="3">患儿基本信息</td><td>姓名:____ 性别:____ 年龄:__ 门诊号:____
住院号:______ 过敏史:______
住院日期:__年__月__日 出院日期:__年__月__日</td><td>标准住院日:7～10 天</td></tr>
<tr><td colspan="3">时间</td><td>住院第 1 天</td><td>住院第 2—3 天</td></tr>
<tr><td rowspan="5">主要诊疗工作</td><td colspan="2">制度落实</td><td>□ 入院 2 小时内经治医师或值班医师完成接诊
□ 入院 24 小时内主管医师查房</td><td>□ 根据送检项目报告,及时向上级医师汇报,并给予相应处理
□ 入院 48 小时内主诊医师完成检诊
□ 主管医师查房</td></tr>
<tr><td colspan="2">病情评估</td><td>□ 经治医师询问病史及体格检查
□ 营养评估
□ 疼痛评估
□ 康复评估</td><td>□ 观察患儿各种症状和体征变化</td></tr>
<tr><td colspan="2">病历书写</td><td>□ 入院 8 小时内完成首次病程记录
□ 入院 24 小时内完成入院记录</td><td>□ 入院 48 小时内完成主管医师查房记录
□ 入院 72 小时内完成主诊医师查房记录</td></tr>
<tr><td colspan="2">知情同意</td><td>□ 病情告知
□ 患儿家长签署授权委托书
□ 患儿家长在入院记录单上签字
□ 签署病危病重告知书(病危、病重患儿)</td><td>□ 病情告知</td></tr>
<tr><td colspan="2">其他</td><td>□ 及时通知上级医师检诊</td><td></td></tr>
<tr><td rowspan="3">重点医嘱</td><td rowspan="3">长期医嘱</td><td>护理医嘱</td><td>□ 儿科护理常规
□ 一级护理</td><td></td></tr>
<tr><td>处置医嘱</td><td>□ 有床陪伴
□ 吸氧(必要时)
□ 限制活动:卧床或床旁活动
□ 心电监护(中、高危患儿)
□ 测血压
□ 记出入量
□ 静脉输液
□ 输液泵
□ 静脉注射</td><td></td></tr>
<tr><td>膳食医嘱</td><td>□ 母乳喂养
□ 婴儿奶
□ 幼儿软食
□ 儿科普食
□ 回民饮食</td><td></td></tr>
</table>

（续 表）

<table>
<tr><td rowspan="6"></td><td></td><td>药物医嘱</td><td>□ 抗生素治疗（阿莫西林，头孢曲松）
□ 碱化尿液
□ 辅用改善症状治疗</td><td>□ 抗生素治疗
□ 碱化尿液
□ 辅用改善症状治疗</td></tr>
<tr><td rowspan="4">临时医嘱</td><td>检查检验</td><td>□ 血常规
□ 尿常规
□ 粪常规
□ 生化检验项目
□ 清洁中段尿细菌培养
□ 泌尿系超声
□ C 反应蛋白（必要时）
□ 红细胞沉降率（必要时）
□ 自身免疫标志物测定（ANA、ENA、IgG）（必要时）
□ 凝血指标（必要时）
□ 结核抗体（必要时）
□ 浓集尿查抗酸杆菌（必要时）
□ 腹部 CT、MRI，静脉肾盂造影（必要时）</td><td>□ C 反应蛋白、红细胞沉降率、自身免疫标志物测定、凝血指标（必要时）
□ 结核抗体、浓集尿查抗酸杆菌（必要时）
□ 腹部 CT、MRI，静脉肾盂造影（必要时）</td></tr>
<tr><td>药物医嘱</td><td></td><td></td></tr>
<tr><td>手术医嘱</td><td></td><td></td></tr>
<tr><td>处置医嘱</td><td></td><td></td></tr>
<tr><td colspan="4"></td></tr>
<tr><td rowspan="2">主要护理工作</td><td colspan="2">健康宣教</td><td>□ 入院宣教：介绍责任护士，病区环境、设施、规章制度、基础护理服务项目
□ 进行护理安全指导
□ 进行等级护理、活动范围指导
□ 进行饮食指导
□ 进行用药指导
□ 进行关于疾病知识的宣教</td><td>□ 基本生活护理和心理护理
□ 康复体疗指导
□ 对中、重度病情活动患儿进行精细的基础护理</td></tr>
<tr><td colspan="2">护理处置</td><td>□ 患儿身份核对
□ 佩戴腕带
□ 建立入院病历，通知医师
□ 询问病史，填写护理记录单首页
□ 测量基本生命体征
□ 观察病情
□ 抽血
□ 输液
□ 心理护理与生活护理
□ 妥善固定各种管道
□ 根据评估结果采取相应的护理措施
□ 通知次日检查项目及检查注意事项</td><td>□ 测量基本生命体征
□ 观察病情
□ 抽血
□ 输液
□ 心理护理与生活护理
□ 指导并监督患儿治疗与活动
□ 遵医嘱用药
□ 遵医嘱留取标本
□ 根据评估结果采取相应的护理措施
□ 妥善固定各种管道
□ 使用床档</td></tr>
</table>

（续　表）

	护理评估	□ 一般评估：生命体征、神志、皮肤、药物过敏史等 □ 专科评估：饮食习惯、生活方式、体重、身高、家族史、足背动脉、肤温、指端末梢感觉情况 □ 风险评估：评估有无跌倒、坠床、褥疮、导管滑脱、液体外渗的风险 □ 营养评估 □ 疼痛评估 □ 康复评估	□ 风险评估：评估有无跌倒、坠床、褥疮、导管滑脱、液体外渗的风险
	专科护理	□ 鼓励多喝水，增加排尿量 □ 保持尿道清洁卫生 □ 高热的护理 □ 膀胱刺激征的护理 □ 皮肤护理	□ 鼓励多喝水，增加排尿量 □ 保持尿道清洁卫生 □ 高热的护理 □ 膀胱刺激征的护理 □ 皮肤护理
	饮食指导	□ 根据医嘱通知配餐员准备膳食 □ 协助患儿进餐	□ 协助患儿进餐
	活动体位	□ 根据护理等级指导活动	□ 根据护理等级指导活动
	洗浴要求	□ 卫生整理：更衣、剪短指甲	□ 协助患儿晨、晚间护理
病情变异记录		□ 无　□ 有，原因： □ 患儿　□ 疾病　□ 医疗 □ 护理　□ 保障　□ 管理	□ 无　□ 有，原因： □ 患儿　□ 疾病　□ 医疗 □ 护理　□ 保障　□ 管理
护士签名		白班　小夜班　大夜班	白班　小夜班　大夜班
医师签名			
时间		住院第4－9天	住院第10天（出院日）
主要诊疗工作	制度落实	□ 完成上级医师查房	□ 上级医师查房，同意其出院
	病情评估	□ 密切观察病情变化 □ 经治医师询问、记录不良主诉及体格检查 □ 评估不良反应的分级及对症处理	□ 上级医师进行治疗效果、预后和出院评估 □ 自动出院需书面交代病情、告知风险
	病历书写	□ 完成上级医师查房记录 □ 完成日常病程记录，详细记录医嘱变动情况（原因和更改内容）	□ 出院前一天有上级医师指示出院的病程记录 □ 出院后24小时内完成出院记录 □ 出院后24小时内完成病历首页 □ 开具出院介绍信 □ 开具诊断证明书
	其他	□ 密切观察病情变化 □ 检查住院押金使用情况 □ 通知患儿及其家长出院 □ 二级预防教育	□ 预约门诊复诊时间

（续　表）

重点医嘱	长期医嘱	护理医嘱		□ 二级护理
		处置医嘱		
		膳食医嘱		
		药物医嘱		□ 停所用长期医嘱
	临时医嘱	检查检验	□ 血常规、尿常规(必要时可行 24 小时尿蛋白定量) □ 生化检查：包括肝功能、肾功能、电解质、血糖 □ 清洁中段尿细菌学培养 □ 必要时复查肾及输尿管、膀胱超声	
		药物医嘱		□ 出院带药(必要时)
		手术医嘱		
		处置医嘱		□ 今日出院
主要护理工作	健康宣教		□ 进行护理安全指导 □ 进行等级护理、活动范围指导 □ 进行饮食指导 □ 进行用药指导 □ 进行关于疾病知识的宣教	□ 出院健康指导
	护理处置		□ 恢复期心理护理与生活护理 □ 指导并监督患儿恢复期的治疗与活动 □ 输液 □ 遵医嘱用药	□ 核对患儿住院费用 □ 指导患儿家长结账 □ 指导患儿家长取出院带药 □ 取消患儿住院信息 □ 整理床单元
	护理评估		□ 评估有无跌倒、坠床、褥疮、导管滑脱、液体外渗的风险 □ 疼痛评估 □ 评估患儿对疾病、预防、保健方面的能力	□ 评估患儿对疾病、预防、保健方面的能力
	专科护理		□ 鼓励多喝水，增加排尿量 □ 保持尿道清洁卫生 □ 高热的护理 □ 膀胱刺激征的护理 □ 皮肤护理	
	饮食指导		□ 协助患儿进餐	
	活动体位		□ 根据护理等级指导活动	
	洗浴要求		□ 协助更换病号服	
病情变异记录			□ 无　□ 有，原因： □ 患儿　□ 疾病　□ 医疗 □ 护理　□ 保障　□ 管理	□ 无　□ 有，原因： □ 患儿　□ 疾病　□ 医疗 □ 护理　□ 保障　□ 管理

（续　表）

护士签名	白班	小夜班	大夜班	白班	小夜班	大夜班
医师签名						

第三节　儿童肾病综合征行激素及免疫抑制药治疗临床路径

一、儿童肾病综合征行激素及免疫抑制药治疗临床路径标准住院流程

（一）适用对象

第一诊断为肾病综合征(ICD-10：N04)的患儿。

（二）诊断依据

根据《临床诊疗指南——小儿内科分册》（中华医学会编著，人民卫生出版社）和《诸福棠实用儿科学（第7版）》（胡亚美等主编，人民卫生出版社）。

1. 临床表现　①大量蛋白尿，定性检查≥＋＋＋，定量每日＞50mg/kg；②低蛋白血症：血清清蛋白＜30g/L；③高胆固醇血症（高脂血症），血清胆固醇＞5.72mmol/L(220mg/dl)；④水肿。前2项为诊断必备条件。临床分为单纯性肾病、肾炎性肾病。肾炎性肾病除有以上4项特征外须具备以下4项中1项以上：①尿红细胞超过10/HP(2周内须检查离心尿3次以上)；②反复出现除外皮质激素所致高血压，学龄儿童＞130/90mmHg，学龄前期儿童＞120/80mmHg；③氮质血症，尿素氮＞10.71mmol/L，并除外血容量不足所致；④血总补体或C3反复降低。

2. 实验室检查　①尿常规、尿肌酐；②血浆蛋白、免疫球蛋白；③生化检验项目包括肝功能、肾功能、电解质、胆固醇、三酰甘油；④补体。

3. 辅助检查　泌尿系超声检查，必要时肾穿刺活检。

（三）治疗方案的选择。

根据《临床诊疗指南——小儿内科分册》（中华医学会编著，人民卫生出版社）和《诸福棠实用儿科学（第7版）》（胡亚美等主编，人民卫生出版社）选择治疗方案。

（四）标准住院日为14～21天

（五）进入路径标准

1. 第一诊断必须肾病综合征(ICD-10：N04)。

2. 当患儿同时具有其他疾病诊断，但在住院期间不需要特殊处理也不影响第一诊断的临床路径流程实施时，可以进入路径。

（六）入院评估

1. 必须检查的项目

(1)血常规、尿常规、粪常规。

(2)24 小时尿蛋白定量、尿肌酐。

(3)生化检验项目(肝功能、肾功能、电解质、三酰甘油、胆固醇)。

(4)C 反应蛋白、红细胞沉降率、血补体、血清蛋白。

(5)心电图、腹部超声、X 线胸片。

(6)肾及输尿管、膀胱超声。

2. 根据患儿的病情,必要时可选做的项目

(1)自身免疫标志物测定(ANA、ENA、IgG)、凝血指标。

(2)感染病原学检查。

(3)腹部 CT、MRI、静脉肾盂造影。

(4)肾穿刺活检。

3. 营养评估　根据《解放军总医院新入院患者营养风险筛查表(NRS-2002)》为新入院患儿进行营养评估,评分≥3 分者给予处置,必要时请营养科医师会诊。

4. 疼痛评估　根据《VAS 评分》实施疼痛评估,评分>7 分者给予处置,必要时请疼痛科医师会诊。

5. 康复评估　根据《入院患者康复筛查和评估表》,在新入院患儿入院后 24 小时内进行康复筛查和评估。任何一项结果为“是”,则请康复科医师会诊。

(七)药物选择与使用时机

抗菌药物使用按照《抗菌药物临床应用指导原则》(卫医发[2004]285 号)执行。结合患儿的细菌学培养及药敏试验结果决定抗菌药物的选择与使用时间。

(八)治疗方案与药物选择

1. 治疗原则:采用以肾上腺皮质激素为主的综合治疗,包括控制水肿、维持水及电解质平衡、供给适量营养、预防和控制伴随感染、正确使用肾上腺皮质激素。

2. 一般治疗:高度水肿及并发感染时需卧床休息。避免过度劳累,预防感染。低盐饮食,根据病情适当限制水量,供给优质蛋白。

3. 利尿、降压药物控制水肿及高血压。

4. 肾上腺皮质激素。

5. 免疫抑制药。

(九)必须复查的项目

1. 血常规、尿常规(必要时可行 24 小时尿蛋白定量)。

2. 生化检查:包括肝功能、肾功能、电解质、血糖。

3. 红细胞沉降率、C 反应蛋白、血补体、血清蛋白。

4. 肾及输尿管、膀胱超声,腹部 CT。

(十)出院标准

1. 临床症状好转。

2. 尿蛋白转阴。

(十一)变异及原因分析

1. 患儿合并感染、高凝状态及血栓栓塞合并症,导致住院时间延长及费用增加应告知家长。

2. 患儿为激素不敏感、耐药者、反复复发者,治疗需变化,应退出本临床路径。

二、儿童肾病综合征行激素及免疫抑制药治疗临床路径表单

适用对象		第一诊断为肾病综合征(ICD-10:N04)的患儿	
患儿基本信息		姓名:____ 性别:____ 年龄:__ 门诊号:____ 住院号:______ 过敏史:______ 住院日期:__年__月__日 出院日期:__年__月__日	标准住院日:14～21天
时间		住院第1天	住院第2－3天
主要诊疗工作	制度落实	□ 入院2小时内经治医师或值班医师完成接诊 □ 入院24小时内主管医师查房	□ 根据送检项目报告,及时向上级医师汇报,并给予相应处理 □ 入院48小时内主诊医师完成检诊 □ 主管医师查房
	病情评估	□ 经治医师询问病史及体格检查 □ 营养评估 □ 疼痛评估 □ 康复评估	□ 观察患儿各种症状和体征变化 □ 注意并发症预防及治疗,尤其激素不良反应及感染
	病历书写	□ 入院8小时内完成首次病程记录 □ 入院24小时内完成入院记录	□ 入院48小时内完成主管医师查房记录 □ 入院72小时内完成主诊医师查房记录
	知情同意	□ 病情告知 □ 患儿家长签署授权委托书 □ 患儿家长在入院记录单上签字 □ 签署病危病重告知书(病危、病重患儿)	□ 病情告知
	其他	□ 及时通知上级医师检诊	
重点医嘱 长期医嘱	护理医嘱	□ 儿科护理常规 □ 一级护理	
	处置医嘱	□ 有床陪伴 □ 吸氧(必要时) □ 限制活动:卧床或床旁活动 □ 心电监护(中、高危患儿) □ 测血压 □ 记出入量 □ 静脉输液 □ 输液泵 □ 静脉注射	
	膳食医嘱	□ 低盐优质蛋白饮食 □ 根据病情适当限制水量,供给优质蛋白	
	药物医嘱	□ 一般治疗:高度水肿及并发感染时需卧床休息。避免过度劳累,预防感染。低盐饮食,根据病情适当限制水量,供给优质蛋白 □ 利尿、降压药物控制水肿及高血压 □ 肾上腺皮质激素 □ 免疫抑制药 □ 如有感染征象给予抗菌药物治疗	□ 一般治疗:卧床,避免过度劳累,预防感染 □ 利尿、降压药物控制水肿及高血压 □ 肾上腺皮质激素 □ 免疫抑制药 □ 如有感染征象给予抗菌药物治疗

（续　表）

<table>
<tr><td rowspan="4"></td><td rowspan="4">临时医嘱</td><td>检查检验</td><td>□ 血常规
□ 尿常规
□ 粪常规+粪隐血试验
□ 24 小时尿蛋白定量
□ 尿肌酐
□ 肝功能、肾功能
□ 三酰甘油
□ 电解质
□ 血糖
□ 血尿酸
□ 尿肌酐
□ 胆固醇
□ 红细胞沉降率
□ C 反应蛋白
□ 补体
□ 血清蛋白
□ 心电图
□ 腹部超声
□ 胸部 X 线片
□ 肾及输尿管、膀胱超声
□ 自身免疫标志物测定（ANA、ENA、IgG）、凝血指标（必要时）
□ 感染病原学检查（必要时）
□ 腹部 CT、MRI 检查，静脉肾盂造影（必要时）
□ 肾穿刺活检（必要时）</td><td>□ 自身免疫标志物测定（必要时）
□ 凝血功能、感染病原学检查（必要时）
□ 腹部 CT、MRI，静脉肾盂造影检查指标（必要时）
□ 肾穿刺活检（必要时）</td></tr>
<tr><td>药物医嘱</td><td></td><td></td></tr>
<tr><td>手术医嘱</td><td></td><td></td></tr>
<tr><td>处置医嘱</td><td></td><td></td></tr>
<tr><td rowspan="2">主要护理工作</td><td colspan="2">健康宣教</td><td>□ 入院宣教：介绍责任护士，病区环境、设施、规章制度、基础护理服务项目
□ 进行护理安全指导
□ 进行等级护理、活动范围指导
□ 进行饮食指导
□ 进行用药指导
□ 进行关于疾病知识的宣教</td><td>□ 基本生活护理和心理护理
□ 康复体疗指导
□ 对中、重度病情活动患儿进行精细的基础护理</td></tr>
<tr><td colspan="2">护理处置</td><td>□ 患儿身份核对
□ 佩戴腕带
□ 建立入院病历，通知医师
□ 询问病史，填写护理记录单首页
□ 测量基本生命体征
□ 观察病情</td><td>□ 测量基本生命体征
□ 观察病情
□ 抽血
□ 输液
□ 心理护理与生活护理
□ 指导并监督患儿治疗与活动</td></tr>
</table>

（续　表）

<table>
<tr><td rowspan="7">主要护理工作</td><td></td><td colspan="3">☐ 抽血
☐ 输液
☐ 心理护理与生活护理
☐ 妥善固定各种管道
☐ 根据评估结果采取相应的护理措施
☐ 通知次日检查项目及检查注意事项</td><td colspan="3">☐ 遵医嘱用药
☐ 遵医嘱留取标本
☐ 根据评估结果采取相应的护理措施
☐ 妥善固定各种管道
☐ 使用床档</td></tr>
<tr><td>护理评估</td><td colspan="3">☐ 一般评估：生命体征、神志、皮肤、药物过敏史等
☐ 专科评估：饮食习惯、生活方式、体重、身高、家族史、足背动脉、肤温、指端末梢感觉情况
☐ 风险评估：评估有无跌倒、坠床、褥疮、导管滑脱、液体外渗的风险
☐ 营养评估
☐ 疼痛评估
☐ 康复评估</td><td colspan="3">☐ 风险评估：评估有无跌倒、坠床、褥疮、导管滑脱、液体外渗的风险</td></tr>
<tr><td>专科护理</td><td colspan="3">☐ 评估水肿程度
☐ 水肿皮肤的护理
☐ 以卧床休息为主，防止交叉感染
☐ 水肿时给予低盐饮食
☐ 做好口腔护理和皮肤护理
☐ 用药护理</td><td colspan="3">☐ 评估水肿程度
☐ 水肿皮肤的护理
☐ 以卧床休息为主，防止交叉感染
☐ 水肿时给予低盐饮食
☐ 做好口腔护理和皮肤护理
☐ 用药护理</td></tr>
<tr><td>饮食指导</td><td colspan="3">☐ 低盐优质蛋白饮食</td><td colspan="3">☐ 低盐优质蛋白饮食</td></tr>
<tr><td>活动体位</td><td colspan="3">☐ 根据护理等级指导活动</td><td colspan="3">☐ 根据护理等级指导活动</td></tr>
<tr><td>洗浴要求</td><td colspan="3">☐ 卫生整理：更衣、剪短指甲</td><td colspan="3">☐ 协助患儿晨、晚间护理</td></tr>
<tr></tr>
<tr><td colspan="2">病情变异记录</td><td colspan="3">☐ 无　☐ 有，原因：
☐ 患儿　☐ 疾病　☐ 医疗
☐ 护理　☐ 保障　☐ 管理</td><td colspan="3">☐ 无　☐ 有，原因：
☐ 患儿　☐ 疾病　☐ 医疗
☐ 护理　☐ 保障　☐ 管理</td></tr>
<tr><td colspan="2" rowspan="2">护士签名</td><td>白班</td><td>小夜班</td><td>大夜班</td><td>白班</td><td>小夜班</td><td>大夜班</td></tr>
<tr><td></td><td></td><td></td><td></td><td></td><td></td></tr>
<tr><td colspan="2">医师签名</td><td colspan="3"></td><td colspan="3"></td></tr>
<tr><td colspan="2">时间</td><td colspan="3">住院第4－19天</td><td colspan="3">住院第20－21天（出院日）</td></tr>
<tr><td rowspan="2">主要诊疗工作</td><td>制度落实</td><td colspan="3">☐ 上级医师查房</td><td colspan="3">☐ 上级医师查房，同意其出院</td></tr>
<tr><td>病情评估</td><td colspan="3">☐ 密切观察病情变化
☐ 经治医师询问、记录不良主诉及体格检查
☐ 评估不良反应的分级及对症处理</td><td colspan="3">☐ 上级医师进行治疗效果、预后和出院评估
☐ 自动出院需书面交代病情、告知风险</td></tr>
</table>

（续　表）

	病历书写		□ 完成上级医师查房记录 □ 完成日常病程记录，详细记录医嘱变动情况（原因和更改内容）	□ 出院前一天有上级医师指示出院的病程记录 □ 出院后 24 小时内完成出院记录 □ 出院后 24 小时内完成病历首页 □ 开具出院介绍信 □ 开具诊断证明书
	知情同意			□ 出院宣教
	其他		□ 密切观察病情变化 □ 检查住院押金使用情况 □ 通知患儿及其家长出院 □ 二级预防教育	□ 预约门诊复诊时间
重点医嘱	长期医嘱	护理医嘱		□ 二级护理
		处置医嘱		
		膳食医嘱		
		药物医嘱	□ 必要时应用抗生素治疗 □ 利尿药 □ 降压药 □ 肾上腺皮质激素：注意尿蛋白转阴后调整剂量 □ 补钙、鱼肝油 □ 必要时应用抗凝血药 □ 中成药物	□ 停所用长期医嘱
	临时医嘱	检查检验	□ 血常规、尿常规（必要时可行 24 小时尿蛋白定量） □ 生化检查：包括肝功能、肾功能、电解质、血糖 □ 红细胞沉降率、C 反应蛋白、血补体、血清蛋白 □ 肾及输尿管、膀胱超声，腹部 CT	
		药物医嘱		□ 出院带药（必要时）
		手术医嘱		
		处置医嘱	□ 严格卧床休息	□ 今日出院

（续　表）

<table>
<tr><td rowspan="8">主要护理工作</td><td>健康宣教</td><td colspan="3">□ 进行护理安全指导
□ 进行等级护理、活动范围指导
□ 进行饮食指导
□ 进行用药指导
□ 进行关于疾病知识的宣教</td><td colspan="3">□ 出院健康指导</td></tr>
<tr><td>护理处置</td><td colspan="3">□ 恢复期心理护理与生活护理
□ 指导并监督患儿恢复期的治疗与活动
□ 输液
□ 遵医嘱用药</td><td colspan="3">□ 核对患儿住院费用
□ 指导患儿家长结账
□ 指导患儿家长取出院带药
□ 取消患儿住院信息
□ 整理床单元</td></tr>
<tr><td>护理评估</td><td colspan="3">□ 评估有无跌倒、坠床、褥疮、导管滑脱、液体外渗的风险
□ 心理评估
□ 疼痛评估
□ 评估患儿对疾病、预防、保健方面的能力</td><td colspan="3">□ 评估患儿对疾病、预防、保健方面的能力</td></tr>
<tr><td>专科护理</td><td colspan="3">□ 评估水肿程度
□ 水肿皮肤的护理
□ 以卧床休息为主，防止交叉感染
□ 水肿时给予低盐饮食
□ 做好口腔护理和皮肤护理
□ 用药护理</td><td colspan="3"></td></tr>
<tr><td>饮食指导</td><td colspan="3">□ 协助患儿进餐</td><td colspan="3"></td></tr>
<tr><td>活动体位</td><td colspan="3">□ 根据护理等级指导活动</td><td colspan="3"></td></tr>
<tr><td>洗浴要求</td><td colspan="3">□ 协助更换病号服</td><td colspan="3"></td></tr>
<tr><td colspan="2">病情变异记录</td><td colspan="3">□ 无　□ 有，原因：
□ 患儿　□ 疾病　□ 医疗
□ 护理　□ 保障　□ 管理</td><td colspan="3">□ 无　□ 有，原因：
□ 患儿　□ 疾病　□ 医疗
□ 护理　□ 保障　□ 管理</td></tr>
<tr><td colspan="2" rowspan="2">护士签名</td><td>白班</td><td>小夜班</td><td>大夜班</td><td>白班</td><td>小夜班</td><td>大夜班</td></tr>
<tr><td></td><td></td><td></td><td></td><td></td><td></td></tr>
<tr><td colspan="2">医师签名</td><td colspan="3"></td><td colspan="3"></td></tr>
</table>

第10章　心血管系统疾病临床路径

第一节　儿童病毒性心肌炎行抗感染治疗临床路径

一、儿童病毒性心肌炎行抗感染治疗临床路径标准住院流程

(一)适用对象

第一诊断为病毒性心肌炎(ICD-10:I40.001)、年龄<14岁的患儿。

(二)诊断依据

根据《临床诊疗指南——小儿内科分册》(中华医学会编著,人民卫生出版社)和《诸福棠实用儿科学(第8版)》(胡亚美等主编,人民卫生出版社)。

1. 病原学诊断依据

(1)自患儿粪便、咽拭子分离出病毒,且在疾病恢复期血清中,同型病毒中和抗体(或血凝抑制抗体)滴度较第1份血清升高或下降4倍以上或特异性IgM阳性;或用分离到的病毒接种动物能产生心肌炎。

(2)自患儿心包穿刺或血液分离出病毒。心内膜心肌活体组织检查或患儿死后自其心包、心肌或心内膜能分离出病毒,或特异性荧光抗体检查阳性。电镜检查可见病毒颗粒。

(3)患儿早期血清型特异性IgM抗体增高1:128以上。

(4)用PCR方法或病毒核酸探针原位杂交法自患儿心肌或血液中查到病毒核酸。

2. 临床诊断依据

(1)主要指标:①急、慢性心功能不全或心脑综合征;②有奔马律或心包摩擦音;③心脏扩大;④心电图有严重心律失常,包括除颤、偶发性期间收缩以外的异位节律,二度Ⅱ型以上的房室传导阻滞,以及窦房结传导阻滞或双束支传导阻滞、三束支传导阻滞,或明显的ST-T改变或低电压;⑤发病早期肌酸激酶同工酶(CK-MB)增高;⑥心肌核素扫描阳性。

(2)次要指标:①发病同时或1~3周前有上呼吸道感染、腹泻等病毒感染史。②有明显乏力、苍白、多汗、心悸、气短、胸闷、头晕、心前区痛、手足凉、肌痛等症状,至少2种;婴儿可有拒食、发绀、四肢凉、双眼凝视等;新生儿可结合母亲流行病学史做出诊断。③心尖第一心音明显低钝或安静时有心动过速。④心电图有轻度异常,即主要指标中心电图改变以外的心电图异常改变或运动试验阳性。⑤病程早期可有血清肌酸激酶(CK)、肌酸激酶同工酶(CK-MB)、谷草转氨酶(GOT)、α-羟丁酸脱氢酶(αHBDH)、乳酸脱氢酶(LDH)及LDH1增高。病程中多有抗心肌抗体增高。

3. 确诊条件

(1)具有主要指标2项或主要指标1项及次要指标2项者(都要求有心电图指标),可临床诊断为心肌炎。

(2)同时具备病原学指标之一者可诊断为病毒性心肌炎。在发生心肌炎同时,身体其他系统有明显的病毒感染,若无条件做病毒分离,结合病史,临床上可考虑心肌炎亦系病毒引起。

凡不完全具备以上条件,但临床怀疑为心肌炎,可作为"疑似心肌炎"进行长期随诊,如有系统的动态变化,亦可考虑为心肌炎或在随诊过程中除外。

(3)在考虑上述条件时,应先除外其他疾病,包括风湿性心肌炎、中毒性心肌炎、结核性心包炎、先天性左冠状动脉起源性畸形、结缔组织病和代谢性疾病的心肌损害(包括维生素 B_1 缺乏症)、扩张型心肌病、原发性心内膜弹性纤维增生症、先天性房室传导阻滞、高原性心脏病、克山病和川崎病、长QT综合征、β受体功能亢进和迷走神经亢进、以及电解质紊乱或药物引起的心电图改变等。

(三)治疗方案的选择

根据《临床诊疗指南——小儿内科分册》(中华医学会编著,人民卫生出版社)和《诸福棠实用儿科学(第8版)》(胡亚美等主编,人民卫生出版社)。

1. 卧床休息 患儿应卧床休息以减轻心脏负荷和减少耗氧量。心脏扩大及并发心力衰竭者应延长卧床休息至少3～6个月,病情好转或心脏缩小后可逐步开始活动。

2. 镇静及镇痛处理 患儿烦躁不安、心前区痛、腹痛及肌痛,必须及时对症处理,可用解痛镇静药,如苯巴比妥、阿司匹林、索米痛、可待因,必要时可注射吗啡。

3. 免疫抑制药 选用于重症病例和抢救急性心力衰竭、心源性休克和严重心律失常(完全性房室传导阻滞、室性心动过速、心室颤动)暴发起病者。

4. 免疫球蛋白 选用于重症急性心肌炎病例,用法为免疫球蛋白2g/kg,单剂24小时缓慢静脉注射。

5. 对症治疗 对并发有心律失常、心源性休克、心力衰竭者给予抗心律失常以及强心、利尿、扩血管等治疗。

6. 其他治疗 可给予维生素C、泛癸利酮以及1,6-二磷酸果糖等治疗。

(四)标准住院日为7～20天

(五)进入路径标准

1. 第一诊断必须符合病毒性心肌炎(ICD-10:I40.001)。

2. 除外风湿性心肌炎、中毒性心肌炎、结核性心包炎等疾病。

3. 当患儿同时具有其他疾病诊断,只要住院期间不需要特殊处理也不影响第一诊断的临床路径流程实施时,可以进入路径。

(六)入院评估

1. 必须检查的项目

(1)血常规、尿常规、粪常规。

(2)心肌酶、心肌肌钙蛋白、抗心肌抗体。

(3)红细胞沉降率、抗链球菌溶血素O、黏蛋白测定。

(4)血柯萨奇病毒抗体测定。

(5)心电图,必要时平板运动试验。

(6)胸部 X 线片(正位片)。

(7)超声心动图。

2. 根据患儿病情可选择的检查项目

(1)动脉血气分析。

(2)24 小时动态心电图。

(3)病毒学检查(可取自心包积液、咽拭子、大便)。

3. 营养评估　根据《解放军总医院新入院患者营养风险筛查表(NRS-2002)》为新入院患儿进行营养评估,评分≥3 分者给予处置,必要时请营养科医师会诊。

4. 疼痛评估　根据《VAS 评分》实施疼痛评估,评分>7 分者给予处置,必要时请疼痛科医师会诊。

5. 康复评估　根据《入院患者康复筛查和评估表》,在新入院患儿入院后 24 小时内进行康复筛查和评估。任何一项结果为“是”,则请康复科医师会诊。

(七)药物选择与使用时机

抗病毒药物使用根据《诸福棠实用儿科学》用药。合并细菌感染者使用抗菌药物,按照《抗菌药物临床应用指导原则》(卫医发[2004]285 号)执行。感染重者可合并使用糖皮质激素或生物制剂。

(八)治疗原则与药物选择

1. 抗感染　病毒感染和细菌感染是病毒性心肌炎的重要条件因素,并且链球菌具有和心肌细胞的相同抗原,为防止链球菌引起心肌的免疫反应和阻断病毒的复制,病程早期可应用利巴韦林(7～10 天,轻型患儿体温正常后即可停药)、青霉素和干扰素(10～14 天)。

2. 免疫治疗　糖皮质激素可用于重度房室传导阻滞、广泛导联 ST-T 变化、心源性休克时。静脉应用氢化可的松至症状缓解后,改口服泼尼松 1～2mg/(kg・d),每 2 周减量 2.5mg,疗程为 4～6 周。一般情况下,特别在起病早期(10 天内)尽量不用。

3. 保心肌治疗　1,6-二磷酸果糖或磷酸肌酸钠静脉滴注,5～7 天为 1 个疗程。

4. 对症治疗　能量合剂、丹参注射液静脉滴注,10～14 天为 1 个疗程。

5. 合并症治疗

(1)合并心律失常治疗:如期前收缩、心动过速等,可选用普罗帕酮(心律平)、乙吗噻嗪、普萘洛尔(心得安)、维拉帕米(异搏定)等药物。

(2)合并心力衰竭应及时处理。由于病毒性心肌炎时心肌对洋地黄药物敏感性高,一般给予常用剂量的 1/2～2/3,必要时可应用利尿药和血管扩张药。

(3)三度房室传导阻滞合并阿-斯综合征,除用糖皮质激素静脉滴注外,可用异丙肾上腺素 0.25～1mg,溶于 10%葡萄糖溶液 250ml 中静脉滴注,根据心率调整滴速。必要时可用临时心内膜电极起搏。

6. 注意事项

(1)CK-MB 及心肌肌钙蛋白的检查对心肌炎的诊断有重要意义 。评 CK-MB 时要注意正常值的年龄特点。血清病毒抗体滴度需在病程早期及恢复期测定,恢复期滴度较第 1 份血清升高或降低 4 倍以上,或血清柯萨奇病毒 IgM 阳性对病原学诊断有帮助。

(2)轻型患儿需休息 1～2 个月;重型患儿卧床休息至临床症状消失、心影大小正常,一般为 3 个月。有心力衰竭者卧床休息至症状好转,需 3～6 个月或更长。

(九)必须复查的项目

1. 血常规、尿常规、心肌酶、心肌肌钙蛋白、抗心肌抗体、红细胞沉降率、抗链球菌溶血素O、黏蛋白测定。

2. 柯萨奇病毒抗体测定。

3. 心电图。

(十)出院标准

1. 患儿生命体征平稳,连续1周无发热。

2. 无严重心电图改变。

3. 有心力衰竭者其症状得到有效控制。

4. 无其他需要住院的并发症。

(十一)变异及原因分析

1. 医疗原因导致的变异　如改变诊疗方案、转科治疗等。

2. 患儿原因导致的变异　如不同意治疗方案、个人原因要求出(转)院对诊疗计划不满要求退出路径、相关检查检验院外(门诊)已做等。

3. 并发症原因导致的变异　如感染等。

4. 病情原因导致的变异　如基础疾病复杂、病情恶化、病情平稳好转、抢救、会诊等。

5. 辅诊科室原因导致的变异　如检查、检验(不及时、结果错报、标本不合格)、报告(不及时、结果错报、标本不合格)等原因延长住院天数、增加费用等。

6. 管理原因导致的变异　如系统暂不支持、系统瘫痪、需要修订流程、需要修订制度等。

二、儿童病毒性心肌炎行抗感染治疗临床路径表单

<table>
<tr><td colspan="2">适用对象</td><td colspan="2">第一诊断为病毒性心肌炎(ICD-10:I40.001)、年龄<14岁的患儿</td></tr>
<tr><td colspan="2">患儿基本信息</td><td>姓名:____　性别:____　年龄:__　门诊号:____
住院号:______　过敏史:______
住院日期:__年__月__日　出院日期:__年__月__日</td><td>标准住院日:7～20天</td></tr>
<tr><td colspan="2">时间</td><td>住院第1天(治疗前常规检查日)</td><td>住院第2—10天</td></tr>
<tr><td rowspan="2">主要诊疗工作</td><td>制度落实</td><td>□ 入院2小时内经治医师或值班医师完成接诊
□ 入院24小时内主管医师查房</td><td>□ 经治医师查房(早、晚各1次)
□ 经治医师向上级医师汇报送检项目报告,并给予相应处理
□ 主管医师查房
□ 入院48小时内主诊医师完成检诊
□ 专科会诊(必要时)</td></tr>
<tr><td>病情评估</td><td>□ 经治医师询问病史及体格检查
□ 营养评估
□ 疼痛评估
□ 康复评估
□ 危险性分层,监护强度和治疗效果评估</td><td>□ 危险性分层,监护强度和治疗效果评估
□ 注意防治并发症</td></tr>
</table>

（续　表）

	病历书写		□ 入院 8 小时内完成首次病程记录 □ 入院 24 小时内完成入院记录	□ 入院 48 小时内完成主管医师查房记录 □ 入院 72 小时内完成主诊医师查房记录 □ 完成日常病程记录，详细记录医嘱变动情况（原因和更改内容）
	知情同意		□ 病情告知 □ 患儿家长签署授权委托书 □ 患儿家长在入院记录单上签字 □ 签署病危病重告知书（病危、病重患儿）	□ 病情告知 □ 抗心律失常、强心药、免疫抑制药
	其他		□ 及时通知上级医师检诊	□ 根据患儿病情停抗生素及抗病毒药物
重点医嘱	长期医嘱	护理医嘱	□ 按儿童常见病护理常规 □ 一级护理	□ 按儿科血液病护理常规 □ 一级护理
		处置医嘱	□ 有床陪伴 □ 房间紫外线消毒 □ 记出入量	□ 有床陪伴 □ 房间紫外线消毒
		膳食医嘱	□ 儿科饮食 □ 幼儿饮食 □ 婴儿饮食 □ 回民饮食	□ 儿科饮食 □ 幼儿饮食 □ 婴儿饮食 □ 回民饮食
		药物医嘱	□ 青霉素、利巴韦林静脉滴注 □ 维生素 E、能量合剂、1,6-二磷酸果糖或磷酸肌酸钠保心肌治疗 □ 重症患者给予强心药、抗心律失常药或免疫抑制药 □ 口服泼尼松	□ 营养心肌、护肝、抑酸、镇吐、纠正电解质紊乱等对症支持治疗 □ 抗感染治疗：头孢曲松，头孢噻嗪 □ 对症治疗 □ 非格司亭 □ 对症治疗 □ 预防性应用大剂量丙种球蛋白，静脉注射
	临时医嘱	检查检验	□ 血常规 □ 尿常规 □ 粪常规 □ 心肌酶 □ 心肌肌钙蛋白 □ 抗心肌抗体 □ 红细胞沉降率 □ 抗链球菌溶血素 O □ 黏蛋白测定 □ 血柯萨奇病毒抗体测定 □ 心电图，必要时平板运动试验 □ 摄胸部 X 线片（正位片） □ 超声心动图 □ 动脉血气分析（必要时） □ 24 小时动态心电图（必要时） □ 病毒学检查（可取自心包积液、咽拭子、粪便）（必要时）	□ 动脉血气分析（必要时） □ 24 小时动态心电图（必要时） □ 病毒学检查（可取自心包积液、咽拭子、粪）（必要时）

（续　表）

<table>
<tr><td rowspan="2"></td><td rowspan="2"></td><td>药物医嘱</td><td>□ 退热
□ 补液</td><td>□ 退热
□ 补液</td></tr>
<tr><td>处置医嘱</td><td></td><td></td></tr>
<tr><td rowspan="7">主要护理工作</td><td colspan="2">健康宣教</td><td>□ 入院宣教：介绍责任护士，病区环境、设施、规章制度、基础护理服务项目
□ 叮嘱患儿避免交叉感染，定时测量体温
□ 进行护理安全指导
□ 进行等级护理、活动范围指导
□ 进行饮食指导
□ 进行用药指导
□ 进行关于疾病知识的宣教</td><td></td></tr>
<tr><td colspan="2">护理处置</td><td>□ 患儿身份核对
□ 佩戴腕带
□ 建立入院病历，通知医师
□ 询问病史，填写护理记录单首页
□ 测量基本生命体征
□ 观察病情
□ 抽血
□ 输液
□ 心理护理与生活护理
□ 妥善固定各种管道
□ 通知次日检查项目及检查注意事项</td><td>□ 观察体温波动及一般状况
□ 观察药物不良反应（过敏反应、胃肠道反应等）</td></tr>
<tr><td colspan="2">护理评估</td><td>□ 一般评估：生命体征、神志、皮肤、药物过敏史等
□ 专科评估：饮食习惯、生活方式、体重、身高、体表面积、家族史、足背动脉、肤温、指端末梢感觉情况
□ 风险评估：评估有无跌倒、坠床、褥疮、导管滑脱、液体外渗的风险
□ 心理评估
□ 营养评估
□ 疼痛评估
□ 康复评估</td><td></td></tr>
<tr><td colspan="2">专科护理</td><td>□ 心电监护（病情危重或不稳定）
□ 避免剧烈活动，卧床休息</td><td></td></tr>
<tr><td colspan="2">饮食指导</td><td>□ 根据医嘱通知配餐员准备膳食
□ 协助患儿进餐</td><td></td></tr>
<tr><td colspan="2">活动体位</td><td>□ 根据护理等级指导活动</td><td></td></tr>
<tr><td colspan="2">洗浴要求</td><td>□ 卫生整理：更衣、剪短指甲</td><td></td></tr>
<tr><td colspan="3">病情变异记录</td><td>□ 无　□ 有，原因：
□ 患儿　□ 疾病　□ 医疗
□ 护理　□ 保障　□ 管理</td><td>□ 无　□ 有，原因：
□ 患儿　□ 疾病　□ 医疗
□ 护理　□ 保障　□ 管理</td></tr>
</table>

（续　表）

<table>
<tr><td colspan="3" rowspan="2">护士签名</td><td>白班</td><td>小夜班</td><td>大夜班</td><td>白班</td><td>小夜班</td><td>大夜班</td></tr>
<tr><td></td><td></td><td></td><td></td><td></td><td></td></tr>
<tr><td colspan="3">医师签名</td><td colspan="3"></td><td colspan="3"></td></tr>
<tr><td colspan="3">时间</td><td colspan="6">住院第10－20天(出院日)</td></tr>
<tr><td rowspan="5">主要诊疗工作</td><td colspan="2">制度落实</td><td colspan="6">□ 上级医师查房，同意其出院</td></tr>
<tr><td colspan="2">病情评估</td><td colspan="6">□ 评估患儿治疗效果</td></tr>
<tr><td colspan="2">病历书写</td><td colspan="6">□ 出院前一天有上级医师指示出院的病程记录
□ 出院后24小时内完成出院记录
□ 出院后24小时内完成病历首页
□ 开具出院介绍信
□ 开具诊断证明书</td></tr>
<tr><td colspan="2">知情同意</td><td colspan="6">□ 出院宣教</td></tr>
<tr><td colspan="2">其他</td><td colspan="6">□ 预约门诊复诊时</td></tr>
<tr><td rowspan="8">重点医嘱</td><td rowspan="4">长期医嘱</td><td>护理医嘱</td><td colspan="6">□ 按儿童常见病护理常规
□ 二级护理</td></tr>
<tr><td>处置医嘱</td><td colspan="6"></td></tr>
<tr><td>膳食医嘱</td><td colspan="6">□ 儿科饮食
□ 幼儿饮食
□ 婴儿饮食
□ 回民饮食</td></tr>
<tr><td>药物医嘱</td><td colspan="6">□ 停所有长期医嘱</td></tr>
<tr><td rowspan="4">临时医嘱</td><td>检查检验</td><td colspan="6">□ 血常规、尿常规、
□ 心肌酶、心肌肌钙蛋白、抗心肌抗体、红细胞沉降率、抗链球菌溶血素O、黏蛋白测定
□ 柯萨奇病毒抗体测定
□ 心电图</td></tr>
<tr><td>药物医嘱</td><td colspan="6">□ 出院带药(必要时)</td></tr>
<tr><td>手术医嘱</td><td colspan="6"></td></tr>
<tr><td>处置医嘱</td><td colspan="6">□ 出院</td></tr>
<tr><td rowspan="5">主要护理工作</td><td colspan="2">健康宣教</td><td colspan="6">□ 出院健康指导</td></tr>
<tr><td colspan="2">护理处置</td><td colspan="6">□ 核对患儿住院费用
□ 指导患儿家长结账
□ 指导患儿家长取出院带药
□ 取消患儿住院信息
□ 整理床单元</td></tr>
<tr><td colspan="2">护理评估</td><td colspan="6">□ 评估患儿对疾病、预防、保健方面的能力</td></tr>
<tr><td colspan="2">专科护理</td><td colspan="6"></td></tr>
<tr><td colspan="2">饮食指导</td><td colspan="6"></td></tr>
</table>

（续 表）

	活动体位			
	洗浴要求			
病情变异记录		□ 无　□ 有，原因： □ 患儿　□ 疾病　□ 医疗　□ 护理　□ 保障　□ 管理		
护士签名		白班	小夜班	大夜班
医师签名				

第二节　儿童感染性心内膜炎行抗感染及对症治疗临床路径

一、儿童感染性心内膜炎行抗感染及对症治疗临床路径标准住院流程

（一）适用对象

第一诊断为感染性心内膜炎（ICD-10：I33.006）、年龄＜14 岁的患儿。

（二）诊断依据

根据《临床诊疗指南——小儿内科分册》（中华医学会编著，人民卫生出版社）和《诸福棠实用儿科学（第 8 版）》（胡亚美等主编，人民卫生出版社）。

1. 主要指标

（1）血培养阳性：分别 2 次血培养有相同的感染性心内膜炎常见的微生物（如草绿色链球菌、金黄色葡萄球菌、肠球菌等）。

（2）心内膜受累证据：应用超声心动图检查心内膜受累证据，有以下超声心动图征象之一：①附着于瓣膜或瓣膜装置，或心脏、大血管内膜，或置人工材料上的赘生物；②心内脓肿；③瓣膜穿孔、人工瓣膜或缺损补片有新的部分裂开。

（3）血管征象：重要动脉栓塞、脓毒性肺梗死或感染性动脉瘤。

2. 次要指标

（1）易感染条件：基础心脏疾病、心脏手术、心导管术或中心静脉内插管。

（2）较长时间的发热（≥38℃），伴贫血。

（3）原有心脏杂音加重，出现新的反流杂音或心功能不全。

（4）血管征象：瘀斑、脾大、颅内出血、结膜出血、镜下血尿或 Janeway 斑。

（5）免疫学征象：肾小球肾炎、Osler 结、Roth 斑或类风湿因子阳性。

（6）微生物学证据：血培养阳性，但未符合主要指标的要求。

3. 病理学指标

（1）赘生物（包括已形成的栓塞）或心内脓肿经培养或镜检发现微生物。

(2)存在赘生物或心内脓肿,并经病理检查证实伴活动性心内膜炎。

4. 诊断依据

(1)具备以下 5 项中任何 1 项者可诊断为感染性心内膜炎:①临床主要指标 2 项;②临床主要指标 1 项和次要指标 3 项;③心内膜受累证据和临床次要指标 2 项;④临床次要指标 5 项;⑤病理学指标 1 项。

(2)有以下情况时可排除感染性心内膜炎诊断:①有明确的其他诊断解释临床表现;②抗生素治疗≤4 天、手术或尸检无感染性心内膜炎的病理证据。

(3)临床考虑感染性心内膜炎,但不具备确诊依据时仍应进行治疗,根据临床观察及进一步的检查结果确诊或排除感染性心内膜炎。

(三)治疗方案的选择

根据《临床诊疗指南——小儿内科分册》(中华医学会编著,人民卫生出版社)和《诸福棠实用儿科学(第 8 版)》(胡亚美等主编,人民卫生出版社)。

1. 明确病原体,采用最有效的抗生素是治愈本病最根本的因素。抗生素治疗原则:①尽可能在获得血培养阳性结果及药物敏感试验后开始应用,若病情严重,也可在完成血培养采血后即开始治疗;②选用杀菌药;③足量用药至体温控制后 4~6 周;④两种以上抗生素联合应用;⑤以静脉用药为主要途径。

2. 其他治疗包括休息、营养丰富的饮食、铁剂等,必要时可输血。并发心力衰竭时应用洋地黄、利尿药等。并发于动脉导管未闭的感染性动脉内膜炎病例,经抗生素治疗仍难以控制者,手术矫正畸形后,继续抗生素治疗常可迅速控制并发动脉内膜炎。

3. 手术指征有:①瓣膜功能不全引起中、重度心力衰竭;②经最佳抗生素治疗无效;③赘生物阻塞瓣口;④反复发生栓塞;⑤真菌感染;⑥新发生的心脏传导阻滞。

(四)标准住院日为 28~42 天

(五)进入路径标准

1. 第一诊断必须符合感染性心内膜炎(ICD-10:I33.006)。

2. 除外伤寒、结核、肿瘤及胶原组织疾病等。

3. 当患儿同时具有其他疾病诊断,只要住院期间不需要特殊处理也不影响第一诊断的临床路径流程实施时,可以进入路径。

(六)入院评估

1. 必须检查的项目

(1)血常规、尿常规、粪常规。

(2)肝功能、肾功能、电解质、血糖、血脂、血清心肌损伤标志物、凝血功能、感染性疾病筛查(乙型病毒性肝炎、丙型病毒性肝炎、艾滋病、梅毒等)。

(3)C 反应蛋白、红细胞沉降率、抗链球菌溶血素 O、黏蛋白测定。

(4)类风湿因子、免疫复合物测定。

(5)血培养+药敏试验。

(6)眼底检查。

(7)心电图、摄胸部 X 线片(正位片)、超声心电图。

2. 根据患儿病情可选择的检查项目

(1)血气分析、脑钠肽、D-二聚体。

(2)24 小时动态心电图。

(3)如有脏器栓塞征象,可考虑行头颅 CT 及腹部 CT 等相应检查。

3. *营养评估* 根据《解放军总医院新入院患者营养风险筛查表(NRS-2002)》为新入院患儿进行营养评估,评分≥3 分者给予处置,必要时请营养科医师会诊。

4. *疼痛评估* 根据《VAS 评分》实施疼痛评估,评分>7 分者给予处置,必要时请疼痛科医师会诊。

5. *康复评估* 根据《入院患者康复筛查和评估表》,在新入院患儿入院后 24 小时内进行康复筛查和评估。任何一项结果为"是",则请康复科医师会诊。

(七)药物选择与使用时机

抗病毒药物根据《诸福棠实用儿科学》用药。合并细菌感染者使用抗菌药物,按照《抗菌药物临床应用指导原则》(卫医发[2004]285 号)执行。感染重者可合并使用糖皮质激素或生物制剂。

(八)治疗方案与药物选择

1. 细菌性心内膜炎应用抗生素时须根据病原菌、药敏试验和治疗反应。应用抗生素前做血培养 2～3 次(包括需氧菌及厌氧菌培养,必要时做真菌培养),标本及时送检。如在治疗前已不规则用过抗生素,应在停用抗生素 12～24 小时后采血或在送检时注明。标本持续培养 2～3 周,可提高阳性率。

(1)草绿色链球菌:可单独用青霉素(20～30)万 U/(kg · d),每 4～6 小时 1 次,也可合用氨苄西林或庆大霉素或阿米卡星。应用氨基糖苷类药物要注意肾功能及听力损害。对青霉素过敏者可改用头孢菌素或万古霉素。

(2)金黄色葡萄球菌:非耐药菌株仍可使用青霉素加氨基糖苷类药物;耐药菌株用万古霉素或去甲万古霉素,合用利福平或苯唑西林,可合用氨基糖苷类药物(病情严重时)。

(3)革兰阴性杆菌:头孢曲松或头孢哌酮等。治疗有效者体温通常在用药 2～3 天后即下降,如发热持续应根据血培养及药敏试验结果更换抗生素。

(4)治疗中如体温下降后又升高,应考虑:①药量不足;②静脉炎;③新的栓塞形成;④感染扩散;⑤重复感染;⑥药物热等。应及时进行鉴别,对症处理。

(5)超声心动图检查如发现心脏、大血管中赘生物,瓣膜穿孔,修补的瓣膜有新的部分裂开或心肌脓肿对诊断有帮助。如未发现赘生物,在治疗中应每 1～2 周复查 1 次超声心动图,可提高赘生物的检出率。

(6)需注意血培养结果回报,选择敏感抗生素,及时调整抗生素治疗策略。观察患儿有无栓塞征象,有无心脏杂音的变化。定期复查血常规、尿常规、血生化、红细胞沉降率、C 反应蛋白等变化,复查血培养、超声心动图。

2. 对症治疗:包括休息、营养丰富的食物、铁剂,必要时可输血。

3. 并发症治疗:并发充血性心力衰竭,在抗感染的同时应积极控制心力衰竭。如洋地黄、利尿药。并发于动脉导管未闭、应用抗生素难以控制的,经手术矫正畸形后,继续应用抗生素治疗可迅速控制并发的动脉内膜炎。

4. 手术治疗:符合外科手术指征者及时行外科手术治疗。手术时机需根据患儿实际情况而定。通常需在感染控制(体温正常至少 1～2 周,血培养转阴、红细胞沉降率及 C 反应蛋白恢复正常)后。术后继续用原有效抗生素,使总疗程达 6 周。

（九）必须复查的项目

1. 血常规、肝功能、肾功能、心肌酶、血培养。

2. 心脏超声、心电图。

（十）出院标准

1. 患儿生命体征平稳，体重增加。

2. 血流动力学稳定。

3. 有心力衰竭者其症状得到有效控制，栓塞现象消失。

4. 血常规、红细胞沉降率、血培养恢复正常。

5. 无其他需要住院处理的并发症。

（十一）变异及原因分析

1. 医疗原因导致的变异　如改变诊疗方案、转科治疗等。

2. 患儿原因导致的变异　如不同意治疗方案、个人原因要求出（转）院、对诊疗计划不满要求出路径、相关检查检验院外（门诊）已做等。

3. 并发症原因导致的变异　如感染等。

4. 病情原因导致的变异　如基础疾病复杂、病情恶化、病情平稳好转、抢救、会诊等。

5. 辅诊科室原因导致的变异　如检查、检验（不及时、结果错报、标本不合格）、报告（不及时、结果错报、标本不合格）等原因延长住院天数、增加费用等。

6. 管理原因导致的变异　如系统暂不支持、系统瘫痪、需要修订流程、需要修订制度等。

二、儿童感染性心内膜炎行抗感染及对症治疗临床路径表单

<table>
<tr><td colspan="2">适用对象</td><td colspan="2">第一诊断为感染性心内膜炎（ICD-10：I33.006）、年龄＜14 岁的患儿</td></tr>
<tr><td colspan="2">患儿基本信息</td><td>姓名：____　性别：____　年龄：__　门诊号：____
住院号：______　过敏史：______
住院日期：__年__月__日　出院日期：__年__月__日</td><td>标准住院日：28～42 天</td></tr>
<tr><td colspan="2">时间</td><td>住院第 1—2 天</td><td>住院第 3—7 天</td></tr>
<tr><td rowspan="3">主要诊疗工作</td><td>制度落实</td><td>□ 入院 2 小时内经治医师或值班医师完成接诊
□ 入院 24 小时内主管医师查房</td><td>□ 经治医师查房（早、晚各 1 次）
□ 经治医师向上级医师汇报送检项目报告，并给予相应处理
□ 主管医师查房
□ 入院 48 小时内主诊医师完成检诊
□ 专科会诊（必要时）</td></tr>
<tr><td>病情评估</td><td>□ 经治医师询问病史及体格检查
□ 营养评估
□ 疼痛评估
□ 康复评估
□ 危险性分层，监护强度和治疗效果评估</td><td>□ 危险性分层，监护强度和治疗效果评估
□ 注意防治并发症</td></tr>
<tr><td>病历书写</td><td>□ 入院 8 小时内完成首次病程记录
□ 入院 24 小时内完成入院记录</td><td>□ 入院 48 小时内完成主管医师查房记录
□ 入院 72 小时内完成主诊医师查房记录
□ 完成日常病程记录，详细记录医嘱变动情况（原因和更改内容）</td></tr>
</table>

（续 表）

<table>
<tr><td rowspan="2"></td><td colspan="2">知情同意</td><td>□ 病情告知
□ 患儿家长签署授权委托书
□ 患儿家长在入院记录单上签字
□ 签署病危病重告知书(病危、病重患儿)</td><td>□ 病情告知</td></tr>
<tr><td colspan="2">其他</td><td>□ 及时通知上级医师检诊</td><td></td></tr>
<tr><td rowspan="6">重点医嘱</td><td rowspan="5">长期医嘱</td><td>护理医嘱</td><td>□ 按儿童常见病常规护理
□ 一级护理</td><td>□ 按儿童常见病常规护理
□ 一级护理</td></tr>
<tr><td>处置医嘱</td><td>□ 有床陪伴
□ 卧床或床旁活动
□ 吸氧(必要时)</td><td></td></tr>
<tr><td>膳食医嘱</td><td>□ 低盐普食</td><td>□ 低盐普食</td></tr>
<tr><td rowspan="2">药物医嘱</td><td>□ β受体阻滞药(无禁忌证者常规使用)
□ 血管紧张素转化酶抑制药(ACEI)[如无禁忌证:低血压、肺淤血或左心射血分数(LVEF)≤0.40、高血压或糖尿病者,应在24小时内口服。不能耐受者可选用血管紧张素Ⅱ受体拮抗药(ARB)治疗]
□ 硝酸脂类药物:硝酸甘油
□ 洋地黄类药物:毛花苷C
□ 经验性抗生素:青霉素、甲氧西林、万古霉素、庆大霉素、利福平
□ 利尿药:氢氯噻嗪</td><td>□ β受体阻滞药(无禁忌证者常规使用)
□ ACEI(如无禁忌证:低血压、肺淤血或LVEF≤0.40、高血压或糖尿病者,应在24小时内口服。不能耐受者可选用ARB治疗)
□ 硝酸脂类药物:硝酸甘油
□ 洋地黄类药物:毛花苷C
□ 经验性抗生素:青霉素、甲氧西林、万古霉素、庆大霉素、利福平
□ 利尿药:氢氯噻嗪</td></tr>
<tr></tr>
<tr><td>临时医嘱</td><td>检查检验</td><td>□ 血常规
□ 尿常规
□ 粪常规
□ 肝功能、肾功能
□ 心肌酶
□ 电解质
□ 心电图
□ C反应蛋白
□ 红细胞沉降率
□ 类风湿因子
□ 免疫复合物测定
□ 血培养+药敏试验
□ 血糖
□ 血脂
□ 血清心肌损害标志物
□ 凝血功能
□ 感染性疾病筛查(乙型病毒性肝炎、丙型病毒性肝炎、艾滋病、梅毒等)
□ 抗链球菌溶血素O
□ 黏蛋白测定</td><td>□ 血气分析、脑钠肽、D-二聚体(必要时)
□ 24小时动态心电图(必要时)
□ 如有脏器栓塞征象,可考虑行头颅CT及腹部CT等相应检查</td></tr>
</table>

（续　表）

<table>
<tr><td rowspan="2"></td><td rowspan="2"></td><td></td><td>□ 心电图
□ 摄胸部 X 线片
□ 超声心电图
□ 血气分析（必要时）
□ 脑钠肽（必要时）
□ D-二聚体（必要时）
□ 24 小时动态心电图（必要时）
□ 如有脏器栓塞征象，可考虑行头颅 CT 及腹部 CT 等相应检查（必要时）</td><td></td></tr>
<tr><td>药物医嘱</td><td>□ 退热</td><td></td></tr>
<tr><td rowspan="4">主要护理工作</td><td colspan="2">健康宣教</td><td>□ 入院宣教：介绍责任护士，病区环境、设施、规章制度、基础护理服务项目
□ 叮嘱患儿避免交叉感染，定时测量体温
□ 进行护理安全指导
□ 进行等级护理、活动范围指导
□ 进行饮食指导
□ 进行用药指导
□ 进行关于疾病知识的宣教</td><td></td></tr>
<tr><td colspan="2">护理处置</td><td>□ 患儿身份核对
□ 佩戴腕带
□ 建立入院病历，通知医师
□ 询问病史，填写护理记录单首页
□ 测量基本生命体征
□ 观察病情
□ 抽血
□ 输液
□ 心理护理与生活护理
□ 妥善固定各种管道
□ 根据评估结果采取相应的护理措施
□ 通知次日检查项目及检查注意事项</td><td>□ 观察体温波动及一般状况
□ 观察药物不良反应（过敏反应、胃肠道反应等）</td></tr>
<tr><td colspan="2">护理评估</td><td>□ 一般评估：生命体征、神志、皮肤、药物过敏史等
□ 专科评估：饮食习惯、生活方式、体重、身高、体表面积、家族史、足背动脉、肤温、指端末梢感觉情况
□ 风险评估：评估有无跌倒、坠床、褥疮、导管滑脱、液体外渗的风险
□ 心理评估
□ 营养评估
□ 疼痛评估
□ 康复评估</td><td></td></tr>
<tr><td colspan="2">专科护理</td><td>□ 心电监护（病情危重或不稳定）
□ 特殊药物的用药护理</td><td></td></tr>
</table>

（续　表）

<table>
<tr><td rowspan="3"></td><td colspan="2">饮食指导</td><td colspan="3">□ 根据医嘱通知配餐员准备膳食
□ 协助患儿进餐</td><td colspan="3"></td></tr>
<tr><td colspan="2">活动体位</td><td colspan="3">□ 根据护理等级指导活动</td><td colspan="3"></td></tr>
<tr><td colspan="2">洗浴要求</td><td colspan="3">□ 卫生整理：更衣、剪短指甲</td><td colspan="3"></td></tr>
<tr><td colspan="3">病情变异记录</td><td colspan="3">□ 无　□ 有，原因：
□ 患儿　□ 疾病　□ 医疗
□ 护理　□ 保障　□ 管理</td><td colspan="3">□ 无　□ 有，原因：
□ 患儿　□ 疾病　□ 医疗
□ 护理　□ 保障　□ 管理</td></tr>
<tr><td colspan="3" rowspan="2">护士签名</td><td>白班</td><td>小夜班</td><td>大夜班</td><td>白班</td><td>小夜班</td><td>大夜班</td></tr>
<tr><td></td><td></td><td></td><td></td><td></td><td></td></tr>
<tr><td colspan="3">医师签名</td><td colspan="3"></td><td colspan="3"></td></tr>
<tr><td colspan="3">时间</td><td colspan="3">住院第 8－28 天</td><td colspan="3">住院第 28－42 天(出院日)</td></tr>
<tr><td rowspan="6">主要诊疗工作</td><td colspan="2">制度落实</td><td colspan="3">□ 上级医师查房</td><td colspan="3">□ 上级医师查房，同意其出院</td></tr>
<tr><td colspan="2">病情评估</td><td colspan="3">□ 及时向上级医师汇报血培养及药敏试验结果，并给予调整抗生素治疗方案及相应处理
□ 评估治疗效果
□ 注意血栓栓塞，防治并发症</td><td colspan="3">□ 评估治疗效果</td></tr>
<tr><td colspan="2">病历书写</td><td colspan="3">□ 完成上级医师查房记录
□ 完成日常病程记录，详细记录医嘱变动情况(原因和更改内容)</td><td colspan="3">□ 出院前一天有上级医师指示出院的病程记录
□ 出院后 24 小时内完成出院记录
□ 出院后 24 小时内完成病历首页
□ 开具出院介绍信
□ 开具诊断证明书</td></tr>
<tr><td colspan="2">知情同意</td><td colspan="3">□ 手术知情同意</td><td colspan="3">□ 出院宣教</td></tr>
<tr><td colspan="2">手术治疗</td><td colspan="3">□ 手术矫正畸形</td><td colspan="3"></td></tr>
<tr><td colspan="2">其他</td><td colspan="3">□ 记录观察病情变化情况
□ 经治医师检查、整理病历资料
□ 检查住院押金使用情况</td><td colspan="3">□ 预约门诊复诊时间</td></tr>
<tr><td rowspan="4">重点医嘱</td><td rowspan="4">长期医嘱</td><td>护理医嘱</td><td colspan="3">□ 按儿科常见病护理常规
□ 一级护理</td><td colspan="3"></td></tr>
<tr><td>处置医嘱</td><td colspan="3">□ 吸氧(必要时)
□ 有床陪伴</td><td colspan="3">□ 二级护理</td></tr>
<tr><td>膳食医嘱</td><td colspan="3">□ 低盐普食</td><td colspan="3">□ 低盐普食</td></tr>
<tr><td>药物医嘱</td><td colspan="3">□ β受体阻滞药(无禁忌证者常规使用)
□ ACEI(如无禁忌证：低血压、肺淤血或 LVEF≤0.40、高血压或糖尿病者，应在 24 小时内口服。不能耐受者可选用 ARB 治疗)
□ 硝酸脂类药物：硝酸甘油
□ 洋地黄类药物：毛花苷 C</td><td colspan="3">□ 停所有长期医嘱</td></tr>
</table>

（续　表）

<table>
<tr><td></td><td></td><td></td><td>□ 经验性抗生素：青霉素、甲氧西林、万古霉素、庆大霉素、利福平
□ 利尿药：氢氯噻嗪</td><td></td></tr>
<tr><td></td><td rowspan="3">临时医嘱</td><td>检查检验</td><td>□ 血常规、尿常规、粪常规
□ 生化检验项目、心电图
□ 必要时血培养、超声心动图</td><td></td></tr>
<tr><td></td><td>药物医嘱</td><td>□ 输血前抗过敏：盐酸异丙嗪</td><td>□ 出院带药（必要时）</td></tr>
<tr><td></td><td>处置医嘱</td><td>□ 成分输血</td><td>□ 出院</td></tr>
<tr><td rowspan="8">主要护理工作</td><td colspan="2">健康宣教</td><td></td><td>□ 出院健康指导</td></tr>
<tr><td colspan="2">护理处置</td><td>□ 观察患儿的一般状况
□ 观察体温波动
□ 完成护理记录
□ 遵医嘱用药</td><td>□ 核对患儿住院费用
□ 指导患儿家长结账
□ 指导患儿家长取出院带药
□ 取消患儿住院信息
□ 整理床单元</td></tr>
<tr><td colspan="2">护理评估</td><td>□ 评估有无跌倒、坠床、褥疮、导管滑脱、液体外渗的风险</td><td>□ 评估患儿对疾病、预防、保健方面的能力</td></tr>
<tr><td colspan="2">专科护理</td><td>□ 心电监护（病情危重或不稳定者）
□ 特殊药物的用药护理
□ 指导康复训练</td><td></td></tr>
<tr><td colspan="2">饮食指导</td><td>□ 协助患儿进餐</td><td></td></tr>
<tr><td colspan="2">活动体位</td><td>□ 根据护理等级指导活动</td><td></td></tr>
<tr><td colspan="2">洗浴要求</td><td></td><td></td></tr>
<tr><td colspan="3">病情变异记录</td><td>□ 无　□ 有，原因：
□ 患儿　□ 疾病　□ 医疗
□ 护理　□ 保障　□ 管理</td><td>□ 无　□ 有，原因：
□ 患儿　□ 疾病　□ 医疗
□ 护理　□ 保障　□ 管理</td></tr>
<tr><td colspan="3" rowspan="2">护士签名</td><td>白班 ｜ 小夜班 ｜ 大夜班</td><td>白班 ｜ 小夜班 ｜ 大夜班</td></tr>
<tr><td></td><td></td></tr>
<tr><td colspan="3">医师签名</td><td></td><td></td></tr>
</table>